Weichgewebe und Ästhetik in der Implantologie

Weichgewebe und Ästhetik in der Implantologie

Anthony G. Sclar, DMD
Miami, Florida

Quintessenz Verlags-GmbH
Berlin, Barcelona, Beijing, Chicago, Istanbul, Kopenhagen, London, Mailand, Moskau, Neu Delhi, Paris, Prag, São Paulo, Seoul, Tokio und Warschau

Bibliografische Infiormationen Der Deutschen Bibliothek
Die Deutsche Bibliothek verzeichnet diese Publikation in der deutschen Nationalbibliografie; detaillierte bibliografische Daten sind im Internet über <http://dnb.ddb.de> abrufbar.
ISBN 3-87652-597-7

Redaktion: Lisa C. Bywaters
Übersetzung: Prof. Dr. Dr. Hendrik Terheyden
Design: Dawn Hartman
Herstellung der deutschen Ausgabe: Ina Steinbrück, Quintessenz Verlags-GmbH, Berlin
Druck: Bosch Druck, Landshut/Ergolding
ISBN 3-87652-597-7

Printed in Germany

Inhaltsverzeichnis

Widmung

Für meinen Vater, Seymour Sclar, weil er mir beigebracht hat, einen Beruf zu wählen, den ich liebe, mein Bestes zu geben, anderen zu helfen und auch in den härtesten Zeiten einen Sinn für Humor zu bewahren.

Für meine Mutter, Susan Sclar, weil sie mir den Wert von Disziplin, eine gesunde Arbeitseinstellung und eine große Portion Durchhaltekraft in der Verfolgung meiner Träume beigebracht hat.

Für meine Frau, Susan Ynclan Sclar, Seelenverwandte, Liebe meines Lebens, die verlässlichste Person, die ich je gekannt habe, für unerschütterliche Liebe und Unterstützung, ohne die ich dieses Buch nicht hätte fertig stellen können und ohne die ich nicht in meinem Beruf das uneingeschränkte Streben nach Perfektion hätte genießen können.

Für meine Kinder, Samantha und Matthew, für ihren unbewussten Beitrag zu diesem Buch, indem sie auf ihre kostbare Zeit mit Papa verzichtet haben. Ich liebe Euch beide – „fifty times around the moon“ !

Vorwort

Seit Brånemarks Aufklärung über die wissenschaftlichen Grundlagen der Osseointegration und über die Methoden zur Erzielung eines Langzeiterfolges mit implantatgestütztem Zahnersatz ist die zahnärztliche Literatur voll von wissenschaftlichen und klinischen Informationen zur Optimierung der Implantatkörper und zur Regeneration des Alveolarfortsatzes. Im Ergebnis wurden die klinischen Indikationen der Osseointegration schrittweise ausgeweitet, um den zahnlosen Kiefer, verschiedene Grade der Alvelarfortsatzatrophie und teilbezahnte Gebisse zu versorgen.

Usprünglich war es die Entdeckung der Immobilität des Knochen-Implantat-Kontakts, die den Durchbruch zur Überwindung der Probleme der bindegewebigen Einheilung früher Implantattypen bedeutete. Der Mechanismus der Entwicklung einer stabilen Weichgewebemanschette um die Implantatdurchtrittsstelle zur Mundhöhle blieb dagegen lange unverstanden. Darüber hinaus wurde der schädliche Effekt beweglicher Alveolarmukosa auf die Langzeitprognose eines Implanats lange Zeit ignoriert oder unterschätzt. Mit dem Bekanntwerden anatomischer Ähnlichkeiten und wichtiger Unterschiede zwischen Parodontium und periimplantärem Gewebe machte die Implantologie große Fortschritte im Verständnis der biologischen Vorgänge bei der Ausbildung und Erhaltung der Weichgewebeinteraktion eines in die Mundhöhle durchtretenden Implantats. Mit zunehmender Erfahrung schätzten Kliniker die Wichtigkeit der Etablierung einer stabilen periimplantären Weichgewebeumgebung höher ein. Insbesondere als man begann, Implantate im ästhetischen Bereich einzusetzen, unterstrichen eine mangelnde Vorhersagbarkeit und eine inakzeptable Rate an eingeschränkten Therapieergebnissen die Wichtigkeit eines guten chirurgischen und prothetischen Weichgewebemanagements. Während sich die damalige Implantologie auf „magische Schnittführungen und Lappentechniken“ konzentrierte, die zu gefälligen ästhetischen Resultaten führen sollten, blieben viele Faktoren, die man heute als wichtig erachtet, beispielsweise die Vorgeschichte, die zum Zahnverlust geführt hat, und der parodontale Phänotyp, unerkannt. Obwohl es in der Literatur offensichtlich an Konsens über die Notwendigkeit von befestigter Gingiva um Implantatrestaurationen mangelt, führten erfahrene Kliniker einen Rückgang weichgewebebedingter Komplikationen, die Erleichterung der Arbeit des Prothetikers und größere Patientenzufriedenheit auf das Vorhandensein befestigter (unbeweglicher) Gingiva zurück.

Unabhängig von diesen Entwicklungen ist die Nachfrage nach praktischen Richtlinien und detaillierter Information zum chirurgischen Management der periimplantären Weichgewebe in individuellen Patientensituationen und Patiententypen für lange Zeit unbeantwortet geblieben. Dieses Buch wurde geschrieben, um diese Lücke zu füllen. Das Buch kombiniert originale implantologische Konzepte mit Techniken, die aus anderen Fachbereichen, wie Mund-, Kiefer- und Gesichtschirurgie, Plastische und Wiederherstellungschirurgie und Parodontologie, entlehnt wurden. Obwohl die Mehrheit des behandelten Materials klinischer Natur ist, werden die wissenschaftlichen Grundlagen und die relevante chirurgische Anatomie von Beginn an behandelt und im gesamten Buch an geeigneten Stellen vertieft.

Der Leser wird durch eine systematische Untersuchung des ästhetischen Implantatpatienten unter Berücksichtigung der verschiedenen Umstände und anatomischen Einschränkungen, die das Behandlungsergebnis ungünstig beeinflussen oder den Behandlungserfolg einschränken können, geführt. Darauf aufbauend wird eine neue für ästhetische Implantatpatienten spezifische Klassifikation der Alveolarfortsatzdefekte vorgestellt. Zu jedem dieser Defekttypen werden später im Buch spezifische Behandlungsoptionen aufgeführt. Chirurgische Instrumente, Kriterien für optimale Lappendesigns, grundsätzliche Weichgewebebehandlung, Richtlinien zur Anwendung chirurgischer Maßnahmen und operative Techniken zum Management der periimplantären Weichgewebe in speziellen Fällen werden im Detail präsentiert. Zusätzlich werden die Grundlagen und Indikationen für parodontalchirurgische Weichgewebetransplantationen zusammen mit der detaillierten operativen Technik und der postoperativen Nachsorge dargestellt.

Zwei innovative Techniken werden in gesonderten Kapiteln dargestellt. Der Antrieb zur Entwicklung der Bio-Col-Technik zur Alveolarfortsatzerhaltung wird zusammen mit anspruchsvollen klinischen Anwendungen und klinischen Langzeitergebnissen erklärt. Der vaskularisierte Periostlappen (vascularized periostal-connective tissue flap, VIP-CT-flap), der eine vorhersagbare Implantatlagerverbesserung im anterioren Oberkiefer ermöglicht, wird ebenso vorgestellt, wie die grundlegenden Ideen, anatomische Gesichtspunkte und eine Zusammenfassung meiner klinischen Erfahrung mit ihrem Gebrauch.

Das letzte Kapitel dieses Buches präsentiert einen umfassenden Zugang zur ästhetischen Implantattherapie und greift in gewissem Ausmaß auf das Verständnis des Lesers für die vorangegangenen Kapitel zurück. Nach meiner Behandlungsphilosophie für den ästhetischen Implantatpatienten werden die Techniken zur Implantatlagerverbesserung (Site-Development) mit Bezug auf die zuvor eingeführte Klassifikation der Alveolarfortsatzdefekte erläutert. Prothetische und chirurgische Gesichtspunkte zur Verbesserung der Resultate in der ästhetischen Implantologie, wie zum Beispiel individualisierte Gingivaformer, Gingivagestaltung und Oberflächenerneuerung der Gingiva (Resurfacing) mit dem LASER und der Einsatz von platelet rich plasma (PRP) werden diskutiert. Schließlich wird ein konzeptioneller Rahmen für implantatlagerverbessernde Maßnahmen gegeben, um dem Chirurgen ein Verständnis für die zeitliche und logische Abfolge der Eingriffe zu geben. Dabei helfen die im Anhang enthaltenen Behandlungsalgorithmen in einem leicht verständlichen, stichwortartigen Format dem Leser, sich durch die therapeutischen Herausforderungen in der ästhetischen Implantologie hindurchzunavigieren.

Viele im Verlauf der Buches vorgestellte klinische Fälle demonstrieren operative Details in speziellen Szenarien und können als Standardbeispiele für Implantatchirurgen dienen, die ähnliche eigene Fälle mit gleicher Vorgeschichte, anatomischem Aspekt und Typ behandeln. Es ist meine aufrichtige Hoffnung, dass die Informationen dieses Buches Klinikern helfen mögen, neue ästhetische Techniken zu beherrschen, die am Ende ihren Patienten nützen.

Danksagung

Meine große Anerkennung gebührt den Personen, die geholfen haben, meine Karriere zu formen und die zu diesem Buch beigetragen haben. Zuallererst ist die umfassende Ausbildung in Mund-, Kiefer- und Gesichtschirurgie, die mir mit zuteil wurde, die Quelle meiner gegenwärtigen Behandlungsphilosophie und führte zur Entwicklung neuer operativer Techniken und Behandlungsansätze, die in diesem Buch vorgestellt werden. Dafür danke ich Robert E. Marx, der für einen optimalen Erfahrungsgewinn während jeder Lehrassistenz sorgte und immer betonte, dass ein gesundes Wissen an Anatomie und Grundlagenkenntnissen den Chirurgen von einem Techniker unterscheidet. Ein spezieller Dank geht an Stuart N. Kline, dessen Weisheit, Disziplin und Respekt mir einen mitfühlenden Zugang zur Behandlung eines Patienten einflößten und in mir das Verständnis schufen, dass Dokumentation und eine kritische Überprüfung des operativen Ergebnisses eine wichtige Rolle in der professionellen Entwicklung eines Chirurgen spielen. Ich möchte auch Steven M. Holmes danken, der in meiner chirurgischen Karriere viele Rollen spielte – Lehrer, Partner und Freund. Ich danke dir für die Schaffung einer einzigartigen privaten Praxisumgebung, die es mir ermöglichte, mich ganz auf das weitere Lernen, die professionelle Entwicklung und eine hochwertige Patientenbehandlung zu konzentrieren. Eine spezielle Erwähnung gilt Matthew B. Hall, meinem Mentor im Studium, mit dem ich viele Brainstorming-Sitzungen teile und mit dem ich meine erste wissenschaftliche Veröffentlichung in der Mund-, Kiefer- und Gesichtschirurgie präsentiert habe, in dem Beruf, den ich liebe. Eine spezielle Erwähnung gilt aber auch Stephen E. Feinberg, der mir geholfen hat, den ersten Kurs zum Weichgewebemanagement in der Implantologie an der Universität von Michigan zu organisieren und zu moderieren, und mich dann bestärkt hat, meine klinische Erfahrung mit anderen zu teilen, indem ich ein Buch über dieses Thema schrieb.

Mein Dank gilt den vielen Teilnehmern und Kollegen, die mir bei Kursen, Vorlesungen, Kongressbeiträgen und bei meinen Vorträgen auf Symposien, die ich im vergangenen Jahrzehnt gehalten habe, die Fragen gestellt haben, die in diesem Buch diskutiert werden. Spezielle Anerkennung gebührt aber auch den vielen prothetischen Kollegen, die zu den Behandlungsresultaten, die in diesem Buch publiziert werden, ihren Beitrag geleistet haben, wie auch unseren Zahntechnikern Peter Kuch, Klaus Lampman, Heile Alvarez und Dale Cornelius. Ich danke jedem Patienten, deren Mitarbeit uns ermöglichte, kontinuierlich unsere Techniken und Vorgehensweise zu verfeinern, zum Nutzen zukünftiger Patienten und zum Nutzen eines jeden, der dieses Buch liest.

Ich möchte meiner Verlegerin, Tomoko Tsuchiya, dafür danken, dass sie es mir ermöglicht hat, dieses Buch zu schreiben, und die mich angeleitet hat, für ihre Führung, Geduld und Ansporn. Eine höchst verdiente Anerkennung gebührt Lisa Bywaters, der Chefredakteurin dieses Buches, für ihre Geduld mit meinem hektischen Tagesablauf, das Opfer an Zeit für ihre Familie, das sie zu ungewöhnlicher Stunde und an Wochenenden erbracht hat, ihren fortgesetzten Ansporn und ihre außergewöhnlichen Fähigkeiten und ihre Professionalität. Ich möchte François Fache für die vielen gemeinsamen Arbeitsstunden bei der Erstellung der Illustrationen danken, die ursprünglich für Vorlesungen und Kurse angefertigt wurden und sich nun in diesem Buch wiederfinden. Ein ganz spezieller Dank geht an dich, Carmen Carnero, als höchst fähige und talentierte Assistentin, für die exzellenten klinischen Fotografien, für die Verwaltung der klinischen Bilder und für das Sammeln der statistischen Daten, die in diesem Buch gezeigt werden, und am meisten für die begeisterte Überwachung der Behandlungsabläufe, die es uns ermöglicht, für unsere Patienten den höchsten Behandlungsstandard zu haben. Speziell erwähnen möchte ich auch Elizabeth Suarez, unsere Beauftragte für Patientenaufklärung und Behandlungskoordinatorin, für ihre Professionalität und ihr Können bei der Aufklärung der Patienten, mit dem sie die Patienten vom Gewinn an Lebensqualität durch Implantate überzeugt und unsere Behandlungsschritte mit Prothetikern und anderen Mitgliedern des Implantatteams koordiniert. Anerkennung gebührt auch meinem Praxisteam, Tiffany Lutz, Fernando Venegas, Nan Boyle und der gesamten Belegschaft der South Florida Oral and Maxillofacial Surgery für ihr Verständnis und Unterstützung während dieses Projektes und der damit zusammenhängenden Kursaktivitäten, die sich direkt oder indirekt auf ihre Arbeitsumgebung ausgewirkt haben.

Schließlich möchte ich ganz besonders meiner Familie und meinen Freunden für all ihre Unterstützung und den Ansporn danken, den ich während dieses Projektes erhalten habe, trotz der Opfer und Belastungen, die es ihnen oft auferlegt hat.

KAPITEL 1

Über die Osseointegration hinaus

Wenn man sich die Beziehung zwischen einem natürlichen Zahn und seinem Parodontium ins Gedächtnis ruft, dann muss das Gewebe, das ein Implantat umgibt, nicht nur das Implantat im Knochen verankern, sondern auch eine schützende Abdichtung um die Durchtrittsstelle des Implantats in die Mundhöhle darstellen. Diese so genannte Weichgewebemanschette schützt das Implantat vor bakteriellen Reizen und vor mechanischen Traumata, die sich aus zahnärztlichen Arbeitsvorgängen, der Kautätigkeit und aus Mundhygienemaßnahmen ergeben. Es ist seit langem erkannt, dass ein Titanimplantat, um klinisch erfolgreich zu sein, seine mechanische Integration nicht nur mit dem Knochen, sondern auch mit Bindegewebe und Epithel ausformen und erhalten muss[1]. Der Ausdruck Weichgewebeintegration umschreibt den biologischen Vorgang, der während der Bildung und Reifung einer strukturellen Beziehung zwischen Weichgewebe (Bindegewebe und Epithel) und dem transmukösen Anteil des Implantats auftritt. Obwohl die experimentelle und klinische Forschung erst kürzlich begonnen hat, sich auf die Verbesserung unseres Verständnisses der Faktoren, die diese Weichgewebeumgebung beeinträchtigen können, zu konzentrieren, sagt uns unser gegenwärtiger Kenntnisstand, dass für den Langzeiterfolg einer implantatgestützten Prothese die Aufrechterhaltung einer intakten Weichgewebebarriere genauso wichtig ist wie die Osseointegration. Die Informationen dieses Kapitels bringen die Theorie der Weichgewebeintegration in Bezug zur klinischen Praxis der Implantologie.

Anatomie und Biologie der periimplantären Weichgewebe

Das Verständnis sowohl der parodontalen als auch der periimplantären Anatomie und Biologie ist für ein erfolgreiches Weichgewebemanagement während einer Implantatbehandlung unerlässlich. Ähnlichkeiten zwischen dem parodontalen und periimplantären Weichgewebe bilden die anatomische und biologische Basis, um grundlegende parodontalchirurgische Lappentechniken und die rekonstruktive Parodontalchirurgie auf die Implantologie zu übertragen, während Unterschiede die Einschränkungen offenbaren, die erwartet werden können, wenn verschiedene parodontalchirurgische Techniken in der Implantatchirurgie angewendet werden. Durch das Verständnis dieser Ähnlichkeiten und Unterschiede kann der Implantatchirurg standardisierte parodontalchirurgische Techniken modifizieren und an die Implantatchirurgie anpassen. Mit diesen Kenntnissen ausgestattet kann der Implantatchirurg einen Behandlungsplan für das Weichgewebe erstellen, der die angemessene Auswahl und das Timing der operativen Maßnahmen vorsieht, um eine gesunde und natürlich aussehende Weichgewebeumgebung um das Implantat sicherzustellen, aus der eine ästhetische implantatgetragene Restauration hervorgehen kann.

Vergleichende Anatomie der parodontalen und periimplantären Weichgewebe

Wenn es stimmt, dass die Form der Funktion folgt, wie die Natur oftmals demonstriert, dann ist es wohl keine Überraschung, dass die parodontalen und periimplantären Weichgewebe bemerkenswert ähnlich sind. Verschiedene Untersuchungen haben gezeigt, dass es histologische, histochemische und ultrastrukturelle Ähnlichkeiten in der Architektur der parodontalen und periimplantären Weichgewebe bei Tieren und Menschen gibt[1-7]. Solche Studien bestätigen die Fähigkeit des Organismus, ein Weichgewebe zu organisieren, das auf der funktionellen Notwendigkeit einer Abdichtung und mechanischen Stabilität sowohl des natürlichen Zahns als auch des Implantats basiert (Abb. 1-1).

Anatomie des parodontalen Weichgewebes

Die makroskopischen, mikroskopischen und ultrastrukturellen Charakteristika des parodontalen Weichgewebes wurden detailliert beschrieben[8-12]. Der Zahn ist durch eine Kombination von Bindegewebe und epithelialer Anheftung im Alveolarfortsatz befestigt. Das Bindegewebe inseriert an zwei unterschiedlichen Bereichen in den Zahn: (*1*) unter dem Limbus alveolaris sichert das Parodontalligament die Zahnwurzel in der Alveole, (*2*) Sharpey'sche Bindegewebefaserbündel spannen sich von den Alveolenwänden zu den Insertionen im azellulären Wurzelzement. Über dem Alveolenrand sorgen zwar Faserbündel aus der Gingiva für zusätzlichen Halt des Zahns am Alveolarfortsatz, aber sie dienen auch der Immobilisierung der Gingiva gegen den supraalveolären Teil des Wurzelzements. Jedes Faserbündel des Zahnfleisches hat eine funktionelle Orientierung und kann anhand seiner Insertionen und der verschiedenen Wege durch das Gewebe bezeichnet werden. Beispielsweise verankern die *transseptalen* Fasern jeden Zahn an seinem Nachbarzahn. Indem sie direkt über das interdentale Septum laufen und sich in das supraalveoläre Zement benachbarter Zähne einbetten, tragen diese Faserbündel erheblich zur Stabilität des Zahns im Zahnbogen bei. Die *dentoperiostalen* und *dentogingivalen* Fasern sind ebenfalls in das supraalveoläre Zement eingebettet und erstrecken sich respektive nach apikal oder nach koronal in die befestigte und freie Gingiva. Die *zirkulären* Fasern verlaufen kreisrund um den Zahn in der befestigten Gingiva und flechten sich in vertikal verlaufende Faserbündeln ein. Zusätzlich zu ihrer Aufgabe der Zahnverankerung im Alveolarfortsatz spielen die dentogingivalen, dentoperiostalen und zirkulären Fasern eine wichtige Rolle in der Immobilisierung der befestigten Gingiva, die den Zahn umgibt. Diese Immobilität des Weichgewebes, im Verbund mit einer Widerstandskraft gegen bakterielle und mechanische Reize, trägt zur Aufrechterhaltung der transmukösen Abdichtung bei.

Das Epithel des marginalen Parodontiums wird seiner Form und Funktion nach in drei Typen eingeteilt. Das *junktionale* Epithel (Saumepithel) ist am Zahn angeheftet und nimmt den Raum zwischen der koronalsten Anheftung des supraalveolären Bindegewebes und der Basis des gingivalen Sulkus ein. Die Zellen dieses spezialisierten Epithels sind größer und haben breitere Interzellularräume und weniger Desmosomen als die Zellen des Sulkusepithels. Die Zellen des junktionalen Epithels sezernieren eine Basallamina auf die Zahnoberfläche. Ihre Anheftung an den Zahn erfolgt über Hemidesmosomen. Zusammen mit dem oben beschriebenen unterliegenden Bindegewebe formt das junktionale Epithel die transmuköse Abdichtung für den hervortretenden Zahn. Das dünne, nicht keratinisierte *Sulkusepithel* kleidet den gesamten gingivalen Sulkus aus und formiert die erste Verteidigungslinie gegen Bakterien oder gegen das Eindringen bakterieller Toxine in das unterliegende Bindegewebe. Das *orale* Epithel bedeckt die äußere Zahnfleischoberfläche vom freien Rand bis zur mukogingivalen Grenzlinie. Dieses relativ dicke, keratinisierte Epithel ist durch ein Netzwerk an Reteleisten fest mit dem unterliegenden Bindegewebe verzahnt und bewirkt dadurch Widerstand gegen die Belastungen beim Kauen und bei der Mundhygiene.

Das Verständnis der Blutversorgung der parodontalen Weichgewebe ist die Basis für ein erfolgreiches Weichgewebemanagement in der Parodontalchirurgie wie auch in der erfolgreichen Anwendung rekonstruktiver parodontalchi-

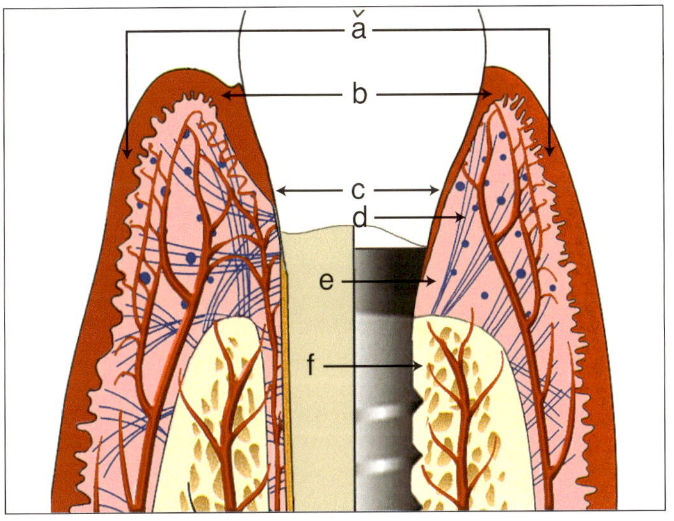

Abb. 1-1 Vergleichende Anatomie der parodontalen und periimplantären Weichgewebe. Die Ähnlichkeiten zwischen parodontalen und periimplantären Weichgeweben beschränken sich auf die Struktur und Funktion der analogen epithelialen Gewebe:
a) orales Epithel;
b) Sulkusepithel;
c) Saumepithel.
Wichtige Unterschiede zu den periimplantären Geweben sind:
d) Mangel an bindegewebigem Attachment;
e) hypovaskuläre-hypozelluläre Bindegewebezone in Nachbarschaft des Implantats;
f) Fehlen der Blutversorgung aus dem Parodontalligament.

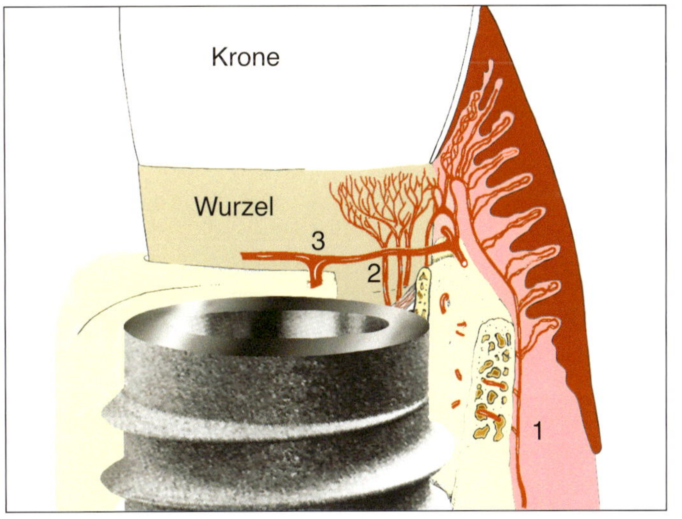

Abb. 1-2 Die drei Hauptquellen der Blutversorgung des Parodontiums: 1) supraperiostale Gefäße versorgen die freie und befestigte Gingiva; 2) Blutgefäße des parodontalen Ligaments bilden ein umfangreiches Netzwerk um die Zahnwurzel und erstrecken sich jenseits des Alveolarfortsatzes, um zur Blutversorgung der freien Gingiva inklusive Col beizutragen;
3) Blutgefäße des Alveolarknochens senden perforierende Äste aus, die anastomotische Verbindungen mit den supraperiostalen Gefäßen und den Gefäßen des Parodontalligaments eingehen, bevor sie sich über den Alveolarfortsatz hinaus in die freie Gingiva erstrecken, um zur zusätzlichen Blutversorgung beizutragen. (Übernommen von Carranza[13] mit Erlaubnis von W. B. Saunders.)

rurgischer Techniken. Die Blutversorgung des Parodonts entstammt hauptsächlich drei Quellen: den supraperiostalen Blutgefäßen, den Blutgefäßen des Parodontalligaments und den Gefäßen des Alveolarknochens (Abb. 1-2). Auch wenn jede dieser Quellen für die Blutzirkulation in einem besonderen Gebiet verantwortlich ist, so sind doch zahlreiche vorhandene und potenzielle Anastomosen verfügbar. Obwohl beispielsweise der Hauptzufluss zur Gingiva aus den supraperiostalen Blutgefäßen stammt, machen doch Anastomosen mit den Gefäßen des Parodontalligaments und des Alveolarknochens einen erheblichen Teil der Blutzirkulation dieses Bereichs aus. Die Zahl der anastomotischen Verbindungen steigt als Antwort auf parodontale Entzündungsprozesse an, wie sie zum Beispiel in der postoperativen Heilung und bei aktiver Parodontitis auftreten. Die klinische Relevanz dessen wird sofort klar, wenn man sich vor Augen führt, dass die interdentale Papille und das Col einen maßgeblichen Anteil ihrer Blutzirkulation von solchen Anastomosen erhalten, und dass manche chirurgische Schnittführungen diese Anastomosen unnötigerweise mit dem Resultat eines unerwünschten Verlusts von interdentalem Gewebevolumen durchtrennen. Ferner erfordert die erfolgreiche Anwendung von plastisch parodontalchirurgischen Techniken häufig die Nutzung solcher potenzieller Anastomosen, um beispielsweise freie Gingivatransplantate sicher zu ernähren und im Randbereich mit einer peripheren Gefäßquelle zu versorgen, wenn sie über partiell avaskulären Empfängerbetten aufgebracht wurden.

Anatomie des periimplantären Weichgewebes

Generell beschränkt sich die Ähnlichkeit zwischen parodontalen und periimplantären Weichgeweben auf die Form und Funktion analoger epithelialer Strukturen[1–7,14–17]. Das orale, das Sulkus- und das junktionale Epithel des periimplantären Gewebes sind in Form und Funktion fast identisch mit ihren Gegenstücken des parodontalen Gewebes. Ein junktionales Epithel bildet sich und heftet sich an das Titanimplantat in analoger Weise wie das epitheliale Attachment auf einem natürlichen Zahn (Hemidesmosomen). In beiden Fällen ist das junktionale Epithel eine wichtige Komponente der transmukösen Abdichtung. In ähnlicher Weise bedingt das benachbart zu Implantaten gebildete Sulkusepithel einen zellulären Immunschutz analog zu den Verhältnissen im Parodontium. Falls vorhanden, bietet das dicke keratinisierte orale Epithel der befestigten Gingiva einen Schutz gegen die mechanische Belastung beim Kauen, bei prothetischen Maßnahmen und bei der Mundhygiene. Aber obwohl das parodontale und periimplantäre orale Epithel und das Sulkusepithel durch einen reichen Gefäßplexus versorgt werden, stehen den Epihtelien um ein Implantat nicht die potenziellen anastomotischen Verbindungen aus den Gefäßen eines parodontalen Ligaments zur Verfügung.

Der Implantatchirurg sollte mit wichtigen Unterschieden zwischen periimplantären und parodontalen Weichgeweben vertraut sein. Offenkundig mangelt es den Geweben, die das Implantat im Alveolarfortsatz verankern, an Zement und an einem Parodontalligament. Anstatt dessen ist das Implantat unterhalb des Limbus alveolaris direkt mit dem Knochen verbunden. Außerdem gibt es keine gingivalen Fa-

Tabelle 1-1 Interne und externe Faktoren, die die Gesundheit der periimplantären Weichgewebe beeinflussen

Interne Faktoren
Alter
Allgemeine Gesundheit
Parodontalstatus der Restbezahnung
Abwehrkräfte
Allgemeine Erkrankungen
Parodontaler Phänotyp
Vorexistierende knöcherne Dehiszenz
Vestibulumtiefe
Frenula
Dicke der befestigten Gingiva
Apikokoronale Breite der befestigten Gingiva

Externe Faktoren
Rauchen
Medikation
Mundhygiene
Implantatdesign und Oberflächeneigenschaften
Gedeckte versus ungedeckte Einheilung
Chirurgischer Zugang
Ort der Implantation
Tiefe der Implantatinsertion
Position des Implantates im Alveolarboden
Prothetische Technik
Prothetische Materialien
Kronenränder versus biologische Breite

serbündel analog zu den dentogingivalen und dentoperiostalen Faserbündeln eines natürlichen Zahns, obwohl eine Zone von supraalveolärem Bindegewebe um das Implantat vorhanden ist. Die Unbeweglichkeit der umgebenden Weichgewebe resultiert nicht aus einer Anheftung von Bindegewebe an das Implantat sondern nur aus der Verflechtung von Faserbündeln, die aus dem Alveolarfortsatz in die freie Gingiva verlaufen, mit den zirkulären Faserbündeln, die das Implantat zirkulär umfassen[1-7,18]. Schließlich ist das Bindegewebe, das unmittelbar an ein Implantat angrenzt, relativ azellulär, verglichen mit analogen parodontalen Geweben, die sich eines gefäßreichen Plexus aufweisen, der aus den Gefäßen des Parodontalligaments genährt wird. Generell ähnelt das dichte Bindegewebe, das in der unmittelbaren Nachbarschaft von Implantaten gefunden wird, histologisch Narbengewebe, das – reich an Kollagen und arm an Zellen – im Gegensatz zum weiter vom Implantat entfernten Bindegewebe steht, das typischerweise reich an Fibroblasten und Elementen der Blutzirkulation ist. Diese Unterschiede im periimplantären Bindegewebe tragen dazu bei, dass das Implantat anfälliger für bakterielle und mechanische Belastungen als der natürliche Zahn ist. Bei Betrachtung der Ästhetik mögen Unterschiede in der Ausrichtung und Zusammensetzung des periimplantären Bindegewebes zudem die Möglichkeiten begrenzen, mit prothetischen Mitteln die Weichgewebearchitektur zu beeinflussen (siehe auch Kapitel 7).

Die Notwendigkeit befestigter periimplantärer Weichgewebe

Während es generell erkannt wurde, dass eine stabile periimplantäre Weichgewebeumgebung eine transmuköse Abdichtung gegen bakterielle Irritationen und ausreichende strukturelle Stabilität bietet, um dem üblicherweise in der Mundhöhle auftretenden mechanischen Traumata zu widerstehen, mangelt es in der Literatur an Konsens über die Notwendigkeit von befestigter Gingiva um implantatgestützte Restaurationen und darüber, ob sie auf lange Sicht irgendeinen Vorteil gegenüber der Alveolarmukosa bieten.

Obwohl viele Autoren zu der Schlussfolgerung gekommen sind, dass so genannte befestigte periimplantäre Weichgewebe keinen Vorteil gegenüber der Alveolarmukosa bieten[19-21], bringt eine wachsende Zahl von Autoren das Vorhandensein von befestigter Gingiva mit einem verbesserten Gesundheitszustand des Weichgewebes, mit höherer Patientenzufriedenheit und mit einer geringeren Anzahl von Komplikationen in Verbindung[1,17,22,23]. Die letzte Gruppe glaubt, dass befestigte, nicht bewegliche Weichgewebe einem Zerreißen der Abdichtung des junktionalen Epithels zum Implantat widerstehen, und dass sie sogar die apikal gerichtete Ausbreitung marginaler Entzündungen, die zu Knochenverlust und schließlich zum Implantatverlust führen können, begrenzen. Der Mangel an Konsens zu diesem Thema sollte nicht mehr überraschen, wenn man überlegt, wie viele Faktoren die Gesundheit der periimplantären Weichgewebe beeinträchtigen können (Tabelle 1-1).

Weil so viele Faktoren die Gesundheit der periimplantären Weichgewebe und ein Langzeiterfolg eines Implantats beeinflussen, ist es schwierig, eine Studie zu entwerfen, die die Effekte der befestigten Gingiva auf die Gesundheit oder die Langlebigkeit einer implantatgestützten Restauration herausarbeitet. Deshalb muss gegenwärtig die Schlussfolgerung, ob befestigte Gingiva notwendig ist, mehr auf klinischen Beobachtungen denn auf wissenschaftlichen Studien abgestützt werden.

Die klinische Begründung für befestigte periimplantäre Weichgewebe

Mehrere Autoren haben vernünftige Begründungen für die Anwesenheit befestigter Weichgewebe um Implantate angegeben[22-26]. Generell basieren diese Begründungen auf der Erkenntnis der Verletzlichkeit der periimplantären Weichgewebeabdichtung und der für den Langzeiterfolg des Implantats entscheidenden Rolle der Mundhygiene. Befestigte periimplantäre Weichgewebe bieten dem Prothetiker eine restaurationsfreundliche Umgebung, die nicht nur die präzisen prothetischen Behandlungsabläufe, sondern auch die Aufrechterhaltung der Mundhygiene erleichtert, die so wichtig für den Langzeiterfolg ist. Befestigte Gingiva widersteht eher einer Rezession und erhält ein vorhersagbares Gingivaniveau und verbessert die ästhetische Anpassung an die benachbarten Bereiche. Darüber hinaus bietet eine befestigte Gingiva mit entsprechender Kontur eine selbstreinigende Umgebung für die Implantatrestauration, weil die Anhäufung von Speiseresten minimiert wird. Das erfüllt die Erwartungen des Patienten an einen Ersatzzahn, der in derselben Weise funktioniert, wie der verloren gegangene Zahn, was die Patientenzufriedenheit bedeutend steigert.

Zusätzlich zu den Belastungen der Mundhygienemaßnahmen und der Kaukräfte wird das periimplantäre Weichgewebe ständig von zahlreichen zusätzlichen mechanischen Belastungen bedroht. Die Eingliederung der Implantataufbauteile, Entfernung und Ersatz provisorischer Versorgungen, Abformmaßnahmen auf Implantatniveau, Präparation und Eingliederung subgingivaler Restaurationen, Gerüsteinproben und die Bewegungen von resilienten Verbindungselementen von abnehmbaren Konstruktionen stellen alle Traumata dar, die zum Zerreißen des Verschlusses des Saumepithels führen können und möglicherweise den Langzeiterfolg des Implantats gefährden können.

Zusammenfassend stimmen die meisten Kliniker zu, dass eine angemessene Zone von befestigten Weichgeweben mit enger Adaptation an die transmukösen Implantatanteile entscheidend für den Langzeiterfolg einer implantatgetragenen Restauration beim teilbezahnten Patienten ist. Ferner besteht eine höhere Inzidenz an Weichgewebekomplikationen um Implantate, die im atrophierten zahnlosen Kiefer mit minimaler Menge an befestigter Gingiva gesetzt wurden.

Das Konzept der biologischen Breite

Um die Bedeutung der biologischen Breite in der Implantologie zu verstehen, ist es sinnvoll, die Definition dieses Konzeptes zu überprüfen, denn sie bezieht sich auf natürliche Zähne und die konventionelle Prothetik.

Die biologische Breite entspricht der klinischen Anwendung von histometrischen Untersuchungen zu den Abmessungen der menschlichen dentogingivalen Verbindung von fixierten Leichenpräparaten zu verschiedenen Phasen des passiven Zahndurchbruchs. 1924 berichteten als erste Orban und Köhler[27] über die Ergebnisse einer histometrischen Untersuchung der humanen dentogingivalen Verbindung und sie folgten damit Gottliebs[28] ursprünglicher Entdeckung und Beschreibung der epithelialen Anheftung der Gingiva im Jahre 1921. Zusätzlich zur Länge der epithelialen Anheftung berichteten Orban und Köhler auch über die Dimensionen der bindegewebigen Anheftung und von der Beziehung des Sulkusbodens, des Alveolarfortsatzes, der apikalsten Position des Saumepithels zur Position der Schmelz-Zement-Grenze während der damals beschriebenen vier Phasen des passiven Zahndurchbruchs. Während der folgenden 30 Jahre stellten viele die Existenz einer epithelialen Anheftung in Frage, genauso wie auch ihren Mechanismus und ihre Belastbarkeit[29,30]. Schließlich wurde die exakte Natur des epithelialen Attachments aufgeklärt und ein Konsens über die Arten des parodontalen Weichgewebeattachments wurde erreicht[31-34].

Es wurde bald akzeptiert, dass die epitheliale Anhaftung der Gingiva durch die Sekretion einer Klebesubstanz durch das Epithel vermittelt wird, und dass diese epitheliale Anheftung nicht die mechanische Belastbarkeit bietet, wie die physikalische Verbindung von Ameloblasten mit ausreifenden Schmelzprismen, wie es sich ursprünglich Gottlieb vorgestellt hatte. Es war Sicher[31], der als erster eine physiologische Arbeitsteilung für die Stützgewebe, die die dentogingivale Verbindung ausmachen, vorschlug, und die physiologische Wichtigkeit der zarten epithelialen Anheftung betonte. In seinem vereinfachten Modell hatte die funktionelle dentogingivale Verbindung zwei Komponenten, die zusammen für den Zusammenhalt und die Aufrechterhaltung der parodontalen Gewebeanheftung sorgten: Die epitheliale Anheftung sorgte für den biologischen Schutz und die Bindegewebeanheftung sorgte für die mechanische Festigkeit.

Im Jahre 1961 führten Gargiulo, Wentz und Orban[35] eine bahnbrechende Untersuchung der Abmessungen der dentogingivalen Verbindung an Menschen durch, um die Effekte von parodontalchirurgischen Maßnahmen und parodontalen Erkrankungen auf diese Abmessungen zu verstehen. Diese Forscher reevaluierten und ergänzten die originalen Daten von Orban und Köhler. Sie vermaßen 30 zusätzliche menschliche Leichengebisse und berechneten die Streuungsbreite und Mittelwerte für die sechs originalen Messpunkte, die in der originalen Studie benutzt worden waren. Ihre Ergebnisse bestätigten die Validität des Konzepts der dentoalveolären Verbindung und die Dualität ihrer funktionellen Komponenten (Epithel und fibröses Bindegewebe).

Die höchste Variabilität wurde für die epitheliale Anheftung und die niedrigste Variabilität für die Abmessungen der bindegewebigen Anheftung gefunden, während die Tiefe des Sulkus während der Phasen des passiven Zahndurchbruchs relativ konstant blieb. Die Messwerte, die durch diese Studie erarbeitet wurden, dienten zur Definition der Abmessungen der physiologischen dentogingivalen Verbindung des Menschen und bildeten die Grundlage für die Autoren, die daraufhin das Konzept der biologischen Breite formulierten.
Während die Beschreibungen der physiologischen dentogingivalen Verbindung und das klinische Konzept der biologischen Breite ursprünglich nur die kombinierten Abmessungen des supraalveolären Bindegewebes und des epithelialen Attachments an den natürlichen Zahn umfassten, schließen einige Autoren die Abmessungen des gingivalen Sulkus in ihre Diskussionen zur der biologischen Breite ein. Dieser Unterschied scheint auf einer Vermischung der Begriffe der funktionellen dentogingivalen Verbindung (Sulkustiefe plus Länge der epithelialen Anheftung plus Länge der Bindegewebeanheftung) und der physiologischen dentogingivalen Verbindung (Länge der epithelialen Anheftung plus Länge der Bindegewebeanheftung) zu beruhen, die sich als Synonym für die biologische Breite eingebürgert hat.

In dieser Diskussion wird die biologische Breite als die zusammengenommenen Abmessungen der supraalveolären epithelialen und bindegewebigen Anheftung an einen natürlichen Zahn oder ein hervortretendes Implantat definiert. Der derzeit allgemein akzeptierte Mittelwert für die biologische Breite beträgt 2,04 mm, der der Studie von Gargiulo entnommen wurde[35]. Er setzt sich zusammen aus im Mittel 1,07 mm für das Bindegewebe und 0,97 mm für das Saumepithel. Auch wenn die Gesamtlänge von 2,04 mm ein nützlicher Bezugswert ist, ist es wichtig, sich vor Augen führen, dass dieser Wert aus individuellen Messungen an der mesialen, distalen, oralen und fazialen Zahnfläche von fixierten Leichenpräparaten in verschiedenen Stadien des passiven Zahndurchbruchs gemittelt wurde. Die Standardtechniken zur Haltbarmachung und Entkalkung der vermessenen Proben führten zu Längenänderungen und es fand keine Berücksichtigung des Effekts der Zahnposition (Oberkiefer vs. Unterkiefer, Frontzahn vs. Seitenzahn), des parodontalen Phänotyps oder der Wurzelform auf die Abmessungen der dentogingivalen Verbindung statt. Vielmehr ist es wichtig zu realisieren, dass, obwohl die Mittelwerte nur gering streuten, die individuellen Messungen ganz erheblich streuten. Darüber hinaus variiert die biologische Breite in der klinischen Situation an den verschiedenen Zahnflächen und an verschiedenen Zahnpositionen innerhalb desselben Individuums.

Eine neuere Studie von Vacek et al.[36] bestätigte diese Konzepte und trug zu unserem Verständnis der biologischen Breite bei. Diese Gruppe untersuchte die natürlichen Abmessungen der dentogingivalen Verbindungszone an zehn erwachsenen menschlichen Leichengebissen. Der mittlere Wert der Sulkustiefe betrug 1,34 mm, der der Epithelanheftung 1,14 mm und der der Bindegewebeanheftung 0,77 mm. Der Attachmentverlust (Länge von der koronalsten Bindegewebeinsertion bis zur Schmelz-Zement-Grenze) betrug an 171 individuellen Zahnflächen 2,92 mm. Die Streubreite der biologischen Breite betrug 0,75 mm bis 4,33 mm, was das klinische Konzept eines variablen supraalveolären Anheftungsbereiches untermauert, das eine Spanne von verschiedenen Anheftungsbreiten für Epithel und Bindegewebe erlaubt. Obwohl die individuellen Messungen erheblich streuten, fanden auch diese Autoren wiederum keine signifikanten Unterschiede in den mittleren Abmessungen der verschiedenen Zahnflächen (oral, fazial, mesial, distal). Keine Korrelation wurde zwischen Attachmentverlust und den Abmessungen der Bindegewebeanheftung oder der biologischen Breite (epitheliale plus bindegewebige Anheftung) gefunden. Die Autoren beobachteten, dass von allen vermessenen Gewebestrecken die Länge der Bindegewebeanheftung am wenigsten streute. Von besonderer Bedeutung war, dass die epitheliale Anheftung auf Zahnflächen, die an subgingivale Restaurationen angrenzten, signifikant größer war. Sowohl die epitheliale als auch die bindegewebige Anheftung (biologische Breite) waren in posterioren Sextanten verglichen mit den Frontzähnen signifikant größer .

Klinische Bedeutung der biologischen Breite in Prothetik und Implantologie

Viele Kliniker haben die klinische Bedeutung der biologischen Breite in der prothetischen und parodontalen Behandlung erkannt und beschrieben[37-42]. Zusätzlich wurden die Anatomie der periimplantären Weichgewebe und die histometrischen Größenverhältnisse an der implantogingivalen Verbindungsstelle beschrieben[1-7]. Aber trotz der vielen Bewertungen des Phänomens der biologischen Breite in seiner Anwendung auf parodontale und periimplantäre Weichgewebe sollte der Kliniker realisieren, dass die minimale Strukturlänge, die mit einer gingivalen und periimplantären Weichgewebegesundheit verträglich ist, noch nicht bekannt ist. Obwohl bislang die idealen Abmessungen der biologischen Breite in einer spezifischen klinischen Situation noch nicht durch die Resultate irgendeiner Studie festgelegt werden konnten, können die Konzepte, die in diesen Studien entwickelt wurden, als wichtige Richtlinien für die klinische Praxis in der restaurativen Zahnheilkunde und der Implantologie gelten.

In der restaurativen Zahnheilkunde wird das Konzept der biologischen Breite klinisch nur bedeutsam, wenn subgingivale Kronenränder aus funktionellen und ästhetischen Gründen gefordert sind. In diesen Situationen muss der Kliniker erkennen, dass eine minimale Länge gesunder Hartsubstanz zwischen dem Kronenrand und dem Alveolarfortsatz notwendig ist, um das bindegewebige und epitheliale Attachment aufzunehmen und um eine sichere Distanz vom Sulkusboden zu bieten. In der klinischen Praxis ist eine Distanz von 0,5 mm bis 1 mm zwischen dem Kronenrand und dem Sulkusboden generell als sicher anzusehen. Wenn die

Tiefe des Sulkus weniger als 1,5 mm ist, wird es schwierig, den Zahn ohne Zerstörung der Weichgewebeanheftung zu präparieren. Als Konsequenz kann eine Weichteilrezession entstehen, die eventuell den Kronenrand freilegt. Dies ist die Herausforderung an den Prothetiker, wenn er subgingivale Kronenränder im ästhetischen Gebiet präpariert. Das Eindringen in die biologische Breite ist die normalerweise benutzte Terminologie, um einen Kronenrand zu beschreiben, der über diesen sicheren Abstand hinausreicht. Verletzungen des gingivalen Attachments als Resultat der Zahnpräparation und der Abdruckmaßnahmen werden ebenfalls als Verletzung der biologischen Breite angesehen. Sie haben einen zerstörerischen Effekt auf die Stabilität des gingivalen Befestigungsapparates und können zu Taschenbildung oder apikaler Migration des parodontalen Befestgungsapparates führen. Um dem Prothetiker bei der Aufrechterhaltung der Gesundheit und Stabilität des Parodontiums bei subgingivalen Kronenrändern zu helfen, haben Maynard und Wilson[40] die physiologische Größe des parodontalen Bereiches mit Relevanz für den Prothetiker beschrieben. Sie unterteilten die dentogingivale Einheit in drei konzeptionelle Komponenten: die oberflächliche physiologische Breite, die physiologische Breite im Sulkus und die physiologische Breite unterhalb des Sulkus. Die oberflächliche physiologische Breite enthält die befestigte und freie Gingiva. Die Autoren schlagen vor, dass ungefähr 5 mm keratinisierter Gingiva, zusammengesetzt aus 2 mm freier Gingiva und 3 mm befestigter Gingiva, erforderlich sind, um die Gesundheit des Parodontiums zu erhalten, wenn die Kronenränder in den Sulkus reichen. Obwohl sie zugegeben haben, dass subgingivale Kronenränder auch bei Vorhandensein einer kleineren Menge von keratinisierter Gingiva erfolgreich angewendet werden konnten, haben sie betont, dass die Vorhersagbarkeit des Erfolges weit größer war, wenn die beschriebenen minimalen Abmessungen vor Beginn der prothetischen Behandlung vorhanden waren. Zusätzlich erkannten und diskutierten die Autoren die Wichtigkeit der Dicke der befestigten Gingiva für die Toleranz von subgingivalen prothetischen Maßnahmen. Sie präsentierten eine logische Begründung für die Erhöhung sowohl der Breite als auch der Dicke der befestigten Gingiva vor Beginn prothetischer Maßnahmen an Zähnen, die eine subgingivale Restauration erforderten.

Die Beschreibung der physiologischen Abmessungen im Sulkus umfasste sowohl die Tiefe als auch die Breite des Sulkus. Um eine ästhetische und physiologische subgingivale Restauration zu gewährleisten, schlugen sie ein Minimum von 1,5 mm bis 2 mm vom freien Gingivarand bis zum Sulkusboden vor Beginn der Präparation des subgingivalen Kronenrandes vor. Die Autoren zeigten, dass, wenn eine restaurative Behandlung nach einer Parodontalchirurgie begann, die übliche 6-wöchige Wartezeit oft zu kurz für die Entwicklung eines neuen Sulkus mit angemessener Tiefe ist, um die Maßnahmen zur Herstellung einer ästhetischen und physiologischen subgingivalen prothetischen Restauration zu tolerieren. Ihre Beschreibung der Breite des Sulkus umfasste sowohl den Umfang als auch die Volumenkapazität des Sulkus. Sie legten Wert darauf, das Sulkusepithel während der Zahnpräparation, der Abdruckmaßnahmen und der Zementierung der endgültigen Krone nicht zu verletzen. Sie differenzierten auch zwischen quantitativen Verletzungen (überkonturierte Kronenränder) und qualitativen Verletzungen (Randspalten) des Sulkus und erklärten, wie diese zu chronischen Entzündungen der marginalen Gingiva beitragen konnten, die zu Taschenbildungen und apikaler Migration des parodontalen Attachments führte. Die Autoren betrachteten die physiologischen Größenverhältnisse unterhalb des Sulkus als die Distanz vom Sulkusboden bis zum Limbus alveolaris. Ihre Definition umfasste das Saumepithel und die supraalveolären Bindegewebefasern, was unserem gängigen Konzept der biologischen Breite entspricht. Sie erkannten, dass die prothetischen Maßnahmen für subgingivale Restaurationen (Zahnpräparation, Gingivaretraktion, Abdruckmaßnahmen, Eingliederung einer provisorischen Krone) die parodontalen Weichteilanheftungen zerreißen können und damit potenziell einen progressiven entzündlichen Prozess begründen können. Darüber hinaus verstanden sie, dass die Zementierung einer endgültigen Restauration unter diesen Bedingungen nur die Verletzung aufrechterhalten würde und endgültig zu Taschenbildung und apikaler Migration des Weichteilattachments und zum Verlust von Alveolarknochen führen könnte. Als Wichtigstes erkannten die Autoren die Notwendigkeit für einen variablen suprakrestalen Attachmentbereich, um den bekannten Größenbedarf der epithelialen und bindegewebigen Befestigungen zu aufzunehmen. Die Informationen, die durch diese Autoren zusammengetragen wurden, bieten einen konzeptionellen Rahmen für unser gegenwärtiges Verständnis der Beziehungen von Parodont und prothetischer Restauration und von der Bedeutung der biologischen Breite in der prothetischen Zahnheilkunde.

Obwohl Ähnlichkeiten in der Struktur des parodontalen und periimplantären Weichgewebes die Versuchung nahelegen, unsere Kenntnisse der Bedeutung der biologischen Breite direkt auf die Implantologie zu übertragen, verbietet unser mangelndes Wissen über die funktionelle Bedeutung der Unterschiede in der Zusammensetzung des Bindegewebes, die Ausrichtung der Kollagenfaserbündel und die Verteilung vaskulärer Elemente in Nachbarschaft der transmukösen Anteile eines Titanimplantats die direkte Übertragung. Unser gegenwärtiges Verständnis der möglichen Bedeutung der biologischen Breite in der Implantologie wurde primär aus Tierversuchen gewonnen. Berglundh et al.[43] und Buser et al.[4] führten Studien an Hundemodellen durch, in denen sie demonstrierten, dass die periimplantierten Gewebe sowohl um unbelastete zweiteilige gedeckte als auch um einteilige offen einheilende Implantate viele Aspekte mit der Gingiva um Zähne teilen. Beide Studien zeigten, dass das Epithel nicht bis zum Alveolarkamm reichte. Stattdessen demonstrierten diese Autoren die Existenz einer Zone von dichtem Bindegewebe zwischen dem Saumepithel und dem Alveolarkamm an Implantaten im Hundemodell. Sie demonstrierten, dass diese Bindegewebezone gleichförmige Abmessungen hatte, und dass ihre histo-

logischen Eigenschaften denen von Narbengewebe ähnelten. Abrahamsson et al.[7] dokumentierten ähnliche Eigenschaften der periimplantären Weichgewebebefestigung sowohl mit einteiligen offen einheilenden als auch für andere zweiteilige gedeckte Implantatsysteme.
Trotz der Ähnlichkeiten dieser Befunde existiert immer noch eine Kontoverse über die Bedeutung leichter Unterschiede, die in den Abmessungen der implanto-gingivalen Verbindungszone gedeckt und offen einheilender Implantate bestehen. Einige Untersucher, wie Weber et al.[44] und Hürzeler et al.[45] haben gezeigt, dass das epitheliale Attachment weiter apikal liegt und immer unter dem Mikrospalt von gedeckt einheilenden Implantaten liegt, verglichen mit offen einheilenden Titanimplantaten. Andere Untersucher, wie Chehroudi et al.[46], haben eine größere Bindegewebehöhe und weniger epitheliales Tiefenwachstum um versenkte zweiteilige Titanimplantate demonstriert. Die Relevanz dieser beobachteten Differenzen ist nicht bekannt. Obwohl viele Autoren übereinstimmen, dass eine direkte Befestigung von Bindegewebefasern an Titanimplantaten nicht eintritt, kann man doch aus einigen Anzeichen schließen, dass das Vorhandensein einer Bindegewebezone in Kontakt mit dem Implantat das epitheliale Tiefenwachstum verhindern kann, und dass diese Zone ein wichtiger Faktor in der Erhaltung der Stabilität der periimplantären Weichgewebe ist[46].
Berglundh und Lindhe[6] führten eine Studie durch, die unser Verständnis der Bedeutung der biologischen Breite in der Implantologie verbesserte und die Wichtigkeit der supraalveolären Bindegewebezone für die Stabilität der periimplantären Weichgewebe unterstrich. In diesem einzigartigen Tierexperiment wurden versenkte zweiteilige Titanimplantate bilateral drei Monate nach der Entfernung aller Prämolaren nach einem Standardprotokoll eingebracht. Zur Implantatfreilegung wurde die Gingivadicke (ungefähr 4 mm) auf einer Seite erhalten und auf der anderen Seite chirurgisch durch Exzision von Bindegewebe auf 2 mm oder weniger reduziert. Nach einem 6-monatigen Zeitraum der Plaquekontrolle wurden die Höhen der periimplantären Weichgewebe verglichen. Die Untersucher fanden, dass, obwohl die Gingivahöhe zum Zeitpunkt der Implantatfreilegung signifikante Unterschiede aufwies, die Größenverhältnisse des Saumepithels und der supraalveolären Bindegewebezone (biologische Breite) um die Implantate und an den Test- und Kontrollstellen nach sechs Monaten gleich waren. Darüber hinaus stellten sie fest, dass die Wundheilung an den Orten, an denen das Gewebe ausgedünnt worden war, gleichmäßig Knochenresorptionen zeigte. Es war offensichtlich, dass der Knochen resorbiert wurde, um eine minimale biologische Breite von 3 mm an diesen Implantatorten aufzunehmen. Die Autoren unterstellten, dass die Weichgewebeanheftung (biologische Breite) der Mechanismus der Natur zum Schutz der Zone der Osseointegration vor den bakteriellen und mechanischen Belastungen der Mundhöhle dargestellt. Diese Studie bietet die logische Begründung zur klinischen Augmentation des Weichgewebes vor Implantatfreilegung oder vor der Insertion eines offen einheilenden Implantats, wenn eine dünne Mukosa vorliegt.
Abrahamsson et al.[47] führten eine Studie zur Untersuchung des Effektes verschiedener Aufbaupfostenmaterialien auf die Gesundheit und Stabilität periimplantärer Weichgewebe im Beagle-Hund-Modell durch. Sie berichteten, dass eine Goldlegierung und Keramikaufbaupfosten schlechter abschnitten, als Titanaufbaupfosten und auf Aluminiumoxidbasis gesinterte Keramikpfosten, und dass ihr Gebrauch zu Knochenresorption, apikaler Migration des Weichgewebes und Formation der Schutzbarriere (biologische Breite) auf der Oberfläche des Implantatkörpers führte. Eine andere Tierstudie von Cochran et al.[48] zeigte nicht nur die Existenz der biologischen Breite um einzeitige offen einheilende Implantate, sondern vergrößerte auch unser Verständnis der Stabilität der periimplantären Weichgewebe nach verschiedenen Belastungszeiten. In dieser Studie wurden offen einheilende Implantate drei Monate nach Entfernung aller vier Prämolaren und Erstmolaren von sechs amerikanischen Foxhounds gesetzt. Die Abmessungen der biologischen Breite wurden nach drei Monaten in der unbelasteten Gruppe, nach sechs Monaten in einer Gruppe, die für drei Monate belastet wurde, und nach 15 Monaten in einer Gruppe, die für 12 Monate nach Implantatsetzung belastet wurde, gemessen. Sie verglichen ihre Befunde mit Befunden aus früheren histometrischen Studien der humanen dentogingivalen Verbindung an Leichenpräparaten[36]. Ihre Daten sprachen dafür, dass eine biologische Breite um offen einheilende einteilige Titanimplantate existiert, und dass diese physiologisch gebildete und stabile Struktur ähnlich zu den Befunden in der natürlichen menschlichen Bezahnung ist. Wie in früheren Studien blieben die Abmessungen der supraalveolären Bindegewebe, wenn sie einmal gebildet waren, relativ stabil, während die Abmessungen des Saumepithels und der Sulkustiefe eine größere Variabilität aufwiesen.

Richtlinien auf Grundlage der biologischen Breite

Obwohl unser gegenwärtiges Verständnis der Faktoren, die die biologische Breite in der Implantologie beeinflussen, unvollständig ist, kann die Information, die wir bereits haben, in Richtlinien für Kliniker einfließen, genauso, wie die originalen histometrischen Daten der Abmessung der humanen dentogingivalen Verbindung die Prothetiker in der Behandlung der wichtigen parodontalen Beziehung geführt haben. Auf der Basis der Ergebnisse der Tierversuche und auf der Basis der Erfahrung des Autors ist es vernünftig, die Schlussfolgerung zu ziehen, dass die Eingliederung einer implantatgetragenen Restauration mit subgingivalen Kronenrändern signifikante Belastungen der periimplantären Weichgewebe darstellt und eine progressive entzündliche Läsion (Periimplantitis) begründen kann. Darüber hinaus glaubt der Autor, dass es klug ist zu akzeptieren, dass eine angemessene Breite und Dicke von keratinisierter Gingiva um Implantatrestaurationen erforderlich sind, wenn subgingivale Kronenränder geplant sind. Der Autor regt an, dieses Konzepts zu beherzigen, wann immer ein Implantat durch eine dünne oder mobile Schleimhaut hindurchtritt. In diesen Situationen sollten orale Weichteiltransplantationen durchgeführt werden, um die Möglichkeiten der periimplantären Gingiva, dem Trauma der Implantatfreilegung und der subgingivalen prothetischen Maßnahmen zu widerstehen und auch um die darauf folgenden mechanischen Belastungen durch Kaukräfte, der Mundhygienemaßnahmen und durch herausnehmbare Prothesen mit resilienten prothetischen Verbindungselementen zu bearbeiten.

Wann immer ein Implantat in einem ästhetischen Gebiet geplant wird, steht ein gewisses biologisches Risiko im Raum. Ein Verständnis der Konzepte, die durch den Ausdruck biologische Breite umschrieben werden, erlaubt dem Kliniker, das Risiko in einer spezifischen Situation zu kalkulieren. In der ästhetischen Implantologie ist das Ziel, für exzellente Ästhetik, für die Gesundheit der periimplantären Weichgewebe und für Stabilität der Gingivahöhe ohne oder nur mit wenig krestalem Knochenverlust oder Remodelling zu sorgen. Das kann nur eintreten, wenn die Anforderungen der biologischen Breite für ein spezifisches Implantatlager mit einem Implantat von angemessenem Durchmesser, das in idealer Tiefe und Winkelstellung platziert wurde, exakt berücksichtigt werden, um die dreidimensionale geschwungene Knochenanatomie und die Dicke der bedeckenden Weichgewebe zu erhalten. Weil die Abmessungen der biologischen Breite an verschiedenen Zahnflächen im selben Organismus variieren, ist es nahezu unmöglich, für jeden einzelnen Typ von individuell präfabrizierten zylindrischen wurzelförmigen Titanimplantatsystemen die zirkumferente biologische Breite jedes Implantationsorts zu erfüllen. Obwohl die Einführung von verschiedenen Implantatdurchmessern und Kragenhöhen, individualisierbaren Aufbaupfosten aus angemessenen Materialien uns näher an unser Ziel einer ästhetischen Implantologie gebracht hat, sind unter vielen Umständen biologische Kompromisse unumgänglich.

Mit diesen Fakten im Kopf muss der Kliniker ein Gleichgewicht zwischen Ästhetik, periimplantärer Weichgewebestabilität und Erhaltung der Alveolarknochenhöhe suchen. Die intraoperativen Abmessungen und die Topographie eines spezifischen Situs, die Nähe der benachbarten Bezahnung oder benachbarter Implantate, der parodontale Phänotyp und die Kenntnis idealer Kronen-Implantat-Verhältnisse sollte den Chirurgen in der Insertion eines Implantats von angemessenem Durchmesser in idealer Tiefe für jeden Situs leiten. Erfahrene Kliniker wissen, dass es die tiefere Insertion eines Implantats leichter macht, eine ästhetische Restauration mit natürlichem Heraustreten aus der Gingiva herzustellen. Weil tiefere Implantatinsertionen mit einer apikalen Migration der periimplantären Weichgewebe nach den Anforderungen der umfassenden biologischen Breite des Situs assoziiert sind, führt der Autor regelmäßig eine Weichteilaugmentation durch, wenn er in Gebieten mit ästhetischer Bedeutung arbeitet, um ein Gleichgewicht zwischen der Implantatpositionierung, dem Emergenzprofil der Krone und der Weichteilstabilität zu erreichen.

Es ist wichtig hervorzuheben, dass wegen der multiplen Faktoren, die potenziell die Anforderungen der biologischen Breite für eine spezifische Implantatrestauration beeinflussen können, mit einer gewissen Variabilität in der Weichteilabmessung vom einen Situs zum anderen gerechnet werden muss. Weitere Forschung ist notwendig, um den Einfluss der folgenden Faktoren auf die Abmessung und die Langzeitstabilität der periimplantären Weichgewebe zu klären: Implantatdesign und Oberflächeneigenschaften, Position und Tiefe des Implantats, Implantatinsertionstyp (gedeckt versus offene Einheilung), Materialien der Aufbaupfosten, Mikrospalt zwischen Implantat und Aufbaupfosten, zementierte Kronen mit subgingivalen Rändern, parodontaler Phänotyp und rekonstruktive Hart- und Weichgewebeoperationen.

Die Wahl zwischen einer gedeckten und offenen Implantateinheilung

Die Entscheidung, eine offene oder gedeckte Implantatinsertion durchzuführen, kann nicht aufgrund von Studienresultaten, die bislang veröffentlicht wurden, getroffen werden. Stattdessen sollte der Kliniker die klinischen und „theoretischen“ biologischen Vor- oder Nachteile, die jeder Therapieansatz bringen könnte, für den Patienten in einer spezifischen Situation berücksichtigen.

Die Evolution des Implantatdesigns von einem zweiteiligen System mit separatem intraossärem und transmukösem Anteil zu einem einteiligen System, in dem interossäre und transmuköse Komponenten eine einzige Einheit darstellen, hat das Interesse zur Anwendung der offenen Implantateinheilung geweckt. Der bedeutendste Vorteil einer offenen Implantateinheilung ist, dass dieser Ansatz ausreichend Zeit für die Reifung der Weichgewebeintegration vor Beginn der prothetischen Arbeit bietet. Das ermöglicht eine Stabilisierung des Saumepithels und der Abmessung des Sulkus während der Integrationsphasen des Hart- und Weichgewebes. Darüber hinaus macht es die offene Einheilung unnötig, bei der Implantatfreilegung oder bei gelegentlichen weichteilverbessernden Maßnahmen erneut die ausgereiften periimplantären Weichgewebe zu zertrennen, und bietet damit eine prothetikfreundliche Umgebung und verbessert die Langzeitprognose der Restauration (Abb. 1-3a, 1-4 bis 1-8). Weil die offene Implantateinheilung weniger operative Eingriffe erfordert, bleibt die Blutversorgung des Gebiets erhalten, Behandlungszeit und Unannehmlichkeiten für den Patienten werden reduziert und die Akzeptanz des Patienten ist verbessert.

Einteiliges ungedecktes Implantat

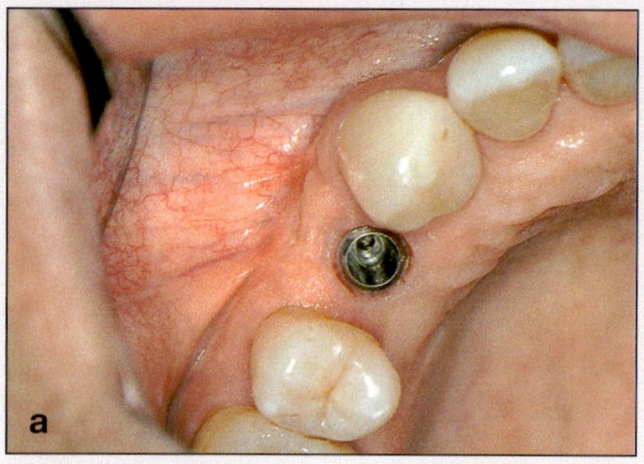

Abb. 1-3a Trotz der stark girlandenförmigen knöchernen Anatomie und des dicken bedeckenden Weichgewebes an diesem Implantatlager im Oberkieferprämolarenbereich sorgt ein einteiliges ungedecktes Implantat mit Standardkragenhöhe für eine „prothetikfreundliche" Umgebung. Der Weichteilabschluss wird nicht durch die Entfernung des Gingivaformers zerrissen und prothetische Maßnahmen werden erleichtert.

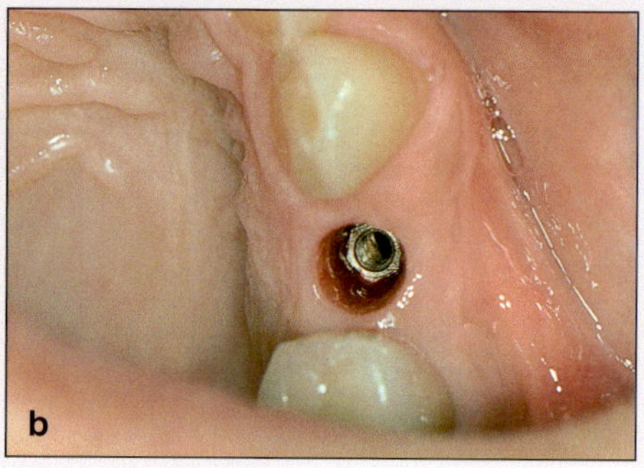

Abb. 1-3b In einer ähnlichen Situation hat die Verwendung eines zweiteiligen Implantatsystems in ungedeckter Einheilung mit einem provisorischen Titangingivaformer verschiedene Nachteile. Die Entfernung des provisorischen Gingivaformers zerstört die Anheftung des Saumepithels und zerreißt die periimplantäre Bindegewebezone. Prothetische Maßnahmen sind schwierig durchzuführen und zerstören die periimplantären Weichgewebe und verursachen dadurch potenziell die apikale Wanderung des Saumepithels auf Kosten des unterliegenden Alveolarknochens.

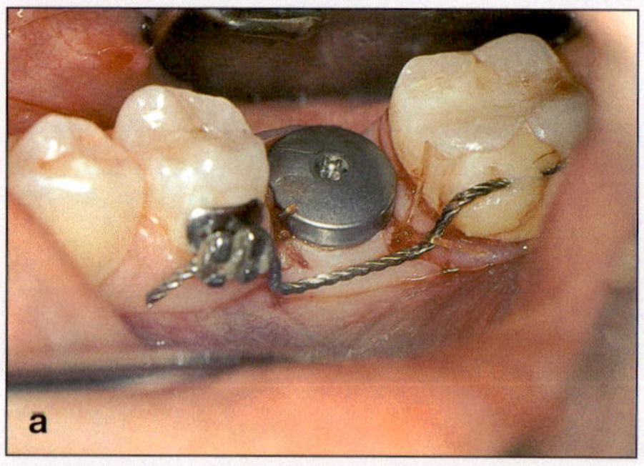

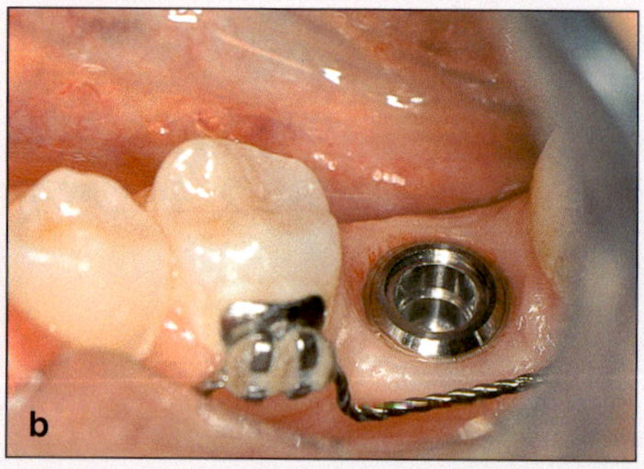

Abb. 1-4a Ein einteiliges ungedecktes Implantat, das an einer tief ausgerundeten Molarenstelle gesetzt war, zeigte eine ausgereifte Weichteilintegration und Weichteilstabilität vor der Herstellung der Zahnkrone.

Abb. 1-4b Nach drei Monaten Heilungszeit hat die Entfernung der Deckschraube die zarte Abdichtung des Saumepithels nicht zerstört. Die Stützung durch den Gingivaformer während der Weichteilintegrationsperiode hat die Weichteilarchitektur und das Volumen der Papillen erhalten und beugt damit unerwünschter Speiseneinlagerung vor. Die durchmesserstarke Verbindung zum Aufbaupfosten sichert ein natürliches Emergenzprofil.

Zweiteiliges ungedecktes Implantat

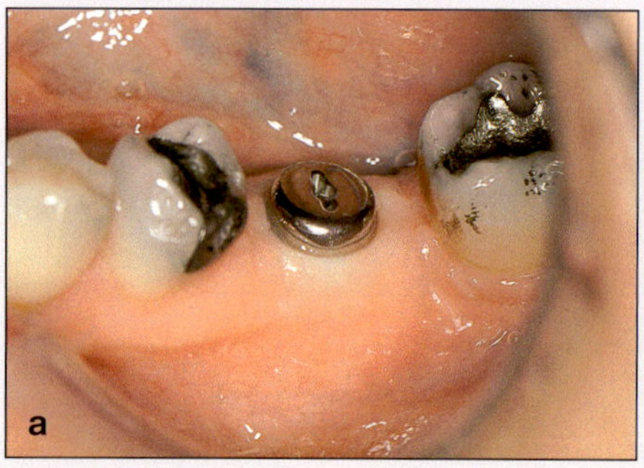

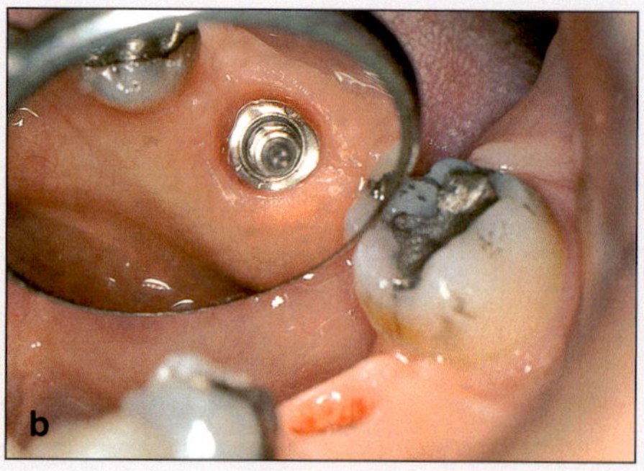

Abb. 1-5a Im Unterkiefermolarenbereich wurde eine Implantatrestauration bei flacher knöcherner Anatomie, minimaler Knochenhöhe über dem Nervus alveolaris inferior und einem reduzierten interokklusalen Abstand geplant. Ein zweiteiliges ungedecktes Implantat mit provisorischem Gingivaformer sorgte für eine ideale Lösung der klinischen Aufgabe.

Abb. 1-5b Die Entfernung des provisorischen Gingivaformers zeigte eine ausgereifte Weichteilheilung ohne Kollaps der Weichteile über der Ebene der Implantatschulter.

Ein theoretischer biologischer Vorteil einzigartig für ein einteiliges Implantat, das offen einheilt, ist, dass es gegenüber dem Eindringen von bakteriellen Kontaminierungen, dessen volle klinische Bedeutung immer noch nicht verstanden wird, verschlossen ist. Während zweiteilige Implantate, die offen einheilen und sofort mit dem permanenten Aufbaupfosten versehen werden, ähnliche Vorteile wie einteilige Implantate bieten, kann der Gebrauch von provisorischen Gingivaformern nicht dieselben klinischen und theoretischen biologischen Vorteile bieten. Das ist besonders bedeutsam, wenn die unterliegende knöcherne Anatomie vorschreibt, dass die Implantatschulter und damit die Ebene der Verbindung mit dem Aufbaupfosten tief im Gewebe liegt. Der Ersatz des provisorischen Gingivaformers durch einen permanenten Aufbaupfosten oder prothetische Maßnahmen auf Implantatschulterhöhe werden definitiv das

Einteiliges ungedecktes Implantat

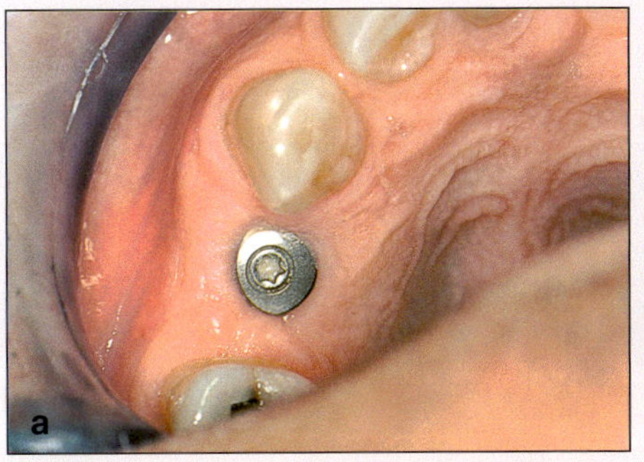
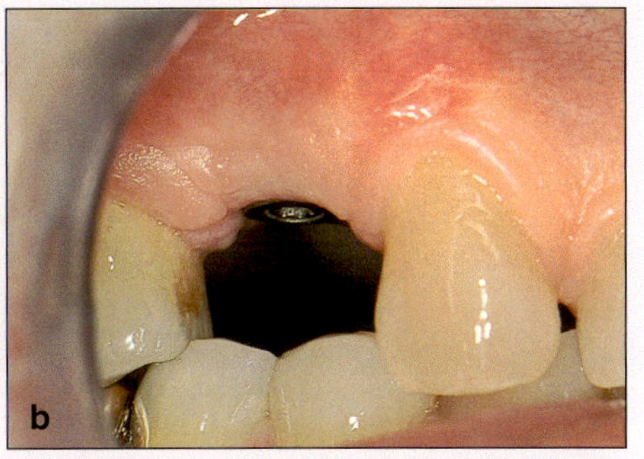

Abb. 1-6a, 1-6b Die Insertion eines ungedeckten einteiligen Implantats mit gekürzter Halshöhe (Straumann, USA, Waltham MA) und Esthetic Plus Gingivaformer erhält das Volumen der fazialen Gingiva und erleichtert damit die Herstellung einer Zahnkrone mit subgingivalem Kronenrand.

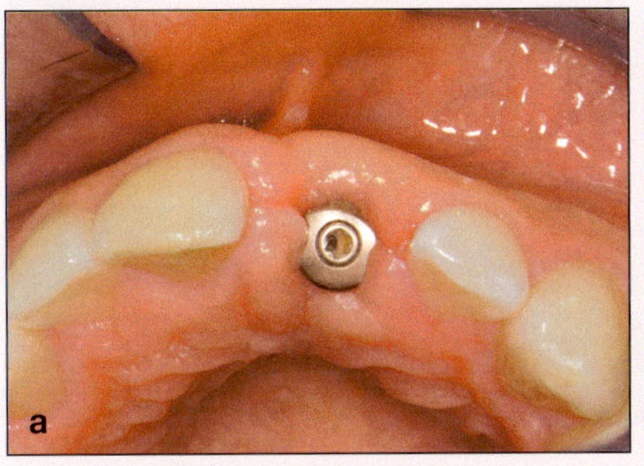
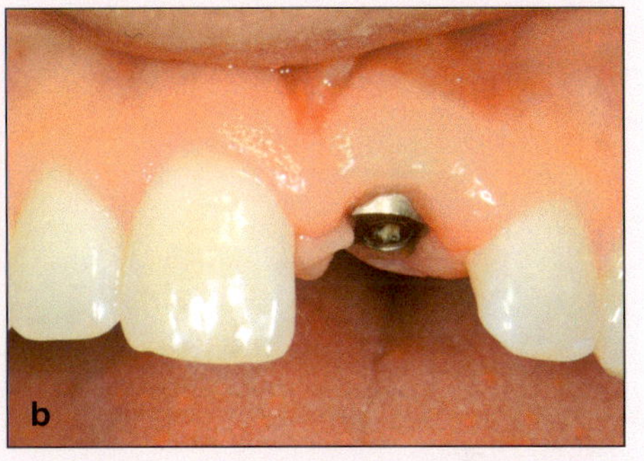

Abb. 1-7a Das einteilige ungedeckte Implantat mit dem Esthetic Plus Gingivaformer wurde in halbgedeckter Weise eingebracht und stützte die benachbarten Papillen, während eine Rezession der fazialen Weichgewebe vermieden wurde, indem ihnen erlaubt wurde, über dem fazialen Rand des anatomischen Gingivaformers zu kollabieren.

Abb. 1-7b Nun kann die endgültige Restauration ohne Notwendigkeit einer Implantatfreilegung eingebracht werden. Die Ausreifung der Weichteilintegration verbessert die Vorhersagbarkeit der Restauration und macht den Gebrauch einer provisorischen Krone unnötig.

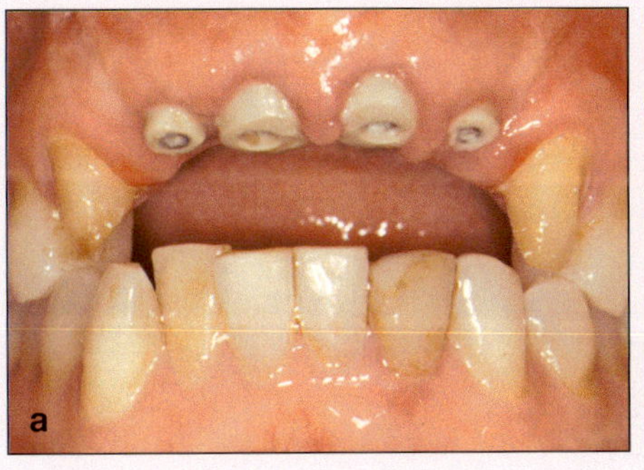
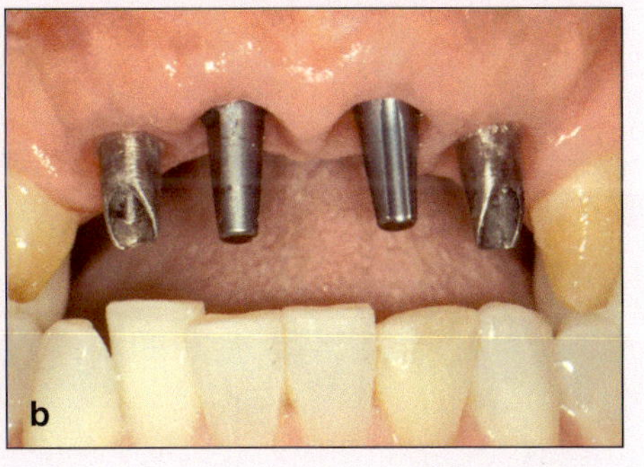

Abb. 1-8a Acht Wochen postoperative Ansicht der vier einteiligen ungedeckten Implantate zum Ersatz der Oberkieferschneidezähne. Die Eingliederung von individualisierten zahnförmigen Gingivaformern zum Zeitpunkt der ungedeckten Implantatinsertion ermöglichte eine sofortige Stützung der periimplantären Weichgewebe und hat damit die positive Gingivaarchitektur erhalten.

Abb. 1-8b Vier Monate nach ungedeckter Implantatinsertion wurden die individualisierten zahnförmigen Gingivaformer entfernt und es wurden prothetische Aufbaupfosten eingebracht. Die Gesundheit und die Stabilität der periimplantären Weichgewebe sind dabei zu beachten. Die prothetischen Maßnahmen sind auf den Sulkusbereich beschränkt und steigern damit die ästhetische Vorhersagbarkeit.

Saumepithel und die Zone der bindegeweblichen Verbindung zum Implantat zerreißen und damit potenziell eine apikale Wanderung des Weichteilattachments mit Resorption des unterliegenden Alveolarknochens auslösen. Darüber hinaus ist der Prothetiker unter diesen Umständen mit einer wenig wünschenswerten Umgebung für die präzisen prothetischen Maßnahmen konfrontiert (Abb. 1-3b).

Wenn die knöchernen Konturen im Implantatlager flach sind, bietet ein zweiteiliges offenes Implantatsystem klinische Vorteile ähnlich zu denen eines einteiligen Implantatsystems und in Situationen, in denen der interokklusale Raum begrenzt ist, kann ein zweiteiliges System zusätzliche prothetische Flexibilität bringen (Abb. 1-5).

Während die meisten Kliniker generell eine geschlossene Implantateinheilung in der ästhetischen Implantologie bevorzugen, bietet eine offene Implantateinheilung (Abb. 1-6 bis 1-8) bedeutende Vorteile für alle Mitglieder des Teams. Durch den Gebrauch von präfrabrizierten anatomischen und individualisierten zahnförmigen Gingivaformern, um die existierenden oder rekonstruierten Weichgewebe sofort zum Zeitpunkt der Implantatinsertion zu stützen, profitiert sich der Chirurg von der Erhöhung der Wahrscheinlichkeit des Erhalts oder der Entwicklung einer positiven Weichgewebearchitektur im Situs. Diese frühe Anwendung der prothetisch gesteuerten Weichteilheilung verhindert die Weichteilschrumpfung und macht eine Zweitoperation zur Implantatfreilegung unnötig. Zusätzlich gibt dies dem Chirurgen die Gelegenheit, das Weichgewebevolumen und seine Architektur zu beobachten und Weichgewebeausgestaltungen je nach Bedarf ohne erhebliche Unannehmlichkeiten für den Patienten durchzuführen. Der Prothetiker erfreut sich ebenfalls einer stabilen (subgingivalen) Weichgewebeumgebung nach der Osseointegration und der Weichteilintegrationsperiode, was noch weiter die prothetische Sicherheit erhöht. Der Zahntechniker hat den Vorteil der Herstellung provisorischer und definitiver Zahnkronen auf einem Modell, das bereits die ausgereiften Weichgewebeprofile zeigt und damit die Auswahl des Aufbaupfostens erleichtert. Schließlich profitiert der Patient von der reduzierten Behandlungszeit und einer geringeren Zahl von operativen Eingriffen, um eine stabile Weichgewebeumgebung mit einer gefälligen periimplantären Weichgewebeästhetik zu erreichen.

Die offene Implantateinheilung vereinfacht die Implantatbehandlung und sorgt für eine unübertroffene ästhetische Vorhersagbarkeit, wenn sie mit einer angemessenen Abfolge von implantatlagererhaltenden und -verbessernden Techniken kombiniert wird.

KAPITEL 2

Die systematische Untersuchung des Ästhetik-Implantatpatienten

Dieses Kapitel enthält die Informationen, die der Implantatchirurg benötigt, um den Ästhetik-Implantatpatienten systematisch zu untersuchen. Obwohl ein kompletter Überblick der dentofazialen oder dentoparodontalen Ästhetik über den Anspruch dieses Buches hinausgeht, sollten Chirurgen, die in der Ästhetik-Implantatbehandlung arbeiten, Arbeitskenntnisse der Smile-Ästhetik und des Smile-Designs haben. Letztendlich schließt die Smile-Ästhetik das Verständnis ein, wie die Gesichtszüge, die muskuläre Aktivität und das Verhältnis zwischen der sichtbaren Dentition und dem Zahnfleisch zusammen das einzigartige Erscheinungsbild des Lachens eines Menschen formen. Obwohl das Lachen eines jeden Menschen einzigartig ist, gibt es gemeinsame Elemente, die kombiniert werden, um einen ästhetisch zufrieden stellenden Ausdruck des Lachens zu bilden. Gleichermaßen gibt es identifizierbare Elemente, die das ästhetische Erscheinungsbild eines Lachens mindern. Dem Implantatchirurgen sollten die Elemente, die die Ästhetik des Lachens verbessern als auch verschlechtern, bekannt sein. Der Vorgang des Smile-Designs nutzt eine systematische Quantifizierung dieser positiven und negativen Elemente. Der nächste Schritt ist, ein ideales ästhetisches Endresultat zu visualisieren und alle anatomischen Limitationen zu identifizieren, die den Erfolg ausschließen können. Daraufhin wird ein Behandlungsplan formuliert, der sowohl die individuellen Bedürfnisse und Wünsche des Patienten als auch die erwartete Gewebereaktionen auf chirurgische Maßnahmen, wie sie durch den parodontalen Phänotyp des Patienten gekennzeichnet sind, berücksichtigt. Um diesen Prozess zu vereinfachen, wird in diesem Kapitel eine neue Klassifikation von Alveolarkammdefekten eingeführt, die spezifisch für Ästhetik-Implantatpositionen ist und die Bezug auf die Selektion und die Abfolge von chirurgischen Maßnahmen nimmt, die für vorhersagbare ästhetische Ergebnisse in der Implantatbehandlung erforderlich sind. Darüber hinaus noch wichtiger, betont diese Klassifikation jene Bedingungen, die das Erreichen einer idealen Ästhetik ausschließen.

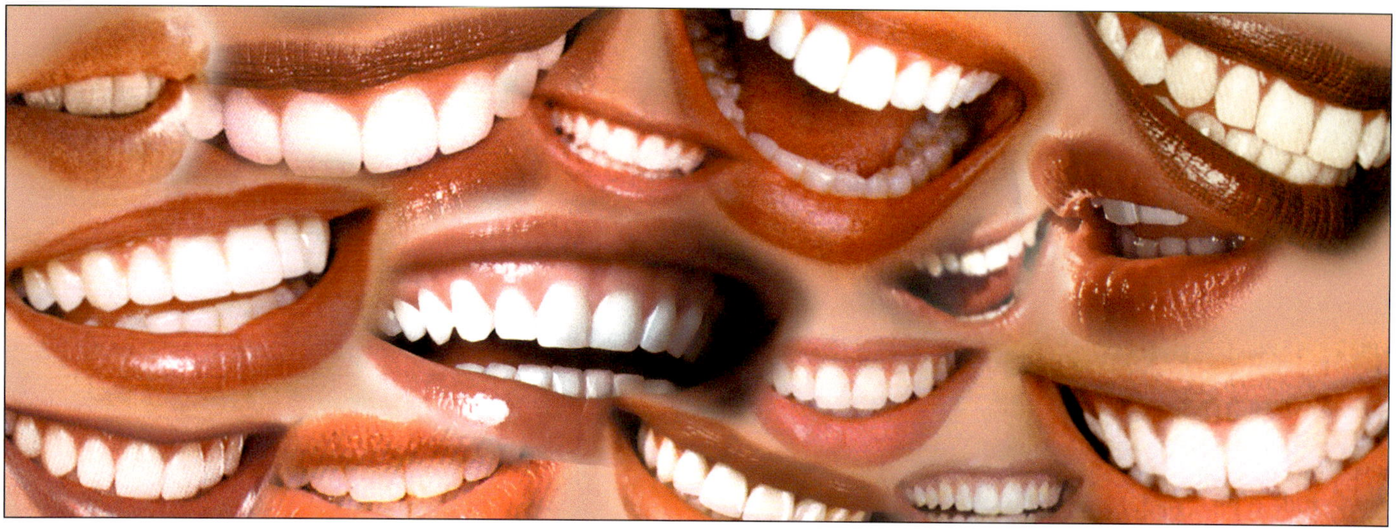

Abb. 2-1 Die sich entwickelnden Trends der ästhetischen Zahnheilkunde sind in den heutigen Printmedien erkennbar. Der Implantatchirurg kann diese Beispiele studieren, um einen Sinn dafür zu entwickeln, welche Elemente kombiniert werden müssen, um ein ästhetisch gefälliges Lachen zu schaffen.

Eine vereinfachte Systematik zur Patientenuntersuchung

Smile-Design in seiner einfachsten Form beschäftigt sich mit der Minimierung solcher Elemente, die das ästhetische Erscheinungsbild eines Lachens schmälern oder die Schaffung oder Betonung solcher Elemente, die ein Lachen innerhalb der Möglichkeiten des Gesichtsausdruckes des Patienten verschönern: muskuläre Aktivität, die Größe der klinischen Kronen, die Wurzellänge, die dreidimensionale Positionierung und Achsenkippung der individuellen Zähne und die Menge und der Gesundheitszustand der parodontalen Weichgewebe. Patienten, die ästhetischen implantatgetragenen Zahnersatz suchen, profitieren oft vom Smile-Design und, wenn sie über die Möglichkeiten aufgeklärt werden, wünschen häufig eine komplette Umstellung ihres Lächelns. Dieser Prozess kann eine kieferorthopädische Behandlung, eine kosmetische und rekonstruktive Parodontalchirurgie, eine kosmetische Zahnbehandlung oder sogar eine kieferorthopädische Umstellungsosteotomie erfordern. Alle diese Maßnahmen können korrekt mit der Entwicklung des Implantatlagers, der Implantatinsertion, der provisorischen Versorgung und der Eingliederung der endgültigen ästhetischen Implantatversorgung in Einklang gebracht werden. Dieser multidisziplinäre Ansatz der Ästhetik-Implantatbehandlung ist der Gegenstand des Kapitels 7.

Wenn eine Implantatbehandlung für einen Bereich mit ästhetischer Beteiligung in Betracht gezogen wird, muss die Erstuntersuchung durch den Implantatchirurgen einen kompletten funktionellen und ästhetischen Parodontalstatus einbeziehen. Die Einengung der Aufmerksamkeit ausschließlich auf den geplanten Implantationsbereich resultiert zu häufig in ästhetischen Kompromissen, die vermeidbar gewesen wären. Während es für den Implantatchirurgen wichtig ist, die dentoparodontale Ästhetik quantifizieren zu können, ist es unerlässlich, dass existierende dentale und parodontale Defizite vor Beginn der Implantatbehandlung identifiziert werden.

Dieses Kapitel gibt den Implantatchirurgen essentielle Informationen, um eine prätherapeutische dentofaziale und dentoparodontale Untersuchung von Patienten, die sich einer ästhetischen Implantatbehandlung unterziehen, durchzuführen. Darüber hinaus wird in diesem Kapitel die Identifizierung von bestehenden oder zukünftigen parodontalen Defekten oder anatomischen Beschränkungen diskutiert, die das endgültige ästhetische Resultat beeinträchtigen könnten. Obwohl diese Untersuchung nicht allumfassend ist, beschafft sie dem Chirurgen die grundsätzlichen Informationen, wenn er am oben beschriebenen Behandlungsplanungsprozess beteiligt ist. Für die Leser, die mehr Details wünschen, geben Chiche und Pinault[1,2] und Levin[3] einen umfassenden Überblick und die Diskussion der Ästhetik des Gesichts, der Zähne und des Parodontiums.

Der Autor dieses Buches empfiehlt, dass der Implantatchirurg den nun folgenden vereinfachten Ansatz der funktionellen und ästhetischen dentofazialen und dentoparodontalen Untersuchung täglich befolgt, wenn er Patienten untersucht. Es ist hilfreich, die vielen Beispiele idealer dentofazialer Ästhetik zu analysieren, die heutzutage in den Printmedien abgebildet werden (Abb. 2-1). Dieses Studium wird dem Implantatchirurgen ein gutes Verständnis vermitteln, was aktuell als ein ästhetisch zufrieden stellendes Lächeln angesehen wird. Der Chirurg wird dadurch mit sich entwickelnden Trends der Zahnästhetik vertraut, wie zum Beispiel die steigende Akzeptanz von individuellen Unterschieden eines natürlichen Lächelns im Gegensatz zu dem künstlich eintönigen Erscheinungsbild, wie es früher häufig von Zahnprothesen gefordert wurde. Obwohl der Implantatchirurg im Stande sein muss, die individuellen Elemente, die zusammen kommen und ein zufrieden stellendes Lächeln schaffen, systematisch zu quantifizieren, wird doch mit etwas Übung die ästhetisch dentofaziale und dentoparodontale Untersuchung zur Routine, so dass klinische Messungen lediglich noch bestätigen, was das erfahrene Auge sofort wahrgenommen hat.

Symmetrie des Gesichts und der Zähne

Die funktionelle und ästhetische dentofaziale und dentoparodontale Untersuchung beginnt mit einer Vermessung der Symmetrie des Gesichts. Chiche und Pinault[1] haben herausgearbeitet, dass, obwohl die dentofazialen Merkmale nicht absolut symmetrisch sein müssen, um eine Schönheit zu vermitteln, trotzdem eine ausgeprägte Asymmetrie nahe der Gesichts- oder Zahnmittellinie immer die Ästhetik mindert. Umgekehrt können laterale Asymmetrien annehmbar sein und sogar angenehm wirken.

Der Chirurg sollte die Abschätzung der Symmetrie des Gesichts und der Zähne durch die Festlegung der Gesichtsmittellinie beginnen. In den meisten Fällen erfolgt diese Festlegung in Abhängigkeit zur Interpupillarlinie. Die Gesichtsmittellinie steht senkrecht auf der Interpupillarlinie auf dem Mittelpunkt zwischen den beiden Pupillen bei Vorwärtsblick. Der Autor benutzt dazu bei gerader Sitzposition direkt gegenüber dem Patienten ein Mc Coy Facial Tri-Square Gesichtslineal (Paget Instruments, Kansas City, MO), um die Gesichtsmittellinie festzulegen. Wenn dieses Werkzeug exakt auf die Interpupillarlinie ausgerichtet wird, kann der Kliniker leicht den Mittelpunkt und die Gesichtsmittellinie senkrecht dazu erkennen und die Relation zu hervorstechenden Teilen der Gesichts- und Zahnanatomie festlegen. Die Gesichtssymmetrie kann leicht festgestellt werden, wenn die Mittellinie der Nase, des Philtrums, der Oberlippe und des Kinns auf die Gesichtsmittellinie fallen (Abb. 2-2a). Auch die Zahnsymmetrie wird in Relation zur Gesichtsmitte abgeschätzt (Abb. 2-2b). Die Position der Interdentalpapille zwischen den oberen mittleren Schneidezähnen und der Ort und die Achse der Mittellinien des Ober- und Unterkiefers werden in Relation zur Gesichtsmittellinie abgeschätzt. Obwohl die Position der Ober- und Unterkiefermittellinien nicht exakt auf die Gesichtsmittellinie fallen muss, sollten ihre Achsen nahezu parallel mit der Gesichtsmittellinie verlaufen[1]. Eine schräg gestellte Zahnmittellinie, die einen Winkel zur Gesichtsmittellinie ausbildet, verschlechtert die Gesichtsästhetik weit mehr, als ein fehlendes Zusammenfallen der Gesichts- und Zahnmittellinien. Zusätzlich sollte der Kliniker die Ebenen der Inzisalkanten, der Okklusionsebene und des Gingivaverlaufs relativ zur Interpupillarlinie abschätzen. Auch hier ist eine parallele Ausrichtung ästhetisch vorteilhaft.

Oberlippenlinie

Die Form der Oberlippe und ihre Beziehung zu den darunter befindlichen dentoparodontalen Strukturen ist der wichtigste Gesichtspunkt, wenn man die dentale Ästhetik untersucht. Die ideale Beziehung der Oberkieferschneidezähne zur Oberlippe ist der Startpunkt für eine ästhetische Gebissrekonstruktion. Diese Beziehung legt die therapeutischen Mittel fest, die zur Schaffung eines ästhetischen Resultates erforderlich sind. Die Beziehung legt auch fest, wie ästhetisch wichtig die Rekonstruktion von harmonischen dentoparodontalen Strukturen ist und sie ist, wie in der Behandlungsplanung für kieferorthopädisch-chirurgische Operationen, oft der begrenzende Faktor im Smile-Design-Vorgehen. Die Position der Lippe sollte immer in Ruhe während einer Unterhaltung, während eines entspannten maßvollen Lächelns und wenn der Patient sehr lebhaft ist, eingeschätzt werden. Der Kliniker sollte erst das Maß der dentogingivalen Zahnschau vermessen, wenn der Patient komplett entspannt ist und die Lippen in einer natürlichen Position stehen (Abb. 2-3a). Diese Position kann erreicht werden, wenn man den Patienten bittet, die Ober- und Unterlippe zu befeuchten, sie vorsichtig gegeneinander zu reiben und den Lippen dann erlaubt, sich leicht voneinander zu lösen. Alternativ kann der Kliniker eine auf den Zähnen abgestützte Lippe in der entspannten Lippenposition sehen, wenn er den Patienten bittet, den Buchstaben „M“ mehrere Male zu sprechen und dann den Lippen erlaubt, sich leicht voneinander zu lösen. Beide Methoden erlauben dem Kliniker einen kurzen Blick auf die dentogingivale Zahnschau in einer wirklich entspannten Lippenposition, die auch fotografisch für zukünftige Vergleichsuntersuchungen dokumentiert werden kann.

Klinische Messungen der Zahn- und Gingivaschau am lachenden Patienten sind oft ungenau, weil der Patient die Lippen eher in eine Zwangshaltung bringt, als ihnen erlaubt, eine natürliche Position einzunehmen. Deshalb ist es nützlich, um eine natürliche Lippenposition festlegen zu können, den Patienten zu beobachten, während er sich mit Praxispersonal oder anderen Patienten unterhält (Abb. 2-2b, 2-3c). Die Phonetik kann helfen, die maximale Zahnschau zu beobachten und zu dokumentieren. Wenn der Patient den Buchstaben „I“ in übertriebener Weise spricht, nähert sich die Lippe der maximalen Zahnschau, auch wenn eine unnatürliche Lippenposition und -haltung eingenommen wird (Abb. 2-3b).

Arbeitskenntnisse der mittleren oberen Schneidezahnschau bei Ruhestellung der Lippen sind nützlich, weil diese Messung unter den klinischen Lippenvermessungen die genaueste ist. Die durchschnittliche obere Schneidezahnschau in Lippenruhestellung beträgt 1,91 mm bei Männern und 3,40 mm bei Frauen[1]. Zusätzlich tendieren jüngere Patienten dazu, mehr Zähne zu zeigen, als ältere Patienten und Patienten mit langen Oberlippen zeigen weniger obere Zähne, als solche Patienten mit kurzen Lippen. Wie zuvor schon erwähnt, ist es wichtig, die Menge an Gingiva zu messen, die bei verschiedenen Lippenpositionen gezeigt wird. Während eine Schau von mehr als 3,0 mm Gingiva während eines maßvollen Lächelns als „Gummy-Smile“ bezeichnet wird, gibt es für das volle Lächeln eine breite Akzeptanz für die Zahnfleischschau. Der sich entwickelnde Trend hin zu einem sehr vollen Lachen (Full-Volume-Smile) wird auch begleitet von einer erhöhten Akzeptanz von Zahnfleischschau bei ästhetisch ansprechendem Lachen (siehe Abb. 2-1). Für den Kliniker ist es wichtig, die Zahnschau zu messen und das Zahnfleischgewebe nicht nur im Schneidezahnbereich, sondern auch am bukkalen Korridor und im vestibulären

Raum zu messen. Heutzutage gilt eine erhebliche Schau der Seitenzähne und der Gingiva der Seitenzähne als ästhetisch. Vom Standpunkt des Diagnostikers wird diese Frage wichtig, wenn über die Rekonstruktion der hinteren Oberkieferbereiche mit Implantaten nachgedacht wird. Unter diesen Umständen kann sich die Indikation zur Verbreiterung des Zahnbogens und zur Augmentation des Alveolarkamms aus der Ästhetik ergeben, um ein harmonisches Verhältnis der Schneidezähne mit den Seitenzähnen in der ästhetischen Implantatrekonstruktion herzustellen.

Untere Lippenlinie

Das Verhältnis der Unterlippe zu den oberen Schneidezähnen hilft dem Kliniker, die Biegung und Orientierung der Schneidekantenebene und die Positionen der Schneidekanten der oberen Incisivi zu evaluieren[1]. Generell sollten die Schneidekantenebenen der leichten Kurvatur der Unterlippe folgen, wenn der Patient entspannt ist und leicht lächelt (Abb. 2-4). Darüber hinaus sollten die Schneidekanten einen definierten Kontakt zur inneren Vermilliongrenze (Nass-Trocken-Grenze der Unterlippe) haben, wenn der Patient den Buchstaben „F" oder „V" ausspricht. Ein Schneidekantenkontakt nach fazial oder lingual zur inneren Vermilliongrenze kann eine unzureichende Konturierung einer existierenden Zahnrestauration oder eine Fehlposition der Schneidezähne anzeigen.

Die Schneidezahnebene

Wie zuvor schon erwähnt, sollte die Schneidezahnebene parallel zur Interpupillarlinie liegen und der leichten Kurvatur der Unterlippe folgen, wenn der Patient lächelt. Ein leichter Schrägstand der Inzisalebene im Verhältnis zur Interpupillarlinie kann ästhetisch akzeptabel sein. Wenn die Interpupillarlinie schräg steht, sollte die Inzisalebene senkrecht zur Gesichtsmittellinie stehen, die durch alternative Orientierungspunkte, wie den Mittelpunkt der Pupillarlinie und das Zentrum des Philtrums, festgelegt wird.

Der Chirurg sollte begreifen, dass eine ästhetische Struktur der Inzisalebene mehr als nur die Ausrichtung bedeutet. Eine ästhetisch gefällige Inzisalebene folgt entweder einer milden Biegung von den 1ern zum Eckzahn oder einem „Gull-Wing"-(Möwenflügel-)Muster, wenn die Kantenlänge des lateralen Schneidezahns wenig kürzer ist, als die des benachbarten mittleren Schneidezahns und Eckzahns[2] (Abb. 2-5a). Jede dieser Inzisalkantenstrukturen kann entweder beidseitig oder in Kombination mit der anderen Form existieren, um einen ästhetisch zufrieden stellenden Inzisalkantenverlauf zu erzeugen. Die Form und die Beziehung der Einschnitte der Inzisalkanten zwischen den Schneidezähnen können ebenso die Ästhetik eines Lachens verstärken oder verschlechtern. Die Einschnitte werden durch die Schneidekanten und die Trennstellen zwischen den oberen Frontzähnen gebildet. Sie sollten sich von der Mittellinie zu den Eckzähnen schrittweise vergrößern, um die Ästhetik des Lächelns zu verstärken (Abb. 2-5b). Obwohl eine flache Form der Schneidekantenebene nur für ältere Patienten als akzeptabel gilt, meint der Autor, dass viele ältere Patienten, wenn sie über die ästhetischen Möglichkeiten aufgeklärt worden sind, lieber eine konvexe Inzisalebene auswählen, die einem jugendlichen Lächeln entspricht. Das entspricht der heutigen Kultur, in der das Rückgängigmachen der sichtbaren Zeichen der Alterung der Brennpunkt der plastischen Chirurgie, der kosmetischen Zahnheilkunde und der Gesundheits- und Ernährungsindustrie geworden ist. Schließlich verschlechtert eine konkave Inzisalebene (im Allgemeinen bekannt als umgekehrte Lachlinie) oder eine übertrieben konvexe Inzisalebene immer die dentofaziale Ästhetik und sollte vermieden werden (Abb. 2-5c)[2].

Dem Chirurgen, der die Orientierung und Form der Inzisalebene beurteilt, sollte immer bewusst sein, dass Abweichungen, die während der Untersuchung beobachtet worden sind, durch veränderten Durchbruch einzelner Zähne verursacht worden sein können, durch asymmetrischen Abrieb der Inzisalkanten oder durch unangemessene Zahnrestaurationen. Zusätzlich kann die Restauration einer ästhetischen Inzisalebene durch funktionelle okklusale Befunde behindert werden und sie muss in Harmonie mit den Lippen und dem Gesicht geplant werden. Wenn eine Implantatbehandlung in einem vorderen Oberkiefer mit vorbestehenden Unregelmäßigkeiten der Inzisalebene geplant wird, kann die Verkürzung oder die Verlängerung der Schneidekantenpositionen der oberen Schneidezähne eine kieferorthopädische Therapie erfordern oder sogar einen kieferorthopädisch-chirurgischen Eingriff. Auch kann eine ästhetische Kronenverlängerung oder Kronenverkürzung erforderlich werden, um harmonische Zahnproportionen zu erzielen und zu erhalten.

Okklusionsebene

Die inzisalen und okklusalen Oberflächen der Zähne legen die Okklusionsebene fest. Die Okklusionsebene, die parallel zur Interpupillarlinie liegen sollte, wird am besten aus sagittaler Blickposition auf Höhe der Frankfurter Horizontalen beurteilt. Das Verhältnis der beiden Ebenen wird normalerweise abgeschätzt, indem seitliche Fernröntgenbilder und dreidimensionale Analysen von Situationsmodellen, die mit Gesichtsbogenübertragung auf einem einstellbaren Artikulator montiert wurden, verglichen werden. Die Okklusionsebene kann aber auch rein klinisch aus einer sagittalen Blickrichtung parallel zur Camper'schen Ebene, die sich vom Unterrand der Nasenflügel zum Oberrand des Tragus erstreckt, ermittelt werden. Wenn die Okklusionsebene nicht zur Inzisalebene passt, muss der Kliniker festlegen, ob die Okklusionsebene parallel zu den o. g. Referenzebenen liegt. Wenn ja, zeigt dies eine Fehlstellung der Inzisalebene, die mit Hilfe von Kieferorthopädie, kieferorthopädischer Chirurgie, kosmetischer Parodontalchirurgie oder prothetischen Möglichkeiten korrigiert werden kann, wie zuvor beschrieben. Wenn die Okklusalebene schräg zur Interpupillarlinie steht

Auswertung der fazialen und dentalen Symmetrie

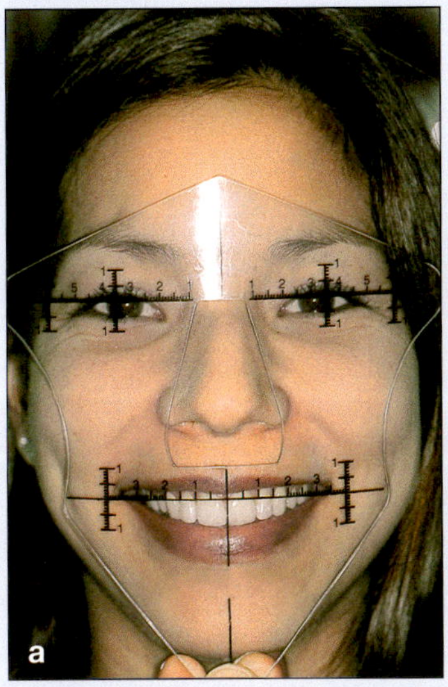

Abb. 2-2a Ein Tri-Square-Gesichtslineal nach McCoy wird zur Auswertung der Gesichtssymmetrie eingesetzt. Das Lineal wird über das Patientengesicht gelegt. Es wird dann mit der Interpupillarlinie ausgerichtet und im Mittelpunkt zwischen den Pupillen zentriert. Die Mittellinien der Nase, des Philtrums und des Kinns werden auf ihr Zusammenfallen mit der Gesichtsmittellinie hin untersucht. Der Untersucher sollte direkt in Front und auf Augenhöhe mit dem Patienten stehen.

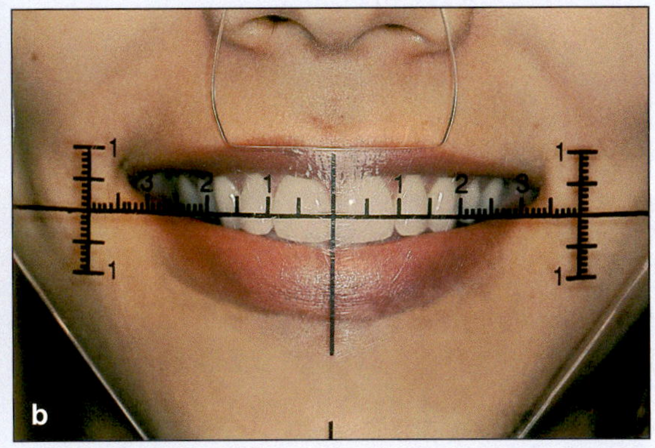

Abb. 2-2b Nach Auswertung der Gesichtssymmetrie wird die Zahnsymmetrie untersucht, indem festgelegt wird, ob die Position der Interdentalpapille zwischen den mittleren Schneidezähnen und die Ober- und Unterkieferzahnmittellinien auf die Gesichtsmittellinie fallen. Die Schneidekantenebene, Okklusionsebene und Gingivaebene werden auf ihre parallele Ausrichtung zur Interpupillarlinie hin ausgewertet.

Obere und untere Lippenlinie

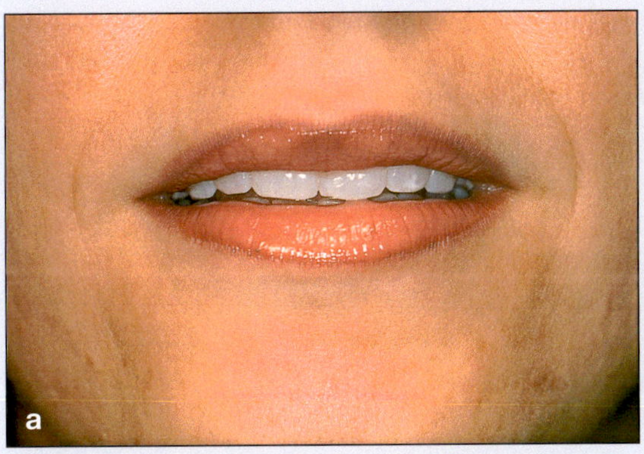

Abb. 2-3a Die Untersuchung der Zahnfleischschau in entspannter und natürlicher Lippenposition kann erreicht werden, indem die Patienten ihre Lippen befeuchten, aneinander reiben und ihnen gerade eben erlauben, sich voneinander zu entfernen. Alternativ kann der Patient gebeten werden, den Buchstaben „M" einige Male zu sprechen, wonach sich die Oberlippe in entspannter Position befindet.

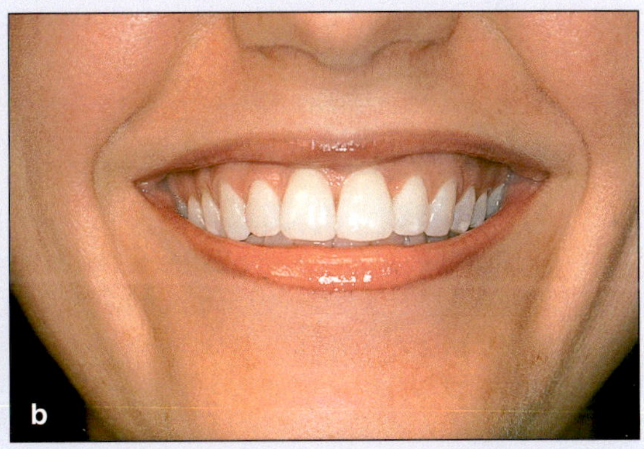

Abb. 2-3b Die maximale Gingiva- und Zahnschau wurde fotografiert, als der Patient gerade während einer Unterhaltung ein volles Lachen gezeigt hat. Obwohl eine erhöhte Aktivität der perioralen und assoziierten mimischen Gesichtsmuskeln offensichtlich im Unterschied zur phonetischen Methode in Abb. 2-3d erkennbar wird, sind die Gingiva- und Zahnschau nur unwesentlich größer.

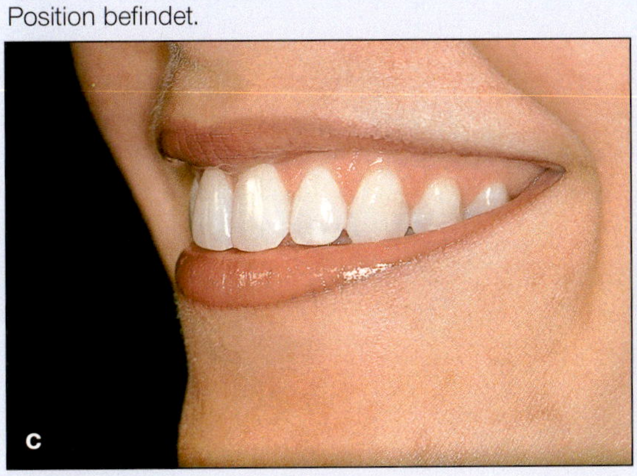

Abb. 2-3c Wenn der Patient den Buchstaben „F" oder „V" spricht, zeigt der Kontakt der Schneidekanten mit der inneren Vermillion- oder Nass-Trocken-Grenze der Lippe eine ästhetisch ansprechende Position der oberen Schneidezähne.

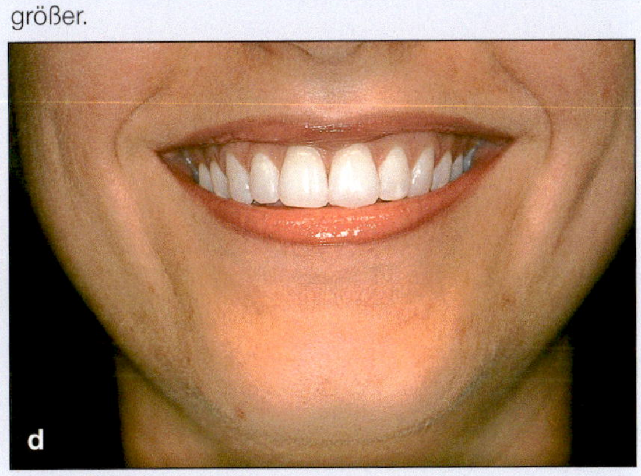

Abb. 2-3d Die phonetische Methode zur Annäherung an die maximale Zahn- und Gingivaschau. Der Patient wird gebeten, den Buchstaben „I" in übertriebener Weise zu sprechen, was dem Chirurgen erlaubt, reproduzierbar die Zahn- und Zahnfleischschau in einem klinischen Untersuchungsumfeld zu bestimmen.

oder nicht die erwartete Beziehung zur Frankfurter Horizontalen oder zur Camper'schen Ebene einnimmt, kann der Patient ein skelettales Problem haben, das der operativen Korrektur bedarf.
Vor der Implantatbehandlung sollte die Okklusalebene abgeschätzt werden, wie oben beschrieben. Teilbezahnte Patienten mit herausnehmbaren Teilprothesen erfordern spezielle Überlegungen. Wegen der häufigen Diskrepanzen zwischen der Okklusalebene und der Inzisalebene durch Zahnelongation kann es schwierig werden, die zahnlosen Kieferkammstrecken ohne erhebliche funktionelle und ästhetische Kompromisse zu restaurieren. Auch hier zeigen diagnostische Schablonen die Notwendigkeit kieferorthopädischer, parodontaler, restaurativer oder chirurgischer Behandlung der restlichen natürlichen Bezahnung an und helfen damit, unerwartete Fehlschläge vermeiden.

Die Zahnproportionen und die Beziehung der Zähne untereinander

Viele Formeln, Regeln und Konzepte können dem Kliniker helfen, gefällige Proportionen für einzelne Schneidezähne festzulegen, genauso, wie das optimale Verhältnis zwischen den mittleren und seitlichen Schneidezähnen und Eckzähnen einzuschätzen. Zusätzlich zu diesen nützlichen Richtlinien zur Erzeugung ästhetischer Zahnproportionen sollte der Prothetiker den Rahmen der Lippen und des Gesichts des Patienten berücksichtigen. Sogar die schönsten dentogingivalen Proportionen können ästhetisch unansprechend sein, wenn das Ausmaß der Zahnschau nicht das Gesicht des Patienten vervollständigt. Trotzdem sind diese Richtlinien hilfreich für einen Implantatchirurgen, der eine systematische Untersuchung der dentalen und parodontalen Ästhetik unternimmt, bevor er eine Implantatbehandlung im ästhetischen Bereich beginnt.

Für die Proportionen des zentralen oberen Schneidezahns wird ein inneres Längen-Breiten-Verhältnis von 75–80 % als ästhetisch angenehm angenommen[2]. Verschiedene ansprechende Zahnumrisse können innerhalb dieses Längen-Breiten-Verhältnisses gezeichnet werden, um eine angemessene Form in Relation zum Gesicht des Patienten zu erzeugen. Der so genannte „Goldene Schnitt" kann als Anleitung zur Erzeugung harmonischer Zahn-zu-Zahn-Proportionen genutzt werden[3]. Wenn der „Goldene Schnitt" auf die oberen Schneidezähne angewendet wird, sollte der Kliniker im Kopf behalten, dass die Harmonie immer auf dem Teil des Zahnbogens beruht, der sichtbar ist und nicht auf den tatsächlichen Messwerten jedes Einzelzahns. Entsprechend dem „Goldenen Schnitt" wird eine harmonische Proportion erzielt, wenn der zentrale Schneidezahn 60 % breiter als der seitliche Schneidezahn erscheint und wenn der seitliche Schneidezahn wiederum 60 % breiter als die mesiale Fläche des Eckzahns ist. Wiederkehrende Größenverhältnisse der Zähne, die mit Abstand von der Mittellinie kleiner werden, werden als ästhetisch angenehm empfunden. Die axiale Kippung und Rotation der oberen Frontzähne tragen erheblich zu einem harmonischen Effekt bei. Generell ist die Ästhetik des Lächelns verbessert, wenn die klinischen Kronen der oberen Schneidezähne leicht nach medial oder zur Mittellinie gekippt stehen. Zusätzlich wird der ästhetisch gefällige Effekt wiederkehrender Größenverhältnisse, die schrittweise mit Entfernung von der Mittellinie abnehmen, verstärkt, wenn eine leichte Kippung nach medial schrittweise vom zentralen zum lateralen Schneidezahn und vom lateralen Schneidezahn zum Eckzahn zunimmt (Abb. 2-6b). Das ist ein wichtiger Gesichtspunkt in der kieferorthopädischen Detailplanung von Patienten vor einer ästhetischen Implantatbehandlung (Abb. 2-7, 2-8). Ein weiteres wichtiges ästhetisches Größenverhältnis der oberen Frontzähne ist die Kontaktzone der Zähne. Die Verbindungszonen zwischen den Zähnen sollten von den tatsächlichen Kontaktpunkten der Zähne, die sehr viel schmaler sind, unterscheidbar sein[4]. Die Höhe der Interdentalpapillen, die Tiefe der Einschnitte der Schneidekanten und die axiale Kippung der benachbarten Zähne legen die Größe jeder individuellen Verbindungszone fest (Abb. 2-9). Auch hier wieder ist das Ziel, zufrieden stellende, wiederkehrende Größenverhältnisse zwischen den Kontaktzonen mit Abstand von der Mittellinie zu erzeugen. Morley[4] legt folgende Kontaktzone für optimale Ästhetik des Lachens vor: 50 % der Länge des mittleren oberen Schneidezahns für die Kontaktzone zwischen diesen Zähnen, 40 % der Länge des oberen mittleren Schneidezahns für die Kontaktzone zwischen dem zentralen und lateralen Schneidezahn, 30 % der Länge des mittleren Schneidezahns für die Kontaktzone zwischen dem seitlichen Schneidezahn und dem Eckzahn, vermessen auf einer schräg lateralen Aufnahme. Diese Beziehung zwischen den Kontaktzonen untermauert zusätzlich das grundsätzliche Konzept der Proportionen der oberen Frontzähne, das meint, die Größe der oberen Frontzähne mit zunehmender Entfernung der Mittellinie kleiner erscheinen zu lassen. Kurzum besitzen Implantatchirurgen und Prothetiker, die im Stande sind, die inneren Zahnproportionen und die Verhältnisse der Zahn-zu-Zahn-Proportionen der oberen Schneidezähne inklusive inzisaler Einschnitte, axialer Kippung und die Größe der Kontaktzonen einzuschätzen, effektive Werkzeuge. Sie können festlegen, ob präimplantologisch eine kieferorthopädische Behandlung, eine kosmetische Parodontalchirurgie oder eine kosmetische Zahnbehandlung indiziert sind, um die bestmöglichen ästhetischen Resultate zu erzielen und, um eine Harmonie zwischen der implantatgetragenen Rekonstruktion und der natürlichen Bezahnung innerhalb der Grenzen der Gesichts- und Lippenmuskulatur zu erzeugen. Obwohl spezifische Größenverhältnisse diskutiert wurden, ziehen es Chiche und Pinault[2] vor, generelle Konzepte zu betonen und relative Prioritäten im Smile-Design festzulegen. Nach diesen Autoren sollten die mittleren Schneidezähne gefällige innere Proportionen haben und das Lächeln dominieren.

Die Struktur der Schneidekantenebene

Abb. 2-4 Zusätzlich zu einer Parallelität zur Interpupillarlinie folgt eine ästhetisch ansprechende Schneidekantenebene der Kurvatur der Unterlippe, wenn der Patient entspannt ist und leicht lächelt. Wenn die Schneidekanten einer leichten Konvexität vom mittleren Schneidezahn zum Eckzahn folgen, wird das ästhetische Aussehen gesteigert.

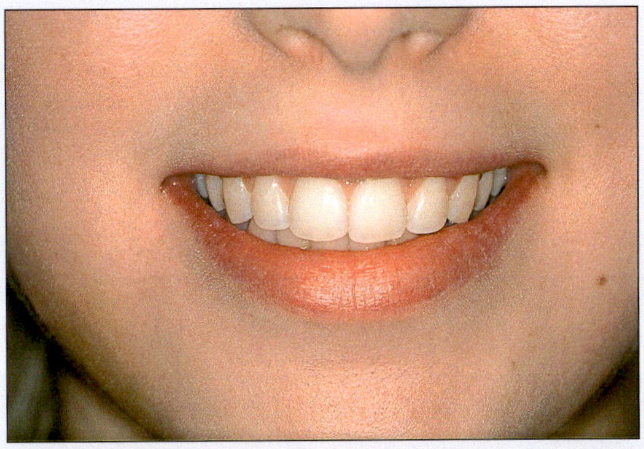

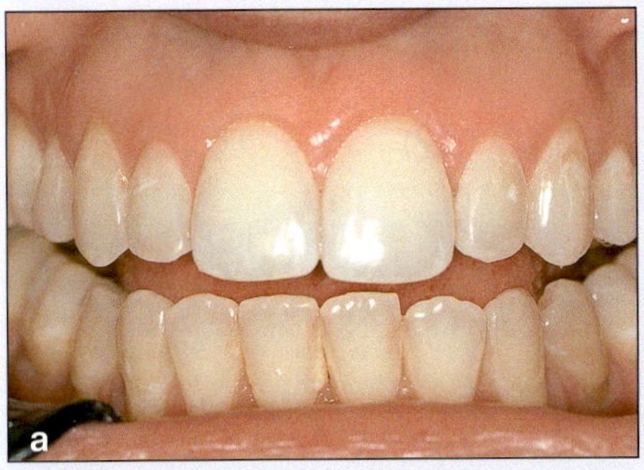

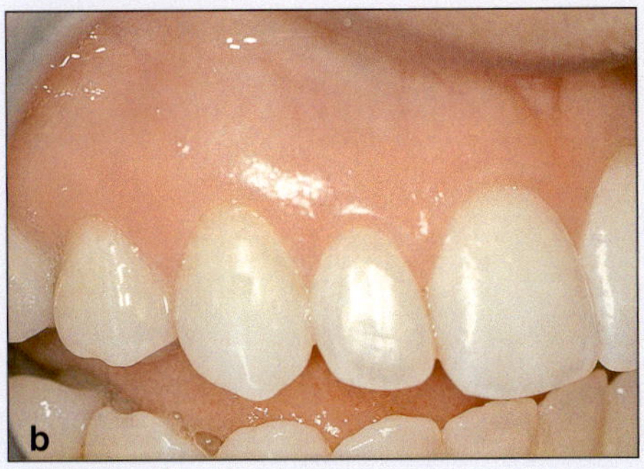

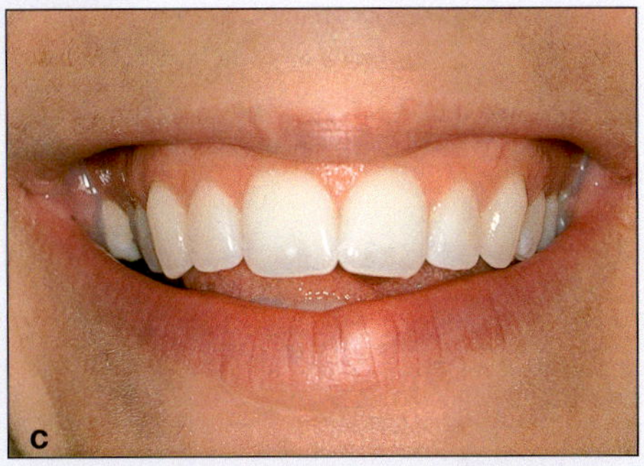

Abb. 2-5a Eine Schneidekantenebene mit „Möwenflügel"-Struktur wird auch als ästhetisch ansprechend angesehen. Es ist zu beachten, dass sie Schneidekante des seitlichen Schneidezahns etwas kürzer als die der benachbarten mittleren Schneidezähne und Eckzähne ist.

Abb. 2-5b Die Einschnitte der Schneidekanten weiten sich progressiv von den mittleren Schneidezähnen zu den Eckzähnen und steigern damit die Ästhetik durch den optischen Effekt einer harmonischen Verkleinerung der Größe der anterioren Oberkieferbezahnung in zunehmender Entfernung zur Mittellinie.

Abb. 2-5c Eine konkave Form der Inzisalebene, im Oberkiefer allgemein bekannt als umgekehrte Lachlinie, mindert die dentofaziale Ästhetik. Es ist zu beachten, dass die Inzisalebene von der Unterlippenlinie abweicht, wenn der Patient entspannt ist und mäßig lacht.

Zahnproportionen und -verhältnisse

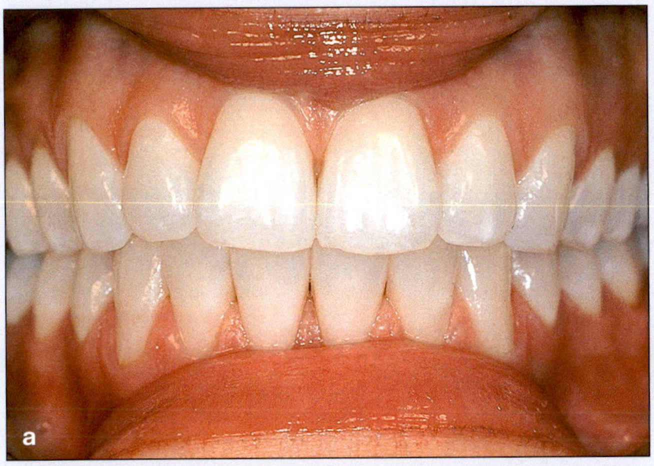

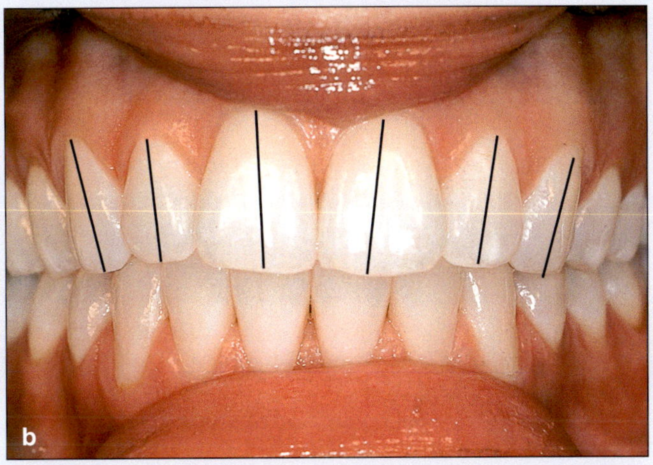

Abb. 2-6a Ästhetisch ansprechende Zahnproportionen. Die zentralen Schneidezähne dominieren das Lachen und haben innere Längen-Breiten-Verhältnisse von etwa 70–80 %. Es besteht ein ansprechendes, sich von Zahn zu Zahn wiederholendes Verhältnis, indem aus frontaler Ansicht die zentralen Schneidezähne breiter erscheinen als die seitlichen Schneidezähne und die seitlichen Schneidezähne breiter erscheinen als die Eckzähne.

Abb. 2-6b Die Achsenneigung der Schneidezähne kann ebenfalls zur Minderung der Ästhetik beitragen. Ein progressives Ansteigen der Achsenneigung nach medial vom mittleren Schneidezahn zum Eckzahn hin steigert stark die Ästhetik dieses Gebisses durch Verstärkung des visuellen Effektes angenehmer Zahnproportionen, die sich mit zunehmender Entfernung von der Mittellinie verkleinern.

Zahnproportionen und - verhältnisse

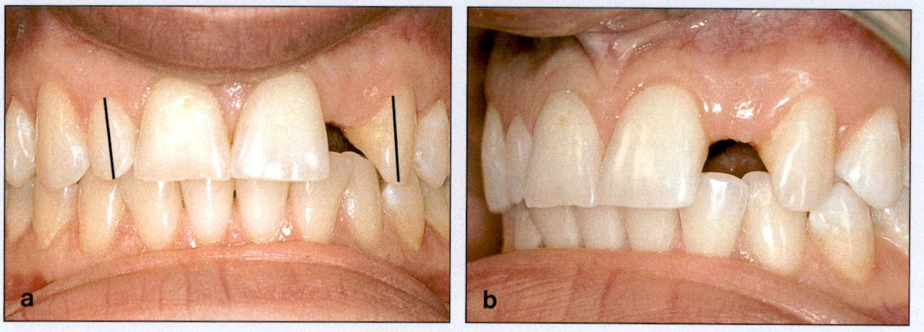

Abb. 2-7a Die Untersuchung dieses Implantatlagers für die ästhetische Restauration eines seitlichen Schneidezahns umfasst eine Untersuchung der Achsenneigung und Rotationsposition der Nachbarzähne. In diesem Fall hat eine kieferorthopädische Behandlung mit mittiger Kippung und Drehung des Eckzahns entgegen dem Uhrzeigersinn eine ideale funktionelle Position des Zahns bewirkt und das endgültige, durch den Prothetiker erzielbare ästhetische Resultat stark verbessert.

Abb. 2-7b Die Drehung und mediale Kippung des Zahns haben eine funktionelle Kopplung geschaffen, die eine eckzahngeführte Okklusion gewährleistet. Die progressive Neigung vom mittleren Schneidezahn zum Eckzahn hin sorgt für die ideale Umgebung einer harmonischen Implantatrestauration (Kieferorthopädie durch Dr. Richard Mariani Jr, Miami, FL).

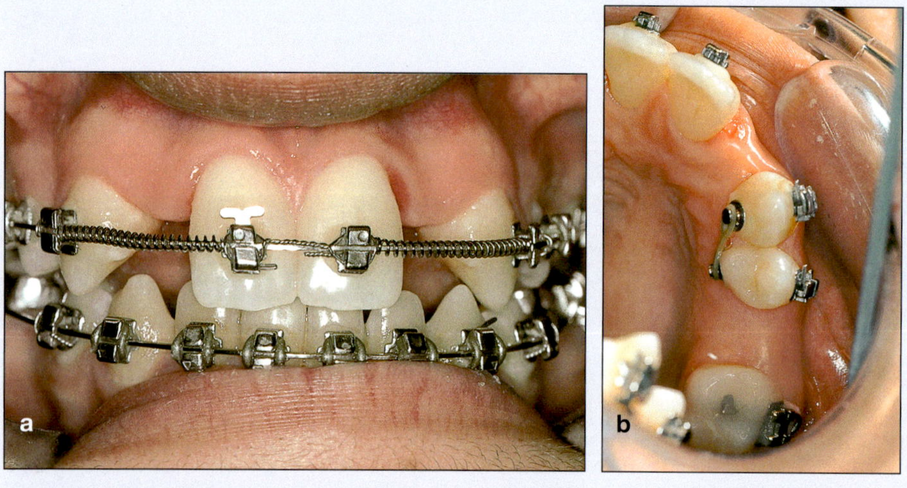

Abb. 2-8a Obwohl ein ausreichender mesiodistaler Platz präoperativ durch kieferorthopädische Bewegung geschaffen wurde, würden der Drehstand und die Achsenneigung der Schneidezähne und Eckzähne die Ästhetik des Lachens mindern, wenn Implantate zu diesem Zeitpunkt gesetzt würden. Stattdessen würden eine Zahnrotation und mediale Kippung der Zähne den optischen Effekt von ansprechenden wiederkehrenden Proportionsverhältnissen mit zunehmender Entfernung von der Mittellinie erzeugen.

Abb. 2-8b Nachdem die seitlichen Schneidezähne initial angeglichen und die Schaltlücken ausgerichtet worden waren, wurden zusätzliche Gummizüge platziert, um eine subtile Rotationskorrektur, die vor Implantatinsertion erforderlich war, durchzuführen (Kieferorthopädie durch Dr. Richard Mariani Jr, Miami, FL).

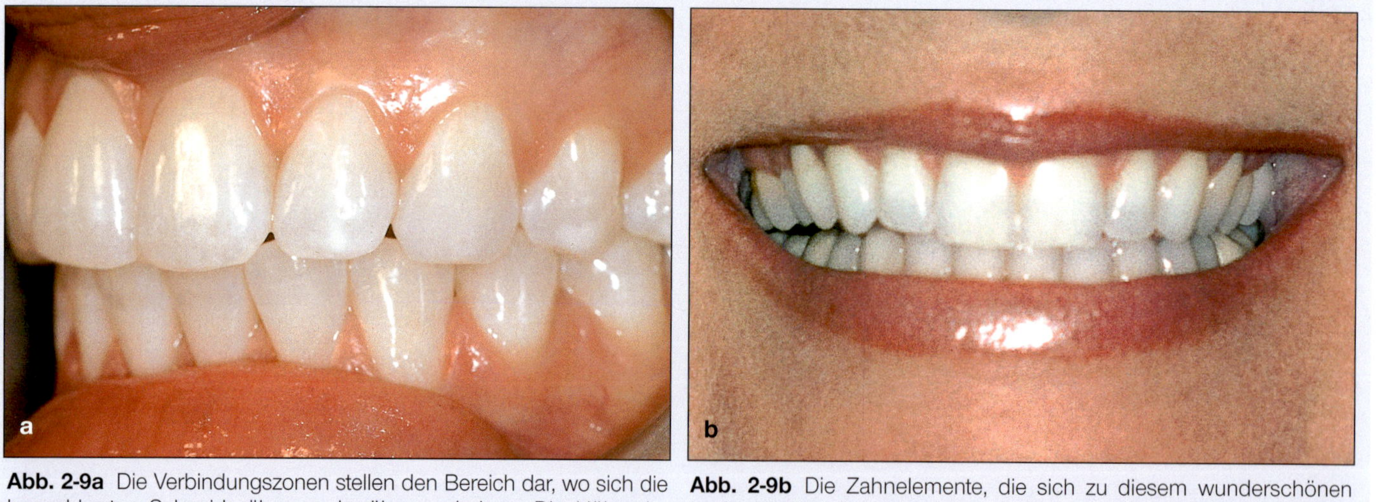

Abb. 2-9a Die Verbindungszonen stellen den Bereich dar, wo sich die benachbarten Schneidezähne zu berühren scheinen. Die Höhe der Interdentalpapillen, die Tiefe der Einschnitte der Schneidekante und die Achsenkippung der Zähne definieren diese Zone. Die Verhältnisse der Verbindungszonen bilden eine wichtige ästhetische optische Beziehung. Auch hier bestehen wiederkehrende Proportionsverhältnisse, die aussehen, als ob sie sich mit zunehmender Entfernung von der Mittellinie verkleinern. Es ist die progressive Verkleinerung der Größe der Verbindungszone zwischen den zentralen Schneidezähnen, verglichen mit den Verbindungszonen zwischen den zentralen und seitlichen Schneidezähnen und zwischen dem seitlichen Schneidezahn und dem Eckzahn, zu beachten.

Abb. 2-9b Die Zahnelemente, die sich zu diesem wunderschönen Lachen kombinieren und dazu beitragen, sind ansprechende innere Zahnproportionen, ein wiederkehrendes Größenverhältnis von Zahn zu Zahn, eine harmonische Inzisalebene und Form der inzisalen Einschnitte, eine progressive Achsenkippung nach medial und ein ansprechendes Verhältnis der Verbindungszonen, die sich mit zunehmender Entfernung von der Mittellinie verkleinern.

Das passt zum Konzept, grundsätzlich einen Brennpunkt für das Lachen zu erzeugen, der symmetrisch ist, dominant in der Größe und im Mittelpunkt des Gesichts angeordnet ist. Obwohl es ideal ist, gefällige Proportionen zwischen dem lateralen Schneidezahn und dem Eckzahn, wie auch wiederkehrende Größenverhältnisse zwischen allen oberen Frontzähnen herzustellen, hat dies nur eine relative Priorität. Auch dies passt zum generellen Konzept, eine Symmetrie nahe an der Gesichts- und Zahnmittellinie aufrechtzuerhalten und eine leichte Asymmetrie oder Irregularität in Entfernung von der Mittellinie entweder zu erzeugen oder zu übernehmen. Übertriebene Asymmetrie oder Irregularität mit Abstand von den Mittellinien dagegen geht mit einer Minderung der Ästhetik des Lachens einher.

Die Gingivaebene und der Gingivaumriss

Die Gingivaebene sollte parallel zur Interpupillarlinie stehen oder, wenn die Interpupillarlinie schräg steht, senkrecht zur Mittellinie des Gesichts. Zusätzlich sollte die Gingivalinie parallel zur Inzisalebene laufen. Ein geringer Schrägstand der Gingivaebene zur Interpupillarlinie oder zur Inzisalebene ist akzeptabel. Eine Korrektur erheblicher Schrägstellungen der Gingivaebene kann eine kieferorthopädische Behandlung, Parodontalchirurgie, eine prothetische Behandlung oder eine kieferorthopädisch-chirurgische Maßnahme erfordern. Chiche und Pinault[2] identifizierten zwei ästhetisch zufrieden stellende Muster oder Formen für den Umriss der Gingiva. Das erste ist ein konkaves Muster, das entsteht, wenn der Gingivarand des seitlichen Schneidezahns weiter koronal steht, als der Gingivarand des mittleren Schneidezahns und der Eckzähne (Abb. 2-10a). Das zweite Muster ist ein gerades Muster, das entsteht, wenn alle Gingivaränder der Frontzähne einer Seite auf der gleichen Ebene stehen (Abb. 2-10b). Beide Muster können beidseitig oder in Kombination auf jeder Seite der Mittellinie stehen (Abb. 2-10c).

Wenn das konkave Muster übertrieben ist, wird der Umriss der Gingiva störend (Abb. 2-11a, 2-11c). Es ist wichtig zu erkennen, dass die übertriebene Form des konkaven Musters ein unästhetisches Erscheinungsbild des Zahnfleisches erzeugt. Ein anderes, unschönes Gingivamuster resultiert, wenn der Zahnfleischrand des seitlichen Schneidezahns apikal zu dem benachbarten mittleren Schneidezahn und Eckzahn steht und einen Bogen formt (Abb. 2-12b, 2-12c). Das unschöne Bogenmuster tritt auf, wenn der mittlere Schneidezahn und der Eckzahn nicht vollständig durchgebrochen sind oder, wenn es bei einer Nichtanlage des seitlichen Schneidezahns zu einer Atrophie des Kieferkamms gekommen ist (Abb. 2-12a bis 2-12c).

Die Vorhersage des Gingivamusters, das nach Implantatinsertion entstehen wird, ist immer wichtig, wenn an den Ersatz eines Oberkieferfrontzahns gedacht wird. Wiederum wenn der Patient die Gingiva zeigt, ist eine Symmetrie der Gingivaränder der mittleren Schneidezähne obligat, während eine geringe Asymmetrie der Gingivaränder der seitlichen Schneidezähne und Eckzähne akzeptabel sein mag. Ein harmonisches Aussehen der Gingiva in diesen Situationen kann eine Augmentation der Hart- und Weichgewebe des zahnlosen Bereiches und eine ästhetische Kronenverlängerung der benachbarten Zähne notwendig machen (Abb. 2-12d, 2-12e).

Der Implantatchirurg sollte sorgfältig die operativen Maßnahmen auswählen und in Abfolge bringen, die erforderlich werden, um funktionelle und ästhetische Parodontaldefekte zu eliminieren. Diese Weichgewebedefekte können am Implantationsort existieren oder können die benachbarten Zähne einbeziehen. Meistens ist eine kosmetische Parodontalchirurgie für die Korrekturen unschöner Gingivaumrisse und die Verbesserung der Zahnproportionen durch die Verlegung der Gingivaränder indiziert (Abb. 2-13, 2-14). Zusätzlich können eine Augmentation des Weichgewebes und/oder des Knochenvolumens an der Stelle von Implantaten oder Brückengliedern, eine kieferorthopädische Therapie und/oder eine kosmetische Zahnbehandlung erforderlich werden, um ein optimales ästhetisches Resultat zu erzielen (Abb. 2-12). Wenn ein einzelner mittlerer Schneidezahn des Oberkiefers mit einem Implantat ersetzt werden soll, muss der Chirurg sicher sein, dass die abschließende Position der marginalen Gingiva der Position des benachbarten Schneidezahns entspricht, um eine inakzeptable Mittellinienasymmetrie zu vermeiden. Wenn das nicht möglich ist, auch mit der Hilfe von Weichteilaugmentationen, dann soll der Chirurg eine Verlegung des Weichgeweberandes am benachbarten mittleren Schneidezahn bedenken. Wenn beide mittleren Schneidezähne mit Implantaten ersetzt werden sollen, sollte die erste Priorität des Chirurgen die Sicherung eines gleich hohen Gingivarandes auf beiden Seiten sein. Zusätzlich muss das Verhältnis der Gingivaränder, das für die mittleren Schneidezähne vorhergesagt wurde, zu den benachbarten seitlichen Schneide- und Eckzähnen untersucht werden.

In einigen Fällen kann ein ideales ästhetisches Resultat nur durch erhebliche Modifikation der Gingivaränder der benachbarten Bezahnung durch kieferorthopädische, parodontale oder restaurative Interventionen erzielt werden. Das erklärt, warum erfolgreiche Implantatrestaurationen auf zentralen Oberkieferschneidezähnen bei Patienten mit einer hohen Lachlinie das gesamte Implantatteam herausfordern können und warum diese Fälle eine umfassende Behandlungsplanung und einen multidisziplinären Ansatz erfordern. Der Ersatz von seitlichen Oberkiefer-Schneidezähnen und -Eckzähnen ist oft weniger anspruchsvoll, weil leichte seitliche Asymmetrien ästhetisch meistens akzeptabel sind.

Die Gingivaebene und das Muster des Gingivaumrisses

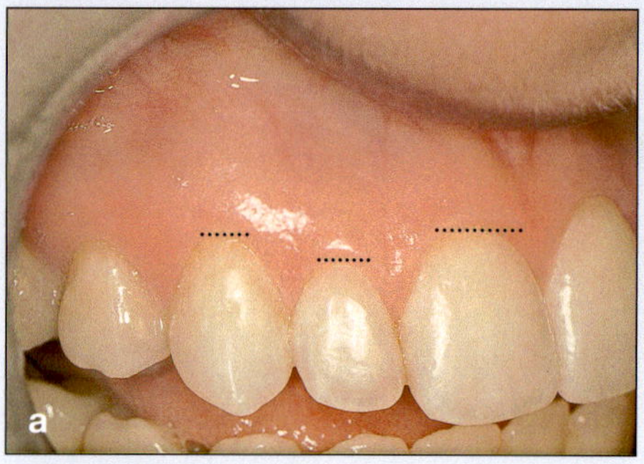

Abb. 2-10a Ein Gingivaumriss, der ein leicht durchgebogenes Muster bildet, trägt zu einem ästhetisch ansprechenden Lachen bei. Es ist zu beachten, dass der Gingivarand des seitlichen Schneidezahns leicht coronal (2 mm oder weniger) einer Tangente zwischen den Gingivarändern des benachbarten Eck- und Schneidezahns steht.

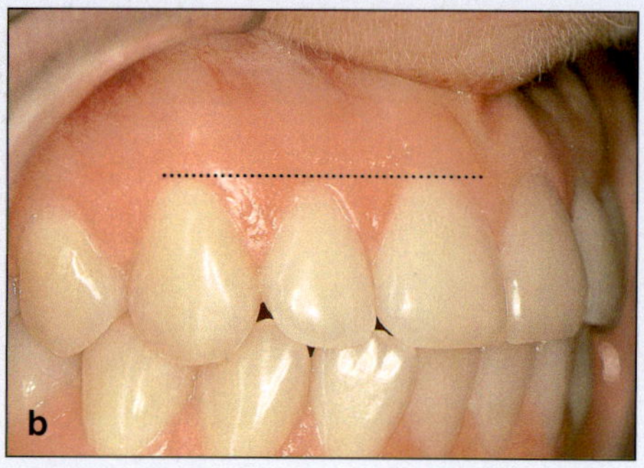

Abb. 2-10b Ein gerades linienförmiges Muster trägt ebenfalls zu einem ästhetisch ansprechenden Lachen bei. Es ist zu beachten, dass der Gingivarand des lateralen Schneidezahns auf eine Tangente zwischen den Gingivarändern des benachbarten Eck- und Schneidezahns fällt.

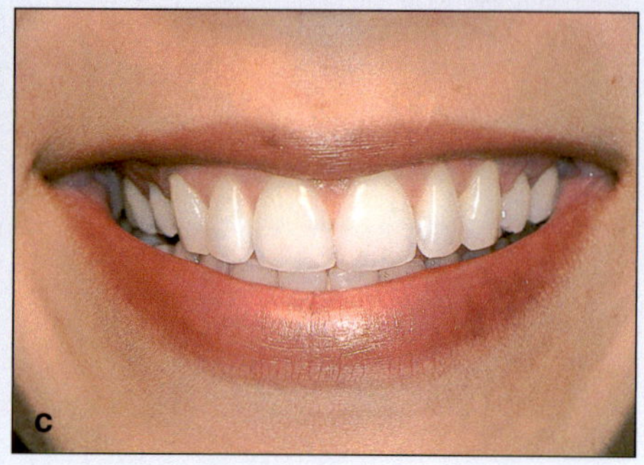

Abb. 2-10c Eine Kombination des durchgebogenen und geraden Musters der Gingivaumrisslinie trägt zum ästhetischen Aussehen dieses Lächelns bei.

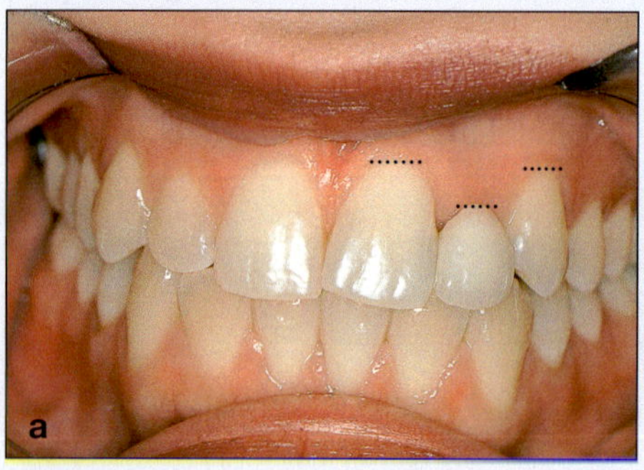

Abb. 2-11a Ein wenig ansprechender Gingivaumrissmuster mit beidseitig übertrieben durchgebogenem Muster. Die Position der Gingivaränder des seitlichen Schneidezahns liegt weiter als 2 mm unterhalb einer Tangente zwischen den Gingivarändern des benachbarten Eck- und Schneidezahns. Der linke seitliche Schneidezahn ist ein unästhetisches Brückenglied einer nicht mehr erhaltungswürdigen geklebten Brücke, die durch eine Implantatrestauration ersetzt werden soll. Der Gingivarand des Brückengliedes scheint 4 mm unterhalb der Gingivaränder der benachbarten Bezahnung zu stehen.

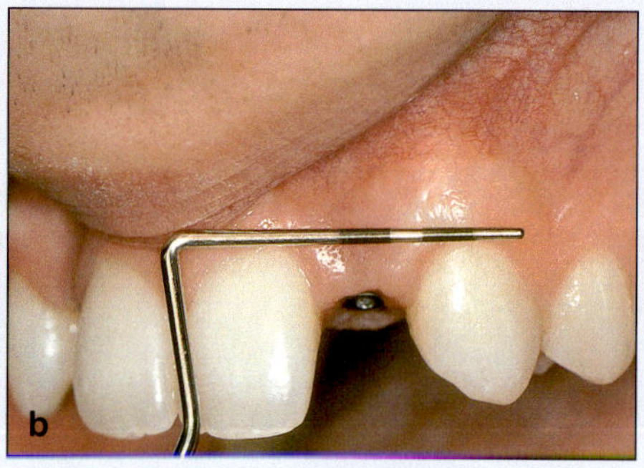

Abb. 2-11b Das Implantat wurde auf einer Tiefe inseriert, die die Gingivaumrisslinie zwar verbessert, aber nicht voll korrigiert. Um die wenig ansprechende Gingivaumrisslinie zu korrigieren, wäre eine tiefere Insertion des Implantats und eine ästhetische Kronenverlängerung des rechten seitlichen Schneidezahns zu empfehlen.

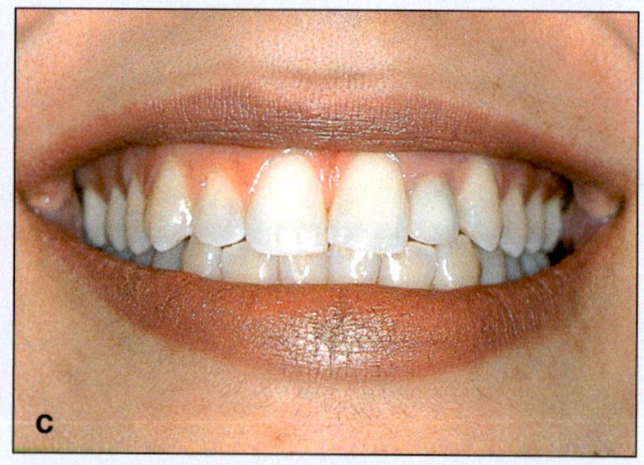

Abb. 2-11c Obwohl die implantatgetragene Restauration eine Verbesserung gegenüber der geklebten Brücke darstellt, minderte das Weiterbestehen eines beidseits übertrieben durchgebogenen Musters der Gingivaumrisslinie und die daraus resultierenden ungünstigen Proportionen zwischen den anterioren Oberkieferzähnen das ästhetische Aussehen dieses Lachens.

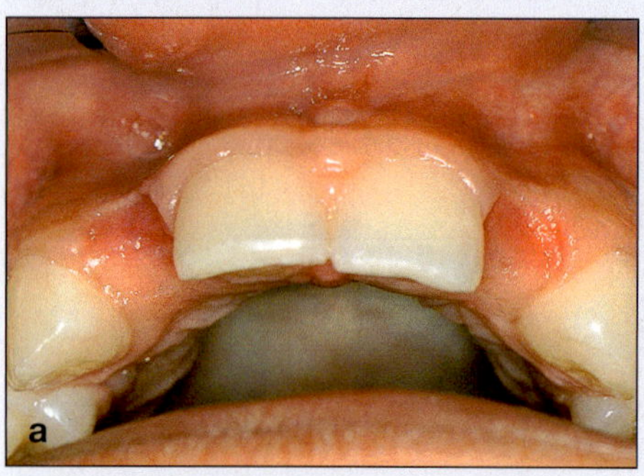

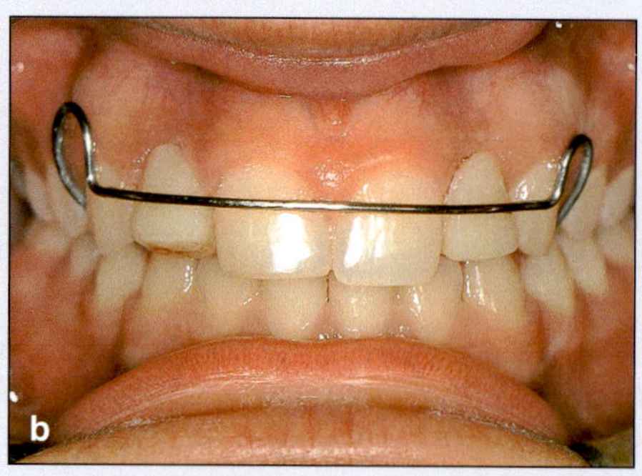

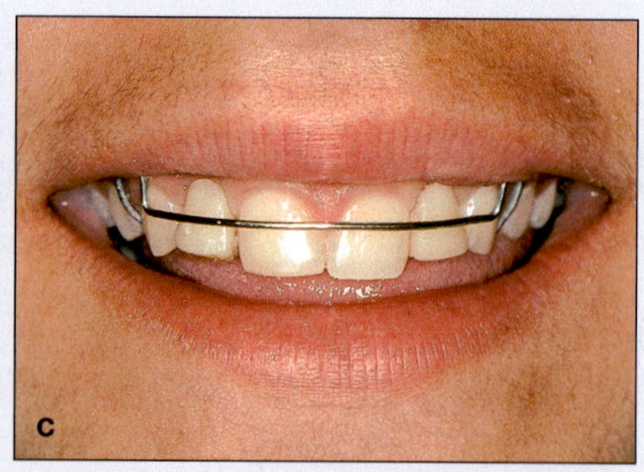

Abb. 2-12a bis 2-12c Nicht ansprechende Gingivaumrisslinie mit bogenförmigem Muster. Die Vorbehandlung eines Patienten mit Nichtanlagen der seitlichen Schneidezähne, die durch Implantate ersetzt werden sollten. Mit subepithelialen Bindegewebetransplantaten zum Zeitpunkt der Implantatinsertion werden zunächst die ästhetischen kleinvolumigen Kieferkammdefekte im Implantatlager korrigiert. Der nicht vollständige Durchbruch der mittleren Schneidezähne und Eckzähne wird, wenn er unkorrigiert bleibt, das ästhetische Aussehen der implantatgetragenen Restaurationen vermindern. Die Ansicht nach Behandlung zeigt die Erzeugung ansprechender Gingivaumrisslinien und harmonische implantatgestützte Restaurationen. Die Darstellung der gewünschten Positionen der Gingivaränder für die Implantatrestauration und die benachbarte natürliche Bezahnung wurde vor Beginn der Implantattherapie erforderlich. Die Harmonie wurde durch eine Kronenverlängerung ermöglicht, nachdem stabile Gingivahöhen an den Implantatlagern der seitlichen Schneidezähne erreicht worden waren. Bitte beachten Sie den enormen Gewinn der Ästhetik des Lachens, verglichen mit der prätherapeutischen Ansicht in Abb. 2-12b und 2-12c.

Figs 2-12d and 2-12e Bei Behandlungsabschluss besteht eine ansprechende Gingivahöhe und harmonische, implantatgestützte Restaurationen. Vor Beginn der Implantatbehandlung war eine Visualisierung des angestrebten Gingivarandes an den implantatgetragenen Kronen und den benachbarten natürlichen Zähnen erforderlich. Nachdem stabile Weichgewebe an den Implantaten in seitlicher Schneidezähne erzielt wurden, konnte das Gesamtbild durch eine Kronenverlängerung der zentralen Schneidezähne harmonisiert werden. Beachten Sie die erhebliche Verbesserung der Smile-Ästhetitik gegenüber dem Behandlungsbeginn in Abb. 2-12b und 2-12c.

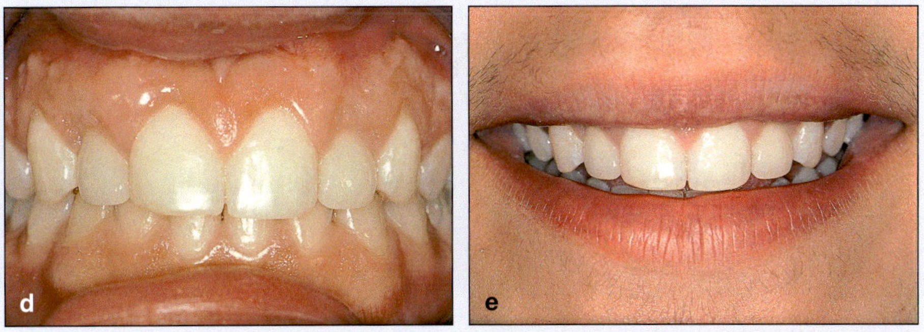

Abb. 2-13a, 2-13b Wenig ansprechende Gingivaumrisslinie mit einer Diskrepanz der Gingivahöhen an beiden mittleren Schneidezähnen. Die inakzeptable Mittellinienasymmetrie mindert stark das ästhetische Aussehen des Lachens des Patienten.

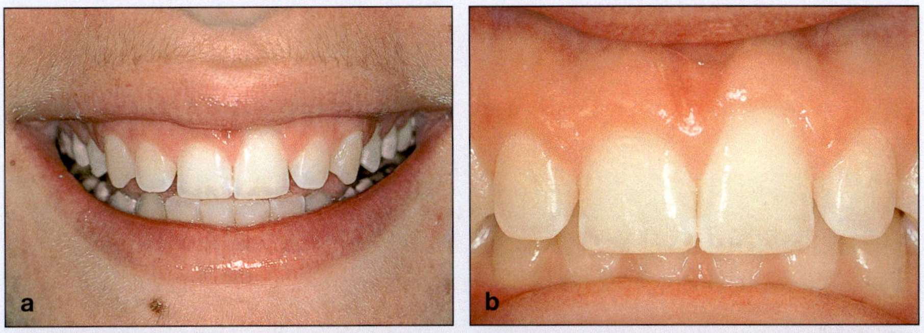

Abb. 2-13c, 2-13d Nach ästhetischer Kronenverlängerung in Hart- und Weichgewebe durch einen papillenerhaltenden Ansatz wurde eine Mittelliniensymmetrie erreicht und die Ästhetik des Lachens wurde stark gesteigert.

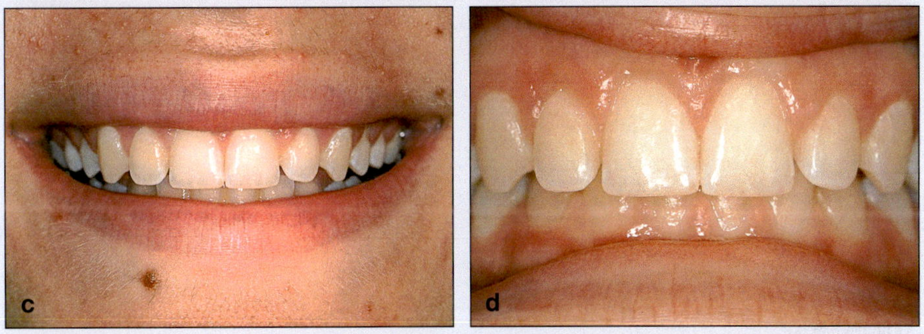

Abb. 2-14a, 2-14b Übermäßige Zahnfleischschau und unansprechende Zahnproportionen mindern die Ästhetik des Lachens.

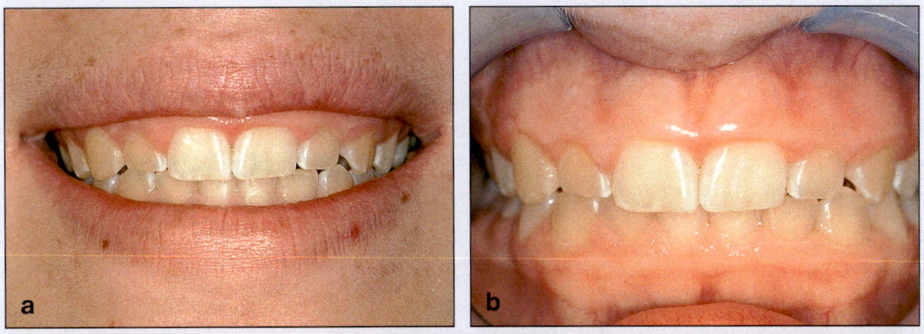

Abb. 2-14c Unmittelbar nach CO_2-Laser-assistierter ästhetischer Kronenverlängerung im Weichteil ist die Gingivaschau stark verbessert und die Zahnproportionen wirken harmonisch.

Abb. 2-14d Dieser Langzeitverlauf demonstriert eine signifikante ästhetische Verbesserung und eine verbesserte Gesundheit der parodontalen Gewebe.

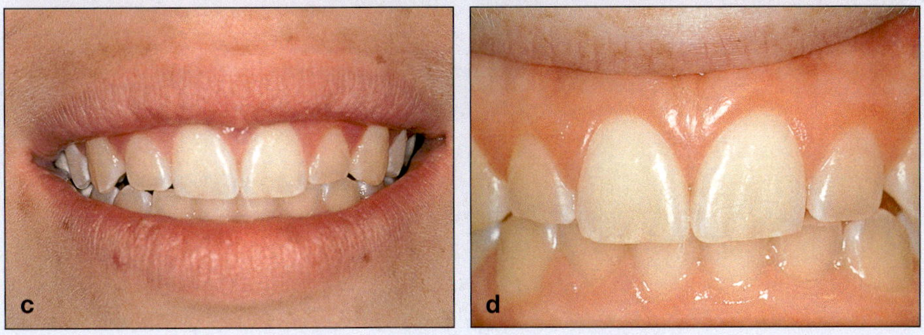

Parodontaler Biotyp

Der parodontale Biotyp des Patienten ist einer der wichtigsten der Faktoren, die den Erfolg in einer ästhetischen Implantatbehandlung festlegen. Ein Chirurg, der versteht, wie die verschiedenen parodontalen Biotypen auf die vielen chirurgischen und prothetischen Interventionen reagieren, kann den Behandlungsplan auf den Patienten abstellen, eine adäquate Abfolge von notwendigen Hilfsmaßnahmen einleiten und ein operatives Vorgehen auswählen, das zu den gewünschten ästhetischen Zielen führt. Dieser Vorgang ist ganz analog zum Vorgehen eines kosmetischen Gesichtschirurgen, der den Hauttyp eines Patienten, die knorpeligen Strukturen und die Form der Nase untersucht, bevor er eine funktionelle und ästhetische Rhinoplastik durchführt. Durch die Bestimmung des parodontalen Biotyps des Patienten kann der Implantatchirurg eine realistische Erwartungshaltung des Patienten für das ästhetische Ergebnis erzeugen und den chirurgischen Ansatz wählen, der das Resultat optimiert. Zwei verschiedene parodontale Biotypen wurden von Ohlson und Lindhe[5] beschrieben. Jeder parodontale Biotyp reagiert auf chirurgische und restaurative Interventionen in einer vorhersagbaren Weise, die entweder das ästhetische Resultat verschlechtert oder verbessert. Das Folgende ist eine kurze Beschreibung der parodontalen Biotypen und ihrer Bedeutung in den chirurgischen und prothetischen Phasen der ästhetischen Implantattherapie.

Dünnes, girlandenförmiges Parodontium

Das dünne, girlandenförmige Parodontium hat eine betonte positive parodontale Architektur mit einem delikaten, verletzlichen Weichteilvorhang. Die befestigte Gingiva hat eine minimale Breite und Dehiszenz- und Fenestrationsdefekte charakterisieren die Struktur des unterliegenden Knochens. Dieser Parodontaltyp wurde mit einer speziellen Zahnform, die sich durch dreieckige klinische Kronen mit schmalen interdentalen Kontaktzonen im interdentalen Drittel auszeichnet, in Verbindung gebracht. Die klinischen Kronen sind entweder flach am Zahnhals oder treten mit feinen Konvexitäten aus dem Zahnhals heraus. Das dünne, bogenförmige Parodontium reagiert auf prothetische oder chirurgische Interventionen mit Weichteilrezessionen, apikaler Migration der Befestigungszone und Verlust des unterliegenden Knochenvolumens (Abb. 2-15a, 2-15b). Bei einem Patienten mit einem dünnen, bogenförmigen Parodontium werden chirurgische und prothetische Interventionen im Zusammenhang mit ästhetischen Implantatbehandlungen mit einem gewissen Grad von Weichteilrezessionen enden. Zusätzlich besteht im dünnen Oberkieferknochen, der unter dem verletzlichen Weichteilvorhang liegt, eine Prädisposition zur Ausbildung von Defekten aufgrund von Remodelling oder Knochenresorption nach Zahnextraktionen, Osteotomien oder Implantatinsertionen. Deshalb muss das Implantatteam jede Möglichkeit nutzen, um das existierende Hartgewebe und die Weichteilanatomie am Implantationsort zu erhalten, indem atraumatische, chirurgische und restaurative Techniken eingesetzt werden. Die Techniken zur Erhaltung des Alveolarfortsatzes sind in Kapitel 4 beschrieben und sollten nach der Zahnextraktion als Vorbereitung für eine verzögerte Implantatinsertion oder im Zusammenhang mit Sofortimplantationen angewendet werden. Wenn die Sofortimplantation nach Extraktion eines Oberkieferfrontzahns erfolgt, sollte eine Primärstabilität ohne Gefährdung der Intaktheit der bukkalen Knochenwand der Alveole erzielt werden. Der Autor empfiehlt, einen Spaltraum zwischen dem Implantatkörper und der bukkalen Knochenwand zu erhalten, der mit deproteinisiertem Rinderknochenmineral aufgefüllt wird (BioOss®, Geistlich), wie es in Kapitel 4 im Detail beschrieben wird. Eine prothetische Stützung der Gingiva mit anatomisch korrekten Provisorien oder prothetischen Komponenten ist beim dünnen, girlandenförmigen Parodontaltyp obligat. Das liegt daran, dass die periimplantierten Weichgewebe, insbesondere die Interdentalpapillen, fast sofort nach Zahnextraktion kollabieren und die folgende Wiedererschaffung der Papillen im dünnen, girlandenförmigen Parodontium extrem schwierig ist.

Der Autor empfiehlt hier die Anwendung der so genannten „Flap Less Surgery“ (geschlossene Techniken ohne Abklappung). Wann immer es möglich ist, sollte ein U-förmiger Halbinsellappen oder eine Gewebestanze als Zugang (siehe Kapitel 3) gewählt werden, wenn in Verbindung mit verzögerten Sofortimplantaten ein Implantatlageraufbau nicht indiziert oder gewünscht ist (siehe Abb. 3-34 bis 3-36). Der U-förmige, halbinselförmige Lappen bewahrt die Blutversorgung und ermöglicht eine direkte Sicht auf den bukkalen approximalen palatinalen Limbus alveolaris und bietet deshalb die benötigte Information für eine akkurate dreidimensionale Implantatinsertion. In Kombination mit einer prothetischen Gingivaausformung ermöglicht die geschlossene Technik die Erhaltung eines Weichteilvolumens und einer Weichteilarchitektur am Implantationsort. Deshalb zieht der Autor den U-förmigen Halbinsellappen für Sofortimplantationen aus den o. g. Gründen vor, preferiert aber die geschlossene Technik mit Hautstanzen, um gedeckt einheilende oder halb gedeckt einheilende Implantate freizulegen. Immer wenn Weichteilaugmentationen in Verbindung mit Implantationen stattfinden, sollte eine taschenförmige Präparation oder ein Lappendesign angewendet werden, das die Blutversorgung des Implantatlagers erhält und eine Mobilisation des Papillen- oder Colgewebes vermeidet (siehe Beschreibung in Kapitel 3 und 5). Wenn Knochentransplantationen notwendig sind, um fehlendes Knochenvolumen aufzubauen, wird ein übertrieben wellenförmig gekrümmter (kurvilinear) und angeschrägt geschnittener Lappen bevorzugt.

Prothetische Maßnahmen können in der ästhetischen Implantologie ebenfalls einen Verlust an Weichgewebevolumen oder eine abgestumpfte Papillenarchitektur im dünnen, girlandenförmigen Parodontaltyp erzeugen, ganz besonders, wenn eine gedeckte Implantateinheilung bei einem zweiteiligen Implantatsystem angewendet wurde. In den meisten ästhetischen Fällen ist die übliche vier bis sechs Wochen

Klinische Relevanz der parodontalen Biotyps in der Implantologie, das dünne, girlandenförmige Parodontium

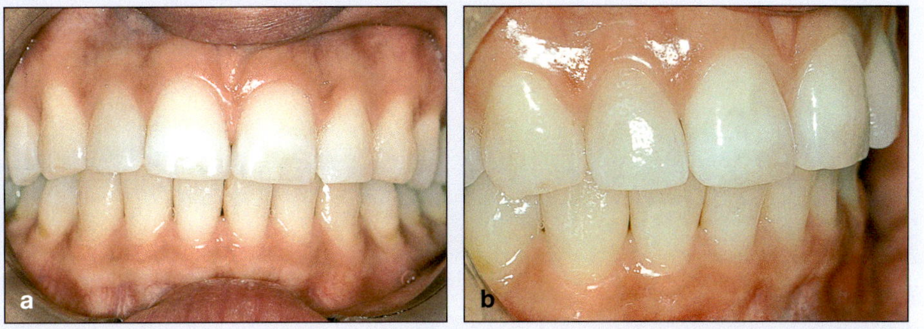

Abb. 2-15a, 2-15b Der dünne, girlandenförmige parodontale Biotyp. Es ist, die betont positive Zahnfleischarchitektur mit zartem, verletzlichen Weichgewebe zu beachten. Die Menge der befestigten Gingiva ist minimal und die Interdentalpapillen in Nachbarschaft zum nicht erhaltungswürdigen rechten seitlichen Schneidezahn sind bereits abgestumpft. Die Schneidezahnkronen sind zervikal flach und treten, wenn überhaupt, mit geringgradiger Konvexität aus dem Zahnfleisch heraus. Die klinischen Kronen sind dreieckig mit kleinen interdentalen Kontakten im inzisalen Drittel.

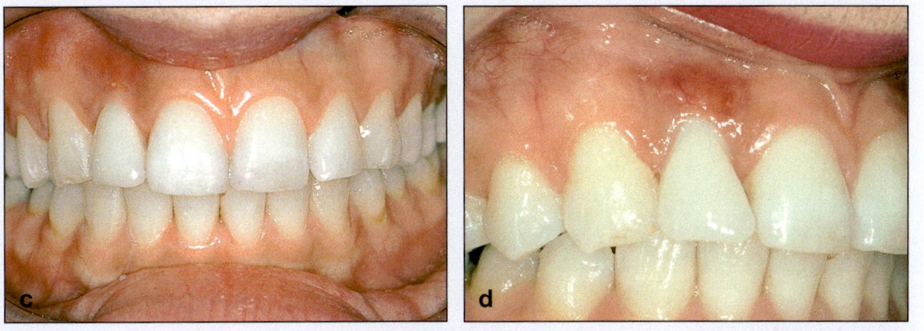

Abb. 2-15c, 2-15d Ein Jahr nach Behandlung. Der rechte seitliche Schneidezahn wurde mit einer minimal traumatisierenden Technik entfernt und ein gedecktes Sofortimplantat wurde zusammen mit der Bio-Col implantatlagererhaltenden Technik eingesetzt. Die Weichteile wurden sofort durch die Modifikation der klinischen Krone des seitlichen Schneidezahns in ein ovales Brückenglied, das an der benachbarten Bezahnung durch Kunststoffklebung befestigt wurde, gestützt. Trotz der „lappenlosen" Chirurgie und der Anwendung der kieferkammerhaltenden Technik entwickelte sich eine periimplantäre Weichteilrezession und eine persistierende Weichteilentzündung und Zahnhalsempfindlichkeit, die eine normale Mundhygiene verhinderte und die Langzeitprognose der implantatgestützten Restauration gefährdet hatte.

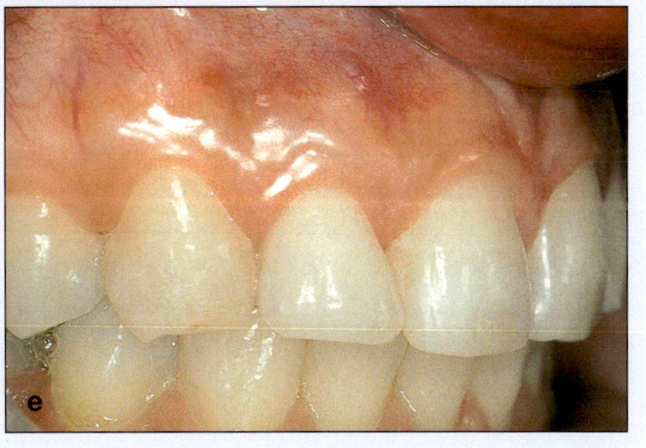

Abb. 2-15e Ein subepitheliales Transplantat wurde in eine geschlossene taschenförmige Präparation des Empfängerbettes zwei Jahre vorher eingebracht. Es ist die erhebliche Steigerung der Breite der befestigten Gingiva um das seitliche Schneidezahnimplantat im Vergleich mit den prätherapeutischen Fotografien zu beachten. Eine exzellente ästhetische Anpassung des transplantierten Materials wurde beobachtet, die ganz typisch für das dünne, girlandenförmige Parodontium ist (Prothetik durch Dr. Ricardo Gonzales, Miami, FL).

dauernde Periode für die Weichteilheilung nach dem Einbringen der Gingivaformer für den Weichteilintegrationsprozess unzureichend. In der Folge wird die erforderliche Weichteilstabilität nicht erreicht, die für die Eingliederung einer permanenten und planbaren ästhetischen Restauration notwendig ist und ästhetische Mängel werden erst nach der unvermeidlichen Rezession des Weichgewebes mit Gewebeverfärbung oder Freilegung des Implantatrandes sichtbar. Zusätzlich hält die dichte Bindegewebenarbe, die sich unmittelbar in Nachbarschaft zu provisorischen Einheilkappen bildet, den Kliniker üblicherweise davon ab, die prothetisch gesteuerte Weichteilheilung anzuwenden. Letztendlich wurden dann die Gewebe in eine nicht korrekt anatomische, unästhetische Heilungsposition geführt. Auch wenn es nachgewiesen ist, dass die periimplantären Weichgewebe nach der Eingliederung von Zahnkronen mit entsprechenden Konturen eine ästhetische Form wiedererlangen können, findet der Autor wegen der oft erforderlichen 12 bis 18 Monate Heilungsdauer diesen Ansatz weniger vorhersagbar und praktisch durchführbar. In den meisten Fällen werden prothetische Kompensationen (prothetischer Verschluss der interdentalen Zahnfleischdreiecke) in die Restaurationen eingebaut, die eine vollständige Wiederkehr der Papillen verhindern, sogar wenn diese anatomisch durch einen adäquaten interdentalen Knochenunterbau gefördert würden. Darüber hinaus können beim dünnen, girlandenförmigen Parodontaltyp die Entfernung und der Ersatz der Heilungskappen und Abdruckmaßnahmen auf Höhe des Implantats eine apikale Migration der periimplantären Weichgewebe auslösen.

Wenn irgendwie möglich, sollten bei der Implantatfreilegung individualisierte Abutments und provisorische Kronen durch den Chirurgen in einer minimal invasiven Weise eingesetzt werden, um den erforderlichen anatomischen Halt für die prothetisch gesteuerte Weichteilheilung zu liefern. Die gleichzeitige Registrierung der Implantatposition zum Zeitpunkt der Implantatinsertion erleichtert dieses Vorgehen. In diesem Fall wird eine indirekte Technik genutzt, um einen individualisierten Aufbaupfosten und eine provisorische Krone herzustellen. Alternativ kann ein implantatgestütztes Provisorium direkt auf einen konfektionierten permanenten Aufbaupfosten, der vom Chirurgen zum Zeitpunkt der Implantatfreilegung eingesetzt wird, aufgebracht werden. Aber dieser Ansatz kann die umgebenden Weichgewebe stärker traumatisieren und möglicherweise eine Weichteilrezession erzeugen. Obwohl ein zweiteiliges Implantatsystems in Kombination mit einer offenen Einheilung dem Weichgewebe mehr Zeit zur Einheilung lässt, können die prothetischen Maßnahmen auf Implantatniveau immer noch eine apikale Wanderung des Weichteilansatzes beim dünnen, geschwungenen Parodontaltyp erzeugen.

Wenn eine offene oder halboffene Einheilung bei einem einteiligen Implantattyp gewählt wurde, steht sofort eine anatomische Abstützung der umgebenden Weichgewebe durch den transmukosalen Anteil des Implantats und durch die Benutzung eines konfektionierten anatomischen Aufbaupfostens oder eines individualisierten zahnförmigen provisorischen Aufbaupfostens, der direkt oder indirekt angefertigt wird, zur Verfügung. Weil der durch die Schleimhaut hindurchtretende Anteil des Implantats Fläche für die Anheftung von Bindegewebe und Saumepithel bietet, kann die Eingliederung eines provisorischen Aufbaupfostens zum Zeitpunkt der Implantatinsertion die Weichteilheilung nur in den oberflächlichsten Anteilen, die für das prothetische Emergenzprofil entscheidend sind, abstützen. Die Entfernung dieser individualisierten zahnförmigen Komponenten nach der Osseointegration und Weichgewebeintegrationsperiode ist im Allgemeinen atraumatisch, weil die Anheftung des Bindegewebes und Saumepithels nicht zerrissen wird und eine ausreichende Zeit für die Entwicklung eines entsprechenden periimplantären Sulkus gelassen wurde.

Zusätzlich zur Beherzigung der oben beschriebenen prothetischen und chirurgischen Gesichtspunkte muss ein Implantatchirurg, der mit einem dünnen, girlandenförmigen Parodontium arbeitet, sicherstellen, dass die Gingivaformer und provisorischen Kronen Konturen aufweisen, die identisch mit den zu ersetzenden Zähnen sind. Insbesondere die bukkale Kontur muss flach oder mit einer leichten Konvexität aus dem Parodontium heraustreten und die approximalen Konturen müssen die Interdentalpapillen richtig abstützen. Eine Überkonturierung der fazialen Flächen der Krone bewirken Weichteilrezessionen und eine unästhetische Implantatrestauration, die länger als die Nachbarzähne in den apiko-koronalen Abmessungen sind. Unterkonturierte Approximalflächen bewirken einen Verlust an Papillenhöhe und Struktur. Entsprechend muss der Chirurg sicherstellen, dass präfabrizierte oder individualisierte zahnförmige Gingivaformer zu den mesiodistalen Abmessungen und approximalen Konturen der zu ersetzenden Zähne passen, und dass diese leicht unterkonturiert oder abgeschrägt sind, um der Rezession vorzubeugen, die voraussichtlich eintritt, wenn die fazialen Konturen der Krone übertrieben sind. Gleichermaßen muss dem Zahntechniker und dem Prothetiker die Wichtigkeit von richtigen Emergenzprofilen der provisorischen und permanenten Kronen im dünnen, girlandenförmigen Parodontium bewusst sein.

Unabhängig von den zuvor beschriebenen Mühen zur Erhaltung der existierenden Weichgewebemängel und Architektur am Implantationsort ist fast immer eine Weichgewebeaugmentation indiziert, um dem Verlust an Weichgewebevolumen entgegenzuwirken, der voraussichtlich entsteht, wenn eine Implantatbehandlung an einem Patienten mit einem dünnen, girlandenförmigen Parodontium durchgeführt wird. In der Erfahrung des Autors tritt die Notwendigkeit für eine Weichgewebetransplantation konstant auf und sie wird nicht durch den Implantattyp oder durch die Verwendung eines geschlossenen oder offenen Einheilungsansatzes beeinflusst. Die Leichtigkeit, mit der die Gewebe dieses Parodontaltyps gehandhabt werden, prädestiniert diese Patienten für Weichgewebetransplantationen. Die ästhetische Anpassung an die Nachbarbereiche nach Weichgewebetransplantationen ist bei diesem Patiententyp generell exzellent. Zusätzlich können Schnittführungen leicht versteckt werden und sind oft unauffällig (Abb. 2-15c bis 2-15e), verglichen mit Schnittführungen, die im dicken, flachen Parodontium auftreten. Entsprechend sollte der Chirurg den Patienten über den erwarteten Verlust von Weichgewebevolumen an dem Implantationsort während der Therapie informieren und eine oder mehrere Weichgewebeaugmentationen planen, um das gewünschte funktionelle und ästhetische Resultat zu erhalten. Der Chirurg sollte die mögliche Notwendigkeit für die gesteuerte Knochenregenerationsmaßnahme zur Behandlung von knöchernen Dehiszenzen oder Fenestrationen, die sich entwickeln können oder nach der Implantatsetzung verstärkt werden, vorhersehen. Der Chirurg sollte gesteuerte Knochenregenerationsmaßnahmen berücksichtigen, wenn ausgedünnte Bereiche der bukkalen Kortikalis während der Zahnextraktion oder der Implantatinsertion auffällig werden. Dieses Vorgehen wird späte unerwartete ästhetische Komplikationen durch Remodelling oder Resorption des Kieferkammknochens nach Freilegung des Implantats vermeiden.

Dickes, flaches Parodontium

Eine relativ gleichförmige Weichgewebe- und Knochenarchitektur charakterisiert den Typ des dicken, flachen Parodontiums. Die Unterschiede zwischen den bukkalen, marginalen und approximalen Weichgewebehöhen fallen bedeutend geringer aus, verglichen mit dem dünnen, girlandenförmigen Parodontium. Der Weichgewebevorhang ist dicht und fibrös und es gibt eine Fülle von befestigter Gingiva. Die darunter liegenden ossären Strukturen bestehen aus dickem, dichten Knochen. Rechteckige anatomische Kronen mit bauchigen Konvexitäten im zervikalen Drittel charakterisieren die begleitende Zahnform. Der Kontaktpunkt und die Verbindungszonen zwischen den klinischen Kronen sind breit und erstrecken sich oft bis zum Übergang vom zervikalen bis zum mittleren Drittel. Daraus folgt, dass die Interdentalpapillen kurz sind im Vergleich mit denen, die im dünnen, girlandenförmigen Parodontaltyp auftreten. Das dicke, flache Parodontium widersteht Rezessionen und reagiert auf chirurgische und

Klinische Relevanz des parodontalen Biotyps in der Implantologie: dickes, flaches Parodontium

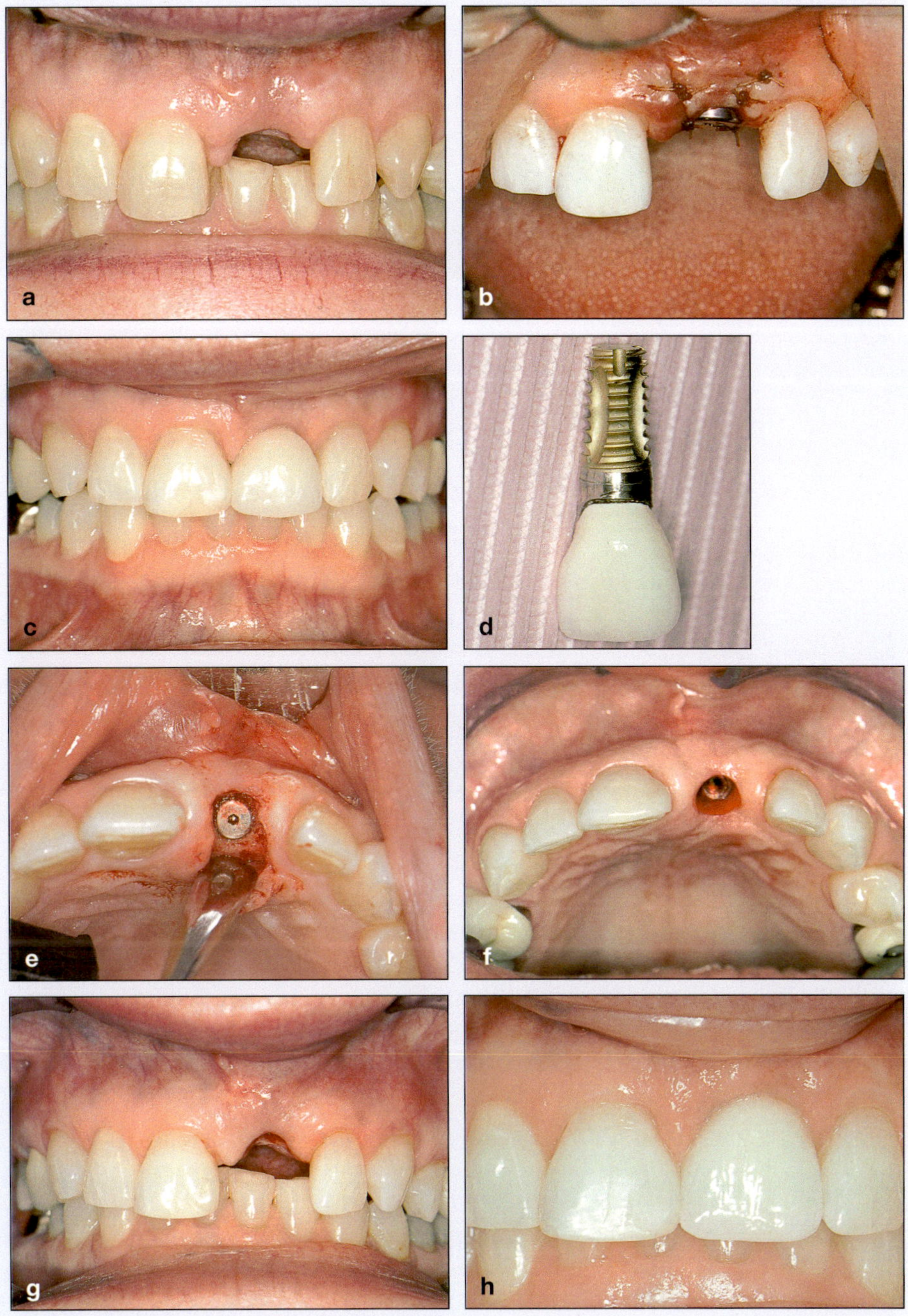

Abb. 2-16a Dicker, flacher parodontaler Biotyp. Vor Verlust des linken mittleren Schneidezahns hatte der Patient ein Mittelliniendiastema. Beachten Sie, dass der Weichteilvorhang dicht und fibrös ist und eine große Menge befestigter Gingiva im Implantationsbereich und an den Nachbarzähnen besteht. Die klinischen Kronen der Schneidezähne sind rechteckig und haben bauchige Konvexitäten im zervikalen Drittel. Die Kontaktpunkte und Verbindungszonen sind groß und erstrecken sich in das zervikale Drittel der Zähne. Die Interdentalpapillen sind kurz.

Abb. 2-16b Ein ungedeckt einheilendes Implantat wurde unter Verwendung eines kurvilinearen Lappendesigns mit angeschrägten Inzisionen inseriert. Während des Wundverschlusses wurde eine exakte Adaptation der Wundränder erreicht.

Abb. 2-16c Ansicht der endgültigen Implantatrestauration, die verloren ging, als das Implantat sechs Monate später seine Osseointegration verlor. Das Implantat wurde unter Anwendung der kammerhaltenden Bio-Col-Technik entfernt. Es wurde nach Entfernung des Implantats kein knöcherner Defekt festgestellt.

Abb. 2-16d Das fehlgeschlagene Implantat zeigte wenig Osseointegration, eventuell aufgrund einer verminderten Blutversorgung des Situs nach zuvor stattgefundenem Trauma und multiplen endodontischen Maßnahmen.

Abb. 2-16e Mit Hilfe eines U-förmigen Halbinsellappens wurde das Implantat ersetzt. Es ist zu beachten, dass die initialen Inzisionslinien erkennbar sind, aber nicht unästhetisch wirken. Dieser konservative Zugang hat eine zusätzliche Narbenbildung vermieden, der charakteristischerweise im dicken, flachen Parodontaltyp vorkommt.

Abb. 2-16f Eine Gewebestanze wurde zur Freilegung des Implantats und Verbindung mit dem Aufbaupfosten angewendet.

Abb. 2-16g Frontalansicht kurz vor der endgültigen Abdrucknahme. Trotz der vorbelasteten zahnärztlichen Vorgeschichte und dem folgenden Verlust und Ersatz des Implantats ist eine minimale Schrumpfung des Alveolarfortsatzes aufgetreten. Es gibt insbesondere keinen Anhalt für Verlust von Weichteilvolumen oder Weichteilarchitektur. Die Interdentalpapillen haben ihre Größe und Form gegenüber der initialen Situation behalten.

Abb. 2-16h Drei Jahre nach Eingliederung der endgültigen Implantatrestauration sind das periimplantäre Weichgewebevolumen und die Architektur unverändert. Trotz der multiplen durchgeführten Eingriffe ist keine Weichteilrezession eingetreten; dies ist charakteristisch für das dicke, flache Parodontium (Restauration durch Dr. Richard Mariani Sr, Miami, FL).

prothetische Verletzungen mit Bildung einer Zahnfleischtasche (Abb. 2-16). Wenn ein Chirurg eine Implantatbehandlung bei einem Patienten mit einem dicken, gleichförmigen Parodontaltyp plant, muss ihm bewusst sein, dass die dicken, fibrotischen Weichgewebe zwar der Rezession widerstehen, aber dass eine Neigung zur Bildung unschöner Kerben und Narben besteht, die das abschließende und funktionelle Resultat gefährden können.

Wenn plastisch-chirurgische Maßnahmen in den Weichgeweben durchgeführt werden, um diese Befunde zu korrigieren, dann sind die Resultate darüber hinaus nicht immer wie gewünscht und häufig werden multiple Revisionen erforderlich. Der fibröse Charakter dieser Weichgewebe macht sie schwierig in der Handhabung und kann den ästhetischen Erfolg von Weichgewebetransplantationsmaßnahmen sehr einschränken.

Deshalb sollte, wenn immer möglich, der Chirurg Schnittführungen durch die bukkalen Weichgewebe während der Implantatinsertion vermeiden. Stattdessen ist ein U-förmiger Halbinsellappen, der in Kapitel 3 beschrieben wird, vorzuziehen. Wenn Implantatlageraufbaumaßen die Präparation eines bukkalen Lappens erfordern, kann ein übertrieben kurvilinearer angeschrägter Lappen, wie ebenfalls in Kapitel 3 beschrieben, weniger auffällige Schnittführungen nach Heilungsabschluss hinterlassen. Der Chirurg sollte jede Mühe aufwenden, um während des Wundverschlusses die Gingivaränder richtig auszurichten und er sollte Spannung auf dem Gingivalappen eliminieren. Anderenfalls wird sich eine breite höckerige Narbe ergeben, die ästhetisch inakzeptabel ist. Einkerbungen des Zahnfleischrandes ergeben sowohl funktionelle als auch ästhetische Einschränkungen, die schwierig durch plastische Weichteilchirurgie zu beheben sind. In den meisten Fällen besteht die einzige mögliche Verbesserung dieser Situation durch Weichteilaugmentationen, die mit einer geschlossenen, taschenförmigen Präparation durchgeführt werden und durch ein darauf folgendes Laserresurfacing oder andere formende Maßnahmen, die in Kapitel 7 vorgestellt werden, ergänzt wird. Schließlich bringt die Sofortimplantation nach Zahnextraktion ohne Freilegung beim dicken, gleichförmigen Parodontaltyp, kombiniert mit sofortiger prothetischer Abstützung der umgebenden Weichgewebe einen hohen Grad von funktionellem und ästhetischem Erfolg mit guter Langzeitstabilität.

Die Durchführung einer systematischen Untersuchung

Diese ästhetisch bewusste Patientin ist mit ihrem Lachen nicht zufrieden und würde es gerne verbessern. Sie kann nicht identifizieren, wo der Fehler liegt, aber sie würde gerne wissen, welche Behandlungsoptionen zur Verbesserung des Lachens bestehen. Können Sie ihr helfen?

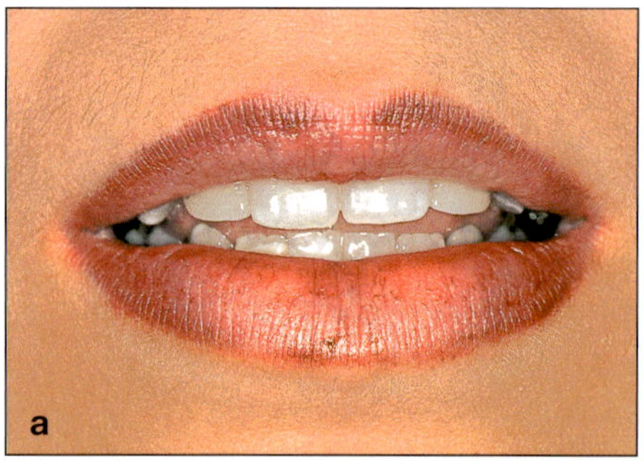

Abb. 2-17a Lippenposition in Ruhe

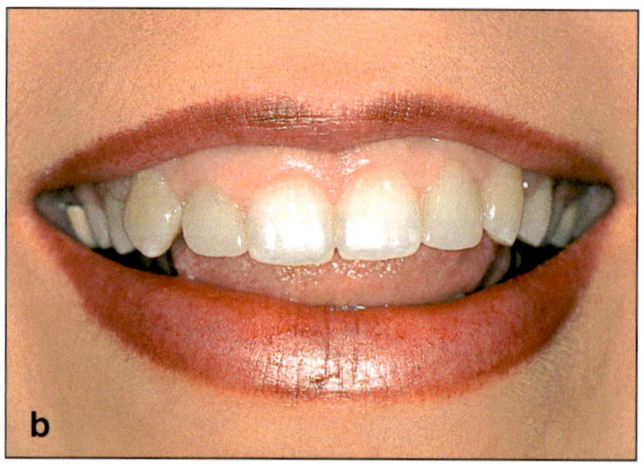

Abb. 2-17b Entspanntes Lächeln

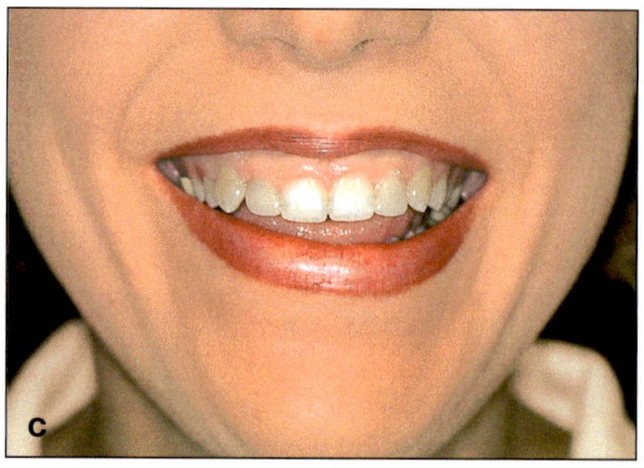

Abb. 2-17c Voll animiertes Lachen

Diese 30 Jahre alte weibliche Patientin hatte eine unauffällige zahnärztliche Vorgeschichte und keine dentalen oder parodontalen Probleme. Die seitliche Fernröntgenanalyse zeigte eine vertikale Hyperplasie des Oberkiefers mit einen anterior offenen Biss. Bitte führen Sie eine systematische Evaluation des Lachens der Patientin aufgrund der eingeschränkten visuellen Informationen der Abb. 2-17a bis 2-17c durch. Bitte gehen sie davon aus, dass, obwohl die Patientin eine milde Gesichtsasymmetrie hat, die fazialen und dentalen Mittellinien übereinander fallen und die dentale Mittellinie ganz leicht nach rechts geneigt steht, verglichen mit der Gesichtsmittellinie. Erstellen Sie eine Liste der Elemente, die das ästhetische Aussehen des Lachens mindern und vergleichen Sie sie mit der unten stehenden Liste. Ordnen Sie die Liste der ästhetischen negativen Elemente nach Prioritäten mit dem Ziel, jedes der unten stehenden Liste auf einen Brennpunkt des Lächelns zu erschaffen, der symmetrisch in der Form und dominant in der Größe ist und sich im Zentrum des Gesichts befindet. Bitte ordnen Sie auch die relative Wichtigkeit der Erzeugung von Symmetrie in Entfernung von der Mittellinie ein. Formulieren Sie Behandlungsoptionen auf Basis dieser Prioritätenliste mit der Annahme, dass das existierende Gebiss eine gute Langzeitprognose mit idealen Kronen-Wurzel-Verhältnissen und adäquater Breite der befestigten Gingiva hat.

Systematische Untersuchung der Ästhetik des Lächelns

1 Die Diskrepanz zwischen den mittleren Schneidezähnen bedingt eine inakzeptable Mittellinienasymmetrie (Abb. 2-17b, 2-17c).

2 Die mittleren Schneidezähne dominieren nicht das Lachen (Abb. 2-17b, 2-17c).

3 Die inneren Zahnproportionen der mittleren Schneidezähne gefallen nicht. Die seitlichen Schneidezähne und die Eckzähne erscheinen auch kurz und breit (Abb. 2-17b, 2-17c).

4 Die Breitenverhältnisse der vorderen Oberkieferbezahnung sind nicht ansprechend (Abb. 2-17b, 2-17c).

5 Die Achsenneigung der Frontzähne mindert die Ästhetik. Es besteht keine progressive Neigung nach medial.

6 Die Verbindungszonen erscheinen unproportioniert lang, verglichen mit der empfohlenen Regel, die von Morley vorgeschlagen wurde[4]. Die Verbindungszone beträgt zwischen den mittleren Schneidezähnen etwa 80 %, 70 % zwischen den mittleren und seitlichen Schneidezähnen und 60 % der Kronenhöhe zwischen den seitlichen Schneidezähnen und Eckzähnen.

7 Eine Zahnrotation und eine übermäßige Achsenneigung des rechten Oberkiefereckzahns nach bukkal mindern die Ästhetik erheblich.

8 Die flache Schneidekantenebene folgt nicht der leichten Kurvatur der Unterlippe (Abb. 2-17a, 2-17, 2-17c).

9 Es besteht eine übermäßige Gingivaschau bei vollem Lachen.

10 Auf der rechten Seite besteht eine leichte Durchbiegung der Gingivaebene nach unten und die Gingivaschau ist auf der rechten Seite (Abb. 2-17c) größer. Auf beiden Seiten besteht eine Diskrepanz zwischen der Schneidekantenebene und der Okklusalebene. Der gesamte Oberkiefer ist leicht nach rechts unten geneigt (Abb. 2-17b). Aufgrund von posterioren Frühkontakten besteht ein offener Biss. Eine transversale Diskrepanz des Oberkiefers und eine Fehlposition der Zähne mindern die Ästhetik im bukkalen Korridor.

Visualisierung des endgültigen ästhetischen Ergebnisses

Option 1 Einfache kieferorthopädische Behandlung/kosmetische Parodontaltherapie/kosmetische zahnerhaltende Maßnahmen

a. **Einfache kieferorthopädische Maßnahmen:** Parallelisiere die dentalen und fazialen Mittellinien, korrigiere den Drehstand des rechten Oberkiefereckzahns, verbessere die Achsenneigung durch progressive Neigung nach medial und führe eine leichte Konvexität der Schneidekantenebene ein.

b. **Kosmetische Parodontalbehandlung:** Eine ästhetische Kronenverlängerung der Frontzähne verbessert die inneren und Zahn-zu-Zahn-Proportionen, minimiert die Zahnfleischschau und schafft eine ästhetisch ansprechende Gingivaebene und Gingivaumriss. Die ästhetische Kronenverlängerung der Oberkieferprämolaren harmonisiert die anterioren und posterioren Gingivaumrisse.

c. **Konservative kosmetische Zahnheilkunde:** Enameloplastik zur Idealisierung der inzisalen Einschnitte und Feinanpassung der Form der Inzisalebene und der Zahnformen und -proportionen. Eventueller Bedarf für ästhetische Zahnaufbauten oder Veneers.

Option 2 Kosmetische Parodontalchirugie, endodontische Behandlung/Prothetik

a. **Kosmetische Parodontalchirurgie:** Die ästhetische Kronenverlängerung der Oberkieferfrontzähne zur Verbesserung der inneren und Zahn-zu-Zahn-Verhältnisse minimiert die Zahnfleischschau und schafft eine ästhetisch ansprechende Zahnfleischebene und -umriss. Die ästhetische Kronenverlängerung der Oberkieferprämolaren harmonisiert die Umrisse der anterioren mit der posterioren Gingiva.

b. **Endodontische Behandlung:** Rechter Oberkiefereckzahn in Vorbereitung einer Vollkrone.

c. **Restorative Zahnheilkunde:** Teil- oder Vollkronen, wie erforderlich, um die dentale und faziale Mittellinie zu parallelisieren, den Drehstand des rechten oberen Eckzahns zu korrigieren, die Achsenneigung der Frontzähne mit einer progressiven Neigung nach medial zu verbessern, eine leichte Konvexität der Schneidekantenebene einzuführen und eine Idealisierung der funktionellen Bissführung (Abb. 2-18a bis 2-18c).

Abb. 2-18a bis 2-18c Die vorhergesagte Verbesserung der Ästhetik des Lachens ist entweder mit Option 1 oder Option 2 erzielbar.

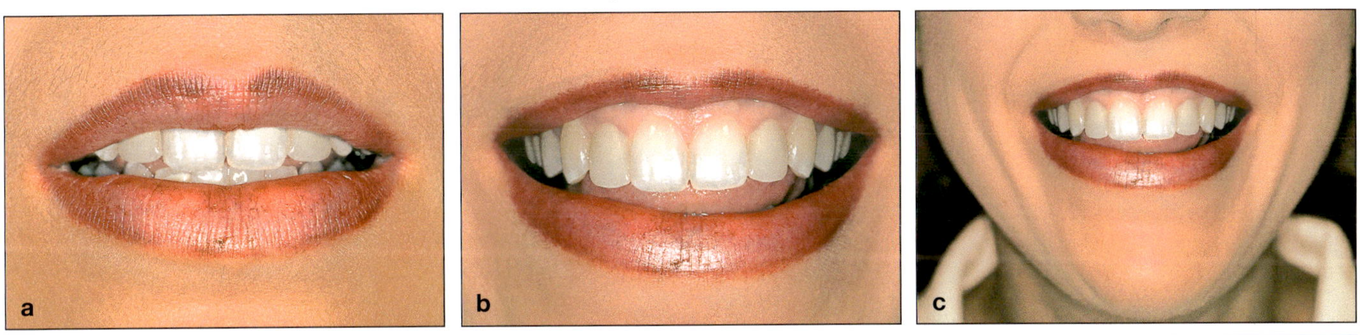

Option 3 Kieferorthopädische Chirurgie/kosmetische Parodontalchirurgie/kosmetische konservative Zahnheilkunde

a. **Kombinierter kieferorthopädisch-chirurgischer Ansatz zur Korrektur der Oberkieferasymmetrie und der vertikalen Oberkieferhyperplasie:** Nach Einebnung, Ausrichtung und Koordination der oberen und unteren Zahnbögen wird eine kieferorthopädische Operation durchgeführt, um die hängende Okklusionsebene und Schneidekantenebene auszugleichen und um die dentale und faziale Mittellinie parallel auszurichten. Mit Kenntnis der zukünftigen Positionen der Gingivaränder nach einer ästhetischen Kronenverlängerung wird die Kranialisierung des Oberkiefers geplant. Die transversale Verbreiterung des Oberkiefers wird ein großvolumiges Lächeln, das die Bukkalkorridore füllt, schaffen. Die Achsenneigung wird durch eine progressive Medialneigung verbessert. Eine konvexe Schneidekantenebene, die zur Okklusionsebene passt, beide parallel zur Interpupillarlinie, wird geschaffen, um die dentofaziale Ästhetik zu verbessern. Die Autorotation des Unterkiefers führt zu einer Reduktion der Untergesichtshöhe, zur Entspannung der perioralen Muskulatur und zur Schaffung einer funktionellen Eckzahnführung.

b. **Kosmetische Parodontalchirurgie:** Eine kosmetische Kronenverlängerung im anterioren Gebiss zur Verbesserung der inneren und Zahn-zu-Zahn-Proportionen und zur Schaffung einer ästhetisch ansprechenden Gingivaebene/-umriss. Die ästhetische Kronenverlängerung der Oberkieferprämolaren harmonisiert die anterioren und posterioren Gingivaumrisse.

c. **Konservative kosmetische Zahnheilkunde:** In der Enameloplastik zur Idealisierung der inzisalen Einschnitte und Feinanpassung der Form der Inzisalebene und Zahnformen und Proportionen. Eventueller Bedarf für Kunststoffaufbauten oder Veneers (Abb.2-19a bis 2-19c). Die vorhergesagte Verbesserung der Ästhetik des Lachens, wie sie mit Option 3 erzielt werden kann.

Kunststoffaufbauten oder Verneers (Abb. 2-19a bis 2-19c). Die vorhergesagte Verbesserung der Ästhetik des Lachens, wie sie mit Option 3 erzielt werden kann

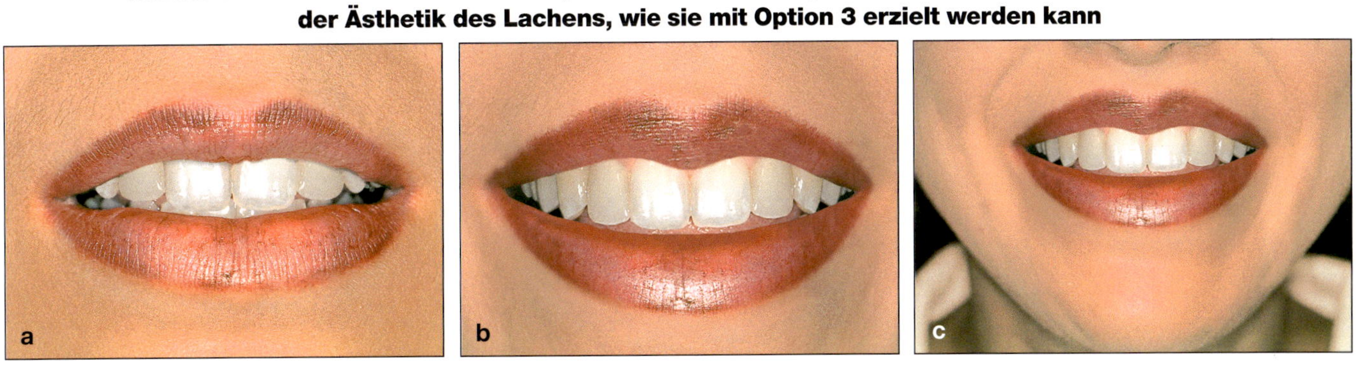

Anatomische Limitationen: Vertikaler Knochendefekt im Oberkiefer und eingeschränkte Knochenhöhe und -breite an den Nacbarzähnen

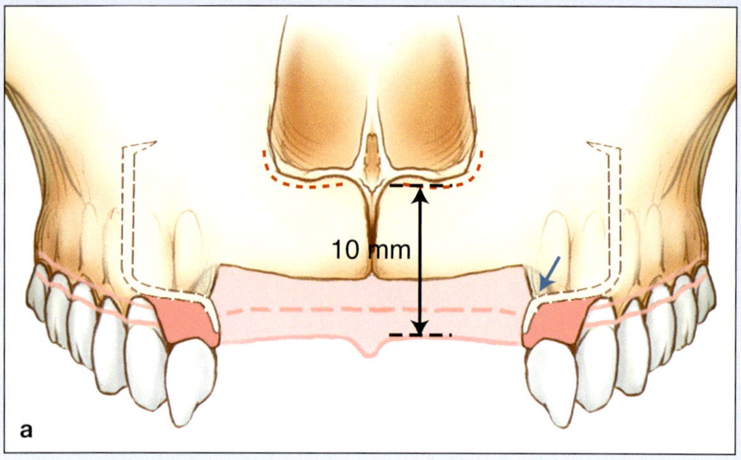

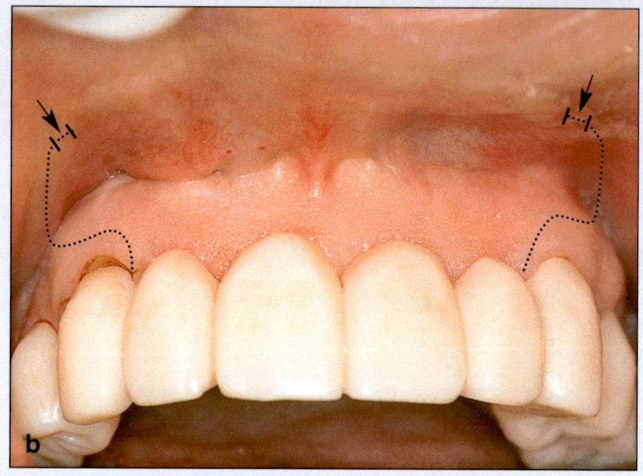

Abb. 2-20a Ein vertikaler Defekt im anterioren Oberkiefer stellte eine anatomische Einschränkung dar, die die funktionellen und ästhetischen Resultate in der Implantologie gefährden kann. Die Apikalwanderung des Weichgewebes nach Implantatfreilegung kommt häufig vor. Zusätzlich verhindern die Nähe der Spina nasalis anterior und die Apertura piriformis der Nase die Mobilisation und die koronale Verschiebung der Weichteile, die für erfolgreiche Hart- und Weichgewebeaufbauten notwendig sind. Es ist der Umriss des vorgeschlagenen Lappendesigns für den chirurgischen Zugang zu beachten. Eine eingeschränkte Knochenhöhe oder -breite der Nachbarzähne (*blaue Pfeile*) ist eine anatomische Limitation, die sowohl den vertikalen Hartgewebe- und Weichgewebeaufbau einschränkt. Die ästhetischen Ergebnisse werden gemindert, wenn die interdentale Knochenhöhe und -breite am Kamm nicht zur Stützung der Papille ausreichen und damit eine harmonische Verbindungszone zwischen der Implantatrestauration und den Nachbarzähnen herstellen.

Abb. 2-20b Präoperative Ansicht der mittleren und seitlichen Schneidezahnregion mit einem großvolumigen Knochendefekt. Die vertikale Atrophie im vorderen Oberkiefer, eine kurze Oberlippe und eine Konkavität des anterioren Oberkieferalveolarfortsatzes werden durch Palpation festgestellt. Die Distanz zwischen der palpierbaren Spina nasalis anterior und der Interdentalpapille zwischen den mittleren Schneidezähnen beträgt 9 mm.

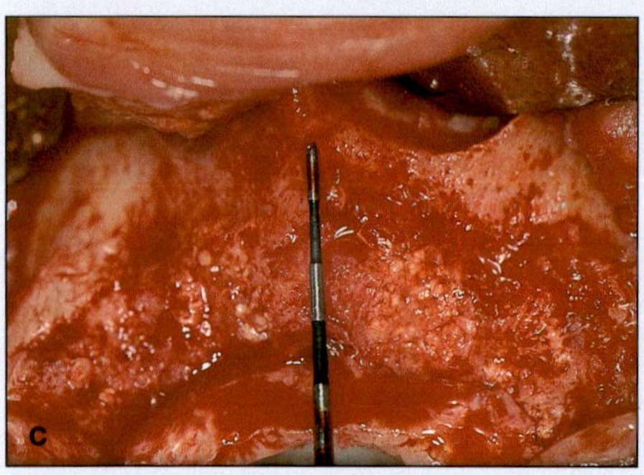

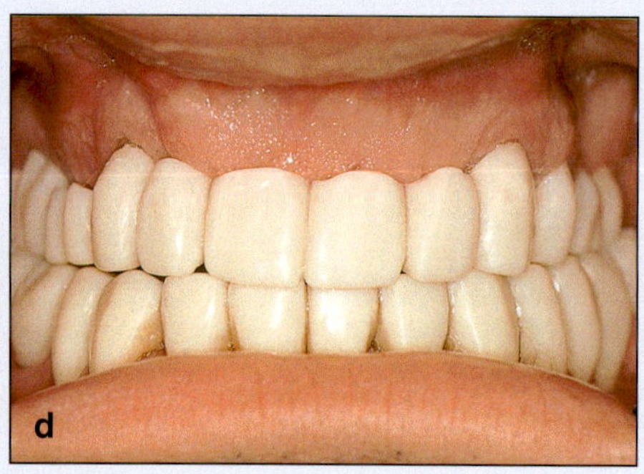

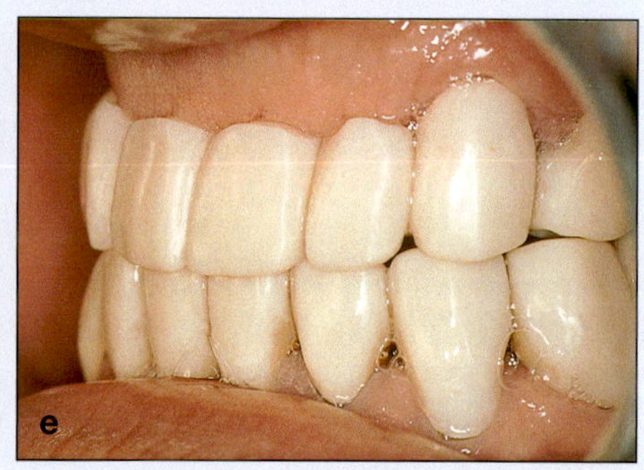

Abb. 2-20c Über einen übertrieben kurvilinear geschnittenen und angeschrägten Lappen mit spannungsreduzierenden Rückschnitten wird eine weite Darstellung des Oberkieferaufbaugebietes möglich. Dieser Zugang bringt mehr elastische Mukosa in den Lappen und verbessert damit die Möglichkeit, die großvolumigen Hart- und Weichgewebetransplantate spannungsfrei plastisch zu decken. Es ist der Abstand zwischen der Spina nasalis anterior und der zentralen Papille (weniger als 10 mm) zu beachten. Es wird eine knöcherne Reduktion der Spina nasalis anterior durchgeführt. Das Periost wurde vom Übergang vom Alveolarfortsatz zum Nasenboden hin geschlitzt (siehe Abb. 2-20a, *gepunktete rote Linie*). Die perinasale Lippenhebermuskulatur wurde abgelöst.

Abb. 2-20d, 2-20e Trotz der anatomischen Einschränkungen wurde eine erfolgreiche vertikale und bukkale Augmentation durch die Modifikation des Lappendesigns, durch die knöcherne Reduktion der Spina nasalis anterior und durch die Verwendung von Periostschlitzungen für die spannungsfreie plastsiche Deckung der großvolumigen kortikospongiösen Knochentransplantate und durch die bilateralen VIP-CT-Lappen, die simultan operiert wurden, erreicht .

Anatomische Limitationen

Vertikales Defizit im Oberkiefer

Ein Chirurg, der eine ästhetische Implantatbehandlung für einen Patienten mit vertikalem Defizit im vorderen Oberkiefer plant, sollte sich der anatomischen Limitationen bewusst sein, die den funktionellen und ästhetischen Erfolg mindern können. Typischerweise haben diese Patienten eine kurze Oberlippenlänge, die klinisch oder durch ein seitliches Fernröntgenbild vom Subnasale zum Stomion vermessen werden kann. Die klinische Norm für die Oberlippenlänge beträgt bei Männern 22 ± 2 mm und bei Frauen 20 ± 2 mm. Entsprechend werden die Lippen beim Männern kleiner als 20 mm und bei Frauen kleiner als 18 mm als kurz angesehen. Die intraorale Palpation zeigt ein Defizit der Vestibulumtiefe im anterioren Oberkiefer mit einer verkürzten Tiefe von weniger als 10 mm, die vom höchsten Punkt der Interdentalpapille zwischen den mittleren Schneidezähnen bis zur palpierbaren anterioren Spina nasalis gemessen wird (Abb. 2-20a). Zusätzlich liegen der Nasenboden und die Apertura piriformis nahe an den Wurzeln des seitlichen Schneidezahns und der Eckzähne, was entweder auf Röntgenbildern oder durch direkte Sicht nach operativer Freilegung des Operationsfeldes auffällt. Gelegentlich haben Patienten mit anteriorem vertikalen Defizit im Oberkiefer auch einen konkaven Alveolarfortsatz und eine konkave perinasale Anatomie, die die operative Behandlung der Weichgewebe und die Verbesserung des Implantatlagers noch schwieriger macht, weil dadurch der rekonstruktive Weichteilmantel weiter reduziert wird. Bei diesen Patienten hat der Autor eine Prädisposition für die apikale Wanderung der Weichgewebe nach Implantation, operativer Freilegung oder nach Maßnahmen zur Implantatlagerverbesserung festgestellt. Die Nähe der Spina nasalis anterior und des Nasenbodens schränkt die passive Anlagerung der Weichteile nach Hart- und Weichgewebeaugmentation deutlich ein, weil die Möglichkeiten, durch Periostschlitzung und koronale Verschiebung die Transplantate plastisch zu erzielen, schwieriger wird (Abb. 2-20b). Folglich wird die Lappenpräparation zur Implantatinsertion möglicherweise jenseits der mukogingivalen Grenze liegen, was eine Tendenz zur Apikalwanderung der Weichgewebe beinhaltet. Wenn man eine ästhetische Implantatbehandlung bei Patienten mit diesen anatomischen Limitationen plant, empfiehlt der Autor, die erhöhte Notwendigkeit für Hart- und Weichgewebeaugmentation mit dem Patienten zu besprechen, um die anatomischen Einschränkungen zu überwinden und um die vorhersagbare Weichgewebereduktion und den damit verbundenen Verlust an Hartgewebe auszugleichen.

Das operative Vorgehen sieht einen übertriebenen breitbasigen kurvilinearen, angeschrägten Lappenentwurf vor, wie er in Kapitel 3 beschrieben ist. Genauso ist es wichtig, das Periost sorgfältig von der Apertura piriformis zu lösen, gerade, bis man in den Nasenboden kommt. Manchmal werden Periostinzisionen an der Verbindungsstelle von Alveolarfortsatz und Nasenbodenperiost erforderlich, um den Lappen spannungsfrei zu adaptieren und die Wunde primär zu verschließen. Die weite Anhebung des Periostes in diesen Arealen verbessert die Gesamtelastizität des Weichteillappens und löst auch die Musculi levator labii superiores und die Zygomaticus-minor-Muskeln und reduziert damit deren Aktivität in der unmittelbar postoperativen Zeit. Zusätzlich wird häufig die Freilegung der Spina nasalis anterior und gelegentlich eine Reduktion der Spina durchgeführt, wenn das Gewebelager für Knochentransplantate vorbereitet wird oder vor dem Wundverschluss (Abb. 2-20c, 2-20e). Folglich ist später häufig eine lokalisierte Vestibulumplastik indiziert, um erneut eine adäquate Vestibulumtiefe nach implantatlagerverbessernden Maßnahmen zu erschaffen.

Einschränkte Knochenhöhe oder -breite an der benachbarten Bezahnung

Der Verlust von Höhe oder Breite des Interdentalknochens zwischen einem Zahn und einem Implantat ist eine andere anatomische Limitation, die das Ergebnis vertikaler Hartgewebeaugmentationen und Weichteilverbesserungen des Implantatlagers oder die ästhetischen Resultate, die mit benachbarten Implantatrestaurationen erzielbar sind, einschränken können. Diese anatomischen Limitationen zeigen sich in einer Abflachung oder im Verlust der Interdentalpapille und mindern damit ein harmonisches Aussehen der Gingiva um die Implantatrestauration. Zusätzlich kann ein Luftdurchtritt zwischen den oberen Frontzähnen einen phonetischen Nachteil bedeuten und ist für Patienten selten akzeptabel. In den meisten dieser Fälle ist eine prothetische Kompensation durch den Verschluss der Interdentallücken notwendig. Dieses Vorgehen resultiert aber in einer eingeschränkten Mundhygienefähigkeit dieses Gebietes, die Knochenverlust vorantreiben kann und letztendlich die Osseointegration des Implantats und die Langzeitprognose des benachbarten Zahns gefährden kann.

Tarnow und Mitarbeiter[6] verglichen den Verlust von interdentalem Weichgewebe mit der Höhendistanz zwischen der Basis des Kontaktpunktes oder der Verbindungszone und der interdentalen Knochenhöhe. Sie fanden heraus, dass die Interdentalpapille die Interdentallücken in 100 % der Fälle füllte, wenn diese Höhe 5 mm oder weniger betrug. Wenn die Distanz über 6 mm oder sogar 7 mm oder noch mehr anstieg, so konnte man erwarten, dass die Interdentalpapille die Interdentallücken zu 56 % oder 27 % der Fälle entsprechend ausfüllte. Während diese Richtlinien hilfreich bei teilbezahnten Patienten vor oder nach Zahnverlust sind, muss der Implantatchirurg zusätzlich solche Faktoren wie den parodontalen Biotyp, Zahnfehlstellungen und ob prothetischer Erhalt für die interdentalen Weichgewebe nach Zahnentfernung vorhanden waren, einbeziehen.

Zusätzlich erscheint die Breite des Interdentalknochens an Nachbarzähnen in ihrem Einfluss auf das endgültige ästhetische Ergebnis genauso entscheidend zu sein, wie die Höhe (siehe Abb. 2-20a). Wenn der interdentale Knochenkamm zwischen einem natürlichen Zahn und einem Implantationsort weniger als 2 mm breit ist, dann besteht ein ästhetisches Risiko. Wenn ein Sofortimplantat nach Zahnextraktion folgt, sollte dafür Sorge getragen werden, eine minimale Distanz von 1,5 mm bis 2 mm zwischen dem Implantatkörper und der benachbarten Zahnwurzel einzuhalten. Das wird ein optimales Knochenvolumen sichern, um die darüber liegende Papille zu stützen. Wenn der Implantatkörper in diese Minimaldistanz hineindringt, geht die interdentale Knochenhöhe verloren und die Osseointegration des Implantats und die parodontale Prognose des benachbarten Zahns sind gefährdet.

Wann immer der Implantatchirurg die Möglichkeit hat, einen nicht erhaltungswürdigen Zahn vor seiner Extraktion zu untersuchen, sollte er sorgfältig auf die Höhe und Breite des Interdentalknochens zum Nachbarzahn hin achten. Der Verlust von interdentalem Hart- und Weichgewebe ist in dieser Situation häufig durch Ödem und chronische Entzündung des parodontalen Weichgewebes aufgrund seiner Beweglichkeit, Verletzung der biologischen Breite oder durch Randspalten von existierenden Zahnkronen oder nicht infektiöser Resorption der Zähne verdeckt. In dieser Situation ist es am besten, Sofortimplantate zugunsten einer alveolarfortsatzerhaltenden Technik zu vermeiden, auch wenn alle

Rezessionen Miller-Klasse 1:
Die Rezession der Gingiva dehnt sich nicht bis zur mukogingivalen Grenzlinie aus und es gibt keinen Verlust von interdentalem Knochen oder Weichgewebe. Eine 100%ige Wurzeldeckung kann angenommen werden.

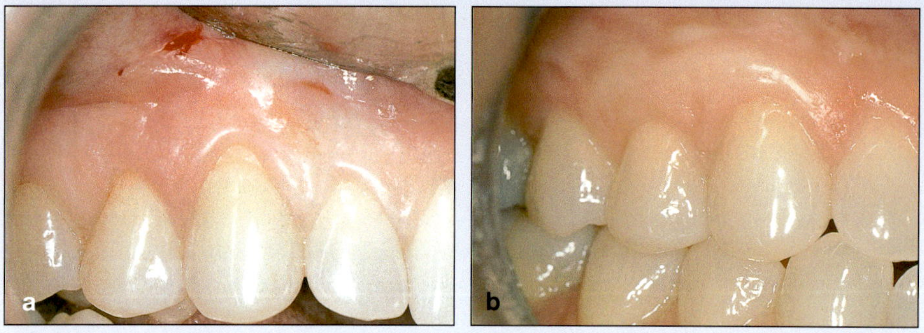

Abb. 2-21a Eine Miller-Klasse-1-Rezession am Oberkiefereckzahn.

Abb. 2-21b Eine 100%ige Wurzeldeckung durch ein subepitheliales Bindegewebetransplantat in einer geschlossenen Empfängertasche.

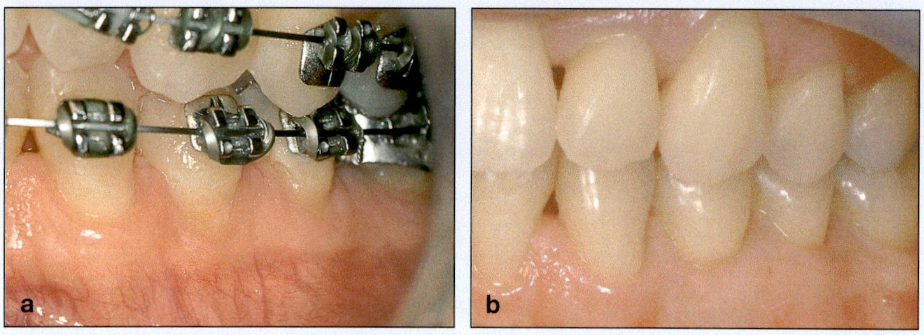

Abb. 2-22a Ein Miller-Klasse-1-Rezessionsdefekt der Unterkieferprämolaren, der während kieferorthopädischer Behandlung entstanden war.

Abb. 2-22b 100%ige Wurzeldeckung, ermöglicht durch ein subepitheliales Bindegewebetransplantat über eine offene Präparation des Empfängerbettes.

anderen Befunde der Untersuchung ideal erscheinen. Eine erneute Untersuchung viele Monate später wird eine akkurate Bewertung der übrig gebliebenen Hart- und Weichgewebevolumen und Architektur am Implantationsort ermöglichen und eine richtige Auswahl und Abfolge der implantatlagerverbessernden Maßnahmen sichern, wenn diese indiziert sind. Wenn ein teilbezahnter Bereich in Vorbereitung einer implantatlagerverbessernden Hart- oder Weichgewebemaßnahme untersucht wird, ist eines der wichtigsten Kriterien die Höhe und Breite des Alveolarkamms an den benachbarten natürlichen Zähnen. Auch hier stellen sich die vorhandene Höhe und Breite des Implantatknochens als gleich wichtig heraus. In der Erfahrung des Autors ist der Volumengewinn von Knochenaugmentationen in Nachbarschaft zu einem natürlichen Zahn am besten voraussagbar, wenn die Breite des Knochens zum Nachbarzahn 2 mm oder größer ist. Diese Knochenbreite bietet eine solide Grundlage zur Anlagerung des Transplantats und zum Einwachsen des Knochens durch das Überbrückungsphänomen. Wo eine eingeschränkte Breite oder Höhe des Alveolarkamms an einem natürlichen Zahn in Nachbarschaft eines Implantationsortes vorherrscht, ist die forcierte, kieferorthopädische Elongation eine Option, um die Schweregrade dieser anatomischen Begrenzung zu überwinden oder zu mindern. Alternativ können der Zahn entfernt und die Augmenationsmaßnahme auf das Gebiet des Nachbarzahns ausgedehnt werden oder der Patient hat einen ästhetischen Kompromiss einzugehen. In diesem Fall kann eine ästhetische Kronenverlängerung des Nachbarzahns den ästhetischen Defekt tarnen (siehe Kapitel 7 und Anhang).

Gingivarezessionen

Die Bewertung und Klassifikation von Rezessionen des Gingivarandes sind ein wichtiger Teil der präoperativen Untersuchung von teilbezahnten Patienten, die eine ästhetische Implantatbehandlung wünschen. Operationen zur Bedeckung der Wurzeln können in der benachbarten Bezahnung indiziert sein, um ein ästhetisches Aussehen der Gingiva zu schaffen. Der Chirurg muss die Gründe für lokale Rezessionen festlegen und wenn er feststellt, dass die Rezession progressiv ist, sollten Maßnahmen zur Korrektur dieser Situation in den Behandlungsplan des Patienten einbezogen werden. Zusätzlich signalisiert eine Prädisposition für Gingivarezessionen (dünnes, girlandenförmiges Parodontium) die Notwendigkeit für Weichgewebetransplantationen in Verbindung mit Implantaten.

Sullivan und Atkins[7] haben eine Klassifikation für die Rezessionen der marginalen Gingiva vorgeschlagen, die vier Typen beschreibt: flach-schmal, flach-breit, tief-schmal und tief-breit. Miller[8] hat eine erweitere Klassifikation der Rezessionen des marginalen Gingiva vorgeschlagen, die nicht nur die Form der Rezessionen beschreibt, sondern auch die Form mit den Möglichkeiten einer kompletten oder teilweisen Wiederbedeckung der Wurzeln korreliert. Die Klassifikation

Rezessionen Miller-Klasse 2:
Die Rezession der Gingiva erstreckt sich bis zur oder jenseits der mukogingivalen Grenzlinie und es besteht kein Verlust von interdentalem Knochen oder Weichgewebe. Eine Wurzeldeckung von 100 % kann angenommen werden.

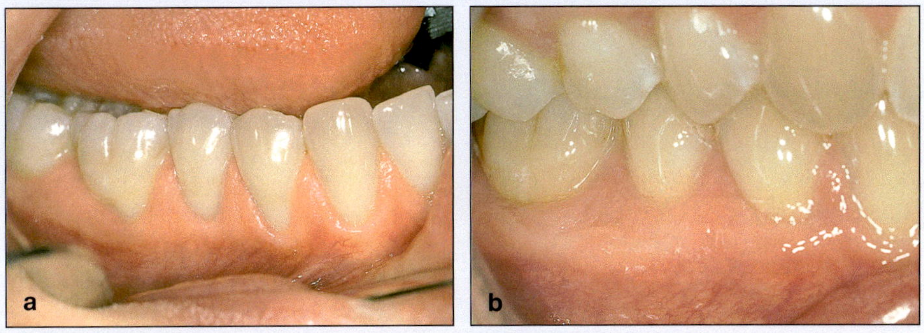

Abb. 2-23a Ein Rezessionsdefekt Miller-Klasse 2 am 2. Unterkieferprämolaren und 1. Molaren. Die Rezession schritt bis zur mukogingivalen Grenzlinie vor der operativen Korrektur fort.

Abb. 2-23b Eine 100%ige Wurzeldeckung wurde durch ein subepitheliales Bindegewebetransplantat über eine offene Präparation der Empfängerstelle erreicht.

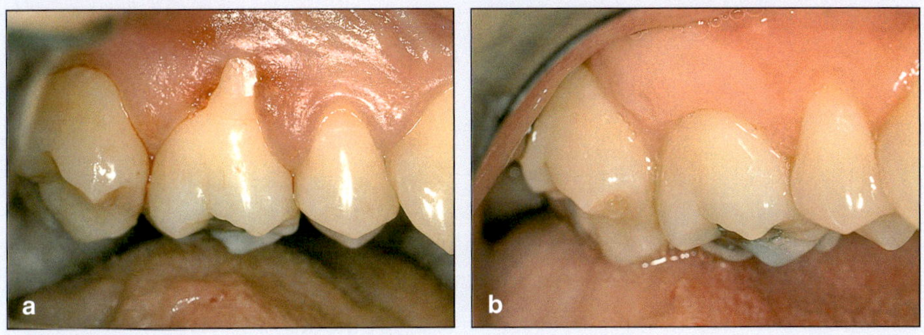

Abb. 2-24a Eine Miller-Klasse-2-Rezession eines 1. oberen Molaren, die sich jenseits der mukogingivalen Grenzlinie erstreckte.

Abb. 2-24b Eine 100%ige Wurzeldeckung wurde mit einem subepithelialen Bindegewebetransplantat über einen doppelten Papillenlappen ermöglicht.

von Miller berücksichtigt auch die Beziehung des Rezessionsdefektes zur mukogingivalen Grenzlinie und zum Grad des interdentalen Hart- und Weichgewebeverlustes und zur Prominenz des Zahns im Zahnbogen. Im Wesentlichen hat Miller die deskripive Klassifikation von Sullivan und Atkins erweitert, indem er den Defekttyp mit den operativen Möglichkeiten in Verbindung brachte, mit Hilfe einer peripheren vaskulären Versorgung (Interdentalgewebe) freie Weichgewebetransplantate, die über den vaskulären Wurzeloberflächen platziert waren, zu ernähren und dauerhaft zu unterhalten. Zusätzlich hat er die Beziehung zwischen der bukko-lingualen Zahnposition, der Prominenz (Konvexität) der exponierten Wurzeloberfläche und der Größe der avaskulären Wurzeloberfläche mit dem Ausmaß verfügbarer peripherer vaskulärer Versorgung korreliert. Als Wichtigstes beschrieb er die anatomischen Bedingungen, die chirurgische Maßnahmen zur Wurzelbedeckung beschränken oder ausschließen können (Abb. 2-21 bis 2-28).

Weil Millers Klassifikation der marginalen Weichgeweberezessionen eine anatomische Basis für eine konsistente Vorhersagbarkeit des Erfolges von wurzelbedeckenden Operationen bietet, war seine Publikation ein Durchbruch für die plastische Parodontalchirurgie. Zusätzlich ist diese Klassifikation ein nützliches Kommunikationswerkzeug, um Patienten und Prothetiker über die Möglichkeiten und Grenzen einer wurzelbedeckenden Operation aufzuklären und damit realistische Erwartungshaltungen für die operativen Ergebnisse zu gewährleisten. Wenn der Zahn gut innerhalb des alveolären Knochenbogens steht oder wenn er mechanisch in diese Position gebracht werden kann, um eine überstarke Prominenz im Zahnbogen auszugleichen, dann kann der Chirurg dem Patienten oder Prothetiker die erzielbare Höhe

Die Miller-Klassifikation der marginalen Gingivarezession:

- Klasse 1: Die Gingivarezession reicht nicht bis zur mukogingivalen Grenzlinie und es besteht kein Verlust von interdentalem Knochen Die Rezession der Gingiva erstreckt sich nicht bis zur mukogingivalen Grenzlinie und es besteht kein Verlust von interdentalem Knochen oder Weichgewebe. Eine 100 % ige Wurzeldeckung kann erzielt werden. (Abb. 2-21, 2-22).
- Klasse 2: Die Rezession der Gingiva erstreckt sich bis zur oder jenseits der mukogingivalen Grenzlinie und es besteht kein Verlust von interdentalem Knochen oder Weichgewebe. Eine 100 % ige Wurzeldeckung kann erzielt werden (Abb. 2-23, 2-24).
- Klasse 3: Die Rezession der Gingiva erstreckt sich bis zur oder jenseits der mukogingivalen Grenzlinie und es besteht ein Verlust von interdentalem Knochen und Weichgewebe oder die Zahnfehlposition verhindert eine 100 %ige Wurzeldeckung. Es kann nur eine partiellen Wurzeldeckung erreicht werden (Abb. 2-25, 2-26).
- Klasse 4: Die Rezession der Gingiva erstreckt sich bis zur oder jenseits der mukogingivalen Grenzlinie und es liegt ein Verlust von interdentalem Knochen und Weichgewebe vor und die Zahnfehlposition ist so schwerwiegend, dass Versuche einer Wurzeldeckung ausgeschlossen sind. (Abb. 2-27, 2-28).

Rezessionen Miller-Klasse 3: Die Rezession der Gingiva erstreckt sich bis zur oder jenseits der mukogingivalen Grenzlinie und es besteht ein Verlust von interdentalem Knochen und Weichgewebe oder die Zahnfehlposition verhindert eine 100%ige Wurzeldeckung. Es kann nur mit einer partiellen Wurzeldeckung gerechnet werden.

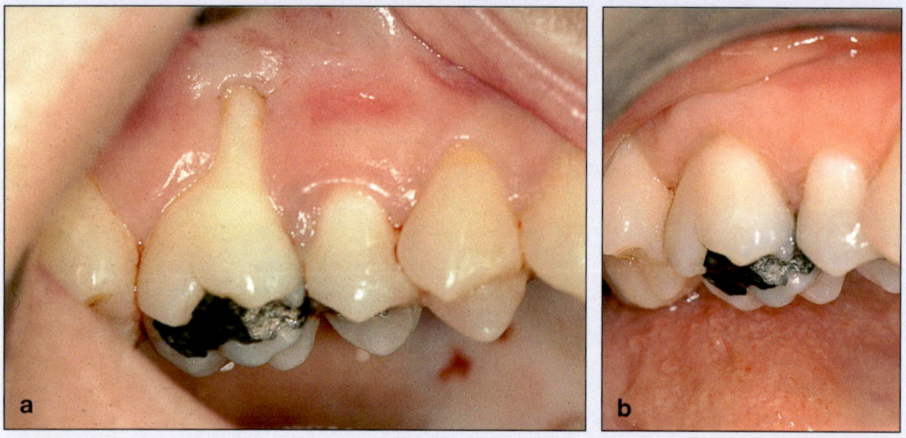

Abb. 2-25a Ein Miller-Klasse-3-Rezessionsdefekt eines oberen Molaren erstreckt sich jenseits der mukogingivalen Grenzlinie. Während es keinen Verlust von interdentalem Knochen oder Weichgewebe gibt, könnte die Prominenz der Wurzel eine 100%ige Wurzeldeckung ausschließen.

Abb. 2-25b Eine 100%ige Wurzeldeckung wurde ermöglicht, nachdem die Wurzelprominenz mechanisch mit Handinstrumenten reduziert worden war und der Defekt in eine Miller-Klasse 2 umgewandelt wurde.

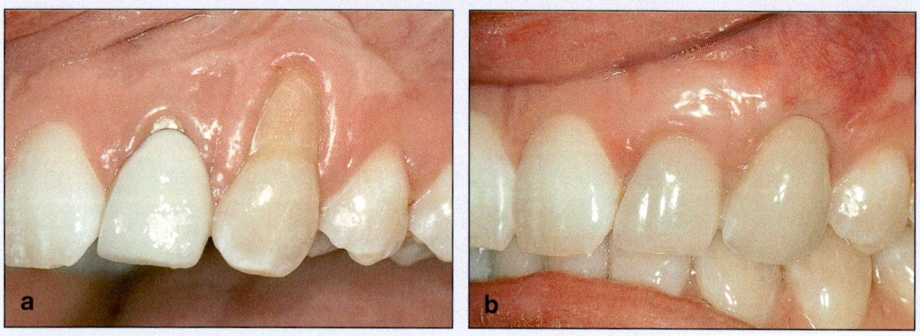

Abb. 2-26a Eine Miller-Klasse-3-Rezession des Eckzahns und eine Miller-Klasse-2-Rezession des seitlichen Schneidezahns. Zwei Versuche zur Wurzeldeckung durch epithelialisierte Gaumentransplantate ohne mechanische Reduktion der Wurzelprominenz schlugen fehl. Der überlebende Anteil der vorherigen Transplantate kann oberhalb des Eckzahns gesehen werden. Der Eckzahn war zuvor kieferorthopädisch behandelt worden.

Abb. 2-26b Eine 100%ige Wurzeldeckung durch zwei subepitheliale Bindegewebetransplantate. Eine mechanische Reduktion der Wurzelprominenz wurde während der ersten Transplantation durchgeführt. Das wandelte effektiv den Miller-Klasse-3 in einen Miller-Klasse-2-Defekt um. Die zweite Transplantation umfasst auch eine koronale Verschiebung des bedeckenden Lappens über ein zusätzliches subepitheliales Transplantat (Restauration durch Dr. Larry Grillo, Aventura, FL).

der Weichgewebebedeckung der Wurzeln zeigen. Dazu legt der Chirurg eine Parodontalsonde horizontal über die Rezession auf der koronalen Höhe des interdentalen Weichgewebes auf beiden Seiten des Defektes. Die Relation der Sonde zur Schmelz-Zement-Grenze legt die erreichbare Höhe der Wurzelbedeckung fest.

Rezessionen der periimplantären Weichgewebe

In der Erfahrung des Autors ist mit wenigen Ausnahmen die Klassifikation von Miller gleichermaßen für die Bewertung der marginalen Gingivarezessionen und zur Vorhersage der Ergebnisse von intraoralen Weichgewebetransplantationen nützlich, wenn sie an Implantaten durchgeführt werden. Wenn eine marginale Gingivarezession um ein Einzelzahnimplantat auftritt, kann der Chirurg die periphere Durchblutung, die durch die benachbarte Bezahnung besteht, ausnutzen, um ein Transplantat zu ernähren. Aber eine unkorrigierbare Fehlposition des Implantats kann ein erfolgreiches Ergebnis von vornherein ausschließen.

Das Klassifikationssystem von Miller kann genutzt werden, um den Erfolg von Deckungsversuchen der prothetischen Aufbauteile an Implantaten vorherzusagen. Wenn eine marginale Gingivarezession bei einem Patienten mit multiplen Implantaten auftritt und die Weichteilbedeckung eines Aufbauteils oder mehrerer Aufbauteile gewünscht wird, sollte das Fehlen des Beitrags des Parodontalligaments zur Durchblutung von periimplantärem Weichgewebe berücksichtigt werden. Wann immer möglich, sollten das Transplantat und der Empfängerdefekt vergrößert werden, um alle Blutversorgungsquellen im Randbereich nutzen zu können, um die verringerte Durchblutung der unmittelbar peripheren Weichgewebe zu kompensieren. Obwohl der Chirurg etwas ausgleichen kann, indem er die Größe des Empfängerdefektes anpasst, können das Volumen des verfügbaren inter-

Rezessionen Miller-Klasse 4: Die Rezession der Gingiva erstreckt sich bis zur oder jenseits der mukogingivalen Grenzlinie und es liegt ein Verlust von interdentalem Knochen und Weichgewebe vor und die Zahnfehlpositiion ist so schwerwiegend, dass Versuche einer Wurzeldeckung ausgeschlossen sind.

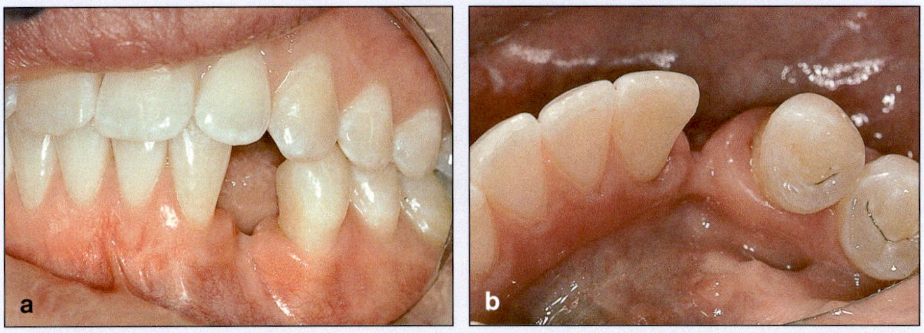

Abb. 2-27a, 2-27b Der Verlust von Knochen und Weichgewebe auf der mesialen Fläche des Unterkieferprämolaren schließt Versuche einer Wurzeldeckung aus, weil auch medial der Lücke blutversorgtes Gewebe zur Ernährung eines Weichteiltransplantats fehlt und damit das Überbrückungsphänomen ausschließt.

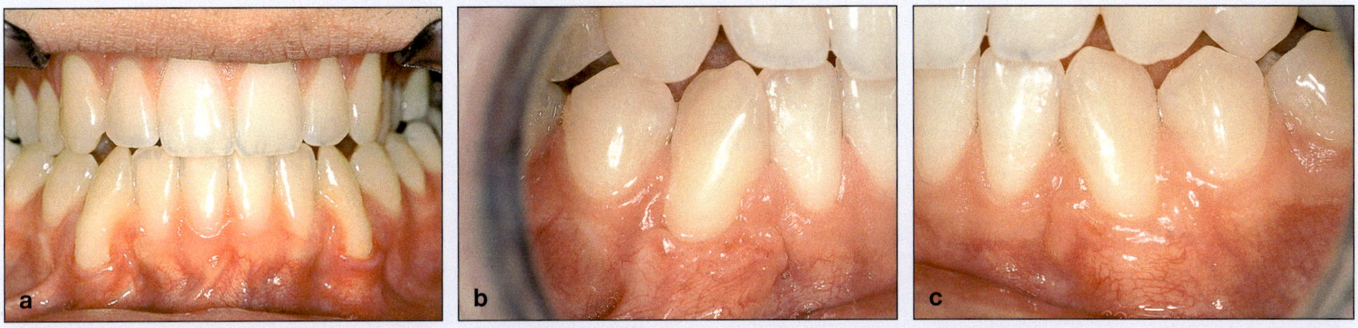

Abb. 2-28a Miller-Klasse-4-Rezession auf beiden Unterkiefereckzähnen. Obwohl die Zahnfehlposition ausgeprägt genug ist, um eine Wurzeldeckung auszuschließen, ermöglicht das gute Volumen der benachbarten Interdentalpapille eine partielle Wurzeldeckung, wenn eine substanzielle mechanische Reduktion der vorstehenden Wurzeln möglich ist. Eine endodontische Behandlung sollte bedacht werden, wenn dabei eine Pulpeneröffnung eintritt.

Abb. 2-28b, 2-28c Eine Teildeckung der Wurzel wurde mit einem subepithelialen Bindegewebetransplantat nach signifikanter mechanischer Reduktion der freiliegenden Wurzeln ermöglicht, was effektiv den Schweregrad dieser Defekte auf eine Miller-Klasse 3 reduziert.

implantären Hart- und Weichgewebes und der Grad der Fehlposition des Implantats die Menge der möglichen Deckung des Aufbauteiles bei multiplen Implantaten einschränken. Deshalb muss der Kliniker die Grenzen, die durch die verringerte Durchblutung der periimplantären Weichgewebe oder durch eine Fehlposition des Aufbauteiles bestehen, erkennen. Andere Grenzen entstehen dadurch, dass sich die Art des Weichgewebeattachments an einer freiliegenden Zahnwurzel von dem Weichgewebeattachment an einem Implantataufbauteil nach einer intraoralen Weichgewebetransplantation zur Korrektur einer Rezession unterscheidet. Während eine freiliegende Wurzeloberfläche mechanisch und chemisch modifiziert werden kann, um die Anheftung von Kollagenfasern an das Zement zu fördern, gibt es histologische Hinweise, dass nach einer wurzelbedeckenden Operation an Menschen die Anheftung von Kollagenfasern nur in der Peripherie der vorbereiteten Wurzeloberfläche stattfindet, und dass eine Saumepithelanheftung in den zentralen Anteilen der Wurzel vorherrscht[9]. Trotzdem laufen die Kollagenfasern, die im Transplantat enthalten sind, parallel zur Implantatabutmentoberfläche und verankern die marginale Gingiva zur Spitze des Limbus alveolaris hin. Diese Orientierung der Fasern sorgt für die Unbeweglichkeit der Gingiva, die notwendig ist, um die weichgewebliche Integration des Implantats und eine biologische Weichgewebeabdichtung zu bewahren. Ungeachtet des Fehlens von bindegeweblicher Anheftung zur Implantatoberfläche nach Weichgewebetransplantationen erfüllt die Transplantation zwei Funktionen zwischen den vorhandenen Epithelialstrukturen und den transplantierten Bindegewebeelementen, die ganz ähnlich ist, wie sie um natürliche Zähne gefunden wird. Im Ergebnis bilden sich eine verbesserte ästhetische Kontur und eine stabile periimplantäre Weichgewebeumgebung, die den bakteriellen und mechanischen Belastungen standhält, die in der Mundhöhle vorhanden sind (siehe Abb. 2-15c bis 2-15e).

Klassifikation von Alveolarfortsatzdefekten in der ästhetischen Implantatbehandlung

Die Bewertung von Alveolarfortsatzdefekten und die Festlegung, ob eine zweizeitige Rekonstruktion vor der oder einzeitig mit der Implantatinsertion indiziert ist, ist eine der wichtigsten klinischen Entscheidungen, mit denen der Implantatchirurg konfrontiert wird. Wenn Maßnahmen zur Verbesserung des Implantatlagers indiziert sind, muss der Implantatchirurg in der Lage sein, Maßnahmen korrekt auszuwählen und abfolgen zu lassen, entsprechend den spezifischen Typen von Alveolarfortsatzdefekten und entsprechend der ästhetischen Wichtigkeit des Implantationsortes. Diese Entscheidungen verbessern nicht nur die funktionellen Langzeitresultate, die mit der Implantatbehandlung erzielt werden können, sondern erlauben dem Chirurgen auch, das erzielbare ästhetische Ergebnis vorherzusagen. Wegen der erhöhten Komplexität und der biologischen Anforderungen an die Rekonstruktion eines Alveolarfortsatzdefektes an einer ästhetischen Implantatposition unterscheidet der Autor die Klassifikation und Rekonstruktion dieser Defekte von Defekten, die in nicht ästhetischen Bereichen oder die mit konventionellen zahngetragenen Restaurationen auftreten.

Die existierenden Klassifikationssysteme für Alveolarfortsatzdefekte konzentrieren sich auf die morphologische Beschreibung von Auflageflächen für Brückenzwischenglieder mit Bezug auf eine operative Behandlung, die auf die Tarnung der Defekte mit Weichgewebetransplantaten oder mit nicht resorbierbaren Knochenersatzmaterialien als Vorbereitung für konventionelle, fest sitzende Zahnrestaurationen begrenzt ist[10]. Obwohl sie nützlich sind, helfen diese Klassifikationen dem Implantatchirurgen nur wenig, wenn er fehlende Hart- oder Weichgewebevolumen in einem ästhetischen Implantationlager rekonstruieren muss. Diese Klassifikationen bieten keine Anleitung zur Auswahl und Abfolge von implantatlagerverbessernden Maßnahmen oder in der Festlegung von vorteilhaften chirurgischen Methoden, Vorhersagbarkeiten von Ergebnissen oder potenziellen Beschränkungen. Die ästhetische Implantatbehandlung erfordert häufig eine biologische Rekonstruktion von fehlender Hartgewebeanatomie in Verbindung mit Weichgeweberekonstruktionen, um eine exakte dreidimensionale Implantatinsertion zu ermöglichen, mit vorhersagbarer Osseointegration und der Entwicklung eines gesunden periimplantären Weichgewebes mit harmonischen Weichgewebekonturen und einer ansprechenden Weichgewebefarbe. Diese Anforderungen können nicht durch tarnende Operationen erfüllt werden, die zur Verbesserung eines Brückenzwischengliedbereiches für normale zahngetragene Restaurationen oder mit derselben rekonstruktiven Abfolge für die Implantatlagerverbesserung in nicht ästhetischen Bereichen benutzt werden.

Um die Wertung und das chirurgische Management von Alveolarfortsatzdefekten in der ästhetischen Implantologie zu vereinfachen, hat der Autor ein neues Klassifikationssystem entwickelt, das nicht nur den Defekt, sondern auch spezifische Typen von Alveolarfortsatzdefekten mit der Auswahl und Abfolge von Operationsmaßnahmen in Einklang bringt, die für erfolgreiche Rekonstruktionen empfohlen wurden. Zusätzlich zum Angebot eines konzeptionellen Rahmens für das chirurgische Management der Alveolarfortsatzdefekte an ästhetischen Implantationsorten identifiziert das Klassifikationssystem die Grenzen einer vollständigen Rekonstruktion bei spezifischen Defekttypen.

Wenn man einen Alveolarfortsatzdefekt für eine ästhetische implantatgetragene Rekonstruktion bewertet, setzt der Autor zunächst die visuelle Inspektion, Palpation und die röntgenologische Vermessung und die Knochensondierung unter Lokalanästhesie mit einer chirurgischen Schablone ein, um festzulegen, ob der Defekt primär durch Weichgewebe oder durch Verlust von Hartgewebe oder durch eine Kombination von beidem verursacht wurde. In einigen Fällen kann eine Röntgenschablone in Verbindung mit der Computertomographie eingesetzt werden, um zusätzliche Informationen über die Art eines vorbestehenden Alveolarfortsatzdefektes zu erhalten. Ein diagnostisches Waxup der endgültigen prothetischen Restauration auf einartikulierten Gipsmodellen oder direkt im Patientenmund sorgt für zusätzliche Informationen über das Volumen und die Art des Defektes in Beziehung zur geplanten endgültigen Restauration.

Auf Basis der prätherapeutischen Untersuchung klassifiziert der Autor Alveolarfortsatzdefekte entsprechend ihrem Volumen (klein oder groß), ihrer Art (Hartgewebe, Weichgewebe oder Kombination von Hart- und Weichgewebe). Wenn spezifische Typen von Alveolarfortsatzdefekten vorbestehen, sollte man das Volumen und die Art des Defektes eher betonen, als die Form des Defektes (vertikal oder horizontal). Dies erlaubt die Formulierung von nützlichen Algorithmen, um den Implantatchirurgen in der Auswahl und der Abfolge der rekonstruktiven Operationen, die für eine erfolgreiche Verbesserung des Implantatlagers benötigt werden, anzuleiten (siehe Anhang). Der Chirurg muss immer die Effekte bedenken, die die empfohlenen Behandlungsalgorithmen mit Operationen zur Knochenaugmentation oder die operativen Zugänge zur Insertion oder Freilegung eines Implantats auf das Volumen, die Architektur und die Topographie der bedeckenden Weichgewebe am Implantationsort entsprechend dem parodontalen Phänotyp des Patienten ausüben können. Folglich werden bei Implantatlagerverbesserungen in der ästhetischen Implantologie viele Hartgewebedefekte am Ende so behandelt, als seien sie Kombinationen von Hart- und Weichgewebedefekten. Wegen der Resorption und der Remodellation von Alveolarfortsatzknochen, die vorhersagbar nach dem Verlust eines Oberkieferfrontzahns auftritt und normalerweise einen Verlust von Kammvolumen, Kammhöhe und Kammbreite auslöst, sind die meisten Implantatlagerdefekte in ästhetischen Bereichen in Wahrheit

Großvolumiger Hartgewebedefekt

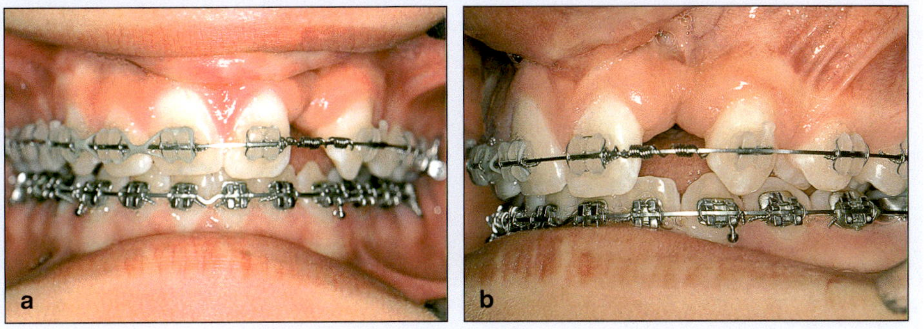

Abb. 2-29a, 2-29b Ein großvolumiger Hartgewebedefekt besteht an diesem Implantatsitus eines seitlichen Schneidezahns mit vorbestehender Alveolarfortsatzspalte. Eine mehrstufige Rekonstruktion dieser Defekte ist immer indiziert. Obwohl die Rekonstruktion des Hartgewebes eine ordentliche dreidimensionale Implantatposition ermöglichen wird, ist häufig eine Weichgewebetransplantation erforderlich, um den Verlust an Bindegewebe, der als Konsequenz der Knochentransplantation eintritt, auszugleichen (siehe Kapitel 3 für Behandlungsdetails).

Kombinationen von vertikalen und horizontalen Defekten. In ihrer Form sind sie selten ausschließlich vertikale oder ausschließlich horizontale Defekte. Deshalb umfassen Anstrengungen zur Rekonstruktion an ästhetischen Implantatpositionen üblicherweise mehr als nur den Ersatz von fehlendem Volumen und Architektur der Hart- oder Weichgewebe, um eine ideale Implantatposition und ein ideales ästhetisch restauratives Emergenzprofil zu erzeugen. Diese Maßnahmen umfassen üblicherweise auch den Ausgleich von Weichgewebeschrumpfung oder den Ausgleich eines subepithelialen Volumengewinns einer Knochenaugmentation durch prophylaktische Weichgewebeaugmentationen, die durchgeführt werden, um einen erwarteten Weichgewebeverlust auszugleichen oder um einen leichten Mangel an Hartknochengewebekontur zu verstecken.

Sechs individuelle Typen von Alveolarfortsatzdefekten werden auf der Grundlage des Volumens und der Art des Defektes unterschieden: großvolumiger Knochendefekt, kleinvolumiger Knochendefekt, großvolumiger Weichgewebedefekt, kleinvolumiger Weichgewebedefekt und großvolumige Kombinationsdefekte und kleinvolumige Kombinationsdefekte. Wenn einmal der Defekt klassifiziert ist, kann die Form des Defektes daraufhin als vertikal oder horizontal oder am häufigsten als Kombination aus vertikalem und horizontalem Defekt im Oberkiefer beschrieben werden. Die Klassifikation geht besonders auf Knochenverluste, die die parodontale Festigkeit der benachbarten Bezahnung mindern und, die eine anatomische Irritation darstellen (wie zuvor diskutiert). Jede Defektklassifikation wird mit der angemessenen Auswahl und Abfolge von verschiedenen Hart- und Weichgewebetransplantationsmethoden kombiniert, die für ein planbares und sicheres ästhetisches Ergebnis erforderlich sind. Unterschiede in den rekonstruktiven Erfordernissen für gleichartige Defekte an nicht ästhetischen Implantationsorten werden auch diskutiert, um den zusätzlichen Anforderungen an das chirurgische Management in Gebieten von ästhetischer Bedeutung herauszustellen.

Der großvolumige Hartgewebedefekt

Ein großvolumiger Hartgewebedefekt (Abb. 2-29) verhindert eine ideale dreidimensionale Implantatpositionierung und wird sowohl in ästhetischen und nicht ästhetischen Gebieten am besten durch ein zweizeitiges Rekonstruktionsverfahren vor Implantatinsertion rekonstruiert. Zur Rekonstruktion dieser Defekttypen benutzt der Autor autologe, monokortikale Blocktransplantate in Kombination mit partikulären Transplantaten, wie in Kapitel 7 beschrieben. Wenn der Defekt komplett horizontal ohne jeglichen Verlust an vertikaler Knochenhöhe ist, kann der Chirurg mit einer kompletten Wiederherstellung des Hartgewebevolumens am Implantationsort rechnen. Wenn der Defekt einen Verlust an vertikaler Knochenhöhe aufweist, kann eine vollständige Wiederherstellung eingeschränkt sein. Der limitierende Faktor bei der Rekonstruktion von großvolumigen Knochendefekten mit Verlust von vertikaler Knochenhöhe bei zahnlosen Patienten ist die fehlende Möglichkeit, die vorhandene Weichteilbedeckung auszudehnen und hoch zu nähen, um ein ausreichendes vertikales Knochentransplantatvolumen zu bedecken und um eine darauf folgende Knochenresorption, die durch die Kontraktion des Weichteilmantels oder zu frühe Belastung erzeugt wird, zu minimieren. Zusätzlich zu den Weichteilbedenken, die zuvor aufgezeigt wurden, legt die koronare Höhe, die Dicke und das Volumen des interdentalen Knochens zur angrenzenden natürlichen Bezahnung hin die in Grenzen vertikaler Knochenaugmentation, die im teilbezahnten Gebiss möglich ist, fest. Wenn es keinen Knochenhöhen- oder Volumendefekt an der benachbarten Bezahnung in einer Einzelzahnlücke gibt, ist eine komplette Wiederherstellung möglich. In dem Maße, wie die Breite eines vertikalen Knochendefektes ansteigt, wird eine vertikale Wiederherstellung des Knochens weniger wahrscheinlich. Zusätzliche Limitationen einer vertikalen Knochenregeneration sollten erwartet werden, wenn der Knochenverlust sich bis an die Wurzeln der benachbarten natürlichen Zähne erstreckt, denn die Wurzeloberfläche ist avaskulär und kann nicht zur Ernährung des Knochentransplantats durch überbrückende Gefäßeinprossung beitragen. Die vertikale Knochenregeneration hängt genauso wie das darüber liegende Weichgewebe und die Anlagerung des Transplantats an die freiliegende Wurzeloberfläche vom Blutfluss ab, der von der parodontalen Zirkulation ausgeht. In diesen Fällen ist eine vertikale Knochenregeneration gegenwärtig nicht sicher vorhersagbar. Zukünftige Erfolge werden von einem besseren Verständnis der komplexen Vorgänge der Regeneration parodontaler Strukturen abhängen, das zusätzlich zum Knochen

Kleinvolumiger Hartgewebedefekt

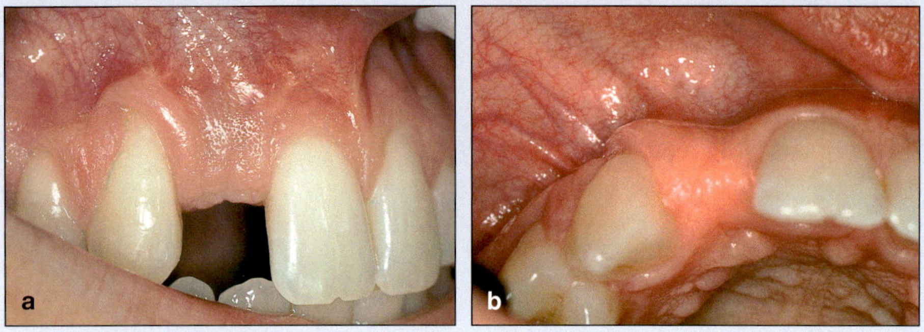

Abb. 2-30a Ein kleinvolumiger Hartgewebedefekt findet sich an diesem Situs eines seitlichen Schneidezahns. Die Palpation und die Knochensondierung zeigen, dass der Defekt nicht den Alveolarfortsatz umfasste und deshalb eine simultane Rekonstruktion zum Zeitpunkt der Implantatinsertion zuließ. Eine Miller-Klasse-1-Rezession am benachbarten Eckzahn wird nach Reifung des Knochentransplantats und abgeschlossener Implantatintegration korrigiert.

Abb. 2-30b Die okklusale Ansicht des Defektes zeigt eine mehr als angemessene Breite des Alveolarkamms für eine ideale Implantatpositionierung (siehe Kapitel 7 für Behandlungsdetails).

die Regeneration des Zementes des Parodontalligamentes und der epithelialen Strukturen einschließt.

Wenn ein vertikaler Knochendefekt vorliegt, ist immer eine zweizeitige Rekonstruktion angezeigt. Obwohl die Distraktionsosteogenese in ästhetischen Gebieten schwierig anzuwenden ist, sollte sie in Verbindung mit Knochentransplantaten berücksichtigt werden. Die kieferorthopädische Extrusion mit folgender Restauration oder Entfernung einer geschädigten Nachbarbezahnung ist eine weitere Strategie zur Verbesserung des Hart- und Weichgewebevolumens mit Vorrang vor anderen chirurgischen Maßnahmen zur Verbesserung des Implantatlagers. In den meisten ästhetischen Gebieten erfordern großvolumige Hartgewebedefekte sowohl Hart- als auch Weichgewebe, um den Verlust an Weichgewebe auszugleichen, der durch die Knochentransplantation und die Implantationsmaßnahmen entsteht.

Kleinvolumige Hartgewebedefekte

Ein kleinvolumiger Weichteildefekt (Abb. 2-30) behindert nicht die dreidimensional korrekte Implantatinsertion oder die primäre Implantatstabilität und ermöglicht daher eine einzeitige Rekonstruktion zusammen mit der Implantatinsertion. Obwohl ein kleinvolumiger Fenestrationsdefekt normalerweise mit der gesteuerten Knochenregeneration einzeitig zum Zeitpunkt der Implantatinsertion versorgt werden kann, wird die Rekonstruktion von kleinvolumigen Hartgewebedefekten, die den Kieferkamm (das kritische Areal für das prothetische Emergenzprofil) einschießen oder gefährden, am sichersten mit einem zweizeitigen Vorgehen versorgt, wie in Kapitel 7 beschrieben. Die Korrektur von kleinvolumigen Hartgewebedefekten in Verbindung mit einer ästhetischen Implantatbehandlung kann eine anschließende Weichgewebetransplantation erfordern, um die Weichgewebeschrumpfung auszugleichen, die als Resultat der initialen Knochenregenerationsmaßnahme entsteht. Während Patienten mit einem dünnen, girlandenförmigen Parodontium dem höchsten Risiko ausgesetzt sind, sollten Chirurgen mit allen Patienten die Möglichkeit einer Weichgewebetransplantation diskutieren, um ein gewünschtes ästhetisches Erfolgsergebnis zu erzielen.

Großvolumiger Weichgewebedefekt

Ein großvolumiger Weichgewebedefekt (Abb. 2-31, 2-32) verhindert die Entwicklung einer stabilen periimplantären Weichgewebeumgebung oder sorgt für inadäquate Weichgewebebedeckung für eine erfolgreiche knöcherne Implantatlagerverbesserung. Zusätzlich kann ein großvolumiger Weichgewebedefekt in ästhetischen Gebieten das Emergenzprofil einer Implantatrestauration verderben, die mit der benachbarten Bezahnung harmoniert.

In nicht ästhetischen Bereichen werden großvolumige Weichgewebedefekte meistens zum Zeitpunkt der Implantatfreilegung oder, wenn ein offen einheilendes Implantatsystem benutzt wird, zum Zeitpunkt der Implantatinsertion korrigiert, indem epithelialisierte Gaumenschleimhauttransplantate benutzt werden, wie sie in Kapitel 5 beschrieben werden. Obwohl eine schlechte Farbanpassung die Nutzung von Gaumenschleimhauttransplantaten in ästhetischen Bereichen einschränkt, können diese Transplantate erfolgreich genutzt werden, um großvolumige Weichteildefekte in einem zweizeitigen Vorgehen zu versorgen, indem eine knöcherne horizontale Augmentation vorangeht und damit die Grundlage für eine darauf folgende vertikale Weichgewebeaugmentation legt. Ein oder mehrere subepitheliale Bindegewebetransplantate werden normalerweise benötigt, um großvolumige Weichteildefekte in der ästhetischen Implantologie zu versorgen. Diese subepithelialen Bindegewebetransplantate werden vor Implantatinsertion, während der Implantatinsertion, während der Osseointegrationsphase oder zum Zeitpunkt der Implantatfreilegung eingebracht, je nachdem, wie die Qualität der Weichgewebe am Implantationsort vor der Implantation war und ob eine gedeckte oder eine ungedeckte Implantateinheilung geplant wird, wie in Kapitel 5 beschrieben. Alternativ kann der vaskularisierte interponierte Periostalbindegewebelappen (VIP-CT-Flap) eingesetzt werden, um einen großvolumigen Weichgewebedefekt in Verbindung mit einer ästhetischen Implantation im vorderen Oberkiefer zu versorgen. Hierfür wird eine einzeitige Methode vor Implantatsetzung, während der Implantatinsertion oder während der Osseointegrationsperiode in Kapitel 6 beschrieben.

Großvolumige Weichgewebedefekte

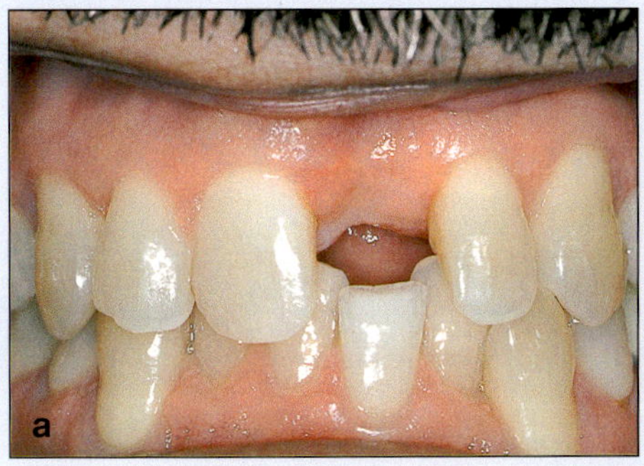
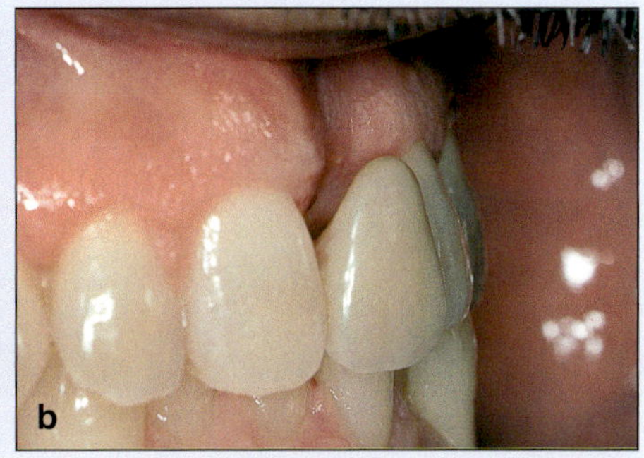

Abb. 2-31a, 2-31b Dieser großvolumige Weichgewebedefekt an einem mittleren Schneidezahn muss korrigiert werden, um eine gesunde periimplantäre Weichgewebeumgebung und ein annehmbares ästhetisches Resultat einer zukünftigen Implantatrestauration zu etablieren. Wegen der Größe des Defektes sind mehrere subepitheliale Bindegewebetransplantate oder ein VIP-CT-Lappen für die Rekonstruktion indiziert (siehe Kapitel 7 für Behandlungsdetails).

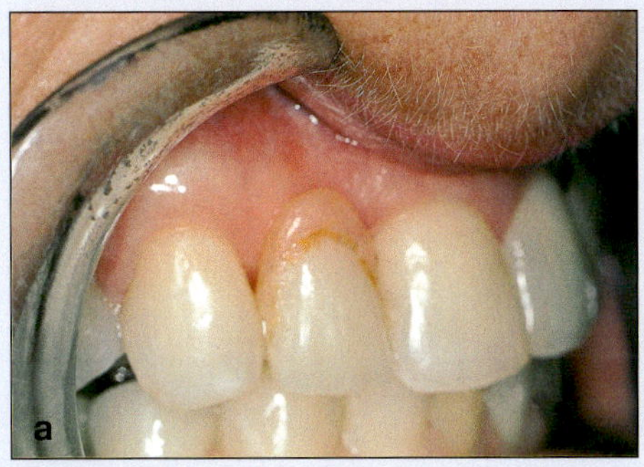
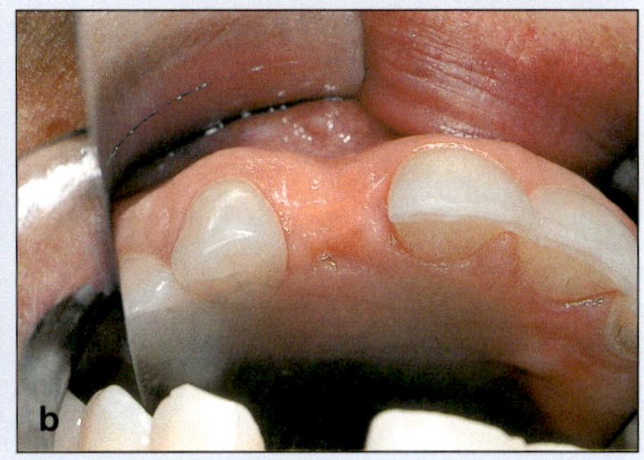

Abb. 2-32a, 2-32b Ein ausgeprägter vertikaler Weichgewebedefekt wird durch die interimsprovisorische Restauration erkennbar. Mehrere subepitheliale Bindegewebetransplantate oder ein VIP-CT-Lappen sind zur Rekonstruktion indiziert (siehe Kapitel 6 für Behandlungsdetails).

Kleinvolumiger Weichgewebedefekt

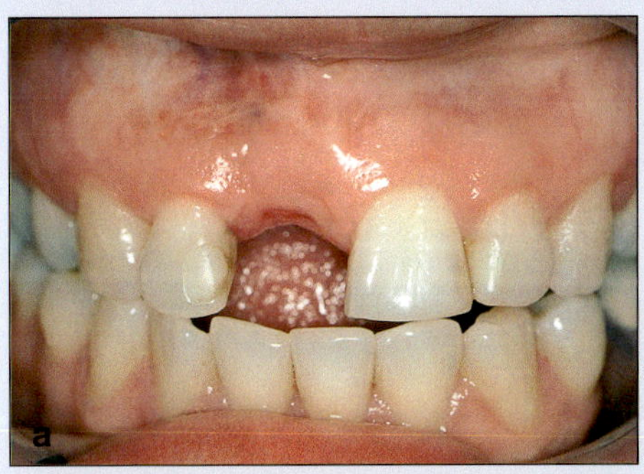
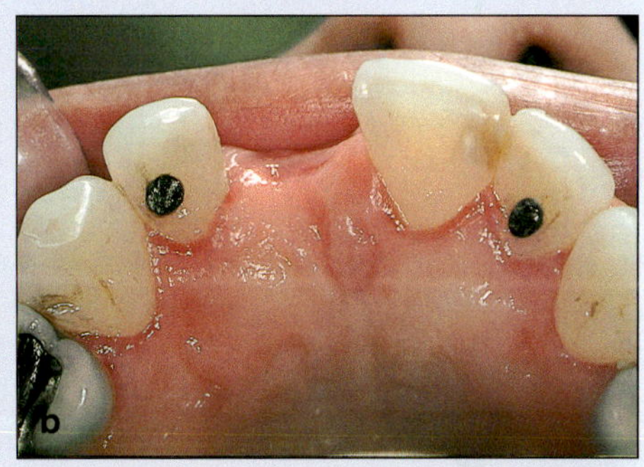

Abb. 2-33a, 2-33b Ein kleinvolumiger Weichgewebedefekt besteht im Bereich der Durchtrittsstelle der Prothetik. Die Rekonstruktion mit einem subepithelialen Bindegewebetransplantat vor oder zeitgleich mit der Implantatinsertion ist indiziert (siehe Kapitel 7 für Behandlungsdetails).

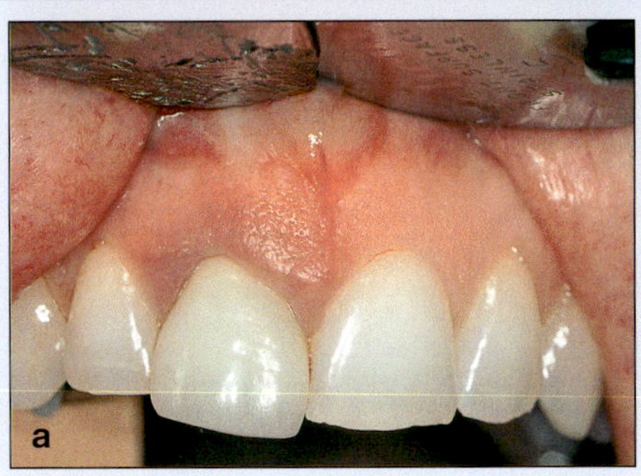
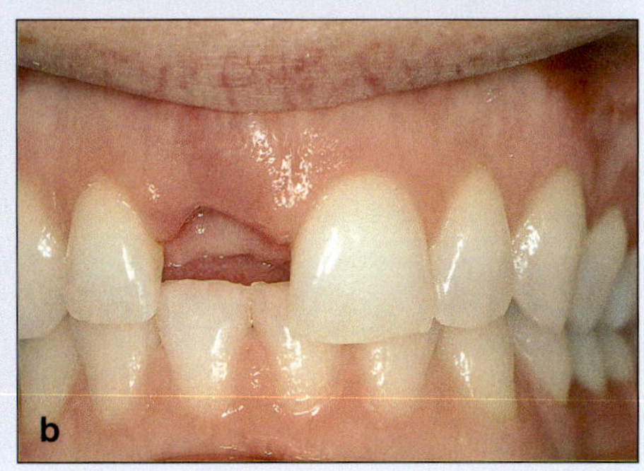

Abb. 2-34a Ein erhebliches Ödem besteht um diesen nicht erhaltungswürdigen zentralen Schneidezahn, das den falschen Eindruck erzeugt, dass es mehr als genug Weichgewebe für eine erfolgreiche ästhetische Implantatrestauration gibt.

Abb. 2-34b
Ein kleinvolumiger Weichgewebedefekt wird nach Entfernung des Zahns trotz minimal traumatischer Zahnentfernung und Anwendung der Bio-Col-Technik erkennbar. Die simultane Rekonstruktion des Weichgewebedefektes zum Zeitpunkt der Implantatinsertion ist eine vorhersagbare Methode (siehe Kapitel 7 für Behandlungsdetails).

Kleinvolumiger Weichgewebedefekt

Ein kleinvolumiger Weichgewebedefekt meint ein Volumen an befestigtem Weichgewebe in Umgebung einer Implantatrestauration, die für eine vorhersagbare Langzeitstabilität oder ästhetisches Heraustreten des Implantats suboptional ist. In nicht ästhetischen Bereichen werden kleinvolumige Weichgewebedefekte mit einer der chirurgischen Maßnahmen, wie in Kapitel 3 beschrieben, versorgt. In ästhetischen Bereichen müssen kleinvolumige Weichgewebedefekte meistens zum Zeitpunkt einer gedeckten oder ungedeckten Implantatinsertion mit subepithelialen Bindegewebetransplantaten versorgt werden, die in geschlossene, taschenförmige Empfängerbetten (horizontale Defekte) oder in Verbindung mit koronal positionierten Lappen (vertikale Defekte) eingesetzt werden, wie in den Kapiteln 5 und 7 beschrieben. Obwohl kleinvolumige Weichgewebedefekte häufig vor der Planung einer Implantattherapie entdeckt werden, muss der Chirurg wissen, dass viele auch durch die Weichteilschrumpfung nach chirurgischen oder prothetischen Maßnahmen,

Kombinationsdefekt von Hart- und Weichgewebe

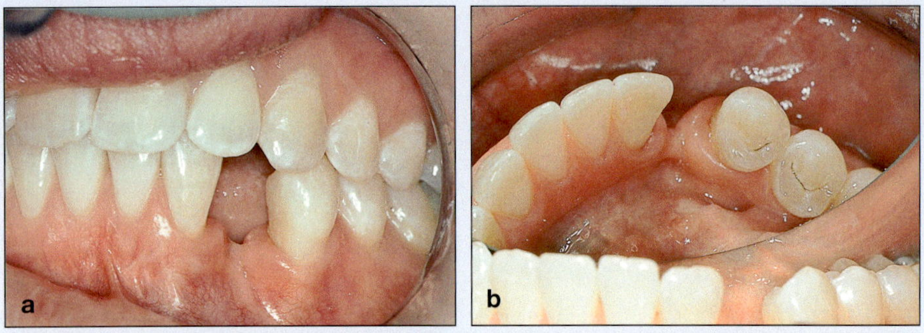

Abb. 2-35a, 2-35b Ein großvolumiger Kombinationsdefekt von Hart- und Weichgewebe befindet sich im Situs dieses Unterkiefereckzahns nach einer fehlgeschlagenen intentionellen Zahnreplantation. Die dünne Mukosa im Situs bietet ein inadäquates Weichteilgewebe, um die indizierte Knochentransplantation zu decken. Ein epithelisiertes Gaumenschleimhauttransplantat ist zur Verbesserung der Gewebemenge und zur Schaffung von keratinisierter Gingiva im Situs als Vorbereitung für die Knochentransplantation indiziert.

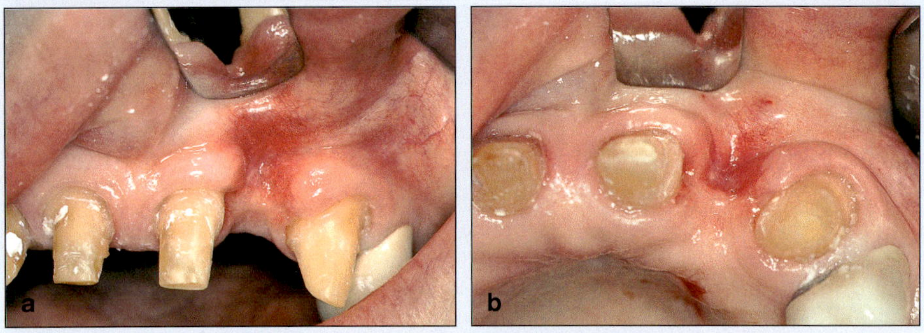

Abb. 2-36a, 2-36b Ein großvolumiger Kombinationsdefekt von Hart- und Weichgewebe befindet sich im Situs dieses seitlichen Schneidezahns nach Fehlschlag einer vorangegangenen Knochentransplantation. Die Weichgewebe im Situs sind extrem dünn und vernarbt und von unzureichender Qualität, um die erforderlichen Knochentransplantate zur Einheilung zu bringen. Deshalb ist eine Rekonstruktion durch einen VIP-CT-Lappen vor der Knochentransplantation indiziert (siehe Kapitel 6 für Behandlungsdetails).

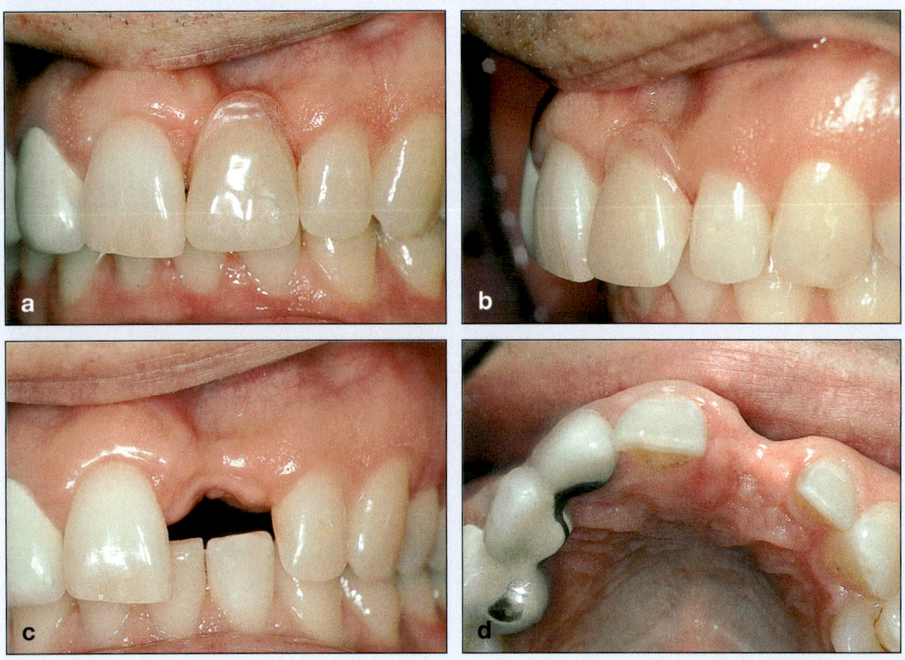

Abb. 2-37a bis 2-37d Ein großvolumiger Kombinationsdefekt von Hart- und Weichgewebe zeigt sich an diesem Implantatsitus eines zentralen Schneidezahns. Die Breite der befestigten Gingiva und die großzügige Vestibulumtiefe in diesem Bereich sind angemessen, um mit der Knochentransplantation fortzufahren. Man kann voraussehen, dass mehrere subepitheliale Bindegewebetransplantate erforderlich werden, um den großvolumigen Weichgewebedefekt nach Implantatinsertion und Reifung des Knochentransplantats zu rekonstruieren (siehe Kapitel 7 für Behandlungsdetails).

die üblicherweise während der ästhetischen Implantatbehandlung durchgeführt werden, entstehen. Deshalb sollte der Chirurg die mögliche Notwendigkeit weichteilverschönernder Maßnahmen mit den Patienten diskutieren, die sich mit einer ästhetischen Implantatbehandlung auseinandersetzen.

Kombinationsdefekte (Hart- und Weichgewebe)

Die Kombinationsdefekte von Hart- und Weichgewebe (Abb. 2-35 bis 2-40) sind die meistverbreiteten Defekttypen an ästhetischen Implantatpositionen. Für den Implantatchirurgen kann die Versorgung eines großvolumigen Kombinationsdefektes sehr herausfordernd sein, nicht nur, weil sie eine ideale Implantatpositionierung verhindern, sondern auch, weil sie die Möglichkeiten des Chirurgen beschränken, eine stabile periimplantäre Weichteilumgebung zu erzeugen. Obwohl großvolumige Kombinationsdefekte immer in mehreren Schritten vor der Implantatinsertion unabhängig von ihrer Position rekonstruiert werden, stellen sie bei ästhetischen Implantatpositionen eine zusätzliche Herausforderung der Restauration einer positiven ästhetischen Weichgewebearchitektur dar.

Bei der Bewertung eines großvolumigen Kombinationsdefektes muss der Chirurg zuerst festlegen, ob die Qualität der bestehenden Weichgewebe ausreicht, um die Knochenaugmentation zu bedecken. Es muss eine Messung der

Abb. 2-38a, 2-38b Ein großvolumiger Kombinationsdefekt von Hart- und Weichgewebe zeigt sich an diesem Implantatsitus eines zentralen Schneidezahns. Die gleichzeitige Hart- und Weichgewebetransplantation mit einem Knochenblocktransplantat und einem VIP-CT-Lappen ist in Vorbereitung für die Implantatinsertion indiziert (siehe Kapitel 6 für Behandlungsdetails).

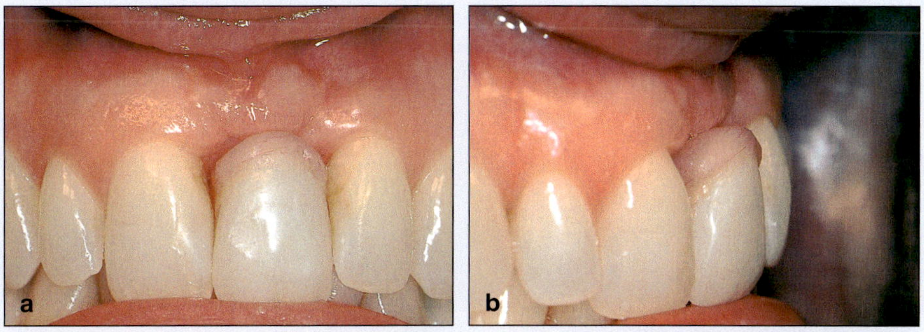

Abb. 2-39a, 2-39b Ein großvolumiger Kombinationsdefekt von Hart- und Weichgewebe besteht nach Entfernung aller vier Schneidezähne und dem darauf folgenden fehlgeschlagenen Versuch einer Knochentransplantatrekonstruktion. Sowohl die Hart- als auch Weichgewebekomponente ist großvolumig. Vorangegangene operative Eingriffe haben die Blutversorgung im Implantatlager vermindert. Eine simultane Weichgewebe-rekonstruktion durch autologe Knochentransplantate und einen VIP-CT-Lappen ist indiziert (siehe Kapitel 7 für Behandlungsdetails).

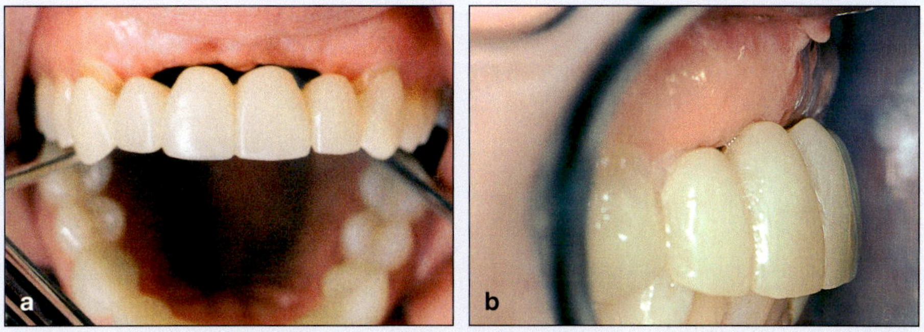

Abb. 2-40a, 2-40b Ein kleinvolumiger Kombinationsdefekt von Hart- und Weichgewebe existiert am Platz dieses Oberkiefereckzahns. Vor der Zahnentfernung bestand eine Weichteilrezession über der Wurzel. Der Verlust der knöchernen Kieferkammkontur war nicht so groß, dass eine ideale Implantatpositionierung verhindert wurde. Deshalb wird dieser Defekttyp üblicherweise durch ein Weichteiltransplantat oder ein synthetisches Knochenersatzmaterial getarnt, wenn die Weichgewebebedeckung dick genug ist, um das darunter liegende Transplantat zu maskieren (siehe Kapitel 7 für Behandlungsdetails).

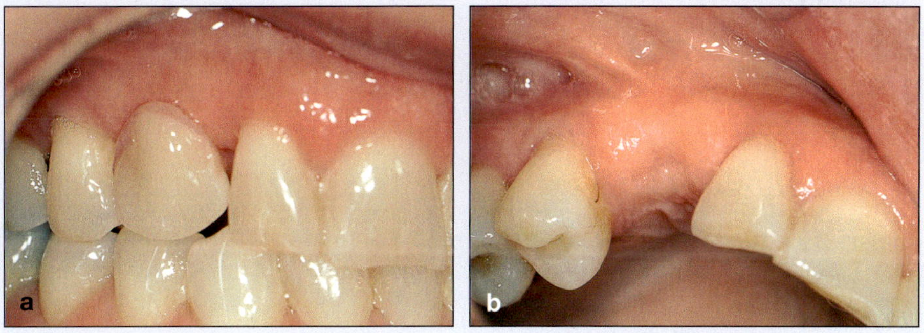

Breite der befestigten Gingiva und der Vestibulumtiefe im Augmentationsgebiet erfolgen, um festzulegen, ob Weichteiltransplantationen vor der knöchernen Augmentation erforderlich sind (siehe Abb. 3-27). Wenn die Weichgewebe extrem dünn oder unelastisch oder narbig sind, dann ist eine Weichgewebetransplantation vor Knochentransplantation strengstens empfohlen. Dieses Szenario ist häufig, wenn die Vorgeschichte vor dem Zahnverlust ein Trauma, Infektionen oder mehrfache operative Interventionen aufweist. Unter diesen Umständen verbessert eine Weichgewebeaugmentation als erster Schritt sowohl das Volumen der Weichgewebebedeckung für das Knochentransplantat als auch die Qualität an mesenchymalem Gewebe, das zur Einheilung eines zweizeitig folgenden Knochentransplantats vorhanden ist. Das Ergebnis ist ein Rückgang von dehiszenzbedingten Knochentransplantatkomplikationen und eine verbesserte Inkorporation und Remodellierung des Knochentransplantats an der Empfängerstelle. Entweder ein subepitheliales Bindegewebetransplantat oder ein epithelialisiertes Gaumenschleimhauttransplantat wird eine angemessene Weichgewebequalität und -volumen am Implantationsort vor der Knochentransplantation bereitstellen (siehe Abb. 2-35). Alternativ kann ein VIP-CT-Lappen ein größeres Volumen von Weichgewebe und eine signifikante Verbesserung der Blutzirkulation, die im vorderen Oberkiefer vor der Knochentransplantation zur Verfügung steht, bieten (siehe Abb. 2-36).

Wenn sowohl die Breite der keratinisierten Gingiva als auch die Vestibulumtiefe unzureichend sind, kann zunächst die Knochentransplantation durchgeführt werden, gefolgt von einer Weichgewebetransplantation simultan mit der Implantatinsertion oder während der Osseointegrationsperiode (siehe Abb. 2-37). Alternativ bietet die simultane Hart- und Weichgeweberekonstruktion mit kortikospongiösen Blocktransplantaten und dem VIP-CT-Lappen vorhersagbare Resultate, wenn großvolumige ästhetische Kammdefekte vorliegen (Abb. 2-38 und 2-39). Schließlich werden epithelialisierte Gaumenschleimhauttransplantate als erster Schritt vorgezogen, wenn großvolumige Kombinationsdefekte versorgt werden, die von traumatischen Zahnverletzungen herrühren, weil sie innerhalb relativ kurzer Zeit eine Bedeckung mit keratinisierter Gingiva bieten können und damit eine darauf folgende simultane Hart- und Weichgeweberekonstruktion mit kortikospongiösen Knochentransplantaten und VIP-CT-Lappen erleichtern.

Kleinvolumige Kombinationsdefekte des Alveolarfortsatzes behindern im Gegensatz dazu nicht die ideale Implantatposition oder die Möglichkeit, ein stabiles periimplantäres Weichgewebe zu schaffen. Aber sie führen zu leichten Kammkonturdefekten, die die Ästhetik beeinträchtigen. Solche Defekte werden üblicherweise entweder mit einem subepithelialen Bindegewebetransplantat oder mit einem VIP-CT-Lappen getarnt, der simultan mit der Implantatinsertion durchgeführt wird (siehe Abb. 2-40). Alternativ können alloplastische Knochenersatzmaterialien eingesetzt werden, um diese Defekte zu verstecken, vorausgesetzt, dass das existierende Weichgewebe angemessen das eingebrachte Augmentationsmaterial maskieren kann.

3

KAPITEL

Chirurgische Techniken zur Versorgung der periimplantären Weichgewebe

Dieses Kapitel präsentiert praktische und effektive Methoden für die chirurgische Versorgung der periimplantären Weichgewebe in einer großen Vielfalt von Fällen und Situationen. Ein Verständnis des hier vorgeschlagenen Lappendesigns und Richtlinien für die Anwendung spezifischer chirurgischer Manöver wird den Implantatchirurgen dazu befähigen, die periimplantären Weichgewebe mit einem hohen Grad von Vorhersagbarkeit und Erfolg in den meisten klinischen Situationen zu versorgen. Verbunden mit den Kenntnissen der periimplantären Weichgewebeanatomie und -biologie, die in Kapitel 1 vorgestellt wurden, und den Grundlagen der Patientenuntersuchung, die in Kapitel 2 präsentiert wurden, kann die Information in diesem Kapitel eine Grundlage für eine flexible chirurgische Technik sein, die zur erfolgreichen Versorgung der periimplantären Weichgewebe an individuelle Fallszenarien angepasst werden kann.

Instrumente für das Weichteilmanagement in der Implantologie

Bevor die Besonderheiten der chirurgischen Philosophie und Technik diskutiert werden, ist es zweckmäßig, einen Blick auf das Basisinsturmentarium zu werfen, das im Weichteilmanagement in der implantatrelevanten Chirurgie benutzt wird. Ein erfolgreiches Management der periimplantären Weichgewebe verlangt die Fähigkeit, präzise Inzisionen durchzuführen, die oft angeschrägt sind und einem wellenförmigen (kurvilinearen) Weg folgen. Der Chirurg muss genauso fähig sein, die zarten mukoperiostalen Gewebe vorsichtig zu mobilisieren, darzustellen und zu readaptieren. Geeignete Instrumente sind notwendig, um Knochenchirurgie oder Weichteiltransplantationen am Implantatort oder bei Gelegenheit auch kosmetische parodontale Operationen an der benachbarten Bezahnung durchzuführen, um eine Harmonisierung mit der Implantatrestauration zu bewirken. Obwohl individuelle Vorlieben die Inhalte des chirurgischen Implantatsiebes vorgeben sollten, werden die folgenden Instrumente einem Chirurgen ermöglichen, die häufigsten weichteilchirurgischen Maßnahmen durchzuführen, die in der Implantologie erforderlich sind.

Ein runder Skalpellgriff Nr. 5 (Abb. 3-1a) bietet höchste Handlichkeit und Kontrolle, um präzise kurvilineare, angeschrägte Inzisionen zu setzen. Der Skalpellhandgriff Nr. 5a (Abb. 3-1b), der ein gewinkeltes Design hat, ist für Inzisionen in den posterioren Quadranten und am harten Gaumen von Vorteil, wenn die Mundöffnung eingeschränkt ist. Eine Einwegskalpellklinge Nr. 15c (Abb. 3-1c) hat eine niedrige Höhe, die ideal geeignet ist, um angeschrägte Inzisionen am Übergang zur übrigen Bezahnung durchzuführen. Die Klinge Nr. 15c eignet sich auch zur resektiven Konturierung von mukoperiostalen Lappen, was die Readaptation von umlaufenden Weichteillappen um transmukosale Implantatstrukturen erleichtert.

Das Raspatorium Nr. 3/9a (Abb. 3-1d) ist ein multifunktionelles Instrument. Das scharfe perforierte Paddel wird zur Präparation von Mukoperiostallappen und zum Halten von Weichgewebelappen während der Naht benutzt. Das flache Ende dient als Wundhaken für feine mukoperiostale Lappen, für Weichteiltransplantate und Operationen der gesteuerten Knochenregeneration. Das BUSER-Elevatorium (Abb. 3-1e) ist ein feines Raspatorium, das die zarte Präparation von mukoperiostalen Weichgewebelappen erleichtert. Das lanzettförmige Ende ist besonders geeignet, um die Anhebung des Lappens zu beginnen und um anhaftende fibröse Fasern von den knöchernen Wänden eines Knochendefektes unter dem Mukoperiostlappen zu lösen. Das kleine paddelförmige Ende wird benutzt, um die Anhebung des Lappens fortzuführen. Das paddelförmige Ende kann genauso zum Heben von subepithelialen Bindegewebetransplantaten benutzt werden. Die Kürette nach Lukas (Abb. 3-1f) ist ein nützliches Instrument, um die Lappenhebung in Gebieten zu beginnen, zu denen der Zugang beschränkt ist, und außerdem zur Entfernung von granulomatösem Gewebe aus Knochendefekten oder Extraktionsalveolen.

Der Nahtpinzette nach Corn (Abb. 3-1g) ist sehr hilfreich, um Nähte durch zarte Weichgewebelappen oder Transplantate zu führen. Das einzigartige Design erlaubt dem Chirurgen, die Nadel durch das Gewebe zu führen, während die Pinzette vorsichtig das Gewebe stabilisiert. Zusätzlich ist das gewinkelte Arbeitsende dieser Pinzette von Nutzen, wenn der Zugang limitiert ist. Mit einer Adson- und Mikro-Adson-Pinzette (Abb. 3-1h) wird das mukoperiostale Gewebe vorsichtig während der Lappenpräparation und Readaptation gefasst. Die chirurgische Mikro-Adson-Pinzette ist besonders nützlich, wenn man mit delikatem parodontalen Gewebe arbeitet und zum Handling der Spender- und Empfängergewebe während intraoraler Weichgewebetransplantationen.

Die gebogene IRIS-Schere (Abb. 3-2a) wird für den präzisen Beschnitt von mukoperiostalen Lappen, wie auch der Spender- und Empfängergewebe während intraoraler Weichgewebetransplantationen benutzt. Die Präparierschere nach Dean (Abb. 3-2b) wird vorwiegend benutzt, um Nähte abzuschneiden. Der lange Griff und die gewinkelte Ausrichtung der Schnittflächen dieser Schere erleichtern ein exaktes Abschneiden, auch wenn der Zugang beschränkt ist.

Der Universalnadelhalter nach Crile Wood (Abb. 3-2c) bedient Nahtgrößen von 3x0 bis 6x0 und seine festen Branchen sind geeignet, um mit mittelgroßen Nadeln, wie der FS2, zu arbeiten. Der Mininadelhalter nach Ryder (Abb. 3-2d) hat feine Branchen, die Nahtgrößen bis herunter zu 10x0 fassen, und er ist geeignet, um mit kleinen Nadeln, wie der P3, zu arbeiten. Dieser Nadelhalter ist ausschließlich für feinste Nahtarbeiten vorgesehen, die während Weichgewebetransplantationen erforderlich werden, zur präzisen Readaptation von Weichteillappen und zum sorgfältigen Versorgen von Inzisionen in ästhetischen Bereichen. Die schmalen, konischen Branchen sind besonders nützlich im Approximalraum und im Papillenbereich.

Eine Gewebezange (Abb. 3-2e) hilft bei der Entfernung von lockeren Gewebeanhängseln am Periost bei der Präparation gleichförmiger Empfängerdefekte bei Weichgewebetransplantationsoperationen. Das Membranplatzierungsinstrument (Abb. 3-2f) ist ein anderes Kombinationsinstrument, das während der Implantatchirurgie sowohl für die Membranpositionierung als auch für Weichteiltransplantationen sehr nützlich ist. Das gezahnte Ende kann eingesetzt werden, um eine Membran oder ein Weichteiltransplantat zu stabilisieren, während es adaptiert und im Empfängerdefekt befestigt wird. Das lange, dünne Paddel wurde zur der Membranplatzierung und Adaptation entworfen. Das Paddel dient auch als feines Raspatorium zur Hebung von subepithelialen Bindegewe-

Instrumente zum Weichteilmanagement in der Implantologie

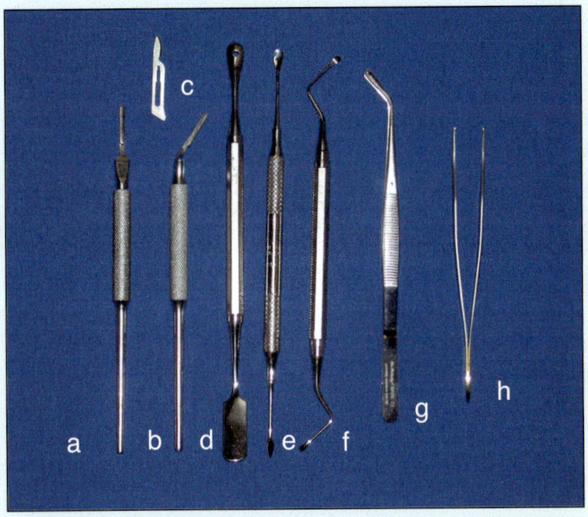

Abb. 3-1 Basisinstrumentarium Weichgewebe (Hu-Friedy, Chicago, IL).

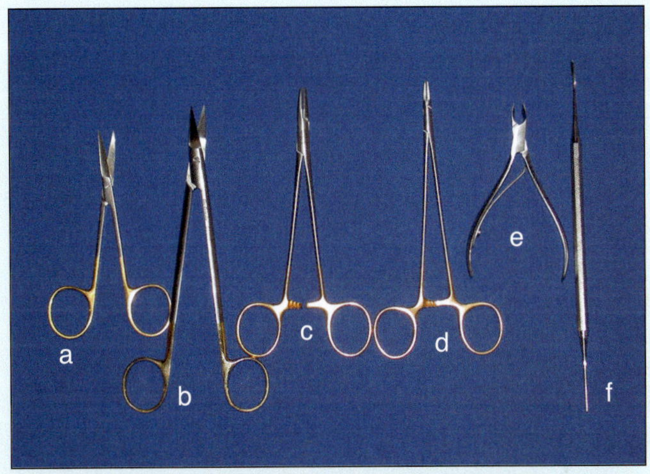

Abb. 3-2 Basisinstrumentarium Weichgewebe (Hu-Friedy, Chicago, IL).

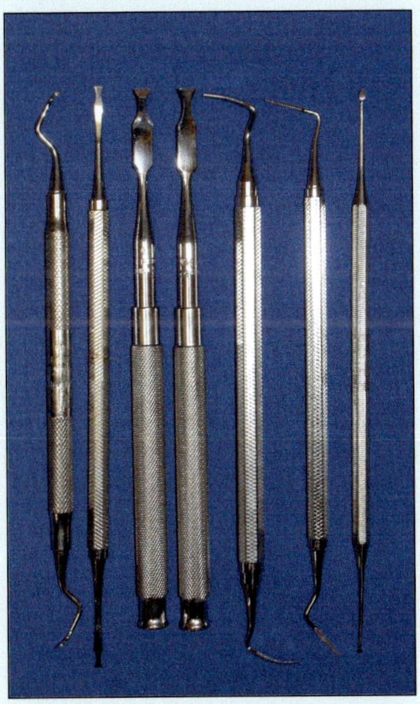

Abb. 3-3 Handinstrumente (Hu-Friedy, Chicago, IL).

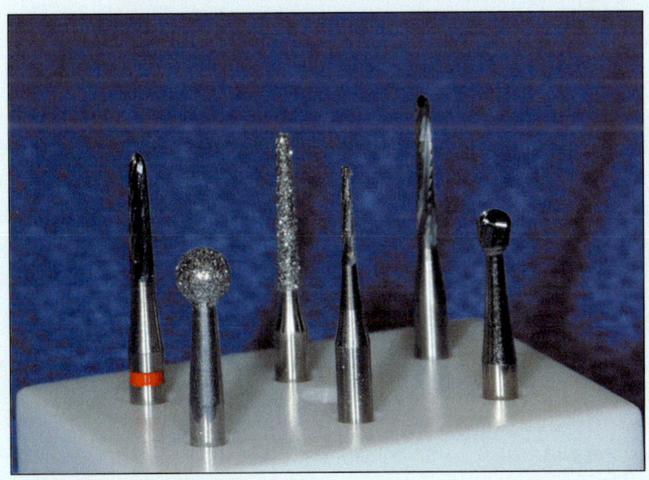

Abb. 3-4 Rotierende Instrumente zur Konturierung des Knochens (Brasseler, Savannah, GA).

betransplantaten vom harten Gaumen und als stumpfe Sonde zur Austastung von Blinddissektionen in taschenförmigen Empfängerdefekten vor dem Einnähen von subepithelialen Bindegewebetransplantaten.

Zusätzlich zu diesen Instrumenten sollten parodontale Meißel und Feilen in die implantologische Weichteilausrüstung aufgenommen werden, weil häufig Bearbeitungen der Knochenoberfläche um Implantate oder in der benachbarten Bezahnung erforderlich sind, um eine positive Knochenarchitektur zur Stützung einer ästhetischen Weichteilbedeckung zu schaffen (Abb. 3-3). Rotierende Instrumente sind zu diesem Zweck sehr nützlich und eine Zusammenstellung von Fräsen wird zur Konturierung des Knochens empfohlen (Abb. 3-4). Der Autor bevorzugt resorbierbare Nahtmaterialien mit atraumatischen Nadeln. Für den allgemeinen Wundverschluss nach Insertion von geschlossen einheilenden Implantaten oder während vorbereitender implantatlagerverbessernder Maßnahmen, wird 3x0- oder 4x0-Chrom-Gut auf FS2-Nadeln benutzt. Für intraorale Weichgewebetransplantationen und zur Adaptation von Mukoperiostlappen um transmukosale Implantatstrukturen bei der Freilegung oder bei offen einheilenden Implantatsystemen wird 4x0-, 5x0- oder 6x0-Chrom-Gut mit einer kleineren P3-Nadel empfohlen.

Kriterien für das optimale Lappendesign in der Implantatbehandlung

Wenn man mukoperiostale Lappen für den Einsatz in der Implantologie entwirft, müssen verschiedene wichtige Kriterien beachtet werden. Der Lappen sollte so entworfen werden, dass sowohl die Blutzirkulation zum Implantatort als auch die umgebende Topographie des Alveolarkamms und der Umschlagfalte erhalten werden. Wenn das nicht gelingt, wird eine erhöhte Rate an Wunddehiszenzen wegen eingeschränkter Blutzirkulation zu den Lappenrändern auftreten, zusätzlich zu dem Schaden, der durch nicht mehr passende Prothesenränder entsteht. Das Lappendesign sollte wichtige anatomische Details (z. B. Knochenkonkavitäten), die Position und Winkelstellung benachbarter Zahnwurzeln und den Ort der Kieferhöhle und des Nervus mentalis darstellen, während er gleichzeitig genug Zugang für das Implantationsinstrumentarium und die Benutzung von Bohrschablonen lässt. Wann immer es möglich ist, sollte der Lappen entworfen werden, um gleichzeitigen Zugang zur Gewinnung von lokalen Knochentransplantaten zu bieten. Das kann die Eröffnung eines zweiten Operationsgebietes vermeiden, falls autologer Knochen gebraucht wird, um unerwartete Knochendefekte, denen man während der Implantatinsertion begegnet, zu versorgen. Um bakterielle Kontaminationen zu minimieren, sollte zusätzlich das Lappendesign den Wundverschluss abseits von augmentierten Arealen ermöglichen. Bei der Freilegung eines geschlossen einheilenden Implantats oder bei der Insertion eines offen einheilenden Implantats sollte der Lappen so entworfen werden, dass eine umfassende Adaptation der befestigten Weichgewebe um die transmukosalen Implantatstrukturen erleichtert wird. Dieses Vorgehen wird die anatomischen Komponenten (Epithel und Bindegewebe) für die Bildung einer stabilen periimplantären Weichgewebeumgebung während der Weichteilintegrationsperiode bereitstellen und den darunter liegenden Alveolarknochen schützen. Für praktische Zwecke sollte ein Lappen zum Gebrauch in der Implantologie immer so entworfen werden, dass er die Präparation, das Halten mit dem Wundhaken, die Reposition und einen spannungsfreien Wundverschluss am Operationsort erleichtert.

Richtlinien für das Design mukoperiostaler Lappen in der Implantatbehandlung:

- Erhalten Sie die Blutversorgung
- Erhalten Sie die Topographie des Alveolarfortsatzes und der Umschlagfalte
- Erleichtern Sie die Identifikation wichtiger anatomischer Strukturen
- Bieten Sie einen großzügigen Zugang für die Implantationsinstrumente und die chirurgischen Bohrschablonen
- Bieten Sie Zugang zur Hebung lokaler Knochentransplantate.
- Der Wundverschluss sollte nicht direkt über den Implantaten oder Gewebeaugmentationen liegen
- Minimieren Sie bakterielle Kontamination
- Erleichtern Sie eine zirkumferenten Wundverschluss um die transmukösen Implantatanteile

Die zwei grundsätzlichen Lappendesigns, die traditionell in der Implantologie empfohlen werden, unterscheiden sich durch die Lokalisation (vestibulär oder palatinal) der horizontalen Zugangsinzision. Brånemark et al.[1] haben ursprünglich eine Schnittführung im Vestibulum für die Implantatinsertion im zahnlosen Unterkiefer empfohlen. Buser et al.[2] befürworten ebenfalls eine Modifikation einer vestibulären Schnittführung für eine örtlich begrenzte Augmentation des Unterkiefers. Obwohl die Erfolgsrate hoch ist, wenn ein vestibulärer Schnitt bei einer örtlich begrenzten Kieferkammaugmentation im Unterkiefer benutzt wird, kann der vestibuläre Lappen schwierig auszuführen sein und erfordert häufig eine weite Abhebung des Periostes, um entsprechenden Zugang für das Implantatinstrumentarium zu bekommen. Zusätzlich behindert der vestibuläre Lappen die Benutzung von Bohrschablonen, verändert die Topographie des Alveolarfortsatzes und der Umschlagfalte und erfüllt selten die Kriterien für einen optimalen Lappenentwurf in der Implantologie.

Im Gegensatz dazu bietet ein bukkaler Lappen, der durch eine Schnittführung auf dem Kieferkamm gebildet wird, dem Chirurgen einen praktischen und effektiven Zugang für das Weichgewebemanagement während der meisten implantologischen Operationen. Dieser Lappen kann leicht modifiziert werden, um die gewünschten chirurgischen Ziele in einer breiten Vielfalt klinischer Situationen zu erreichen. Der bukkale Lappen in der Implantologie wird durch eine perikrestale Schnittführung und eine oder mehrere kurvilineare, angeschrägte vertikale Entlastungsinzisionen mesial oder distal des Implantationsortes umrissen. Durch Variation der Position und Anschrägung in der Kieferkammschnittführung kann der bukkale Lappen sowohl für geschlossene als auch offene Implantateinheilungen angepasst werden (Abb. 3-5). Eine identische Schnittführung wird für die Implantatfreilegung von geschlossenen Implantaten und zur Platzierung von offen einheilenden Implantaten benutzt. Der Lappen für geschlossene Implantate unterscheidet sich nur in der Position und der Schrägstellung der Kammschnittführung und durch das Maß der lingualen oder palatinalen Unterminierung.

Angeschrägte, perikrestale Inzisionen in der Implantatbehandlung

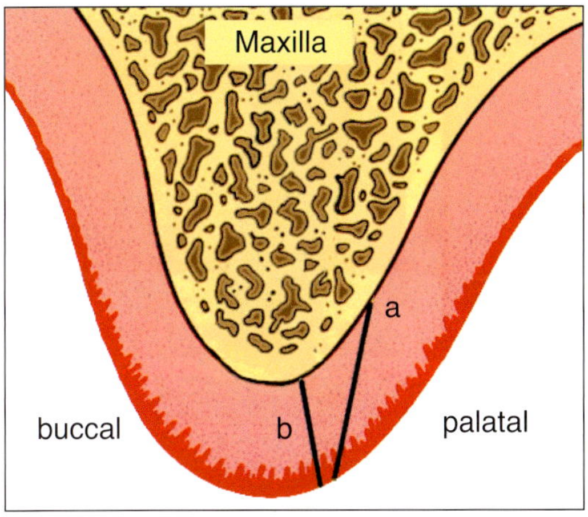

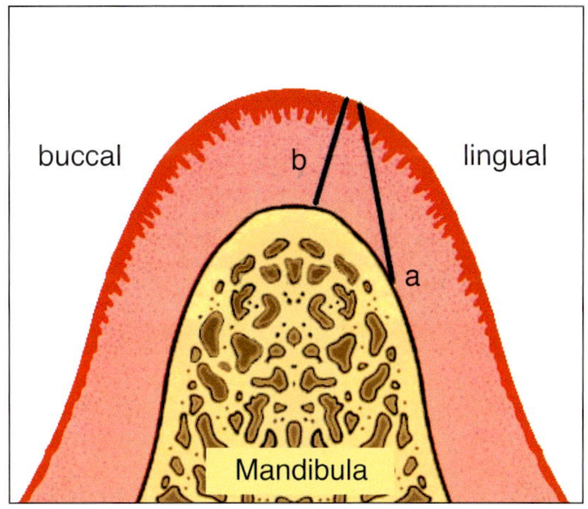

Abb. 3-5 Die Linie *a* repräsentiert den Weg einer nach palatinal oder lingual angeschrägten Inzision für die Insertion eines gedeckten Implantats. Es ist zu beachten, dass die Inzisionen am palatinalen oder lingualen Anteil des Kamms beginnen.
Die Linie *b* zeigt den Weg der Inzisionen für eine Implantatfreilegung oder die Insertion eines ungedeckten Implantats. Die Anschrägung nach bukkal maximiert den Anteil von befestigter Gingiva auf dem bukkalen Lappen zur Readaptation um die transmukösen Implantatanteile. Es ist zu beachten, dass die Inzisionen in einer Position beginnen, die eine adäquate apiko-koronale Höhe der befestigten Gingiva palatinal und lingual gewährleisten.

Anwendung von Prinzipien der plastischen Chirurgie in der Implantologie

In ihrer einfachsten Form erfordert die Implantatbehandlung eine Operation, die als plastisch und rekonstruktiv klassifiziert werden kann. Die Insertion eines osseointegrierten Implantats ist eine rekonstruktive Operation, die die Grundlage für eine darauf folgende funktionelle und ästhetische Rehabilitation legt.

Einer der größten Fortschritte in der Implantologie ist die Übernahme eines „plastisch-rekonstruktiven Denkens“, das eine Abfolge von Operationen zum Erreichen des gewünschten Ergebnisses erfordert. Die Auswahl und die Abfolge dieser Maßnahmen basieren auf dem regenerativen Potenzial des individuellen Gewebeortes und dem Gesamtvolumen des Gewebes, das rekonstruiert werden soll.

Neue biotechnologische Fortschritte haben die Möglichkeiten zur Verbesserung des Hart- und Weichgewebes am Implantatlager deutlich vermehrt. Im Zusammenhang mit der Anwendung der Denkweise und von Prinzipien der plastischen Chirurgie können jetzt funktionelle und ästhetische Implantatrestaurationen mit einer beeindruckenden Vorhersagbarkeit angeboten werden. Von noch größerer Wichtigkeit sind das Verständnis und das Bewusstsein für die Faktoren, die den Volumengewinn verschiedener Rekonstruktionsoperationen einschränken. Diese Einsicht führt zur Formulierung von Behandlungsplanungen und chirurgischen Ansätzen, die eine anatomische und biologische Basis für den Erfolg besitzen. In diesem Sinne wird Gewicht auf die Anwendung von Prinzipien der plastischen Chirurgie und auf die anatomischen und biologischen Grundlagen von Lappenentwürfen und der im Folgenden präsentierten Weichteilmaßnahme gelegt.

Kurvilineare, angeschrägte Schnittführungen

Die Anwendung von Prinzipien der plastischen Chirurgie in der Implantatbehandlung ermöglicht Lappendesigns, die unauffällige Narben zur Folge haben und rekonstruktive Maßnahmen durch spannungsfreien Wundverschluss erlauben, während sie die Blutzirkulation der Lappenränder erhalten. Die Anwendung von wellenförmig gekrümmten (kurvilinearen) Entlastungsschnitten ist eine grundlegende Technik in der plastischen Chirurgie, die erhebliche Vorteile im Vergleich mit geraden Entlastungsinzisionen, die traditionell bei Trapezlappen benutzt werden, bieten. Eine Inzision, die einem wellenförmig gekrümmten (kurvilinearen) Weg folgt, ist definitiv länger, als eine gerade Schnittführung. Wenn also wellenförmig gekrümmte Schnittführungen benutzt werden, wird ein größeres Volumen an Alveolarmukosa in den Lappen einbezogen, was seine Gesamtelastizität erhöht. Das erleichtert die passive Adaptation der Lappenränder und ermöglicht, wenn erforderlich, eine koronale Verschiebung, ohne den Blutfluss zu den Lappenrändern zu beeinträchtigen. Das kurvilineare Design erleichtert den präzisen Wundverschluss, indem sie ein visuelles Muster für den Chirurgen bietet. Zusätzlich erlaubt die größere Länge der wellenförmig gekrümmten (kurvilienaren) Schnittführung die Möglichkeit, zusätzliche Nähte zu setzen, um den Lappen zum exakten Wundverschluss zu befestigen. Wenn eine Schnittführung durch oder parallel zu existierenden anatomischen Orientierungspunkten, wie der Interdentalsenke oder durch die mukogingivale Grenzlinie gelegt werden muss, kann die kurvilineare Schnittführung leicht versteckt werden und wird weniger auffällig sein, als eine lineare Inzision.

Prinzipien der plastischen Chirurgie beim Lappenentwurf

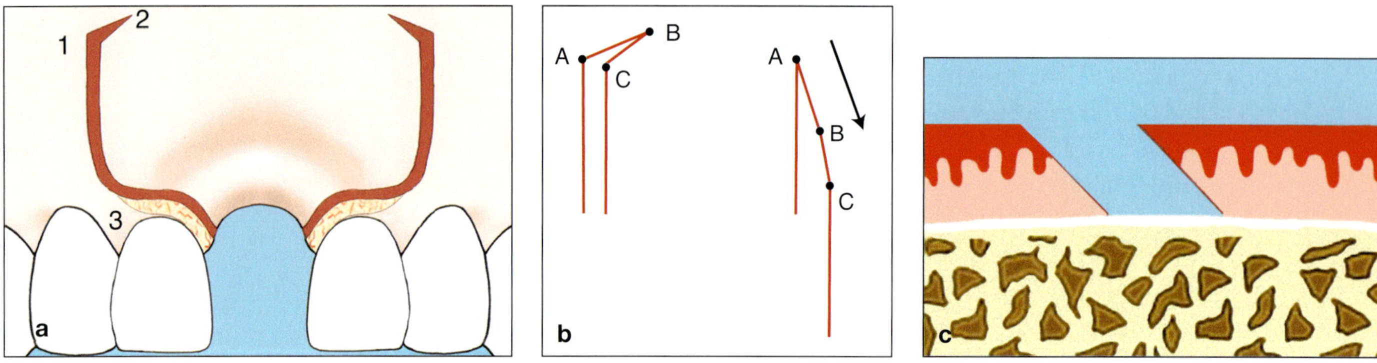

Abb. 3-6 a–c Kurvilineare angeschrägte Inzisionen. (*a*) Die Inzision beginnt am höchsten Punkt des Vestibulums in der Mukosa, die oberhalb des nächsten Interdentalgebiets liegt (1). Ein Rückschnitt wird durchgeführt, während die Deepithelialisierung der benachbarten Papille (3) für eine bindegewige Auflagerungsbasis für die Befestigung eines koronal vorverschobenen Lappens sorgt, und die Bedeckung von Epithelanteilen in der Schnittführung vermeidet (*b*). Die spannungsreduzierenden Rückschnitte erleichtern das koronale Vorverschieben des Lappens. Die Menge wird durch die Bewegung der Punkte B und C demonstriert. (*c*) Angeschrägte Inzisionen vergrößern das Areal der Lappenanlagerung. Die tangentiale Ausrichtung führt zu einer unauffälligen Inzisionslinie nach Ausheilung.

Die kurvilineare Schnittführung beginnt unter Spannung in der Alveolarmukosa in der Tiefe des Vestibulums apikal der Interdentalpapille, distal des Nachbarzahns zum Implantationsort. Die Schnittführung folgt dann nach koronal durch die interdentale Senke, einem Orientierungspunkt, der in der Mukosa identifiziert werden kann, und folgt dann einer sanften Kurve über die mukogingivale Grenzlinie zum Implantationsort hin. Der Weg der Inzision bildet ein sinusförmiges Muster, wenn er über den Kieferkamm durch die befestigte Gingiva führt, und er endet auf der palatinalen oder lingualen Seite des Kieferkamms (Abb. 3-6a, 3-7a). Im Allgemeinen erlaubt diese Inzision eine unauffällige Korrektur von kleinvolumigen Hart- und Weichgewebedefekten simultan mit der Implantatinsertion (Abb. 3-7b).

Wenn großvolumige Implantatlagerverbesserungen durchgeführt werden, empfiehlt der Autor, die Breite der Lappenbasis zu vergrößern, indem der Schnitt weiter entfernt vom Implantationsort begonnen wird (zweites oder drittes Interdentalfeld mesial oder distal des Implantationsortes). Das führt zu einem übertriebenen kurvilinearen Lappendesign. In diesen Situationen wird die Inzision auf einer größeren Strecke parallel zur mukogingivalen Grenzlinie laufen, bevor sie ihre Richtung ändert. Diese Modifikation erleichtert den passiven Wundverschluss, weil sie eine passive Anlagerung des Lappens über großvolumigen Hart- oder Weichgewebetransplantaten gewährleistet (siehe Abb. 3-31). Zusätzlich können spannungsreduzierende Rückschnitte die Blutzirkulation am Lappenrand erhalten und erlauben eine weitere Lappenverlagerung nach koronal ohne die elastischen Grenzen des Lappens zu überschreiten (Abb. 3-6b). Diese vollschichtigen Inzisionen richten sich in die Lappenbasis mit einem Winkel von 45° bis 60° und sie werden am Anfang der Operation durchgeführt, wenn der Mukosalappen immer noch unter Spannung steht. Ein solches Vorgehen sichert eine präzise Platzierung und Winkelung dieser spannungsreduzierenden Schnittführung und vermeidet unnötiges Trauma durch den Wundhakenzug während der implantatlagerverbessernden Maßnahmen (Abb. 3-7c, 3-7d). Der konventionelle Gebrauch von Periostschlitzungen, die sich über die Lappenbasis hinüberziehen und damit den Blutfluss zu den Lappenrändern einschränken, ist selten notwendig, wenn ein Lappendesign mit kurvilinearen Entlastungsschnittführungen mit spannungsmindernden Rückschnitten bei implantatlagerverbessernden Maßnahmen durchgeführt wird. Das ist ein wichtiger Gesichtspunkt, weil die Nekrose des Lappenrandes oder eine Wunddehiszenz ein Freiliegen des Transplantats und verminderte Volumengewinne der Hart- oder Weichgewebeaugmentationen bewirken kann.

Die Verwendung von schräg gestellten Schnittführungen in der Implantologie und bei implantatlagerverbessernden Maßnahmen ist eine andere Technik der plastischen Chirurgie, die große Vorteile gegenüber den konventionellen Techniken bieten (Abb. 3-6c). Die Schrägstellung einer Inzision vergrößert die Querschnittsfläche des Wundrandes und vergrößert die Anlagerungsflächen des Lappens, was die Stabilität des Wundkomplexes in der frühen Heilungsphase verbessert. Die Lappenschrumpfung ist minimiert, genauso wie unschöne Kerben und Narben, die die ästhetischen Resultate vermindern. Zusätzlich wird eine angemessen schräg gestellte Inzision die entstehende Narbe verstecken und im Vergleich mit einer Inzision, die im 90°-Winkel durch die Oberfläche geführt wurde, weniger auffällig erscheinen lassen. Dieser tarnende Effekt entsteht, weil die Dicke des Wundrandes schrittweise von teilschichtig zu vollschichtig ansteigt und damit dem Empfängerort des Wundrandes, der ebenfalls schräg steht, gut angepasst ist. Das Resultat ist eine tangentiale Ausrichtung der Inzision mit verbesserter Durchleitung des Lichtes, verglichen mit Inzisionen, die nicht schräg gestellt sind (Abb. 3-8 bis 3-10; siehe auch Abb. 3-6). In der Implantologie mindert die schräg gestellte Schnitttechnik die Dehiszenz der Wundränder und verbessert die Ästhetik der Schnittlinien erheblich.

Vorteile kurvilinearer Inzisionen

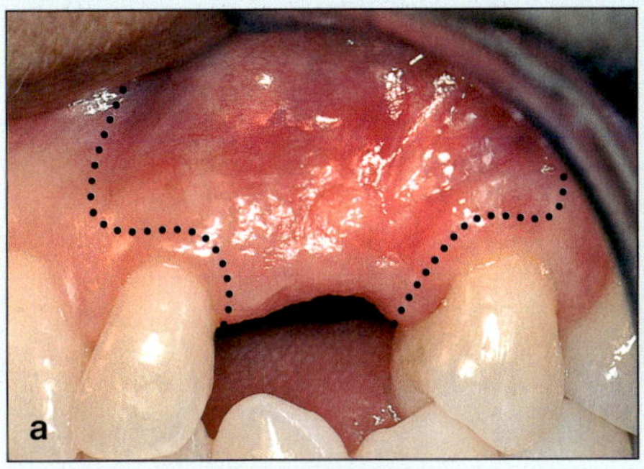

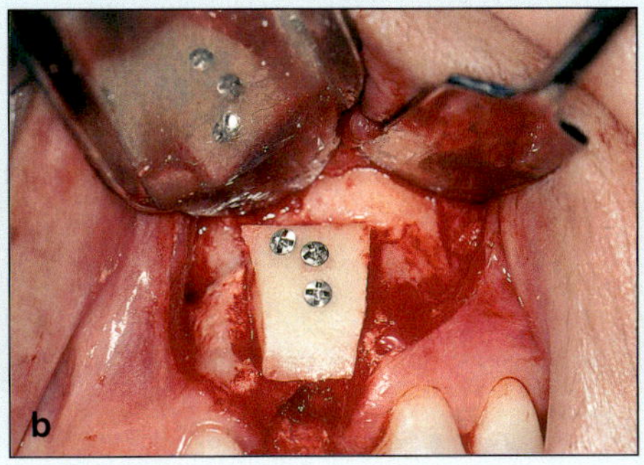

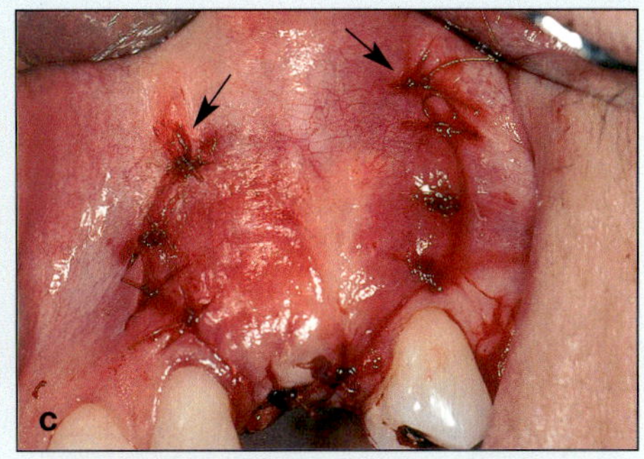

Abb. 3-7a Ein vorgeschädigter Situs nach vorangegangenem Verlust eines Knochentransplantats und Implantats. Es bestehen eine ausgeprägte Vernarbung und eine chronische Entzündung. Es sind die Position und der Weg der kurvilinearen, angeschrägten Inzisionen, die den Zugangslappen für eine Knochentransplantation bilden zu beachten.

Abb. 3-7b Spannungsreduzierende Rückschnitte erleichtern den Zugang zu den apikalen Anteilen des Knochentransplantats, Insertion der Befestigungsschrauben, Einbringung eines partikulären Knochentransplantats und Anpassung einer Barrieremembran.

Abb. 3-7c Durch koronale Lappenverschiebung wurde eine spannungsfreie Deckung des kortikospongiösen Blocktransplantats ohne Periostschlitzungen erreicht. Die Blutversorgung des Lappenrandes bleibt nach Wundverschluss intakt. Die Position der spannungsreduzierenden Rückschnitte (*Pfeile*). Die koronale Verschiebung des Lappens erzeugt daraus eine gerade Linie ist zu beachten.

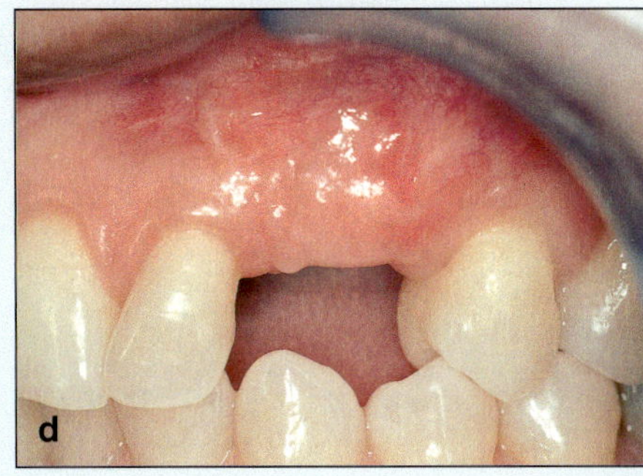

Abb. 3-7d Eine unauffällige Ästhetik der Schnittlinien und eine minimale Weichteilschrumpfung fallen vier Monate nach dem Eingriff auf. Die Verbesserung der Weichgewebegesundheit und des Knochenvolumens im Situs ist zu beachten.

Vorteile angeschrägter Inzisionen

Abb. 3-8a Abgekürzte, angeschrägte Inzisionen umgeben einen konservativen Zugang für die Implantation und die intraoperative Abformung. Eine Weichteilrezession wird durch Vermeidung der Ausdehnung dieser Inzisionen jenseits der mukogingivalen Grenzlinie vermieden.

Abb. 3-8b Exzellente Ästhetik der Schnittführung sechs Wochen postoperativ. Das Weichgewebevolumen konnte erhalten werden.

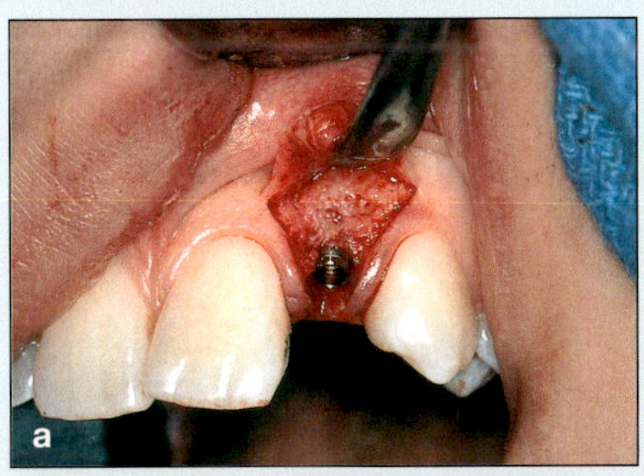

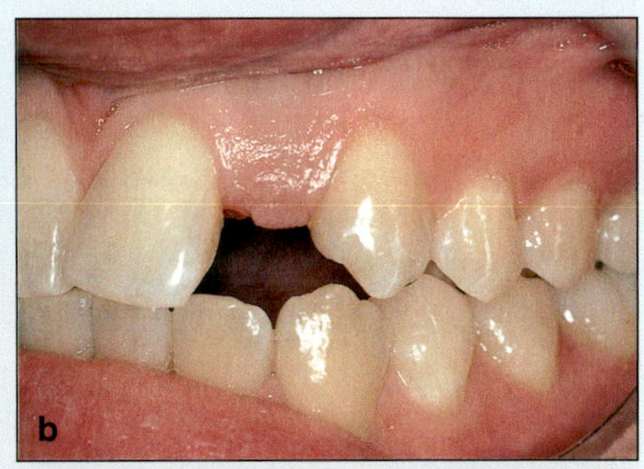

Abb. 3-8c, 3-8d Um das Weichgewebevolumen zu erhalten, werden abgekürzte, angeschrägte Inzisionen zur Implantatfreilegung und Eingliederung eines individualisierten Aufbaupfostens und einer provisorischen Krone angewendet.

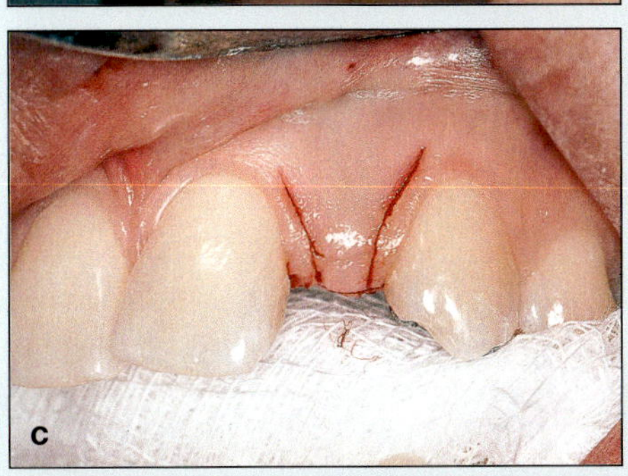

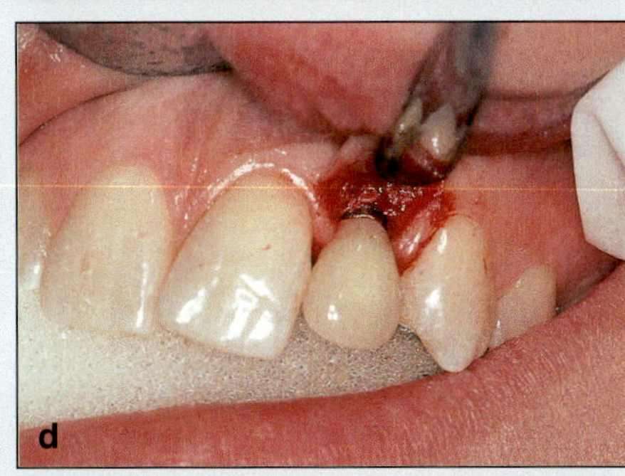

Abb. 3-8e Wundverschluss durch 4x0-Chrom-Gut-Naht an einer P3-Nadel.

Abb. 3-8f Eine exzellente Ästhetik der Schnittführungen fällt nach Eingliederung der endgültigen Restauration auf (Prothetik durch Dr. Faustino Garcia, Coral Gables, FL).

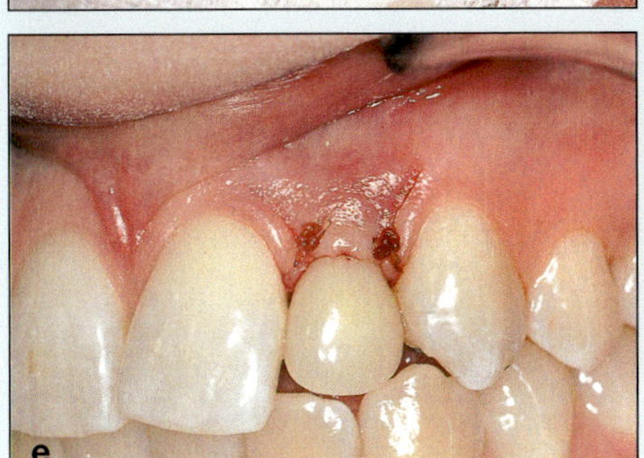

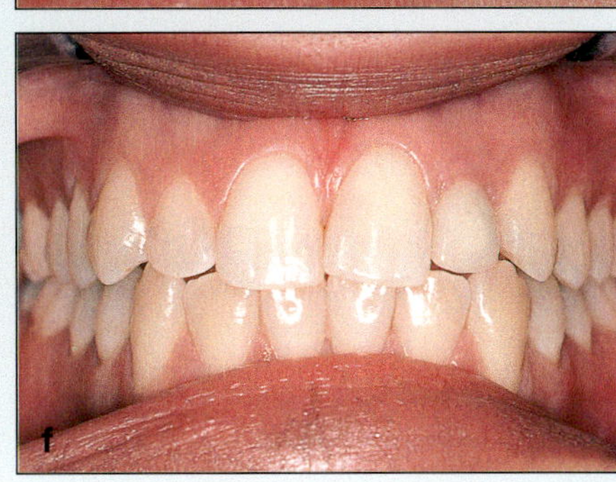

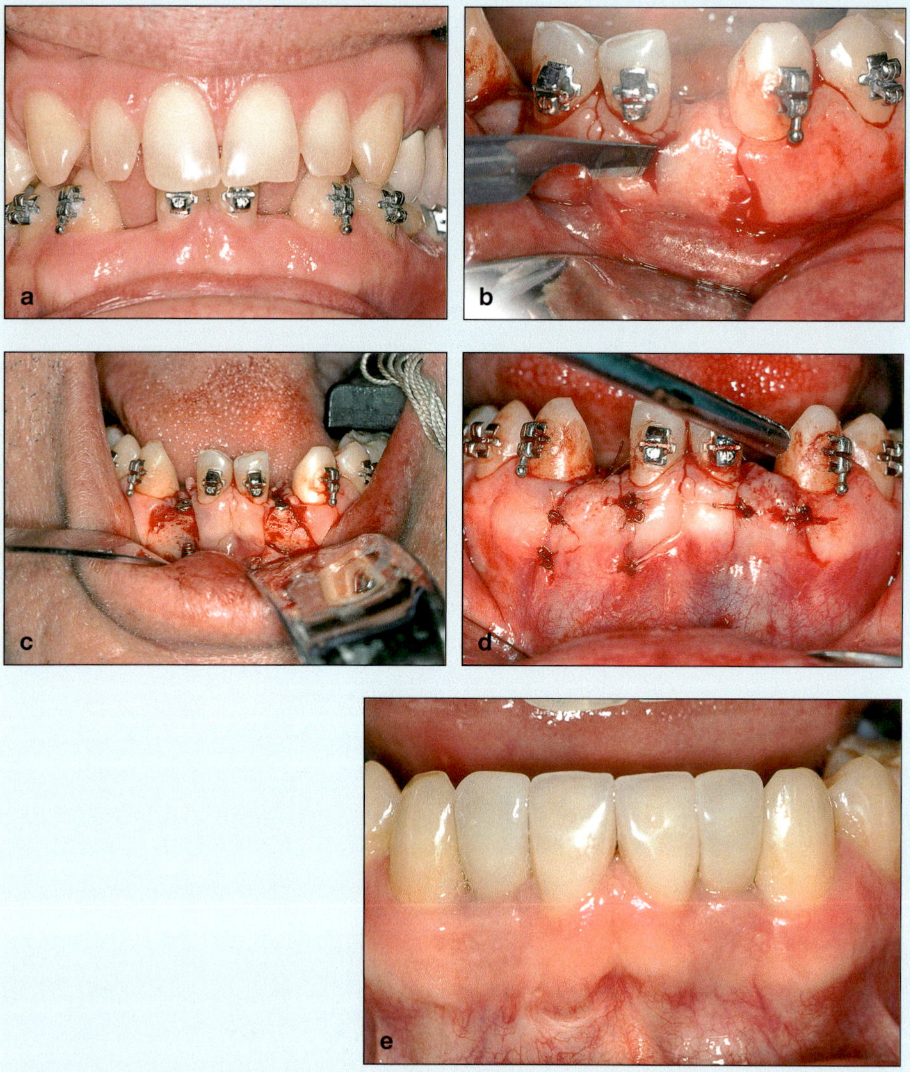

Abb. 3-9a Präoperative Ansicht eines Implantatlagers an einem Unterkieferschneidezahn. Kieferorthopädisch wurde der laterale Schneidezahn in die Position des mittleren Schneidezahns gerückt, um damit zwei Einzelzahnlücken zu schaffen. Dies maximierte die Blutversorgung durch die Nachbarschaft von Parodontalligamenten an beiden Implantatlagern.

Abb. 3-9b Ein eingeschränkter Zugang erforderte eine Neuausrichtung des Skalpells zur Erzielung einer angemessenen Anschrägung der Schnittlinien durch die befestigte Gingiva des Kieferkamms.

Abb. 3-9c Trotz der eingeschränkten Zugangsmöglichkeiten während der Implantatinsertion konnte eine Anhebung der Papille und des Colgewebes vermieden werden. Der Zugang für die Transplantation in apikalen Fenestrationsdefekten konnte durch diesen Lappenentwurf verbessert werden.

Abb. 3-9d Wundverschluss durch 4x0-Chrom-Gut-Nähte auf einer P3-Nadel.

Abb. 3-9e Der Lappenentwurf mit schräg gestellten Schnitten führte zu einer unauffälligen Ästhetik der Schnittführungen und einer vernachlässigbaren Retraktion des Weichteillappens. Der Halt der natürlichen Weichteilarchitektur führt zum natürlichen Hervortreten der Restauration aus der Schleimhaut (Kieferorthopädie durch Dr. Richard Mariani Jr, Miami, FL, Prothetik durch Dr. Cecil Abraham, Miami, FL).

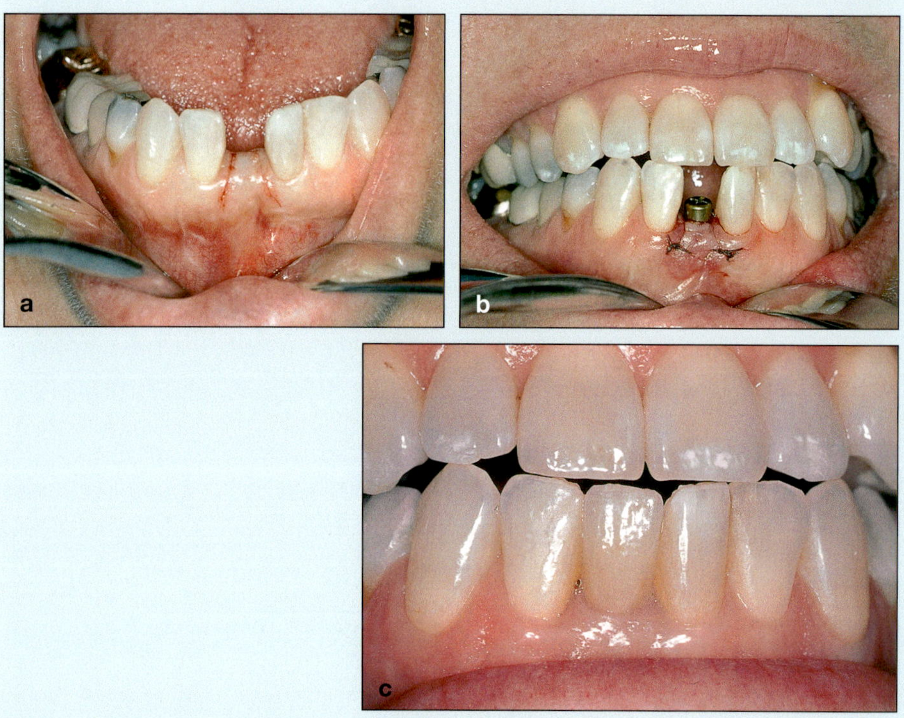

Abb. 3-10a Angeschrägte Inzisionen umgeben den Zugangslappen für die Insertion eines offen einheilenden Implantats an der Position eines zentralen unteren Schneidezahns. Er ist zu beachten, dass das Col und die Papillen nicht in den Zugang einbezogen werden, obwohl der Situs sehr schmal ist.

Abb. 3-10b Wundverschluss um den Gingivaformer eines nicht gedeckten Implantats durch 4x0-Chrom-Gut-Nähte auf einer P3-Nadel.

Abb. 3-10c Das Lappendesign mit angeschrägten Schnitten führte zu einer unauffälligen Ästhetik der Inzisionslinien und dem Erhalt der natürlichen Weichgewebearchitektur im Situs. Die endgültige Restauration hat ein natürliches Aussehen (Restauration durch Dr. Ernie Rillman, Miami, FL).

Wenn man eine kurvilineare Schnittführung in der Implantologie anschrägt, wird die Skalpellklinge zum Zentrum des Lappens hin ausgerichtet und nimmt etwa einen Winkel von 45° zur Gewebeoberfläche ein. Die Ausrichtung der Skalpellklinge wird beibehalten, wenn die Inzision durch die befestigte Gingiva über dem Alveolarfortsatz fortgeführt wird (siehe Abb. 3-6). Eine schmale Skalpellklinge wird die Aufrechterhaltung eines korrekten Winkels erleichtern, wenn die Inzision über den Alveolarkamm weitergeht. Wenn ein Lappen, der angeschrägte Wundränder aufweist, reponiert wird, wird die Inzisionslinie sofort unauffällig.

Gesichtspunkte zur Behandlung der Lappen

Das primäre Ziel des Weichgewebemanagements an Implantaten ist, ein gesundes periimplantäres Weichgewebe zu schaffen. Dieses Ziel wird erreicht, indem die Weichgewebe zirkumferent um die transmukösen Implantatstrukturen adaptiert werden und damit das erforderliche Bindegewebe und Epithel für die Bildung eines schützendes Weichgewebeverschlusses bereitstellen. Wenn die Implantatbehandlung in ästhetischen Bereichen durchgeführt wird, ist zusätzlich die Wiedererschaffung eines natürlichen Aussehens der Weichgewebearchitektur und Topographie an der Kontaktstelle mit dem prothetischen Aufbau notwendig. Um diese Ziele zu erreichen, muss der Chirurg das existierende Weichgewebe am Implantationsort sorgfältig erhalten und, wenn indiziert, eine Weichgewebeaugmentation durchführen. Die Menge, Qualität und Position der existierenden festen Gingiva in Bezug zum geplanten Hervortreten des Implantats sollten vor der Implantationsoperation bewertet werden. Der Lappen sollte so geschnitten werden, dass ein angemessenes Band von befestigter Gingiva von guter Qualität immer lingual und palatinal des geplanten Implantationsortes zurückbleibt. Ein solches Lappendesign ist sehr praktisch, weil die Korrektur von Weichgewebeproblemen lingual oder palatinal schwierig ist. Die präoperative Untersuchung mit der Hilfe einer chirurgischen Schablone wird dem Chirurgen helfen zu erkennen, ob angemessene Gewebequalität und -volumen an der prospektiven Durchtrittsstelle der Zahnkrone vorhanden sind. Der Chirurg kann dann in jedem individuellen Fall entscheiden, ob die Schnittführungen durchgeführt werden können oder ob die existierenden Weichgewebe mit speziellen chirurgischen Maßnahmen behandelt werden müssen, um eine stabile periimplantäre Weichgewebeumgebung entsprechend den unten präsentierten Richtlinien zu schaffen.

Gedeckte Implantateinheilung

Bei der gedeckten Implantateinheilung muss der bukkale Lappen so entworfen werden, dass der Blutfluss zum Implantatort und die Topographie des Alveolarkamms und der Umschlagfalte erhalten bleiben. Die perikrestale Schnittführung soll nach lingual oder palatinal angeschrägt werden (siehe Abb. 3-5). Die Schnittführung kann über die linguale oder palatinale Seite des Alveolarkamms hinausgeführt werden. Die Skalpellklinge ist schräg gestellt, um am unterliegenden Knochen entlangzugleiten. Die Anhebung des bukkalen Lappens legt dann den gesamten Kamm frei und sorgt für weitläufigen Zugang für die Implantationsinstrumente. Dies wird bei einer minimalen Anhebung des lingualen oder palatinalen Lappens erreicht. Damit bleibt die periostale Zirkulation erhalten. Die befestigte Gingiva des bukkalen Lappens wird beim Wundverschlusses um die Implantate adaptiert. Die Stabilität des postoperativen Wundverschlusses ist verbessert und die Topographie des Alveolarkamms und der Umschlagfalte bleibt erhalten. Als Ergebnis werden Wunddehiszenzen vermieden und die Verwendung einer provisorischen Prothese während der Osseointegrationsperiode wird erleichtert.

Freilegungsoperation und Insertion von ungedeckt einheilenden Implantatsystemen

Ein identischer Lappen wird für die Freilegung von geschlossenen Implantatsystemen und für offen einheilende Implantate angewendet (siehe Abb. 3-5). Die perikrestale Schnittführung wird in einer Position begonnen, die die Erhaltung von etwa 3 mm apiko-koronaler Breite der befestigten lingualen oder qualitativ hochwertigen Palatinalschleimhaut (frei von Rugae) für die Readaptation um die transmukösen Implantatanteile ermöglicht. Die Länge und Position der vorhandenen befestigten Gingiva geben die genaue Stelle der Inzision vor. Allgemein wird diese Inzision näher an der Kammmitte liegen, als die Inzision, die für geschlossen einheilende Implantatsysteme empfohlen wird. Die Skalpellklinge wird so gehalten, dass eine bukkale Anschrägung resultiert. Die bukkale Anschrägung erleichtert die Verbindung mit dem prothetischen Aufbauteil und die Insertion des Implantats, während sie die periostale Blutversorgung erhält und damit die Notwendigkeit für linguale oder palatinale Lappenmobilisierung minimiert. Zusätzlich maximiert die bukkale Schrägstellung die Menge von befestigter Gingiva, die mit dem bukkalen Lappen angehoben werden kann (siehe Abb. 3-10).

Chirurgische Maßnahmen zum Management der periimplantären Weichgewebe

Wenn der Lappen einmal in einer Weise umschnitten wurde, die eine optimale linguale und palatinale Weichgewebeumgebung sichert, dann kann die chirurgische Maßnahme festgelegt werden, die zur Behandlung des resultierenden bukkalen Lappens während der Implantatfreilegung oder der Insertion eines offen einheilenden Implantattyps gebraucht wird. Für den größten Teil der Fälle gibt die apikokoronale Breite der verbleibenden bukkalen befestigten Gingiva die weitere Technik vor. Wenn diese Länge als Richtlinie genommen wird, sollten andere Faktoren in Betracht gezogen werden inklusive der Dicke und der Gesundheit der befestigten Gingiva auf dem bukkalen Lappen und ob der Rand der geplanten Krone supragingival oder subgingival liegt. Es ist wichtig zu verstehen, dass wenn eine subgingivale Restauration geplant wird, die periimplantären Weichgewebe in der Lage sind, dem Trauma der multiplen Maßnahmen widerstehen können, die mit der Herstellung und Eingliederung einer endgültige Krone verbunden sind. Folglich müssen die Gewebe strikte Mundhygienemaßnahmen tolerieren, die für Langzeiterfolg und Patientenkomfort erforderlich sind. Diese Gesichtspunkte sind von höchster Bedeutung beim teilbezahnten Patienten, aber sie sind auch von Wichtigkeit für zahnlose Implantatpatienten mit atrophierten Kieferkämmen, wo ein Mangel von befestigter Gingiva oft mit einer unzureichenden Vestibulumtiefe für ordentliche Mundhygienemaßnahmen kombiniert ist. Um eine vernünftige Vestibulumtiefe bei diesen Patienten zu schaffen, ist häufig eine Vestibulumplastik mit oder ohne Weichteiltransplantation indiziert. Gleichzeitig können klinische Beobachtungen von Weichteilrezessionen, Weichteilmobilität oder periimplantärer Weichteilentzündung die Notwendigkeit für eine Weichgewebeaugmentation anzeigen, sowohl bei teilbezahnten als auch bei zahnlosen Patienten, gleichgültig, ob die initiale chirurgische Beurteilung ein angemessenes Weichteilvolumen zum Zeitpunkt des Wundverschlusses entsprechend der oben präsentierten Richtlinien angezeigt hat.

Der Autor wendet im Allgemeinen drei spezifische weichteilchirurgische Maßnahmen an, um das gewünschte Ergebnis eines primären Wundverschlusses mit zirkumferenter Adaptierung der befestigten Gingiva um transmuköse Implantatanteile zu erreichen: resektive Konturierung, Papillenregeneration und laterale Lappenvorverschiebung. Auch wenn primär die erforderliche minimale Breite von befestigter Gingiva für eine stabile periimplantäre Weichgewebeumgebung nicht besteht, werden die folgenden Richtlinien zur Anwendung der einzelnen Weichteilmaßnahmen in den meisten klinischen Situationen stabile Resultate ermöglichen. Diese Maßnahmen können sowohl zur Implantatfreilegung von geschlossenen Implantatsystemen als auch zur Insertion von offenen Implantatsystemen eingesetzt werden. Der Autor möchte betonen, dass die Anwendung einer speziellen Maßnahme primär auf der apiko-koronalen Breite der vorhandenen befestigten Gingiva entlang dem bukkalen Lappenrand eines jeden Implantats beruht. Eine Kombination dieser chirurgischen Maßnahmen ist oft indiziert, weil die Breite der zurückbleibenden befestigten Gingiva auf der bukkalen Lappenseite infolge der erforderlichen Anpassungen der krestalen Inzision, um eine adäquate Breite auf der lingualen oder palatinalen Seite zu gewährleisten, variiert.

Resektive Konturierung

Wenn die Breite der befestigten Gingiva auf der bukkalen Lappenseite 5 bis 6 mm beträgt, dann führt der Autor eine resektive Konturierung durch, um eine umfassende Adaptation des Weichgewebes an die hindurchtretenden Implantatstrukturen zu ermöglichen. Mit einer feinen Skalpellklinge in einem runden Griff wird eine Gingivaektomie am bukkalen Lappen, entsprechend der Form und Position des vordersten Abutments oder des durchtretenden Implantathalses durchgeführt (Abb. 3-11a). Nach der resektiven Konturierung wird die befestigte Gingiva um die durchtretenden Implantatstrukturen adaptiert und dieser Prozess wird in Abfolge um jedes Implantat wiederholt, indem man sich nach distal bewegt (Abb. 3-11b). Der konturierte Lappen wird dann apikal verlagert und um die Abutments durch Einzelknopfnähte gesichert, die durch jeden interimplantären Raum hindurchtreten, was eine zirkumferente Adaptation von befestigter Gingiva um die hindurchtretenden Implantatstrukturen bewirkt. Danach werden Nähte gesetzt, um die kurvilinearen Entlastungsinzisionen, die die bukkalen Lappenumrisse umgeben, zu verschießen (Abb. 3-11c).

Papillenregeneration

Wenn die Breite der befestigten Gingiva auf dem bukkalen Lappen 4 mm bis 5 mm beträgt, empfiehlt der Autor die Benutzung einer Papillenregenerationsmaßnahme, wie von Palacci[3] vertreten. Diese Maßnahme erleichtert den primären Wundverschluss und die umfassende Adaptation um die perimukosalen Implantatstrukturen, während ein adäquates Band von befestigter Gingiva um die durchtretenden Implantatstrukturen zurückbleibt. Die Papillenregenerationsmaßnahme ist besonders in teilbezahnten Situationen der Kennedy Klasse IIII von Nutzen, in denen natürliche Zähne sowohl mesial als auch distal des zahnlosen Kammabschnittes vorhanden sind, welche die Möglichkeit einer lateralen Vorverlagerung eines vollschichtigen Lappens ausschließen. Zusätzlich ist diese Maßnahme bei zahnlosen Patienten nützlich.
Die chirurgische Maßnahme bezieht auch die Konturierung der bukkalen Lappengewebe ein. Befestigte Gingiva wird von der Spitze des Kamms genommen und nach bukkal

Chirurgische Maßnahmen: Resektive Konturierung

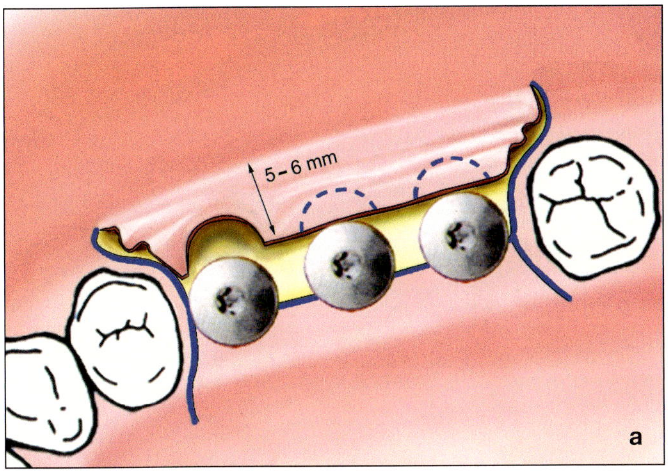

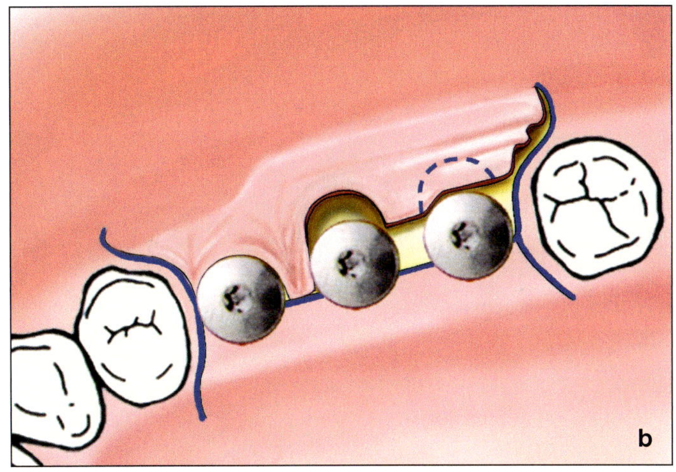

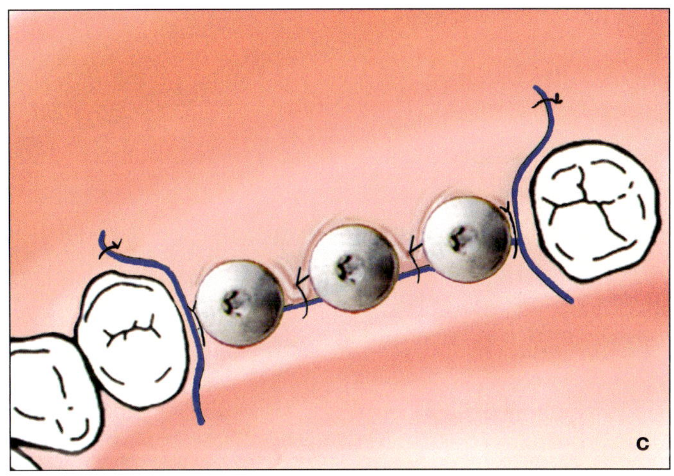

Abb. 3-11a bis 3-11c *(a)* Wenn die apiko-koronale Breite der befestigten Gingiva, die auf dem bukkalen Lappen bleibt, 5 mm bis 6 mm beträgt, kann das Weichgewebe um die hindurchtretenden Implantatanteile durch eine resektive Konturierung zirkumferent adaptatiert werden. Die befestigte Gingiva wird vom Kieferkamm gewonnen und nach bukkal bewegt. Die Konturierung des Gewebes beginnt am vordersten Implantat. Mit einer Skalpellklinge Nr. 15c wird eine präzise Gingivektomie, die mit der Größe und der Form des heraustretenden Implantats übereinstimmt, geschaffen. *(b)* Nach Readaptierung der konturierten Gewebe um das vorderste Implantat wird das Gewebe in abfolgender Weise nach distal hin reseziert. *(c)* Dann wird der Lappen apikal um die Implantatstrukturen mit Nähten im implantären Bereich positioniert. Die gebogenen Entlastungsschnitte werden mit Einzelknopfnähten verschlossen.

bewegt, während etwa 3 mm befestigte Gingiva lingual oder palatinal verbleiben. Daraufhin wird ein scharfes, feines Skalpell benutzt, um die Gewebe zu präparieren, um kleine Stielläppchen am bukkalen Lappen zu schaffen, die passiv rotiert werden, um die interimplantären Räume aufzufüllen (Abb. 3-12a, 3-12b). Nach den Erfahrungen des Autors kann die passive Adaptation der Stielläppchen in den implantären Räumen eine umgekehrte Entlastungsinzision vom Rand des Läppchens weg erfordern. Die Gewebe werden genäht, wobei Spannung in den Läppchen vermieden wird und normalerweise eine 8-förmige horizontale Matratzennaht angewendet wird (Abb. 3-12c). Alternativ kann eine einfache Einzelknopfnaht durch den bukkalen Lappen gelegt werden, die passiv die Stielläppchen in den interimplantären Raum verlagert. Es muss dafür Sorge getragen werden, dass die Naht nicht durch den Lappenstiel gelegt wird, denn dies würde die Blutzirkulation im Stiel reduzieren. Diese Papillenregenerationsmaßnahmen erleichtern die zirkumferente Adaptation von befestigter Gingiva um durchtretende Implantatstrukturen mit weniger Geweberesektion als bei der resektiven Konturierungsmaßnahme, weil der resultierende Weichgewebestiel benutzt werden kann, um eine Weichgewebebedeckung und einen primären Wundverschluss in den interimplantären Räumen zu erzielen. Diese Technik kann auch nur dann erfolgreich zur Regeneration von Interdentalpapillen angewendet werden, wenn das unterliegende Knochengerüst und die anatomischen Konturen der Krone die Weichgewebestielchen im interimplantären Bereich während der Ausheilung stützen. Eine Variation dieser Technik nutzt Stielläppchen auf der Palatinalseite des Lappens, die auch rotiert werden können, um auch die interimplantären Räume zu füllen, und ist speziell in Oberkiefersituationen, wo dicke palatinale Gewebe bestehen, hilfreich.

Vorverlagerung des Lappens von lateral

Wenn die Breite der befestigten Gingiva, die auf dem bukkalen Lappen verbleibt, 3 mm bis 4 mm beträgt, empfiehlt der Autor die Verwendung einer lateralen Vorverlagerungsmaßnahme, um den primären Wundverschluss und die zirkumferente Adaptation von befestigter Gingiva um die transmukösen Implantatstrukturen zu erleichtern (Abb. 3-13a). Diese Maßnahme ist besonders in unbezahnten oder Freiendsituationen, wo ein ausreichendes Band von befestigter Gingiva in der Nachbarschaft des Implantationsortes existiert, sinnvoll. Der Chirurg verlagert einfach die befestigte Gingiva von den benachbarten Gebieten, um die Wunde um das Implantat primär plastisch mit befestigter Gingiva zu verschließen. Diese Maßnahme erfordert, dass der Lappen jenseits des Implantationsortes geschnitten wird, um die befestigte Gingiva der benachbarten zahnlosen Gebiete mit

Chirurgische Maßnahmen: Papillenregeneration

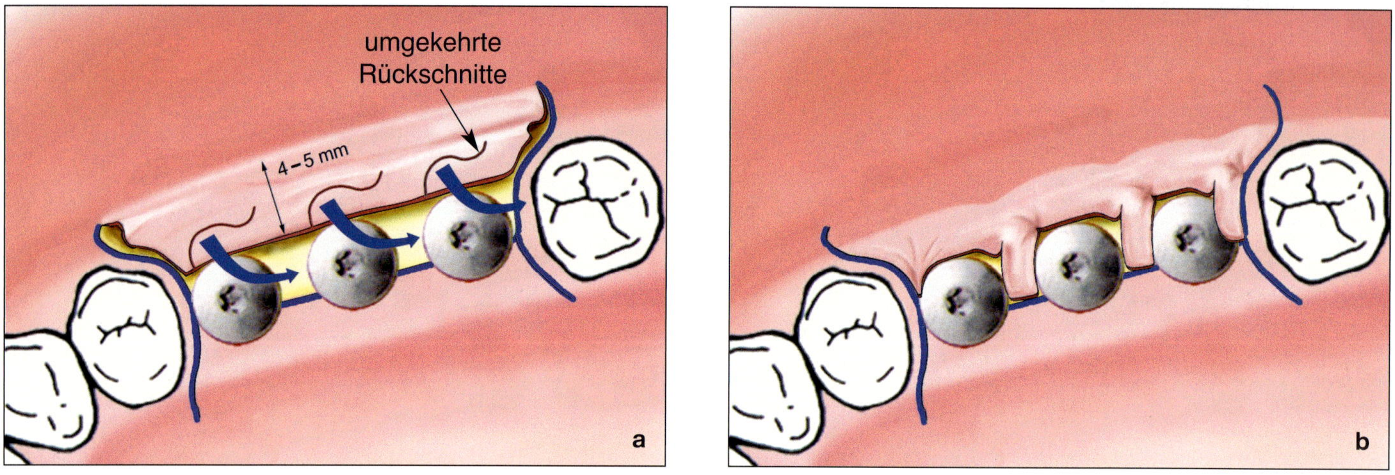

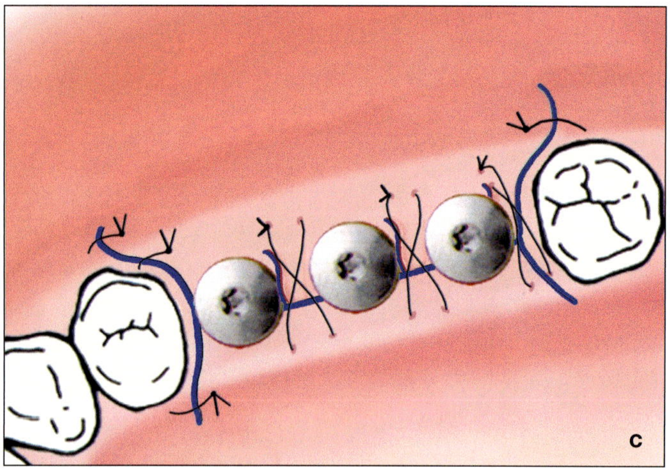

Abb. 3-12a bis 3-12c (*a*) Wenn die apiko-koronale Breite der befestigten Gingiva auf dem bukkalen Lappen 4 mm bis 5 mm beträgt, kann die Papillenregenerationstechnik zur Erzielung einer zirkumferenten Adaptation des Weichgewebes um die transmukösen Implantatanteile genutzt werden. Die befestigte Gingiva wird vom Kieferkamm gewonnen und nach bukkal hin bewegt. Kleine Stielläppchen werden im Rand des bukkalen Lappens in Nachbarschaft der Implantate geschaffen. Die Dicke der Stielläppchen entspricht der Größe des interimplantären Raumes. (*b*) Die Stielläppchen werden in die interimplantären Bereiche rotiert. Die Ausdehnung der Inzisionen weg vom Lappenrand in Form eines umgedrehten Rückschnittes erleichtert die spannungsfreie Positionierung und Vorverlagerung der Stielläppchen in die interdentalen Räume. (*c*) Der Lappen wird readaptiert und so befestigt, dass eine zirkumferente Adaptation um die heraustretenden Implantatstrukturen eintritt. Achtförmige Nähte oder Einzelknopfnähte werden gesetzt, um Spannungen im Stielläppchen zu vermeiden, die die Blutversorgung einschränken könnten.

einzubeziehen. Bei der Implantatfreilegung oder bei der Insertion eines offenen Implantattyps beginnt der Wundverschluss um das vorderste Implantat und schreitet dann in distaler Richtung fort (Abb. 3-13b). Sowie der Wundverschluss voranschreitet, wird sich der Lappen in mesialer Richtung vorverlagern, um einen primären Wundverschluss um die Implantate zu erhalten, während sich distal ein denudiertes Areal bildet, das sekundär heilen wird (Abb. 3-13c). Alternativ, wenn die klinische Situation es zulässt, kann der Wundverschluss am distalsten Implantat beginnen und nach anterior fortschreiten, was ein denudiertes Areal an der anterioren Entlastungsinzision hinterlässt. Das wichtige Konzept ist, die befestigte Gingiva von benachbarten Arealen zu transponieren, um einen primären Wundverschluss und eine zirkumferente Adaptation um die transmukosalen Implantatstrukturen zu erlauben. Wenn die benachbarten Areale zahnlos sind, empfiehlt der Autor vollschichtige Lappen. Diese chirurgische Maßnahme ist sowohl bei zahnlosen als auch bei Kennedy-Klasse-I und Klasse-II-teilbezahnten Situationen sehr wirkungsvoll. Zusätzlich kann in die Klasse-III-Situation, bei der ein reichliches Volumen von befestigter Gingiva an den benachbarten Zähnen vorhanden ist, der Lappenentwurf so modifiziert werden, dass nur eine teilschichtige Dissektion in diesen Bereichen stattfindet. Das wird den primären Wundverschluss und die zirkumferente Adaptation mit befestigter keratinisierter Gingiva um die heraustretenden Implantatstrukturen mit einem minimalen Risiko von Rezessionen an der benachbarten Bezahnung erleichtern.

Weichteilaugmentation

Wenn die apiko-koronale Breite der befestigten Gingiva, die auf dem bukkalen Lappen zurückbleibt, weniger als 3 mm beträgt, sollte der Chirurg eine bukkale Weichteilaugmentation in Erwägung ziehen. Andere für die Entscheidung zu einer Weichteilaugmentation wichtige Kriterien sind die Gewebedicke, Gewebequalität, Vorhandensein von Weichteilentzündungen oder anderen Pathologien oder der Typ der geplanten Implantatrestauration.

In der Vorbereitung einer simultanen Weichgewebetransplantation wird die horizontale Schnittführung an der mukogingivalen Grenzlinie durchgeführt. Die vorhandene befestigte Gingiva wird dann erhalten und, wenn erforderlich, mobilisert und auf die linguale oder palatinale Seite der heraustretenden Implantatkomponenten verschoben. Alternativ kann der Chirurg zunächst eines der zuvor vorgeschlagenen chirurgischen Maßnahmen anwenden, um zunächst die Wunde primär zu verschließen und dann nach primärer Heilung den Bedarf für Weichteiltransplantate auf Grundlage der Gesundheit und des Volumens der periimplantären befestigten Gingiva neu abzuschätzen.

Chirurgische Maßnahmen: Laterale Vorverschiebung des Lappens

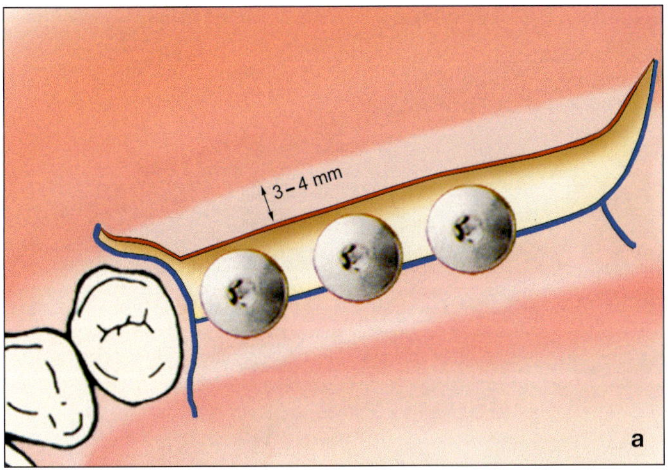

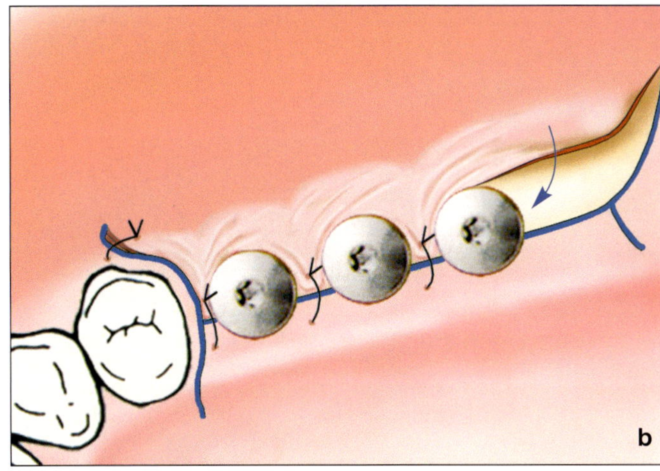

Abb. 3-13a bis 3-13c (*a*) Wenn die apiko-koronale Breite der befestigten Gingiva auf dem bukkalen Lappen 3 mm bis 4 mm beträgt, ist die laterale Lappenvorverschiebung indiziert, um einen zirkumferenten Wundverschluss mit befestigter Gingiva um die transmukösen Implantatanteile zu erzielen. Die befestigte Gingiva wird vom Kieferkamm gewonnen und nach bukkal bewegt. (*b*) Eine resektive Konturierung wird vermieden, um die apiko-koronale Breite der befestigten Gingiva zu erhalten. Der Lappen wird dann apikal verlagert und in mesialer Richtung vorverschoben. Der Wundverschluss beginnt am mesialen Anteil des vordersten Implantats und schreitet nach distal um jedes Implantat hin fort. (*c*) Die befestigte Gingiva distal des Implantats wird nach mesial verlagert, um eine zirkumferente Adaptation um die heraustretenden Implantatkomponenten zu gewährleisten.

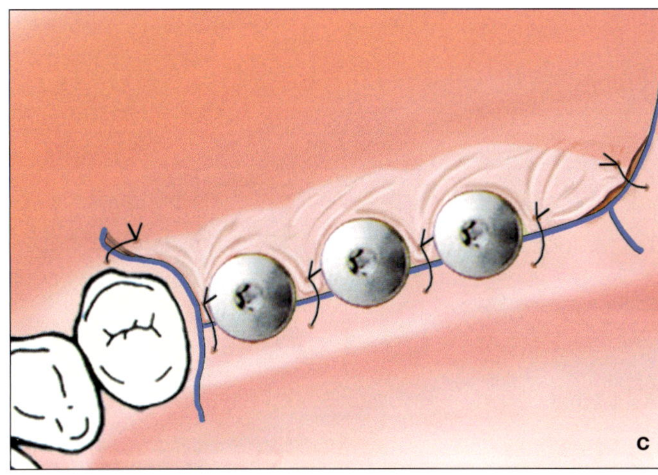

Lappendesign und Überlegungen zur Implantatchirurgie im Unterkiefer

Wenn man im Unterkiefer arbeitet, sollten der bukkale Zugangslappen und die existierenden Weichgewebe so behandelt werden, dass ungefähr 3 mm apiko-kronale Breite von befestigter Gingiva lingual der Implantate vorhanden bleiben. Wenn man das nicht so durchführt, ergibt sich oft eine schlechte linguale Weichteilumgebung, die extrem schwierig zu korrigieren ist, wenn sie einmal aufgetreten ist. Der Chirurg variiert den Ort und die Anschrägung der perikrestalen Inzision in jedem individuellen Fall, um diese 3 mm zu erhalten. Der Umriss des Lappens wird mit einer kurvilinearen, angeschrägten Entlastungsinzision am mesialen und distalen Ende der perikrestalen Inzision fertiggestellt. Die Entlastungsinzisionen werden in der Alveolarmukosa jenseits der mukogingivalen Grenzlinie begonnen und werden dann durch die befestigte Gingiva weitergeführt, die den Alveolarfortsatz bedeckt. Für gedeckte Implantateinheilung wird der bukkale Lappen zur Seite geschlagen, um Zugang für die Implantatinsertion zu schaffen. Die Anhebung der lingualen Gingiva wird minimal durchgeführt und in gewissen Fällen auch vollständig vermieden. Daraufhin wird der Lappen readaptiert und an der befestigten lingualen Gingiva verankert. Für die Implantatfreilegung und die Insertion von offen einheilenden Implantaten wird der bukkale Zugangslappen angehoben und gehalten. Danach wird die befestigte Gingiva apikal verlagert und dann vorsichtig um die transmukösen Implantatanteile adaptiert. Oft sind auch linguale Entlastungsinzisionen notwendig, um die Adaptation der lingualen befestigten Gingiva um die transmukösen Implantatanteile zu verbessern. Wenn man hinter dem ersten Molaren arbeitet, sollten linguale Entlastungsinzisionen nur sehr kurz durchgeführt werden, um den Nervus lingualis nicht zu gefährden.

Zahnloser Unterkiefer

Eine einfache Variation des bukkalen Lappens wird in der Implantatbehandlung des zahnlosen Unterkiefers angewendet. Dieser Zugang ist praktisch und effektiv für Standard- und extrem atrophierte Situationen. Mit kleinen Modifikationen wird der Lappen für gedeckt einheilende und offen einheilende Implantate, wie auch für Freilegungsmaßnahmen benutzt.

Die Lappenumschneidung beginnt mit einer perikrestalen Inzision, die ein gutes Stück über die geplanten Implantatpositionen hinausläuft. Posteriore Entlastungsinzisio-

Lappenentwurf und Tarnung im zahnlosen Unterkiefer

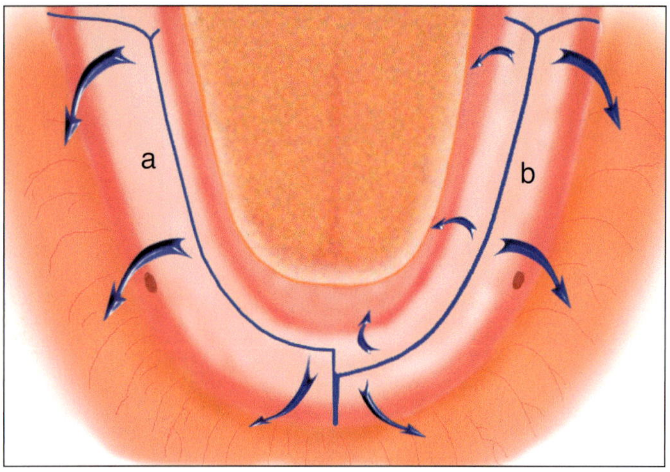

Abb. 3-14a Der Lappenentwurf zur Insertion von Implantaten im zahnlosen Unterkiefer. (a) Die Linie repräsentiert den Lappenumriss für die Insertion von gedeckten Implantaten. Dieser Entwurf minimiert den Bedarf an Mobilisation der lingualen Gingiva. (b) Die Linie zeigt den Lappenumriss für die Implantatfreilegung und Insertion von offen einheilenden Implantaten. Dieses Design gewährleistet den Erhalt von etwa 3 mm apiko-koronaler Breite von befestigter Gingiva lingual der hervortretenden Implantate.

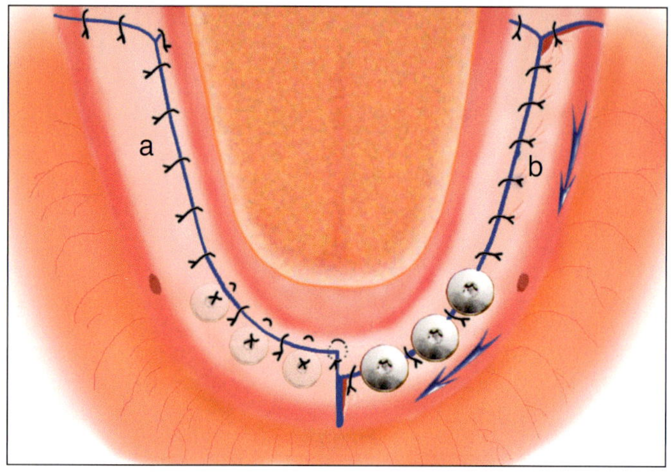

Abb. 3-14b Lappenbehandlung für die Implantatinsertion im zahnlosen Unterkiefer. (a) Nach Insertion von gedeckten Implantaten beginnt der Wundverschluss mit der Verankerung des bukkalen Lappens an das erhaltene Gewebe in der Mittellinie mit einer horizontalen Dreipunkt-Matratzennaht. Dann werden horizontale Matratzennähte mit Einzelknopfnähten abgewechselt, um die Wundränder korrekt auszurichten und um die Wunde über den Implantaten spannungsfrei zu verschließen. Die Topographie des Alveolarfortsatzes und der Vestibulumfalte werden erhalten und damit wird die Eingliederung einer schleimhautgelagerten provisorischen Prothese erleichtert. Nach Freilegung oder Insertion von offen einheilenden Implantaten wird der bukkale Lappen apikal verlagert und die chirurgischen Maßnahmen zur zirkumferenten Adaptation um die transmukösen Implantatanteile werden durchgeführt.

nen und eine vertikale Entlastungsinzision in der Mittellinie vervollständigen den Lappen (Abb. 3-14, 3-15a). Dieser Lappen bietet einen exzellenten Zugang für die Implantatinstrumente und erleichtert das Einsetzen von Bohrschablonen. Eine posteriore Ausdehnung der perikrestalen Inzision erleichtert die komplette Mobilisation des Lappens, weil auch das Periost besonders schnell und leicht vom hinteren Teil der Entlastungsinzisionen präpariert werden kann. Die Ausdehnung der Präparation jenseits des implantierten Areals gibt auch einen Zugang zu Knochenspenderegionen und lateralen Weichteilverschiebelappen, wenn diese für den primären Verschluss um heraustretende Implantatstrukturen im Rahmen des Lappenadvancements erforderlich werden.

Die subperiostale Präparation beginnt im Bereich der hinteren Entlastungsinzision und bewegt sich dann in mesialer Richtung, bis zum Bereich des Foramen mentale. Dann wird die mittlere Entlastungsinzision durchgeführt und das Gewebe wird nach distal hin in Richtung des Foramen mentale abgehoben. Das Raspatorium nach Buser erleichtert die Mobilisation des Lappens, die Präparation des angehefteten fibrösen Gewebes, das oft in darunter liegenden knöchernen Alveolarfortsatzdefekten vorgefunden wird und von früheren Zahnextraktionen herrührt. Die Adson-Pinzette wird zum vorsichtigen Halten des Lappens benutzt, während er vorsichtig angehoben wird, um den Nervus mentalis freizulegen, der dann geschützt wird, während der Lappen vorsichtig nach apikal weiterpräpariert wird.

Die Anhebung des lingualen Lappens wird minimal durchgeführt, um die Blutversorgung des Knochens, die vom lingualen Periost ausgeht, zu erhalten und um eine feste Verankerung für den bukkalen Lappen zum Wundverschluss zu erhalten. Das Befolgen dieser chirurgischen Technik verbessert die Stabilität des Wundkomplexes und vermindert die Inzidenz von postoperativen Wunddehiszenzen (Abb. 3-15b bis 3-15f).

Wenn eine gedeckte Implantateinheilung geplant ist, wird eine nach lingual verlagerte Kamminzision durch die befestigte Gingiva auf der Spitze des Kieferkamms durchgeführt (Abb. 3-14, 3-16a). Die Skalpellklinge wird vertikal gehalten und eine ganz leichte linguale Anschrägung des Lappenrandes erzeugt. Die linguale Kamminzision minimiert den Bedarf an lingualer Gewebepräparation während der Osteotomie.

Nach der Insertion der Implantate beginnt der Wundverschluss mit einer 3.0-horizontalen Matratzennaht, die durch die vorderen Ecken jedes Lappens und die linguale befestigte Gingiva läuft (Abb. 3-14b). Diese einzelne Naht richtet die Lappen aus und nähert die bukkalen Lappen wieder ordentlich aneinander an. Horizontale Matratzennähte oder einfache Einzelknopfnähte werden dann benutzt, um schnell einen Wundverschluss über den Implantaten zu erhalten. Rückstichnähte (Matratzennähte) sind weniger anfällig für erneutes Aufreißen durch eine provisorische Prothese, die unmittelbar perioperativ getragen wird. Der Autor empfiehlt, Einzelknopfnähte und Rückstichnähte abzuwechseln, um einen sicheren Wundverschluss über

Lappenentwurf und -behandlung für offen einheilende Implantate im zahnlosen Unterkiefer

Abb. 3-15a Eine perikrestale Inzision wird nach bukkal angeschrägt und ein gutes Stück jenseits der Implantatinsertionsstellen ausgedehnt.

Abb. 3-15b Vier offen einheilende Implantate wurden platziert. Es ist zu beachten, dass 3 mm des lingualen Weichgewebes minimal mobilisiert wurden und als Verankerung für die bukkalen Lappen beim Wundverschluss dienen werden.

Abb. 3-15c Nach Implantatinsertion beginnt der Wundverschluss mit einer horizontalen Dreipunkt-Matratzennaht, die den Lappen lateral vorverschiebt und die Ecken jedes Lappens an der befestigten Gingiva in der Mittellinie befestigt.

Abb. 3-15d Nach lateralem Vorverschieben der bukkalen Lappen wird mit Einzelknopfnähten ein primärer Wundverschluss gewährleistet und eine zirkumferente Adaptation der befestigten Gingiva um den transmuskösen Anteil der offen einheilenden Implantate erreicht.

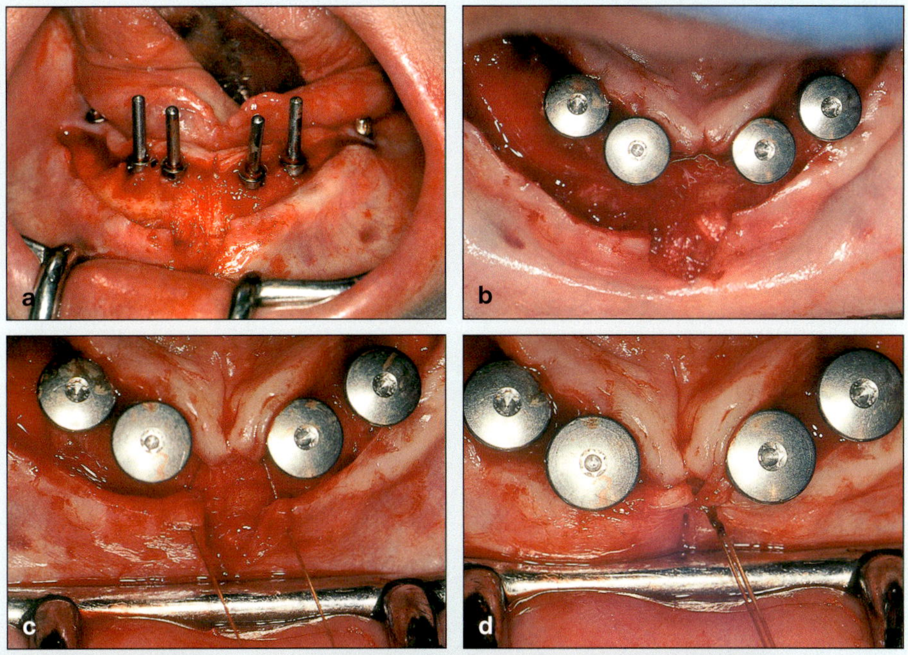

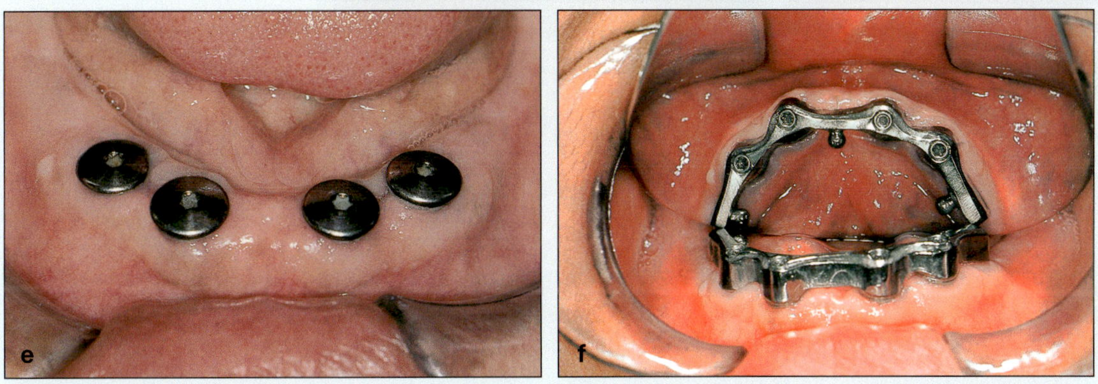

Abb. 3-15e Das empfohlene Lappendesign und das Manöver der lateralen Lappenvorverschiebung führten zu einer zirkumferenten Adaptation der befestigten Gingiva um jedes Implantat und zu einem adäquaten Band von befestigter Gingiva auf der lingualen und fazialen Seite der Implantate.

Abb. 3-15f Die Ansicht zwei Jahre postoperativ zeigt keinen Anhalt für Rezessionen. Die Mundhygiene wurde durch Erhalt eines adäquaten Bandes von befestigter Gingiva um die Implantate erleichtert (Prothetik und endgültige Restauration durch Dr. Larry Lesperance, Miami, FL).

Lappendesign und -behandlung für die Freilegung von gedeckten Implantaten im zahnlosen Unterkiefer

Abb. 3-16a Eine perikrestale Inzision wird bis jenseits der Implantatinsertionsstellen ausgeführt.

Abb. 3-16b Durch die laterale Lappenvorverschiebung wird eine zirkumferente Adaptation der befestigten Gingiva um die Aufbaupfosten herum gewährleistet.

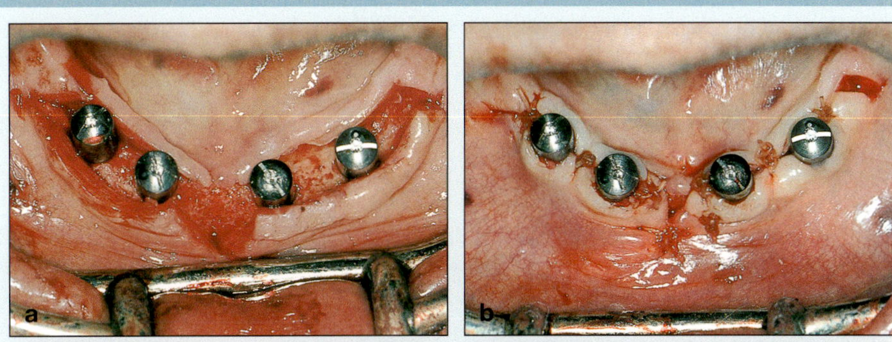

Abb. 3-16c Eine faziale Ansicht der Implantate vier Jahre nach Eingliederung der endgültigen Restauration. Die Gesundheit und Stabilität der Weichgewebeumgebung sind sichtbar.

Abb. 3-16d Postoperative Ansicht nach vier Jahren. Ein Minimum von 3 mm befestigter Gingiva wurde auf der lingualen Seite der Implantate erhalten (Prothetik und endgültige Restauration durch Dr. Jose Gurevich, Miami, FL).

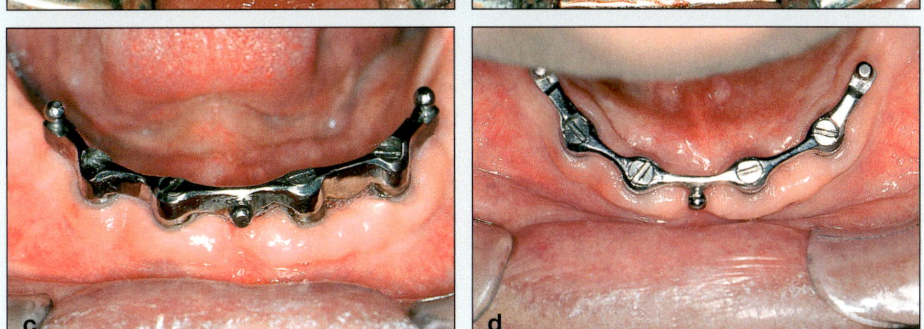

Lappenentwurf und -behandlung im teilbezahnten Unterkiefer

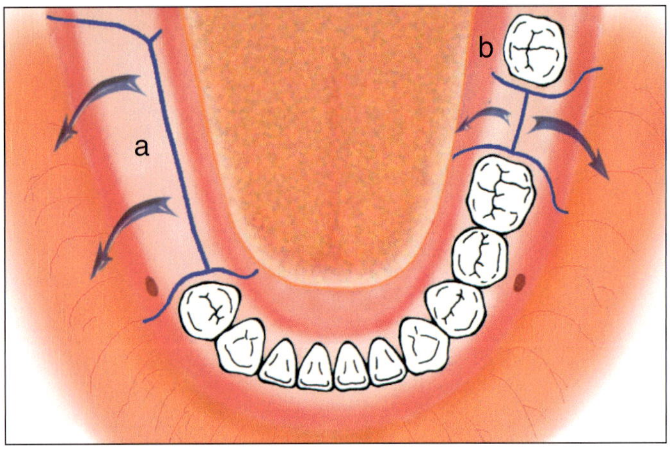

Abb. 3-17a Das Lappendesign zur Implantatinsertion im teilbezahnten Unterkiefer. (*a*) Die Linie repräsentiert den Lappenumriss für die Insertion eines gedeckten Implantats in einer Kennedy-Klasse-1-Situation. Der Lappen wird bis jenseits der Implantatorte ausgedehnt. Eine lingual-krestale Inzision mit einer lingualen Anschrägung wird angewendet. Die vertikalen Entlastungsschnitte werden wellenförmig gekrümmt und Richtung Zentrum des Lappens hin angeschrägt durchgeführt. Die Papillen und das Colgewebe werden nicht in den Lappen einbezogen. (*b*) Die Linie repräsentiert den Lappenumriss für die Insertion eines ungedeckten Implantats in einer Kennedy-Klasse-3-Situation. Der vollschichtige Lappen kann nicht über die Implantatorte hinaus geschnitten werden. Der Ort der crestalen Inzisionen gewährleistet den Erhalt von ungefähr 3 mm apiko-koronaler Breite von befestigter Gingiva. Das Papillen- und Colgewebe wird nicht in den Lappen einbezogen. Die Entlastungsinzisionen sind gebogen und Richtung Zentrum des Lappens hin angeschrägt. Es ist zu beachten, dass die lingualen Entlastungsschnitte posterior verkürzt sind.

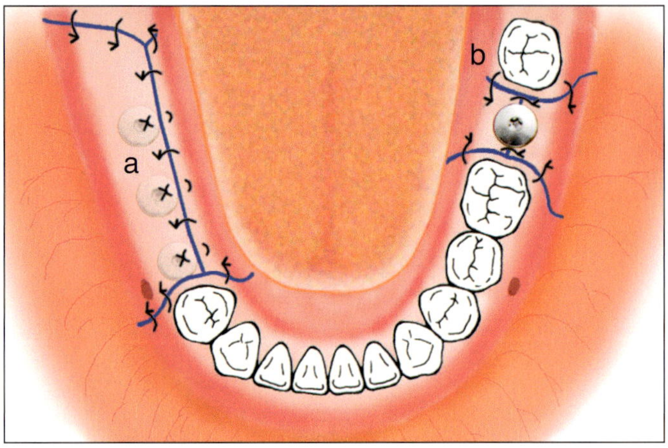

Abb. 3-17b Lappenbehandlung für die Implantation im teilbezahnten Unterkiefer. (*a*) Lappenbehandlung für die gedeckte Implantateinheilung in einer Kennedy-Klasse-1-Situation. Der Lappen wird readaptiert und an die befestigte linguale Gingiva über den gedeckten Implantaten angenäht. Horizontale Rückstichnähte werden mit Einzelknopfnähten abgewechselt, um die Wunde spannungsfrei zu schließen. (*b*) Die Behandlung des Lappens für die Implantatfreilegung und die Insertion eines ungedeckten Implantats in einer Kennedy-Klasse-3-Situation. Der bukkale Lappen wird apikal verlagert und entweder durch resektive Konturierung oder durch die Papillenregenerationstechnik vorbereitet, um einen zirkumferenten Wundverschluss um das Implantat zu ermöglichen. Manchmal ist auch die apikale Verschiebung des lingualen Lappens indiziert.

den Implantaten zu erreichen. Nachdem die Wunde über den Implantaten spannungsfreier vernäht wurde, wird der Wundverschluss gleichermaßen am distalen Ende der Präparation zu Ende geführt.

Wenn man den Lappen für eine Freilegung eines gedeckten Implantats oder für die Insertion eines offen einheilenden Implantats anwendet, wird die perikrestale Inzision üblicherweise näher auf die Spitze des Alveolarfortsatzes gelegt. Das sichert eine Breite von 3 mm befestigter Gingiva auf der lingualen Seite der heraustretenden Implantatanteile (siehe Abb. 3-14b). Die Skalpellklinge wird so orientiert, dass eine leichte bukkale Anschrägung entsteht, um die Menge der befestigten Gingiva zu maximieren, die mit dem bukkalen Lappen mitgenommen wird und das Ausmaß der lingualen Präparation für die Präparation der Implantatinsertion und der Implantatfreilegung wird minimiert. Daraufhin werden der bukkale und linguale Lappen apikal verlagert und dann behandelt, wie zuvor beschrieben, um die Weichteile zirkumferent um die transmukösen Implantatanteile zu adaptieren (Abb. 3-16b bis 3-16d).

Zusammenfassend ist ein Lappenentwurf, der etwa 3 mm apiko-koronale Breite der lingualen befestigten Gingiva erhält und die zirkumferente Adaptation der befestigten Gingiva um die heraustretenden Implantatanteile der Schlüssel für einen erfolgreichen Umgang mit Implantaten im zahnlosen Unterkiefer.

Teilbezahnter Unterkiefer

Im teilbezahnten Unterkiefer werden der Ort und die Anschrägung der perikrestalen Inzision angepasst, wie sie für gedeckte oder offen einheilende Implantatinsertionen oder für Implantatfreilegungen erforderlich sind (Abb. 3-17a). Wann immer möglich, wird der Lappen über das direkte Implantatinsertionsareal hinaus präpariert, entweder nach mesial oder nach distal. Die Entlastungsinzisionen sollten immer einem wellenförmig gekrümmten (kurvilinearen) Verlauf folgen und zur Ecke des Lappens angeschrägt werden. Es muss Sorge dafür getragen werden, dass die Interdentalpapille oder das Colgewebe zu den benachbarten Zähne nicht präpariert wird, denn das wird nicht nur die Gefäßversorgung dieser Bereiche stören, sondern auch ein unerwünschtes Eingangstor für Bakterien schaffen, das offen bleibt, bis die parodontale Weichteilheilung zum natürlichen Zahn hin wieder abgeschlossen ist. Das ist ein extrem wichtiger Gesichtspunkt, falls eine gesteuerte Knochenregeneration in Verbindung mit einer Implantatinsertion durchgeführt wird. Zusätzlich sollten die Lappen so ausgelegt werden, dass die Präparation der lingualen befestigten Gingiva minimal ausfällt, und dass ungefähr 3 mm apikokoronaler Breite von befestigter Gingiva auf der lingualen Seite zur Adaptation an die durchtretenden Implantatstrukturen zurückbleibt (Abb. 3-17b). Der bukkale Lappen wird dann mit den chirurgischen Maßnahmen weiter versorgt, die zuvor für offene und geschlossene Implantate beschrieben wurden (Abb. 3-18 bis 3-21).

Lappendesign und -behandlung für die Implantatfreilegung im posterioren teilbezahnten Unterkiefer

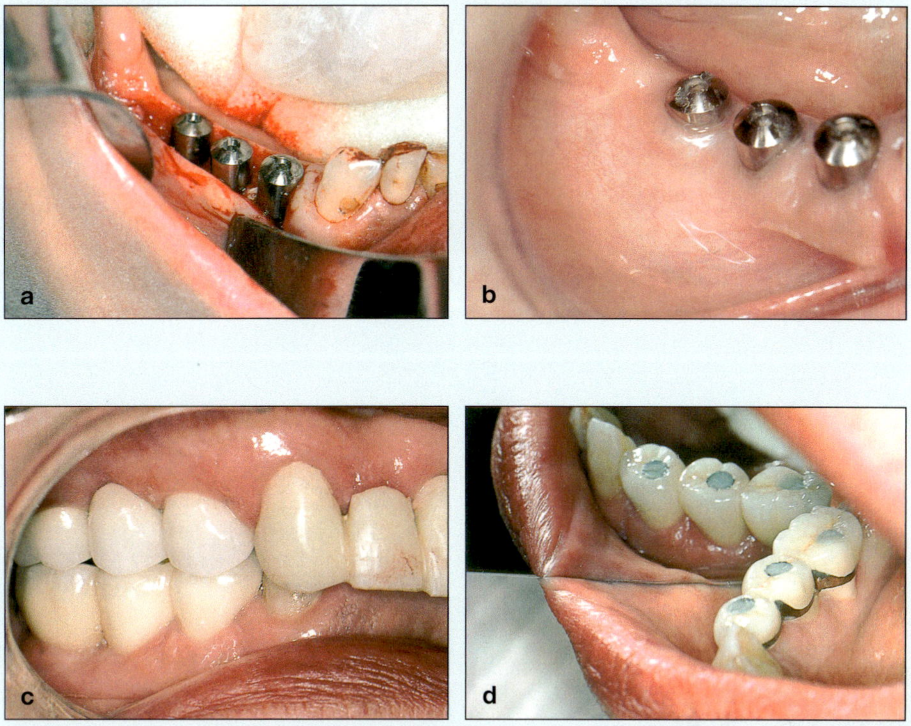

Abb. 3-18a Die Positionierung der krestalen Inzision gewährleistete den Erhalt von etwa 3 mm apiko-koronaler Breite befestigter lingualer Gingiva. Das Papillen- und Colgewebe wurde nicht in den Lappen einbezogen. Die laterale Vorverschiebung erleichterte die zirkumferente Adaptation der befestigten Gingiva um die heraustretenden Implantate.

Abb. 3-18b Eine gesunde periimplantäre Weichteilumgebung zwei Monate nach Implantatfreilegung. Das Lappendesign schuf eine prothetikfreundliche Umgebung und eine natürliche Weichgewebearchitektur.

Abb. 3-18c Stabile Weichgewebe mit einem natürlichen Emergenzprofil der Prothetik fünf Jahre nach endgültiger Restauration.

Abb. 3-18d Der Erhalt von etwa 3 mm apiko-koronaler Breite von lingualer befestigter Gingiva erleichtert eine gesunde Weichgewebeumgebung und Mundhygienemaßnahmen. Die linguale Gingiva ist gesund und es ist keine Rezession aufgetreten (Restauration durch Dr. Fred Hart, Miami, FL).

Lappendesign und -behandlung für die Insertion eines ungedeckten Einzelzahnimplantats an Molarenstelle

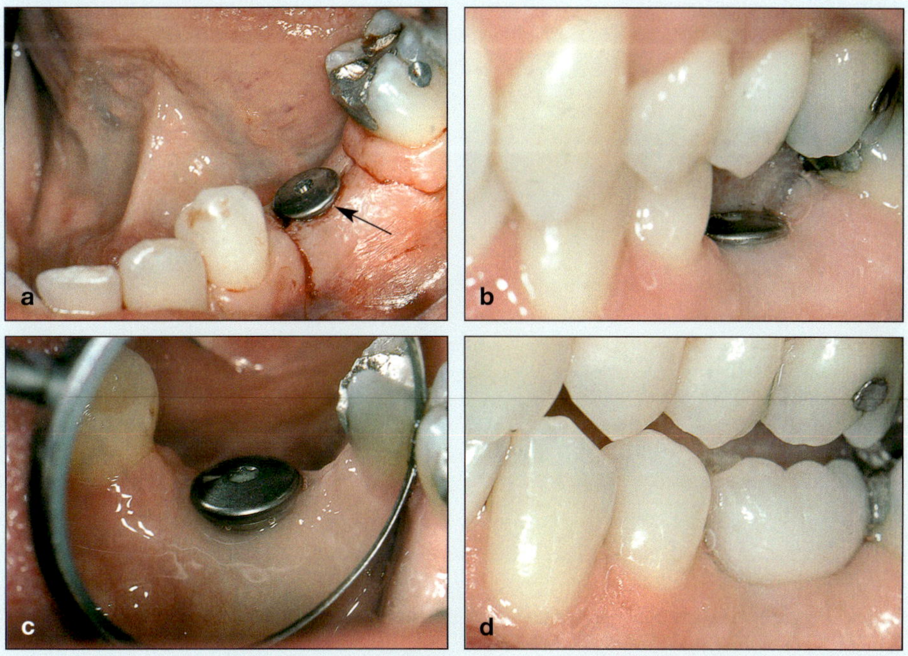

Abb. 3-19a Die krestale Inzision gewährleistet etwa 3 mm apiko-koronale Breite der lingualen befestigten Gingiva. Die Papillen- und Colgewebe wurden nicht in den Lappen einbezogen. Die kurvilinearen Entlastungsinzisonen wurden in Richtung Zentrum des Lappens hin angeschrägt. Durch resektive Konturierung des bukkalen und lingualen Lappens konnten eine passive Anlagerung des Lappens und zirkumferente Adaptation um den Implantathals erreicht werden (*Pfeil*).

Abb. 3-19b, 3-19c Weichgewebegesundheit und Stabilität drei Monate postoperativ. Durch die einzeitige Operation blieb ausreichend Zeit für die Weichteilintegration.

Abb. 3-19d Die Verwendung kurvilinearer, angeschrägter Entlastungsschnitte und ein exakter Wundverschluss führten zum Erhalt einer positiven Zahnfleischarchitektur und unauffälliger Inzisionslinien. Der Lappenentwurf und die -behandlung haben eine selbstreinigende Umgebung geschaffen. Eine Ansammlung von Speiseresten um die implantatgetragene Restauration tritt nicht auf (Prothetik durch Dr. Alicia Abella-Torrente, Coral Gables, FL).

Lappendesign und -behandlung für Kieferkammaugmentationen bei posterior teilbezahnten Unterkiefern der Kennedy-Klasse 3

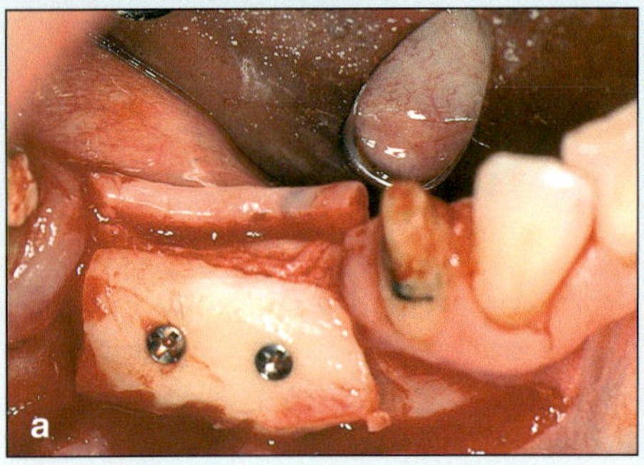

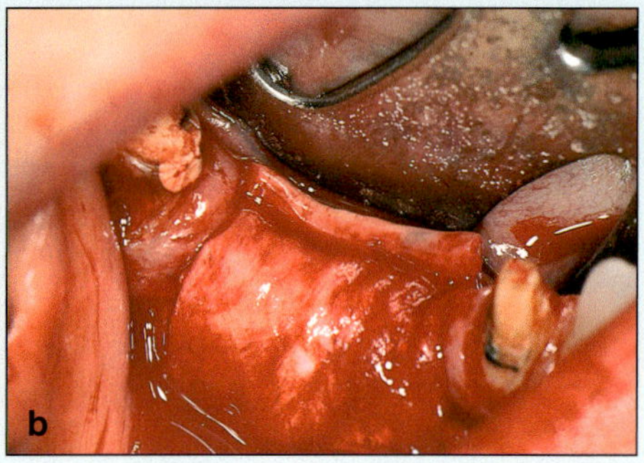

Abb. 3-20a Eine linguale krestale Inzision und eine übertrieben kurvilinear geschnittene und angeschrägte Entlastungsinzision bilden den Lappen. Die Weichteilmobilisation auf der lingualen Seite blieb minimal. Nach der Vorbereitung des Knochentransplantatlagers wurde ein kortiko-spongiöses Blocktransplantat mit zwei Osteosyntheseschrauben befestigt (Osteomed, Addison, TX).

Abb. 3-20b Nach der Verdichtung partikulärer Knochentransplantate um die Ränder des Blocktransplanats wurde eine resorbierbare Kollagenmembran (Bio-Gide, Osteohealth, Shirley, NY) sanft unter die Kanten des lingualen Lappens geschoben und über dem Transplantat adaptiert. Wenn der bukkale Lappen ordentlich mit übertrieben kurvilinearen und angeschrägten Schnitten gebildet wurde, ist die Fixierung der Membran nicht notwendig, denn sie wird bei der Lappenrückverlagerung nicht verschoben.

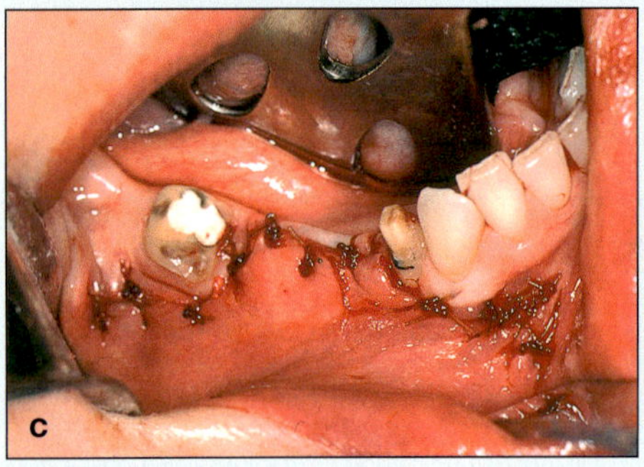

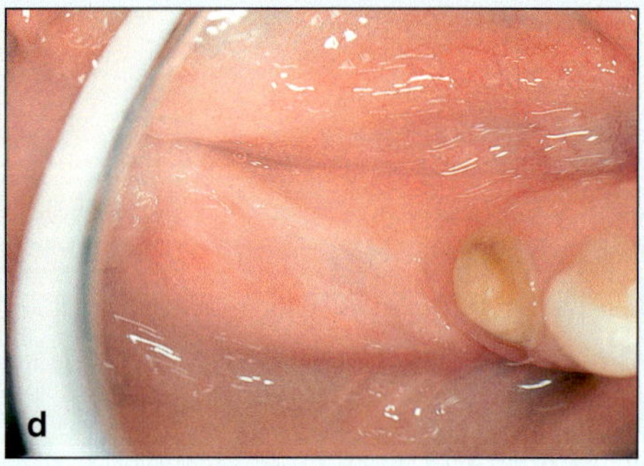

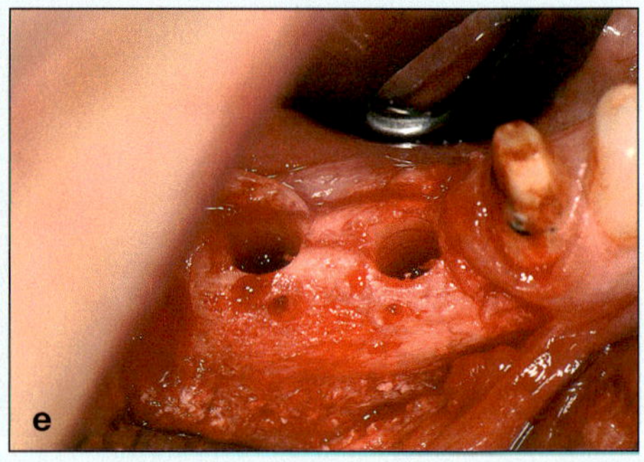

Abb. 3-20c Ein spannungsfreier Wundverschluss wurde mit 4x0-Chrom-Gut durchgeführt. Beachten Sie, dass die Entlastungsinzisionen weit über dem augmentierten Bereich hinausreichen.

Abb. 3-20d Exzellente Weichteilheilung sechs Wochen nach der Transplantation.

Abb. 3-20e Nach vier Monaten wurde der Situs für die Implantatinsertion wieder eröffnet. Ein vernünftiges Weichteilmanagement zum Zeitpunkt der Transplantationen führt zu einem exzellenten Volumengewinn der Knochenaugmentation, so dass die Bohrungen für durchmessererhöhte Molarenimplantate untergebracht werden können.

Lappendesign und -behandlung zur Kieferkammaugmentation in einem zahnlosen posterioren Unterkiefer der Kennedy-Klasse 1

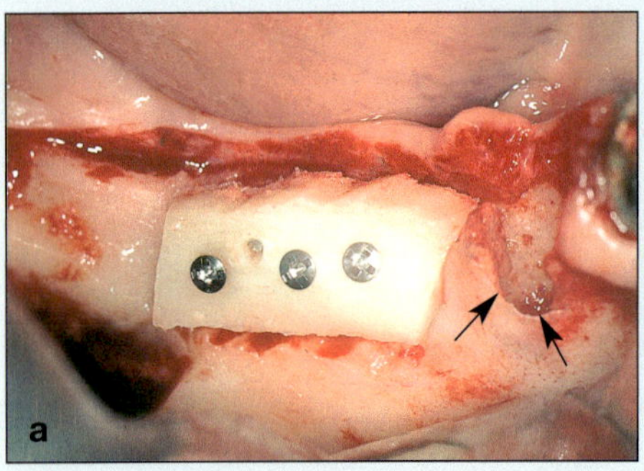

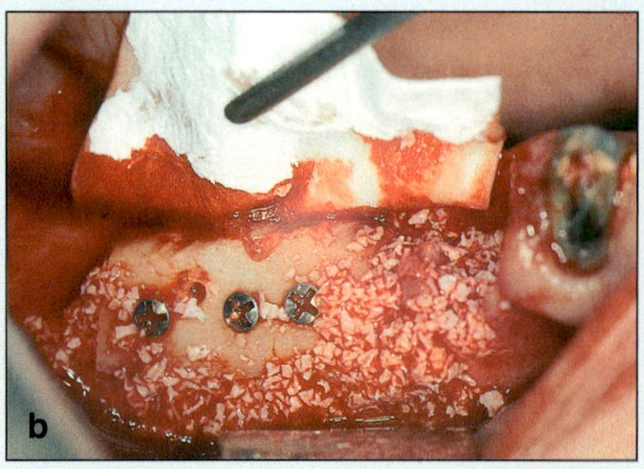

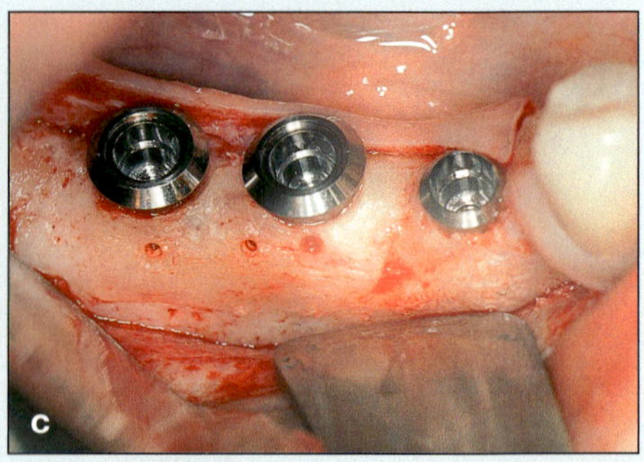

Abb. 3-21a Der Lappen wird durch eine lingualkrestale Inzision, die nach hinten über das Transplantat hinausreicht und kurvilineare, angeschrägte Entlastungsschnitte umgeben, die in der Alveolarmukosa beginnen und aufeinander zulaufen, um die krestale Inzision zu treffen. Der zweite Prämolar wurde nach Präparation des Lappens entfernt. Es ist der bukkale Defekt nach Extraktion (*Pfeile*) zu beachten. Ein kortikospongiöses Blocktransplantat wurde im Empfängerbett befestigt.

Abb. 3-21b Ein partikuläres Knochentransplantat bestand zu 50 % aus spongiösem Knochen und Knochenmark und zu 50 % aus BioOss® (Osteohealth). Es wurde um die Ränder des Blocktransplantats herum verdichtet. Eine resorbierbare Bio-Gide-Membran wurde unter die Kanten des lingualen Lappens vor der Adaptation über das Knochentransplantat geschoben.

Abb. 3-21c Vier Monate nach Transplantation hat ein kurvilineares angeschrägtes Lappendesign effektiv die Elastizität des Lappens verbessert und damit die Blutversorgung der Lappenränder nach Wundverschluss über dem großvolumigen Knochentransplantat erhalten. Ein angemessenes Weichteilmanagement trug zur exzellenten Knochenregeneration durch das Knochenblocktransplantat und das partikuläre Knochentransplantat in der Molarenregion als auch zur Regeneration der bukkalen Alveolenwand im Prämolarenbereich bei.

Lappendesign und Überlegungen zur Implantatchirurgie im Oberkiefer

Der Chirurg sollte verschiedene Gesichtspunkte zum Lappenmanagement die speziell im Oberkiefer gelten, berücksichtigen. Gelegentlich muss präoperativ der Tonus der palatinalen Weichgewebe verbessert werden und in gewissen Situationen besteht die Notwendigkeit zur intraoperativen Ausdünnung der palatinalen Lappendicke.

Wann immer möglich, sollte eine präoperative Behandlung durchgeführt werden, um jegliche vorbestehende Entzündung der palatinalen Gewebe zur Ruhe zu bringen. Ein schlechter Tonus des Gewebes wird häufig bei Patienten angetroffen, die eine ausgeprägte Oberkieferresorption aufgrund einer schlecht sitzenden Prothese aufweisen oder bei Patienten, die eine herausnehmbare Prothese selten herausgenommen haben. Wenn die beweglichen palatinalen Gewebe trotz Anstrengung zur präoperativen Gewebeverbesserung fortbestehen, dann können mit einem CO_2-Laser das Gewebe exzidiert und ein LASER-Resurfacing durchgeführt werden, um die Ausgangsbedingungen einer Implantatbehandlung zu verbessern.

Die intraoperative Ausdünnung des palatinalen Weichgewebes ist indiziert, wenn eine übermäßige Dicke besteht oder wenn der Gewebetonus suboptimal ist. Das Gewebe wird durch eine scharfe Präparation mit einem Skalpell ausgedünnt, indem das subepitheliale Fett oder Drüsengewebe im betreffenden Bereich exzidiert wird. Die darauf einsetzende Narbenbildung verbessert den Tonus des Gaumengewebes, während gleichzeitig die Ausdünnung Höhenunterschiede zwischen dem bukkalen und palatinalen Weichgewebe um die Implantate herum vermeidet. Nichtbeachtung bewirkt Irregularitäten des Weichgewebes im Implantatzwischenraum und eine übermäßige Höhe des palatinalen Gewebes, die die Ansammlung von Speiseresten begünstigt und die Mundhygiene, die in diesen Bereichen erforderlich ist, behindert. Wenn vertikale Entlastungsinzisionen in der palatinalen Mukosa für die Ausdünnung des Gewebes erforderlich werden, sollten diese so kurz sein, dass ein Schaden des palatinalen Gefäßnervenbündels vermieden wird und die Gefahr einer postoperativen Lappenrandnekrose minimiert wird.

Wenn die Gaumengewebe gesund sind, werden die Weichteillappen so entworfen und die vorhandenen Weichgewebe so behandelt, dass feste palatinale Gingiva angemessener Dicke in Nachbarschaft der Implantatsdurchtrittsstelle vorhanden ist. Nichtbeachtung wird eine eingeschränkte palatinale Weichgewebeumgebung, die schwierig zu korrigieren ist, erzeugen. Der Ort und die Anschrägung der krestalen Inzision müssen variiert werden und das palatinale Gewebe muss, wenn notwendig, ausgedünnt werden. Der Umriss des bukkalen Lappens wird mit kurvilinearen, vertikal angeschrägten Entlastungsinzisionen vervollständigt, die in der beweglichen Mukosa jenseits der mukogingivalen Grenzlinie begonnen werden und dann durch die befestigte Gingiva hindurchgeführt werden, um sich mit dem mesialen und distalen Ende der perikrestalen Schnittführung zu treffen. Für die Insertion von geschlossen einheilenden Implantaten wird der Lappen mobilisiert und retrahiert und es muss Sorge getragen werden, dass die Mobilisation der palatinalen Seite minimiert wird. Der Wundverschluss wird erleichtert, wenn das feste palatinale Gewebe den bukkalen Lappen verankert und damit die Stabilität des postoperativen Wundkomplexes verbessert. Der postoperative Gebrauch einer provisorischen Prothese wird ebenfalls erleichtert, wenn die palatinale und vestibuläre Anatomie dadurch nicht verändert wurden.

Zur Freilegung eines Implantats oder zur Insertion eines offen einheilenden Implantattyps wird der bukkale Lappen knapp über die mukogingivale Grenzlinie präpariert, um die folgende apikale oder laterale Vorverschiebung und Adaptation der befestigten Gingiva um die Implantatstrukturen zu erleichtern. Wenn die Präparation jenseits der mukogingivalen Grenzlinie ausgedehnt wurde, sollte der Chirurg mit einer geringen Gingivarezession rechnen und sollte den Lappen in Erinnerung entsprechend behandeln.

Zahnloser Oberkiefer

Eine leichte Abwandlung dieses Lappens wird auch zur Implantatchirurgie im zahnlosen Oberkiefer verwendet. Der Autor verwendet einen Lappen, der spezifisch entworfen wurde, um eine Anhebung der Weichgewebe in der Oberkiefermittellinie zu vermeiden. Stattdessen werden zwei bukkale Lappen bilateral umzeichnet und präpariert (Abb. 3-22a). Dieser Zugang erhält die Anatomie der Prämaxilla und erleichtert überdies die Lappenpräparation, die Übersicht und den Wundverschluss. Zusätzlich ist der postoperative Patientenkomfort stark verbessert und die Benutzung einer herausnehmbaren provisorischen Prothese wird erleichtert, weil die Topographie des Alveolarfortsatzes und der vestibulären Umschlagfalte erhalten wurde.

Die Lappen werden wie folgt umzeichnet. Eine perikrestale Inzision wird am Tuber maxillae begonnen und bis zum anterioren Oberkiefer fortgeführt. Der Bereich der geplanten Implantatinsertion legt die mesiale Ausdehnung der perikrestalen Inzision fest. Entlastungsinzisionen werden in der Alveolarmukosa begonnen und schließen sich an die mesiale und distale Ausdehnung der perikrestalen Inzision an, um den Lappenumriss zu vervollständigen. Diese kurvilinearen Entlastungsinzisionen werden zum Zentrum des Lappens hin angeschrägt. Die Präparation des Lappens wird an der distalen Entlastungsinzision begonnen, denn das Periost lässt sich leicht und schnell in diesem Bereich anheben. Die Präparation wird dann nach mesial in den Prämolarenbereich fortgeführt. Danach beginnt die Anhebung des Lappens an der mesialen Entlastungsinzision und wird nach distal fortgeführt, um die darunter liegende Knochenanatomie des Alveolarfortsatzes freizulegen. Weil man oft fest anheftende Bindegewebefasern in Knochendefekten, die von zuvor erfolgten Zahnextraktionen herrühren, antrifft,

Lappendesign und -behandlung im zahnlosen Oberkiefer

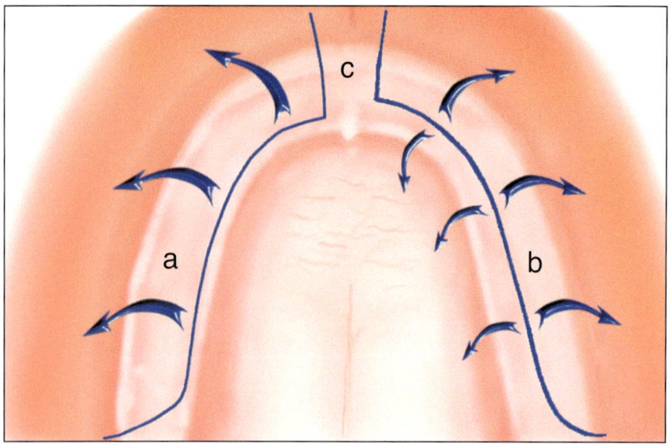

Abb. 3-22a Lappendesign zur Implantatinsertion im zahnlosen Oberkiefer. *a*) Die Linie zeigt den Lappenumriss für die Insertion von gedeckten Implantaten. Durch eine palatinal-krestale Inzision mit einer palatinalen Schrägstellung wird eine Darstellung des Alveolarkamms mit minimaler Anhebung des palatinalen Lappens erreicht. *b*) Die Linie zeigt den Lappenumriss für die Implantatfreilegung oder die Insertion eines ungedeckten Implantats. Die Inzision wird so platziert, dass eine adäquate Breite von qualitativ gutem befestigten Gaumengewebe (frei von Rugae) gewährleistet wird. *c*) Das Gewebe in der Oberkiefermittellinie wird nicht in den Lappen einbezogen. Dies verbessert den Patientenkomfort und erleichtert die Anwendung einer provisorischen Prothese postoperativ.

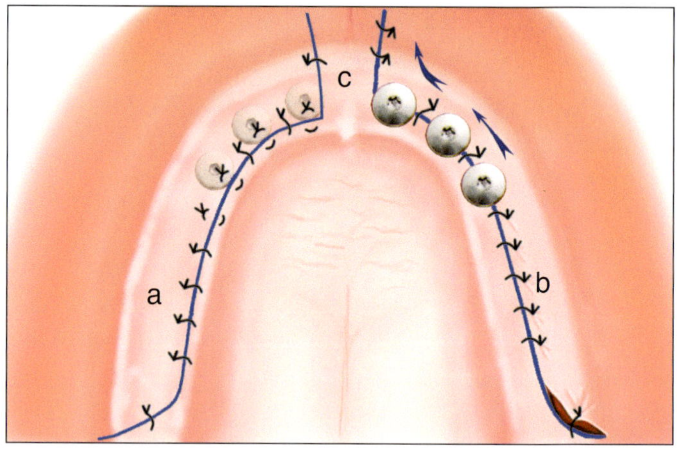

Abb. 3-22b Lappenmanagement für eine Implantatinsertion im zahnlosen Oberkiefer. (*a*) Lappenmanagement für die Insertion eines gedeckten Implantats. (*b*) Lappenmanagement für die Implantatfreilegung oder Insertion eines ungedeckten Implantats. (*c*) Wenn ungedeckte Implantate inseriert werden, wird der bukkale Lappen an den nicht mobilisierten Geweben in der Mittellinie befestigt. Dann wird die Wunde zügig durch abwechselnde Rückstich- und Einzelknopfnähte über den Implantatverschlussschrauben verschlossen. Für die Implantatfreilegung oder die Insertion eines ungedeckten Implantats wird der bukkale Lappen apikal verlagert und an dem nicht mobilisierten Oberkiefergewebe der Mittellinie verankert und die indizierten chirurgischen Maßnahmen werden durchgeführt, um die befestigte Gingiva zirkumferent um die heraustretenden Implantatanteile zu adaptieren.

kann eine scharfe Präparation mit einem Periostelevatorium nach Buser oder einem Skalpell Nr. 15c notwendig werden, um die Lappenpräparation beginnen zu können. Dann wird der Lappen mit einer Adson-Pinzette vorsichtig und sanft gehalten, so dass die Anatomie des Alveolarfortsatzes und der bukkalen Maxilla klar sichtbar werden. Danach wird die Lappenpräparation nach apikal fortgeführt.

Wenn eine geschlossene Implantatinsertion geplant ist, kann eine nach palatinal verlagerte Kamminzision mit einer palatinalen Anschrägung angewendet werden (siehe Abb. 3-5, 3-22a). Die angeschrägte palatinale Kamminzision legt den gesamten Alveolarfortsatz frei und minimiert die für die Implantatosteotomien erforderliche palatinale Präparation. Nach der Implantation beginnt der Wundverschluss mit der Readaptation und der Verankerung des bukkalen Lappens an die festgebliebenen palatinalen und prämaxillären Gewebe. Mit horizontalen Rückstichnähten und einfachen Einzelknopfnähten wird die Wunde über den Implantaten verschlossen. Danach wird der Wundverschluss nach distal fortgeführt (Abb. 3-22b). Wenn man die Präparation durchführt, um ein Implantat in Verbindung mit dem Aufbaupfosten freizulegen oder wenn ein offen einheilendes Implantatsystem geplant ist, dann wird die perikrestale Inzision näher an die Kieferkammmitte gelegt und nach bukkal hin abgeschrägt. Unter diesen Umständen muss man dafür sorgen, glatte palatinale Gewebe zur Readaptation an die palatinale Seite der transmukösen Implantatanteile zu erhalten. Die bukkale Anschrägung maximiert die Menge befestigter Gingiva, die auf dem bukkalen Lappen zurückbleibt. Eine geringgradige palatinale Präparation kann für die Osteotomien oder die Implantatfreilegung erforderlich werden, um Zugang für die Ausdünnung des palatinalen Lappens vor seiner Readaptation an die Implantate zu gewinnen. Dann wird der bukkale Lappen zunächst apikal verlagert und dann mit den chirurgischen Maßnahmen gearbeitet, die zuvor beschrieben wurden, um das Weichgewebe zirkumferent an die transmukosale Implantatanteile zu adaptieren. Die Verankerung des Lappens an die befestigte prämaxilläre Gingiva erleichtert eine laterale Vorverschiebung, eine apikale Verschiebung und eine angemessene Ruhigstellung des bukkalen Lappens. Die Nähte werden so angelegt, dass ein koronales Zurückgleiten der bukkalen Gewebe über dem Implantat während der Heilungsperiode ausgeschlossen ist und um gleichzeitig die Erhaltung einer adäquaten Vestibulumtiefe nach Heilungsabschluss zu gewährleisten. Mit Einzelknopfnähten werden die Weichgewebe um die Implantatkomponenten zur Vervollständigung des Wundverschlusses präzise readaptiert (Abb. 3-23 bis 3-26). Eine Modifikation dieses Zuganges hat sich für atrophierte Oberkiefer, bei denen eine zu geringe Vestibulumtiefe ein erhebliches Weichteilproblem für den Chirurgen und Prothetiker darstellt, als sehr geeignet herausgestellt. Zur Implantatfreilegung oder Insertion eines offen einheilenden Implantattyps wird dieser Lappenentwurf das Vestibulum vertiefen, um den Rand einer definitiven Prothese aufzunehmen und um vernünftigen Zugang für die Mundhygiene zu schaffen. Zusätzlich sollte dieser Lappen so entworfen werden, dass eine Beweglichkeit der Gewebe um das heraustretende Implantat in der frühen Wundheilungsphase vermieden wird. Das wird die Schaffung einer stabilen Weichgewebeumgebung während der Phase der Weichgewebeintegration des Implantats sichern. Um diese Ziele zu erreichen, empfiehlt der Autor eine Modifikation unter

Lappendesign und -behandlung für die Insertion von ungedeckten Implantaten im zahnlosen Oberkiefer

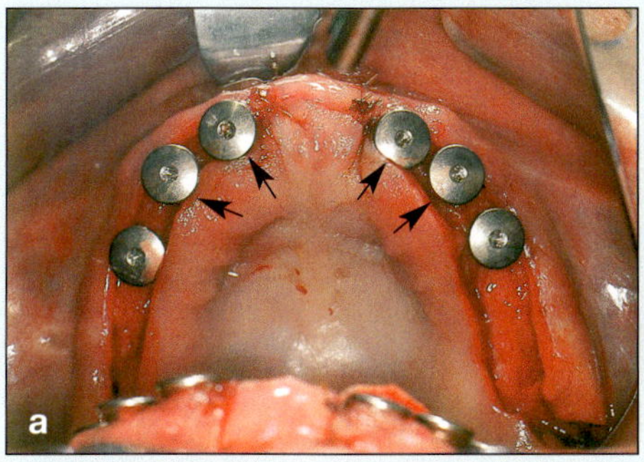

Abb. 3-23a Eine palatinale krestale Inzision mit Anschrägung nach bukkal wurde nach distal weit über die Implantatpositionen hinaus geschnitten. Kurvilineare, angeschrägte vertikale Entlastungsinzisionen vervollständigen den Lappenumriss. Nach Insertion der Implantate wurde mit dem Skalpell eine submuköse Exzision und damit eine Reduktion der übermäßigen palatinalen Gewebedicke im anterioren Oberkiefer vorgenommen (*Pfeile*).

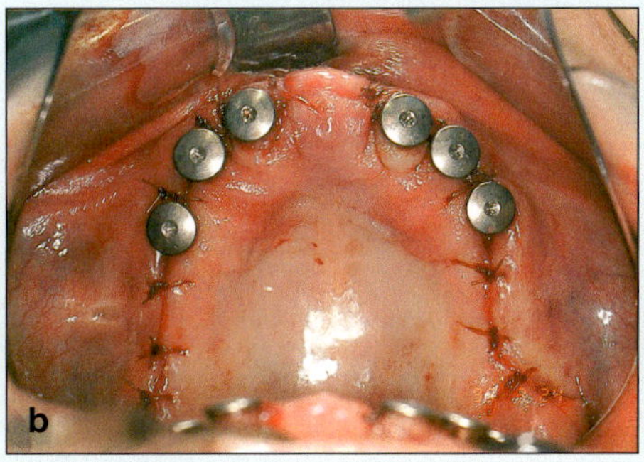

Abb. 3-23b Eine Kombination einer lateralen Lappenvorverschiebung und resektiven Konturierung wurde zur Erzielung eines zirkumferenten Wundverschlusses um die hindurchtretenden transmuskösen Implantathälse angewendet.

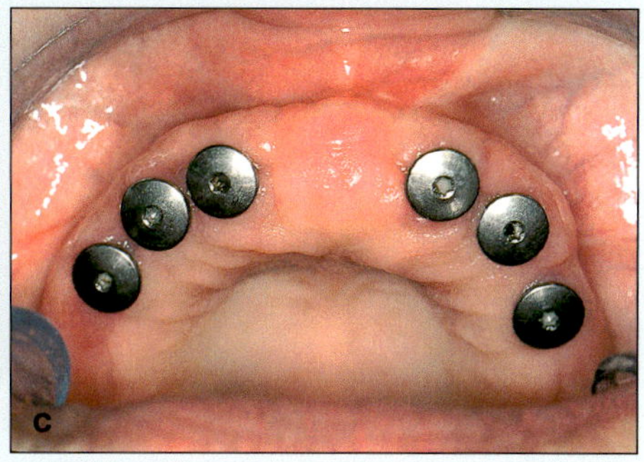

Abb. 3-23c Sechs Wochen nach dem Eingriff ist eine initiale Reifung der periimplantären Weichgewebe eingetreten. Das Lappenmanagement hat zu einer Weichgewebetopographie geführt, die prothetische Maßnahmen und Mundhygienemaßnahmen erleichtern wird.

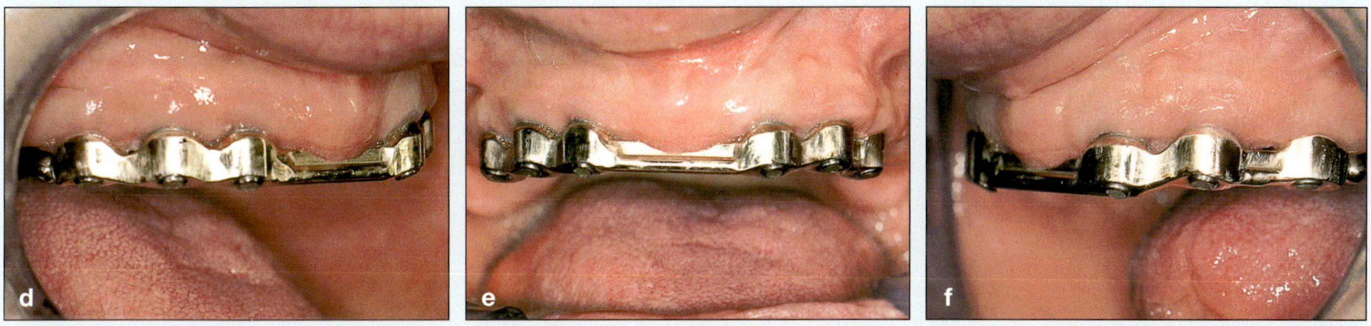

Abb. 3-23d bis 3-23f Ein Jahr nach Eingliederung der endgültigen Restauration ist eine exzellente periimplantäre Weichgewebegesundheit sichtbar. Die apikale Verschiebung der bukkalen Lappen und die Reduktion der palatinalen Weichgewebehöhe hat eine gesunde und stabile periimplantäre Weichgewebeumgebung geschaffen (Prothetik und endgültige Restauration durch Dr. Cecil Abraham, Miami, FL).

Abb. 3-24a Das Lappendesign stört die Anwendung einer Bohrschablone nicht .

Abb. 3-24b Der Lappen für die Insertion von ungedeckten Implantaten wird durch eine palatinale krestale Inzision mit bukkaler Anschrägung zur Maximierung der Breite der befestigten Gingiva auf dem bukkalen Lappen gebildet. Kurvilineare Entlastungsinzisionen werden platziert, um Zugang zu allen geplanten Implantaten zu bekommen. 10-ITI®-Implantate wurden in Vorbereitung einer festen Brücke gesetzt.

Abb. 3-24c Die Osseointegration und die Weichgewebeintegration sind vier Monate nach Implantatinsertion eingetreten. Das Lappenmanagement hat eine restaurationsfreundliche Umgebung geschaffen.

Abb. 3-24d Die Eingliederung der endgültigen Restauration wurde durch die zirkumferente Adaptation von befestigter Gingiva um die hindurchtretenden Implantate erleichtert. Die ungedeckte Implantatinsertionstechnik vermied das Zerreißen des protektiven Weichteilverschlusses während der prothetischen Behandlungsmaßnahmen. Ein Jahr nach Eingliederung der endgültigen Restauration sind stabile Weichgewebe und eine exzellente Ästhetik sichtbar (Restauration durch Dr. John P. Cartledge, Hallandale, FL).

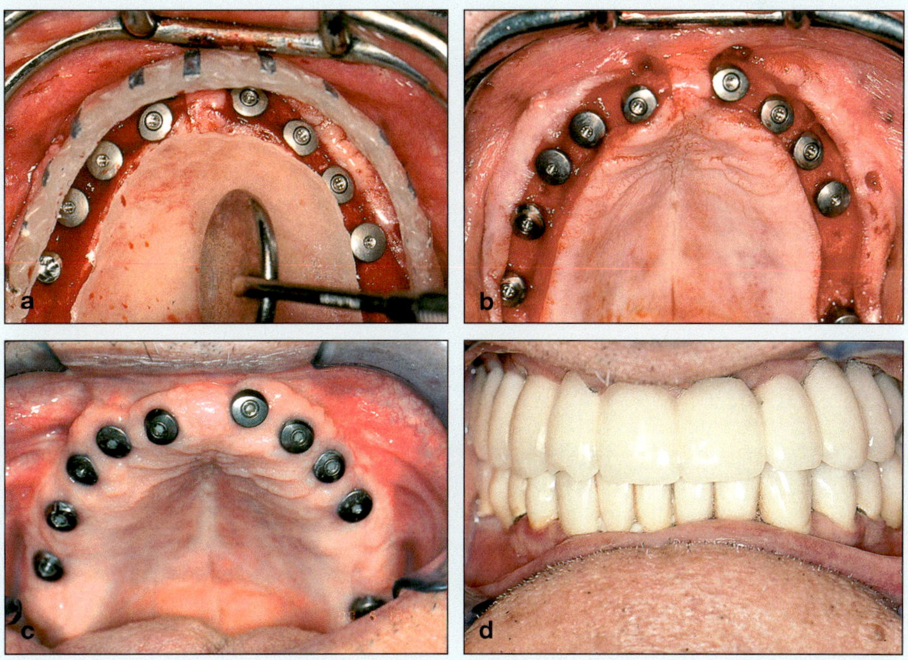

Lappendesign und -behandlung für die Insertion von gedeckten Implantaten im zahnlosen Oberkiefer

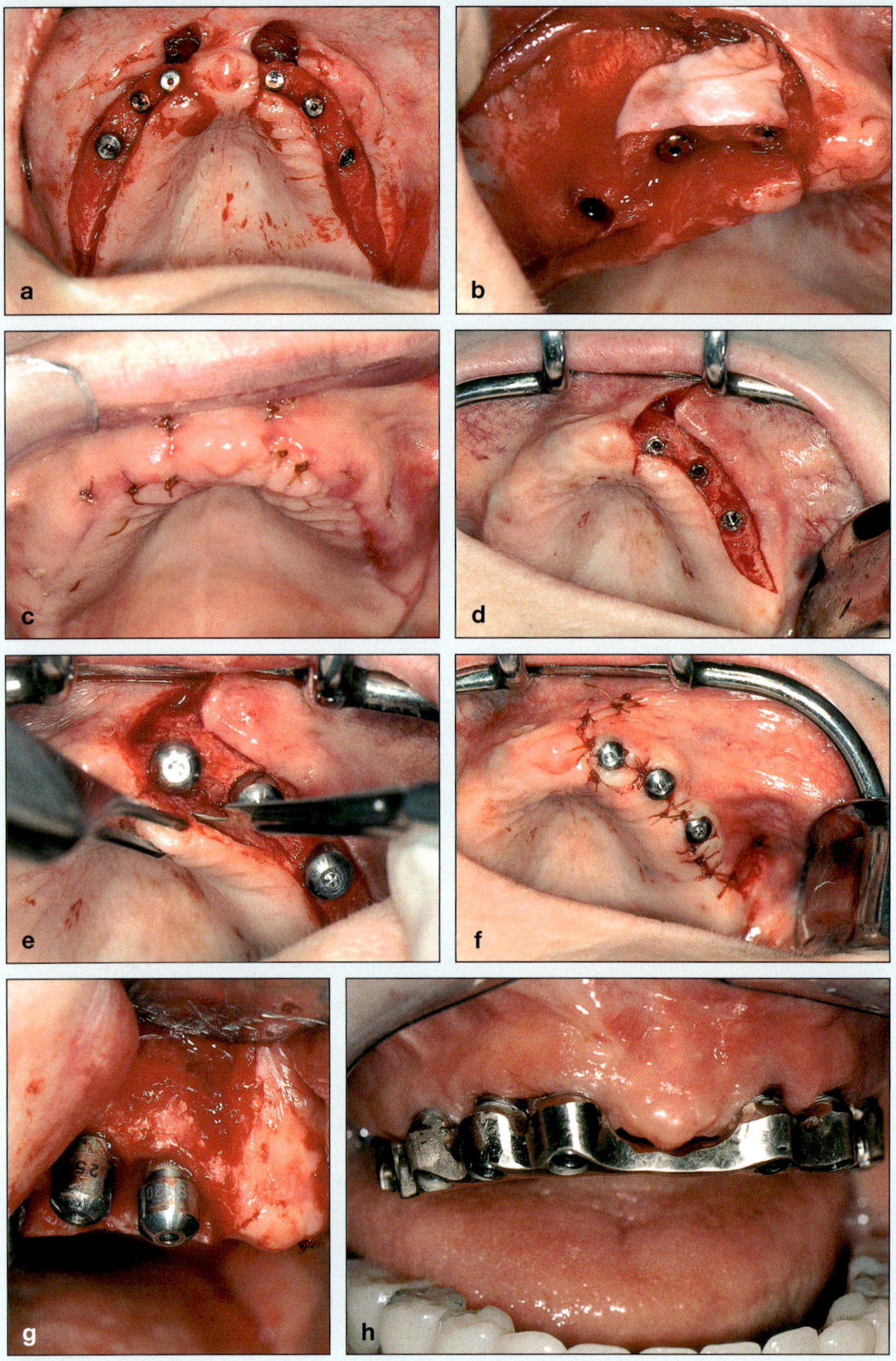

Abb. 3-25a Eine palatinale krestale Inzision mit palatinaler Anschrägung und kurvilinearen, angeschrägt geschnittenen vertikalen Entlastungsinzisionen umgeben den Lappen. Sechs gedeckte Spline-Implantate (Centerpulse Dental, Carlsbad, CA) wurden inseriert.

Abb. 3-25b Ein kleinvolumiger bukkaler Dehiszenzdefekt wird durch gesteuerte Knochenregeneration mit einer Mischung von autologem Knochen aus lokalen Spendergebieten, Bio-Oss® und der Bio-Gide-Membran behandelt.

Abb. 3-25c Einzelknopfnähte sichern die bukkalen Lappen an der anterioren Oberkiefergingia. Horizontale Rückstichnähte adaptieren die bukkale und palatinale Gingiva auf dem Kieferkamm. Die palatinale Anschrägung vergrößert den Wundrand durch Schaffung eines teilschichtig-vollschichtigen bukkalen Lappens, der unter die Anschrägung des palatinalen Lappens während des Wundverschlusses gleitet und damit die Stabilität des Wundkomplexes verbessert.

Abb. 3-25d Implantatfreilegung und Verbindung mit dem Aufbaupfosten vier Monate nach initialer Chirurgie. Palatinale und krestale Inzisionen mit einer bukkalen Anschrägung maximieren die Menge von befestigter Gingiva auf dem bukkalen Lappen.

Abb. 3-25e Mit einem Skalpell wird übermäßige Weichgewebedicke palatinal reduziert.

Abb. 3-25f Durch laterale Lappenvorverschiebung wird die Gingiva zirkumferent um den hindurchtretenden Implantatgingivaformer adaptiert. Die apikale Verschiebung des Lappens wurde durch die Befestigung an der nicht mobilisierten befestigten Gingiva in der Mittellinie erleichtert.

Abb. 3-26g Erfolgreiche Knochenregeneration auf der bukkalen Seite des anterioren Implantats während der Implantatfreilegung der Implantate auf der rechten Seite des Oberkiefers. Das Weichteilmanagement erfolgt entsprechend der Implantate auf der linken Oberkieferseite.

Abb. 3-25h Neun Monate nach der Eingliederung der Restauration ist eine exzellente Weichgewebegesundheit sichtbar. Die apikale Verschiebung der bukkalen Lappen und die Reduktion der palatinalen Weichgewebedicke erleichtern die exzellente Mundhygiene, die dieser Patient aufweist (Prothetik und endgültige Restauration durch Dr. Larry Grillo, Aventura, FL).

Anwendung von teil- und vollschichtigen Lappenpräparationen. Der Lappen wird angezeichnet, wie zuvor beschrieben: Es wird eine vollschichtige, subperiostale Präparation vom Alveolarfortsatz bis apikal der mukogingivalen Grenzlinie durchgeführt, dann erfolgt eine teilschichtige epiperiostale Präparation mit einem Skalpell noch weiter nach apikal, um die laterale Wand des Oberkiefers freizulegen. Es ist dafür zu sorgen, nicht den Nervus infraorbitalis zu schädigen. Nach Implantatfreilegung oder Insertion eines offen einheilenden Implantats wird der Lappen mit horizontalen Matratzennähten apikal an das Periost des jetzt vertieften Vestibulums genäht. Die Nähte gehen durch die Mukosa und die mukogingivale Grenzlinie, fassen tief unten das Periost und gehen dann zurück durch das Epithel an der mukogingivalen Grenzlinie. Normalerweise werden in dieser Weise zwei oder drei Nähte durchgezogen und mit einem Klemmchen vor dem Knoten gefasst. Wenn dann die einzelnen Nähte geknotet werden, wird der Lappen nach apikal, wie ein Theatervorhang hochgezogen. Im Endeffekt führt der Chirurg eine submuköse Vestibulumplastik durch einen offenen Zugang aus. Dann wird der koronare Anteil des Lappens um die heraustretenden Implantatanteile, wie zuvor beschrieben, adaptiert. Dieser Zugang minimiert Weichteilkomplikationen durch die Neuschaffung von Vestibulumtiefe, die adäquaten Raum für Mundhygienemaßnahmen und für einen angemessenen Prothesenrand schafft, der chronischen Speiseretentionen unter den Prothesen vorbeugt und gleichzeitig eine Lippenabstützung für eine exzellente Ästhetik bietet (siehe Abb. 3-27).

Lappendesign und -behandlung zur Erhaltung der Weichteilästhetik im zahnlosen Oberkiefer

Abb. 3-26a Eine präoperative Panoramaschichtaufnahme zeigt die fortgeschrittene Parodontitis im Oberkiefer. Der Behandlungsplan sah die Entfernung der Oberkieferbezahnung und den Erhalt des Oberkieferalveolarfortsatzes durch die Bio-Col-Technik in Vorbereitung für eine verzögerte Implantation vor.

Abb. 3-26b Eine erfolgreiche Erhaltung des Kieferkamms ist sechs Monate nach Zahnentfernung sichtbar. Die vorhandene Oberkieferhöhe und -breite konnte erhalten werden.

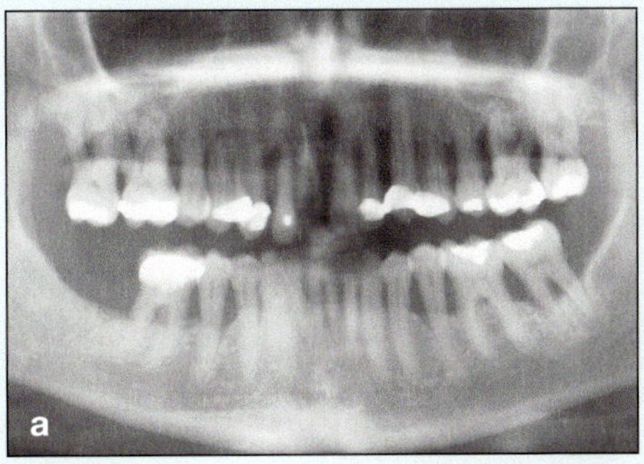

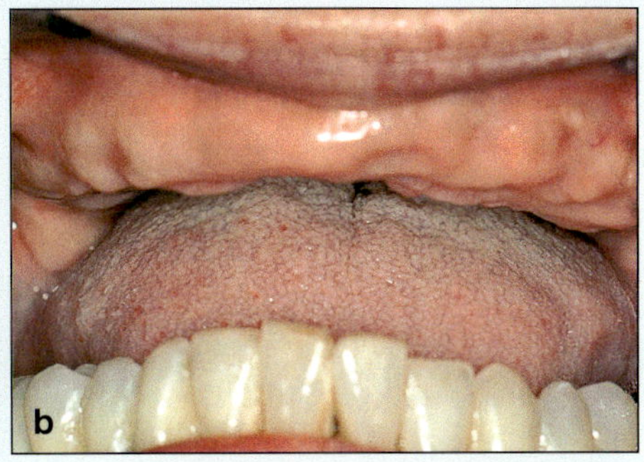

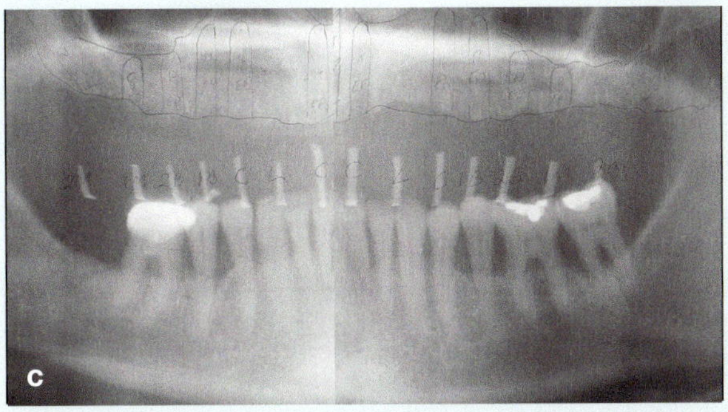

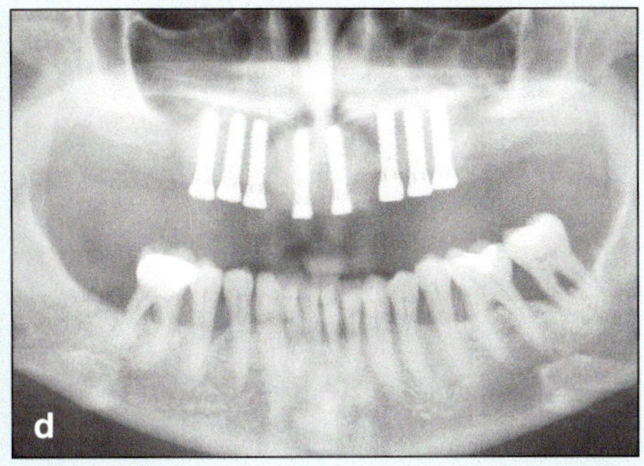

Abb. 3-26c Panoramaschichtaufnahme vor Implantatinsertion. Ein adäquates Knochenvolumen ist verfügbar, um die Implantate zu inserieren. Weitere Knochentransplantationen werden, trotz der präexistierenden schweren parodontalen Knochenschäden mit unkorrigierbaren vertikalen Knochendefekten nicht notwendig sein.

Abb. 3-26d Acht offen einheilende Implantate wurden in Vorbereitung der endgültigen Restauration eingesetzt.

Abb. 3-26e Vier Monate nach Insertion von acht offen einheilenden ITI®-Implantaten führte das vorher beschriebene Lappenmanagement zu einer stabilen periimplantären Weichteilumgebung.

Abb. 3-26f Die Verwendung von einteiligen ungedeckten Implantaten hat genügend Zeit für die Weichteilintegration ermöglicht. Prothetische Maßnahmen werden nicht das Saumepithel oder die Adaptation des Bindegewebes zerreißen, weil sie auf den oberflächlichen Teil des periimplantären Sulkus beschränkt bleiben.

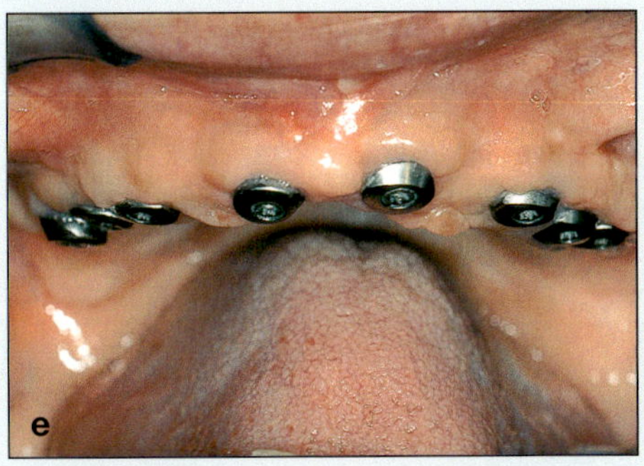

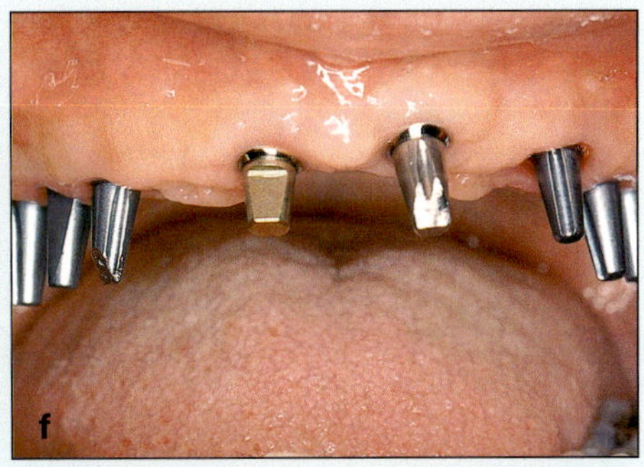

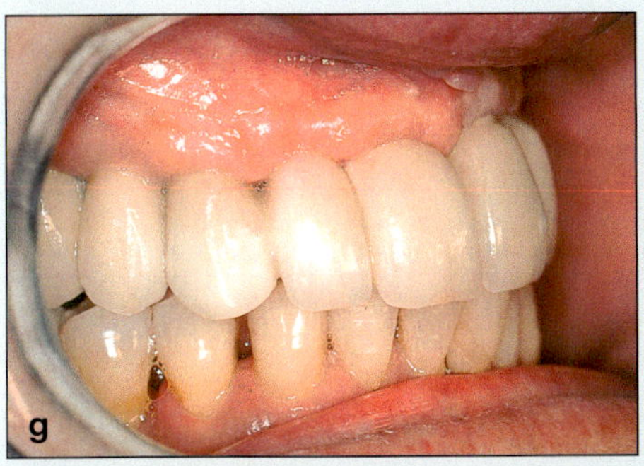

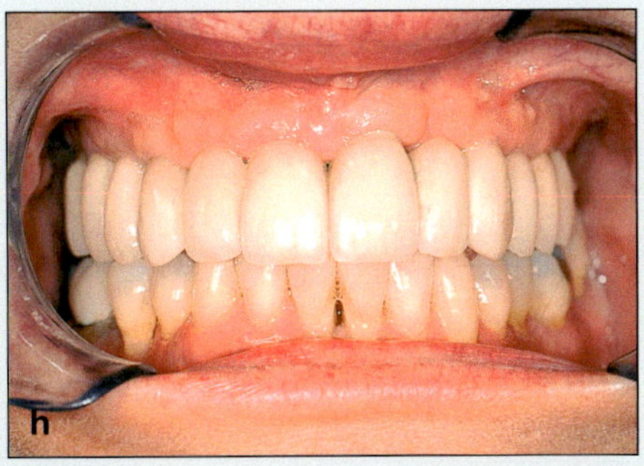

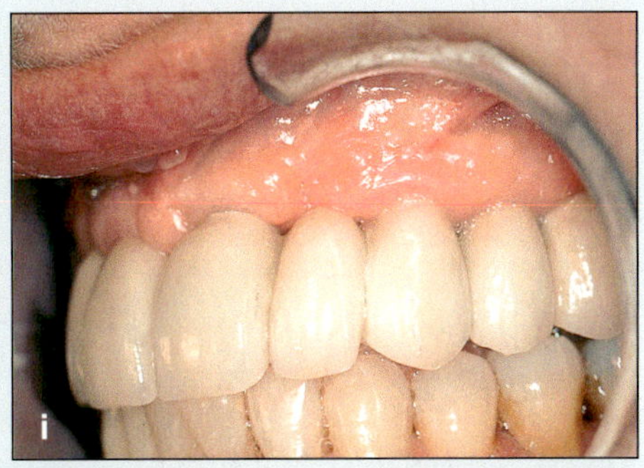

Abb. 3-26g bis 3-26i Die Weichgewebegesundheit ist ein Jahr nach endgültiger Restauration exzellent. Die Kombination von Alveolarfortsatzerhaltung nach Zahnentfernung, ordentlichem Weichteilmanagement während der Implantatinsertion und die Verwendung einteiliger ungedeckter Implantate haben zu einer funktionellen und ästhetischen Rehabilitation des Oberkiefergebisses trotz der vorbestehenden schweren Parodontalerkrankung geführt.

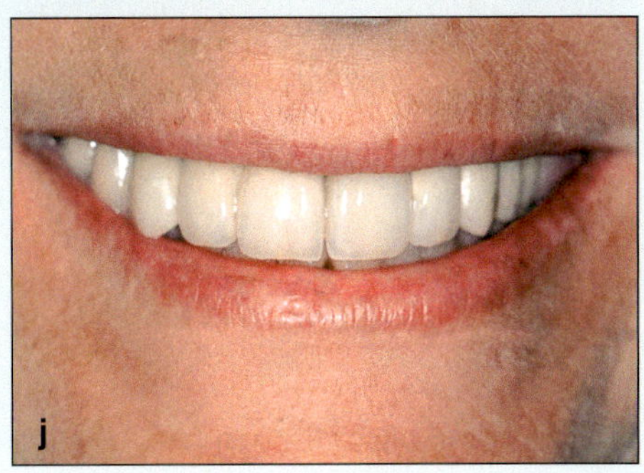

Abb. 3-26j Harmonische Zahnproportionen wurden wiederhergestellt (Prothetik durch Dr. Larry Stein, Miami, FL).

Lappendesign und -behandlungt für den hartgeweblichen Implantatlageraufbau und die Insertion von ungedeckten Implantaten im zahnlosen Oberkiefer

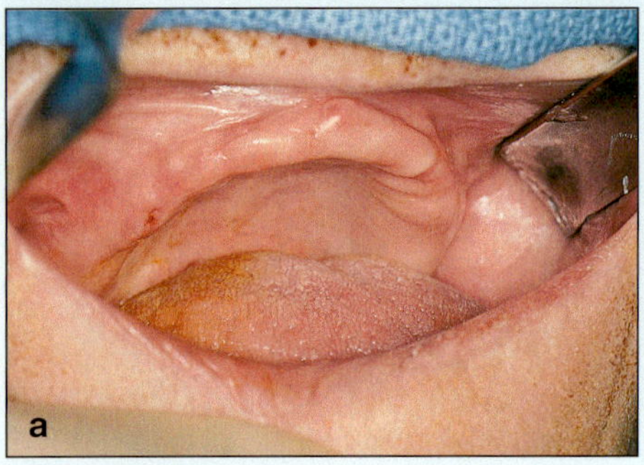

Abb. 3-27a Präoperative Ansicht des atrophierten Oberkiefers. Die Resorption reicht bis zum Nasenboden im anterioren Oberkiefer. Es werden eine Sinuslift-Knochentransplantation und eine Knochenauflagerung in Vorbereitung einer Implantatinsertion zur Verankerung einer implantatgelagerten herausnehmbaren Prothese durchgeführt.

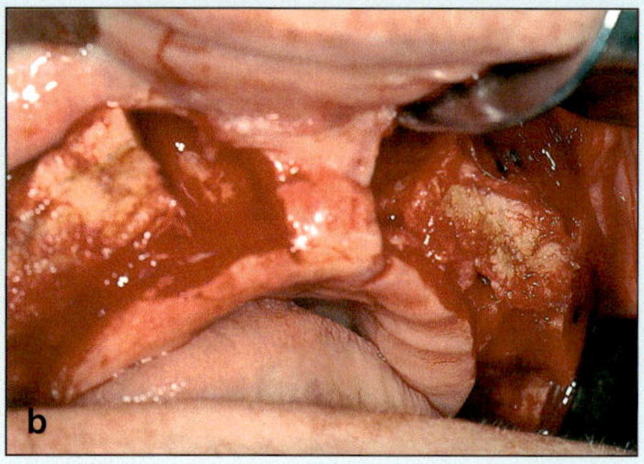

Abb. 3-27b Das Lappendesign ist identisch zur Insertion von gedeckten Implantaten im zahnlosen Oberkiefer. Die palatinal-krestale Inzision wird bis weit hinter das Gebiet der geplanten Knochentransplantation ausgedehnt. Eine palatinale Anschrägung gewährleistet die Verbreiterung und das Überlappen der krestalen Wundränder bei Wundverschluss. Kurvilineare, angeschrägte Inzisionen mit spannungsreduzierenden Rückschnitten ermöglichen eine passive Lappenanlagerung und einen spannungsfreien Wundverschluss über großvolumigen Beckenknochentransplantaten, während Periostschlitzungen, die die Blutversorgung der Lappenränder gefährden könnten, minimiert werden.

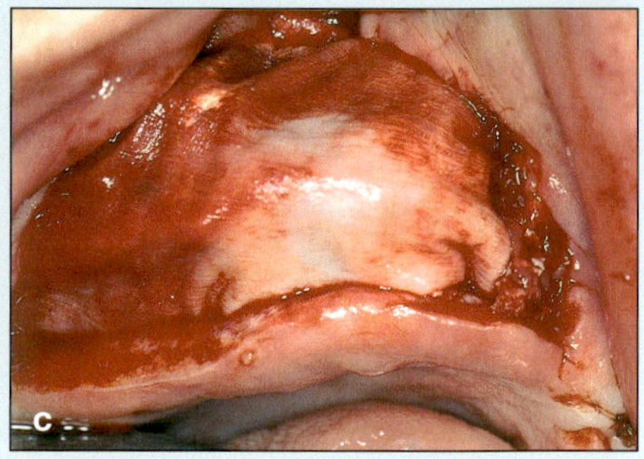

Abb. 3-27c Um die Knochenblöcke wurden partikuläre Knochentransplantate aus gleichteiligen Mischungen von autologer Spongiosa und BioOss® verdichtet und eine große Bio-Gide-resorbierbare Membran wurde über dem Transplantat befestigt. Wenn der Lappen ordnungsgemäß entwickelt worden ist, ist eine Befestigung der Membran unnötig, weil die Wiederanlagerung des Lappens die Membran nicht verschieben wird.

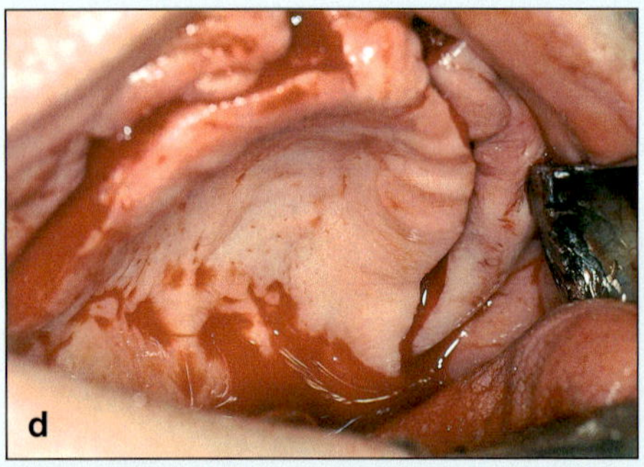

Abb. 3-27d Das Lappendesign deckt die großvolumige Beckenknochenaugmentation. Eine passive Anlagerung über den Knochentransplantaten ist sichtbar.

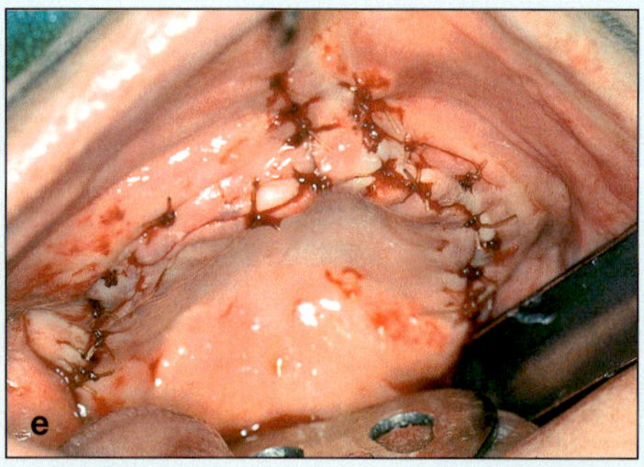

Abb. 3-27e Der primäre Wundverschluss beginnt mit den Nähten, die den Lappen an den mobilisierten Geweben in der Mittellinie befestigen. Die Kamminzisionen werden mit einer Kombination von Einzelknopfnähten und horizontalen Rückstichnähten verschlossen.

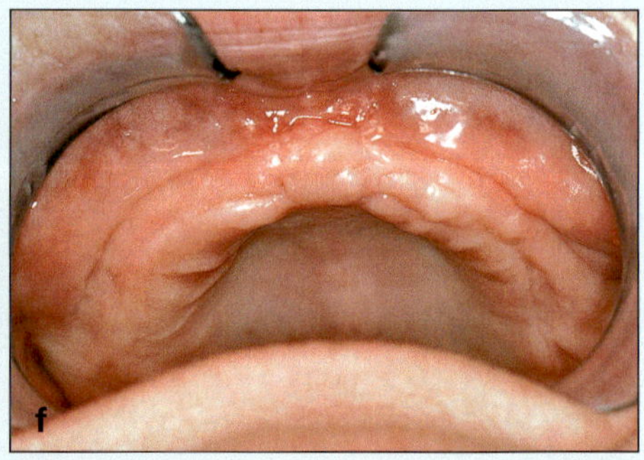

Abb. 3-27f Zwei Wochen postoperativ zeigt sich eine gesunde Weichgewebebedeckung. Die Inzisiionslinien sind abgedichtet und eine signifikante Kieferkammaugmentation wird erkennbar.

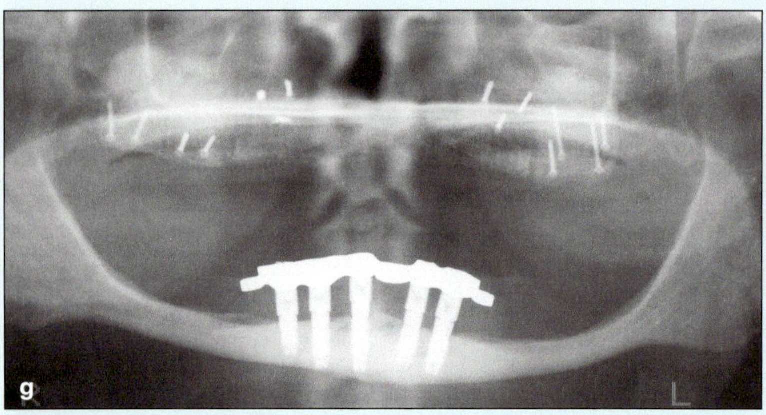

Abb. 3-27g Das Röntgenbild nach vier Monaten zeigt eine Konsolidierung der Sinus-lift-Knochentransplantate, wie auch eine Integration der blockförmigen Knochentransplantate.

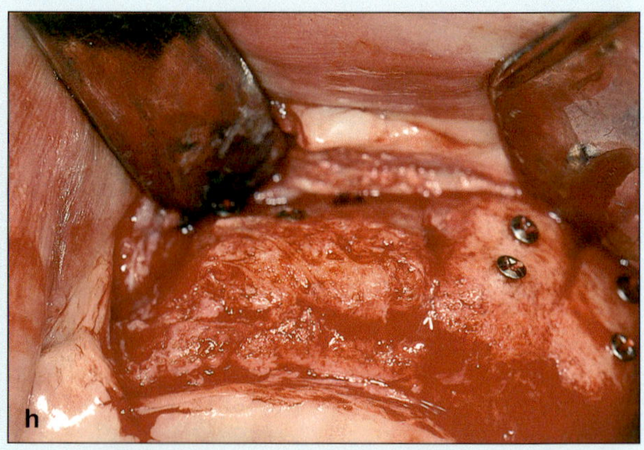

Abb. 3-27h Der Situs wird vier Monate nach Knochentransplantation wieder eröffnet. Das Lappendesign unterscheidet sich nur in der Verwendung einer bukkalen Anschrägung der krestalen Inzision von der Präparation für die Insertion von ungedeckten Implantaten. Ein exzellenter Volumengewinn und die Reifung des Blocktransplantats und der partikulären Knochentransplantate sind sichtbar.

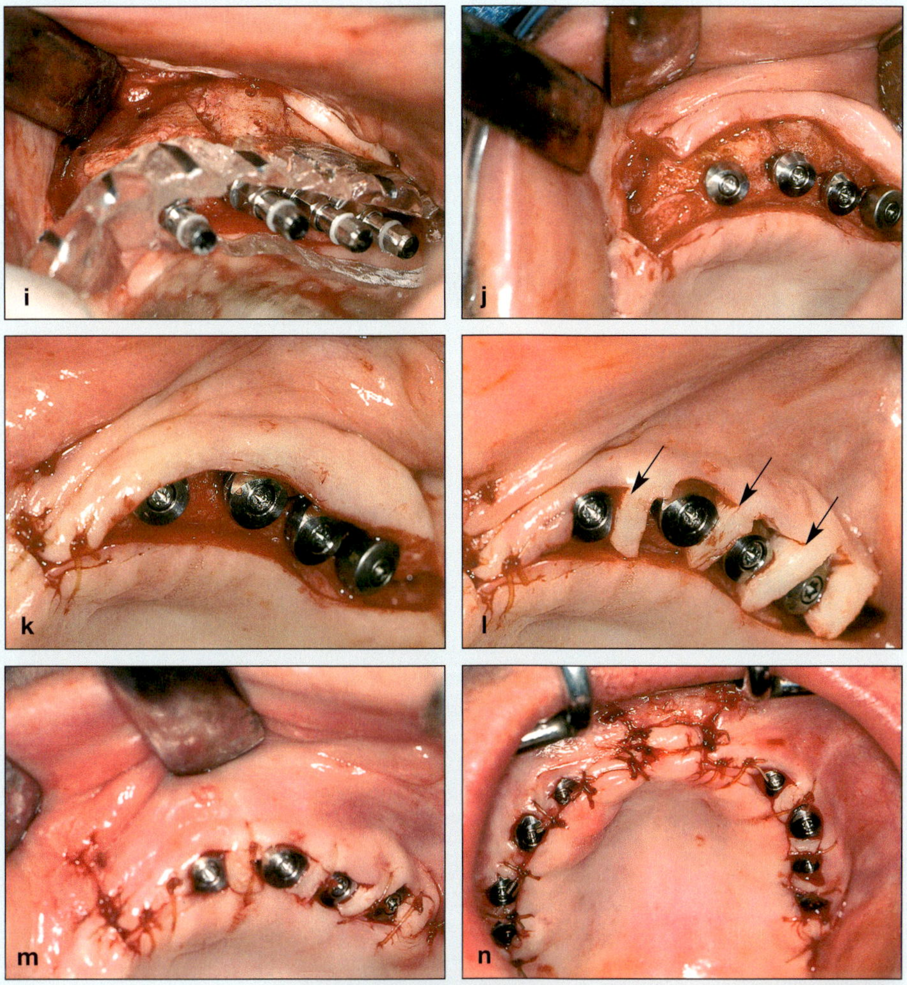

Abb. 3-27i Das Lappendesign ermöglicht die Verwendung einer Implantatbohrschablone. Die bukkale Flanke der Bohrschablone wurde reduziert, um die Sicht für den Chirurgen zu verbessern.

Abb. 3-27j Vier einteilige ungedeckte Implantate mit speziell gestalteten und angeschrägten Esthetic Plus-Heilungskappen (Straumann, USA) werden auf beiden Seiten verwendet. Die Anschrägungen wurden nach bukkal gelegt, um das koronale Vorverschieben des Lappens über die Anschrägung zu ermöglichen und damit die Breite der befestigten Gingiva über dem bukkalen Lappen zu erhalten und den primären Wundverschluss und die zirkumferente Adaptation des Weichgewebes um die hindurchtretenden Implantatanteile zu ermöglichen. In diesem Fall wurde eine Kombination der lateralen Lappenvorverschiebung und der Papillenregenerationsmaßnahme durchgeführt.

Abb. 3-27k Der bukkale Lappen ist zunächst lateral vorverschoben und mit der nicht mobilisierten Gingiva in der Mittellinie verbunden worden.

Abb. 3-27l Mit einem Skalpell Nr. 15c werden Stielläppchen in der befestigten Gingiva in Nachbarschaft zu jedem Implantat geschnitten. Die umgedrehten Rückschnitte (*Pfeile*) werden an der Basis der Stielläppchen durchgeführt, um eine passive Rotation in die interimplantären Bereiche zu ermöglichen.

Abb. 3-27m Einzelknopfnähte werden durch die bukkale befestigte Gingiva apikal und distal von jedem Stielläppchen eingestochen, bevor sie durch die palatinalen Weichgewebe geführt werden. Wenn die Naht locker mit einem chirurgischen Knoten angezogen wird, bewegt sich der Lappen lateral nach vorne und die Papillenstielläppchen nehmen passiv den interimplantären Raum ein. Die Naht sollte nicht durch den Läppchen-Stiel geführt werden, weil dies die Blutversorgung einschränken würde.

Abb. 3-27n Das empfohlene Lappendesign, die laterale Vorversorgung und die Papillenregenerationsmaßnahme erleichtern die zirkumferente Adaptation der befestigten Gingiva an die hindurchtretenden ungedeckten Implantathalsregionen und an die Esthetic-Plus-Gingivaformer.

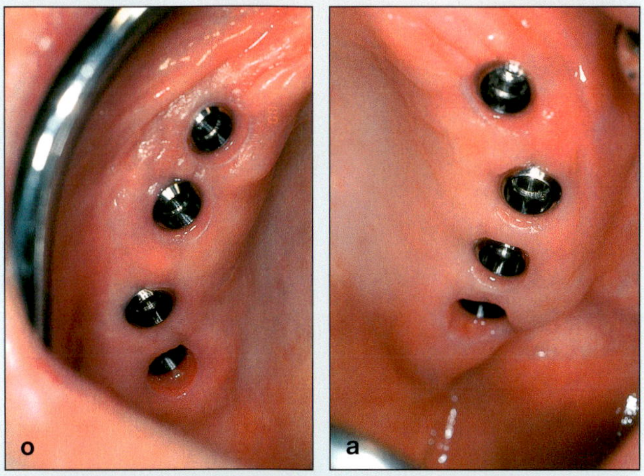

Abb. 3-27o, 3-27p Klinische Ansicht vier Monate nach Implantatinsertion. Die Gingivaformer wurden in Vorbereitung für die Verbindung mit dem Aufbaupfosten entfernt. Es besteht eine „prothetikfreundliche" Weichgewebeumgebung. Die periimplantären Weichgewebe sind fest und frei von Entzündungen. Es hat sich ein bindegewebiger Weichteilabschluss um die transmukösen Implantathälse der einteiligen ungedeckten Implantate gebildet. Die prothetischen Arbeitsgänge werden auf das oberflächliche Sulkusgebiet begrenzt sein und damit wird theoretisch eine Verletzung der biologischen Breite vermeiden.

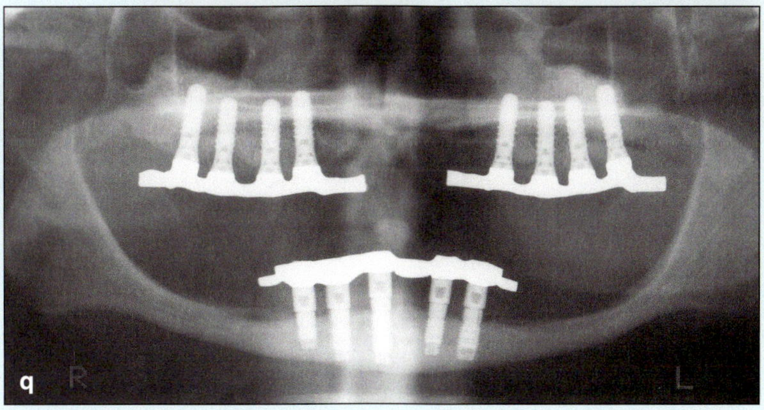

Abb. 3-27q Panoramaschichtaufnahme ein Jahr nach Eingliederung der endgültigen Restauration. Ein geteilter Steg sorgte für den Halt für eine implantatgelagerte herausnehmbare Prothese. Die Vermeidung von Knochentransplantation im prämaxillären Bereich verbesserte den Komfort für den Patienten, erleichterte die Interimsrestauration und sorgte für eine maximale Flexibilität für eine funktionelle Restauration ohne ästhetische oder phonetische Kompromisse. Die krestalen Knochenhöhen um die Implantate sind stabil (Prothetik durch Dr. Gregory Tarantola, Miami, FL).

Lappendesign und -behandlung im teilbezahnten Oberkiefer

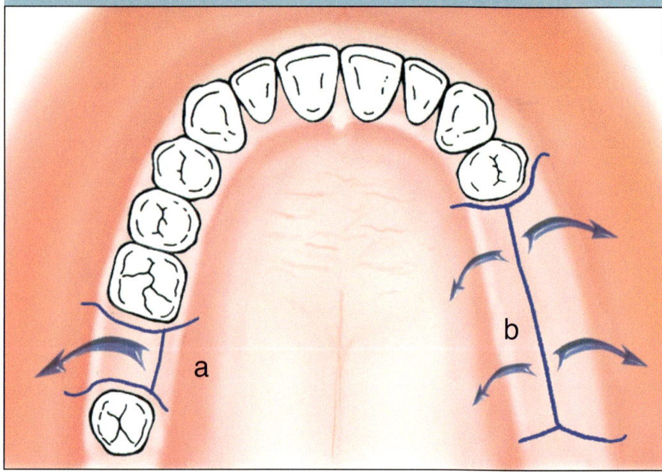

Abb. 3-28a Das Lappendesign im teilbezahnten Oberkiefer. (a) Die Linie zeigt das Lappendesign für die Insertion eines Implantats in einer Kennedy-Klasse-3-Situation. (b) Die Linie zeigt das Lappendesign für die Implantatfreilegung und Insertion eines ungedeckten Implantats in einer Kennedy-Klasse-1-Situation.

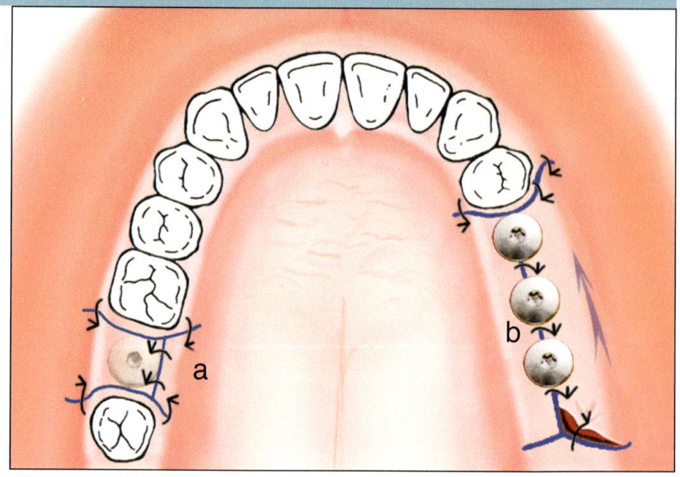

Abb. 3-28b Lappenmanagement im teilbezahnten Oberkiefer. (a) Das Lappenmanagement für die Insertion eines gedeckten Implantats in einer Kennedy-Klasse-3-Situation. (b) Das Lappenmanagement mit Implantatfreilegung oder die Insertion eines ungedeckten Implantats in einer Kennedy-Klasse-1-Situation.

Lappendesign und -behandlung für die Insertion von gedeckten Implantaten und die Implantatfreilegung im teilbezahnten Oberkiefer

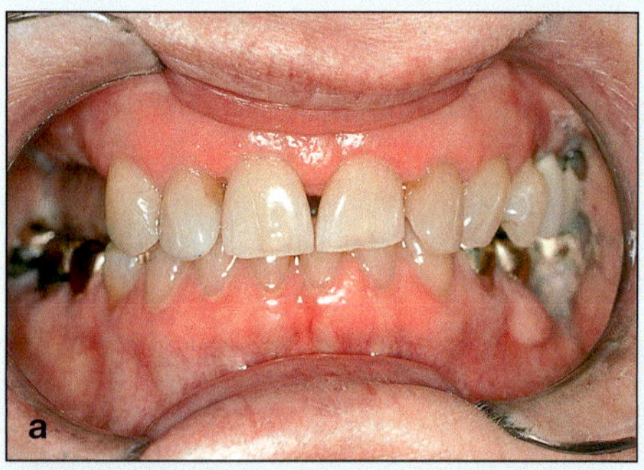

Abb. 3-29a Präoperative frontale Ansicht. Der Behandlungsplan lautet Restauration im posterioren Bereich des rechten Oberkieferquadranten mit drei gedeckten Implantaten. Es ist der Weichteilmangel im zahnlosen Gebiet zu beachten.

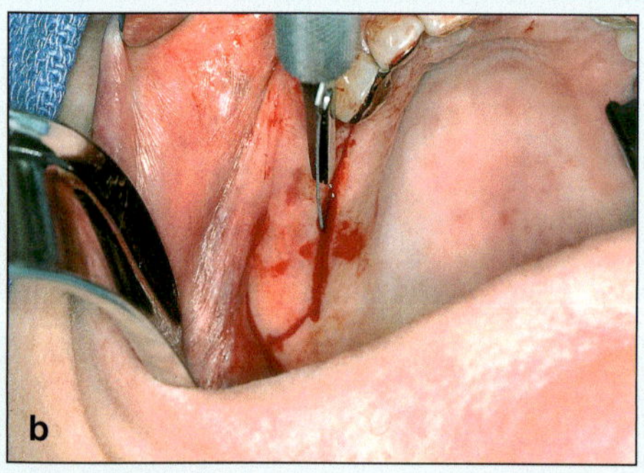

Abb. 3-29b Lappenumriss mit kurvilinearen, angeschrägten Entlastungsinzisionen und einer palatinal krestalen Inzision mit palatinaler Anschrägung, um eine Überlappung der palatinalen und bukkalen Wundränder nach Wundverschluss über den gedeckten Implantaten zu gewährleisten.

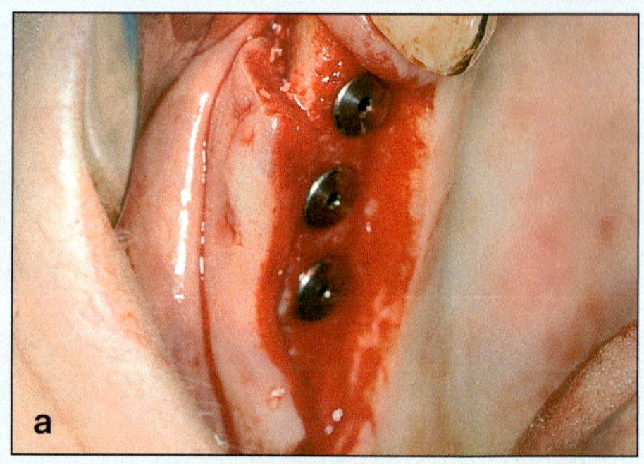

Abb. 3-29c Die Implantatverschlussschrauben wurden eingesetzt. Es ist zu beachten, dass die palatinale Anschrägung einen teilschichtig-vollschichtigen bukkalen Lappenrand schafft, der beim Wundverschluss unter den palatinalen Lappen gesteckt wird.

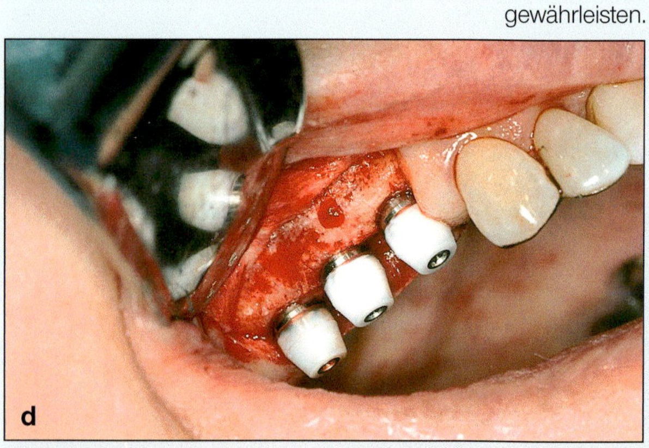

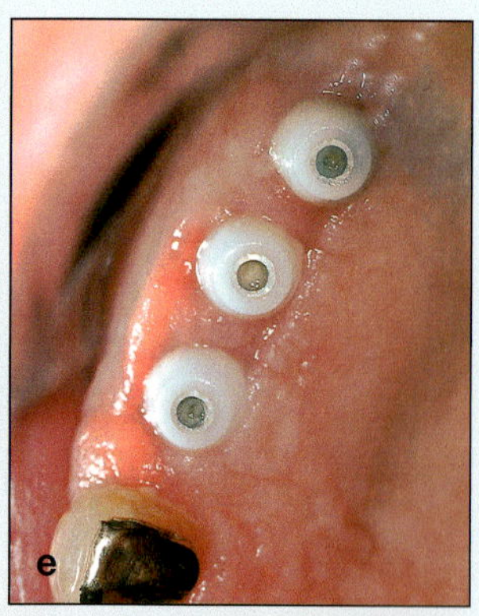

Abb. 3-29d Das Lappendesign für die Implantatfreilegung ist ähnlich, bis auf die perikrestale Inzision, die eine bukkale Anschrägung aufweist. Permanente Gingivaformer mit Schutzkappen wurden installiert.

Abb. 3-29e Die Papillenregenerationsmaßnahme wurde zusammen mit einer lateralen Lappenvorverlagerung angewendet, um einen primären Wundverschluss und eine zirkumferente Adaption um die hervortretenden Implantatgingivaformer zu ermöglichen. Die Ansicht zwei Wochen postoperativ zeigt eine primäre Wundheilung und das Überleben der interimplantären Stielläppchen.

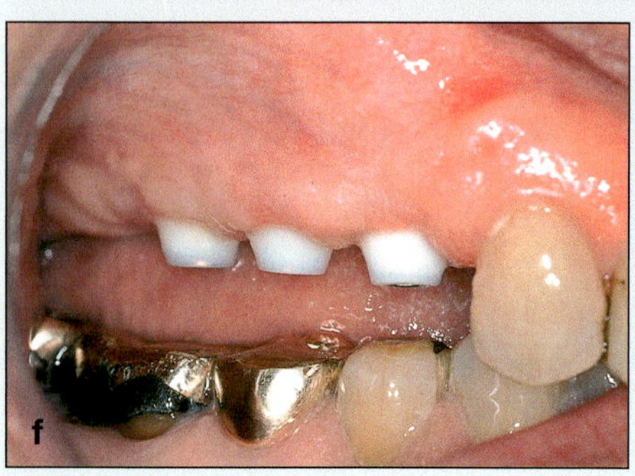

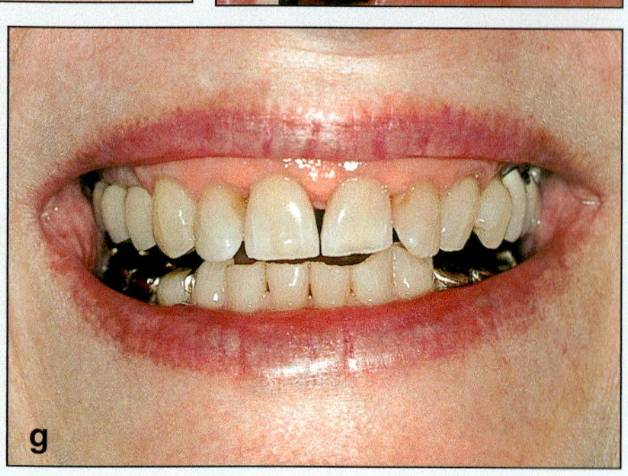

Abb. 3-29f Eine geschwungene gingivale Architektur ist acht Wochen nach Implantatfreilegung sichtbar.

Abb. 3-29g Fünf Jahre nach endgültiger Restauration sind die Weichgewebe stabil und gesund. Eine ästhetische Verbesserung ist im Vergleich zur natürlichen Bezahnung auf der kontralateralen Seite erkennbar (Restauration durch Dr. Doug Deam, Coral Gables, FL).

Lappendesign und -behandlung für die simultane Insertion von ungedeckten Implantaten und Sinuslift-Knochentransplantation in einem teilbezahnten posterioren Oberkiefer

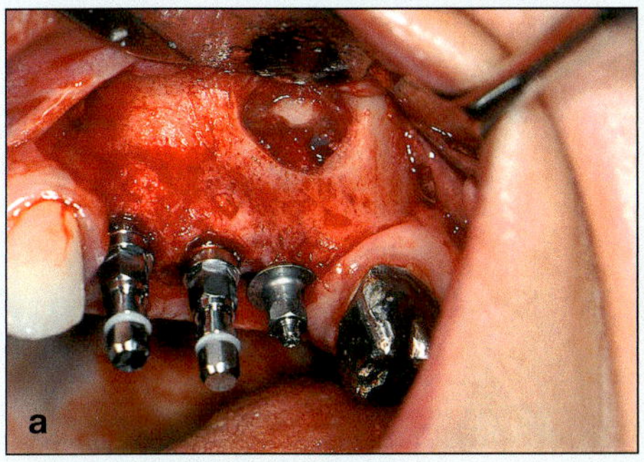

Abb. 3-30a Ein übertrieben kurvilineares und angeschrägtes Lappendesign mit nach bukkal angeschrägten perikrestalen Inzisionen. Die einteiligen ungedeckten Implantate wurden nach Sinuslift inseriert.

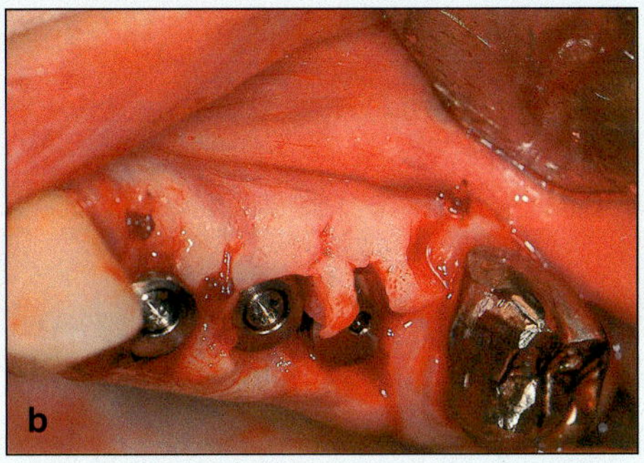

Abb. 3-30b Die Papillenregenerationsmaßnahme wurde durchgeführt, um einen primären Wundverschluss und zirkumferente Adaptation um die hindurchtretenden Implantate zu erreichen. Der Wundverschluss beginnt mesial und die Stielläppchen werden geschnitten, um in die interimplantären Bereiche zu rotieren. Die Reduktion der hintersten Papille ist oft notwendig, um den Lappen in diesem Gebiet passiv zu adaptieren.

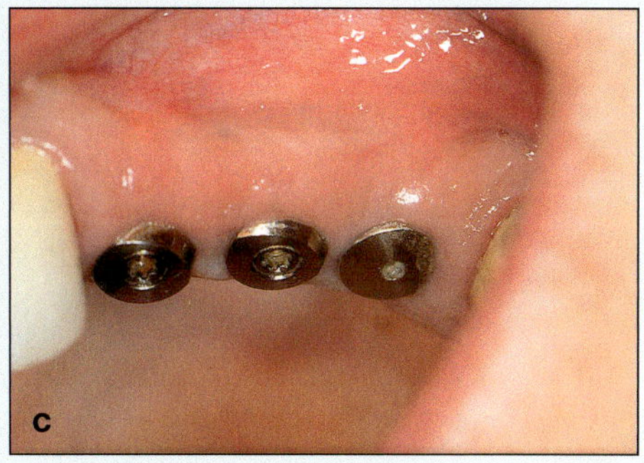

Abb. 3-30c Die Anwendung der Papillenregenerationsmaßnahme stellte die Epithel- und Bindegewebeelemente für eine stabile periimplantäre Weichgewebeumgebung während der Weichteilintegrationsperiode bereit. Mit den stützenden Gingivaformern bewirkte das Weichteilmanagement eine natürliche Weichteilarchitektur.

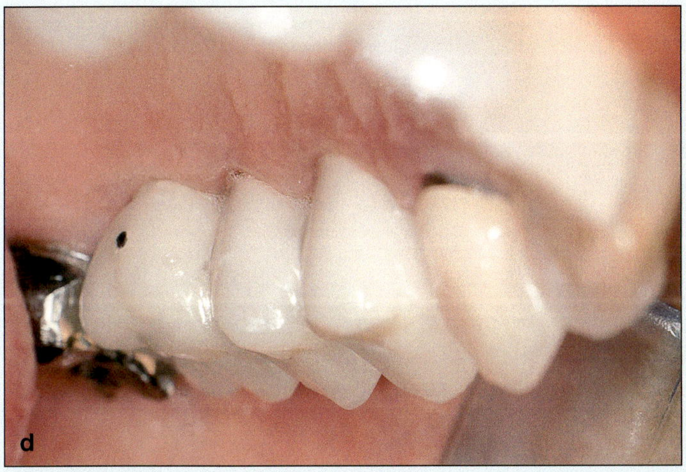

Abb. 3-30d Palatinale Ansicht der endgültigen Restauration ein Jahr nach Eingliederung.

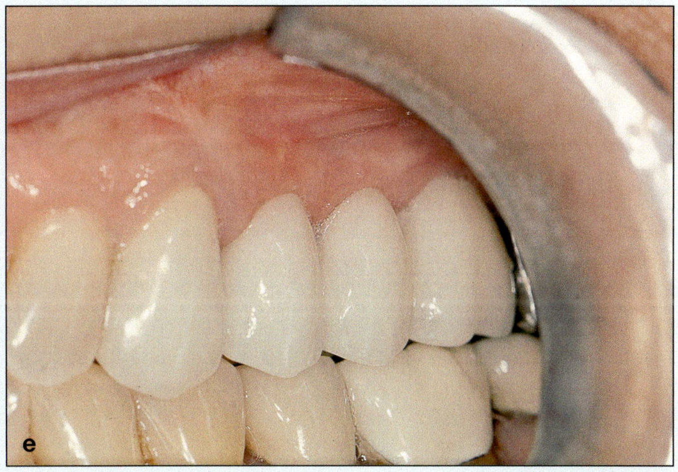

Abb. 3-30e Bukkale Ansicht der Restauration ein Jahr nach Eingliederung. Die Anwendung der Papillenregenerationsmaßnahme erlaubte harmonische Restaurationen mit einem natürlichen Emergenzprofil. Die Mundhygiene wird durch die zirkumferente Adaptation der befestigten Gingiva um die Implantate erleichtert (Restauration durch Dr. Larry Stein, Miami, FL).

Der teilbezahnte Oberkiefer

Der Ort und die Anschrägung der perikrestalen Inzision werden je nach Bedarf für gedeckt und ungedeckt einheilende Implantate und an die partielle teilbezahnte Situation angepasst (Abb. 3-28). Wann immer möglich, sollte der Lappen über das Areal der geplanten Implantatinsertion hinaus ausgedehnt werden (Abb. 3-29). Die vertikalen Entlastungsinzisionen sollten immer kurvilinear und zum Zentrum des Lappens hin angeschrägt sein. Der Beginn der Entlastungsinzision weiter apikal und weiter nach lateral vom Implantationsort entfernt erleichtert die plastische Deckung, wenn eine bukkale Hart- oder Weichgewebeaugmentation erforderlich wird. In diesem Fall sollten palatinale Entlastungsinzisionen kurz sein, um Schäden von den benachbarten neurovaskulären Strukturen fernzuhalten. Es muss dafür Sorge getragen werden, dass das Colgewebe zum benachbarten natürlichen Zahn nicht präpariert wird, denn das würde die Blutversorgung schädigen und außerdem ein unerwünschtes Eintrittstor für Bakterien schaffen, solange die Parodontalgewebe des Nachbarzahns noch kein neues funktionelles Attachment erzeugt haben. Wie zuvor diskutiert, ist dies ein wichtiger Gesichtspunkt, wenn eine gesteuerte Knochenregeneration vor oder in Verbindung mit einer Implantatinsertion durchgeführt wird. Nach der Präparation wird der bukkale Lappen mit einem oder mehreren der zuvor beschriebenen chirurgischen Maßnahmen versorgt, wenn eine Implantatfreilegung oder die Insertion eines offen einheilenden Implantats durchgeführt wird (Abb. 3-30, siehe auch 3-11 bis 3-13).

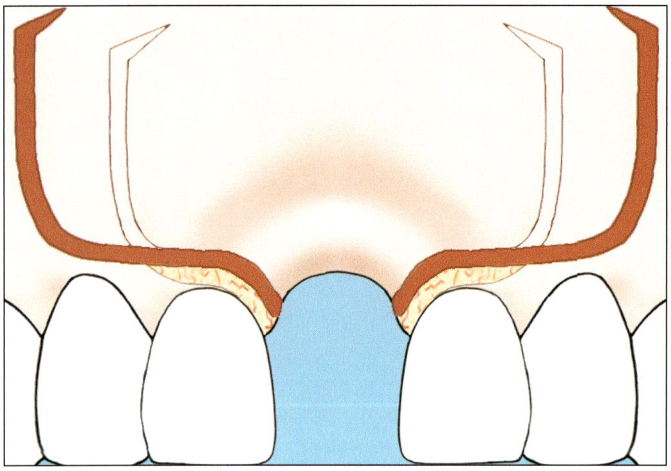

Abb. 3-31 Wenn ein Lappendesign mit übertrieben kurvilinearen Schnitten für Implantatlageraufbaumaßnahmen angewendet wird, wird der vertikale Schenkel der Inzision ein Interdentalgebiet weiter vom Situs entfernt geschnitten. Damit wird noch mehr elastische Mukosa in den Lappen einbezogen. Dieses Lappendesign verbreitert die Breite die Lappenbasis erheblich. Das erlaubt dem Chirurgen eine größere Ausdehnung der spannungsreduzierenden Rückschnitte zur plastischen Deckung von großvolumigen Hart- und Weichgewebetransplantaten, ohne die Blutversorgung des Lappenrandes zu beeinträchtigen. In solchen Situationen ist die Deepithelialisierung der benachbarten Papillen notwendig, nicht nur um eine bindegewebliche Basis für die Lappenanlagerung zu erhalten, sondern auch, um Komplikationen in den Inzisionslinien durch Einschluss von Epithel zu vermeiden.

Der Lappenentwurf und Überlegungen zum Weichgewebemanagement der ästhetischen Implantologie

Obwohl die Prinzipien und Lappenentwürfe zum Management der periimplantären Weichgewebe bei zahnlosen und teilbezahnten Falltypen schon im Detail beschrieben wurden, ist eine Diskussion von Lappenmodifikationen und Techniken, die den Chirurgen in die Lage versetzen, die Weichgewebe mit unauffälligen Narben zu behandeln, sehr relevant. In Bereichen von ästhetischer Bedeutung wendet der Autor drei unterschiedliche Methoden für das unauffällige Weichteilmanagement an: den übertrieben kurvilinearen und angeschrägten Lappen, den U-förmigen Halbinsellappen und die Schleimhautstanze. Jede dieser drei Methoden hat spezifische Indikationen und kann sowohl zum Weichgewebemanagement bei gedeckt einheilenden als auch offen einheilenden Implantaten in ästhetischen Bereichen angewendet werden.

Der übertrieben kurvilineare Lappen

Der bukkale Lappenzugang, wie zuvor beschrieben, ist indiziert, wenn die Freilegung der fazialen Wand des Alveolarfortsatzes zur Darstellung der bukkalen Anatomie oder zur Hart- oder Weichgewebeaugmentation als Teil der Verbesserung des Implantatlagers erforderlich wird. Wenn die bukkale Freilegung in ästhetischen Bereichen angezeigt ist, benutzt der Autor ein Lappendesign, dessen Entlastungsinzisionen kurvilinear gekrümmt sind. Die Inzisionen sind sorgfältig angeschrägt und werden durch existierende anatomische Orientierungspunkte oder parallel zu diesen, wie den der mukogingivalen Grenzlinie und den Interdentaljugae geführt, um eine ästhetische Tarnung zu erreichen (Abb. 3-31). Indem man die Inzision weiter vom Implantationsort wegführt, macht man sie sofort weniger auffällig. Zusätzlich wird der Lappen breiter und die Gesamtelastizität des Lappens wird verbessert, indem zusätzliches elastisches Weichgewebe an der Lappenbasis einbezogen wird. Spannungsmindernde Rückschnitte können dann auch angewendet werden, ohne das Breitenverhältnis der Lappenbasis zur Lappenspitze einzuschränken. Obwohl diese Rückschnitte vollschichtig sind und durch das Periost führen und zur Basis des Lappens zeigen, wird der Blutfluss erhalten, weil das Periost nicht über die gesamte Breite der Lappenbasis inzidiert wird, wie es normalerweise bei früher beschriebenen Techniken notwendig war, um eine plastische Deckung zu durchzuführen. Zusätzlich werden bei diesem Zugang spannungsaufnehmende Rückstichnähte, die die Weichgewebe an der Lappenbasis strecken und oft die Blutzirkulation schädigen, weil sie die elastischen Grenzen des Lappens überschreiten, nicht notwendig, weil die Rückschnittinzisionen an dem Punkt der größten Lappenspannung am apikalen Ende der kurvilinearen Entlastungsinzisionen durchführt werden.

In der Erfahrung des Autors wird der übertrieben kurvilineare Lappen mit spannungsreduzierenden Rückschnitten als Standardvorgehen eine passive Lappenadaptation sichern und die Ästhetik verbessern, auch wenn multiple Maßnahmen notwendig werden, um einen großvolumigen Hart- und Weichgewebedefekt an ästhetischen Implantatpositionen zu rekonstruieren.

Einmal umschnitten, wird eine vollschichtige Präparation durchgeführt, wenn eine Hartgewebeaugmentation vor der Implantatinsertion geplant wird oder wenn kleinvolumige Knochendefekte im Zusammenhang mit einer Implantatinsertion rekonstruiert gefüllt werden sollen (Abb. 3-32). Eine teilschichtige epiperiostale Dissektion wird durchgeführt, wenn eine Weichteilaugmentation geplant ist. Diese erlaubt die Befestigung eines Weichteiltransplantats in einem periostalen Empfängerbett. Vor dem Wundverschluss wird die befestigte Gingiva auf der fazialen Fläche des Alveolarfortsatzes und der benachbarten Zahnpapille deepithelialisiert. Das sorgt für einen bedeutend verbreiterten Wundrand des Lappens, der koronar über das Hart- oder Weichgewebetransplantat verschoben wurde. Diese Maßnahme verbessert die frühe Wundstabilität und das endgültige Weichteilergebnis bedeutend. Zusammenfassend minimiert die Anwendung eines übertrieben kurvilinearen Lappendesigns in der ästhetischen Implantattherapie die Lappenschrumpfung und Wunddehiszenz und maximiert die Volumengewinne von implantatlagerverbessernden

Verwendung eines übertrieben kurvilinear geschnittenen, angeschrägten Lappens für die hartgewebliche Implantatlagerverbesserung im ästhetischen Bereich

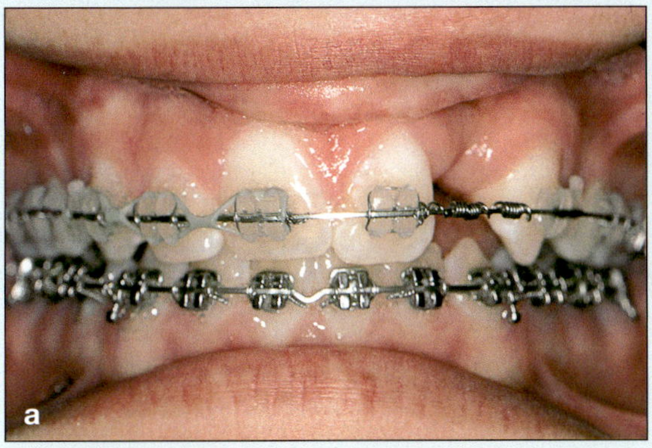

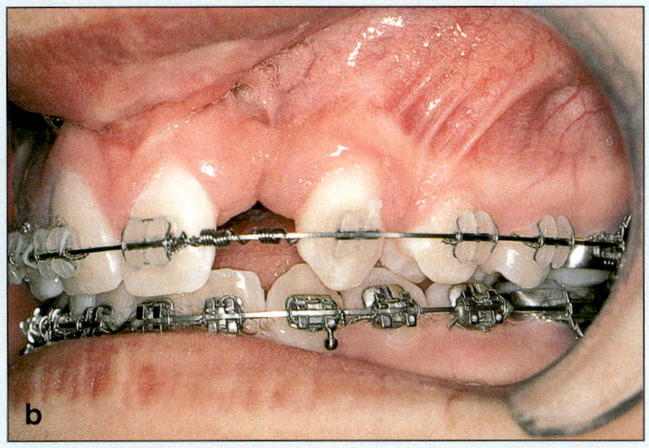

Abb. 3-32a, 3-32b Präoperative Ansichten eines linken oberen Schneidezahns bei Kieferspalte im Alveolarfortsatz. Es zeigt sich ein großvolumiger Hartgewebedefekt im Situs. Die Vernarbung des Weichgewebes rührt von einem früheren Knochentransplantationversuch her. Durch präoperative Kieferorthopädie wurden die Zahnwurzeln etwas gespreizt, um die Osteosynthese des blockförmigen Knochentransplantats zu erleichtern.

Abb. 3-32c Als Zugang für die Knochentransplantation wurde ein übertrieben kurvilinear geschnittener Lappen gewählt. Es ist zu beachten, dass die Spalte auch durch den palatinalen Knochen führt. Das Lappendesign schließt elastisches Mukosagewebe jenseits des Transplantationsareals ein und spannungsreduzierende Rückschnitte erlauben eine passive Bedeckung des großvolumigen Knochentransplantats.

Abb. 3-32d Ein kortikospongiöses Transplantat wurde von der Unterkiefersymphyse gehoben.

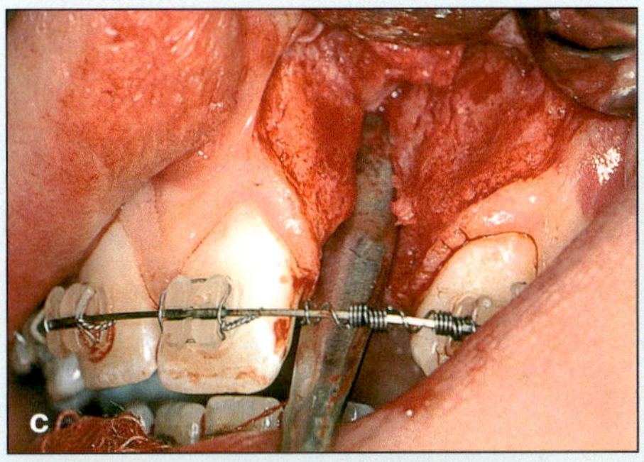

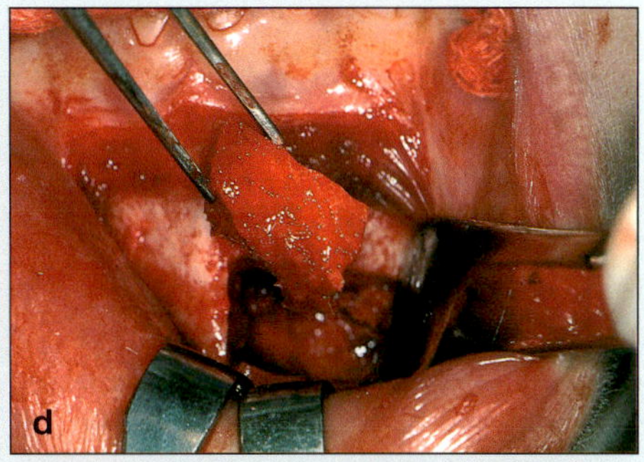

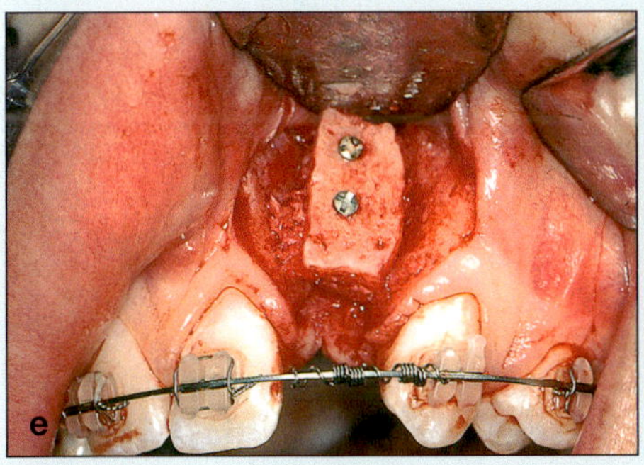

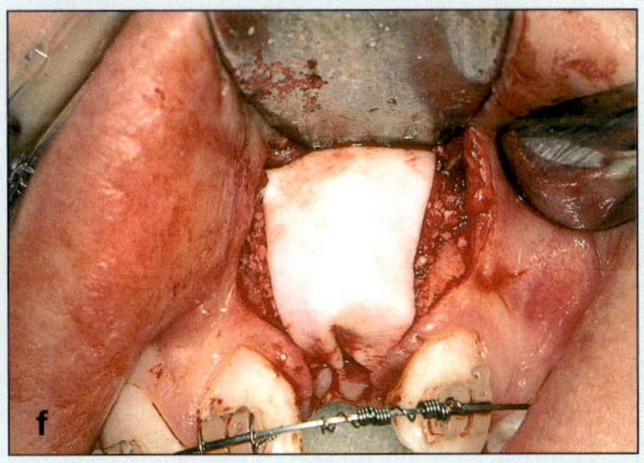

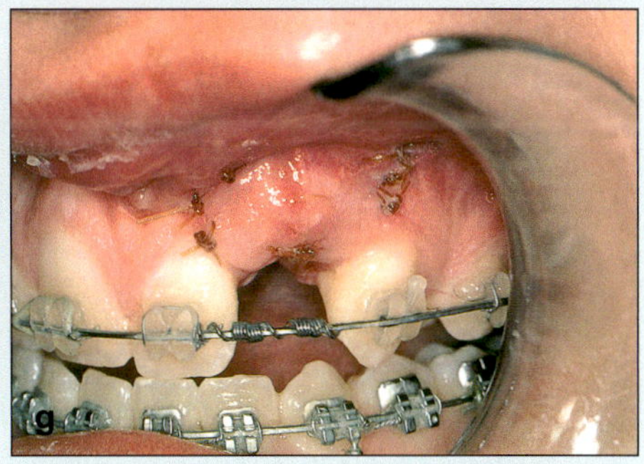

Abb. 3-32e Das Empfängerbett wurde präpariert, um eine präzise Passung des Transplantats vor der Insertion der Osteosyntheseschrauben zu gewährleisten (Osteomed, Addison, TX). Die Schrauben wurden gewinkelt eingesetzt, um den palatinalen Knochen zu fassen.

Abb. 3-32f Nachdem das partikuläre Knochentransplantat um die Ränder des Blocktransplantats herum verdichtet wurde, wurde eine resorbierbare Kollagenmembran (Bio-Gide) über dem Transplantat adaptiert.

Abb. 3-32g Das übertrieben kurvilineare Lappendesign mit apikalen Rückschnitten erlaubte eine passive koronale Verlagerung des Lappens über dem Knochentransplantat. Das elastische Limit des Lappens wurde nicht überschritten und die Blutversorgung zum Lappenrand wurde erhalten. Die benachbarten Papillengebiete wurden vor Wundverschluss mit 4x0-Chrom-Gut-Nähten verschlossen.

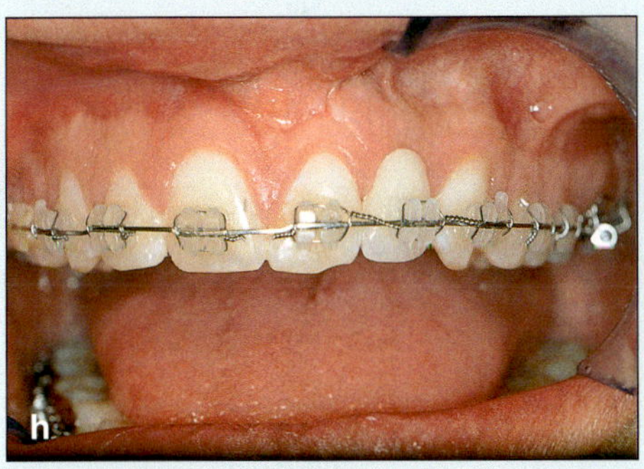

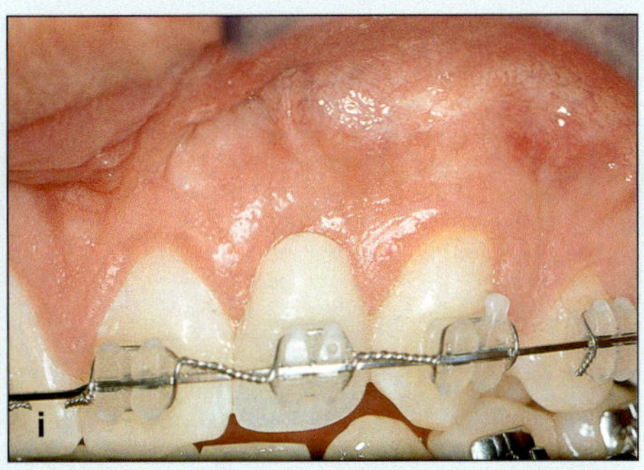

Abb. 3-32h, 3-32i Sechs Monate nach dem Eingriff zeigt sich ein exzellenter Volumengewinn. Obwohl das Weichgewebevolumen und die Ästhetik durch die Verwendung eines übertrieben kurvilinear geschnittenen und angeschrägten Lappendesigns erhalten wurden, ist eine Weichgewebeaugmentation indiziert, um den voraussehbaren Verlust von Weichgewebevolumen zu kompensieren, der nach Implantatinsertion und den prothetischen Maßnahmen entsteht (Kieferorthopädie durch Dr. Idalia Lastra, Coral Gables, FL).

Der U-förmige Halbinsellappen in der ästhetischen Implantologie

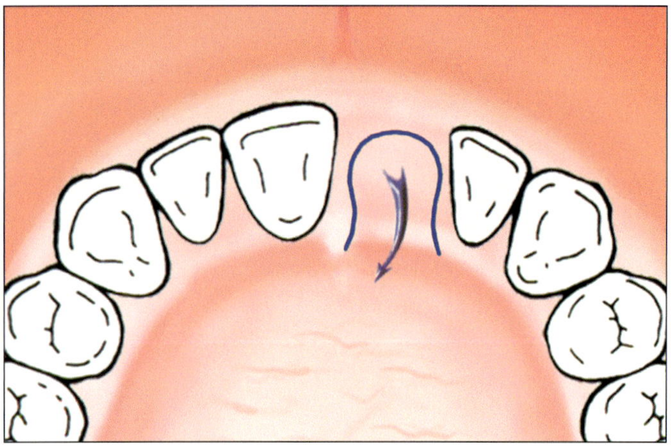

Abb. 3-33a Ein halbinselförmiges Lappendesign für die ästhetische Implantologie. Dieses Lappendesign ermöglicht eine Darstellung der palatinalen, lingualen und bukkalen Knochenkanten ohne Notwendigkeit einer bukkalen Lappenpräparation und ist für gedeckte, ungedeckte und halbgedeckte Implantationen geeignet.

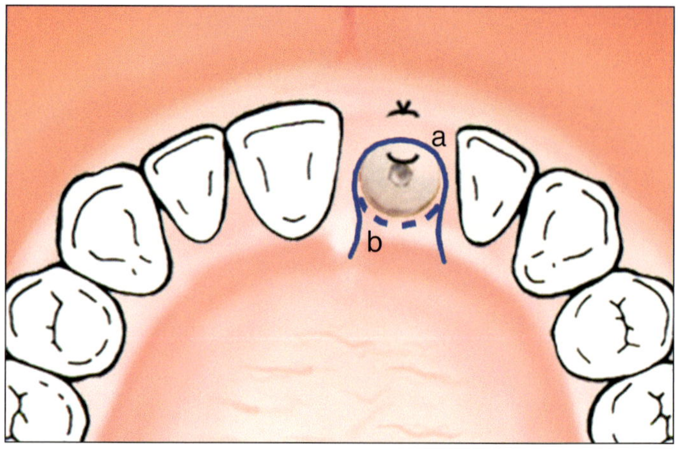

Abb. 3-33b Behandlung des Halbinsellappens in der ästhetischen Implantologie. (*a*) Die Linie zeigt die Wiederanlagerung des Lappens nach gedeckter Implantateinheilung. (*b*) Die gestrichelte Linie zeigt die Inzisionen für die resektive Konturierung des Weichgewebehalbinsellappens bei ungedeckter Implantateinheilung, um den Weichgeweben zu ermöglichen, sich an die palatinale Seite des hindurchtretenden Implantats anzulagern.

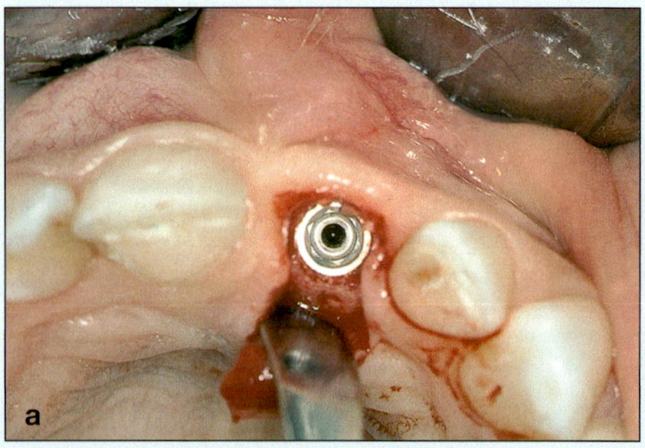

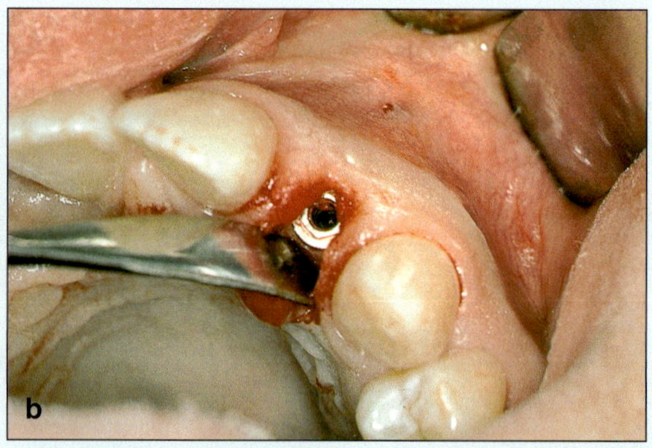

Abb. 3-34a Der palatinale Halbinsellappen erlaubt bei der Implantatinsertion die direkte Sicht auf die palatinalen und bukkalen Knochenkanten und erleichtert damit die Implantatinsertion ohne Bedarf für einen bukkalen Lappen.

Abb. 3-34b Es wird ein palatinaler Halbinsellappen eingesetzt, um dieses gedeckte Implantat freizulegen. Es ist zu beachten, dass ein Weichteilgewebeüberschuss auf der bukkalen Seite des Implantats geplant zurückgelassen wurde, um ein ästhetisches Heraustreten der Prothetik zu ermöglichen.

Maßnahmen, weil die Blutversorgung des Lappens besser als bei zuvor beschriebenen Lappendesigns ist, was am Ende zu unauffälligen Rekonstruktionen an ästhetischen Implantatpositionen führt. Ein zusätzlicher Vorteil für den Chirurgen ist eine verminderte Operationszeit.

Der U-förmige Halbinsellappen

Der Autor wendet einen halbinselförmigen Lappen an, der palatinal oder lingual gestielt ist, um einen ästhetischen Implantationssitus freizulegen, falls eine Darstellung des bukkalen Teils des Alveolarfortsatzes unnötig ist (Abb. 3-33a). Dies ist der Fall, wenn keine Hart- oder Weichgewebeaugmentation notwendig oder gewünscht ist oder wenn die implantatlagerverbessernden Maßnahmen schon vorher durchgeführt worden sind (Abb. 3-34, 3-35). Inzisionen durch die bukkalen Weichgewebe werden vermieden, um die Narbenbildung zu minimieren und um Teilrezessionen am Implantationsort zu vermeiden. Dieser konservative Lappenentwurf erhält die Blutzirkulation und das Weichgewebevolumen an der Implantatdurchtrittsstelle durch Vermeidung einer Präparation des Papillengewebes und der bukkalen mukoperiostalen Gewebe. Das erhält nicht nur die Blutzirkulation aus den längs verlaufenden Gefäßen im Parodontalligament der benachbarten Zähne und aus den intraseptalen Gefäßen vom Alveolarfortsatz, sondern erhält auch die perforierenden Gefäße aus dem bukkalen supraperiostalen Stromgebiet. Zusätzlich wird die Anastomose zwischen den alveolären Perforatoren und den anderen parodontalen Stromgebieten erhalten. Diese potenziellen Verbindungsgefäße werden zu einem wichtigen Faktor, wenn in ästhetischen Situationen erwünscht ist, die Interdentalpapillen zu erhalten oder zu rekonstruieren. Dieser Zugang legt den palatinalen oder lingualen Teil des Alveolarfortsatzes frei, was vorteilhaft während der Vorbereitung der Osteotomie, der Implantatinsertion und der Implantatfreilegung ist, weil der Chirurg den Alveolarkammknochen, die Tiefe der Implantatinsertion und die Grenzfläche zwischen Implantataufbauteil einsehen kann. Der halbinselförmige Lappen folgt einem U-förmigen Weg über dem Bereich, wo die Implantatrestauration zukünftig heraustreten wird. Die Inzision wird mit einem Skalpell Nr. 15c in einem runden Griff durchgeführt. Die Inzision liegt

Die Verwendung des Halbinsellappens bei gedeckter Implantatinsertion und Freilegung in einem ästhetischen Gebiet

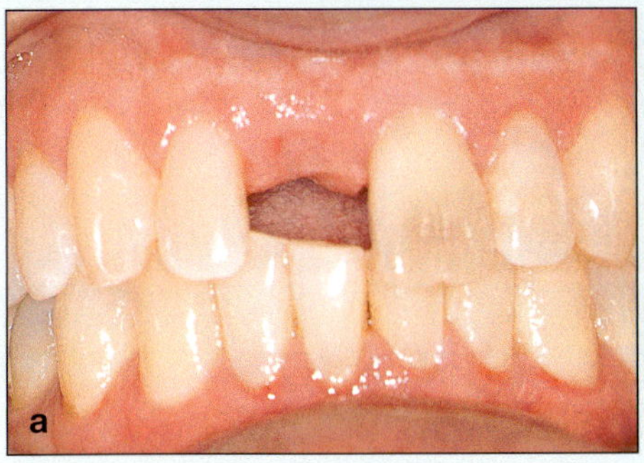

Abb. 3-35a Neben dem fehlenden rechten mittleren Schneidezahn hat der Patient einen dünnen girlandenförmigen Parodontaltyp. Er lehnt die empfohlenen Weichgewebetransplantationen ab.

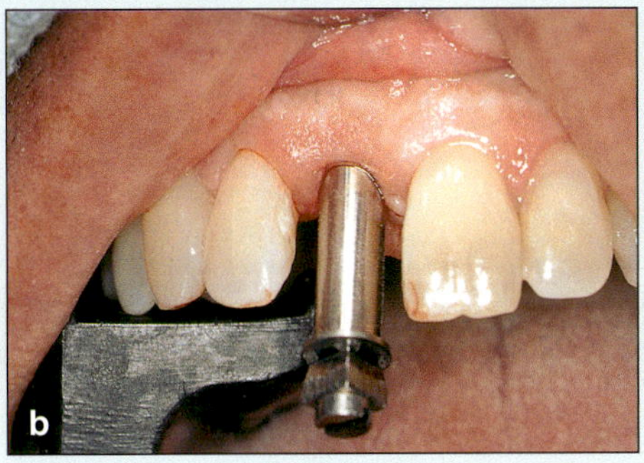

Abb. 3-35b Die Insertion eines gedeckten Implantats über den konservativen U-förmigen Halbinsellappen zur Vermeidung eines weiteren Verlustes von Weichgewebehöhe und -volumen. Es ist zu beachten, dass die benachbarten Papillen nicht in den Lappen einbezogen werden.

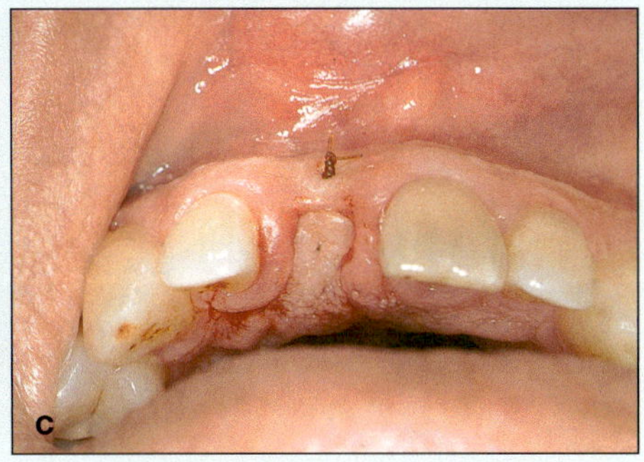

Abb. 3-35c Die Implantatverschlussschraube wurde eingesetzt und die Wunde wurde mit einer einzelnen horizontalen Rückstichnaht verschlossen.

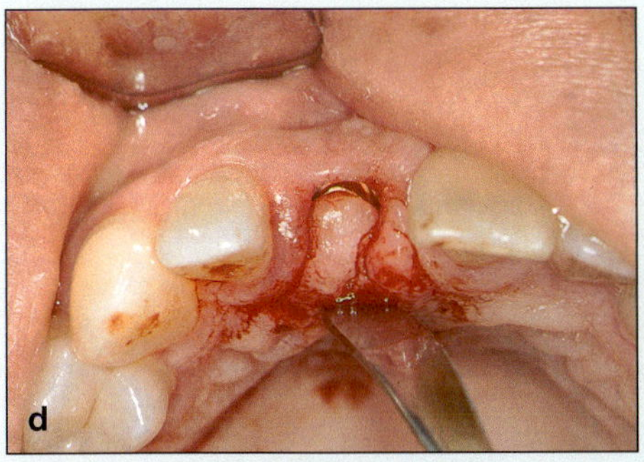

Abb. 3-35d Die Implantatfreilegung sechs Monate später wiederum mit dem Halbinsellappen.

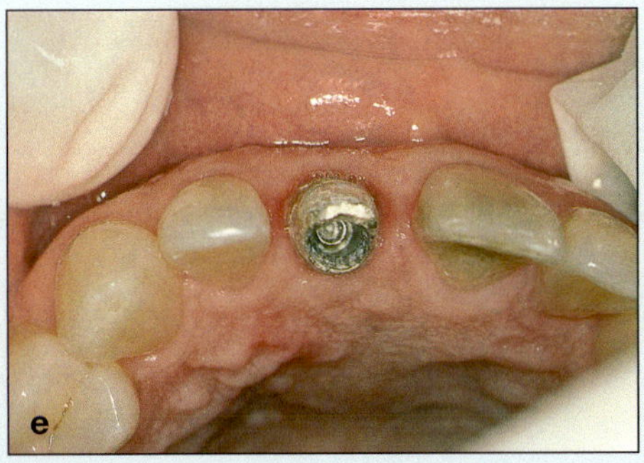

Abb. 3-35e Okklusale Ansicht des Aufbaupfostens drei Monate nach Insertion über dem Halbinsellappen. Über eine intraoperative Abformung zum Zeitpunkt der Implantatinsertion wurde die Eingliederung eines individualisierten permanenten Aufbaupfostens und einer provisorischen Krone zum Zeitpunkt der Implantatfreilegung ermöglicht.

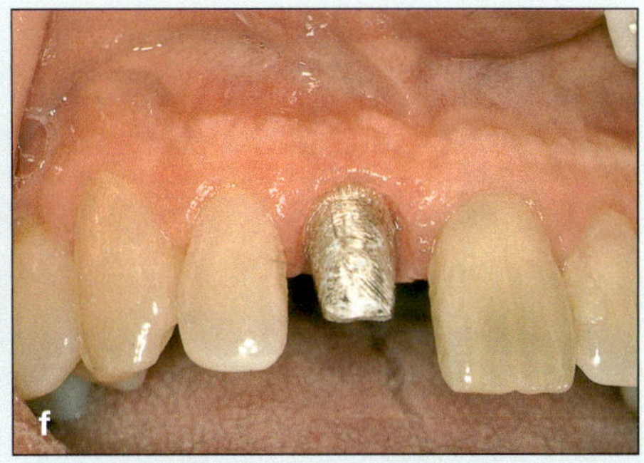

Abb. 3-35f Frontale Ansicht drei Monate nach Implantatfreilegung. Die Verwendung des U-förmigen Halbinsellappens bewahrte das existierende Weichgewebevolumen und seine Architektur. Es ist zu beachten, dass die benachbarten Papillen intakt sind.

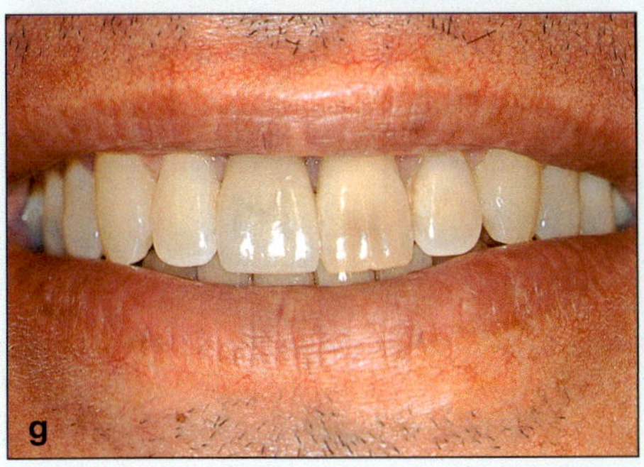

Abb. 3-35g Die endgültige Restauration hat ein natürliches Aussehen zwei Jahre nach Eingliederung. Das Papillenvolumen konnte erhalten bleiben (Prothetik durch Dr. Faustino Garcia, Coral Gables, FL).

etwas palatinal oder lingual des Weichgewebes, das bukkal vor der zukünftigen Implantatrestauration liegen wird. Der Skalpellgriff wird in die Richtung auf das Lappenzentrum gerichtet, um eine Anschrägung zu schaffen. Wenn ein geschlossenes Implantatsystem eingesetzt wird, wird der Lappen über der Verschlussschraube readaptiert und mit einer einzigen horizontalen Rückstichnaht gesichert (Abb. 3-33b). Wenn ein offen einheilendes oder halboffen einheilendes Implantatsystem durchgeführt wird, wird die Weichgewebehalbinsel mit einem Skalpell Nr. 15c herausgeschnitten und die verbleibenden Gewebe werden an die Palatinalseite des Implantats adaptiert (siehe Abb. 3-33b).

Weichgewebestanze

Die Anwendung einer Gewebestanze in der ästhetischen Implantologie ist primär für die Freilegung eines geschlossen einheilenden Implantatsystems gedacht, wenn das Volumen und die Architektur der periimplantären Weichgewebe in der Region der prothetischen Durchtrittsstelle des Implantats ideal sind. In ästhetischen Bereichen ist die Stanze mit einer nach palatinal oder nach lingual gerichteten Abwicklung eingesetzt, um das Implantat freizusetzen (Abb. 3-36). Diese Technik erhält einen Überschuss an Weichgewebevolumen auf der fazialen Seite der provisorischen Heilungskappe oder der provisorischen Krone, wo aufgrund der Maßnahmen für die Herstellung und Eingliederung der endgültigen Krone eine Gingivarezession entstehen könnte. Wenn notwendig, kann dieses Überschussgewebe später vorsichtig vom zervikalen Bereich der Implantatrestaurationen entfernt werden, um die endgültige Restauration mit den Nachbarzähnen zu harmonisieren. Die Gewebestanze ist in einer Auswahl von Größendurchmessern erhältlich, um verschiedenen Implantatgrößen zu entsprechen.

Gebrauch der Gewebestanze für die Implantatfreilegung

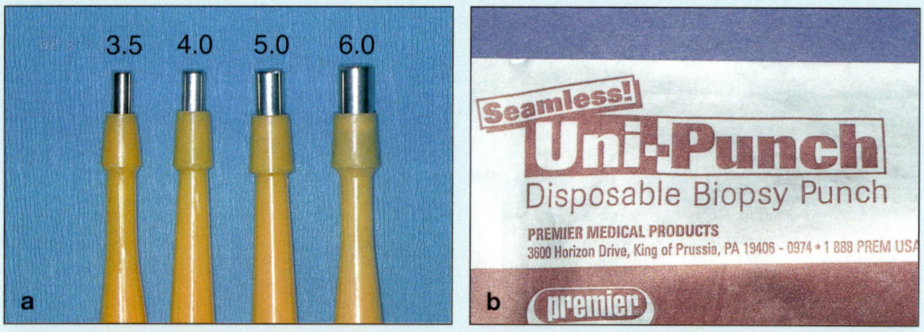

Abb. 3-36a, 3-36b Einweggewebestanzen sind in einer großen Zahl von Durchmessern erhältlich (Uni-Punch, Premier Medical, King of Prussia, PA).

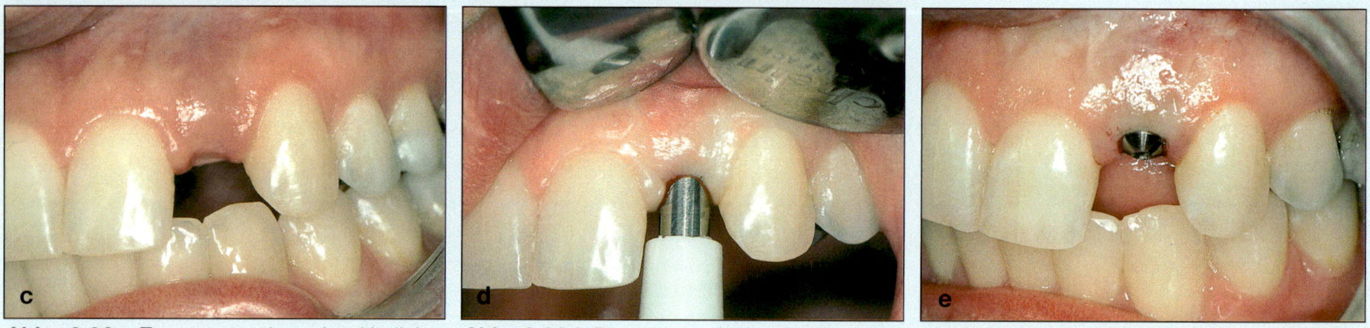

Abb. 3-36c Zuvor war ein subepitheliales Bindegewebetransplantat zusammen mit der gedeckten Implantatinsertion im Bereich des seitlichen oberen Schneidezahns durchgeführt worden. Der Zugang mit Gewebestanze wurde ausgewählt, um das Weichgewebevolumen während der Implantatfreilegung zu erhalten.

Abb. 3-36d Die 3,5-mm-Stanze wird etwas nach palatinal gekippt, um die Gingivamenge im Gebiet der heraustretenden Prothetik zu maximieren.

Abb. 3-36e Drei Monate nach Eingliedern eines temporären Gingivaformers sind Weichteilvolumen und Architektur intakt.

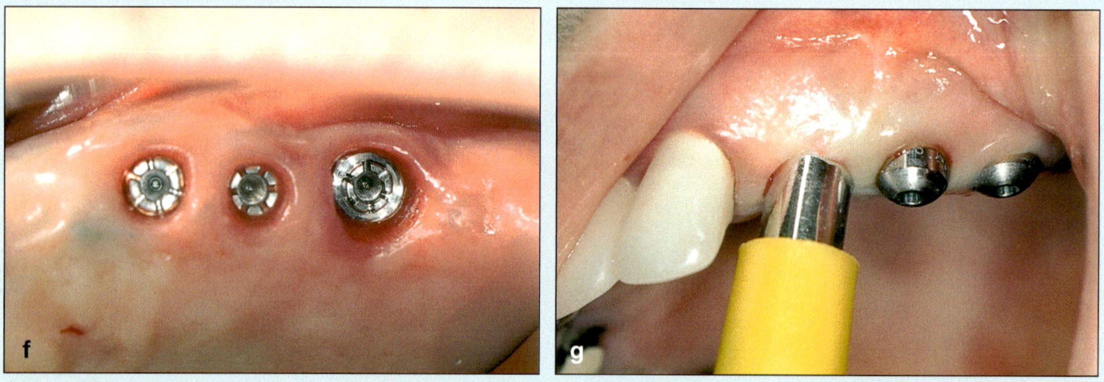

Abb. 3-36f Okklusale Ansicht von Oberkieferimplantaten. Der linke Eckzahn war entfernt worden und ein gedecktes Sofortimplantat (Spline) wurde mit der Bio-Col-Technik eingesetzt. Der „lappenlose" Zugang zur Implantatinsertion bewahrte das Weichgewebevolumen am Ort des Eckzahns. Die Weichteilregeneration im Situs war ideal. Drei zusätzliche Spline-Implantate wurden in ungedeckter Weise eingebracht, um Prämolaren und erste Molaren zu ersetzen. Nach Entfernung der Gingivaformer zeigte sich ein stabiles periimplantäres Weichgewebe drei Monate nach Heilung.

Abb. 3-36g Mit einer-5 mm-Gewebestanze wurde das Implantat freigelegt.

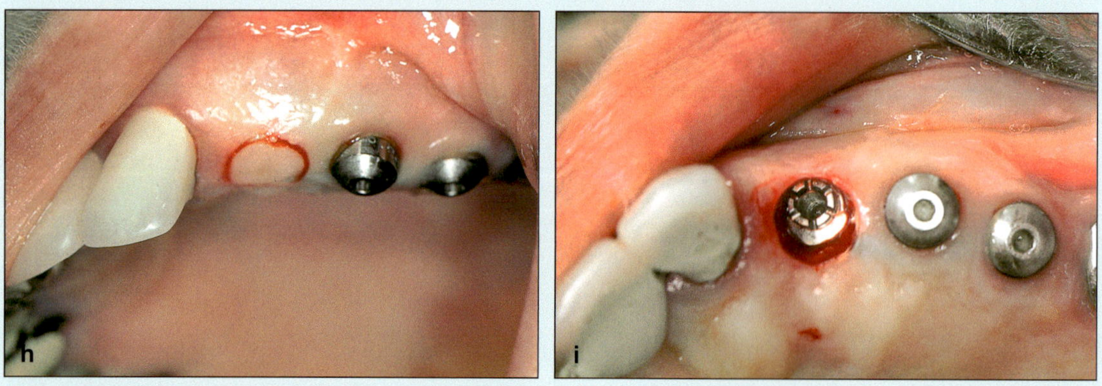

Abb. 3-36h Das umschnittene Gewebe wird vorsichtig mit einem kleinen Periostelevatorium angehoben und mit einer Mini-Rangeur-Zange exzidiert.

Abb. 3-36i Okklusale Ansicht mit entfernter Implantatverschlussschraube. Es ist zu beachten, dass die palatinale Kippung der Gewebestanze eine Maximierung der befestigten Gingiva in dem bukkalen Bereich, der kritisch für das prothetische Emergenzprofil ist, ermöglichte. Das wird unerwartete Kompromisse aufgrund von Weichteilrezessionen nach Insertion des Aufbaupfostens oder der endgültigen Restauration vermeiden.

KAPITEL 4

Die Bio-Col-Technik

Die Bio-Col-Technik zur Erhaltung des Alveolarfortsatzes nutzt die Vorteile des synergistischen Effekts der Kombination von chirurgischen und prothetischen Maßnahmen zur Erhaltung des Implantatlagers. Die chirurgischen Maßnahmen sichern sowohl die Erhaltung des Hart- als auch des Weichgewebes zum Zeitpunkt der Zahnextraktion und sie vermindern oder eliminieren die normalerweise folgende Knochenresorption. Die prothetischen Maßnahmen nutzen Interimsrestaurationen, um die Weichteile um den Extraktionsbereich zu stützen und dabei ihren Kollaps während der Alveolenheilung zu verhindern. Das Ergebnis ist die Erhaltung des natürlichen Hart- und Weichgewebes am Extraktionsort, das, wenn einmal verloren, sehr schwierig wiederherzustellen ist.

Dieses Kapitel präsentiert die Ideen, die biologischen Grundlagen, die klinischen Ziele, Indikationen und die Langzeitergebnisse der Bio-Col-Alveolarfortsatzerhaltungstechnik für Patienten, die eine Zahnentfernung in Verbindung mit einer Implantattherapie durchführen lassen. Die Techniken und ihre Anwendung in der Implantologie werden detailliert Schritt-für-Schritt präsentiert.

Die Bedeutung der Alveolarfortsatzerhaltung

Nach der Extraktion eines Zahns steht das Implantatbehandlungsteam der großen Herausforderung gegenüber, einen prothetischen Ersatz zu schaffen, der in Harmonie mit den umgebenden natürlichen Zähnen steht. Um diese Herausforderung konsequent zu bestehen, müssen das Behandlungsteam und der Patient die Bedeutung der Gewebeerhaltung anerkennen. Mit den einfachsten Worten meint die Implantatlagererhaltung („site preservation") den Einsatz von chirurgischen und prothetischen Techniken, um sowohl das Volumen als auch die Architektur der Hart- und Weichgewebe an einem Implantationsort zu erhalten. Während der Ausdruck „site preservation" meistens in Verbindung mit Techniken zur Erhaltung des Alveolarfortsatzes zum Zeitpunkt der Zahnextraktion genannt wird, glaubt der Autor, dass „site preservation" eine wichtige Rolle in den weiteren operativen und restaurativen Phasen der Implantatbehandlung spielt. Beispielsweise können das Lappendesign und die operativen Methoden, die in Kapitel 3 beschrieben wurden, die die Blutzirkulation der Weichgewebe an einem Implantationsort erhalten und damit die Gewebeschrumpfung minimieren, als chirurgische „site-preservation"-Technik angesehen werden. Ganz ähnlich können prothetische Techniken, die eine anatomische Stütze für die Weichgewebe bieten und damit den Kollaps der Papillen in den verschiedenen Phasen der Implantatbehandlung verhindern, als prothetische „site-preservation"-Techniken angesehen werden.

In der Erfahrung des Autors vermindert oder reduziert die sorgfältige Beachtung der Gewebeerhaltung am Implantationsort zum Zeitpunkt der Zahnextraktion die Notwendigkeit für sekundäre Maßnahmen zur Lagerverbesserung der Implantate (beispielsweise Hart- und Weichgewebetransplantate). Darüber hinaus und wahrscheinlich von noch größerer Wichtigkeit, vergrößert die Nichtbeachtung von „site-preservation"-Techniken zum Extraktionszeitpunkt, wegen des Kollapses der Weichgewebe in den knöchernen Defekt, die Komplexität von anschließenden rekonstruktiven Maßnahmen. Eine spätere Kontraktion des rekonstruierten Weichteilmantels und ein Verlust der Elastizität des Weichgewebes erfordern häufig zusätzliche Weichgewebetransplantationen, um einen adäquaten Weichteilmantel für die knöcherne Rekonstruktion zu erhalten, die erforderlich ist, um eine natürliche Anatomie des Alveolarfortsatzes am Implantationsort zu erhalten. Am Ende ist die Verwendung von implantatlagererhaltenden Techniken besonders für Patienten mit einem dünnen, girlandenförmigen parodontalen Biotyp wichtig, weil sie für Weichgewebeschrumpfung und begleitende Alveolarfortsatzresorption prädisponiert sind, was den ästhetischen und funktionellen Langzeiterfolg, der initial mit einer Implantatrestauration erzielt worden ist, gefährden kann.

Kollaps des Alveolarfortsatzes nach Zahnextraktion

Obwohl die Abheilung nach Zahnextraktionen normalerweise ohne Auffälligkeiten verläuft, kommt es regelmäßig nur zu einer Teilfüllung der Alveole mit Knochen[1,2]. Zusammen mit Knochenwachstum in die Alveole hinein tritt eine gut dokumentierte, vorhersehbare Resorption des Alveolarfortsatzes in bukko-lingualer und apiko-koronaler Ausrichtung auf[1,3,4]. Diese Resorption resultiert in einem schmaleren und kürzeren Kieferkamm. Studien haben gezeigt, dass innerhalb von sechs Monaten nach Zahnextraktion von Frontzähnen etwa 3 mm bis 4 mm bukkolingualer und apiko-koronale Kammresorption auftreten[1,3,4]. Dieses Maß an Kammresorption führt zu einem ästhetischen Kompromiss in der Implantatbehandlung, weil die knöchernen Konturen nicht ordentlich die Weichteilstrukturen stützen oder ein inadäquates Knochenvolumen für die ideale Implantatpositionierung vorliegt. Eine Implantatrestauration kann in einem solch defizienten Implantationsort unangenehm auffallen, auch wenn verschiedene Hart- und Weichteilrekonstruktionstechniken verwendet wurden.

Die eventuelle Schrumpfung des Alveolarfortsatzes nach Zahnextraktion hat nicht nur mit dem Trauma der Zahnextraktion zu tun, sondern hängt auch mit der Umgebung, in der der normale Heilungsprozess der Alveole stattfindet, zusammen. Eine frühe Kontraktion des Blutkoagulums und die Akkumulation von Speiseresten in der Alveole kann das volle Regenerationspotenzial der Alveole mindern[2]. Das Epithel proliferiert über das neu gebildete Bindegewebe immer auf einer Ebene apikal des oralen Detritus, der sich in der Alveole sammelt. Als Konsequenz führt der natürliche Heilungsprozess unter den Bedingungen der Mundhöhle zu einer Knochenfüllung der Alveole, die kürzer ausfällt, als die originale Kieferkammhöhe. Daraus folgt ein Verlust an Höhe und Breite des Alveolarfortsatzes nach Abschluss des Remodelling-Prozesses. Vorläufige Studien bei Lecovicz et al.[1,4] demonstrierten, dass die Verwendung von Barrieremembranen über Extraktionsalveolen den Verlust der Höhe und Breite des Alveolarfortsatzes signifikant vermindert und gleichzeitig die Höhe der Knochenwiederauffüllung in der Alveole erhöht. Wenn Implantate in frischen Extraktionsalveolen inseriert werden und die Gewebekompartimente entsprechend den Prinzipien der gesteuerten Knochenregeneration voneinander separiert werden, konnte gezeigt werden, dass die krestale Höhe der Knochenregeneration signifikant verbessert wurde, aber abhängig von der Erhaltung einer Weichgewebedeckung über der Membran[5,6] war.

In der klinischen Praxis erfordert aber die Verwendung einer Barrieremembran zur Verbesserung der Abheilung einer Extraktionswunde die koronale Verschiebung eines großen, vollschichtigen Lappens. Während diese Maßnahmen einen spannungsfreien Wundverschluss erleichterten und die Komplikationen der Membranexposition minimierten, stört dies für immer die Weichteilarchitektur am Extraktionsort, was die Anwendung dieser Technik in ästhetischen Bereichen einschränkt. Die Lappenhebung schränkt darüber hinaus die Gefäßversorgung des Wundgebietes ein, was zur Weichteilschrumpfung und zu einer möglichen Minderung des zukünftigen Regenerationspotenztials führt. Diese Überlegungen sind in der Planung der Zahnextraktion und des Implantatzahnersatzes in einem Gebiet von ästhetischer Bedeutung entscheidend.

Klinische Ziele und biologische Gesichtspunkte der Erhaltung des Alveolarfortsatzes

Das primäre klinische Ziel jeder alveolarkammerhaltenden Technik sollte in der Erhaltung des Volumens und der Architektur von Hart- und Weichgewebe bestehen, speziell der Interdentalpapillen, um Funktion und Ästhetik zu optimieren. Es ist wesentlich, eine stabile osteokonduktive Umgebung oder ein Gerüst im gesamten Gebiet der Alveole oder im Leerraum zwischen den Alveolenwänden und einem simultan gesetzten Implantat zu erhalten und zusätzlich dieses Gerüst von den schädlichen Effekten des oralen Detritus während der Heilung zu isolieren. Ein weiterer wichtiger biologischer Gesichtspunkt ist, die Versorgung mit Osteoprogenitorzellen zu maximieren, damit sie das Gebiet des osteokonduktiven Gerüstes besiedeln. In der Implantologie sollte dieses Gerüst langsam resorbiert und mit vital mineralisiertem Knochen ersetzt werden, um zur Osseointegration beizutragen und damit Halt für die implantatgestützte Restauration zu bieten. Wann immer die Ästhetik wichtig wird, sollte die koronale Verschiebung von großen mukoperiostalen Lappen vermieden werden, um die Parodontalzirkulation und die natürliche Weichteilanatomie im Operationsbereich zu erhalten. Die Schlüsselelemente, um eine optimale ästhetische Rehabilitation mit Implantaten zu erzielen, sind die Vermeidung einer Knochenresorption nach Extraktion und die Erhaltung des natürliches Volumens sowie der Architektur des Weichgewebes am Extraktionsort. Das ermöglicht dem Prothetiker, eine unauffällige Restauration ohne prothetische Kompensationen anzufertigen.

Die Grundideen der Bio-Col-Technik

Die Idee der Bio-Col-Technik zur chirurgischen Gewebeerhaltung ist im Verständnis des Autors darin begründet, dass die Knochenresorption reduziert oder eliminiert werden kann durch:

1.) Minimierung des Traumas der umgebenden Gewebe während der Zahnextraktion.
2.) Vorbereitung und Füllung einer kräftig blutenden Alveole mit einem idealen osteokonduktiven Material (BioOss®; Osteohealth, Shirley, NY), das langsam resorbiert und mit vitalem Knochen ersetzt wird.
3.) Der Anwendung einer Technik zur Isolierung der Knochenregeneration von der Mundhöhle, die die ästhetische Verunstaltung, die normalerweise mit Lappenvorverlagerungen und Wundverschluss mit großen mukoperiostalen Lappen über der Membran verbunden ist, zu vermeiden, aber gleichzeitig Ergebnisse hervorbringt, die vergleichbar mit der traditionellen membrangesteuerten Knochenregeneration sind.

In dem Wissen, dass die Anwendung eines resorbierbaren Kollagenmaterials (CollaPlug; Centerpulse Dental, Carlsbad, CA) als Matrix für Bindegewebewachstum fungiert, kam der Autor zur theoretischen Überlegung, dass, wenn dieses Material innerhalb der Weichgewebegrenzen der frisch blutenden Alveole komprimiert würde und mit einem undurchlässigen Gewebekleber (Isodent; Ellman International, Hewlett, NY) abgedeckt wird, die aufgefüllte Alveole von den schädlichen Einflüssen des Mundhöhlenmilieus isoliert ist. Diese Kombination bietet das Potenzial der gesteuerten Knochenregeneration, während gleichzeitig die Einschränkungen bei Verwendung einer nicht resorbierbaren Membran mit primärem Wundverschluss vermieden werden. Die Konzeption dieses Ansatzes und das folgende kombinierte chirurgisch-prothetische Protokoll waren eine bedeutende Abweichung vom bis dahin existierenden Vorgehen, das für eine gesteuerte Knochenregeneration in Extraktionswunden in Verbindung mit sofortigen oder verzögerten Implantatinsertionen empfohlen wurde.

Die Ideen zur Bio-Col-Technik zur prothetischen Kammerhaltung basierten auf dem Verständnis des Autors, dass die Struktur des suprakrestalen Gingivagewebes komplett von der mechanischen Stützung durch die hervortretenden Zähne abhängt, und dass der Kollaps der Weichgewebe nach Zahnextraktion durch eine sofortige Stützung dieser Gewebe mit anatomisch korrekten provisorischen Restaurationen, die die natürlichen Zahnkonturen nachempfinden, vermieden werden kann. Schließlich basiert die Kombination von chirurgischen und prothetischen gewebeerhaltenden Techniken auf dem Verständnis des Autors, dass möglicherweise synergistische Effekte entstehen, wenn chirurgische und prothetische Maßnahmen eng vernetzt und kombiniert sind. Besonders die provisorische Restauration muss unmittelbar nach der Alveolenfüllung und Isolation der Alveole erfolgen, um den Situs vor mechanischem Trauma während der initialen Heilung zu schützen. Damit wäre eine Erhaltung und ungestörte Heilung des Knochentransplantats (BioOss® mit Blutgerinnsel oder BioOss® mit autologem Knochen und Blutgerinnsel) in der Alveole gesichert. Idealerweise würde der provisorische Zahn als ovoides Brückenglied entworfen, das die zervikale Anatomie des extrahierten Zahns nachempfindet. Das Brückenglied müsste etwa 3 mm in die Weichgewebetasche reichen, um sowohl die umgebenden Weichgewebe zu stützen als auch das Transplantat in der darunter liegenden Alveole zu schützen. Eine provisorische Prothese, die entworfen und entsprechend ausgerichtet wäre, um die Übertragung von Mikrobewegungen in das Knochenlager zu verhindern, würde eine maximale Knochenregeneration fördern. Eine schnelle Epithelialisierung über dem neu geformten Bindegewebe im oberflächlichen Teil der Alveole würde gefördert werden, weil das Implantatlager sofort von den zerstörerischen Effekten des Mundhöhlenklimas geschützt wäre und die Weichgeweberegeneration würde in oberflächlicheren Schichten eintreten, als bei unbehandelten Alveolen, wo das Weichgewebe bekanntermaßen ungefähr das koronare Drittel der Alveole besetzt.

Genauso wie wissenschaftliche Erkenntnisse die Auswahl der Materialien in der Bio-Col-Technik unterstützen, mussten das Konzept und die theoretischen Annahmen der Bio-Col-Techniken, dass nämlich kombinierte chirurgische und prothetische Maßnahmen eine ideale Umgebung für die Knochenregeneration und die Weichteilheilung an Extraktionsorten bieten und damit die sofortige oder verzögerte Implantatrehabilitation erleichtern, durch Langzeitergebnisse in der klinischen Praxis erwiesen werden. Darüber hinaus gibt der Autor zu bedenken, dass im Einzelfall die Reaktionen des Patientenorganismus und anatomische Einschränkungen, wie Defekte der Alveolenwände, kritische Faktoren für das Endergebnis darstellen, vorausgesetzt, dass die Bio-Col-Technik in allen Fällen gleich durchgeführt wird. Dieses Verständnis erlaubte dem Autor, diese Technik mit bestem Wissen und Gewissen in der klinischen Praxis einzusetzen. Verbesserungen der klinischen Resultate wurden sofort beobachtet und darauf folgende Langzeituntersuchungen haben den möglichen Nutzen für Patienten in der Implantologie definiert.

Die biologische Basis der Bio-Col-Technik

Die biologische Basis für die Auswahl von BioOss® als ideales osteokonduktives Gerüstmaterial zur Füllung der Extraktionswunde wird durch die Literatur gut belegt. In einer Studie von Klinge et al.[7] bot BioOss® ein exzellentes Gerüst für neues Knochenwachstum, wenn es in experimentelle Defekte in Kaninchenknochen gefüllt war. In einer Studie, in der BioOss® als Füllmaterial in Sinusbodenaugmentationen mit simultaner Implantation bei Beagle-Hunden eingesetzt wurde, fanden Wetzel et al.[8] eine reiche Bildung von lamellärem Knochen und Knochenapposition auf der Implantatoberfläche. Auch humane histologische Daten zur Sinusbodenaugmentation unterstützen die biologische Basis für die Verwendung von BioOss® als ideale osteokonduktive Matrix[9,10]. Valentini und Abensur[9] führten eine Studie mit einem zusammengesetzten Transplantat von BioOss® und demineralisiertem, gefriergetrocknetem Knochen bei 20 Patienten mit Sinuslift durch und fanden reichlich neugebildeten Knochen in Verbindung mit den transplantierten BioOss®-Partikeln. Die Autoren kamen zu der Schlussfolgerung, dass BioOss® exzellente osteokonduktive Eigenschaften gezeigt hat. Eine weitere Sinusbodenaugmentationsstudie mit Implantaten kam zum Ergebnis, dass die Ausdrehkraft von Implantaten, die in mit BioOss® gefüllten Kieferhöhlen inseriert worden waren, gleich hoch war, wie die Ausdrehkraft von Implantaten, die in Kieferhöhlen mit autologen Knochentransplantaten standen[11].

In einer Tierversuchsstudie von Berglundh und Lindhe[12] konnte gezeigt werden, dass BioOss® ein effektives osteokonduktives Material war, das schrittweise durch normalen Knochen in einem langsamen Resorptionsprozess ersetzt wurde. Insbesondere zeigten diese Autoren, dass BioOss® in neu gebildetem Knochen eingebaut wurde, wenn es in Extraktionsalveolen mit experimentell geschaffenen Defekten eingesetzt wurde. Diese Studie zeigte auch, dass Implantate, die drei Monate später an diesen aufgefüllten Extraktionsdefekten inseriert wurden, im selben Grade osseointegrierten wie Kontrollimplantate. Von besonderer Wichtigkeit war das Ergebnis, dass die BioOss®-Partikel grundsätzlich von der Implantatoberfläche durch vital mineralisierten Knochen abgegrenzt waren und schrittweise resorbiert und durch Knochen ersetzt wurden. Die Bedeutung dieser Studie liegt darin, dass die Ergebnisse die Verwendung von BioOss® zur Auffüllung von Extraktionsalveolen zur Erhaltung des Alveolarfortsatzes vor verzögerter Implantatinsertion unterstützen. Diese Studie unterstützt auch die Verwendung dieses Materials, um bei der Sofortimplantation den Leerraum zwischen Implantat und den verbleibenden Alveolen zu füllen.

Schließlich demonstrierte Boyne[13], dass BioOss® ein ideales osteokonduktives Material ist, weil es hoch porös ist. Es bewirkt eine frühe Vaskularisierung und fördert das Einwachsen von angiogenem Gewebe und Knochenvorläuferzellen. Es wird langsam resorbiert und nimmt an der Phase II der Einheilung der Knochentransplantats teil, in der eine äußere Knochenlamelle über dem Defekt gebildet wird und die Dicke des trabekulären Musters der neuen Spongiosa im Defekt vergrößert wird. Darüber hinaus berichtete Boyne über seine bemerkenswerte Beobachtung, dass eine gesteuerte Knochenregeneration ohne Membran erreicht wurde, was er entdeckte, als er Alveolarkammdefekte mit einer Mischung von autologer partikulärer Spongiosa und Knochenmark und BioOss® auffüllte. Er betonte, dass nicht poröse osseokonduktive Materialien diesen Barriereeffekt nicht erzielten, wenn sie mit autologem partikulärem Knochen gemischt wurden, weil sie nicht physiologischerweise unter dem Einfluss von Osteoklasten abgebaut werden und dann nicht durch osteoplastische Aktivität ersetzt werden. Für den Implantatchirurgen ist es wichtig zu erkennen, dass die Knochenregeneration innerhalb einer Extraktionsalveole mehr von den genetischen Ausstattungen und der allgemeinen Gesundheit des Patienten und dem regenerativen Potenzial eines spezifischen Gewebeortes abhängt, als von den „magischen“ Eigenschaften eines Knochenersatzmaterials. Obwohl positive Resultate mit der Bio-Col-Technik von der Sorgfalt des Chirurgen abhängen, mit der er die Details und individuellen Schritte, die in diesem Kapitel präsentiert werden, befolgt, werden die individuellen Patienten- und Gewebefaktoren immer die primären Determinanten des Grades von Osteokonduktion und vitaler Knochenregeneration in einem spezifischen Situs sein. Die einzige Ausnahme scheint die ausbleibende Integration des Knochenersatzmaterials in Wunden zu sein, wo Mikrobewegungen durch eine instabile provisorische Versorgung übertragen wurden. Während der initialen Heilung vermindern Mikrobewegungen die Volumengewinne durch jedes Knochentransplantatsystem genauso, wie die Osseointegration eines Titan-Implantats durch Bewegung gestört wird. Das heißt, Mikrobewegungen führen zu Bindegewebeeinkapselungen im Gegensatz zu Knochen- Implantat-Kontakten. Wenn analog BioOss® in einem biologisch idealen Extraktionsdefekt in einem idealen Wirtsorganismus transplantiert wird, stört die Übertragung von Mikrobewegungen die Revaskularisation, Osteokonduktion und am Ende die Knochenregeneration.

Zum Zwecke einer Ergebnisvorhersage der Bio-Col-Technik in einem spezifischen Extraktionsdefekt ist es für den Chirurgen hilfreich, den Defekt entweder als gesunden Situs mit guten regenerativen Potenzial oder als vorbelasteten Situs mit schlechtem regenerativem Potenzial zu klassifizieren. Ein gesunder Situs ist einer, der frei von Hart- oder Weichgewebepathologie ist und eine frische Blutung in die Alveole nach Zahnentfernung zeigt. Ein vorbelasteter Situs liegt vor, wenn das regenerative Potenzial in Folge von verminderter Blutversorgung, als Ergebnis einer Vorgeschichte von Trauma, wie Subluxation, Intrusion oder Avulsion mit Reimplantation des Zahns, Infektionen, endodontische oder multiple chirurgische Maßnahmen. In den meisten derartigen Fällen tritt nach Zahnextraktion eine schwache Blutung auf (siehe Algorithmus zur Implantatlagererhaltung im Anhang).

Die Bio-Col-Technik für die verzögerte Implantatinsertion

Es gibt zahlreiche klinische Situationen, in denen die verzögerte Implantatinsertion nach Zahnextraktion indiziert ist. In diesen Situationen ist es das Ziel der Bio-Col-Site-Preservation-Technik, den Verlust von Alveolarfortsatzkontur nach Knochenumbau zu minimieren und die Knochenregeneration in der Alveole zu erhöhen und einen Weichteilkollaps nach Zahnextraktion zu vermeiden.

Im Allgemeinen ist die verzögerte Implantatinsertion indiziert, wenn eine primäre Implantatstabilisierung nicht machbar ist oder wenn eine akute Infektion mit Ödem, Infiltrat oder Abszess der Parodontalgewebe vorliegt. Wenn ein Defekt der Alveolenwand eine sichere Osseointegration gefährdet oder wenn ein Patient eine Implantatversorgung erwägt, aber dem sofortigen Einsatz eines Implantats nicht zugestimmt hat. Weitere Kriterien für die verzögerte Implantatbehandlung in ästhetischen Bereichen sind Dehiszenzdefekte, Fenestrationsdefekte, die die Integrität der bukkalen Alveolenwand durch Größe oder Ort betreffen, Zahnbeweglichkeit und chronische Reizung infolge einer Verletzung der biologischen Breite oder Sekundärkaries unter einer existierenden Krone, die mit Ödem der marginalen Weichgewebe verbunden ist. Der Implantatchirurg sollte erkennen, dass unter diesen Bedingungen ein bedeutendes ästhetisches Risiko für eine Sofortimplantation vorliegt. Jede dieser Bedingungen kann das ästhetische Ergebnis durch Weichgeweberezession oder frühere oder spätere Knochenresorption einschränken.

Unter diesen Bedingungen gibt die Reevaluation des Implantatortes drei Monate nach Durchführung der Bio-Col-Technik eine Möglichkeit, die Alveolarfortsatzkonturen zu inspizieren, übrig bleibende ästhetische Kammdefekte, die sich entwickelt haben können, zu klassifizieren und Maßnahmen zur Implantatlagerverbesserung, die für eine unauffällige Restauration gebraucht werden, auszuwählen und in Abfolge zu bringen. Das ergibt die Möglichkeit, dem Patienten die defizienten Kammkonturen sichtbar zu machen, was häufig das Verständnis der Patienten und die Akzeptanz für implantatlagerverbessernde Maßnahmen verbessert. Wenn eine Bio-Col-Technik in Vorbereitung einer verzögerten Implantatinsertion an einer intakten Alveole durchgeführt wird, implantiert der Autor routinemäßig zwei bis drei Monate nach Zahnextraktion. Eine zusätzliche Heilungszeit wird Alveolen zugestanden, die aufgrund der Vorgeschichte oder klinischen Beobachtung zum Zeitpunkt der Zahnextraktion als vorbelastet eingeschätzt werden. Darüber hinaus erfordern Implantatlager mit sehr großen Alveolen (beispielsweise Molaren) eine zusätzliche Heilungszeit vor der Implantation.

Wenn die Bio-Col-Technik in Vorbereitung einer verzögerten Implantation an einem Implantatlager mit einem ossären Defekt durchgeführt wird, sollte der Implantatchirurg erkennen, dass zusätzlich zu allen vorher besprochenen Betrachtungen die Prognose und das Ergebnis der Maßnahme weitgehend durch die Form des Defektes festgelegt sind. Der Autor unterscheidet knöcherne Defekte an Extaktionsalveolen auf der Basis ihrer Form entweder als günstig oder ungünstig. Günstige Defektformen existieren, wenn die Breite eines Alveolenwanddefektes an einer Extraktionsalveole weniger als ⅓ der mesiodistalen Entfernung der benachbarten Zähne beträgt (Abb. 4-1a). Das zurückbleibende interdentale Knochenvolumen hat meistens ausreichende Zellularität und Vaskularität (beispielsweise regeneratives Potenzial), um für eine Regeneration über die Lücke hinweg zu sorgen, wenn sie mit einer modifizierten Bio-Col-Technik, wie später beschrieben, behandelt wird. Ungünstige Defektformen existieren, wenn die Breite des Alveolenwanddefektes mehr als ⅓ der Lückenbreite beträgt (Abb. 4-1b). Das verminderte Volumen des interdentalen Knochens hat im Allgemeinen nicht das regenerative Potenzial, um für eine komplette knöcherne Überbrückung der Lücke zu sorgen, auch wenn osteokonduktives Knochenersatzmaterial oder Membranen benutzt werden, wie später in diesem Kapitel beschrieben wird. Günstige Defekte an ästhetischen Orten werden mit einer modifizierten Bio-Col-Technik behandelt, gefolgt von einer vier- bis sechsmonatigen Heilungsperiode vor der Implantatinsertion.

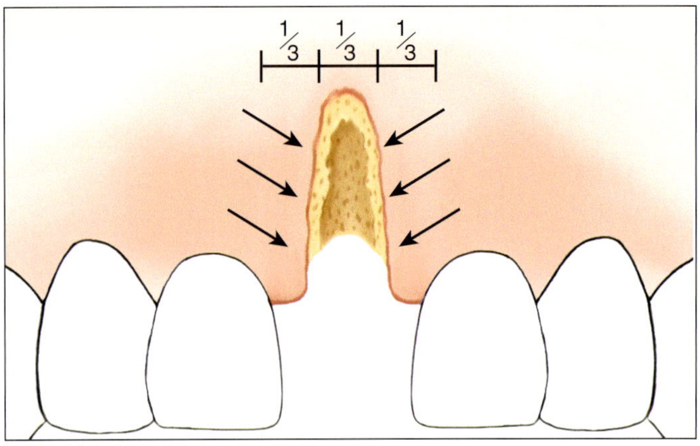

Abb. 4-1a Günstige Struktur des Defektes.
Wenn die Breite des Alveolenwanddefektes weniger als ⅓ des mesiodistalen Abstandes zwischen den Nachbarzähnen beträgt, hat das zurückbleibende Knochenvolumen im Allgemeinen das Potenzial, eine knöcherne Regeneration über die Lücke zu bewirken, wenn die Bio-Col-Technik durchgeführt wird, vorausgesetzt, dass das Regenerationspotenzial der Wunde nicht durch frühere Traumata, Infektionen, frühere Eingriffen oder multiple endodontische Maßnahmen vorgeschädigt wurde.

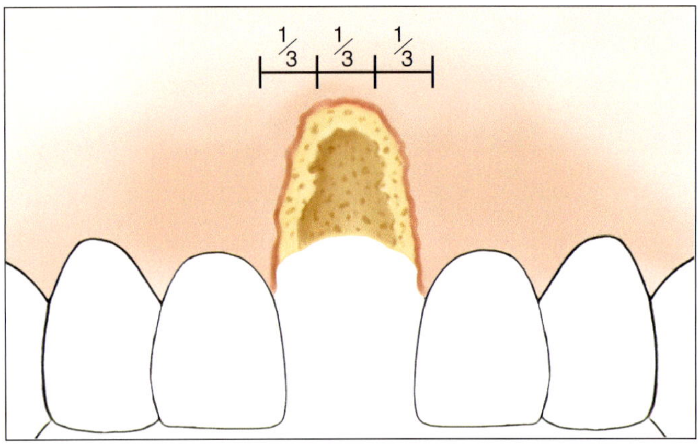

Abb. 4-1b Ungünstige Struktur des Defektes.
Wenn die Breite eines Defektes der Alveolenwand mehr als ⅓ des Abstandes zwischen den benachbarten Zähnen beträgt, wird ein mehrschrittiges Vorgehen mit autologer Knochenblock- und partikulärer Knochentransplantation, wie auch mit der erforderlichen Weichteiltransplantation die am besten vorhersagbaren ästhetischen Resultate erbringen. Trotz der Verwendung der Bio-Col-Technik wird das resultierende verminderte interdentale Knochenvolumen eine vorhersagbare Knochenheilung zur Überbrückung der Lücke nicht ermöglichen.

Der Implantatbereich wird dann reevaluiert, um die Erhaltung der idealen Kammkontur zu verifizieren, bevor mit der Implantatinsertion fortgefahren wird. Zur selben Zeit wird der Patient informiert, dass eine zusätzliche Knochentransplantation notwendig werden kann, wenn während des Reentry entdeckt wird, dass der Defekt inkomplett ausgeheilt ist und keine ideale Implantatinsertion erlaubt. Der Autor verwendet zu diesem Zweck einen konservativen Zugang mit einem Halbinsellappen und beobachtet die Vollständigkeit der regenerierten Alveolenwand während der Implantatlagerbohrung. Wenn die Regeneration Bestand hatte, wird das Implantat in einer idealen Position inseriert. Wenn irgendwelche Zweifel an der Vollständigkeit der Regeneration bestehen, wird ein bukkaler Lappen mit kurvilinearer Schnittführung gebildet, um Zugang für eine Hartgewebeaugmentation zu schaffen. In den meisten Fällen wird dann die Implantatinsertion verschoben. Wenn der Chirurg feststellt, dass ideale Kammkonturen nicht nach den initialen Kieferkamm erhaltenden Maßnahmen erzielt wurden, werden je nach Erfordernis weitere Maßnahmen zur Verbesserung des Implantatlagers geplant.

Im Gegensatz dazu werden günstige Defekte an nicht ästhetischen Implantationsorten häufig erfolgreich in Verbindung mit einer Sofortimplantation versorgt. Hier wird ein vollschichtiger Mukoperiostlappen präpariert und die periimplantären Defekte werden mit BioOss® und einer Mischung von BioOss® und partikulärem Knochen aufgefüllt und eine resorbierbare Kollegenmembran wird über den aufgefüllten Defekt gelegt. Danach wird der Lappen mobilisiert, um einen primären Wundverschluss über den geschlossen einheilenden Implantaten zu ermöglichen oder um eine zirkumferente Weichgewebeanpassung um die transmukösen Anteile eines offen einheilenden Implantats zu erzielen.

Für ungünstige Defekttypen an ästhetischen Orten wird die Bio-Col-Technik eingesetzt, um den Platz zu erhalten und einen Kollaps des Weichgewebes und Narbenbildung am Ort zu vermeiden, um damit weitere implantatlagerverbessernde Maßnahmen der Implantatinsertion zu erleichtern. Eine stufenweise Hart- und Weichgewebeverbesserung durch autologe Blocktransplantate und eine Serie von Weichgewebeaugmentationen und Verfeinerungsmaßnahmen oder gleichzeitige Hart- und Weichgewebeverbesserungen werden erforderlich, um diese Implantatlager für die ästhetischen implantatgetragenen Restaurationen vorzubereiten. Der Autor läßt sich für die Reifung der Weichgewebe an diesen Orten normalerweise drei Monate Zeit, bevor er mit den implantatlagerverbessernden Maßnahmen, die in den Kapiteln 6 und 7 beschrieben sind, fort-

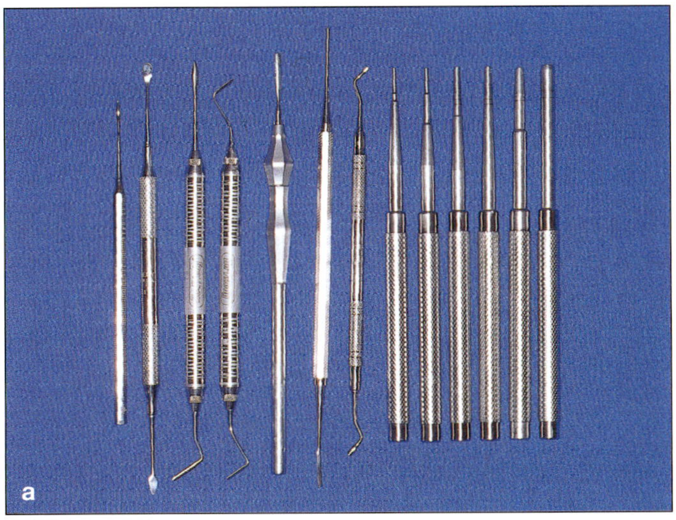

Abb. 4-2a Chirurgischer Instrumentensatz.
Mit einem geschärften Raspatorium oder einem Periostelevator nach Buser und einer Sortierung von Periotomen werden die parodontalen Anheftungen des Zahns vorsichtig gelöst. Mit einer chirurgischen Kürette nach Lucas wird die Alveolenwand gründlich gereinigt, um eine Blutung zu initiieren. Mit einem Elevatorium nach Freer wird das BioOss® in den Situs eingebracht und mit einem Amalgamstopfer oder mit konischen Osteotomen wird das Transplantat in der Alveole verdichtet.

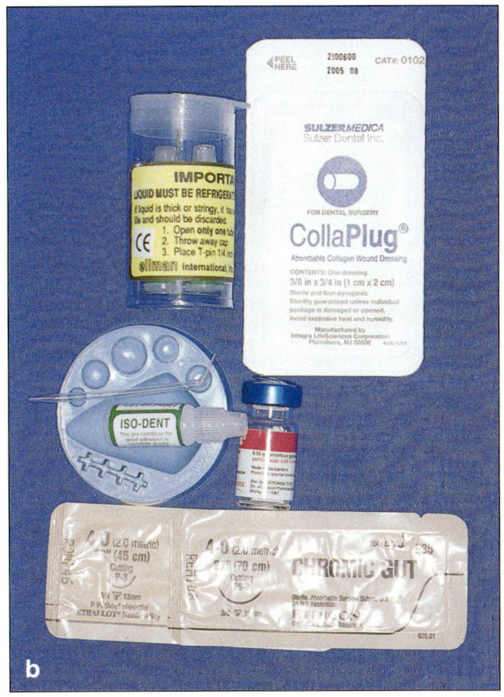

Abb. 4-2b Materialien, die in der Bio-Col-Technik zur Anwendung kommen.
Im Durchschnitt werden 0,25 g partikuläres spongiöses BioOss® Knochentransplantatmaterial gebraucht, um eine Einzelzahnalveole zu füllen. Ein resorbierbarer Kollagenwundverband (CollaPlug) und Isodent-Gewebekleber werden zur Isolierung des transplantierten Bereiches gegenüber der Mundhöhle eingesetzt. Um eine koronale Verlagerung des CollaPlug-Materials zu vermeiden, wird eine 4x0-Chrom-Gut-Naht mit einer P3- oder FS2-Nadel gesetzt.

fährt Im Gegensatz dazu werden ungünstige Defekte an nicht ästhetischen Orten, die auf die bukkale Alveolenwand beschränkt sind, normalerweise mit einer traditionellen gesteuerten Knochenregeneration in Vorbereitung für eine verzögerte Implantatinsertion vorbereitet. Nach Präparation eines vollschichtigen mukoperiostalen Lappens mit kurvilinearen angeschrägten Entlastungsinzisionen wird der Defekt mit BioOss® alleine oder vermischt mit autologem partikulärem Knochen aufgefüllt und dann mit einer resorbierbaren Barrieremembran isoliert. Der Lappen wird dann vorverschoben und ein spannungsfreier Wundverschluss wird ausgeführt. Unter diesen Umständen erlaubt ein Reentry nach vier bis sechs Monaten die Insertion der Implantate ohne weitere Maßnahmen zur Implantatlagerverbesserung, obwohl großvolumige Defekte, die den benachbarten Interdentalknochen einschließen, autologe Blocktransplantate erfordern, um eine akzeptable Implantatposition zu ermöglichen.

Chirurgisches Vorgehen für intakte Alveolen

Zusätzlich zu den Standardinstrumenten, die für die Zahnextraktion erforderlich sind, sollten folgende Instrumente und Materialien in dem chirurgischen Set enthalten sein: 1 geschärftes Raspatorium oder 1 Periostelevator nach Buser, 1 Elevatorium nach Freer, 1 Amalgamstopfer oder konische Kondensatonsinstrumente, spongiöses BioOss®-Material mit Partikelgröße 0,25 mm bis 1 mm, 1 resorbierbares Kollagenvlies CollaPlug, Isodent-Gewebekleber (Abb. 4-2).

Wenn eine verzögerte Implantatinsertion an einer intakten Alveole indiziert ist, wird die Gefäßversorgung zu den Hart- und Weichgeweben am Extaktionsort erhalten, indem eine Aufklappung während der Zahnextraktion vermieden wird. Die Weichgewebearchitektur wird erhalten, indem ein Weichgewebeverschluss nach Auffüllung der Alveole vermieden wird. Eine minimal traumatische Technik ist wesentlich, um die umgebenden Parodontalgewebe während der Zahnextraktion zu erhalten. Ein geschärftes Raspatorium oder ein Buser-Periostelevatorium wird verwendet, um vorsichtig die anheftende Gingiva vom zu extrahierenden Zahn zu lösen. Das anheftende Parodontalligament wird ringsherum mit Periotomen gelöst, die vorsichtig Richtung Apex des Zahns im Parodontalspalt vorgeschoben werden. Es wird dafür gesorgt, den dünnen bukkalen oder lingualen Alveolarknochen nicht zu splittern. Wenn notwendig, wird der Zahn vorsichtig mit hochtourigen rotierenden Instrumenten getrennt und die resultierenden Zahnfragmente werden

Die Bio-Col-Technik zur verzögerten Implantatinsertion in der intakten Alveole

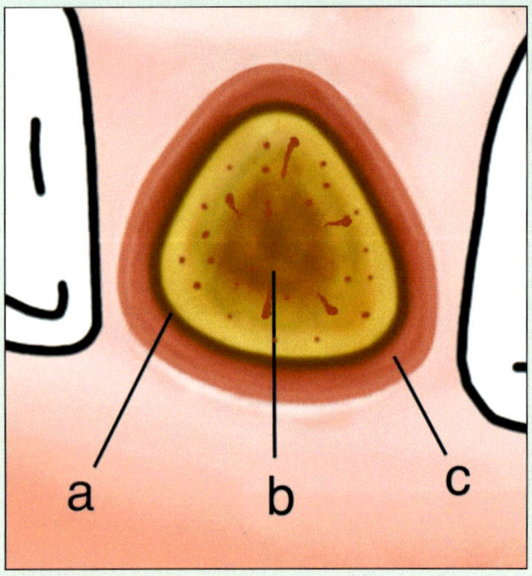

Abb. 4-3a Eine frisch blutende Extraktionsalveole mit intakten Knochenwänden.
Der Zahn wurde mit minimalem Trauma entfernt und damit eine Lappenpräparation vermieden. Das wird durch eine vorsichtige Inzision der dentogingivalen Befestigung durch Periotome ermöglicht und, wenn erforderlich, durch die Entfernung des Zahns in Einzelteilen. Die Sofortimplantation ist dann indiziert, wenn das ausgewählte Implantat eine Primärstabilität erzielen wird und den größten Teil der Alveole obliterieren wird. (*a*) Krestale Knochenhöhe, (*b*) Blutung aus Perforationen, die in den Alveolenwänden gesetzt wurden, (*c*) ungestützte Weichteile in der Umgebung des Extraktionsalveole.

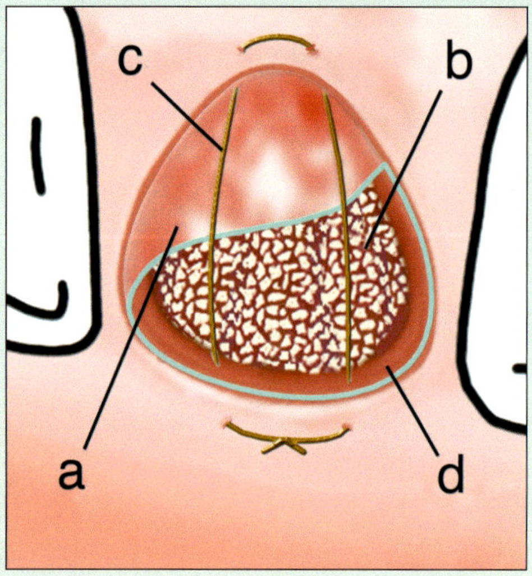

Abb. 4-3b Die blutende Alveole mit intakten Aleolenwänden wird bis auf die Höhe des Alveolarfortsatzes mit natürlichem Knochenmineral (BioOss®) gefüllt. Der resorbierbare Kollagenwundverband CollaPlug (*a*) wird über dem aufgefüllten Knochenmineral kondensiert (*b*) und eine horizontale Matratzennaht (*c*) wird eingebracht. Über die Oberfläche des Kollagenmaterials wird eine dünne Schicht von Isodent-Gewebekleber innerhalb der Grenzen der Weichteilalveole appliziert, um die Wunde von der Mundhöhle abzudichten, (*d*) Weichgewebe um die Extraktionsalveole.

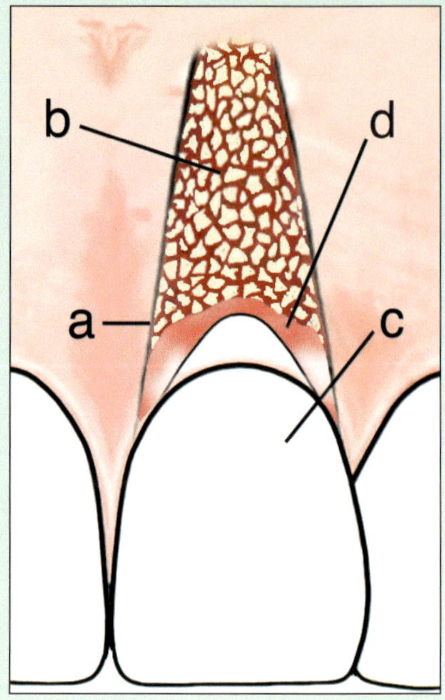

Abb. 4-3c Die blutende Alveole mit intakten Knochenwänden (*a*), gefüllt bis zur Höhe des Alveolarkamms mit BioOss® und natürlichem Knochenmineral (*b*). Eine herausnehmbare oder feste provisorische Restauration (*c*) wird mit einem ovoiden Brückenglied, das etwa 3 mm bis 4 mm nach subgingival reicht, versehen und komprimiert das CollaPlug-Material (*d*) und stützt die umgebenden Weichgewebe.

vorsichtig entfernt, während die Alveolenwände erhalten werden. Eine chirurgische Kürette nach Lucas wird angewendet, um eine sorgfältige Kürettage der Alveole durchzuführen, um alle Granulationsgewebe zu entfernen und damit eine Blutung zu stimulieren. Die Alveole wird inspiziert und nach Wanddefekten abgesucht und auf spontane frische Blutung überprüft. Wenn keine kräftige Blutung auftritt, werden die Alveolenwände mit einer kleinen Hartmetallfräse perforiert. Das sorgt für eine kräftige Blutung in die Alveole und verbessert die Möglichkeit der Osteoprogenitorzellen, in das Gerüst, das durch Blutgerinnsel und BioOss® geschaffen wurde, einzudringen. Eine frisch blutende Alveole ist wesentlich für die darauf folgende Integration des Knochentransplantats (Abb. 4-3a, 4-3d). Danach wird das Knochentransplantat vorsichtig mit steriler Kochsalzlösung oder Blut aus der Extraktionsalveole befeuchtet und in kleinen Mengen in die Alveole befördert. Ein Freer-Elevatorium wird verwendet, um das Transplantat in die blutende Alveole zu befördern. In einer gesunden Alveole mit reichhaltiger Blutung wird das Instrument über dem Transplantat gehalten, während der Assistent das überschüssige Blut wegsaugt. Dies verhindert, dass das Transplantatmaterial mit dem Blutfluss verlagert wird. In Sekunden resorbiert das hydrophile poröse Knochenmaterial das Blut und stabilisiert das Transplantat in der Alveole. Das Transplantatmaterial sollte sorgfältig kondensiert werden, bis die knöcherne Alveole komplett gefüllt ist. Der Autor benutzt zu diesem Zweck normalerweise konische Knochenkondensationsinstrumente oder einen Amalgamstopfer. Die Verdichtung des partikulären Transplantats vermeidet Totraum und begünstigt deshalb die gesteuerte Knochenregeneration in der Alveole.

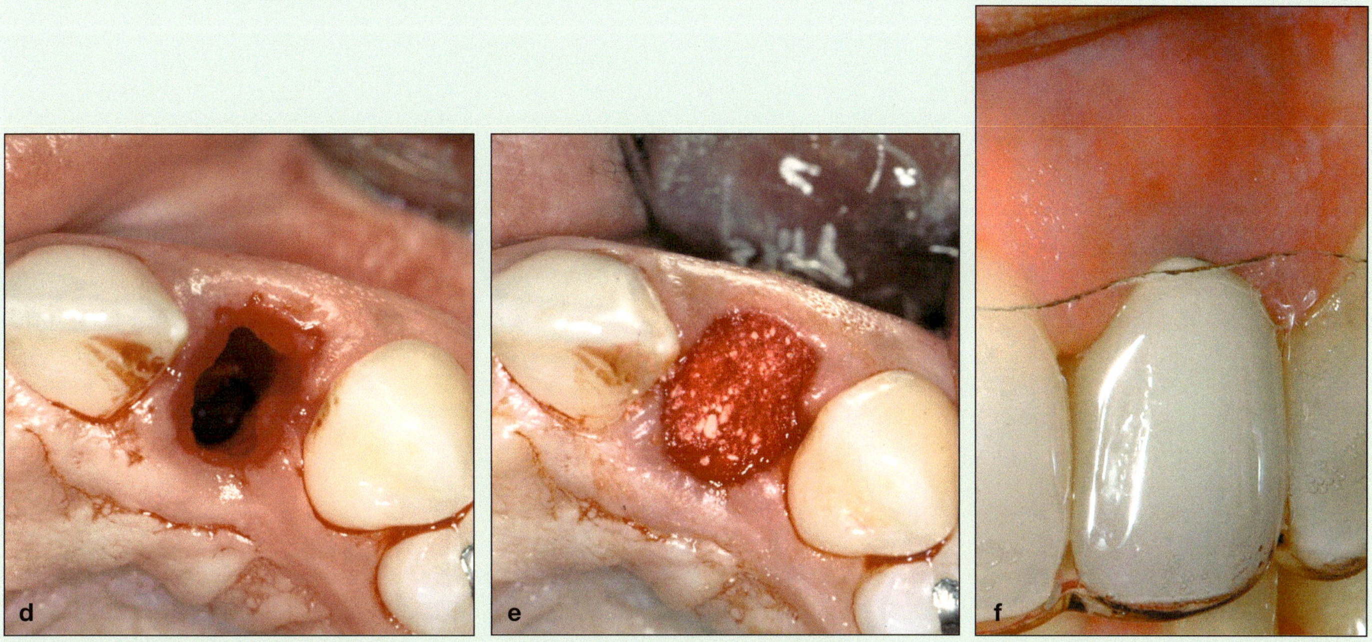

Abb. 4-3d bis 4-3f Diese klinischen Fotos entsprechen den Zeichnungen 4-3a bis 4-3c. Es ist zu beachten, dass in diesem Fall für die initiale Heilungsperiode ein Essex-Provisorium, in das ein oval gestaltetes Pontic eingesetzt worden war, verwendet wurde.

Die Kondensation vermeidet auch eine mögliche Setzung des Transplantats, die die endgültig erreichbare Höhe der Knochenauffüllung gefährden könnte. Idealerweise sollte der Chirurg eine Blutung durch das verdichtete BioOss®-Transplantat beobachten. Das Transplantat sollte so sorgfältig verdichtet werden, dass das Absaugen über dem Transplantat nur wenige lose BioOss®-Partikel innerhalb der oberflächlichen Gewebegrenzen der Alveole absaugt.

Wenn notwendig, wird eine 30er Nadel verwendet, um zusätzliche Blutung aus den umgebenden Weichgeweben zu stimulieren. Dann wird das CollaPlug-Material dicht über dem BioOss®-Transplantat tamponiert, bis die Höhe der freien marginalen Gingiva erreicht ist (Abb. 4-3b, 4-3e). Dieser Kollagenwundverband sollte beim Einbringen in den Situs trocken sein und sollte vollständig mit Blut angereichert sein, wenn er über dem Transplantat verdichtet wird. Wiederum ist die Blutung wesentlich, um eine Inkorporation des Kollagenvlieses zu sichern, das als Matrix für die Weichgewebeheilung in der Alveole dient. In den meisten Fällen wird das Kollagen in zwei Hälften geteilt und dann an zwei Alveolen benutzt.

In ästhetischen Gebieten wird eine horizontale Matratzennaht (4x0- oder 5.0-Chrom-Gut auf einer P3-Nadel) locker über dem CollaPlug eingebracht, um eine Verlagerung des Materials zu vermeiden, ohne die Weichgewebearchitektur zu verunstalten (siehe Abb. 4-3b). In nicht ästhetischen Bereichen ist eine 8-förmige Naht besser, um den Kollagenpropfen zu sichern. Dazu wird eine 4x0-Chrom-Gut mit einer FS2-Nadel wird benutzt. Um den CollaPlug abzudichten und die Isolierung des Knochendefektes zu vervollständigen, wird eine kleine Menge von Isodent-Gewebekleber mit einer sterilen Pipette appliziert, um die Oberfläche des Kollagenmaterials zu bedecken. Wenn es auf diese Weise eingebracht wird, wird das Kollagenmaterial für Mundhöhlenflüssigkeiten relativ undurchlässig und die Wunde wird von dem Mundhöhlenmilieu isoliert. Wenn die Blutung durch den CollaPlug anhält, wird ein Absaugen mit einem trockenen Mulltupfer die exakte Anwendung des Gewebeklebers erleichtern. Die Anwendung des Gewebeklebers sollte auf das Kollagenmaterial in der Umfassung der umgebenden Weichgewebe begrenzt sein. Überschüssiger Gewebekleber sollte nicht über die benachbarten Weichgewebe laufen und damit die Auflagerung des ovoiden Brückengliedes der provisorischen Versorgung behindern (Abb. 4-3c, 4-3f). Nach einer Heilungszeit von zwei bis drei Monaten wird der Situs zur Implantatinsertion unter Verwendung der Standardzugänge, die in Kapitel 3 beschrieben wurden, wieder eröffnet (Abb. 4-4, 4-5).

Die Bio-Col-Technik für den verzögerten Implantatersatz von ankylosierten resorbierten mittleren Oberkieferschneidezähnen

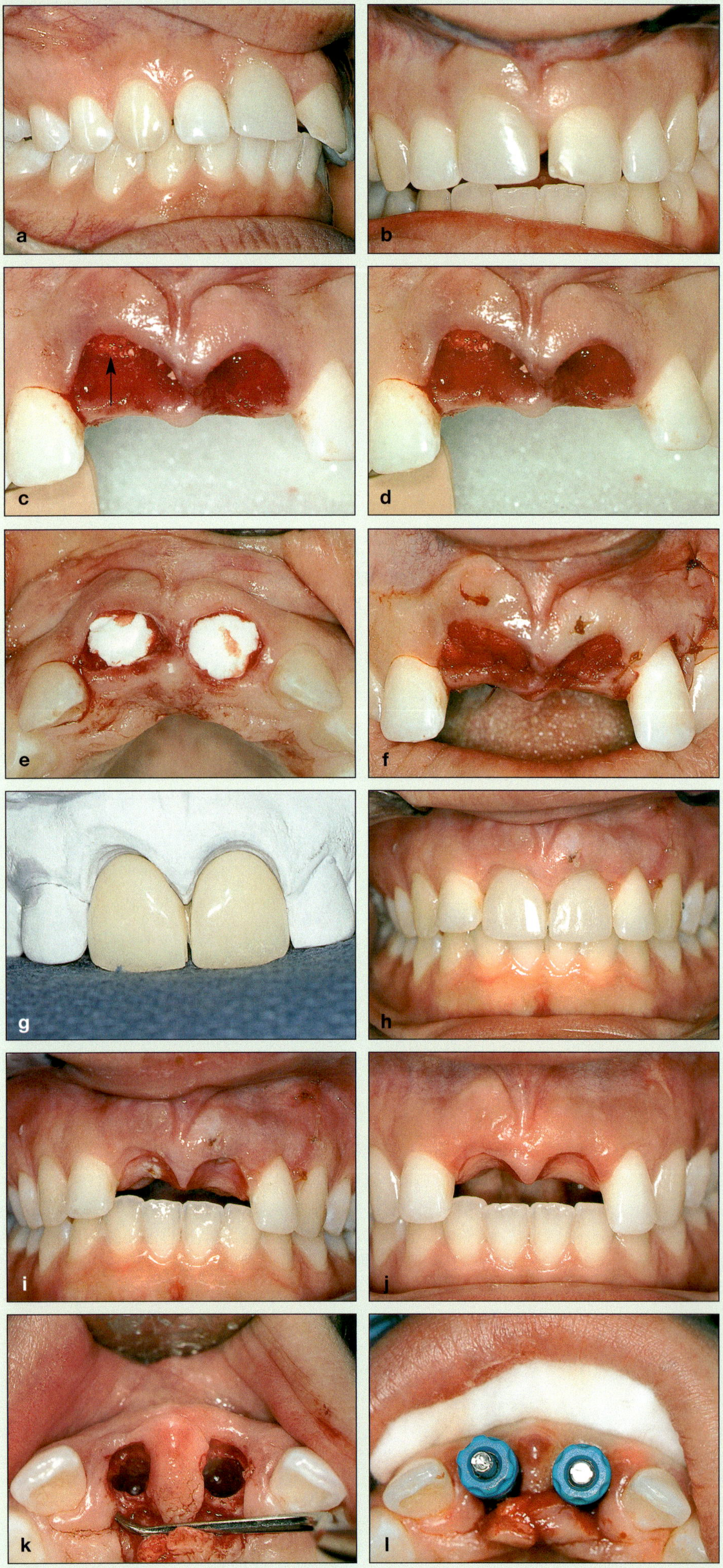

Abb. 4-4a, 4-4b Unästhetische Oberkieferschneidezähne. Beide zentralen Schneidezähne stehen nach Trauma in Fehlposition. Vorherige Versuche einer kieferorthopädischen Korrektur waren nicht erfolgreich. Eine Sofortimplantation war wegen des Risikos eines Defektes der bukkalen Alveolenwand nach Zahnentfernung nicht indiziert, weil eine große irreguläre Alveole nach Entfernung des traumatisch intrudierten rechten oberen Schneidezahns entstanden wäre.

Abb. 4-4c Beide Schneidezähne wurden vorsichtig mit einer minimal traumatisierenden Technik entfernt, um die Weichgewebearchitektur zu erhalten. Es ist zu beachten, dass das palatinale Knochenniveau der rechten Alveole (*Pfeil*) viel weiter apikal steht, als das der linken Alveole.

Abb. 4-4d BioOss® wurde sorgfältig in der kräftig blutenden Alveole kondensiert.

Abb. 4-4e Das resorbierbare CollaPlug-Kollagenvlies wurde in den Weichgewebeanteil der Alveole eingelegt. Das trockene Material absorbiert das Blut im Situs, wenn es vorsichtig über dem BioOss®-Transplantat verdichtet wird.

Abb. 4-4f Zwei horizontale Rückstichnähte wurden locker platziert, um eine koronale Verlagerung des Kollagenmaterials zu vermeiden. Die Wunde wurde dann gegenüber der Mundumgebung abgedichtet, indem eine dünne Schicht von Isodent-Gewebekleber appliziert wurde. Eine ästhetische Kronenverlängerung wurde auf dem linken lateralen Schneidezahn durchgeführt, um Harmonie mit der benachbarten Bezahnung herzustellen.

Abb. 4-4g Eine herausnehmbare provisorische Prothese wurde mit symmetrischen Pontics für die mittleren Schneidezähne angefertigt. Diese Pontics wurden nicht entsprechend der vorbestehenden unästhetischen Weichteilkonturen hergestellt. Stattdessen wurden die Pontics in ihrer Größe und Kontur idealisiert.

Abb. 4-4h Die provisorische Restauration im Situs zehn Tage nach dem Eingriff. Der Patient wurde instruiert, das Provisorium nur zu Mundhygienemaßnahmen zu entfernen.

Abb. 4-4i Die Wundverhältnisse zehn Tage nach dem Eingriff. Es sind die rapide Epithelialisierung der Alveole über dem CollaPlug-Material und die Erhaltung der Weichgewebearchitektur und Papillenstruktur im Situs zu beachten.

Abb. 4-4j Das Operationsgebiet vier Monate nach dem Eingriff. Die geschwungene Weichgewebearchitektur und die Struktur der Papillen konnten durch die Bio-Col-Technik erhalten werden. Der Situs ist zur Implantatinsertion vorbereitet.

Abb. 4-4k Palatinale Halbinsellappen wurden als Zugang zur Implantatinsertion ausgewählt, die eine Darstellung des krestalen Anteils der Osteotomiepräparation ermöglichten. Beachten Sie, dass die Präparation sich nicht bis zu den ursprünglichen Alveolenwänden hin erstreckt. Stattdessen werden die Implantate in eine Bohrung eingebracht, die von teilweise integriertem BioOss® und vitalem Knochen begrenzt ist.

Abb. 4-4l Nach Insertion von konischem wurzelanalogen Implantat (Frialit 2, Dentsply, York, PA) wurde eine intraoperative Abformung durchgeführt und die Halbinsellappen wurden zurückgenäht.

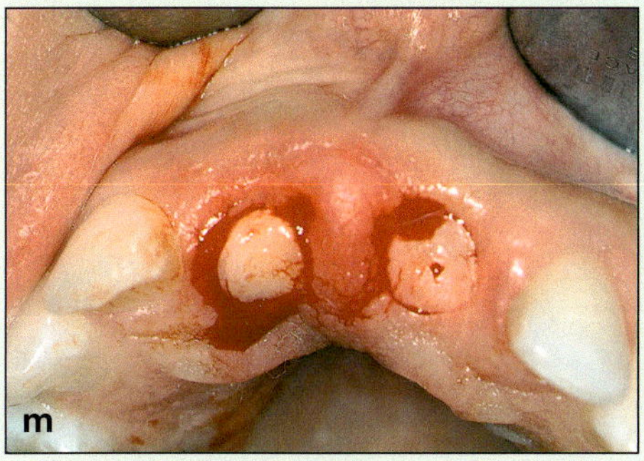

Abb. 4-4m Vier Monate nach Osseointegration wurden die Implantate durch eine Einweggewebestanze freigelegt.

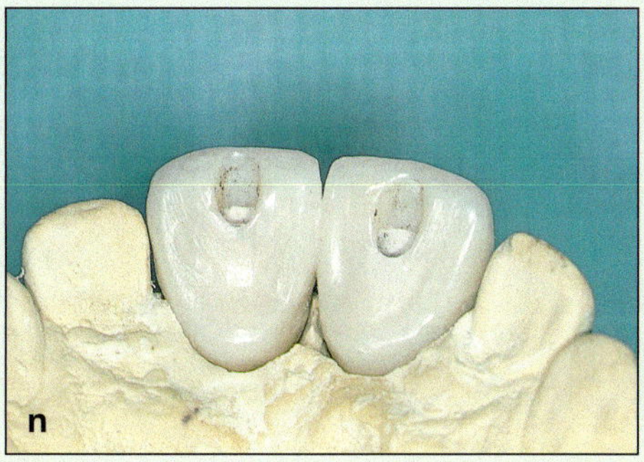

Abb. 4-4n Die provisorische Restauration wurde auf einem angepassten Gipsmodell, das durch die intraoperative Abformung gewonnen wurde, angefertigt.

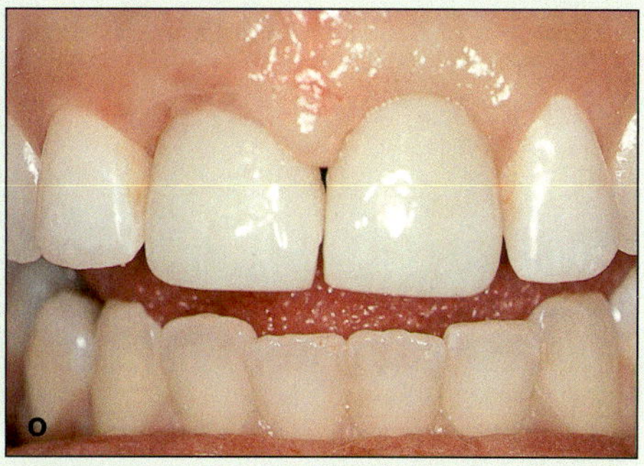

Abb. 4-4o Die geschraubte provisorische Restauration wurde über den konservativen Zugang durch die Gewebestanze eingegliedert.

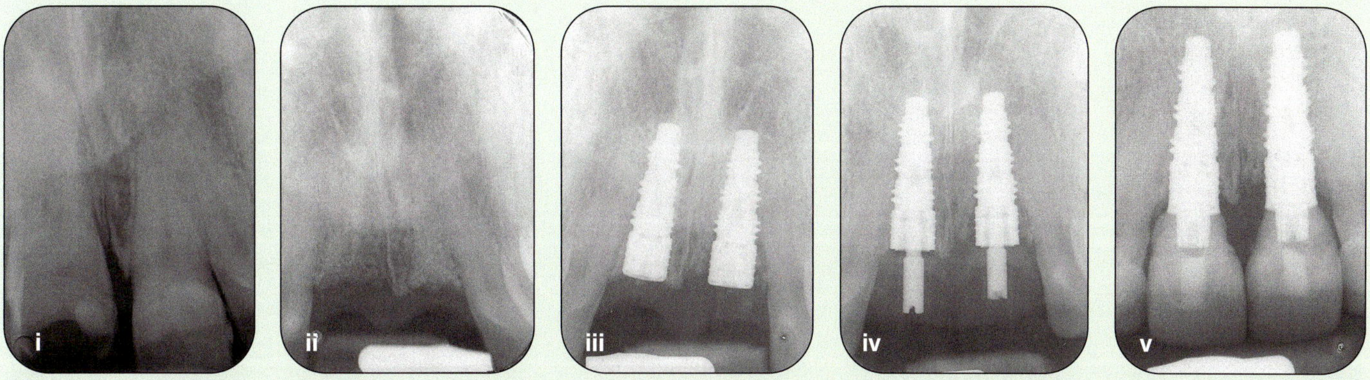

Abb. 4-4p Die Serie von Röntgenbildern zeigt die Situation vor Behandlung (*i*), nach Extraktion (*ii*), Implantatinsertion (*iii*), Eingliederung der provisorischen Restauration (*iv*), Eingliederung der endgültigen Restauration (*v*). Es ist der Fortschritt der Integration des Knochentransplantats zu beachten. Mit jeder Röntgenaufnahme wird es schwieriger, das Transplantat in den apikalen Teilen der Alveole zu erkennen. Auch im koronalen Anteil nimmt die Integration zu.

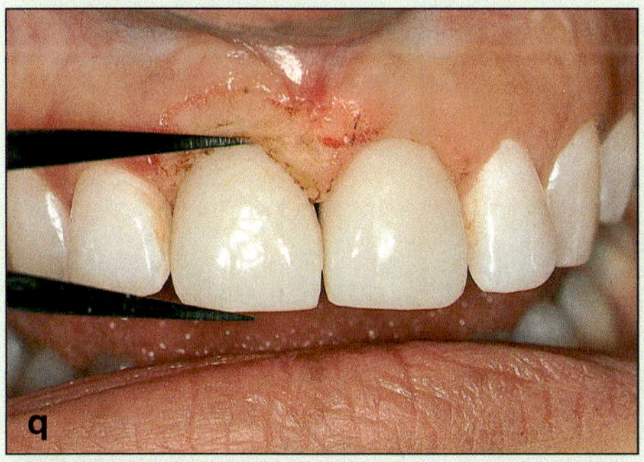

Abb. 4-4q Mit einem CO_2-Laser wurden eine ästhetische Weichteilrekonturierung und ein Resurfacing vorgenommen. Mit einem Castro-Viejo-Messzirkel wird die symmetrische Höhe der beiden zentralen Schneidezähne verifiziert.

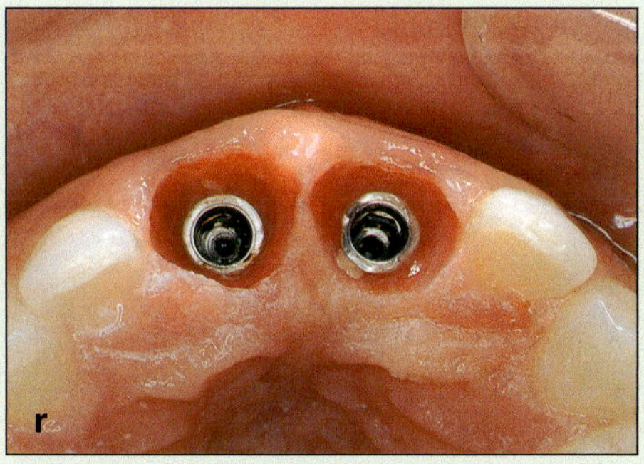

Abb. 4-4r Zwei Monate nach Implantatfreilegung werden die provisorischen Kronen entfernt und die Erhaltung des Weichgewebevolumens und der Architektur um die Implantatlager zeigt sich. Eine prothetikfreundliche Umgebung besteht vor der endgültigen Abdrucknahme.

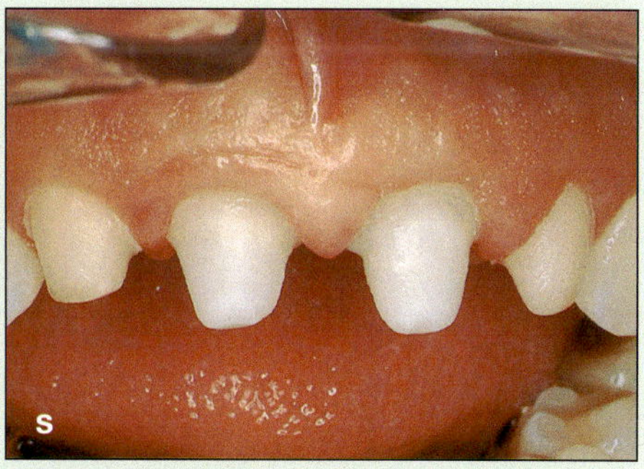

Abb. 4-4s Eingliederung von anatomisch geformten keramischen Aufbaupfosten.

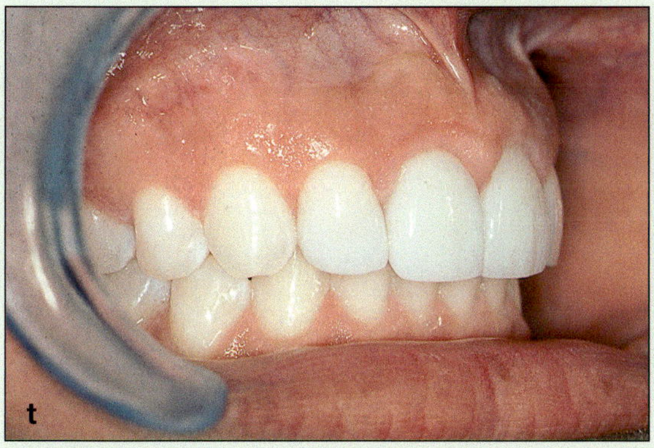

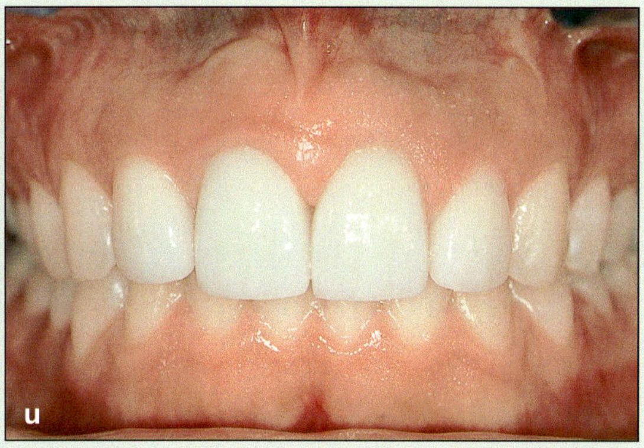

Abb. 4-4t, 4-4u Die endgültigen Restaurationen haben ein natürliches Aussehen und zeigen eine verbesserte Ästhetik, verglichen mit der prätherapeutischen Situation. Die Erhaltung des Hart- und Weichgewebes durch die Bio-Col-Technik gewährleistet ein natürliches Heraustreten der Prothetik ohne Kompensationen (Restauration durch Dr. Jorge Blanco, Miami, FL).

Die Bio-Col-Technik für den verzögerten Implantatersatz von ankylosierten resorbierten mittleren Oberkieferschneidezähnen

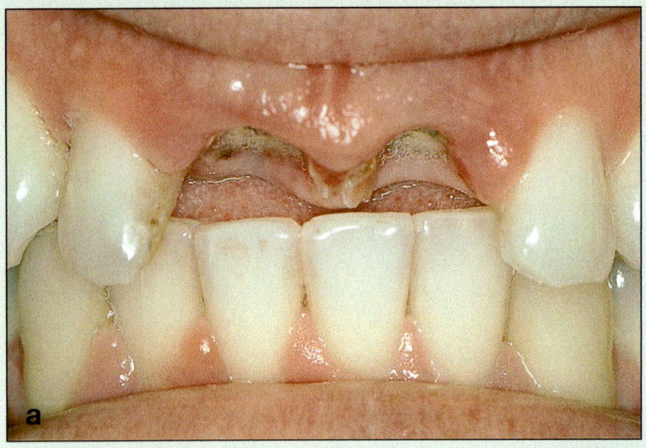

Abb. 4-5a Die präoperative Ansicht einer traumatisch induzierten Fraktur der mittleren zentralen Schneidezähne, die ihre Entfernung erforderte.
Wegen einer periapikalen Pathologie und auch wegen eines möglichen Defektes der bukkalen Alveolenwände nach Trauma war eine verzögerte Implantation indiziert.

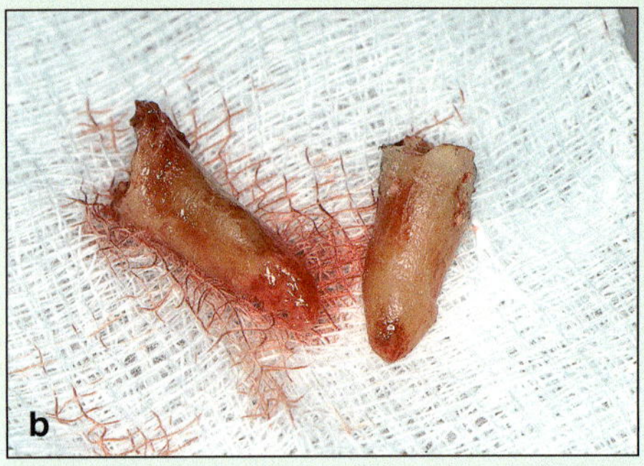

Abb. 4-5b Die restlichen Wurzeln wurden vorsichtig entfernt. Dabei war eine vertikale Durchtrennung notwendig, um die Alveolenwände zu erhalten.

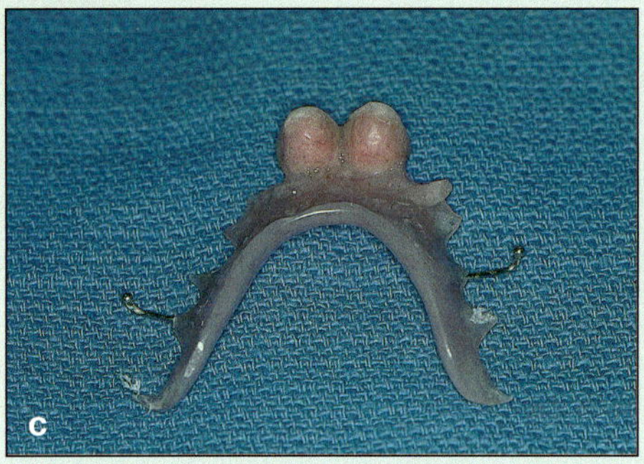

Abb. 4-5c Eine herausnehmbare Teilprothese mit ovoiden Brückengliedern wurde zum unmittelbaren Ersatz vorbereitet. Die Klammern verhindern eine schädliche apiko-koronale Bewegung der provisorischen Prothese.

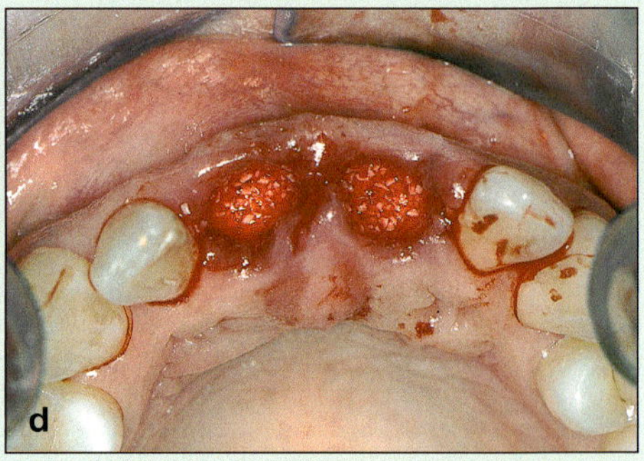

Abb. 4-5d Die Extraktionsalveolen wurden mit deproteinisiertem Rinderknochenmineral (Bio-Oss®) gefüllt. Sorgfältige Kürettage und Perforation der Alveolenwände waren erforderlich, um eine Blutung zu stimulieren.

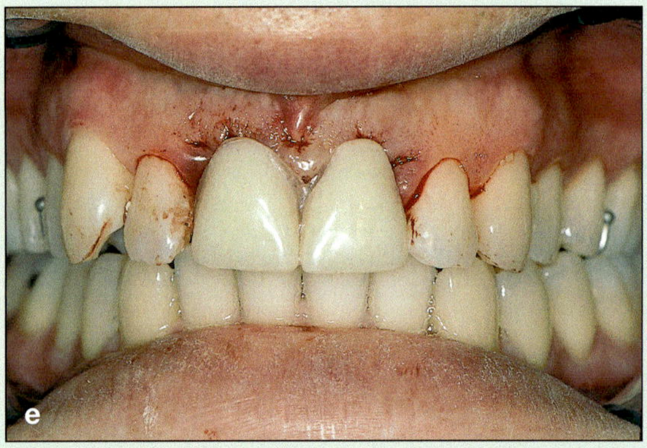

Abb. 4-5e Nachdem die Alveolen durch die resorbierbare Kollagenauflage und den Gewebekleber abgedichtet waren, wurden die ovoiden Brückenglieder so eingestellt, dass sie etwa 3 mm bis 4 mm subgingival in die Alveole hineinreichten. Der Patient wurde instruiert, die provisorische Restauration nur für die Mundhygiene während der ersten zwei Wochen nach Zahnentfernung und auch nur für kurze tägliche Zeiträume danach herauszunehmen.

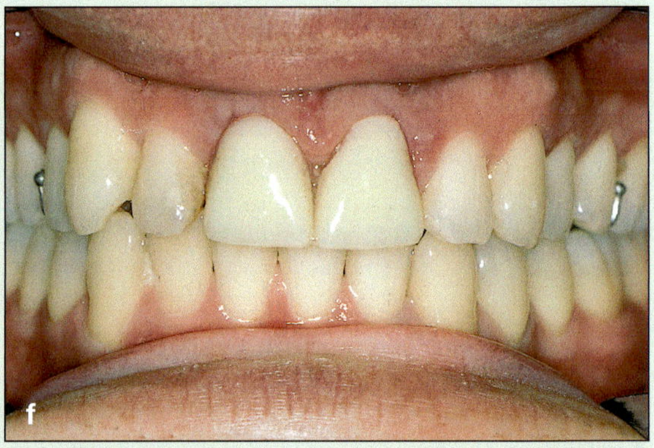

Abb. 4-5f Das Aussehen des Situs eine Woche postoperativ. Die ovalen Brückenglieder stützen das Weichgewebe .

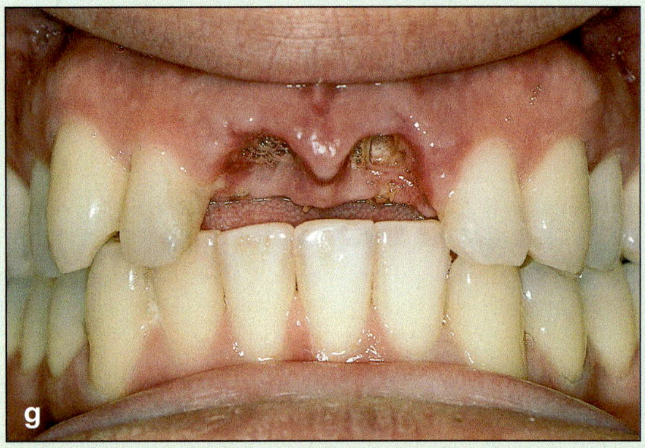

Abb. 4-5g Aussehen der Wundverhältnisse eine Woche postoperativ. Es ist der Erhalt der natürlichen Weichgewebearchitektur und die schnelle Reepithelialisierung der Alveole, die weiter koronal auftrat, als normalerweise beobachtet, zu beachten.

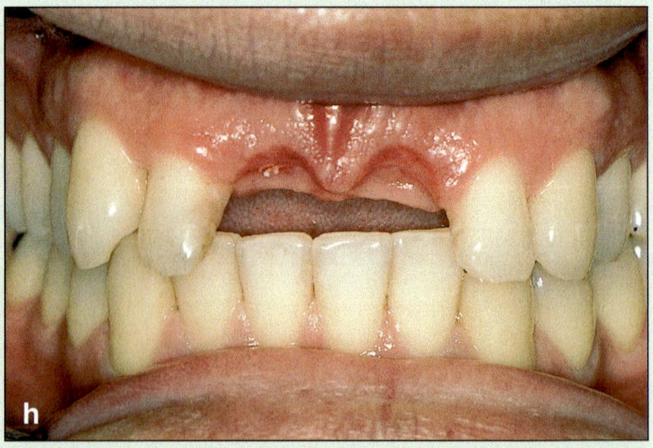

Abb. 4-5h Aussehen des Situs drei Monate nach Zahnentfernung ohne Anhalt eines Zusammenfallens des Kieferkamms und mit intakter geschwungener Zahnfleischanatomie.

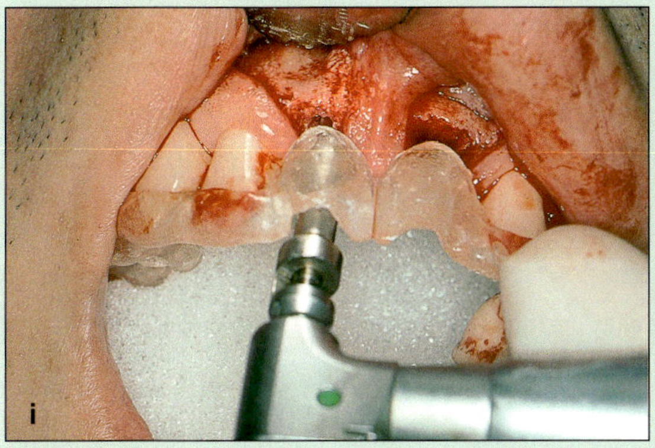

Abb. 4-5i Die Implantation, so wie durch die Bohrschablone vorgegeben, führte zu einer apikalen Fenestration bei der Osteotomie des rechten mittleren Schneidezahns.

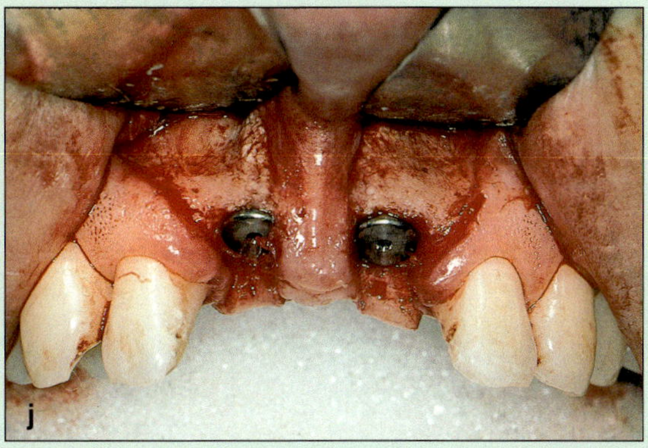

Abb. 4-5j Gedeckte Implantate. Der Fenestrationsdefekt wird mit einem Knochentransplantat und einer gesteuerten Knochenregenerationsmaßnahme gedeckt. Trotz der Verwendung der Bio-Col-Technik erforderte eine ungünstige Form des Kieferkamms die Verwendung von bukkalen Lappen zur Korrektur der knöchernen Defekte. Das kann zu einem negativen ästhetischen Effekt durch Weichteilschrumpfung führen.

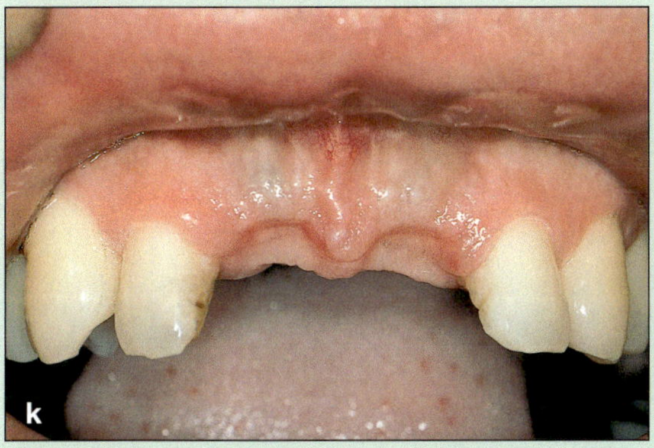

Abb. 4-5k Ansicht vier Monate postoperativ. Trotz einer gewissen Transluzenz der bukkalen Weichgewebe sind die natürliche Alveolarfortsatzanatomie und die Papille zwischen den mittleren Schneidezähnen im Bereich für den Schleimhautdurchtritt der Prothetik intakt.

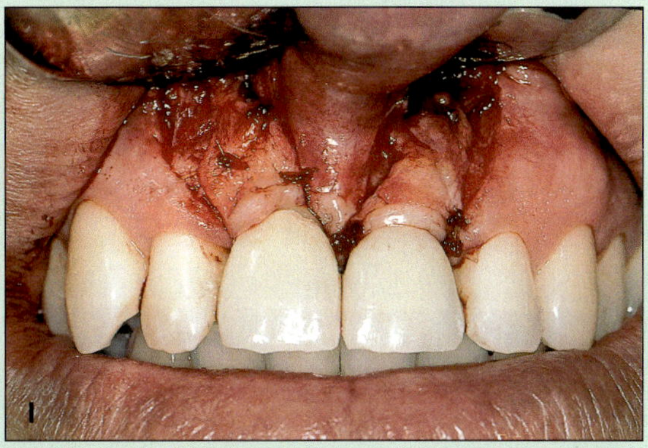

Abb. 4-5l Subepitheliale Bindegewebetransplantate zeitgleich mit der Eingliederung von individualisierten Aufbaupfosten und der provisorischen Implantatrestauration sollen das metallische Durchschimmern eliminieren.

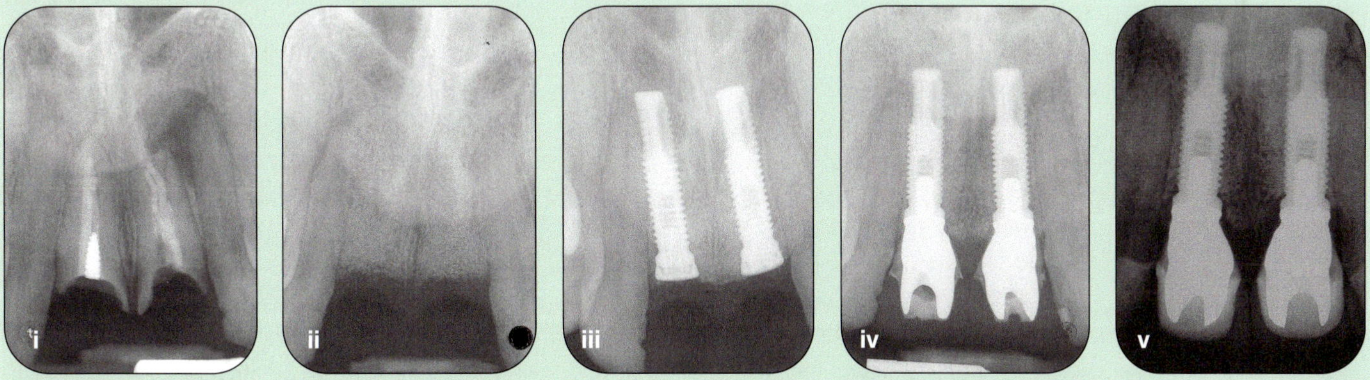

Abb. 4-5m Die Röntgenserie zeigt die Situation vor Behandlung (*i*), nach Extraktion (*ii*), nach Implantatinsertion (*iii*), nach Eingliederung der provisorischen Restauration (*iv*) und die endgültige Restauration (*v*). Es ist der Fortschritt der Integration des Transplantats im Situs zu beachten. Es wird zunehmend schwieriger, das Transplantat im apikalen Anteil der Alveole auszumachen und auch koronal besteht eine fortgesetzte Inkorporation des Transplantats.

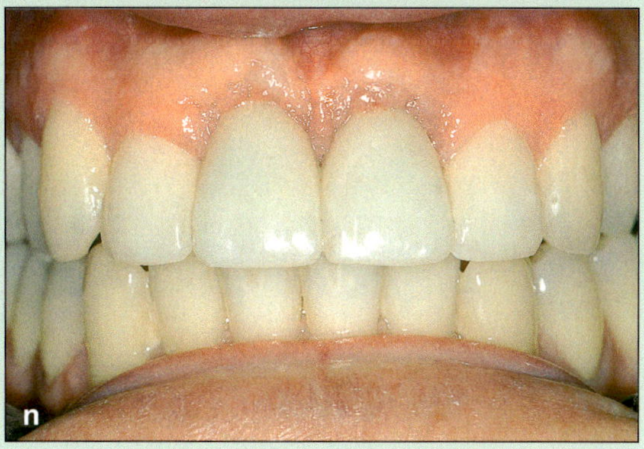

Abb. 4-5n Aussehen der endgültigen Restauration ein Jahr nach Eingliederung. Es sind die Erhaltung der natürlichen Alveolarfortsatzkonturen und das Vorhandensein von Interdentalpapillen zwischen den mittleren Schneidezähnen zu beachten. Der Erhalt der Alveolarfortsatzanatomie nach Zahnentfernung erlaubte die Schaffung von unauffälligen Implantatrestaurationen mit minimalen Hilfsmaßnahmen (Restauration durch Dr. Jorge Blanco, Miami, FL).

Chirurgisches Protokoll für Defektalveolen

Die Inspektion und Sondierung der Alveole nach Zahnextraktion zeigen die Größe und den Ort von bestehenden Knochendefekten. Die Alveole wird dann sorgfältig kürettiert, wobei die Weichgewebe über dem Knochendefekt unverletzt bleiben (Abb. 4-6a). Knochendefekte entstehen meistens an den bukkalen Alveolenwänden. Der Knochen in den angrenzenden Bereichen wird mit einer kleinen Hartmetallfräse perforiert, um eine Blutung zu provozieren und um die Möglichkeit für Osteoprogenitorzellen, in die Alveole einzudringen, zu verbessern. Das ist häufig in Extraktionsalveolen notwendig, wo die Blutversorgung durch vorangegangenes Trauma, endodontische Therapie oder multiple chirurgische Maßnahmen eingeschränkt ist. Als zusätzliche Strategie wurden vom Autor Wachstumsfaktoren aus autologem plättchenreichen Blutplasma (PRP) zur knöchernen Regeneration von Defektalveolen, die mit der Bio-Col-Technik behandelt wurden, eingesetzt.

Als Nächstes wird das Periost etwa 2 mm jenseits der Grenzen des Knochendefektes mit einem Buser-Periostelevatorium und einer chirurgischen Kürette nach Lucas (Abb. 4-6b) angehoben. Das schafft eine subperiostale Tasche, die etwas größer ist, als der Defekt selbst. Eine resorbierbare Membran (Bio-Gide; Osteohealth) wird dann vorsichtig zugeschnitten und in die subperiostale Tasche eingepasst. Das stumpfe Ende eines Membran-Platzierungsinstrumentes wird in steriler Kochsalzlösung befeuchtet und dann zur präzisen Positionierung der Membran innerhalb dieser Tasche eingesetzt (Abb. 4-6c). Die Membran sollte in allen Anteilen über die Ränder des Knochendefektes hinausreichen.

Das Transplantatmaterial (BioOss® allein oder BioOss® mit autologer Knochenspongiosa) wird im Defekt verdichtet. Der Defekt wird leicht überfüllt, was in einer bukkalen Aufdehnung des darüber liegenden mukoperiostalen Gewebes und einer Ausbeulung der bukkalen Membran sichtbar wird. Man sollte den Finger über das vestibuläre Weichgewebe legen, während das Transplantat verdichtet wird, um eine Minderung der Blutversorgung der mukoperiostalen Gewebe durch Überstreckung zu vermeiden. Ein koronaler Membranüberschuss kann über dem Knochentransplantatmaterial in die Alveole eingeklappt werden. Eine leichte Aufdehnung der deckenden Weichgewebe ist festgestellbar. Dann wird ein resorbierbares Kollagenvlies (CollaPlug) über dem Transplantat oder dem Transplantatmembrankomplex eingebracht und mit Isodent-Gewebekleber abgedichtet, wie zuvor für die intakte Alveole beschrieben (Abb. 4-7).

Nach vier bis sechs Monaten Heilungszeit wird das Implantat über einen konservativen Zugang inseriert. Sowohl der Chirurg, als auch der Patient müssen auf die mögliche Notwendigkeit zusätzlicher Transplantationsmaßnahmen gefasst sein, trotz einer möglicherweise günstigen Defektform zum Zeitpunkt der Zahnextraktion. Wenn die knöcherne Regeneration unvollständig ist, muss der Chirurg entscheiden, ob er mit einer weiteren Knochentransplantation, einer Implantatinsertion oder beidem fortfahren will. Diese Entscheidung beruht nicht nur auf der Möglichkeit, das Implantat primär stabil in idealer Position einzubringen, sondern auch darauf, wie gut das Knochentransplantat in die Empfängerstelle eingebaut worden ist. Das Transplantat kann eine knochenartige Konsistenz zeigen, die während der Implantatlageraufbereitung bestehen bleibt (Abb. 4-8). Wenn das der Fall ist, ist keine zusätzliche Knochentransplantation notwendig und die Implantation wird in standardisierter Weise gesetzt. Wenn die Regeneration im Defekt vollständig ist, wird eine zusätzliche Knochentransplantation vermieden, auch wenn ein größerer bukkaler Alveolenwanddefekt zum Zeitpunkt der Zahnextraktion versorgt worden ist. Dies ist häufig der Fall, wenn die Defektform günstig war, wie zuvor beschrieben, und das regenerative Potenzial der Wunde optimal war (frisch blutende Alveole). In allen anderen Fällen wird das Knochentransplantat Bereiche aufweisen, die nicht komplett in die Alveole integriert worden sind, aber während der Implantatlageraufbereitung und Implantatinsertion stabil liegen bleiben. Wenn Teile des Transplantats weich oder gelatineartig sind, kann eine zusätzliche Knochentransplantation gleichzeitig mit der Implantatinsertion erfolgen. Mit einer Mischung von autologem Knochen BioOss® mit einer langsam resorbierbaren Membran wird dann eine sichere Knochenregeneration ermöglicht, wie zuvor beschrieben.

In Fällen, in denen das Transplantat komplett nicht in die Alveole integriert worden ist, ist eine zusätzliche Knochentransplantation vor der Implantatinsertion unvermeidbar, auch wenn eine günstige Defektform nach Zahnextraktion vorgelegen hatte, wie oben beschrieben. Diese Heilungsform tritt normalerweise in Extraktionsalveolen mit vermindertem Regenerationspotenzial nach vorangegangenen Traumata, Infektionen, Parodontalerkrankungen, chirurgischen Eingriffen oder multiplen endodontischen Maßnahmen auf. Zusätzlich mag ein Knochentransplantat allein als Ergebnis der Übertragung von Mikrobewegungen durch eine instabile provisorische Versorgung versagen. In diesen Situationen wird ein schrittweiser Ansatz zur Rekonstruktion des Bereiches notwendig. Diese Szenarios können von solchen Situationen unterschieden werden, in denen der Chirurg aufgrund ungünstiger Defektformen sofort zusätzliche, das Implantatlager verbessernde Maßnahmen durchführt bevor er die Implantate inseriert, um langzeitfunktionelle und ästhetische Einschränkungen zu vermeiden.

Die Bio-Col-Technik zur verzögerten Implantation in der Defektalveole

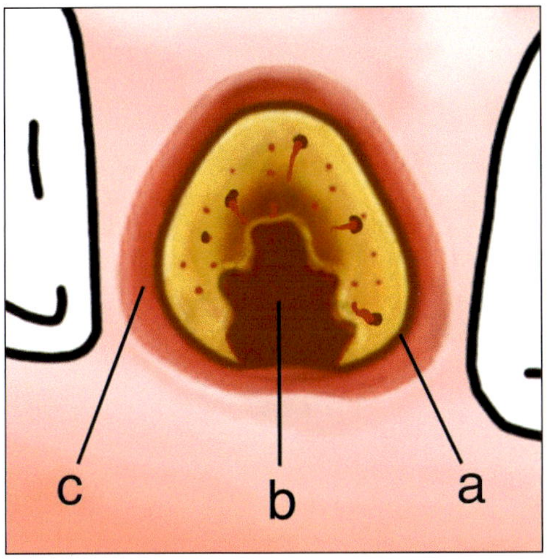

Abb. 4-6a Nach Zahnentfernung besteht ein Defekt der bukkalen Alveolenwand von günstiger Form. Es wird eine sorgfältige Kürettage der Alveole durchgeführt und die Alveolenwände werden perforiert, um, wenn notwendig, eine Blutung zu provozieren. Eine supraperiostale Tasche wird vorsichtig durch Anhebung des Periosts um den Defekt herum erzeugt. (*a*) krestale Knochenhöhe; (*b*) bukkaler Wanddefekt von günstiger Form (weniger als 1/3 der mesioistalen Distanz zwischen den Nachbarzähnen; (*c*) Weichgewebe um die Extraktionsalveole.

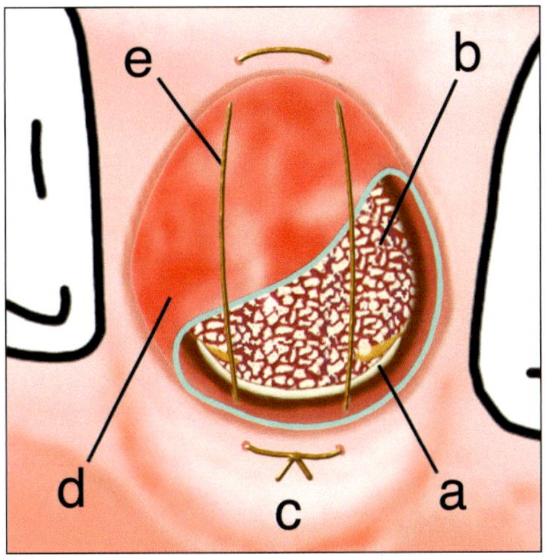

Abb. 4-6b Vor Füllung der Alveole wird eine resorbierbare Bio-Gide-Kollagenmembran (*a*) in die präparierte subperiostale Tasche eingelegt. Die Membran wird so geschnitten, dass sie die Umgrenzung des knöchernen Wanddefektes überlappt. Das BioOss®-Knochenmineral (*b*) wird dann in die Alveole und den Defektbereich eingefüllt. Das verdichtete transplantierte Material dehnt die darüber liegenden Weichgewebe leicht (*c*). Das resorbierbare Kollagenvlies (CollaPlug) (*d*) wird über dem Transplantat eingelegt und mit einer horizontalen Rückstichnaht in Position gehalten (*e*). Eine dünne Schicht Isodent-Gewebekleber wird dann auf die Wunde aufgebracht, um sie gegenüber der Mundhöhle abzudichten.

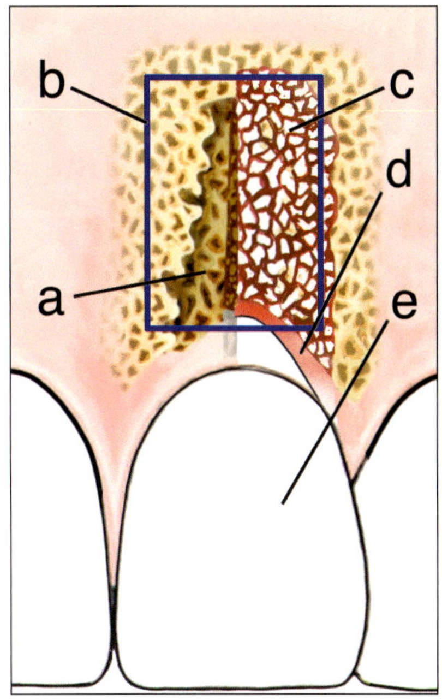

Abb. 4-6c Die resorbierbare Bio-Gide-Membran wurde exakt zugeschnitten, um die Ränder des bukkalen Knochenwanddefektes etwa 2 mm zu überlappen. (*a*) Der bukkale Knochenwanddefekt; (*b*) Umriss der angemessen zugeschnittenen Bio-Gide-resorbierbaren Membran in der subperiostalen Tasche; (*c*) verdichtetes BioOss®-Transplantat mit Blutgerinnsel; (*d*) CollaPlug-resorbierbarer Wundverband; (*e*) ovales Pontic des Provisoriums, das etwa 3 mm bis 4 mm nach subgingival reicht und damit den CollaPlug-Verband komprimiert und die umgebenden Weichgewebe komprimiert.

Prothetisches Vorgehen bei der verzögerten Implantatinsertion

Die Weichgewebearchitektur an der Extraktionsalveole wird dadurch erhalten, dass die Weichgewebe um die Extraktionsalveole durch eine provisorische Restauration erhalten werden, die etwa 3 mm bis 4 mm in die Alveole reicht. Die provisorische Restauration sollte ein ovoides Ponticdesign aufweisen. Bei Eingliederung sollte die provisorische Restauration das Kollagenvlies leicht verdichten und damit helfen, die Knochenwunde vor mechanischen Traumata zu schützen (siehe Abb. 4-3c, 4-6c). Eine zahngetragene oder herausnehmbare Prothese kann zu diesem Zweck eingesetzt werden. Um eine optimale Weichgewebeabstützung sicherzustellen, sollte die Krone mit dem extrahierten natürlichen Zahn identische Konturen haben. Eine herausnehmbare provisorische Restauration muss so entworfen sein, dass apiko-koronale Bewegungen über der Wunde ausgeschlossen sind, die für den Verlust von Teilen des transplantierten Materials, schlechte knöcherne Integration des Materials oder chronische Entzündung oder Entstellung der Weichgewebe verantwortlich sein können. Zusätzliche Klammern oder okklusale Auflagen und eine sorgfältige Anpassung traditioneller herausnehmbarer provisorischer Prothesen eliminieren dieses Problem (siehe Abb. 4-4, 4-5). Trotzdem favorisiert der Autor festsitzende provisorische Restauration oder komplett zahngetragene herausnehmbare Interimsprothesen (siehe Abb. 4-7, 4-8).

In gewissen Fällen kann ein Essex-Retainer mit einem ovoiden Brückenglied verwendet werden (Abb. 4-6c). Die Krone des extrahierten Zahns kann manchmal in ein ovales Brückenglied umgeformt werden, der dann an die Nachbarzähne geklebt wird oder in einen Essex-Retainer eingegliedert wird. Die provisorische Krone wird periodisch untersucht und angepasst, um eine optimale Weichteilabstützung während der Heilung zu bieten. Das führt zu einer idealen prothetischen Empfängerregion für einen ästhetisches Hervortreten der endgültigen Restauration aus dem Gingivasaum.

Die Bio-Col-Tecnik zur Vorbereitung einer verzögerten Implantation zum Ersatz eines mittleren oberen Schneidezahns mit Defekt der bukkalen Alveolenwand

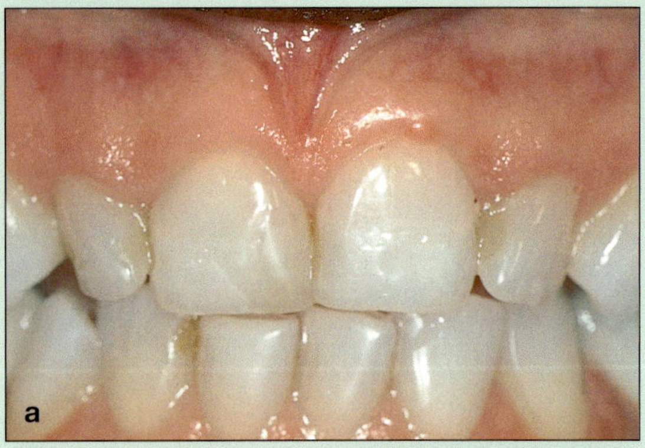

Abb. 4-7a Präoperative Ansicht eines ankylosierten und resorbierenden zentralen linken oberen Schneidezahns. Es besteht keine Infektion. Die Weichgewebepathologie bedingt ein ästhetisches Risiko für die Sofortimplantation.

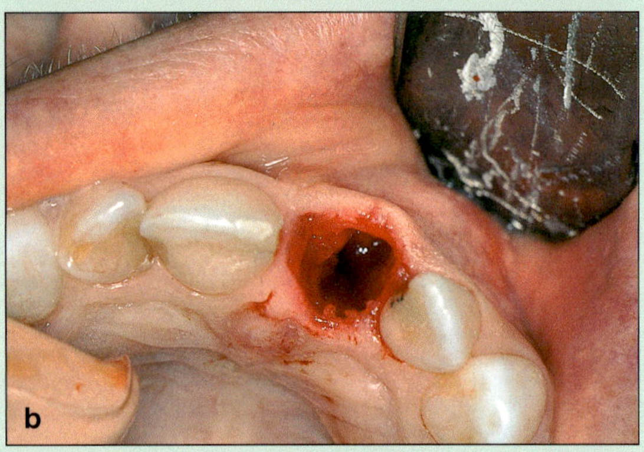

Abb. 4-7b Trotz der Verwendung von Periotomen und vorsichtiger Zertrennung der Wurzel entstand ein Defekt der bukkalen Alveolenwand. Die Weite des Defektes beträgt weniger als 1/3 des mesiodistalen Abstandes zwischen den Nachbarzähnen und begünstigt damit die Regeneration.

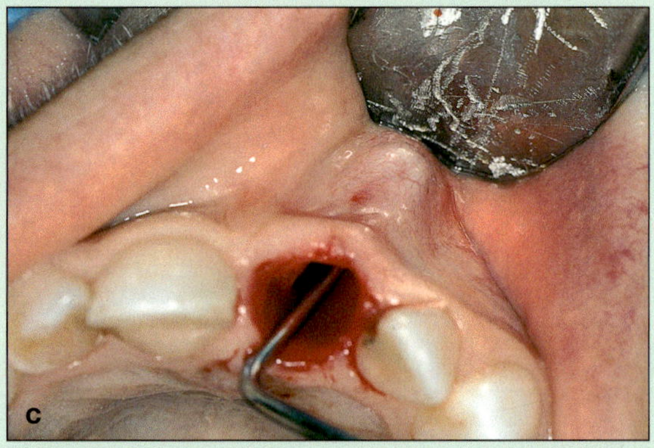

Abb. 4-7c Die Parodontalsonde zeigt, dass die Höhe des Defektes bis zum Apex der Alveole reicht. Es ist die Dicke des benachbarten knöchernen Defektrandes zu beachten.

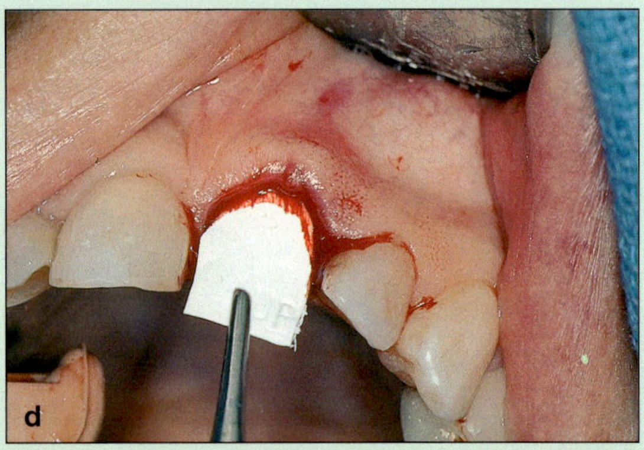

Abb. 4-7d Nach sorgfältiger Kürettage und Perforation der Alveolenwände zur Provokation einer Blutung wird eine vorgeformte resorbierbare Bio-Gide-Membran in der subperiostalen Tasche ausgebreitet. Sie überlappt Ränder des Defektes.

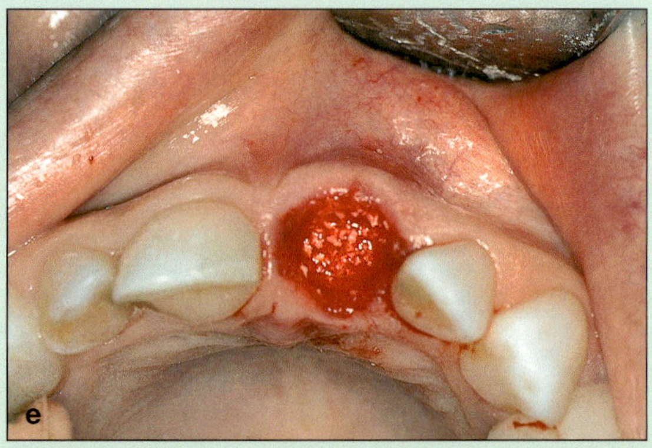

Abb. 4-7e BioOss® wurde in der kräftig blutenden Alveole verdichtet. Fingerdruck über den bukkalen Weichgeweben verhindert eine übermäßige bukkale Aufdehnung. Danach wurde der Situs durch CollaPlug und Isodent-Gewebekleber abgedichtet und mit einem zahngetragenen Essex-Retainer provisorisch versorgt.

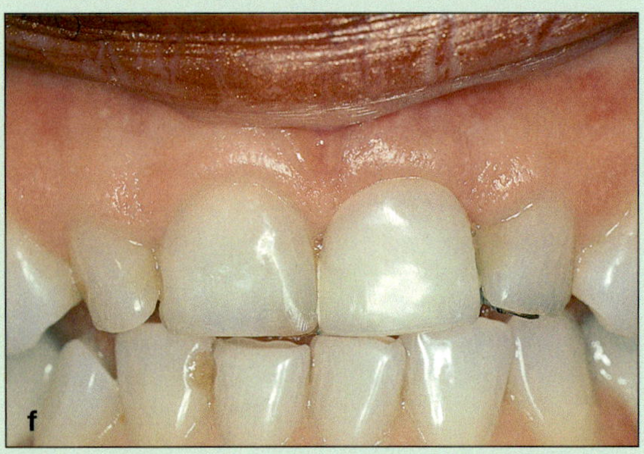

Abb. 4-7f Eine provisorische geklebte Krone wurde nach zehn Tagen eingesetzt, um durch Weichteilabstützung die Integration des Implantats zu optimieren.

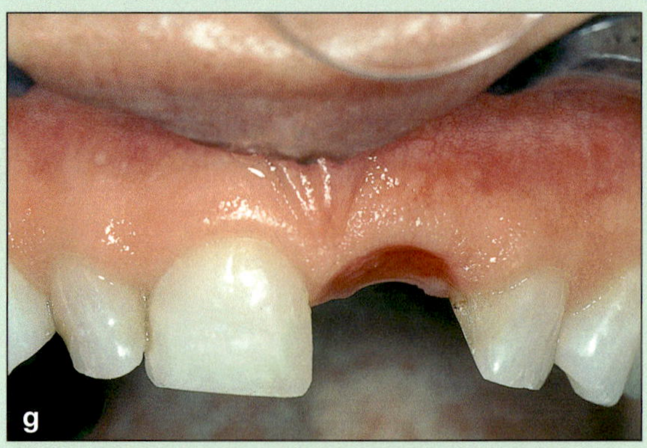

Abb. 4-7g Die klinische Ansicht vier Monate nach Zahnentfernung zeigt einen Erhalt der Alveolarfortsatzkonturen im Situs. Die Weichgewebegesundheit und das Aussehen sind ideal.

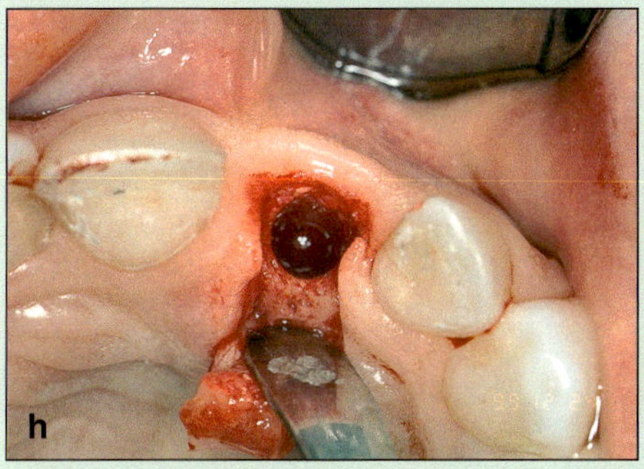

Abb. 4-7h Mit einem palatinalen Halbinsellappen wird der Situs zur Implantatinsertion eröffnet. Nach Vorbereitung erscheint die bukkale Alveolenwand intakt und es besteht eine adäquate Blutung zur erfolgreichen Osseointegration in allen Bereichen der Alveole. Die Präparation erstreckt sich nicht bis zu den Grenzen der ursprünglichen Alveole.

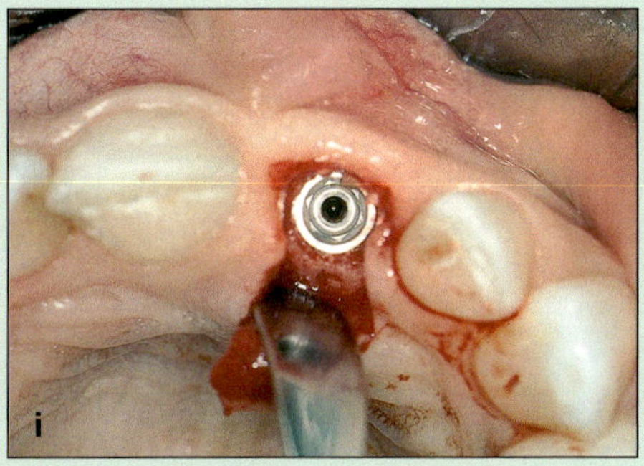

Abb. 4-7i Einsetzen eines konischen wurzelanalogen Implantats (Frialit 2). Obwohl das BioOss®-Transplantat nur teilweise integriert ist, sind die Partikel in der Größe bereits reduziert und wurden durch vitalen Knochen ersetzt.

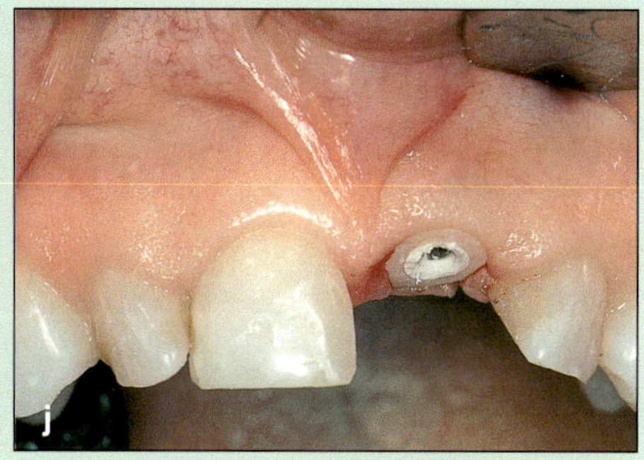

Abb. 4-7j Mit einem individualisierten zahnförmigen Aufbaupfosten wird eine sofortige Stützung der umgebenden Weichgewebe in einer einzeitigen Operation ermöglicht.

Abb. 4-7k Die Serie von Röntgenbildern zeigt die Situation vor Behandlung (*i*), eine Woche postoperativ (*ii*), vier Monate postoperativ (*iii*), nach Implantatinsertion (*iv*), nach endgültiger Restauration (*v*) und ein Jahr nach Wiederaufnahme der Funktion (*vi*). Zu beachten ist der Fortschritt der Integration des Transplantats. Es wird immer schwieriger, das Transplantat im apikalen Teil der Alveole zu erkennen auch koronal besteht eine fortgesetzte Inkorporation des Transplantats.

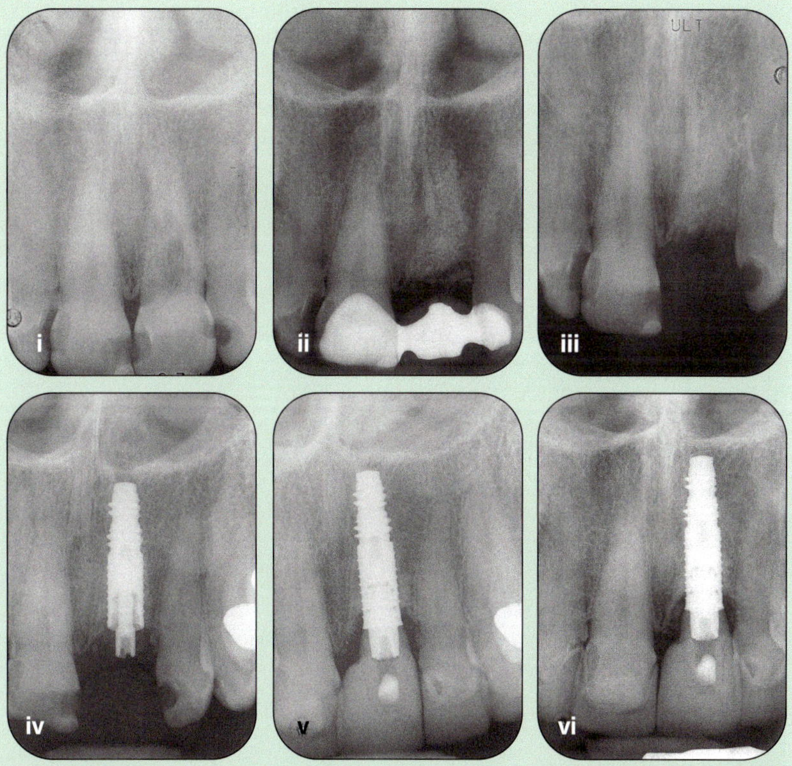

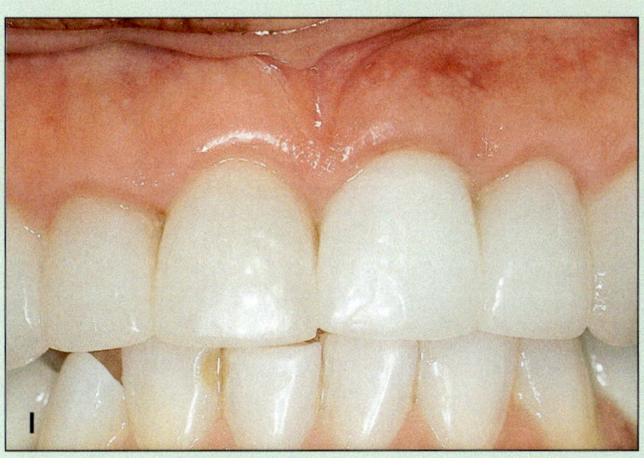

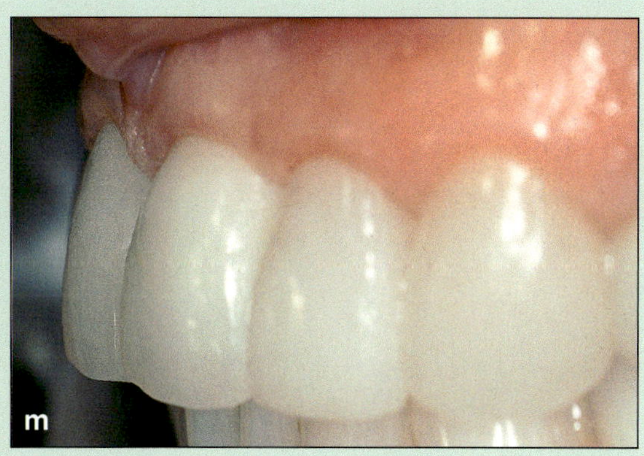

Abb. 4-7l, 4-7m Es bestehen keine Anzeichen für eine Resorption oder einen Kollaps der regenerierten bukkalen Alveolenwand nach einem Jahr unter Funktion. Die Restauration hat ein natürliches Aussehen und die Weichteilästhetik ist exzellent (Restauration durch Dr. Gordon Sokoloff, Coral Gables, FL).

Die Bio-Col-Technik in Vorbereitung eines verzögerten Implantatersatzes eines mittleren oberen Schneidezahns mit bukkalem Knochenwanddefekt

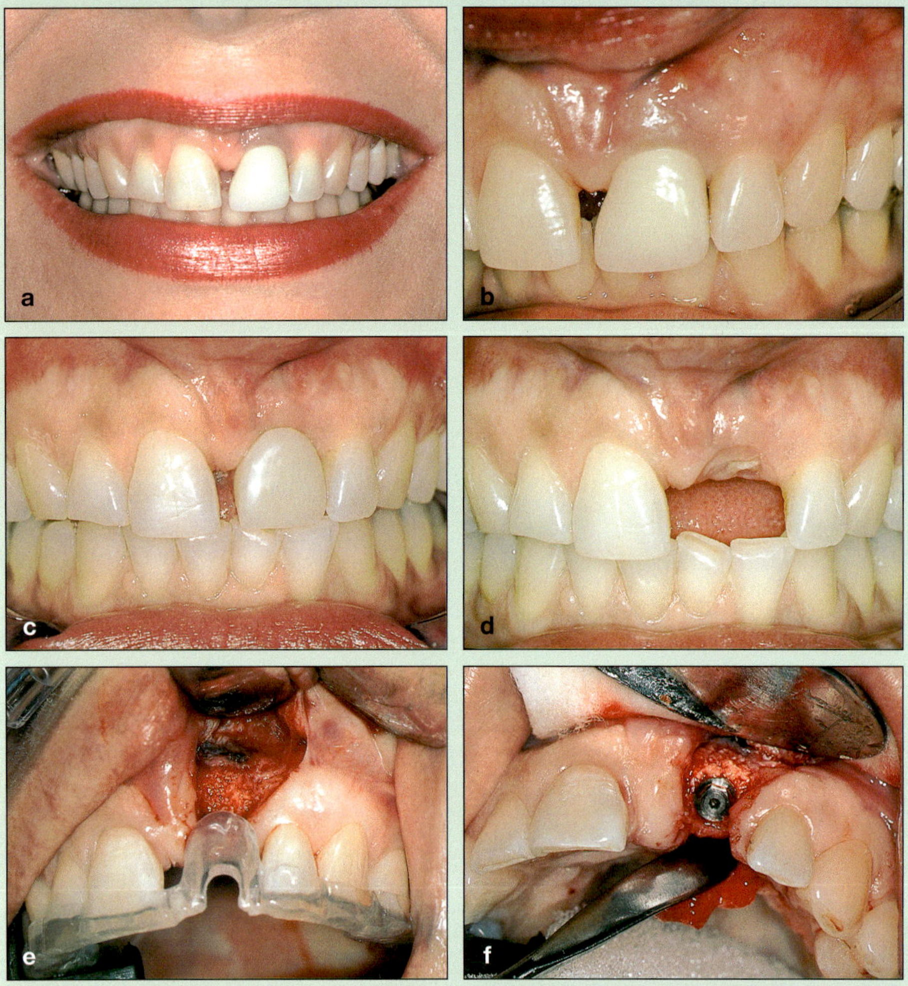

Abb. 4-8a Präoperative Ansicht eines nicht erhaltungswürdigen linken oberen Schneidezahns. Zu beachten sind die hohe Lachlinie, das große zentrale Diastema und die Verfärbung der Gingiva nach multiplen chirurgisch-endodontischen Maßnahmen. Die Entfernung des Zahns war, wegen übermäßiger Mobilität und Anzeichen eines Knochendefektes der bukkalen Wand nach Sondierung indiziert.

Abb. 4-8b Nahaufnahme der verfärbten Gingiva.

Abb. 4-8c Provisorische Krone mit ovoidem Pontic eine Woche nach Zahnentfernung.

Abb. 4-8d Nach Zahnentfernung wurde eine Bio-Gide-Membran in eine subperiostale Tasche im Randbereich des Defektes eingelagert. Dann wurde die Bio-Col-Technik durchgeführt. Zu beachten sind die rapide Reepithelialisierung der Alveole und der Erhalt der Weichteilarchitektur eine Woche nach Zahnentfernung.

Abb. 4-8e Vier Monate nach Zahnentfernung wird der Situs wiedereröffnet und untersucht, ob eine weitere Knochenaugmentationsmaßnahme entweder in Verbindung mit oder vor Implantatinsertion erforderlich ist. Nach Präparation eines bukkalen Lappens wurde eine adäquate Integration des Transplantats festgestellt und das Transplantat zeigte eine harte, knochenartige Konsistenz. Die Bohrschablone zeigte ebenfalls ein adäquates Knochenvolumen für die ideale Positionierung des Implantats.

Abb. 4-8f Der aufgefüllte der Defekt der bukkalen Knochenwand blieb während der Implantatbohrung intakt. Es wurde eine exzellente Primärstabilität bei der Implantatinsertion erreicht, was eine intraoperative Registrierung der Implantatpositionen erlaubte.

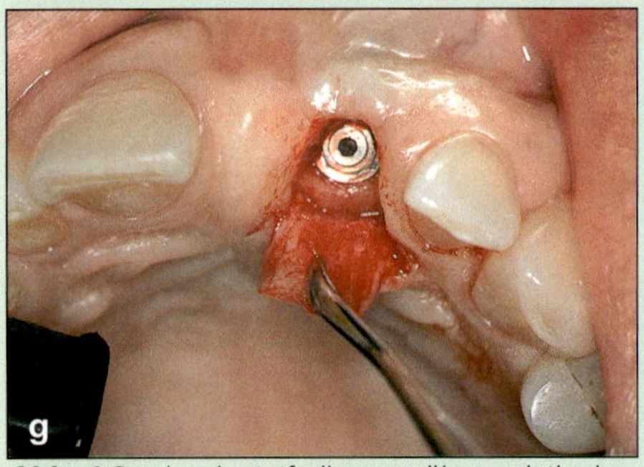

Abb. 4-8g Implantatfreilegung über palatinalen Halbinsellappen. Ein individualisierter Aufbaupfosten und eine provisorische Zahnkrone wurden eingesetzt, um eine anatomisch korrekt gesteuerte Weichteilheilung zu ermöglichen.

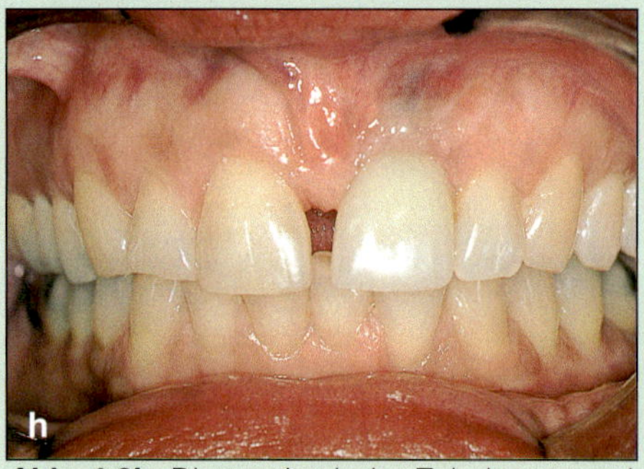

Abb. 4-8h Die provisorische Zahnkrone zwei Wochen nach Eingliederung. Die Restauration ist unauffällig mit harmonischen Proportionen und fügt sich angenehm in die benachbarte Bezahnung ein.

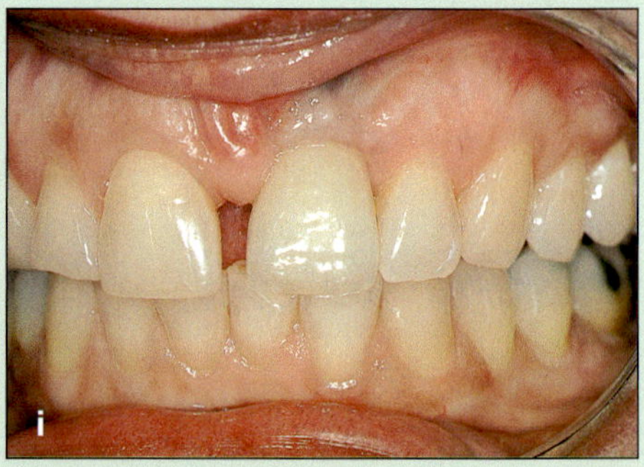

Abb. 4-8i Ansicht zwei Monate nach Implantatfreilegung. Die provisorische Restauration hat die Weichteilarchitektur erhalten.

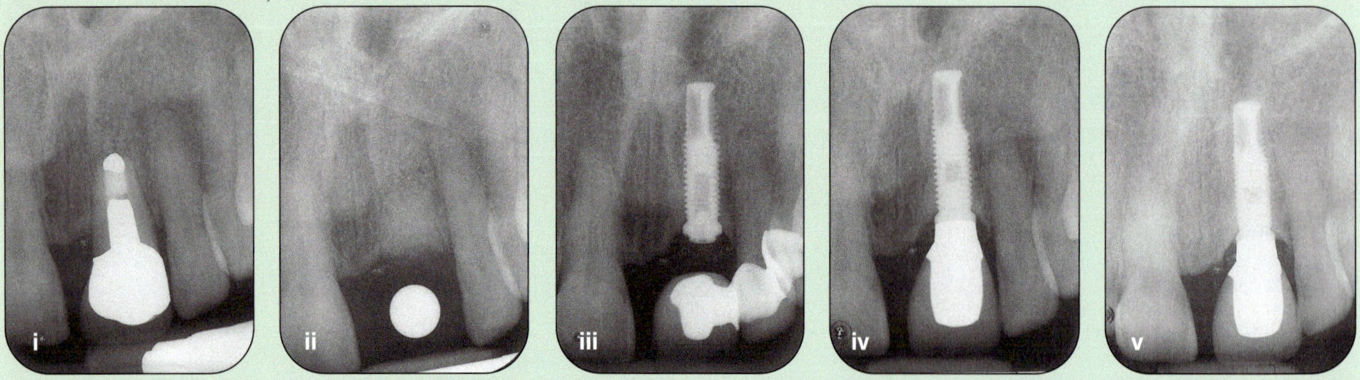

Abb. 4-8j Die Serie von Röntgenbildern zeigt die Situation vor Behandlung (*i*), vier Monate postoperativ (*ii*), vier Monate nach Implantatinsertion (*iii*), ein Jahr nach Wiederaufnahme der Funktion (*iv*) und vier Jahre nach Wiederaufnahme der Funktion (*v*). Es ist der Fortschritt der Integration des Transplantats im Situs zu beachten. Es wird zunehmend schwieriger, das Transplantat im apikalen Teil der Alveole zu erkennen und auch koronal besteht eine Inkorporation des Transplantats.

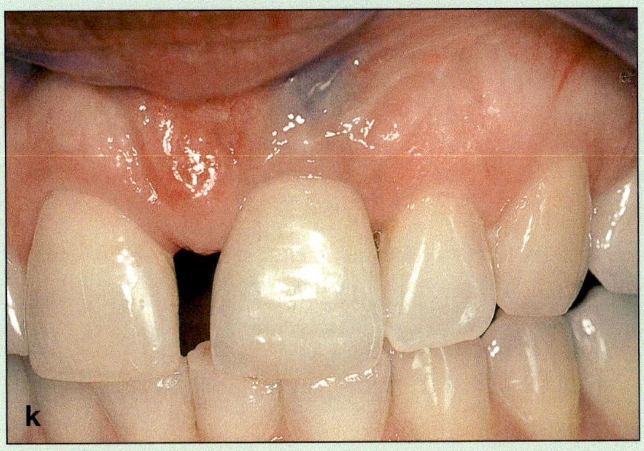

Abb. 4-8k Die endgültige Restauration zeigt eine verbesserte Ästhetik und Kontur des Weichgewebes, verglichen mit der Ausgangssituation. Die Patientin wünschte, das zentrale Diastema zu erhalten und lehnte eine Weichteilaugmentation zur Korrektur der gingivalen Verfärbung ab.

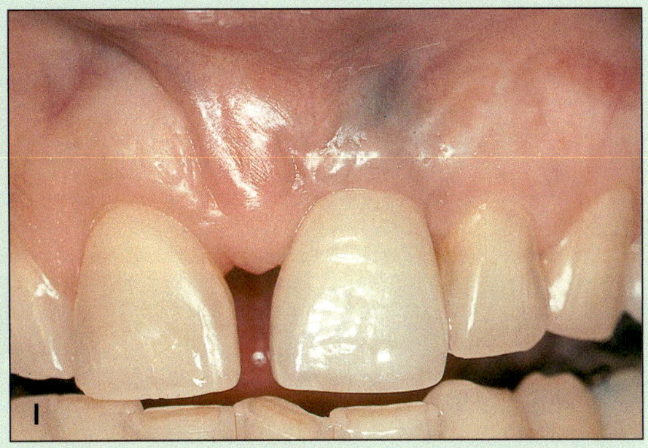

Abb. 4-8l Ansicht der endgültigen Restauration vier Jahre nach Eingliederung. Trotz des signifikanten Defektes der bukkalen Knochenwand, war durch die Anwendung der Bio-Col-Technik eine erfolgreiche Erhaltung der Alveolarfortsatzkonturen möglich, die eine Voraussetzung für das ästhetische Hervortreten der Restauration aus der Gingiva sind (Restauration durch Dr. Cecil Abraham, Miami, FL).

Bio-Col-Technik bei Sofortimplantation

In ästhetischen Gebieten gibt es zwei Bedingungen, unter welchen Implantate sofort platziert werden: wenn keine Knochendefekte in den Alveolenwänden bestehen und wenn Primärstabilität eines ideal platzierten Implantats möglich ist. Um vorhersagbare ästhetische Resultate zu erzielen, setzt der Autor Implantate in ästhetischen Gebieten immer verzögert, wenn ein Knochendefekt den bukkalen Knochenkamm betrifft oder wenn eine Zahnbeweglichkeit oder chronische Irritation nach einer Verletzung der biologischen Breite oder nach Sekundärkaries unter einer existierenden Krone von einem Ödem der marginalen Weichgewebe begleitet ist. Beide Situationen stellen ein ästhetisches Risiko dar, wie vorher im Detail dargestellt.

In nicht ästhetischen Bereichen können Defekte der koronalen Alveolenwände vorhersagbar mit der gesteuerten Knochenregeneration simultan mit der Implantatinsertion versorgt werden, solange das Implantat gut innerhalb der Grenzen der Alveole eingesetzt werden kann. Wenn das Implantat in diesen Situationen eingesetzt wird, werden Lappen präpariert und über den Defekt verlagert, um einen spannungsfreien Wundverschluss über dem gedeckten Implantat und dem mit Transplantaten versorgten Defekt zu ermöglichen. Wenn ein Sofortimplantat ungedeckt in eine Alveole mit einem günstigen Knochendefekt eingesetzt wurde, kann gleichermaßen ein Lappen zur plastischen Deckung mobilisiert werden, um über dem transplantierten Bereich eine zirkumferente Adaptation des Weichgewebes an die transmukösen Teile des Implantats zu erzielen.

In ästhetischen Bereichen sollte dem Chirurg immer bewusst sein, dass das Implantat so platziert werden sollte, dass eine Belastung der bukkalen Alveolenwand oder ein übermäßiger Übergriff auf den benachbarten Interdentalknochen vermieden wird, was in beiden Fällen in unerwarteten, später scheinenden ästhetischen Problemen enden kann. Aus diesem Grund strebt der Autor regelmäßig einen Spalt von 1,0 mm zwischen der bukkalen Alveolenwand und einem Sofortimplantat an. Das erleichtert auch die Verdichtung des BioOss®-Materials im Spalt. Das Transplantatmaterial wird als „Knochenmörtel" benutzt, um diese Leerräume zu füllen, um eine ideale osteokonduktive Umgebung zu schaffen und um den zukünftigen Knochen-Implantat-Kontakt und eine verbesserte Implantatstabilität zu bewirken. Die Verwendung eines Knochenzementes um orthopädische Implantate ist eine anerkannte Maßnahme zur Verbesserung der Primärstabilität. Der Autor hat diese Erkenntnis in Fällen eingesetzt, in denen Sofortimplantate sofort mit implantatgetragenen Restaurationen belastet wurden. Wenn die Bio-Col-Technik bei der Sofortimplantation von Standarddurchmesser-Implantaten von 10 mm bis 12 mm verwendet wurde, wurden Drehmomente in der endgültigen Eindrehtiefe von größer als 35 Ncm im posterioren Oberkiefer und Unterkiefer gemessen und/oder übertrafen normalerweise 45 Ncm im anterioren Ober- oder Unterkiefer. Diese Drehmomente zeigen signifikante Verbesserungen gegenüber früheren Messungen in gleichförmigen Fällen mit Implantaten von 10 mm bis 12 mm ohne BioOss®-Auffüllung.

Die Bio-Col-Technik zur Sofortimplantation

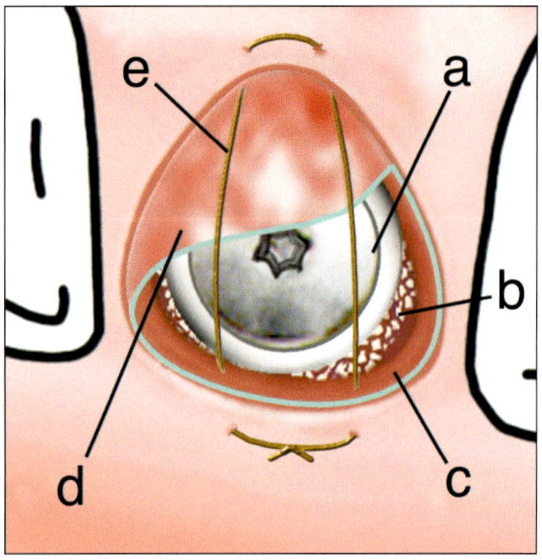

Abb. 4-9a Ein halbgedecktes Implantat wurde sofort nach Zahnentfernung inseriert (*a*). Nachdem das Implantat auf 2/3 seiner endgültigen Insertionstiefe gesetzt war, wurde BioOss®-Knochenmineral (*b*) zwischen dem Implantat und den knöchernen Alveolenwänden verdichtet. Nachdem das Implantat endgültig eingebracht worden ist, hat die anatomische Halsform des Implantats das BioOss® in apikaler und lateraler Richtung effektiv kondensiert. Zusätzliche Transplantationen sind selten notwendig, wenn das Implantat seine endgültige Einbringtiefe erreicht hat. Das Implantat und das BioOss®-Transplantat wurden mit dem resorbierbaren Kollagenvlies CollaPlug abgedeckt (*d*). Die Verlagerung des CollaPlugs wurde mit einer horizontalen Rückstichnaht vermieden (*e*). Der auf die äußeren Schichten des Kollagenmaterials aufgebrachte Isodent-Gewebekleber befestigte und dichtete diesen Wundverband weiter ab.

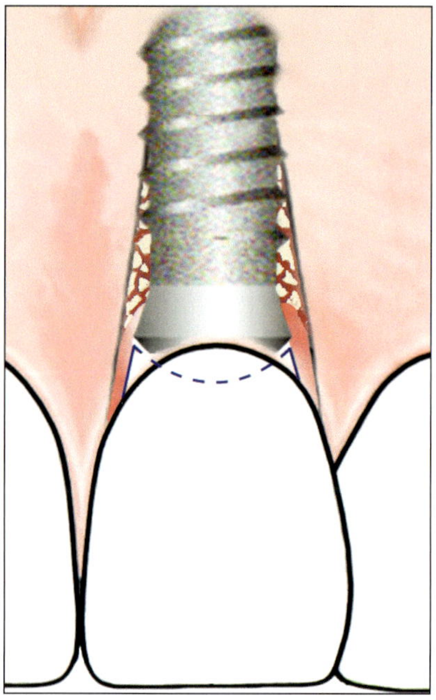

Abb. 4-9b Wenn ein gedecktes Implantat eingebracht wird, wird das Kollagenvlies über der Implantatverschlussschraube verdichtet. Wenn ein halbgedecktes Implantat eingesetzt wurde (hier gezeigt), wird das Kollagenvlies vorsichtig zwischen den transmukösen Anteilen des Implantats und den umgebenden Weichgeweben verdichtet. Der Gewebekleber wird dann vorsichtig eingebracht, so dass er nicht auf das Implantat oder die Anlagerungsflächen für den Aufbaupfosten kommt. Die ovoide provisorische Zahnkrone wird so modifiziert, dass kein Druck auf das Implantat ausgeübt wird, während die subgingivale Ausdehnung peripher die umgebenden Weichgewebe stützt. Die Weichgewebeabstützung durch die modifizierte provisorische Zahnkrone verhindert einen Weichteilkollaps und die Abstumpfung der Interdentalpapillen.

Chirurgisches Vorgehen

Das Ziel des chirurgischen Vorgehens bei der Sofortimplantation ist es, Traumata zu minimieren und die Knochenregeneration in der Alveole zu maximieren, während die Weichgewebearchitektur erhalten bleibt. Um sowohl die Blutversorgung als auch die Weichgewebearchitektur in ästhetischen Gebieten zu erhalten, wird eine Lappenpräparation während der Zahnextraktion und der Implantatinsertion vermieden.

Nach minimal traumatischer Zahnentfernung erfolgt die vorsichtige Implantatlageraufbereitung mit Hilfe einer Bohrschablone. Der Knochenfilter kann benutzt werden, um verfügbare autologe Knochenspäne der Implantatbohrung aufzufangen. Die Knochenspäne werden dann mit BioOss®-Material vor Einbringung gemischt. Wenn es alleine benutzt wird, sollte das BioOss® mit etwas steriler Kochsalzlösung oder Blut aus der Alveole befeuchtet werden, um das Handling zu verbessern. Einmal befeuchtet, kann das BioOss® leicht in den Defekt eingebracht und in der blutenden Alveole kondensiert werden (Abb. 4-9). Als Nächstes wird das ausgewählte Implantat zu etwa 2/3 der endgültigen Einbringtiefe inseriert und dann wird die Transplantatmischung in alle Leerräume zwischen Implantat und Alveolenwänden eingebracht. Ein frühzeitiges Absenken des Implantats wird vermieden, so dass kein Transplantatmaterial in den apikalen Bereichen der Implantatbohrung eingeklemmt wird, das andernfalls ein komplettes Einbringen des Implantats behindern könnte. Kleine Mengen des Transplantatmaterials werden daraufhin unter Verwendung eines Amalgamstopfers oder kleinen Meißels eingebracht und kondensiert. Das Ziel ist, den Leerspalt zwischen Implantat und Knochenwand komplett mit sorgfältig verdichtetem Transplantatmaterial zu obliterieren. Obwohl die Methode zeitaufwendig und langwierig ist, ist diese Maßnahme wesentlich, um den vollen Nutzen einer gesteuerten Knochenregeneration zu realisieren und um die Primärstabilität des Sofortimplantats zu erhöhen. Wenn das Implantat dann voll eingebracht ist, wird das Transplantat zusätzlich zwischen Implantat und Alveolenwänden kondensiert.

Die Implantatoptionen umfassen einteilige Implantate, die einen anatomisch geformten transmukösen Hals haben und zur offenen Einheilung vorgesehen sind und schraubenförmige, zylindrische und wurzelförmige, konische zweiteilige Implantatsysteme, die zur gedeckten Einheilung gedacht sind.

Mit einem einteiligen offen einheilenden Implantat wird das Transplantatmaterial sehr effektiv kondensiert, wenn das Implantat endgültig festgesetzt wird und zusätzliches Transplantatmaterial wird selten gebraucht. Wenn entweder ein zweiteiliges großes zylindrisches Implantat oder ein wurzelanaloges Implantat benutzt wird, nähert sich das Implantat normalerweise sehr nah an die mesialen und distalen Alveolenwände im zervikalen Bereich an und obliteriert die Alveole apikal. Transplantatmaterial wird dann normalerweise gebraucht, um Leerräume zwischen der bukkalen, palatinalen und lingualen Alveolenwand und dem Implantat zu füllen. Wenn ein schraubenförmiges, zylinderförmiges Implantat mit Standarddurchmesser verwendet wird, entstehen Leerräume im zervikalen Alveolenbereich oft um den gesamten Umfang des Implantats. Obwohl das Transplantat kondensiert wird, wenn das zylindrische, schraubenförmige oder wurzelanaloge Implantat festgesetzt wird, wird ein Teil des Transplantats normalerweise nach koronal herausgepresst. Daraufhin wird die Verschlussschraube platziert und das zusätzliche Transplantatmaterial sollte sorgfältig um den Hals des Implantats verdichtet werden. Der Chirurg sollte vermeiden, Transplantatmaterial koronal der Verschlussschraube eines gedeckt einheilenden Implantatsystems oder koronal des transmukösen Anteils eines einteiligen Implantatsystems einzubringen.

Als Nächstes wird, wenn notwendig, mit einer 30er Nadel eine zusätzliche Blutung aus den Weichgeweben stimuliert. Ein resorbierbares Kollagenvlies (CollaPlug) wird dicht über das BioOss®-Transplantat und das versenkte Implantat auf Höhe der freien Gingiva eingebracht. Eine horizontale Matratzennaht (4x0- oder 5x0-Chrom-Gut auf einer P3-Nadel) wird dann locker über der Alveole platziert, um eine koronale Verschiebung des Kollagenvlieses zu vermeiden. Wenn ein einteiliges, offen einheilendes Implantatsystem verwendet wird oder ein zweiteiliges Implantatsystem offen mit sofortiger Verbindung mit einem Aufbauteil eingebracht wurde, dann wird das Kollagenmaterial über dem BioOss®-Transplantat zwischen den transmukösen Anteilen des Implantats und den umgebenden Weichgeweben eingebracht. Das trockene CollaPlug wird in zwei kleine Teile zerschnitten und in die Alveole eingebracht, wo es sich mit Blut füllt und dann über dem Transplantat verdichtet wird (siehe Abb. 4-9b). Eine Naht gegen koronales Herausrutschen des Kollagenmaterials ist in diesen Situationen selten notwendig.

Mit einer kleinen Menge von Isodent-Gewebekleber wird die Oberfläche des freiliegenden Kollagenmaterials abgedichtet. Dadurch wird das Kollagenmaterial für Flüssigkeiten relativ undurchlässig und vervollständigt damit die Isolation der Wunde. Bei offener Implantateinheilung sollte dafür Sorge getragen werden, dass kein überschüssiger Gewebekleber über die umgebenden Weichteile überfließt, weil dieser ansonsten zum Herausdrücken des Kollagenvlieses durch Bewegungen in der Mundhöhle führen wird. Die Verwendung von Gewebekleber mag unnötig sein, wenn eine individualisierte zahnförmige Heilungskappe eine anatomisch korrekte Weichteilstütze bietet. In diesen Fällen wird ein kleines Stückchen absorbierbares Kollagenvlies vorsichtig um den Umfang des individualisierten Heilungskäppchens eingebracht, das dann komplett die Alveole abdichten soll (siehe Abb. 4-10 bis 4-14).

Prothetisches Vorgehen

Das prothetische Vorgehen bei Sofortimplantation läuft parallel zu dem zuvor beschriebenen Protokoll bei verzögerter Implantatinsertion. Im ästhetischen Bereich ist der kritische Faktor, sicherzustellen, dass die provisorische Restauration oder das provisorische Element, das am Implantat befestigt wird, akkurat den Konturen des extrahierten Zahns entspricht. Übermäßige bukkale Konturen schlagen sich oft in Weichteilrezessionen nieder, während unter- oder überkonturierte approximale Zonen die interdentalen Papillen abstumpfen oder komplett eliminieren. Die Weichteilarchitektur der Alveole wird nach Beendigung der Operation durch sofortige Stützung der Weichgewebe durch eine interimsprovisorische Krone, eine anatomische Heilungskappe oder einen individuellen Gingivaformer bewahrt.

Wenn ein ungedecktes oder halb gedecktes Vorgehen nach der Implantatinsertion gewählt wird, wird die interimsprovisorische Restauration modifiziert, um das Weichgewebe optimal abzustützen, während eine vorzeitige Implantatbelastung vermieden werden sollte (siehe Abb. 4-15 und 4-12). Das ovoide Brückenglied wird im Mittelteil hohlgelegt, um einen Kontakt mit den transmukösen Teilen des Implantats zu vermeiden, aber eine dünne Schale wird peripher erhalten, um die umgebenden Weichgewebe und die benachbarten Papillen zu stützen. Zu diesem Zweck kann entweder ein fixiertes oder herausnehmbares Provisorium eingesetzt werden, vorausgesetzt, dass es so geformt ist, dass keine Mikrobewegungen auf die Knochenwunde oder das Implantat einwirken können. Alternativ kann ein präfabrizierter anatomischer Gingivaformer oder ein individualisierter zahnförmiger Aufbaupfosten benutzt werden, der eng die approximalen Konturen des extrahierten Zahns nachvollzieht, um die benachbarten Papillen zu stützen. Die darüber liegende Restauration kann dann als vestibuläres Veneer nur die bukkale, marginale Gingiva stützen. In ästhetischen Bereichen kann auch initial ein Essex-Retainer gewählt werden und dann nach einigen Wochen mit einer geklebten provisorischen Krone ersetzt werden. Alternativ kann ein individualisiertes Heilungskäppchen am Behandlungsstuhl geformt und poliert werden, das eng die zervikalen Konturen der extrahierten Zähne wiedergibt (siehe Abb. 4-11, 4-14). Obwohl effektiv, erfordert dieser Vorgang in den

Die Bio-Col-Technik für den Sofortersatz eines resorbierenden rechten Oberkieferschneidezahns

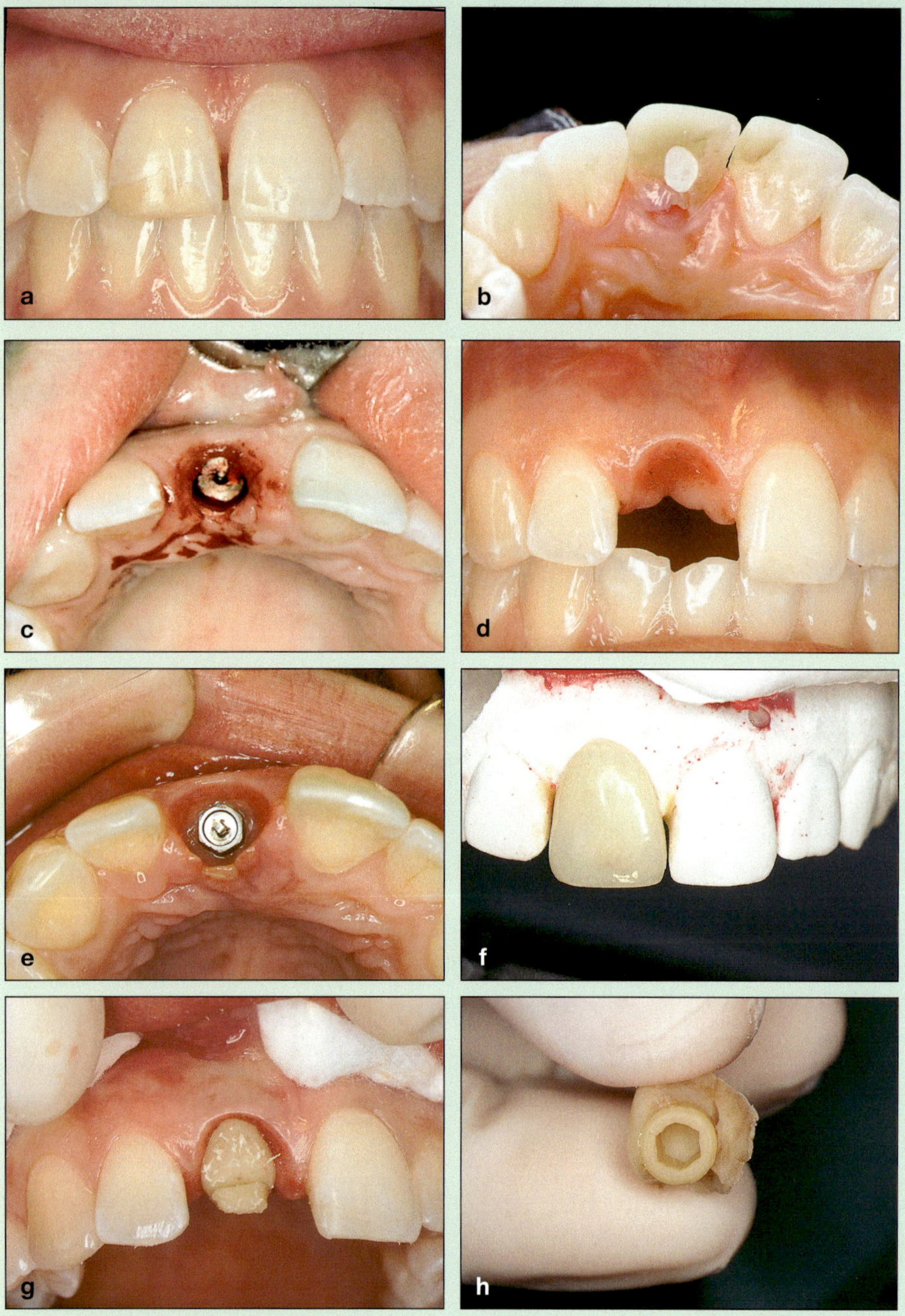

Abb. 4-10a Präoperative Ansicht eines extraktionswürdigen rechten oberen Schneidezahns nach Trauma und interner Resorption. Zu beachten ist das zentrale Diastema.

Abb. 4-10b Die palatinale Ansicht zeigt die ausgeprägte interne Resorption.

Abb. 4-10c Der Zahn wurde in minimal traumatischer Weise entfernt, wobei die umgebende Weich- und Hartgewebeanatomie erhalten wurde. Ein zylindrisches Implantat mit Gewinde wurde vorsichtig so platziert, dass es keinen Kontakt mit der fragilen bukkalen Kortikalis gab. Der umgebende Leerraum zwischen dem Implantat und den Alveolenwänden wurde mit BioOss® aufgefüllt und die Alveole wurde mit CollaPlug und Isodent-Gewebekleber vor Eingliederung einer geklebten provisorischen Interimskrone abgedichtet. Die Krone des Zahns wurde in ein ovoides Brückenglied umgeschliffen und an die Nachbarzähne geklebt.

Abb. 14-d Die interimsprovisorische Versorgung wurde sechs Monate nach Zahnextraktion und Sofortimplantation entfernt und zeigte eine erfolgreiche Heilung der natürlichen Alveolarfortsatzanatomie im Situs.

Abb. 4-10e Mit einer Gewebestanze wurde das Implantat freigelegt und ein fabrizierter CeraOne, Aufbaupfosten (Nobel Biocare, Yorba Linda, CA) wurde eingesetzt. Die umgebenden Weichgewebe haben die Querschnittsform des extrahierten Zahns beibehalten.

Abb. 4-10f Eine schalenförmige Zahnkrone zur Anfertigung der in direkter Technik am Stuhl hergestellten provisorischen Versorgung wurde zuvor vorbereitet.

Abb. 4-10g Die Schutzkappe des Aufbaupfostens wurde mit einem Bohrer aufgeraut, um den mechanischen Verbund mit dem Kunstharz zu verbessern.

Abb. 4-10h Die schalenförmige Zahnkrone wurde mit Kunstharz aufgefüllt und auf die aufgeraute Schutzkappe des Aufbaupfostens aufgesetzt. Nach Aushärtung des Materials wurde die Krone mit der Schutzkappe zur endgültigen Gestaltung und Politur abgenommen.

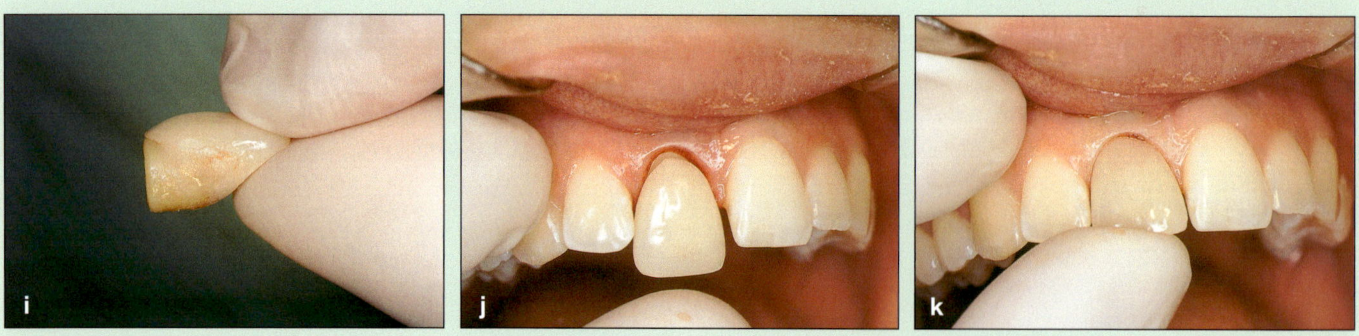

Abb. 4-10i Die bearbeitete und polierte provisorische Zahnkrone. Die Konturen gleichen denen des natürlichen Zahns.

Abb. 4-10j, 4-10k Die provisorische implantatgetragene Krone wird eingegliedert und mit Klemmfassung stabilisiert. Es war kein Zement notwendig.

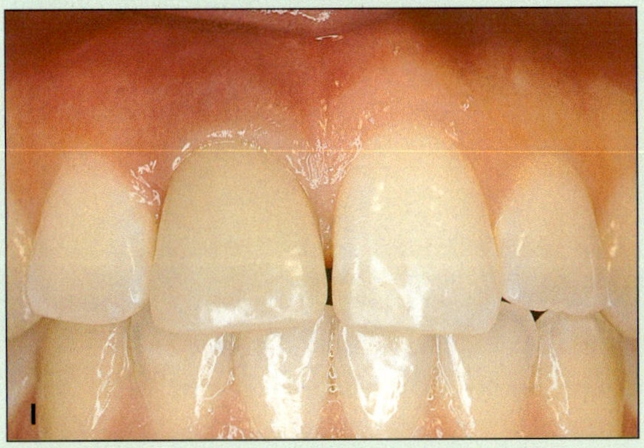

Abb. 4-10l Die provisorische Zahnkrone drei Tage nach Eingliederung zeigt ein natürliches Aussehen. Die Alveolarfortsatzanatomie konnte nach Zahnentfernung und Sofortimplantation durch die Bio-Col-Technik erhalten werden.

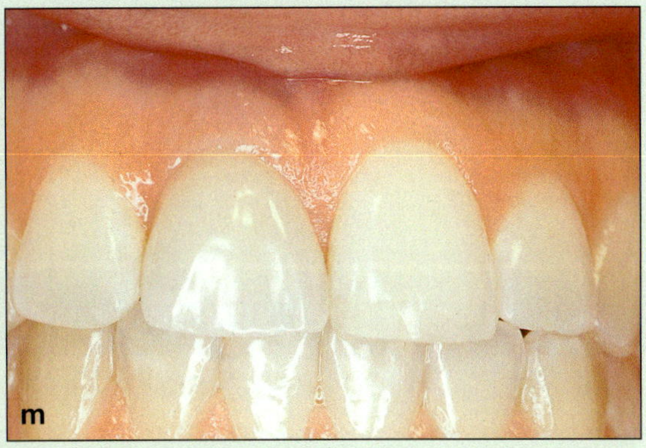

Abb. 4-10m Endgültige Restauration ein Jahr nach Eingliederung. Die Weichgewebearchitektur ist intakt. Der Patient wünschte einen Verschluss des Diastemas, aber lehnte eine Veränderung des linken mittleren Schneidezahns ab (Restauration durch Dr. Osvaldo Mayoral, Pinecrest, FL).

Die Bio-Col-Technik für den Sofortersatz eines resorbierenden linken Oberkieferschneidezahns

Abb. 4-11a Der resorbierende seitliche Schneidezahn wird vorsichtig mit dem Periotom entfernt.

Abb. 4-11b Zu beachten ist die ausgeprägte externe Resorption.

Abb. 4-11c Ein konisches wurzelanaloges Implantat (Frialit) wurde auf ⅔ seiner endgültigen Einbringtiefe gesetzt und BioOss® wurde um das Implantat herum in der Alveole verdichtet. Das Implantat wurde danach auf seine volle Einbringtiefe gesetzt. Es ist zu beachten, dass absichtlich ein Leerraum zwischen dem Implantatkörper und den fragilen bukkalen Knochenwänden der Alveole freigehalten wurde.

Abb. 4-11d Mit dem stumpfen Ende eines Membranplatzierungsinstruments wird der resorbierbare Kollagenwundverband (CollaPlug) um einen individualisierten zahnförmigen Gingivaformer verdichtet, der durch den Chirurgen geformt und eingesetzt wurde.

Abb. 4-11e Der Isodent-Gewebekleber wird mit einer sterilen Pipette vorsichtig aufgebracht.

Abb. 4-11f Die Querschnittsanatomie des individualisierten Gingivaformers gibt die Form der natürlichen Zahnkrone auf zervikaler Höhe wieder.

Abb. 4-11g Erfolgreiche Erhaltung der ausgeprägten girlandenförmigen Weichteilarchitektur vor der endgültigen Versorgung. Die Erhaltung der Anatomie des Alveolarfortsatzes im Implantatlager ermöglicht ein harmonisches ästhetisches Resultat.

Abb. 4-11h Die endgültige Restauration zeigt eine exzellente Ästhetik. Die Anwendung der Bio-Col-Technik hat zwar die Weichteilarchitektur im Situs erhalten; aber es bleibt bei diesem Patienten mit dünnem, girlandenförmigen Parodontaltyp ein Risiko einer späteren Weichgeweberezession (Restauration durch Dr. Faustino Garcia, Coral Gables, FL).

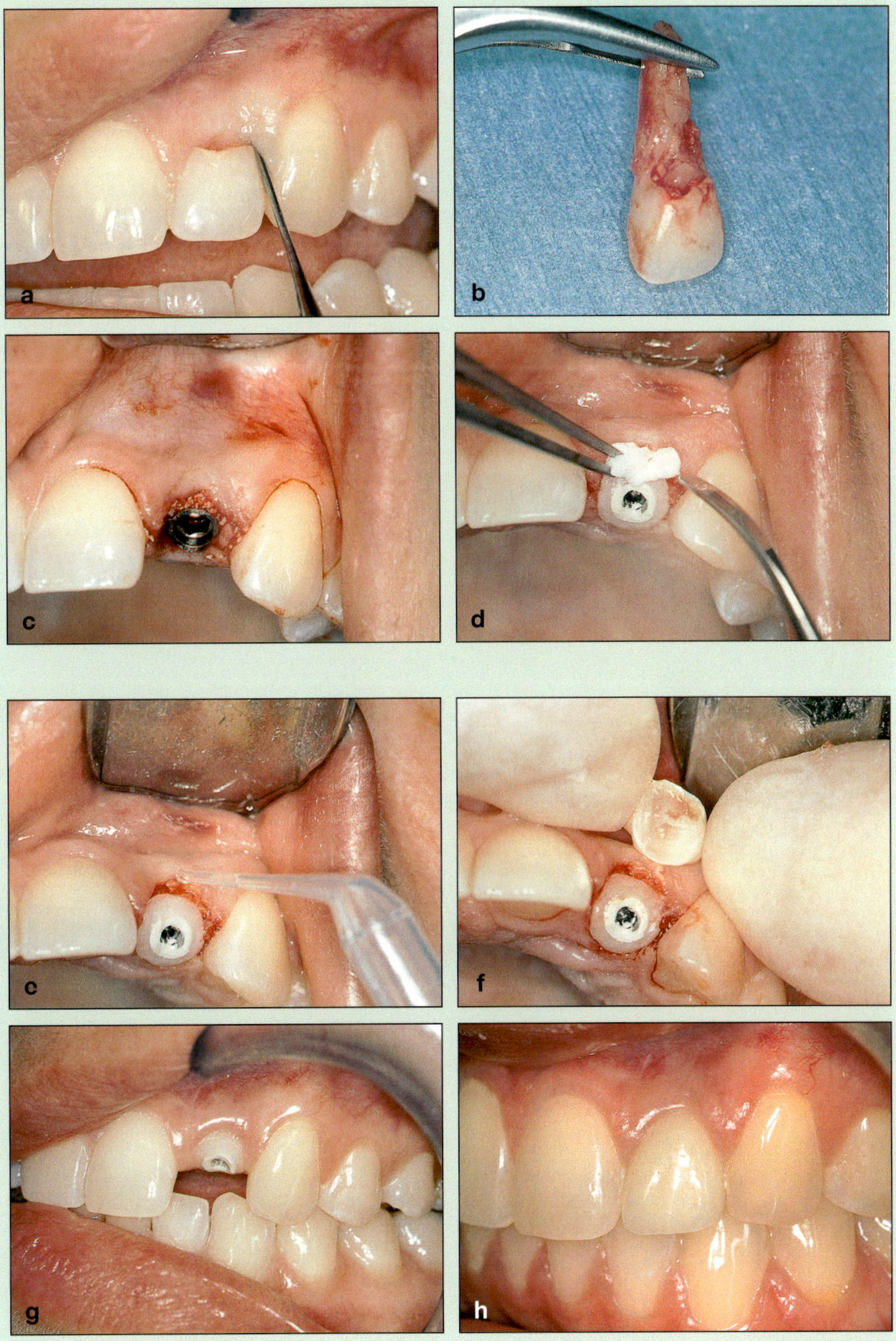

Die Bio-Col-Technik zum Sofortersatz eines resorbierenden linken mittleren oberen Schneidezahns

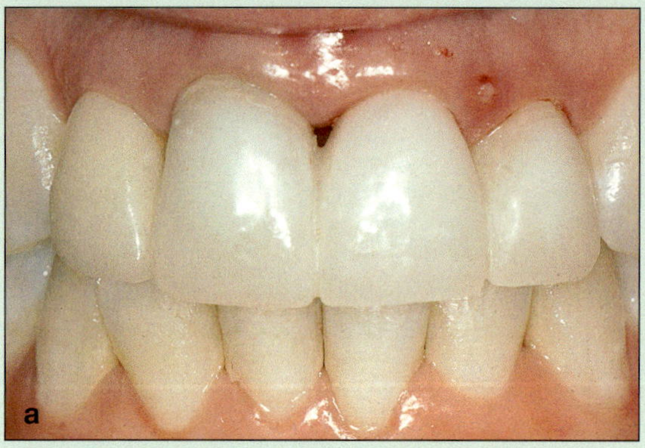

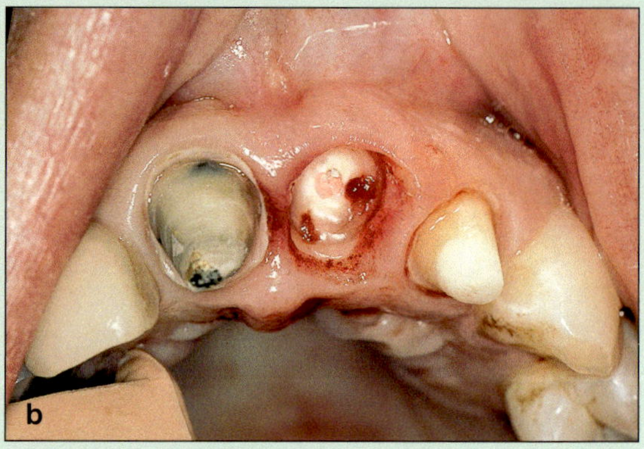

Abb. 4-12a Postoperative Ansicht. Der linke zentrale Schneidezahn hat eine Fistel nach Resorption ausgebildet. Es besteht eine Brücke vom rechten mittleren Schneidezahn zum linken seitlichen Schneidezahn. Der nicht erhaltungswürdige Zahn wurde bis nach subgingival gekürzt, eine provisorische Restauration mit einem ovoiden Brückenglied am linken mittleren Schneidezahn wurde durch den Prothetiker angefertigt.

Abb. 4-12b Die provisorische Brücke wurde entfernt. Es zeigt sich, dass das Resorptionsgebiet mit der Fistel korrespondiert. Es besteht keine Infektion.

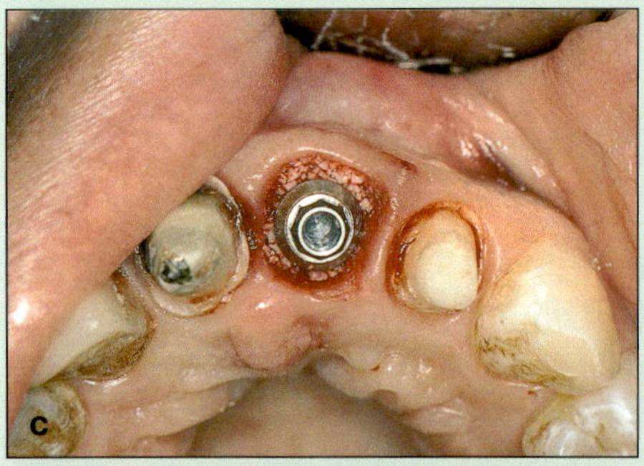

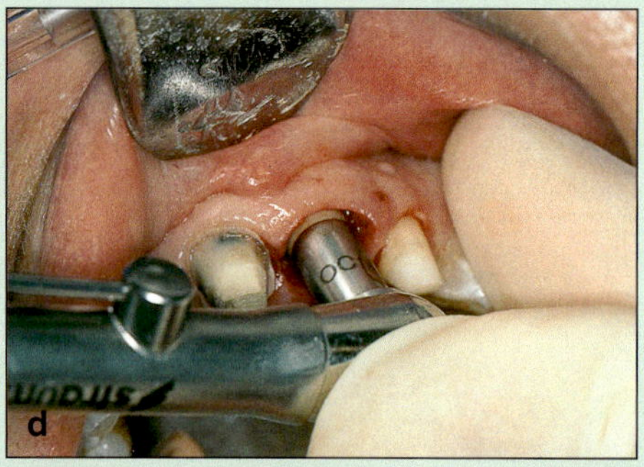

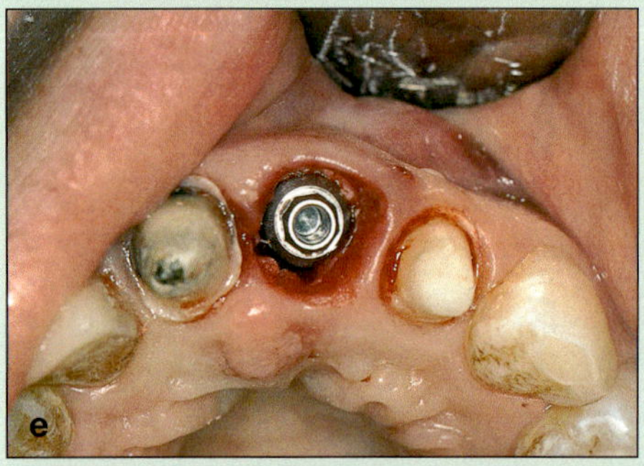

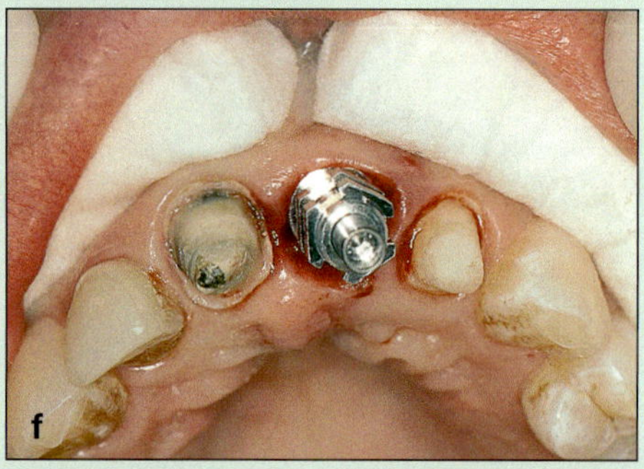

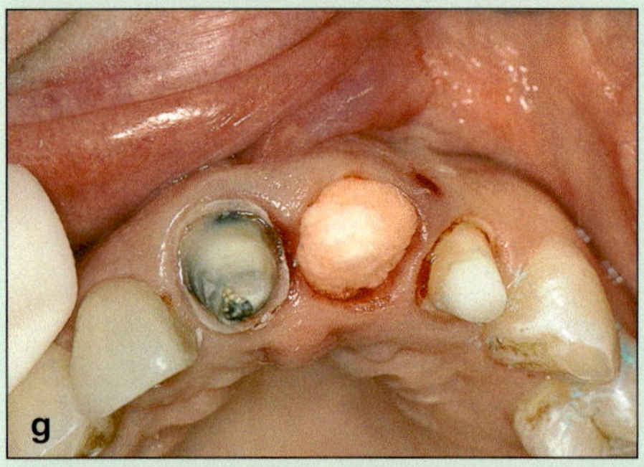

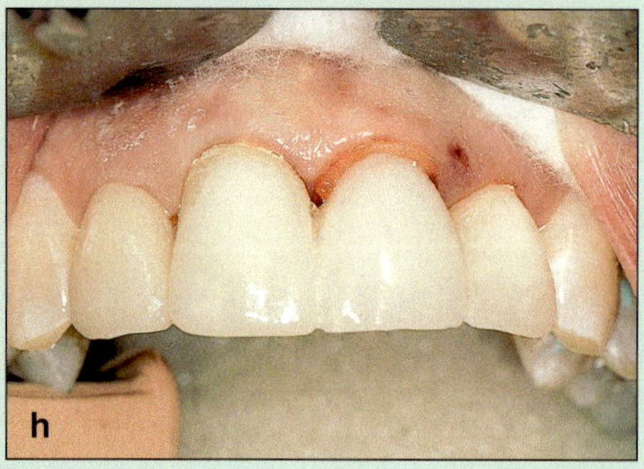

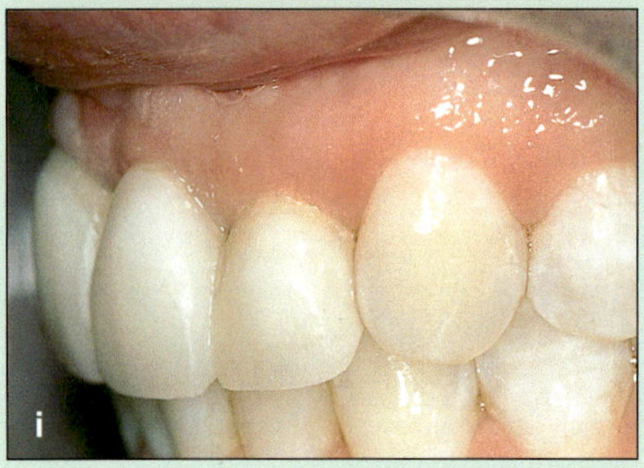

Abb. 4-12c Nach Zahnentfernung mit minimalem Trauma wurde ein einteiliges Implantat mit einer anatomischen Halsform (Straumann USA, Waltham, MA) auf ⅔ der endgültigen Einbringtiefe gesetzt. Danach wurde BioOss® in die Leerräume zwischen Implantat und Alveolenwänden eingebracht. Ein permanenter Octa-Aubaupfosten (Straumann USA) wurde eingegliedert.

Abb. 4-12d Das Implantat wird auf seine volle Einbringtiefe mit Hilfe des Drehmomentschraubendrehers für den Aufbaupfosten abgesenkt. Das BioOss®-Transplantat wurde apikal und lateral effektiv gegen die Alveolenwände verdichtet, was die primäre Implantatstabilität verbessert. Ein Drehmoment von größer als 35 Ncm wurde an der endgültigen Einbringtiefe gemessen.

Abb. 4-12e Das Implantat wurde passend eingebracht, so dass die Implantatschulter 2 mm unter der bukkalen Gingiva liegt. Es ist zu beachten, dass das Transplantatmaterial nicht nach koronal herausgedrückt wurde.

Abb. 4-12f Der Abdruckpfosten für die intraoperative Abformung ist eingebracht worden. Die exzellente Primärstabilität erlaubt es, die Registrierung der Implantatposition ohne Risiko der Implantatbewegung durchzuführen. Die Position des Implantats wurde relativ zur benachbarten Bezahnung durch Blue-Velvet-Abdruckmaterial abgeformt (J. Morita, Irvine, CA). Der Zahntechniker stellt mit dem Abdruck ein Meistermodell für die Erstellung eines individuellen Aufbaupfostens her.

Abb. 4-12g Das Implantat und das Transplantat wurden mit einem verdichteten passenden resorbierbaren Kollagenvlies abgedeckt. Die äußerste Schicht wurde mit Isodent-Gewebekleber abgedichtet.

Abb. 4-12h Die provisorische Brücke wurde aufgebaut, um die umgebenden Weichgewebe zu stützen und gleichzeitig eine Lastübertragung auf das Implantat zu vermeiden. Zu beachten ist die weitere Kompression des resorbierbaren Kollagenverbandes gegen die umgebenden Weichgewebe.

Abb. 4-12i Ansicht sechs Wochen postoperativ. Die provisorische Brücke mit ovoidem Brückenglied hat die natürliche Weichteilanatomie im Situs erhalten.

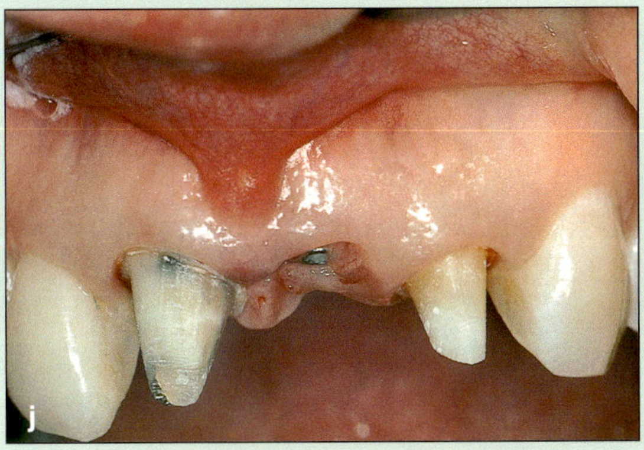

Abb. 4-12j Ansicht acht Wochen postoperativ mit der entfernten provisorischen Brücke. Das halbgedeckte Implantat ist sichtbar. Die Weichteilarchitektur konnte erhalten werden.

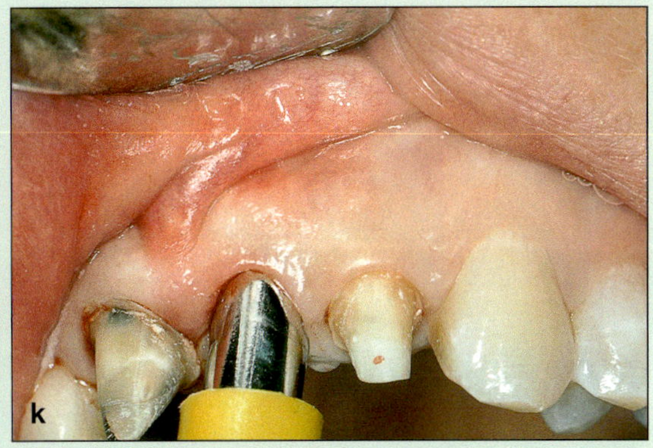

Abb. 4-12k Mit einer Gewebestanze wird das regenerierte Weichgewebe, das die Ränder des Implantats bedeckt, entfernt. Ein Überschuss an bukkaler Gingiva wird absichtlich erhalten, um jegliche Rezessionen, die nach der Eingliederung der provisorischen Restauration auftreten könnten, auszugleichen.

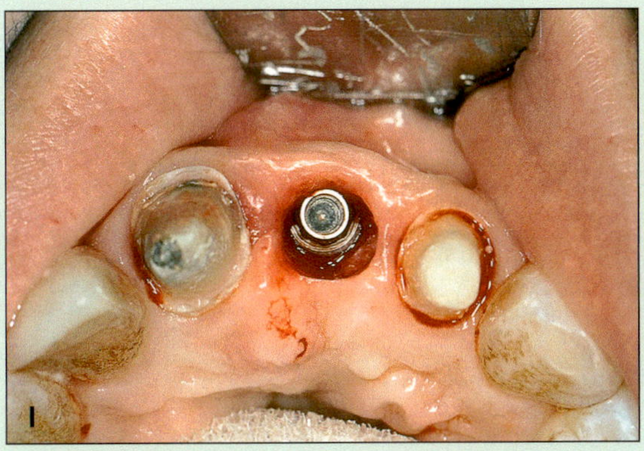

Abb. 4-12l Okklusale Ansicht des integrierten Implantats vor Einbringung des individualisierten Aufbaupfostens. Es ist der Überschuss an bukkalem Gewebe zu beachten.

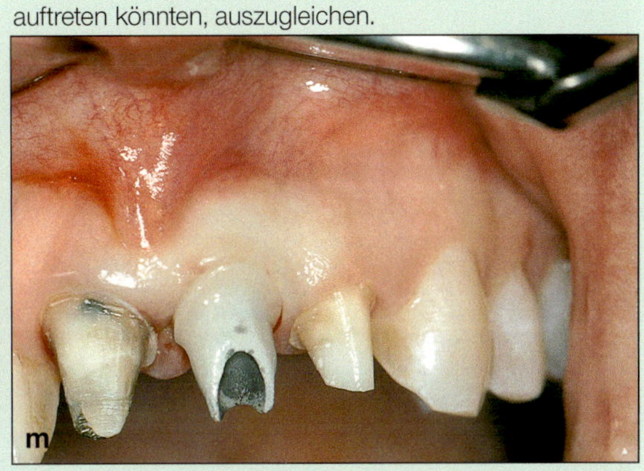

Abb. 4-12m Der individualisierte Aufbaupfosten lässt die Gingiva nach Einbringung leicht abblassen. Die frühe Anwendung der prothetisch gesteuerten Weichteilheilung wird das ästhetische Weichgewebeergebnis verbessern.

Abb. 4-12n Die Serie von Röntgenbildern zeigt die Situation vor Behandlungsbeginn (*i*), nach Insertion (*ii*) und nach Eingliederung der endgültigen Restauration (*iii*).

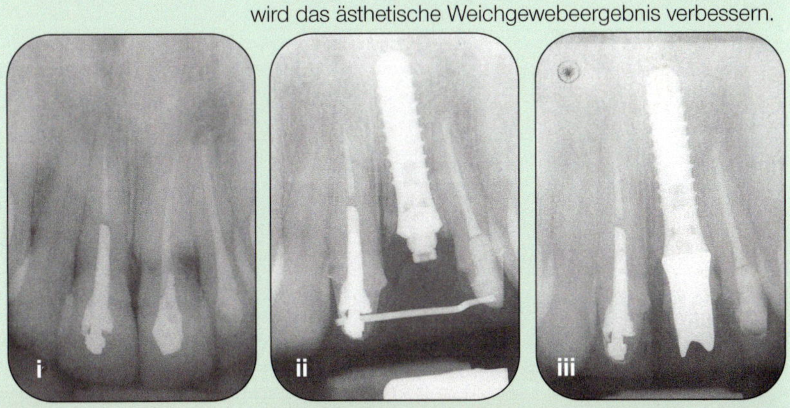

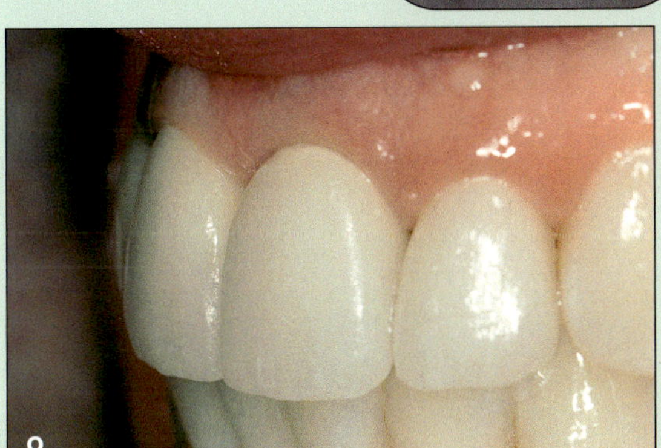

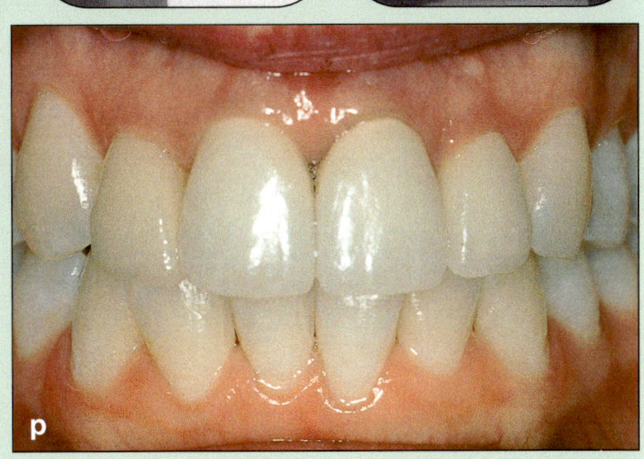

Abb. 4-12o, 4-12p Die endgültige Restauration tritt natürlich aus den erhaltenen Alveolargeweben heraus. Die Restauration harmoniert in der Form und ist von der benachbarten Bezahnung nicht unterscheidbar. Zu beachten ist das verbesserte Aussehen der Weichgewebe und der Interdentalpapille, verglichen mit der präoperativen Situation. Dieses Resultat wurde innerhalb von zehn Wochen ohne Notwendigkeit für zusätzliche implantatlageraufbauende Maßnahmen erreicht (Restauration durch Dr. Stephen J. Parr, Coconut Grove, FL).

Die Bio-Col-Technik für den Sofortersatz eines nicht erhaltungswürdigen ersten Unterkiefermolaren

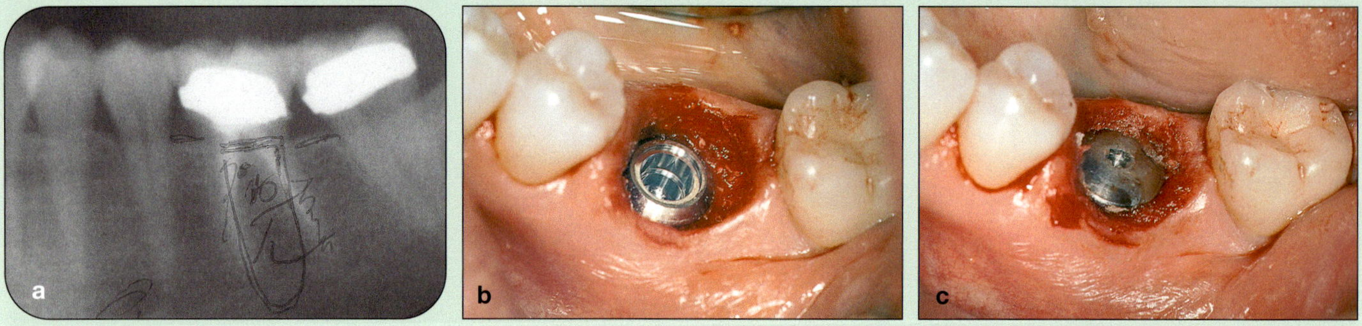

Abb. 4-13a Präoperatives Röntgenbild eines nicht erhaltungswürdigen Unterkiefermolaren. Der Sofortersatz wird geplant, wenn ein adäquates Volumen des interdentalen Knochens vorliegt, um eine initiale Implantatstabilität ohne Risiko einer Verletzung des Nervus alveolaris inferior zu erreichen.

Abb. 4-13b Nach vorsichtiger Entfernung des Molaren wird ein einteiliges ungedecktes Wide-Neck-Implantat (Straumann USA) auf voller Einbringtiefe nach Füllung der Alveole mit BioOss® gesetzt.

Abb. 4-13c Nach Einbringung der Deckschraube wird ein resorbierbares Kollagenvlies (CollaPlug) innerhalb der Grenzen der Weichgewebe der Alveole verdichtet und mit Isodent-Gewebekleber abgedichtet.

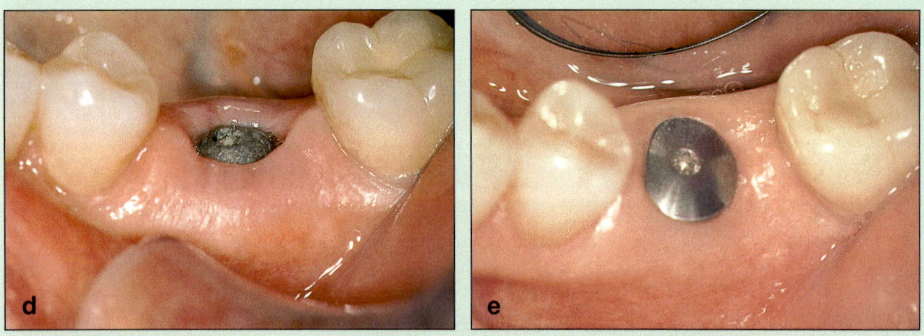

Abb. 4-13d Die Ansicht eine Woche postoperativ zeigt eine schnelle Epithelialisierung der Alveole.

Abb. 4-13e Die 10-Wochen-Ansicht des Sofortimplantats an Molarenstelle zeigt exzellente Weichteilgesundheit und -konturen.

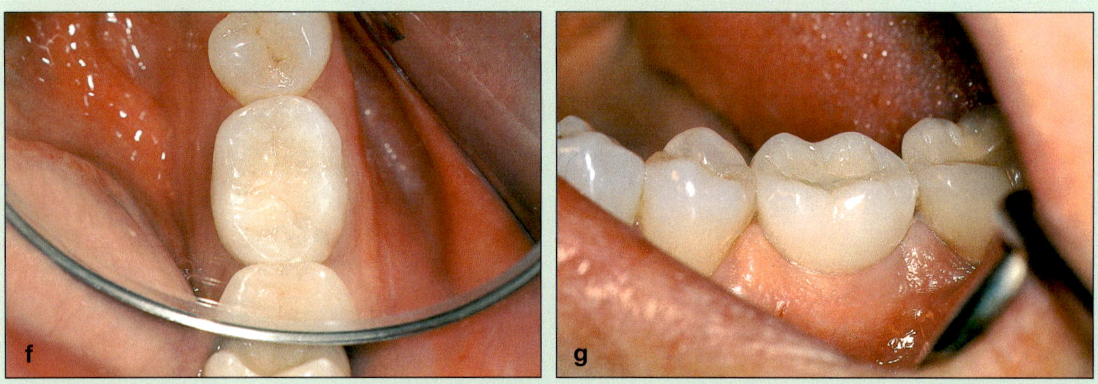

Abb. 4-13f, 4-13g Die endgültige Restauration mit den natürlichen Konturen eines Molaren und einer vollen Kaufläche. Die Erhaltung der Weichteilarchitektur verhindert die Ansammlung von Speiseresten in den Interdentalräumen. Die Verwendung eines Wide-Neck-Implantats erlaubt ein natürliches Emergenzprofil der Prothetik (Restauration durch Dr. Roy Greenburg, Miami, FL).

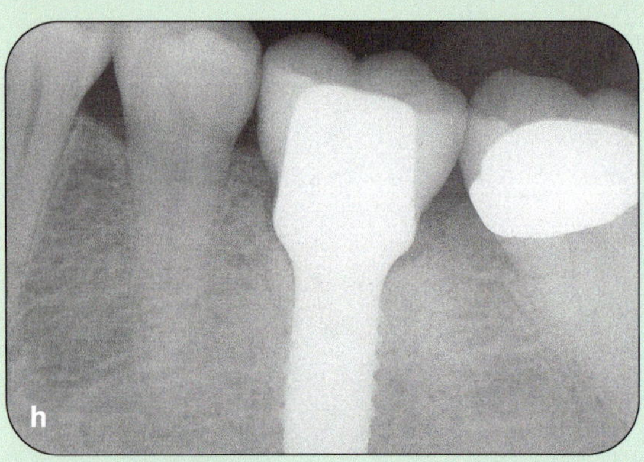

Abb. 4-13h Das postoperative Röntgenbild zeigt eine gute Knochenapposition. Das BioOss® kann innerhalb der Alveole kaum erkannt werden.

Die Bio-Col-Technik für den Sofortersatz eines frakturierten Oberkieferereckzahns

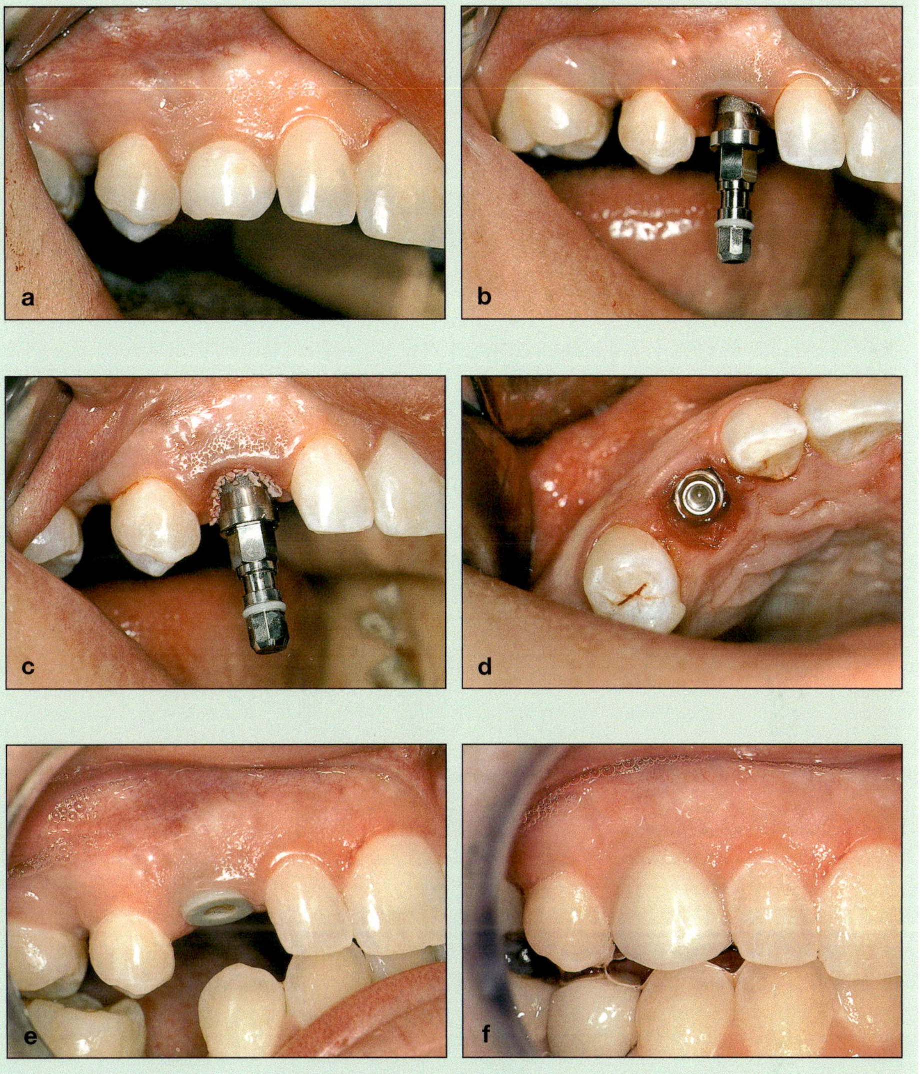

Abb. 4-14a Präoperative Ansicht eines frakturierten oberen Eckzahns. Entfernung und Sofortersatz mit einem einteiligen ungedeckten Implantat und einem individualisierten zahnförmigen Gingivaformer sind geplant.

Abb. 4-14b Die Zahnentfernung wurde mit minimalem Trauma unter Verwendung von Periotomen erreicht und es wurde ein ungedecktes Implantat (Straumann USA) auf ⅔ seiner endgültigen Einbringtiefe gesetzt. Zu beachten ist die anatomische Form des zervikalen Randes des Implantatkörpers.

Abb. 4-14c Deproteinisiertes Knochenmineral (BioOss®) wurde in den Spalten zwischen dem Implantat und den Alveolenwänden verdichtet. Indem das Implantat auf seine endgültige Einbringtiefe abgesenkt wurde, wurde das Transplantat apikal und lateral kondensiert und hat damit die Primärstabilität erhöht.

Abb. 4-14d Das Implantat ist auf seiner endgültigen Einbringtiefe. Es wurde eine exzellente Primärstabilität erreicht, was erlaubte, den permanente Aufbaupfosten mit 35 Ncm Drehmoment zu befestigen. Dann wurde CollaPlug um die Ränder der transmukösen Anteile des Implantats vor Einbringung des individualisierten Gingivaformers eingelegt.

Abb. 4-14e Ansicht vier Wochen postoperativ. Der individualisierte Gingivaformer wurde am Behandlungsstuhl geformt und zum Zeitpunkt der Implantatfreilegung eingebracht. Die Konturen des individualisierten Gingivaformers entsprechen den zervikalen Konturen des extrahierten Zahns. Die periimplantären Weichgewebe sind frei von Entzündung und die natürliche Weichteilanatomie konnte erhalten bleiben.

Abb. 4-14f Die endgültige Restauration ist nicht von der benachbarten Bezahnung unterscheidbar. Die Bio-Col-Technik bewahrte die Konturen des natürlichen Alveolarfortsatzes im Situs (Restauration durch Dr. Richard Mariani Sr, South Miami, FL).

meisten Fällen zusätzliche Behandlungszeit. In nicht ästhetischen Bereichen kann ein traditioneller zylindrischer Gingivaformer mit vergrößertem Durchmesser zum Zeitpunkt der Sofortimplantation eingesetzt werden, um einen vergrößerten Zugang für den Prothetiker zu schaffen (Abb. 4-14).

Für eine gedeckte Implantateinheilung wird initial eine interimsprovisorische Restauration benötigt, wie zuvor für die verzögerte Implantatinsertion gezeigt. Nach einer angemessenen Osseointegrationszeit wird das Implantat mit einem konservativen Halbinsellappen oder einer Gewebestanze freigelegt. Nochmals gesagt, ist es nach transmuköser Freilegung des Implantats das Ziel, anatomisch korrekte prothetische Konturen zu schaffen, um die Vorteile der prothetisch gesteuerten Weichteilheilung nutzen zu können. Wenn die Implantatposition zu diesem Zeitpunkt mit einer chirurgischen Bohrschablone registriert wird, kann der Techniker eine individualisierte, implantatgetragene provisorische Krone oder ein individualisiertes, zahnförmiges Heilungskäppchen anfertigen. Alternativ kann der Chirurg einen anatomischen Gingivaformer oder ein zahnförmiges Aufbauteil benutzen, das am Stuhl geformt und poliert wird, wie oben beschrieben. Ferner kann ein permanenter Aufbaupfosten eingesetzt werden und mit einer am Behandlungsstuhl gefertigten provisorischen Krone in direkter Technik versorgt werden.

Die Bio-Col-Technik für multiple Sofortimplantate zum Ersatz einer nicht erhaltungswürdigen Oberkieferbezahnung

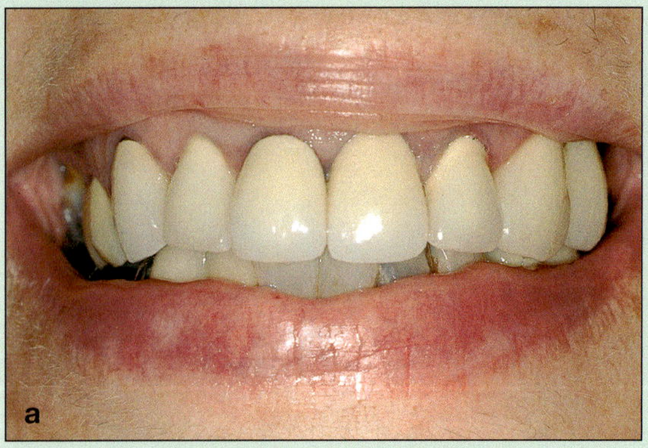

Abb. 4-15a Präoperative Ansicht einer nicht erhaltungswürdigen Oberkieferbrücke. Die Verletzung der biologischen Breite ist durch die Verfärbung der marginalen Gingiva erkennbar.

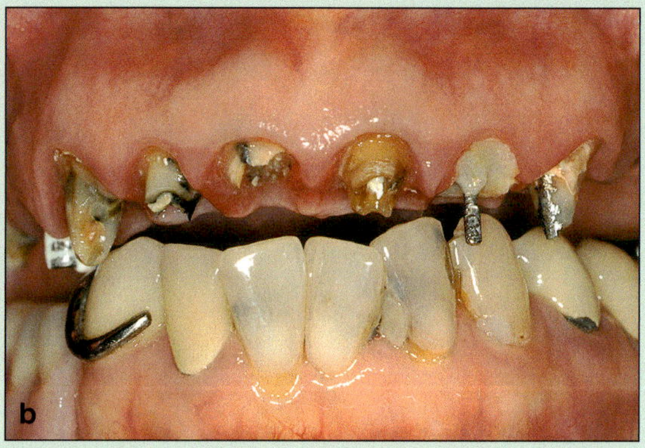

Abb. 4-15b Die Frontalansicht der nicht erhaltungswürdigen oberen Bezahnung zeigt multiple subgingivale Karies.

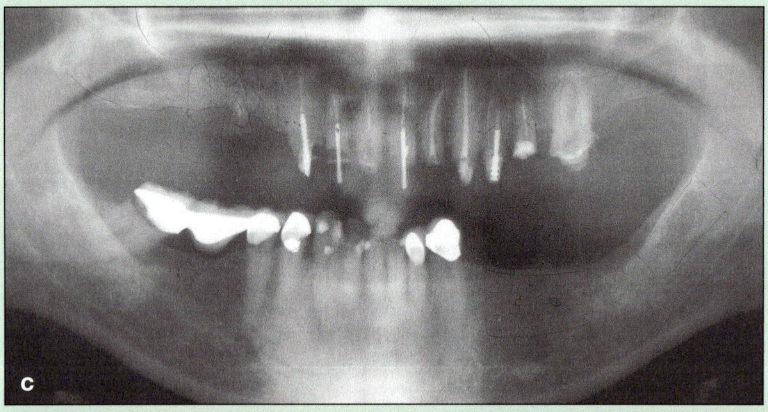

Abb. 4-15c Die präoperative Panoramaschichtaufnahme zeigt eine vorgeschädigte Oberkieferbezahnung und die Menge an verfügbarem Alveolarknochen für eine primäre Implantatstabilisierung. Drei strategische Befestigungzähne werden erhalten, um eine festsitzende Interimsbrücke mit ovoiden Pontics in den Lagern der Sofortimplantate zu befestigen.

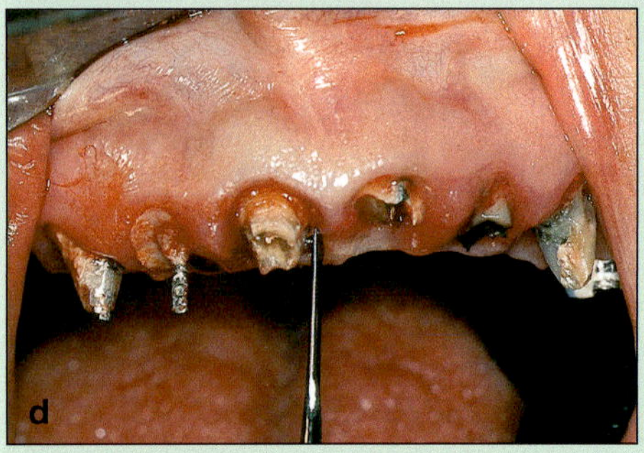

Abb. 4-15d Mit Periotomen wurde eine Zahnextraktion mit minimalem Trauma für die umgebenen Hart- und Weichgewebe durchgeführt.

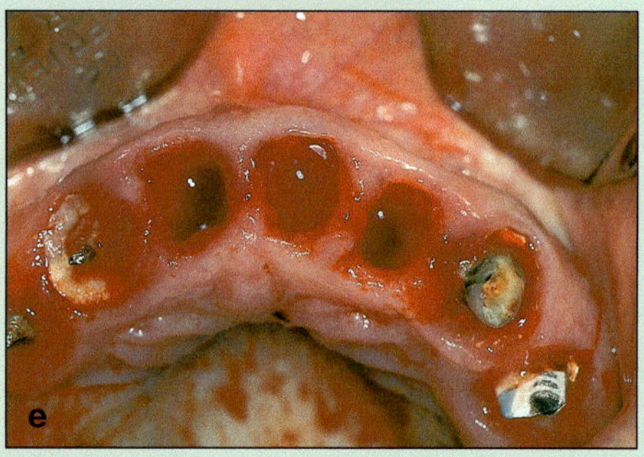

Abb. 4-15e Eine kräftige Blutung tritt in den intakten Extraktionsalveolen nach den Implantatbohrungen auf. Es ist zu beachten, dass die umgebende Weichteilanatomie erhalten wurde. Das ist ein außerordentlich wichtiger Gesichtspunkt im ästhetischen Gebiet.

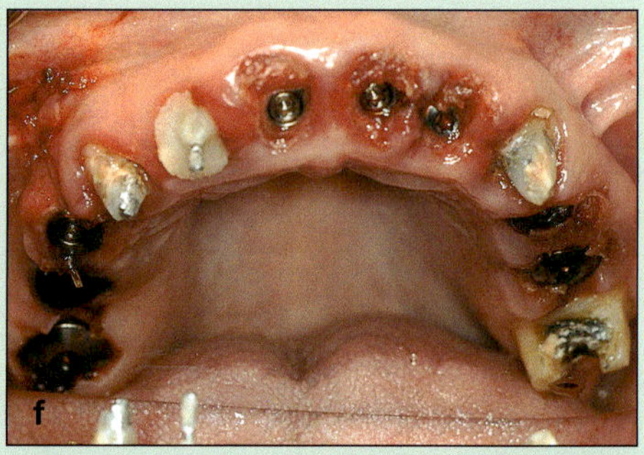

Abb. 4-15f Ungedeckte einteilige Implantate (Straumann USA) wurden in Verbindung mit der Bio-Col-Technik eingebracht. Die Implantate wurden so positioniert, dass eine Berührung der fragilen bukkalen Knochenwand vermieden wurde, um eine Resorption, die die Ästhetik gefährden könnte, zu vermeiden.

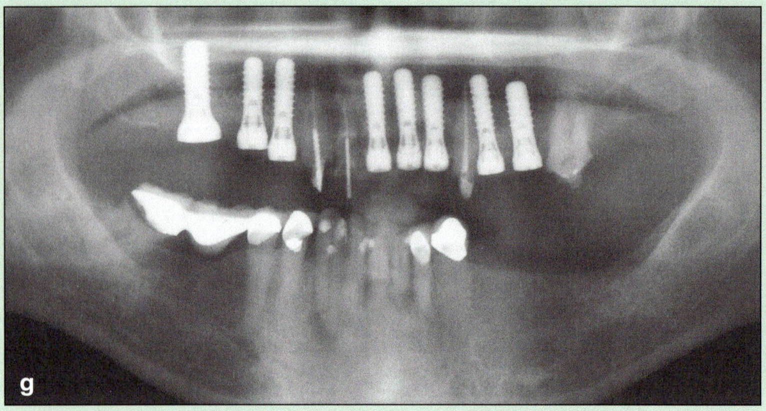

Abb. 4-15g Postoperatives Panoramaschichtbild der ungedeckten Sofortimplantate.

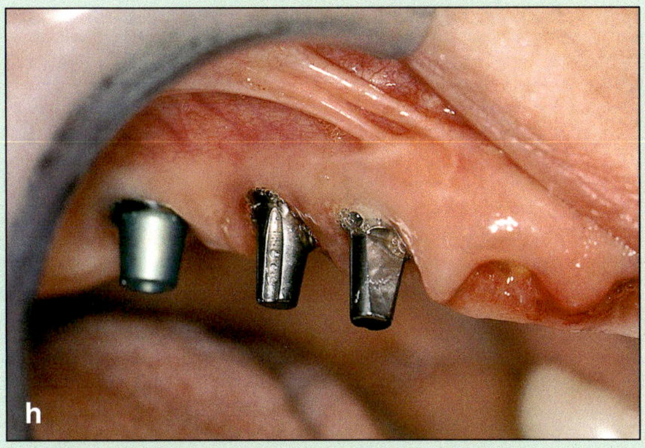
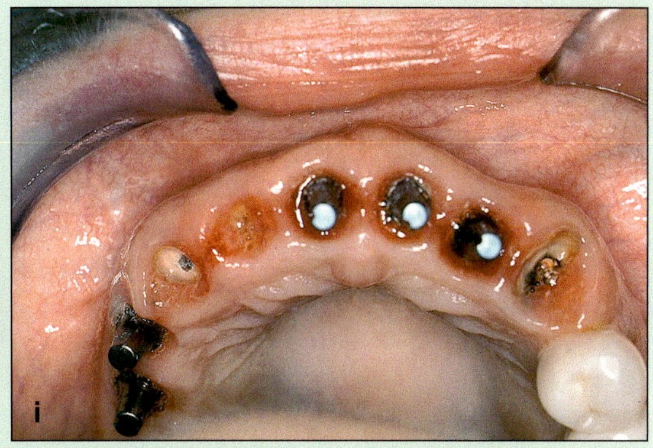

Abb. 4-15h, 4-15i Nach vier Monaten wurden solide Aufbaupfosten eingesetzt und die provisorische Brücke wurde in Vorbereitung der Entfernung der restlichen Oberkieferzähne umgebaut.

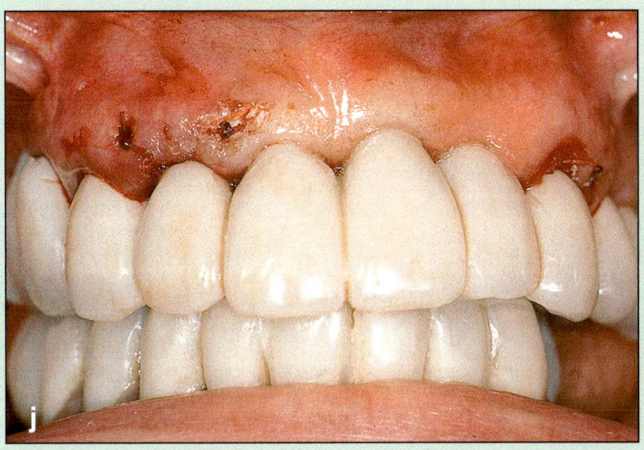

Abb. 4-15j Die provisorische Brücke wurde angepasst und über den Implantataufbaupfosten, nach Entfernung der zuvor erhaltenen strategischen Pfeilerzähne, zementiert.

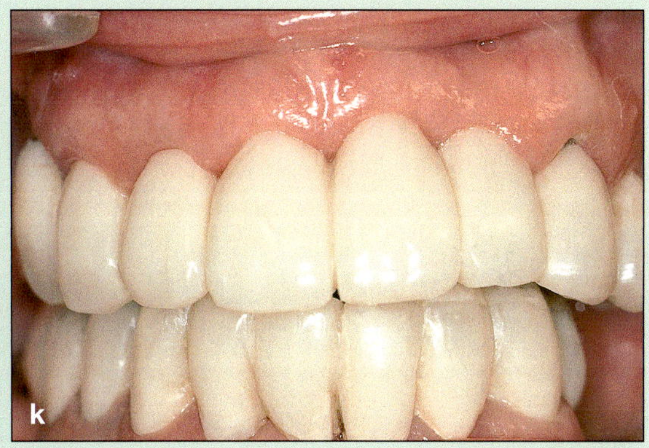

Abb. 4-15k Einige Monate später ist das Implantatlager abgeheilt und zur endgültigen Restauration vorbereitet. Die Bio-Col-Technik ermöglichte ein annehmbares ästhetisches Resultat.

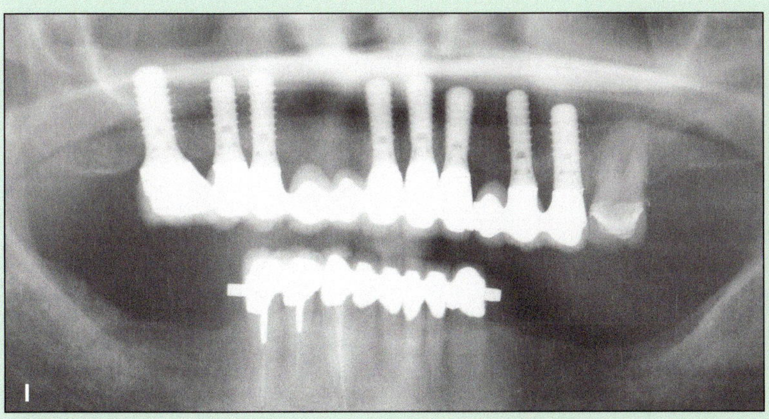

Abb. 4-15l Panoramaschichtaufnahme der endgültigen implantatgestützten Restauration.

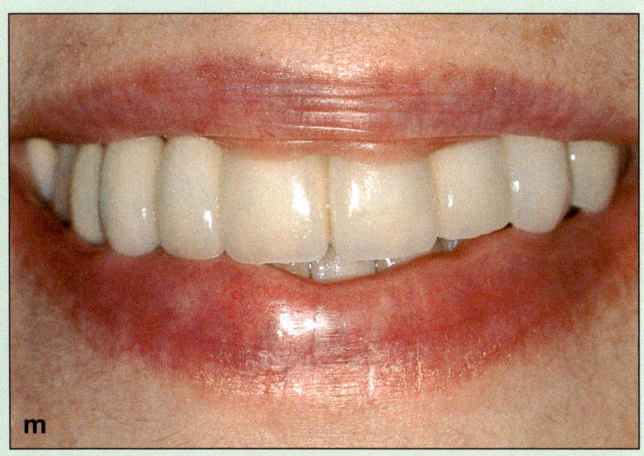

Abb. 4-15m Die endgültige Restauration einige Monate später. Es liegt eine natürliche Ästhetik vor. Die gesamte Behandlungszeit konnte auf sieben Monate reduziert werden, inklusive der Zeiträume für die Abheilung nach Entfernung der zuvor erhaltenen strategischen Pfeilerzähne (Restauration durch Dr. Juan Diego Cardenas, Coral Gables, FL).

Langzeitresultate der Bio-Col-Technik

Die Bio-Col-Technik zur Erhaltung des Alveolarfortsatzes ist ein klinisch erprobter Ansatz, der vom Autor länger als ein Jahrzehnt eingesetzt wurde, um sowohl die funktionellen, als auch die ästhetischen Ergebnisse der Implantatbehandlung zu verbessern. Die Anwendung dieser Technik vermindert auf großartige Weise die Knochenresorption nach Extraktion und erhält gleichbleibend die Hart- und Weichteilanatomie des Kieferkamms. Darüber hinaus vermeidet die Technik häufig zusätzliche implantatlagerverbessernde Maßnahmen, die üblicherweise in der ästhetischen Implantologie erforderlich sind, was reduzierte Behandlungszeiten und eine verbesserte Patientenzufriedenheit bewirkt. Schließlich kann die Technik in Fällen, in denen implantatlagerverbessernde Maßnahmen unvermeidbar sind, genutzt werden, um das Volumen des rekonstruktiven Weichteilmantels zu erhalten und damit die darauf folgenden Hart- und Weichgewebemaßnahmen zur Implantatlagerverbesserung zu erleichtern.

Die Bio-Col-Technik hat gleichbleibend die ästhetischen und funktionellen Resultate sowohl für verzögerte als auch für Sofortimplantationen nach Zahnextraktion verbessert. Bei 423 Extraktionsfällen und 187 Patienten, die im Zeitraum von März 1992 bis Januar 2000 behandelt wurden, ist die Anatomie des Alveolarfortsatzes durch diese Technik erhalten oder das zukünftige Implantatlager verbessert worden, wenn eine verzögerte Implantatinsertion indiziert war. Die retrospektive Analyse erbrachte eine Osseointegrationsrate in 95,8 % bei einer Untersuchungszeit zwischen 12 und 93 Monaten. Wenn Knochendefekte günstiger Form vorlagen, wie oben beschrieben, wurden zum Zeitpunkt der Zahnextraktion in Gebieten von hoher ästhetischer Bedeutung zusätzliche Knochentransplantatmaßnahmen vor Implantatinsertion in einer initialen Serie in 15 von 21 Fällen vermieden. Das ist eine eindrucksvolle Statistik, wenn man bedenkt, dass bei Extraktionsalveolen mit Defekten in den koronalen Anteilen der bukkalen Alveolenwand normalerweise ein zweizeitiger Ansatz mit Knochentransplantation vor Implantatinsertion erforderlich ist, um eine harmonische Implantatästhetik zu erhalten.

Die Bio-Col-Technik wurde in Verbindung mit der Sofortimplantation in 512 Extraktionsalveolen bei 112 Patienten von Juli 1992 bis Januar 2000 eingesetzt (wie oben beschrieben). Die retrospektive Analyse zeigte eine erfolgreiche Osseointegration in 97,2 % der Fälle mit einem Follow-up von 12 bis 85 Monaten. Halbjährliche Röntgenuntersuchungen zeigten stabile krestale Knochenhöhen unter Funktion. Zusätzlich wurde festgestellt, dass das Knochenersatzmaterial im Durchschnitt in der Mehrzahl der Fälle nach sechs bis 12 Monaten nicht von den umgebenden Alveolenwänden in den apikalen Anteilen der Aleole unterschieden werden konnte. In den koronalen Anteilen war das Knochenersatzmaterial nach 24 bis 36 Monaten postoperativ nicht mehr erkennbar. Klinische Untersuchungen zeigten gesunde periimplantäre Weichgewebe mit einem natürlichen Aussehen. Von speziellem Interesse ist die gleichbleibende Erhaltung der Form der periimplantären Papillen, die normalerweise verloren geht und nach der Anwendung von konventionellen Implantationstechniken extrem schwierig wiederzugewinnen ist.

Vorgeschlagene Verbesserungen

Die Verwendung einer resorbierbaren Barrieremembran über dem BioOss®-Transplantat

Das Herunterwachsen des Epithels oder des Bindegewebes um ein Sofortimplantat, ein Einwand von Implantatchirurgen in Antwort auf die Präsentation der ersten klinischen Resultate der Bio-Col-Technik durch den Autor, hat sich nicht bestätigt. Histologische Untersuchungen von Gewebe zum Zeitpunkt der Freilegung von gedeckten Implantaten, die unmittelbar nach Zahnextraktion mit der Bio-Col-Technik eingesetzt worden waren, zeigten eine intakte Bindegewebebasis über den Implantatverschlussschrauben ohne Hinweis von Epithel in den tieferen Teilen der Stanzbiopsien über den Verschlussschrauben. Zusätzlich wurde wiederholt vitaler Knochen über den Verschlussschrauben bei den Implantatfreilegungen beobachtet, wenn versenkte Implantate sofort nach Zahnextraktion mit dieser Technik eingesetzt wurden. Biopsien von Knochengewebe über den Verschlussschrauben sechs Monate nach Implantatinsertion zeigten kein Bindegewebe und zeigten ein Gewebe, das hauptsächlich aus BioOss®-Partikeln und vitalem Knochen zusammengesetzt war (Abb. 4-16). Diese Befunde stimmen mit den Ergebnissen von Tierversuchen überein, die zuvor in diesem Kapitel diskutiert wurden. Darüber hinaus wurden wiederholt auf Röntgenaufnahmen bei Nachuntersuchungen von Implantaten, die mit der Bio-Col-Technik in Verbindung mit einer Sofortimplantation gesetzt wurden, stabile Knochenhöhen und ein gleichförmiges Muster der Spongiosa beobachtet.

Obwohl mit der Bio-Col-Technik exzellente klinische Langzeitresultate erzielt wurden, gibt es eine Begründung für die Verwendung einer resorbierbaren Kollagenbarrieremembran, um die Knochentransplantate in der Alveole zu decken. Initial wurde keine Barrieremembran in das Protokoll aufgenommen, um die wohl bekannten Komplikationen zu vermeiden, die durch Dehiszenzen bei den zu dem damaligen Zeitpunkt erhältlichen, nicht resorbierbaren Membranen auftraten. Nicht resorbierbare Barrieremembranen wurden in ästhetischen Bereichen für mit der Bio-Col-Technik nicht kompatibel gehalten, weil eine Lappenpräparation und ein primärer Wundverschluss vermieden wurden, um die vaskuläre Versorgung und die Weichteilanatomie am Implantatort zu erhalten. Stattdessen verwendete der Autor ein verdichtetes Kollagenvlies, abgedichtet mit Gewebekleber, um als Barriere zu fungieren und die heilende Alveole von der oralen Umgebung zu trennen. In Verbindung mit einer provisorischen Restauration half diese Kollagenmembran in der Stützung der umgebenden Weichgewebe und vermied damit ihren Kollaps. Die Einführung von resorbierbaren Kollagenmembranen hat das Risiko von Komplikationen einer Dehiszenz über den Membranen vermindert. Infolgedessen mag die Anwendung von verbesserten resorbierbaren Barrieremembranen, die gegenwärtig erhältlich sind, für die Bio-Col-Technik angemessen sein.

Eine resorbierbare Membran, wenn sie verwendet wird, sollte zwischen dem BioOss®-Transplantat und dem resorbierbaren Kollagenvlies appliziert werden und sollte etwa 1 mm bis 2 mm über die bukkalen und palatinalen Alveolenwände hinüberreichen. Der Kliniker sollte eine Anhebung des benachbarten Cols oder des Gewebes der Interdentalpapille vermeiden, weil dies die Blutversorgung einschränken würde und einen negativen Effekt auf die Weichgewebekontur und die Ästhetik haben würde. Obwohl die Erfahrungen des Autors mit dieser Modifikation nicht ungünstig waren, hat sie auch keine erkennbaren klinischen Verbesserungen gegenüber der Originaltechnik erbracht. Deshalb hat der Autor resorbierbare Kollagenmembranen bei Sofort- oder verzögerter Implantation nicht ins Protokoll aufgenommen. Histologische Vergleiche von Extraktionsalveolen mit und ohne Verwendung der resorbierbaren Membran, wie auch Vergleiche des erreichten Knochen-Implantat-Kontakts mit und ohne resorbierbarer Membran nach Sofortimplantation sind notwendig, um eine Verbesserung nachzuweisen und die biologischen Verdienste der Bio-Col-Technik und ihrer Modifikationen zu verifizieren.

Eine weitere Frage ist, ob BioOss® oder eine Mischung von BioOss® und autologen partikulären Knochenmarktransplantaten, die in einer frisch blutenden Alveole kondensiert wird, in der Lage ist, eine gesteuerte Knochenregeneration selbstständig durchzuführen, wenn sie von der Mundhöhle ferngehalten werden, wie von Boyne vorgeschlagen[13] oder ob der Schlüssel für einen reproduzierbaren klinischen Erfolg bei regelmäßiger Verwendung der Bio-Col-Technik die Isolation der Knochenwunde mit einem absorbierbaren Kollagenvlies, das mit einem Gewebekleber abgedichtet wird und dann mit einer provisorischen Restauration geschützt wird, ist. Der Autor glaubt, dass die verschiedenen Elemente dieser Technik kombiniert werden müssen, um gleichmäßige Resultate innerhalb der Grenzen der interindividuellen Variationen der Wirtsorganismen zu erhalten.

Obwohl ursprünglich bedeutende Verbesserungen mit einer resorbierbaren Membran bei der Behandlung von Defektalveolen festgestellt wurden, ergab sich keine erkennbare Verbesserung bei der Verwendung einer resorbierbaren Membran in gesunden intakten Alveolen. Auf der anderen Seite sehen bei der Behandlung von vorgeschädigten Implantatlagern erste Erfahrungen mit einer Mischung von autologem Knochen und BioOss® mit PRP, wie unten beschrieben, viel versprechend aus.

Verwendung von PRP

An vorgeschädigten Implantationsorten, wo zuvor Trauma, Infektionen, endodontische Maßnahmen oder chirurgische Operationen das regenerative Potenzial eingeschränkt haben, hat der Autor PRP eingesetzt, um die Osteokonduktion im Transplantat zu verbessern und um potenziell die theoretischen Vorteile zu realisieren, die die in PRP enthaltenen Wachstumsfaktoren auf die Knochenregeneration in der Alveole haben mögen. Der Autor hat PRP auch im Zusammenhang mit der Bio-Col-Technik an vorgeschädigten Implantatlagern, in Defekten und an Orten, an denen Implantate zuvor nicht osseointegriert sind, angewendet (Abb. 4-18). PRP wurde auch zur Unterstützung der Wundheilung benutzt, wenn die Bio-Col-Technik bei Sofortimplantaten eingesetzt wurde. Besonders, wenn multiple Implantatlager mit der Bio-Col-Technik als Teil einer Gesamtkiefersofortbelastungsmaßnahme eingesetzt wurden (siehe Abb. 4-17, 4-19), wurde die Verwendung von PRP ein Routineschritt des operativen Vorgehens des Autors.

Ein weiterer Vorteil des PRP als Teil des operativen Vorgehens ist der technische Vorteil einer verbesserten Handhabung beim Einbringen des Transplantatmaterials in der Wunde. Zusätzlich hilft der wundabdichtende Effekt des PRPs, das CollaPlug-Material im Situs zu halten, und PRP unterstützt die Heilung durch Verbesserung der frühen Wundbelastbarkeit bei Weichteillappen und gesteuerten Knochenregenerationsmaßnahmen.

An vorgeschädigten und defizienten Implantatlagern hat der Autor PRP mit BioOss® allein, wie auch mit einer 1:1 Mischung von BioOss® und autologem partikulärem Knochen eingesetzt. In der Theorie haben die Wachstumsfaktoren im PRP (Platelet Derive Growth Factor und Transforming Growth Factor beta) die Fähigkeit, die Knochenregeneration im Transplantat zu verbessern, indem sie das Einwachsen von regenerationsfähigen Zellen in die transplantierte Alveole durch Chemotaxis und durch die Antwort der vitalen Zellen im Transplantat selber verbessern.
Wichtiger noch sichert PRP das Blutgerinnsel in der Alveole und erleichtert damit die Osteokonduktion im Transplantat. Für eine verzögerte Implantation empfiehlt der Autor, in das Knochentransplantat mit einigen Tropfen

Die Bio-Col-Technik für den Sofortersatz eines frakturierten ersten Oberkieferprämolaren

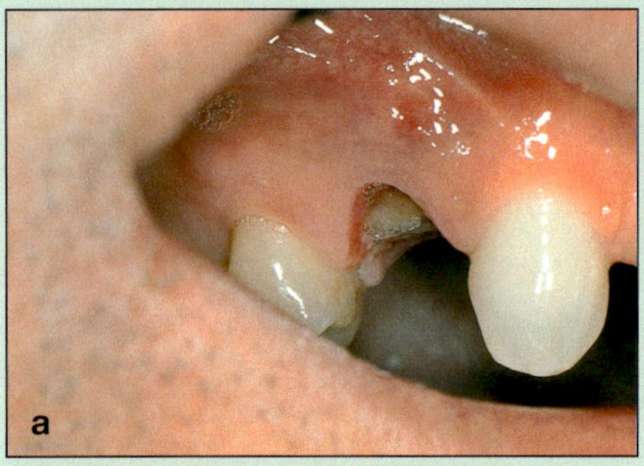
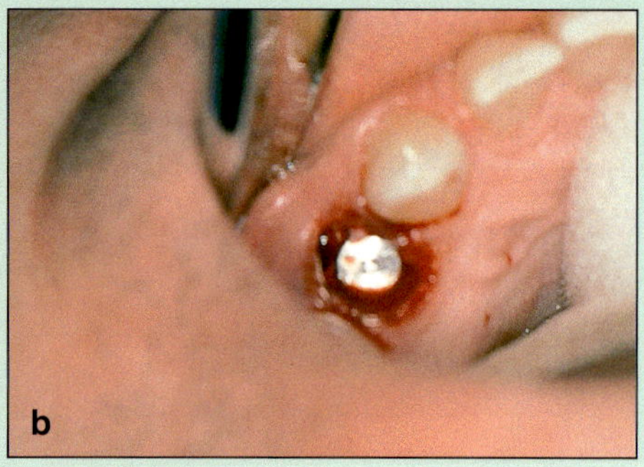

Abb. 4-16a Präoperative Ansicht eines frakturierten ersten Oberkieferprämolaren.

Abb. 4-16b Ein zylindrisches Implantat mit Gewinde wurde eingesetzt. Zu beachten ist der zirkumferente Leerraum zwischen Implantat und Alveolenwänden.

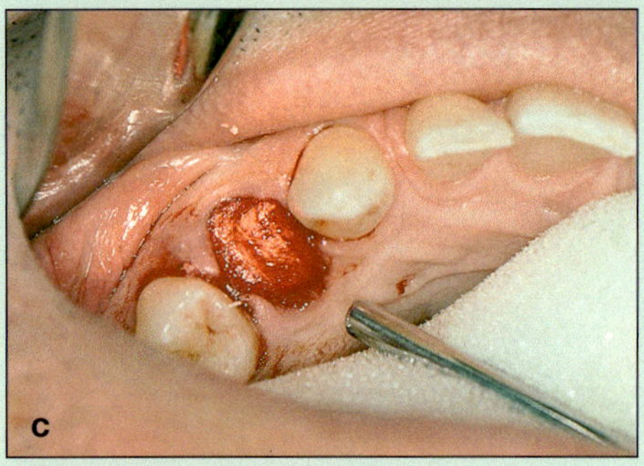
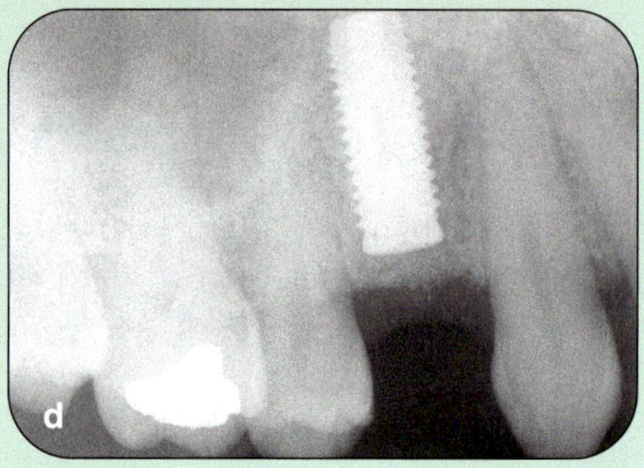

Abb. 4-16c BioOss® wurde in den Leerraum um das Implantat eingebracht und ein Kollagenvlies (CollaPlug) wurde über dem Transplantat und über der Implantatverschlussschraube verdichtet.

Abb. 4-16d Das Röntgenbild sechs Monate postoperativ zeigt eine Knochenregeneration über der Implantatverschlussschraube.

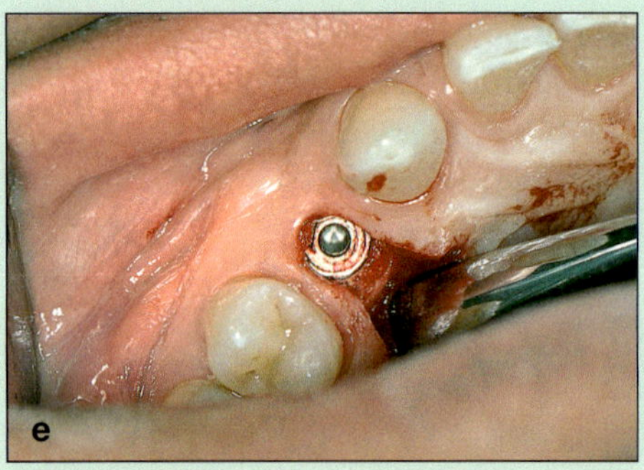

Abb. 4-16e Mit einem U-förmigen palatinalen Halbinsellappen wurde das Implantat freigelegt und der Aufbaupfosten aufgeschraubt.

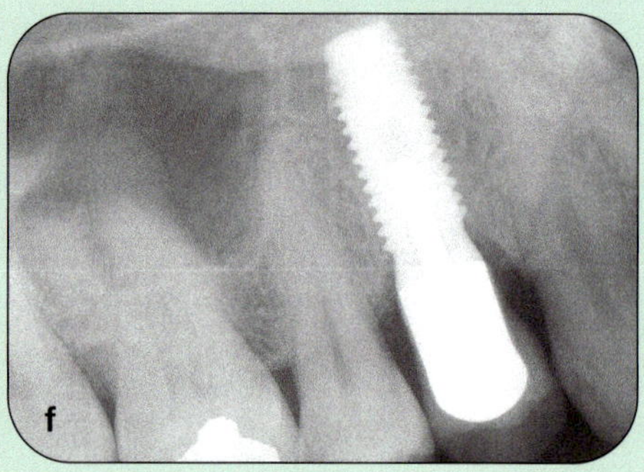

Abb. 4-16f Das Röntgenbild nach endgültiger Restauration zeigt eine stabile Knochenhöhe und eine weitere Integration des Knochentransplantats im Situs.

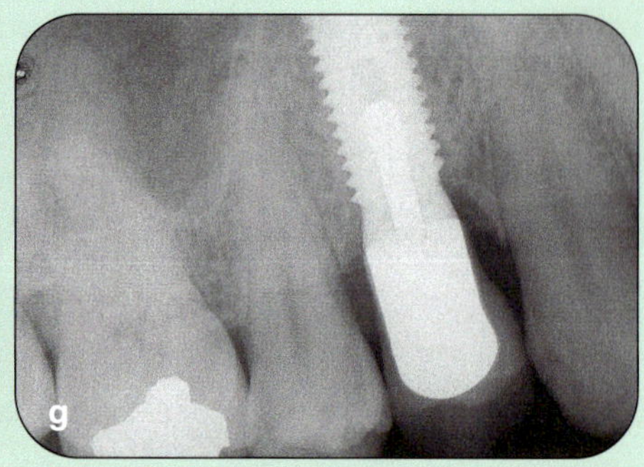

Abb. 4-16g Ein Röntgenbild 31 Monate nach Eingliedern der endgültigen Restauration zeigt die Langzeitstabilität des Knochenniveaus unter Funktion und kompletter Integration des Transplantats im Situs. Ein gleichförmiges trabekuläres Muster umgibt das Implantat.

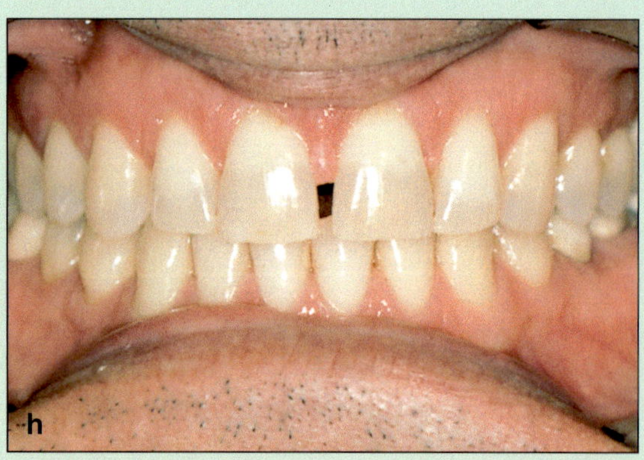

Abb. 4-16h Nachuntersuchung 31 Monate nach Eingliederung der endgültigen Restauration. Die Ästhetik und die Gesundheit des Weichgewebes konnten erhalten werden und die Restauration bleibt weiterhin kaum vom Restgebiss unterscheidbar (Restauration durch Dr. Faustino Garcia, Coral Gables, FL).

Modifizierte Bio-Col-Technik für eine sofortbelastete Gesamtrestauration im Unterkiefer

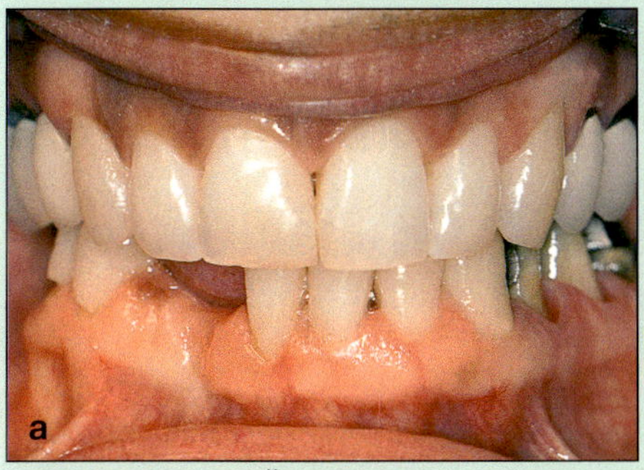

Abb. 4-17a Der Überblick zeigt eine gute Übereinstimmung der Ober- und Unterkieferzahnbögen und einen adäquaten intraokklusalen Abstand für die Soforteingliederung einer implantatgetragenen provisorischen Brücke.

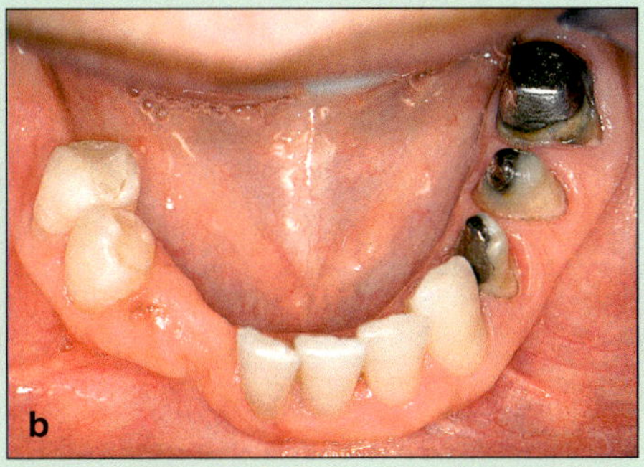

Abb. 4-17b Präoperative Ansicht der extraktionswürdigen Unterkieferzähne nach multipler Wurzelkaries. Zu beachten sind die Unterschnitte auf der bukkalen Seite des Alveolarfortsatzes.

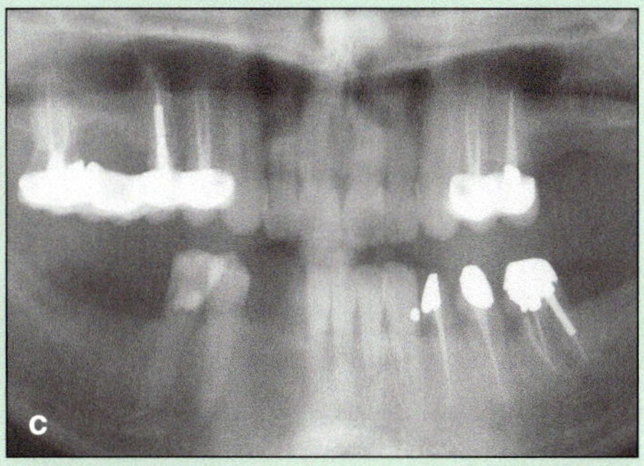

Abb. 4-17c Das präoperative Röntgenbild zeigt die multiple Wurzelkaries der restlichen Unterkieferzähne. Der Behandlungsplan umfasste die Entfernung der Unterkieferbezahnung und den Sofortersatz durch Implantate in Verbindung mit der modifizierten Bio-Col-Technik.

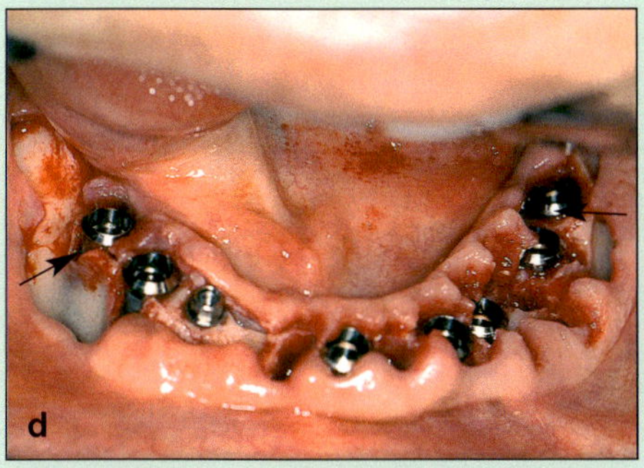

Abb. 4-17d Die restliche Unterkieferbezahnung wurde vorsichtig mit Hilfe von Periotomen und Zertrennung durch rotierende Instrumente entfernt. Trotz dieser Mühen entstanden mehrere Dehiszenzdefekte (*Pfeile*) im extrem dünnen Knochen im Bereich der bukkalen Unterschnitte. Die bukkalen Weichgewebe wurden vorsichtig präpariert, um Knochentransplantationen und eine gesteuerte Knochenregeneration zur Korrektur dieser Defekte durchzuführen. Es ist zu beachten, dass die linguale Gingiva nicht abgehoben wurde, um die Blutversorgung in diesen Bereichen zu erhalten.

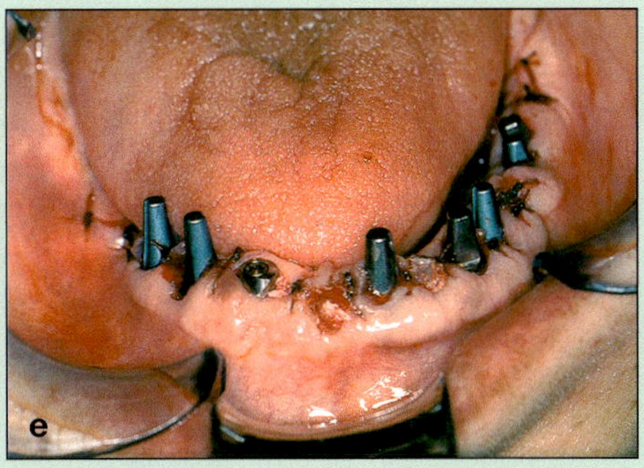

Abb. 4-17e Die Leerräume zwischen den Sofortimplantaten (Straumann USA) und den intakten Alveolenwänden wurden mit Knochentransplantaten gefüllt und mit der Standardmethode abgedichtet. Die Dehiszenzdefekte wurden mit einer Mischung von autologem Knochen, BioOss® und PRP versorgt. Eine Bio-Gide-Membran wurde über den transplantierten Bereichen vor einem spannungsfreien Wundverschluss appliziert.

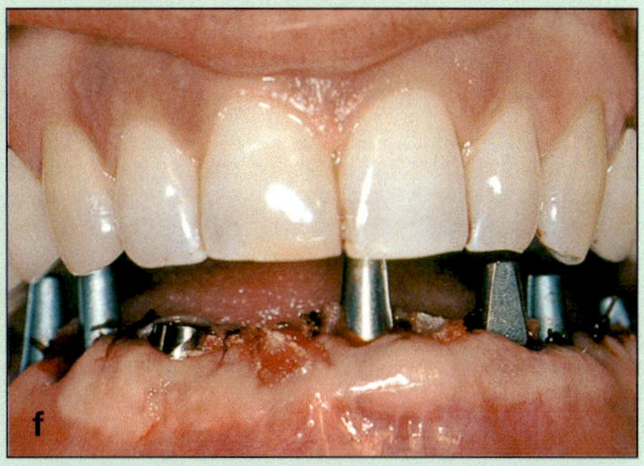

Abb. 4-17f Solide Aufbaupfosten wurden auf sieben der acht Implantate befestigt. Zu beachten ist die exzellente Passung der Implantate mit dem Gegenkiefer.

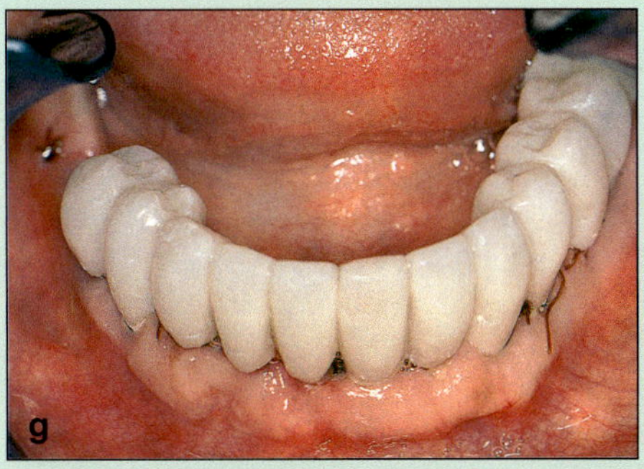

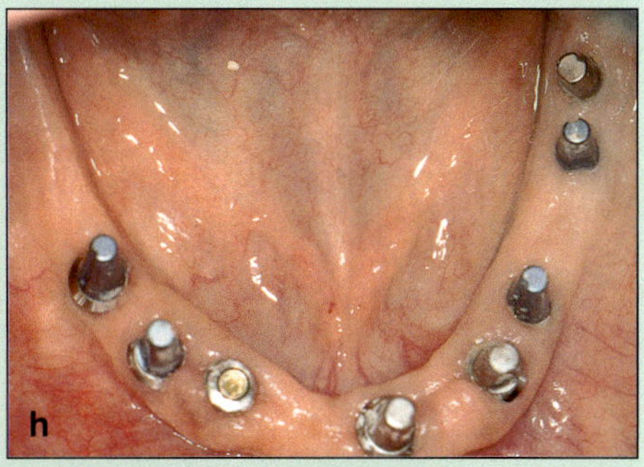

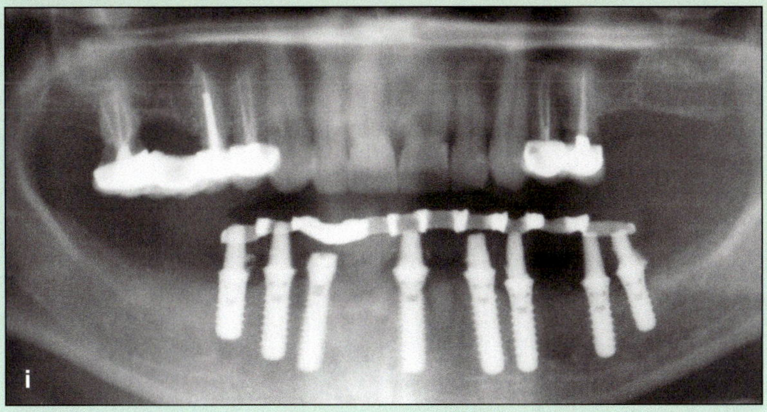

Abb. 4-17g Eine laborgefertigte, metallverstärkte feste Brücke wurde am selben Tag eingegliedert (Restauration durch Dr. Juan Diego Cardenas, Miami, FL).

Abb. 4-17h Drei Monate nach Extraktion und Sofortimplantation wurde die provisorische Brücke entfernt und alle Implantate waren eingeheilt. Zu beachten sind die Gesundheit und Stabilität der periimplantären Weichgewebe.

Abb. 4-17i Röntgenbild nach Implantation mit der provisorischen befestigten Brücke.

Die Bio-Col-Technik mit PRP zur Vorbereitung eines Implantatlagers für die verzögerte Implantation nach zwei vorangegangenen Fehlschlägen

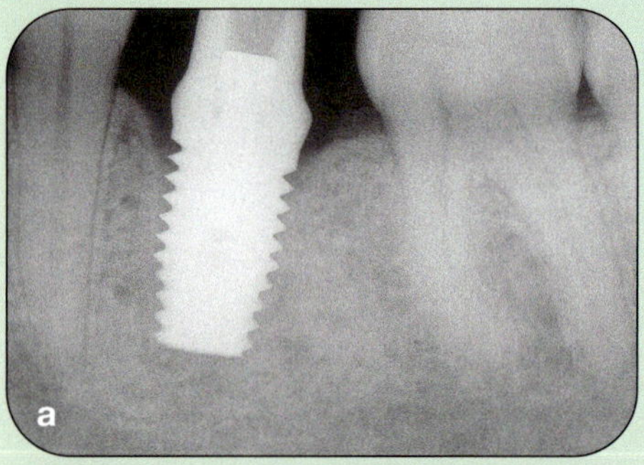

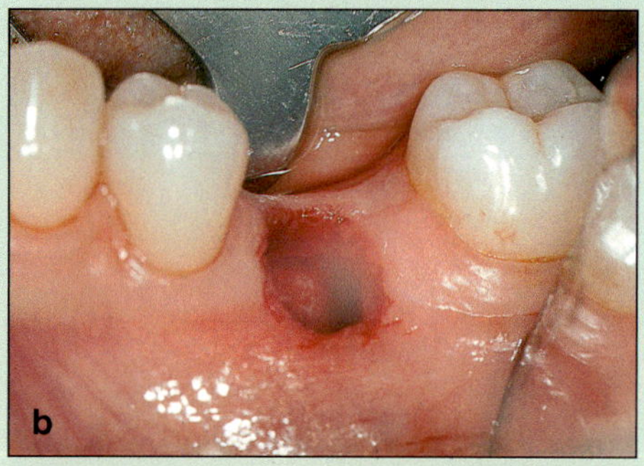

Abb. 4-18a Das präoperative Röntgenbild zeigt die fehlende Osseointegration in diesem vorbelasteten Situs eines ersten Unterkiefermolaren.

Abb. 4-18b Nachdem das Implantat vorsichtig entfernt worden war, erfolgten eine sorgfältige Kürettage und Perforation der Alveolenwände, um die Blutung zu stimulieren. PRP-Lösung wurde eingesetzt, um sicherzustellen, dass ein Blutgerinnsel für die initiale Heilung vorhanden ist.

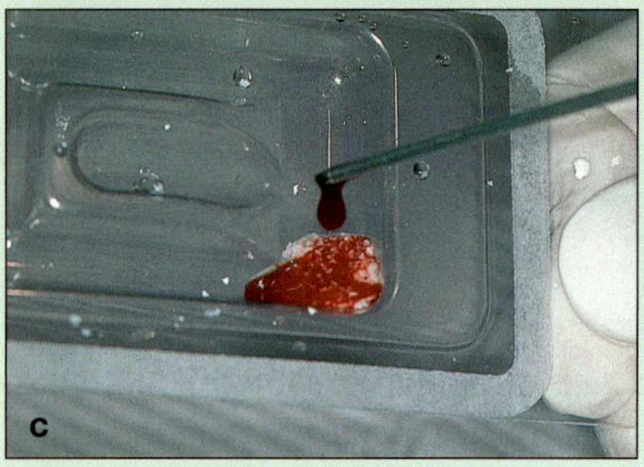

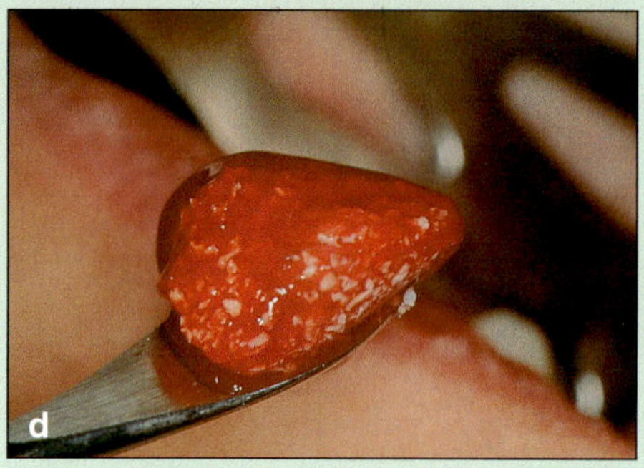

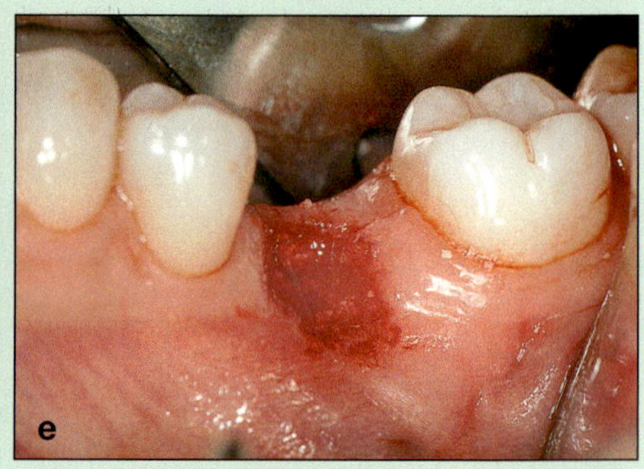

Abb. 4-18c, 4-18d Die Mischung von BioOss® mit aktivierter PRP-Lösung führt zu einem formbaren Material, das bequem in der Wunde appliziert werden kann. Autologes Blut wurde in diesem Fall nicht eingesetzt.

Abb. 4-18e Der BioOss®-PRP-Komplex wurde sofort eingebracht und in der Alveole kondensiert. Zusätzliches PRP wurde in die aufgefüllte Alveole injiziert und in Ruhe gelassen, bis die Alveole mit CollaPlug und Isodent-Gewebekleber, wie beschrieben, abgedichtet wurde.

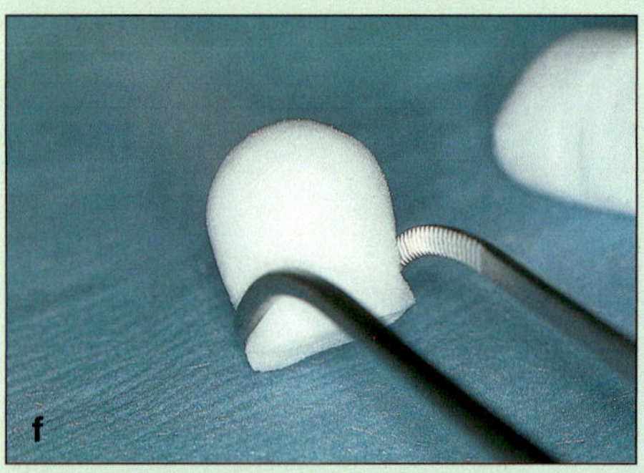

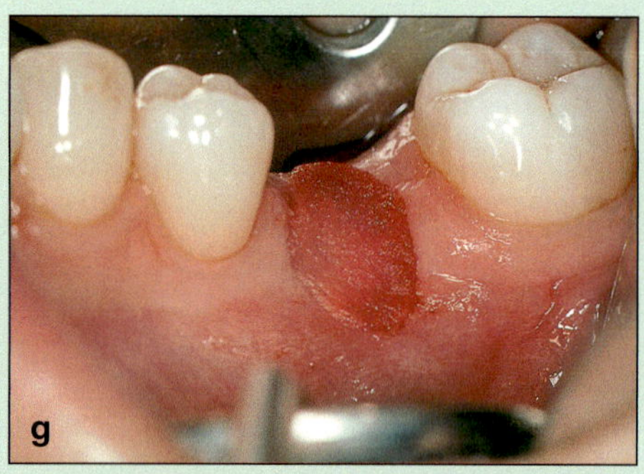

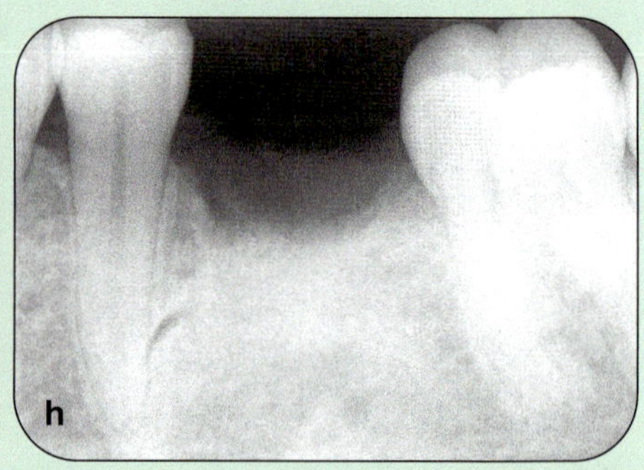

Abb. 4-18f, 4-18g Eine Hälfte des CollaPlugs wurde für die Alveole verwendet, wo es sich durch Aufnahme der überschüssigen PRP-Lösung stabilisierte. Der Defekt muss mit steriler Gaze abgetupft werden, bevor der Gewebekleber appliziert wird.

Abb. 4-18h Das postoperative Röntgenbild des verdichteten BioOss®-PRP-Transplantats in der Alveole.

aktivierten PRPs zu injizieren und danach sofort das Transplantat einzubringen und zu verdichten. Nachdem die Verdichtung des Transplantats abgeschlossen ist, wird der Situs wiederum mit einigen Tropfen aktivierten PRPs befeuchtet und das CollaPlug-Material wird über dem Transplantat eingebracht, wo es durch überschüssige PRP-Lösung stabilisiert wird. Daraufhin wird der Situs mit trockener steriler Gaze abgetupft und der Gewebekleber wird appliziert. Für Sofortimplantate schlägt der Autor vor, die aktivierte PRP-Lösung zu applizieren, während das Implantat auf seine endgültige Einbringtiefe gebracht wird. Die PRP-Transplantatmischung wird eingebracht und kondensiert und zusätzliche aktivierte PRP-Mischung wird injiziert, wenn das Implantat auf seine definitive Position eingedreht wird. Zusammenfassend zeigt die 40-monatige Erfahrung des Autors, dass die Verwendung von PRP die Wundheilung und Knochenregeneration in Extraktionsalveolen bei Sofort- und verzögerten Implantaten verbessern kann. Die Wachstumsfaktoren im PRP unterstützen den Einsatz von autologen Knochentransplantaten vermischt mit BioOss®, um die theoretischen Vorteile dieser vitalen transplantierten Zellen nutzen zu können.

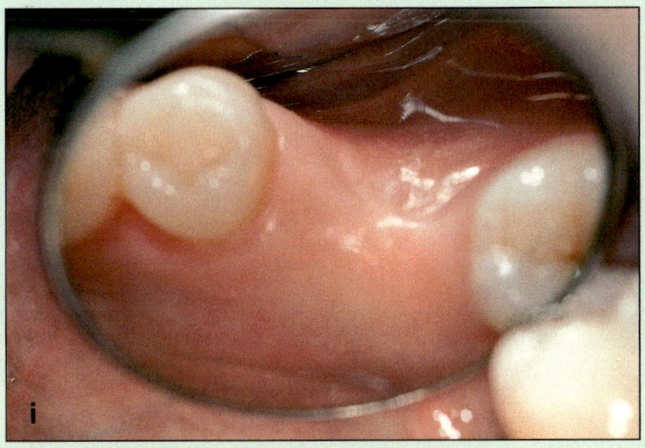

Abb. 4-18i Exzellente Weichteilheilung zehn Wochen nach dem Eingriff.

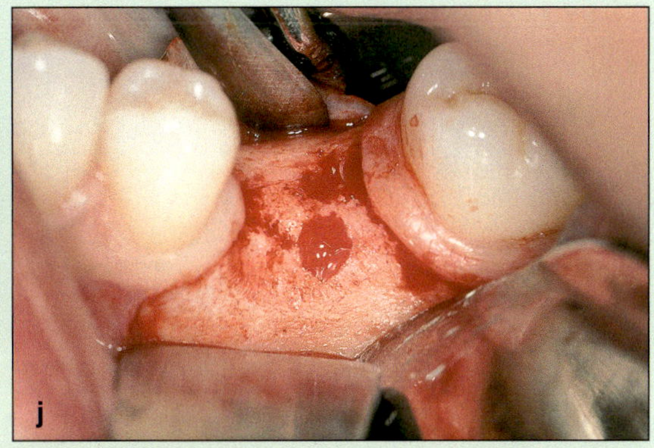

Abb. 4-18j Nach Wiedereröffnung drei Monate nach dem Eingriff sind keine BioOss®-Partikel erkennbar, was die verstärkte Knochenheilung zeigt. Eine neu gebildete Kortikalis kann ebenfalls an dem vorherigen Defektort erkannt werden.

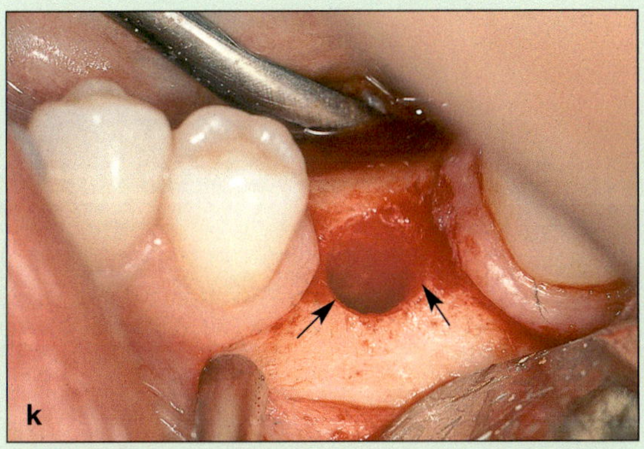

Abb. 4-18k Eine Trepanbiopsie wurde vor der Implantatlageraufbereitung entnommen. Obwohl kein BioOss® sichtbar war, kann der bukkale Rand der aufgefüllten Alveole (*Pfeile*) erkannt werden.

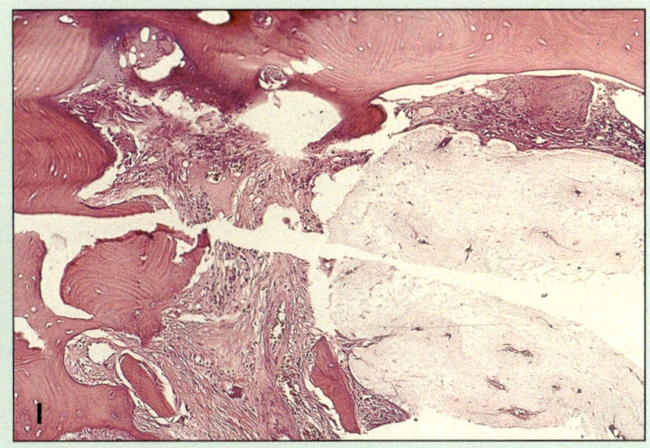

Abb. 4-18l Die Histologie der Trepanbiopsie zeigt erhebliche Mengen von vitalem Knochen, der sich in der Alveole gebildet hat.

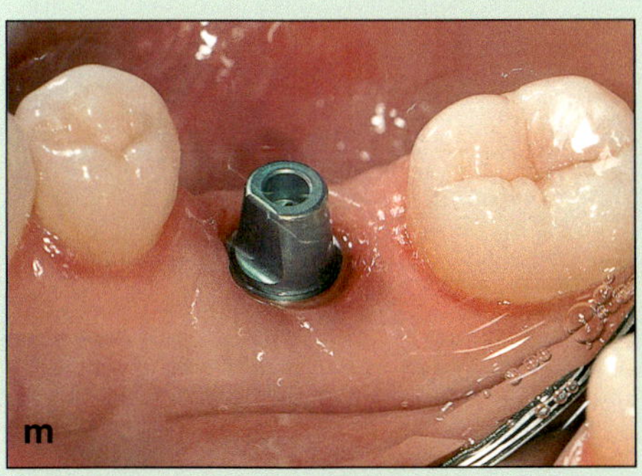

Abb. 4-18m Drei Monate nach Implantatinsertion wurde der Aufbaupfosten eingebracht. Zu beachten sind die exzellente Weichteilintegration und die prothetikfreundliche Umgebung um das einteilige ungedeckte Wide-Neck-Implantat.

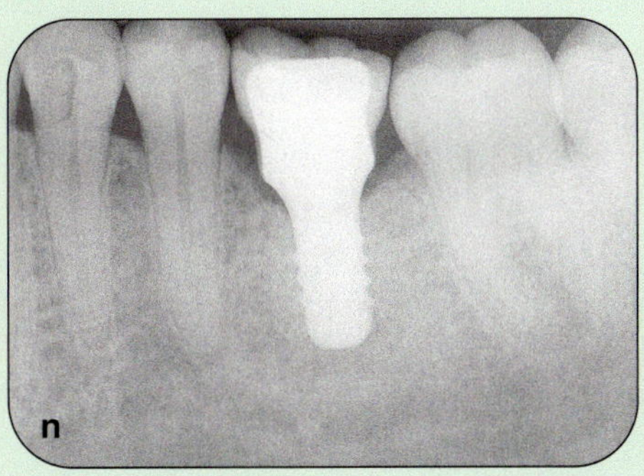

Abb. 4-18n Das Röntgenbild nach Eingliederung der endgültigen Restauration zeigt einen stabilen krestalen Knochen und die erfolgreiche Osseointegration des einzeitigen Wide-Neck-Implantats (Straumann USA).

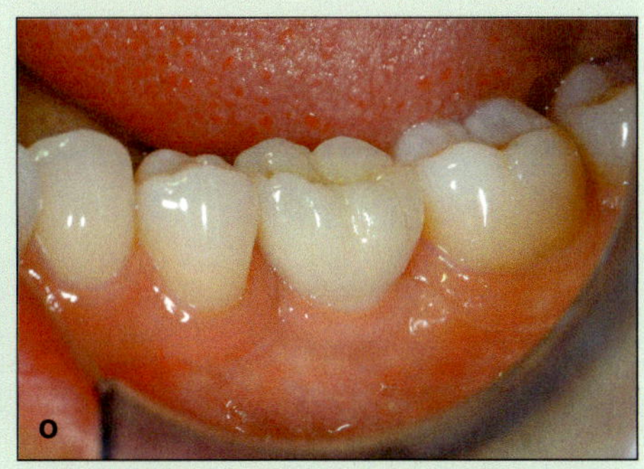

Abb. 4-18o Die endgültige Restauration hat natürliche Konturen und eine volle Kaufläche. Die umgebenden Weichgewebe sind gesund (Restauration durch Dr. Roy Greenburg, Miami, FL).

Nichtsdestoweniger gelang es dem Autor nicht, irgendwelche klinischen Vorteile zu beobachten, wenn PRP zur Behandlung von gesunden Alveolen mit substanzieller Knochenwanddicke (dickes, flaches Parodontium) eingesetzt wurde. In der Behandlung von Defektalveolen oder Alveolen mit inadäquater Wanddicke (dünnes, girlandenförmiges Parodontium), bei denen die Knochenregeneration innerhalb des Transplantats helfen mag, den Defekt zu überbrücken und in Situationen, in denen die gesteuerte Knochenregeneration mit partikulären Onlay-Knochentransplantaten und einer resorbierbaren Barrieremembran eingesetzt wurde, hat der Autor festgestellt, dass die Mischung von autologem Knochen, BioOss® und PRP signifikante Vorteile aufweist.

Die modifizierte Bio-Col-Technik für den Sofortersatz der gesamten Ober- und Unterkieferbezahnung

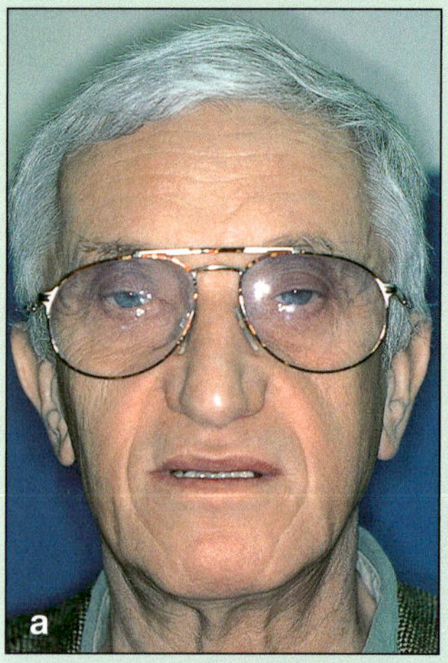

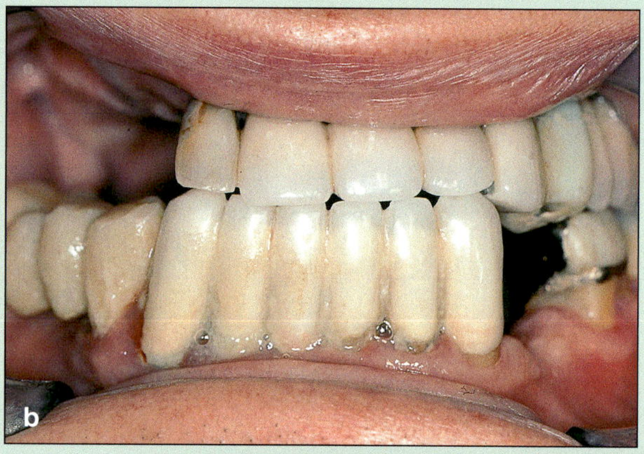

Abb. 4-19a Präoperative Ansicht eines 64-jährigen Mannes mit nicht erhaltungswürdiger Ober- und Unterkieferbezahnung nach therapieresistenter Parodontalerkrankung.

Abb. 4-19b Die intraorale Ansicht zeigt die Schwere der parodontalen Destruktion; der Fall wurde mit einer modifizierten Bio-Col-Technik unter Anwendung eines bukkalen Lappens behandelt.

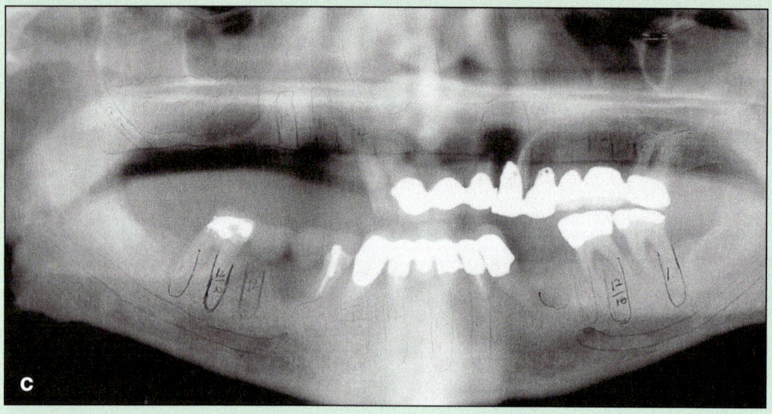

Abb. 4-19c Panoramaschichtaufnahme vor Behandlungsbeginn. Trotz eines erheblichen Knochenverlustes nach Parodontalerkrankung bleibt ein angemessenes Knochenvolumen für die Implantatinsertion.

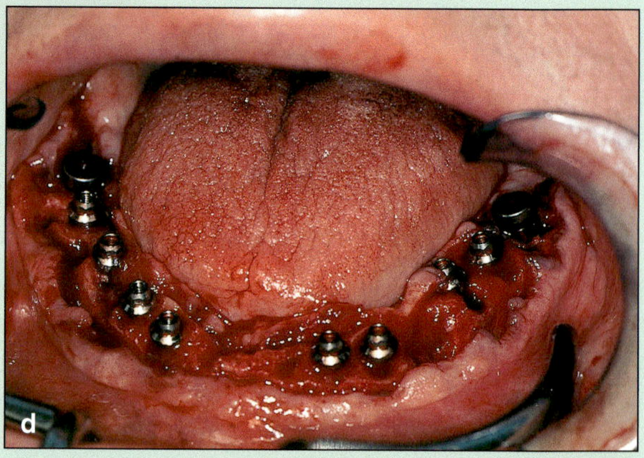

Abb. 4-19d Die Unterkieferzähne wurden entfernt und zehn einteilige ungedeckte Implantate wurden in Vorbereitung einer Sofortbelastung inseriert.

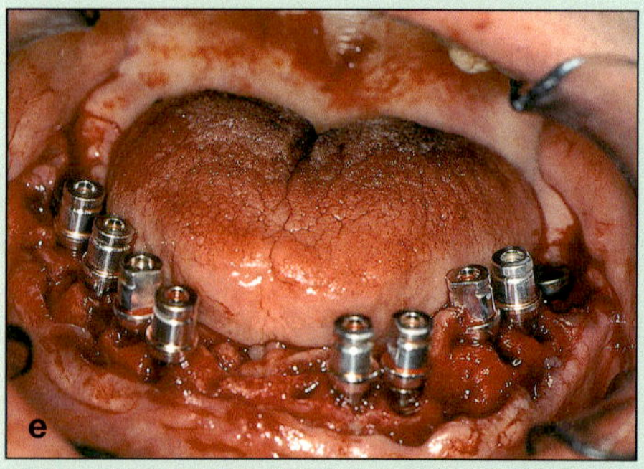

Abb. 4-19e Reponierbare Abdruckpfosten wurden auf den Implantaten befestigt.

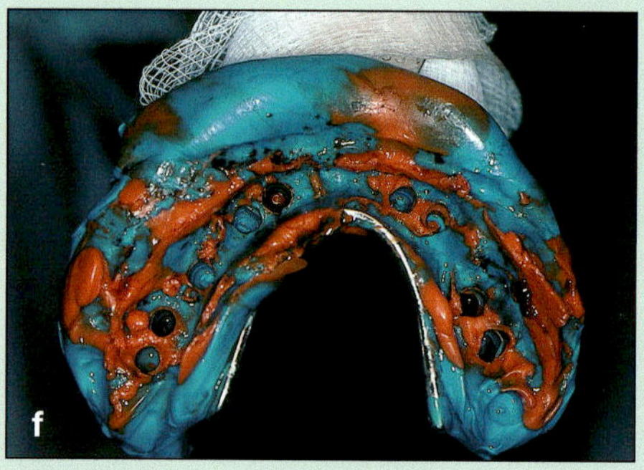

Abb. 4-19f Die Gesamtkieferabdrucknahme registriert die Position der Sofortimplantate.

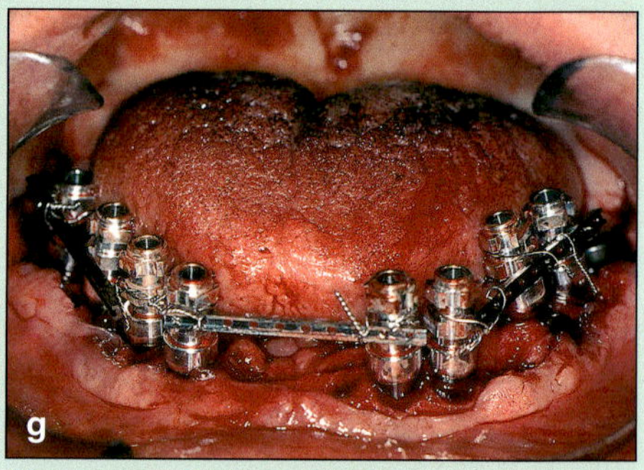

Abb. 4-19g Nicht reponierbare Abdruckpfosten wurden auf den Implantaten befestigt und mit Hilfe von Ligaturdrähten mit einem Zeza-Steg verbunden (Zeza, Miami, FL).

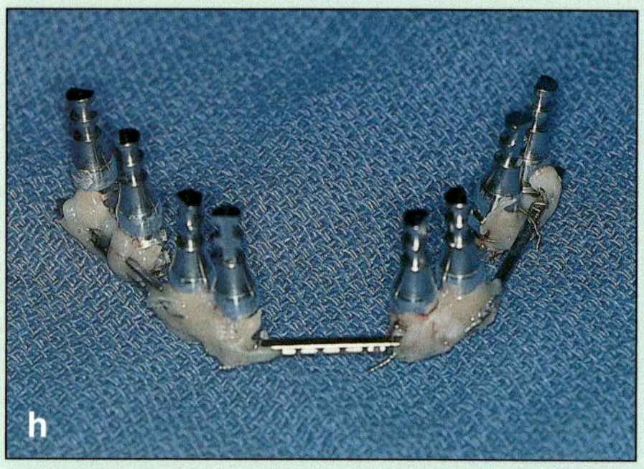

Abb. 4-19h Nach weiterer Befestigung des Zeza-Steges mit lichthärtendem Composite-Kunststoff wurden die Abdruckpfosten als Gesamteinheit entfernt.

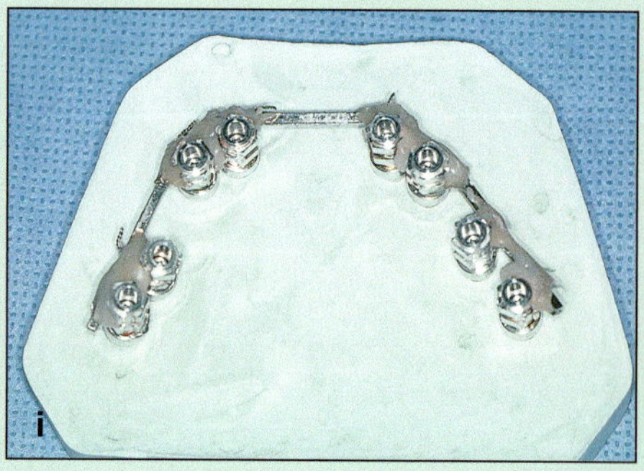

Abb. 4-19i Ein Modell wurde mit schnell härtendem, nicht expandierendem Gips hergestellt. Das bietet ein Arbeitsmodell für den Prothetiker, um eine sofortbelastete feste Brücke für den Unterkiefer herzustellen, während die Operation im Oberkiefer weitergeführt wird.

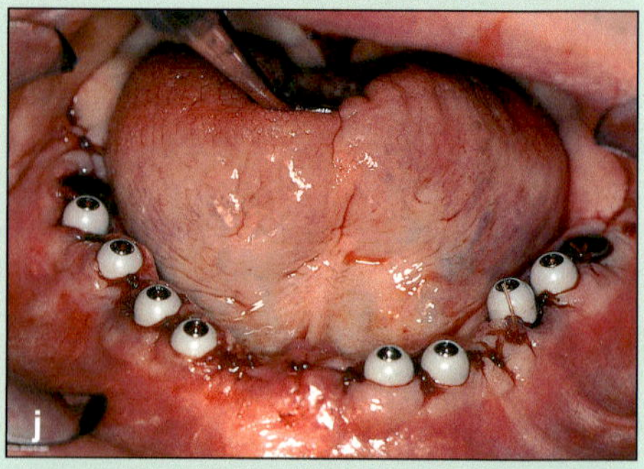

Abb. 4-19j Die Knochendefekte wurden mit einer Mischung von BioOss®, autologem Knochen und PRP aufgefüllt. Bio-Gide-Membranen wurden über den Transplantaten adaptiert und die bukkalen Lappen wurden so zurückgelagert, dass eine zirkumferente Adaptation der Gingiva um die Octa-Schutzkappen entstand. Nach Wundverschluss wurde zusätzliches PRP topisch angewendet, um einen wundabdichtenden Effekt zu bewirken.

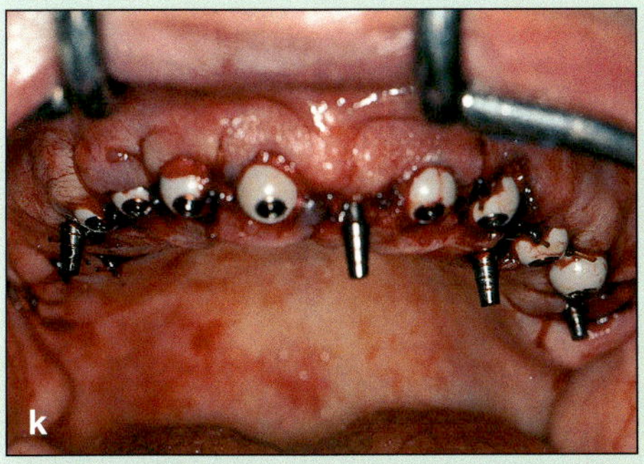

Abb. 4-19k Die restlichen Oberkieferzähne wurden entfernt und acht ungedeckte Implantat (Straumann USA) wurden mit Anwendung der Bio-Col-Technik eingesetzt. Wegen der geringen Knochenqualität wurden provisorische Implantate zur Stützung der Interimsprothese und zum Schutz der Implantate vor Mikrobewegungen eingesetzt.

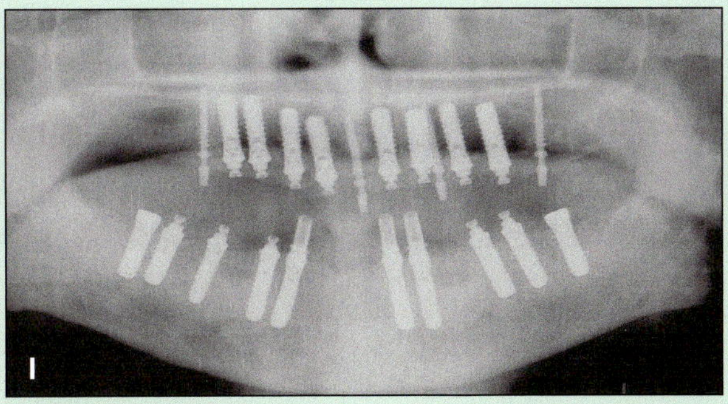

Abb. 4-19l Die Panoramaschichtaufnahme nach Sofortimplantation zeigt eine gute Ausrichtung und Verteilung des Implantate.

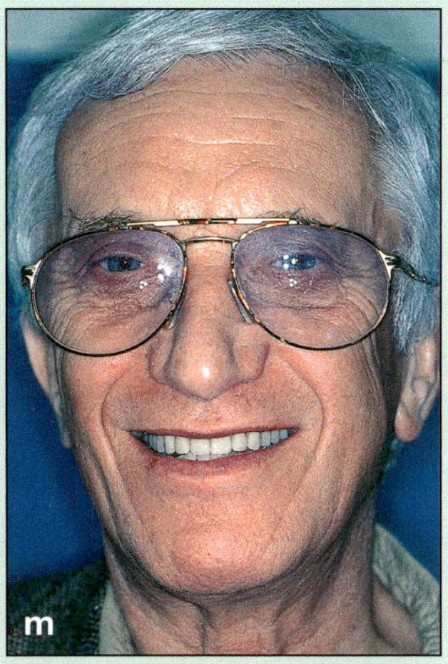

Abb. 4-19m Die Ansicht des glücklichen Patienten nach Eingliederung der provisorischen Ober- und Unterkieferbrücken am selben Tag. Zu beachten ist die sofortige Verbesserung der Ästhetik und der Lippenstütze.

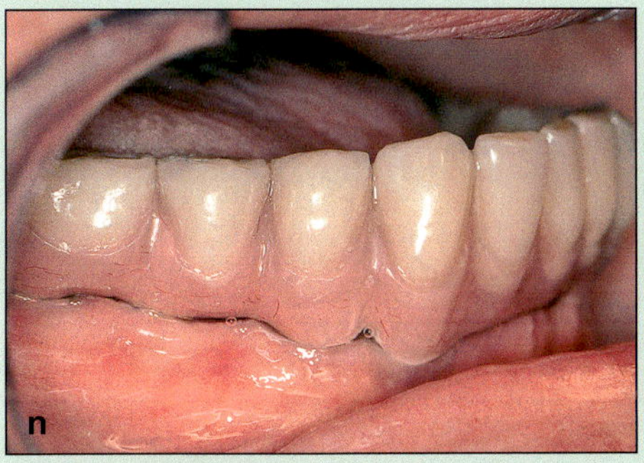

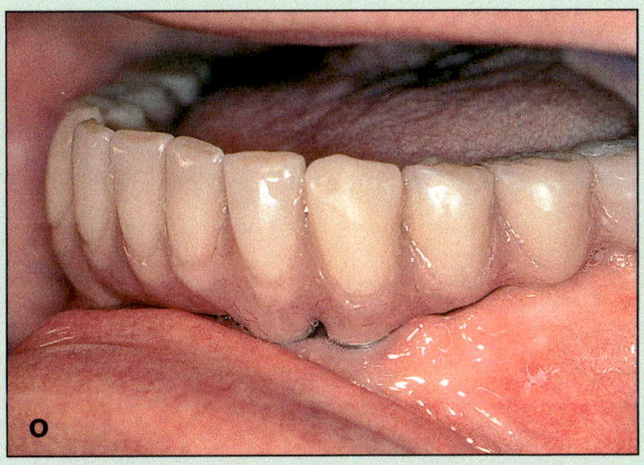

Abb. 4-19n, 4-19o Ein Jahr nach Eingliederung der endgültigen Unterkieferbrücke liegen stabile und gesunde periimplantäre Weichgewebe vor.

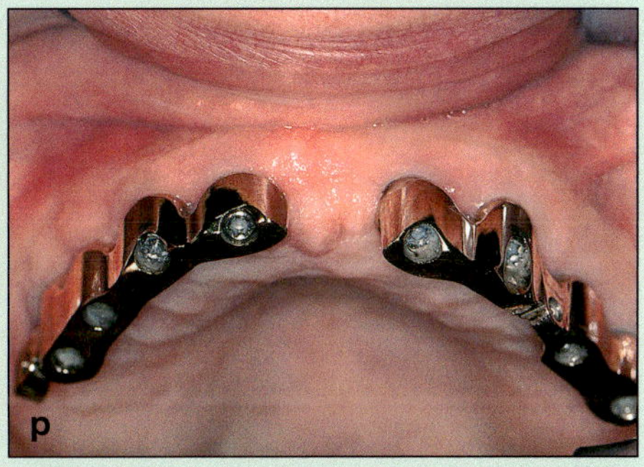

Abb. 4-19p Im Oberkiefer liegen ein Jahr nach Eingliederung der steggelagerten Deckprothese gesunde periimplantäre Weichgewebe vor.

Abb. 4-19q Okklusale Ansicht einer präzisionsgefrästen, steggelagerten Oberkieferprothese.

Abb. 4-19r Frontalansicht ein Jahr nach Eingliederung (Restauration durch Dr. Larry Grillo, Aventura, FL).

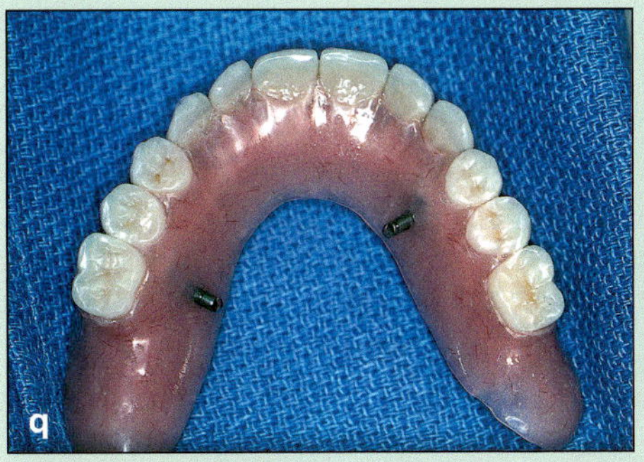

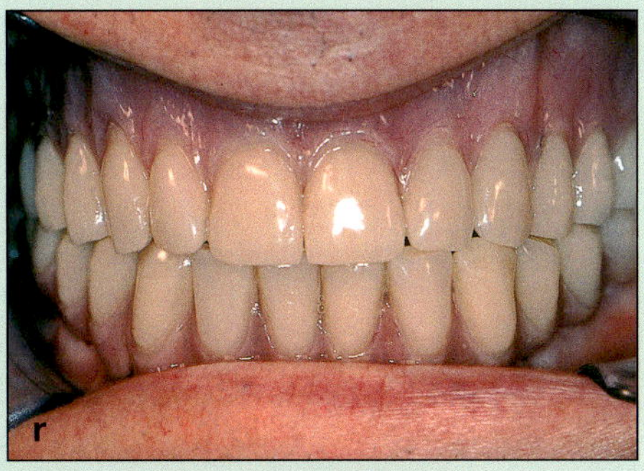

Abb. 4-19s Die Panoramaschichtaufnahme ein Jahr nach Eingliederung der Restauration zeigt stabile Knochenhöhen und eine Integration der BioOss®-Transplantate an allen Implantaten.

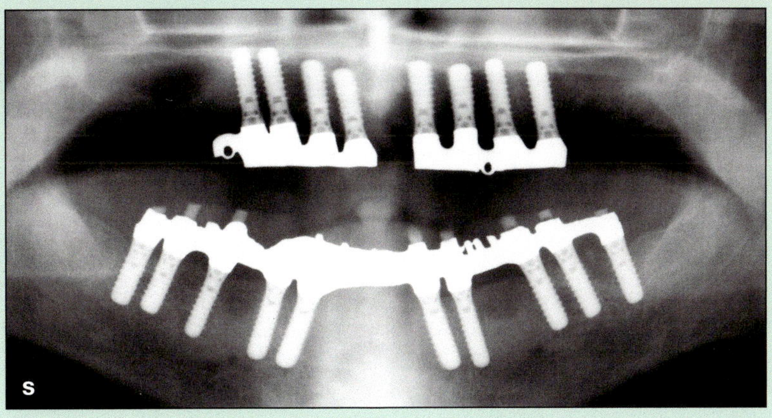

Zusammenfassung

Die Bio-Col-Technik ist eine geradlinige und reproduzierbare Technik, die eine biologische Basis für den Erfolg hat, wenn sie mit Sofortimplantaten oder zur Verbesserung des Implantatlagers für die verzögerte Implantation angewendet wird. Nichtsdestoweniger ist es für den Implantatchirurgen wichtig zuerkennen, dass es Situationen und Bedingungen gibt, bei denen diese Technik weitere implantatlagerverbessernde Maßnahmen nicht vermeiden kann. Wenn ein Implantatlager durch eine Vorgeschichte von Trauma, Infektionen, endodontischer Therapie oder von vorangegangenen chirurgischen Maßnahmen vorgeschädigt ist, sollte der Chirurg erkennen, dass eine eingeschränkte Blutversorgung eine adäquate Integration des BioOss®-Materials verhindern kann. Bei Reentry eines solchen Situs sollte der Chirurg nicht überrascht sein, das Material so vorzufinden, wie es eingebracht wurde. Dieses kann auch an Alveolen eintreten, denen nach Vorgeschichte und klinischer Beobachtung ein gutes regeneratives Potenzial zugetraut wird, wenn die Details der Operationstechnik nicht befolgt wurden oder wenn eine inkomplette Technik ohne das prothetische Protokoll durchgeführt wurde oder wenn Mikrobewegungen auf das Transplantat eingewirkt haben. Das entspricht unserem Verständnis der wichtigen Rolle des Blutgerinnsels, der Transplantatstabilisierung und des Schutzes der transplantierten Region für eine gesteuerte Knochenregeneration. Die Notwendigkeit zusätzlicher implantatlagerverbessernder Maßnahmen sollten also erwartet werden, wenn Zahnbeweglichkeit, chronische Irritation nach Verletzung der biologischen Breite oder eine Sekundärkaries unter einer Zahnkrone durch ein Ödem der Weichteile begleitet werden. Diese Situationen führen häufig zu Weichteilrezessionen, die auch von Resorption des unterliegenden Alveolarknochens begleitet sein können. Gleichermaßen besteht ein erhöhtes Risiko für Weichteilrezessionen und den resorptiven Umbau des Alveolarknochens bei Patienten mit einem dünnen, girlandenförmigen Parodontium, was zu einer frühen oder späten funktionellen oder ästhetischen Einschränkung des Implantaterfolges führen kann. Obwohl die Bio-Col-Technik nicht im Stande ist, den Verlust von Hart- und Weichgewebevolumen und -architektur unter diesen Umständen komplett zu vermeiden, minimiert sie doch die Komplexität der notwendigen implantatlagerverbessernden Maßnahmen.

Am Ende ist es angemessen, die Frage anzusprechen, ob die Bio-Col-Technik immer zur Verbesserung der Anatomie des Hart- und Weichgewebes in Vorbereitung für eine verzögerte Implantation oder in Verbindung mit einer Sofortimplantation, indiziert ist. Gewiss mögen bei einer Zahnextraktion in gesunden Alveolen bei Patienten mit dickem, flachen Parodontalphänotyp (dicke Alveolenwände) keine signifikanten Remodelling-Veränderungen auftreten, die die funktionellen Implantatergebnisse mindern würden, aber der Weichteilkollaps, der zu einem ästhetischen Kompromiss führen würde, ist konstant. Weil die meisten Patienten irgendwo zwischen die Extreme eines dicken, flachen Parodontiums und des verletzlichen dünnen, girlandenförmigen Parodontiums fallen, empfiehlt der Autor speziell in Gebieten von hoher ästhetischer Bedeutung strengstens die Verwendung der Bio-Col-Technik, immer wenn ein Implantatersatz nach Zahnextraktion geplant ist. Obwohl sicherlich ein Erfolg auch ohne Anwendung dieser Technik möglich ist, ist die realisierbare funktionelle und ästhetische Ergebnisvorhersagbarkeit der Implantologie sehr viel größer, wenn der Implantatchirurg regelmäßig die Bio-Col-Technik anwendet

1. Führe eine minimal traumatische Zahnextraktion mit Erhalt der Hart- und Weichgewebe in deren Bereich durch.
2. Wenn die Blutung nach Kürettage der Alveole nicht kräftig und nachhaltig ist, perforiere die Alveolenwände, um eine Blutung zu stimulieren und das Einwachsen von Osteoprogenitorzellen in die Alveole zu verbessern.
3. Fülle die blutende Alveole mit verdichtetem BioOss® auf, um ein ideales osteokonduktives Gerüst zu schaffen, das am Ende eines langsamen Resorptionsprozesses durch vitalen mineralisierten Knochen ersetzt wird.
4. Setze Sofortimplantate ein, wenn sie indiziert sind.
5. Isoliere und dichte die mit Knochentransplantaten gefüllte Alveole oder die Implantatwunde durch Einbringen von verdichtetem resorbierbaren Kollagenvlies über dem transplantierten Gebiet auf Höhe der freien Gingiva von der Mundhöhle ab.
6. Sichere das Kollagenmaterial mit einer horizontalen Matratzennaht in ästhetischen Bereichen und mit einer fortlaufenden 8-förmigen Naht in nicht ästhetischen Bereichen. Dichte die Oberfläche des Kollagens mit Isodent-Gewebekleber ab und vermeide ein Überlaufen auf die umgebenden Weichgewebe.
7. Adaptiere und gliedere eine interimsprovisorische Zahnkrone oder ein eiförmiges Pontic ein. Die provisorische Krone sollte die Konturen des natürlichen Zahns, der entfernt wurde, nachempfinden und die umgebenden Weichgewebe stützen. Vermeide die Belastung des unterliegenden Knochentransplantats des Sofortimplantats. Alternativ verwende einen anatomischen Gingivaformer oder einen individualisierten zahnförmigen Aufbaupfosten für eine sofortige Stützung der Weichgewebe bei offener Implantateinheilung.

KAPITEL 5

Weichgewebe-transplantate in der Implantologie

Die vorangegangenen Kapitel haben die entscheidende Rolle der periimplantären Weichgewebe für einen dauerhaften funktionellen und ästhetischen Erfolg in der Implantologie herausgestellt. Wenn in einer klinischen Situation eine unzureichende Weichgewebequalität oder -quantität für eine stabile periimplantäre Umgebung vorliegt, muss der Implantatchirurg mit den Prinzipien und Techniken zur Rekonstruktion dieser fehlenden Weichgewebekomponenten ausgerüstet sein. Außerdem muss der Implantatchirurg in der Lage sein, die angemessenen Maßnahmen für die Restauration der natürlichen Weichgewebearchitektur auszuwählen, wenn es die Ästhetik vorschreibt. Dieses Kapitel konzentriert sich auf die Prinzi-pien der Weichgewebetransplantation und die gebräuchlichsten Techniken und Ansätze, die zur Verbesserung der Funktion und Ästhetik an Zahnimplantaten angewendet werden.

Plastische Parodontalchirurgie

Friedman[1] prägte 1959 den Ausdruck „mukogingivale Chirurgie“ und definierte ihren Umfang mit der operativen Behandlung des flachen Vestibulums, aberrierenden Frenula und inadäquat befestigter Gingiva. In den frühen 80er Jahren fand ein Paradigmenwechsel von resektiven Techniken hin zu chirurgischen Maßnahmen zur ästhetischen Rekonstruktion fehlender parodontaler Gewebe statt. Diese Änderung der Perspektive ergab sich durch steigende ästhetische Anforderungen der Patienten und durch Fortschritte der Operationstechniken und der Biotechnologie. Miller[2] führte 1988 den Ausdruck „parodontale plastische Chirurgie“ ein, um das weite Spektrum von Operationen, die aus der traditionellen mukogingivalen Chirurgie gebildet wurden, zu definieren. Nach Miller umfasst das Spektrum der parodontalen plastischen Chirurgie die operative Behandlung von aberrierenden Frenula, flachen Vestibula, Gingivarezessionen, atrophierten Kieferkämmen, Erhalt der Kieferkammkontur nach Extraktion von parodontal geschädigten Zähnen, übermäßiger Zahnfleischschau („Gummy-Smile“), Freilegung von retinierten Zähnen zur kieferorthopädischen Bewegung, Erhaltung von Interdentalpapillen und mukogingivalen Defekten im Zusammenhang mit der Implantologie. 1996[3] wurde die parodontale plastische Chirurgie definiert als „chirurgische Maßnahmen , die durchgeführt werden, um anatomische, entwicklungsbedingt traumatische oder krankheitsbedingte Defekte der Gingiva, Alveolarmukosa oder des Knochens zu korrigieren oder ihnen vorzubeugen“. Entsprechend umfasste die parodontale plastische Chirurgie für den Implantatpatienten die folgenden Maßnahmen:

- Augmentation der befestigten Gingiva um natürliche Zähne und Implantatrestaurationen
- Neubedeckung der Zahnwurzel und von Implantatpfosten
- Korrektur von mukogingivalen Defekten um Implantate
- Augmentation des zahnlosen Kiefers in Vorbereitung für eine prothetische Rehabilitation mit konventionellen oder implantatgestützten Prothesen
- Erhaltung des zahnlosen Kiefers nach Zahnentfernung in Vorbereitung einer prothetischen Rehabilitation mit konventionellen implantatgestützten Prothesen
- Behandlung aberrierender Bändchen
- Erhaltung oder Rekonstruktion der interdentalen oder interimplantären Papillen
- Chirurgische weichteilausformende Maßnahmen

Intraorale Weichgewebetransplantation um Zahnimplantate

Grundlagen der Weichgewebetransplantation

Die Grundlage der Weichgewebetransplantation um Zahnimplantate ähnelt den Transplantationen im natürlichen Gebiss. Im Allgemeinen sind sich erfahrene Kliniker einig, dass eine „adäquate Zone“ von befestigter Gingiva um natürliche Zähne oder Implantate wünschenswert ist, um besser dem funktionellen Stress der Mastikation und der Mundhygienemaßnahmen zu widerstehen und um eine vorhersagbare Höhe des Gingivalrandes über die Zeit zu erhalten. Zusätzliche glauben die meisten, dass eine adäquate Zone von befestigter Gingiva notwendig ist, um den potenziellen mechanischen und bakteriellen Herausforderungen durch subgingivale ästhetische Restaurationen – ob auf natürlichen Zähnen oder Zahnimplantaten – zu widerstehen. Die anfänglichen potenziellen mechanischen Belastungen umfassen die Zahnpräparation, das Legen von Retraktionsfäden und Abdruckmaßnahmen, die Zementierung provisorischer und permanenter Restaurationen, die Entfernung von Gingivaformern und ihr Ersatz mit permanenten Aufbaupfosten, Abdrucknahme auf Höhe der Implantatschulter, Eingliederung von provisorischen und permanenten implantatgestützten Restaurationen. Nach der endgültigen Restauration können die subgingivalen Ränder der Kronen eine fortgesetzte entzündliche Belastung für den umgebenden Weichgewebebefestigungsapparat darstellen. Einige Implantatpraktiker glauben, dass der Mikrospalt zwischen Implantat und Aufbaupfosten bei zweiteiligen Implantaten eine ähnliche Belastung darstellen mag.

Ob diese Belastungen eine initiale Apikalverlagerung des Epithels oder sogar einen progressiven Verlust von Attachment zur Folge haben, hängt von multiplen Faktoren:

- Patientenalter
- Allgemeiner Gesundheitszustand
- Abwehrfaktoren
- Effekte systemischer Medikationen
- Parodontaler Phänotyp
- Technik und Effektivität der Mundhygiene
- Frequenz und Technik der professionellen Mundhygiene
- Operationstechnik
- Wahl der restaurativen Materialien
- Initiale Höhe der Kronenränder versus Anforderung der zirkumferenten biologischen Breite

- Prominenz der Implantatposition im Alveolarbogen
- Vorbestehende knöcherne Dehiszenzdefekte
- Design und Oberflächeneigenschaften der Implantate
- Tiefe der Implantatplatzierung
- Dicke und apiko-koronale Breite der befestigten Gingiva

Weil multiple Faktoren den Gesundheitszustand der marginalen Gingiva beeinflussen, sind prospektive oder retrospektive experimentelle oder klinische Studien schwierig zu entwerfen und durchzuführen. Die Interpretation der Resultate dieser Studien kann noch komplizierter sein. Sicherlich sind Studien, die nur die apik-koronale Breite der befestigten Gingiva und ihren Effekt auf die marginale Weichgewebegesundheit ohne die Betrachtung der anderen Faktoren untersuchen, ergebnislos. Deshalb sollte die Begründung der Weichgewebeaugmentation um die natürlichen Zähne und Zahnimplantate besser auf der klinischen Erfahrung basieren, als auf Resultaten von experimentellen oder klinischen Studien. Obwohl Kliniker übereinstimmen, dass eine adäquate Zone von befestigter Gingiva wichtig zur Erhaltung der marginalen Gewebegesundheit ist, sind die präzisen Gingivaabmessungen, die diese adäquate Zone ausmachen, kontrovers. Maynard und Wilson[4] stellten fest, dass ein „adäquates Band" von keratinisieter Gingiva fundamental für eine erfolgreiche restaurative Zahnheilkunde ist, wenn die Ränder der Kronen unter den freien Gingivarand reichen. Obwohl diese Autoren erkannt haben, dass viele andere Faktoren, wie die Gingivadicke, einwirken, definierten sie die Breite einer adäquaten Gingiva mit 5 mm. Sie stellten darüber hinaus fest, dass das Band aus 2 mm freier und 3 mm befestigter Gingiva bestehen soll. Sie hoben hervor, dass restaurative Maßnahmen, die sich unter den freien Gingivarand erstrecken, eine Belastung für den parodontalen Befestigungsapparat darstellen und zu einer konsekutiven apikalen Migration des Gingivarandes führen. Deshalb entwickelten sie Ideen zur Verstärkung des Parodontalgewebes durch Augmentationen vor den restaurativen Maßnahmen, wenn subgingivale Kronenränder geplant waren und in Gebieten mit Alveolarmukosa oder unzureichender Mengen befestigter Gingiva. Obwohl die Autoren herausfanden, dass Restaurationen eingesetzt werden können, wenn wenig befestigte Gingiva existiert, war der Erfolg doch viel vorhersagbarer, wenn die ideale Breite der Gingiva bestand.

Trotz der vielen Ähnlichkeiten zwischen Parodontalweichgeweben und periimplantären Weichgeweben sind diese nicht identisch[5]. Der Mangel von bindegewebigem Attachment und die Differenzen in der Zusammenstellung, Vaskularisierung und Orientierung der Bindegewebefasern um ein Dentalimplantat machen ein Implantat empfänglicher für Parodontalerkrankungen, als ihre natürlichen Gegenstücke, die Zähne. Der Weichgewebeverschluss um ein Zahnimplantat wird durch das junktionale Epithel gebildet, das am Aufbaupfosten und am Implantatkörper mit hemidesmosomaler Befestigung adhäriert. Die Implantatoberfläche hat kein funktionelles bindegewebiges Attachment analog zu den Sharpey'schen Fasern im Zement eines natürlichen Zahns. Deshalb ist die biologische Abdichtung um ein Implantat von der Kombination der Stärke der Befestigung des Saumepithels und der Immobilität der periimplantären Weichgewebe notwendig. Diese Immobilität existiert nur, wenn eine adäquate Dimension von befestigter Gingiva in den periimplantären Weichgeweben besteht. Zusätzlich muss das Bindegewebe sehr eng um die transmukösen Implantatanteile adaptiert werden. Der Tonus der zirkulären Bindegewebefasern um das Implantat und die Befestigung von Bindegewebefasern, die sich vom Alveolarfortsatz in den freien Gingivarand erstrecken, bieten den strukturellen Halt und die Immobilisierung, die zur Aufrechterhaltung des Verschlusses im Saumepithel notwendig sind[6].

Obwohl die Implantatbehandlung in bei umgebender Alveolarmukosa erfolgreich sein kann, werden Restaurationen viel vorhersagbarer, wenn eine adäquate Zone von befestigter Gingiva existiert. Wenn man bedenkt, dass der parodontale Befestigungsapparat mechanisch stabiler als der protektive Weichgewebeverschluss um ein Implantat ist, scheint es vernünftig, dass die Breite der befestigten Gingiva um eine Implantatrestauration größer oder gleich 5 mm betragen sollte, wie es von Maynard und Wilson[4] vorgeschlagen wurde. Zumindest scheint es logisch, dieselben Kriterien anzuwenden, wenn eine Implantatbehandlung in einem ästhetischen Gebiet durchgeführt wird. Wenn eine Implantatbehandlung in nicht ästhetischen Bereichen geplant wird, bezieht sich der Autor auf die Schlussfolgerung von Lang und Löe[7], dass eine Zone von 2 mm befestigter Gingiva um natürliche Zähne genug für die Aufrechterhaltung der Gesundheit der marginalen Gingiva ist. Wegen der zarten Natur des periimplantären Weichgewebeverschlusses hat der Autor das Gefühl, dass diese Größe das absolute Minimum darstellt und zieht eine 3-mm-Zone von dicker befestigter Gingiva um Zahnimplantate vor.

Der Autor glaubt, dass die Dicke der befestigten Gingiva, die eine implantatgetragene Restauration umgibt, genauso wichtig wie die apiko-koronale Breite der befestigten Gingiva ist. Der Kliniker sollte realisieren, dass die Implantatfreilegung und die Abdrucknahme auf Höhe der Implantatschulter traumatisch sind, und dass sie eine apikale Migration des Saumepithels nach folgendem krestalen Alveolarknochenverlust hervorrufen kann. Zusätzlich belasten prothetische Befestigungselemente, die eine vertikale Beweglichkeit einer herausnehmbaren implantatgestützten Prothese erlauben, fortgesetzt den zarten periimplantären Weichgewebeverschluss. Deshalb besteht eine rationelle und biologische Basis zur Verstärkung der periimplantären Weichgewebe, um dem Trauma durch die notwendigen prothetischen Maßnahmen, die sich unterhalb des Zahnfleischsaumes erstrecken, zu widerstehen, auch wenn supragingivale Kronenränder in nicht ästhetischen Bereich angefertigt wurden. Zusätzlich werden die augmentierten periimplantären Weichgewebe besser zukünftigen funktionellen Belastungen durch die Kautätigkeit, die Wiedereingliederung herausnehmbarer Prothesen und Mundhygienemaßnahmen gewachsen sein.

Tabelle 5-1 Prinzipien der intraoralen Weichgewebetransplantationen

Präparation eines Empfängerbettes	Die Behandlung des Spendergewebes
• Gewährleistung einer angemessenen Gefäßversorgung zur Ernähung des Transplantats • Immobilisierung des Transplantats durch geeignete Mittel • Präparation einer ebenen Oberfläche im Empfängerbett zur glatten Anlagerung des Transplantats • Saubere Blutstillung	• Hebung eines Transplantats von adäquater Größe zur Ausnutzung einer peripheren Blutversorgung • Präparation einer glatten Transplantatoberfläche zur engeren Anlagerung im Empfängerbett • Präparation eines adäquat dicken Transplantats, um das gewünschte Augmentationsvolumen und ein Überleben avaskulärer Oberflächen zu gewährleisten

Ziele der intraoralen Weichgewebetransplantation

Das selbstverständlichste Ziel einer intraoralen Weichgewebetransplantation in der Implantologie ist, eine stabile periimplantäre Weichgewebeumgebung zu schaffen, indem eine adäquate Zone von befestigter nicht beweglicher Gingiva mit enger Anlagerung an die hervortretenden Implantatstrukturen besteht. Das führt zur Bewahrung eines biologischen Weichgewebeverschlusses und zur Reduktion der Inzidenz von Periimplantitis, die den Langzeiterfolg und die Patientenzufriedenheit gefährden kann. Ein zusätzliches Ziel in der ästhetischen Implantologie sind unauffällige Rekonstruktionen der natürlichen Weichgewebearchitektur, um ein harmonisches Heraustreten der Implantatrestauration zu ermöglichen.

Chirurgische Prinzipien der intraoralen Weichgewebetransplantation

Die Prinzipien, die die Grundlagen für die intraoralen Weichgewebetransplantationen bilden, entsprechen den grundsätzlichen Prinzipien der plastischen und rekonstruktiven Chirurgie. Es ist nützlich, die chirurgischen Prinzipien, die mit der Vorbereitung des Empfängerbettes zu tun haben und solche, die sich auf die Hebung und Befestigung des Spendergewebes an dem Empfängerbett beziehen, zu unterscheiden (Tab. 5-1).

Das erste Prinzip der intraoralen Gewebetransplantation ist, dass das Empfängerbett die Blutversorgung des Transplantats bereitstellen muss. Es ist bekannt, dass freie Transplantate initial durch Plasmadiffusion überleben, und dass sie dann vaskularisiert werden, wenn Kapillaren und Arteriolen eines vaskulären Netzwerkes eine permanente Zirkulation im Transplantat aufbauen. Wenn ein Empfängerbett teilweise avaskulär ist (z. B. eine denudierte Wurzeloberfläche, ein exponierter Implantataufbaupfosten oder ein Gebiet, das vor kurzem durch ein Knochenblocktransplantat rekonstruiert wurde), sollte es groß genug sein, um eine periphere Quelle von Durchblutung zur Ernährung eines freien Transplantats über dem avaskulären oder schlecht vaskularisierten Gebiet bereitzustellen. Obwohl gestielte Transplantate und Lappen eine eigene Blutversorgung haben, ist es eine gute chirurgische Praxis, ein Empfängerbett zu präparieren, das zur Blutzirkulation beitragen kann, um optimale Resultate im Falle der Einschränkung der Zirkulation in einem Teil des gestielten Transplantats und der Lappen zu kompensieren (meistens der Rand).

Das zweite Prinzip der intraoralen Weichgewebetransplantation ist, dass das Empfängerbett eine Möglichkeit für die feste Immobilisation des transplantierten Gewebes bieten muss. Das initiale Überleben des Transplantats erfordert, dass das Transplantat immobilisiert und eng an die Empfängerstelle adaptiert werden kann. Mobilität des Transplantats während der initialen Heilung kann die frühe Ernährung durch plasmatische Diffusion stören oder kann den neu gebildeten Kreislaufanschluss des Transplantats zerreißen, was eine übermäßige Schrumpfung oder Nekrose des Transplantats bewirkt.

Das dritte Prinzip ist, dass eine adäquate Blutstillung an der Empfängerstelle vorgenommen werden muss. Eine aktive Blutung am Empfängerort wird die enge Adaptation des Transplantats an die Empfängerstelle verhindern. Eine Blutung wird auch die Erhaltung einer dünnen Schicht von Fibrin zwischen den Transplantat und dem Empfängergewebe stören, die einer physiologischen Befestigung des Transplantats am Empfängerbett dient und das Medium für die plasmatische Diffusion, die initial das Transplantat ernährt, darstellt, bevor es selber vaskularisiert wird. Die Präparation des Empfängerbettes mit einer gleichmäßigen Oberfläche verstärkt die enge Adaptation des Transplantats. Periost wird generell als exzellentes Empfängerbett für intraorale Weichgewebetransplantate angesehen, weil es alle oben diskutierten Anforderungen erfüllt. Zusätzlich kann dekortizierter Alveolarknochen ein freies Weichgewebetransplantat ernähren, obwohl die Ruhigstellung des Transplantats störungsanfälliger ist.

Das vierte Prinzip der intraoralen Weichgewebetransplantation ist, dass das Spendergewebe groß genug sein muss, um eine Ruhigstellung am Empfängerbett zu ermöglichen und um preperiphere Quellen der Blutversorgung zu nutzen, wenn eine Wurzel- oder Aufbaupfostendeckung das Ziel ist. Das Transplantat muss groß genug sein, damit sich das gewünschte Volumen der Augmentation nach sekundärer Kontraktion ergibt. Zusätzlich sollte das Heben des Spendergewebes eine gleichmäßige Transplantatoberfläche ergeben, die die enge Adaptation an das Empfängerbett erleichtert.

Schließlich sollte der Chirurg realisieren, dass die Transplantatdicke zu einem gewissen Ausmaß die Heilung beein-

Beibehaltung der heterotopischen Spezifität nach Transplantation von Bindegewebe vom Gaumen

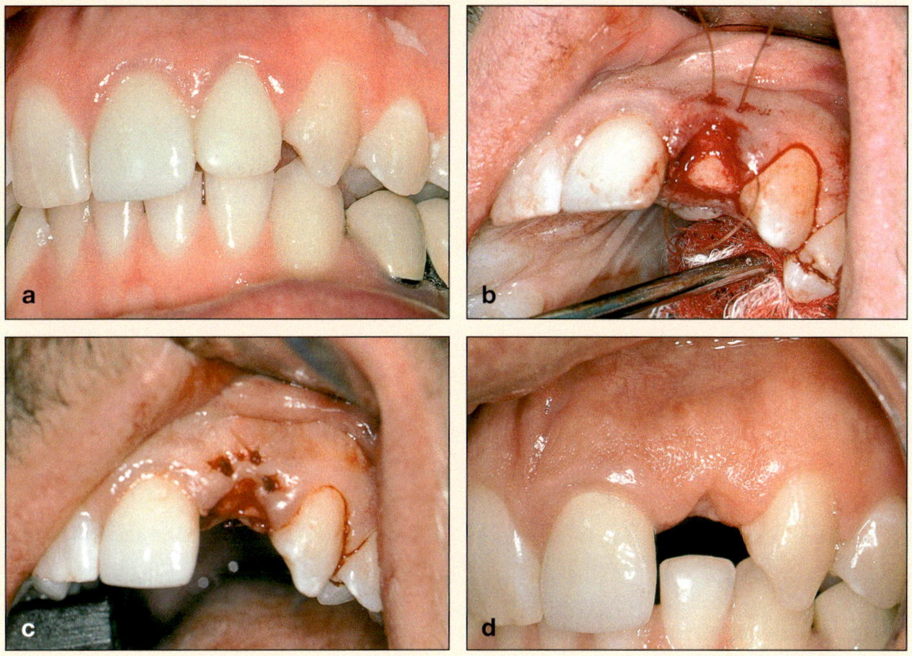

Abb. 5-1a Präoperative Ansicht. Es sind die Miller-Klasse-1-Rezession und die schlechte Qualität der Mukosa um einen frakturierten seitlichen Schneidezahn zu beachten.

Abb. 5-1b Der Zahn wurde entfernt und ein Sofortimplantat wurde inseriert. Nachdem ein teilschichtiges Empfängerbett präpariert worden ist, wurde ein subepitheliales Bindegewebetransplantat im Situs befestigt.

Abb. 5-1c Nachdem das subepitheliale Bindegewebestransplantat gesichert wurde, sollte für 10 Minuten Druck appliziert werden.

Abb. 5-1d Der Patient schied initial aus der Nachuntersuchung aus und kam 18 Monate später wieder. Zu beachten sind die Veränderung im Charakter des Gewebes. Die Keratinisierung des Gewebes ist als Resultat der Transplantation des palatinalen Bindegewebes zu werten.

flusst. Wenn eine Wurzeldeckung, Deckung eines Aufbaupfostens oder eine Weichteilaugmentation im Implantatlager gewünscht wird, sind Transplantate mit einer Dicke von mehr als 1,25 mm vorzuziehen. Obwohl über eine höhere Erfolgsrate mit dünnen und mitteldicken Schleimhauttransplantaten (etwa 0,5 mm bis 0,75 mm) berichtet wurde, bringt die Verwendung dickerer Transplantate als Teil der gegenwärtigen Operationstechnik exzellente Resultate. Dickere Transplantate erweisen sich bei Wurzel- und Aufbaupfostendeckungen als besonders nützlich, wenn die Transplantatheilung über den zentralen Anteilen der avaskulären Oberfläche über eine zwischenzeitliche Nekrose verläuft. Die nekrotischen Transplantatanteile werden schrittweise durch Granulationsgewebe aus der Peripherie ersetzt und bilden am Ende eine Narbe. Die dickeren Transplantate sind besser in der Lage, ihre physikalische Integrität während dieses Prozesses aufrechtzuerhalten, was bis zu vier oder sechs Wochen dauern kann. Im Gegensatz zu Hauttransplantaten tritt bei intraoralen Weichgewebetransplantaten eine vernachlässigbare primäre Kontraktion auf. Eine sekundäre Kontraktion tritt häufig bei dünnen Spaltschleimhauttransplantaten auf und ist selten ein Problem bei dicken Spaltschleimhauttransplantaten. Zusammenfassend sollte die Hebung eines Transplantats, das zu klein oder zu dünn ist, vermieden werden, indem die Spenderregion vor der Hebung gut untersucht wird und indem die vorgenannten Prinzipien der Empfänger- und Spenderseite angewendet werden.

Die Nichtbeachtung dieser chirurgischen Prinzipien wird zu verminderten Volumengewinnen nach intraoraler Weichgewebetransplantation führen. Dann wird auch die Rate der Komplikationen, wie inadäquater Volumengewinn, Transplantatabstoßung, Wunddehiszenz, Infektion und Beschwerden steigen.

Ein wichtiges Konzept im Zusammenhang mit Weichgewebetransplantationen ist die Aufrechterhaltung der heterotropischen Spezifität nach Transplantation der palatinalen Gewebe[8]. Dies ist für den Implantatchirurgen ein wichtiger Gesichtspunkt, wenn er subepitheliale Bindegewebetransplantate unter Empfängergewebe der Alveolarmukosa einglegt. Unter diesen Umständen bestimmt am Ende das Bindegewebe den Charakter des darüber liegenden Epithels. In der klinischen Praxis ist dieses Phänomen als „Durchwachsen" des keratinierten Gewebes bekannt, das als progressive Verbesserung der Farbe und des Charakters des Gewebes über die Zeit beobachtet wird (Abb. 5-1). Diese Kenntnis ermöglicht dem Chirurgen, dem Patienten zuzusichern, dass mit der Zeit Verbesserungen im Aussehen des Weichgewebes erwartet werden können.

Der modifizierte palatinale Rolllappen für Zahnimplantate

1980 hat Abrams[9] zuerst die Verwendung eines gestielten Bindegewebelappens zur Augmentation defizienter zahnloser Kiefer in Vorbereitung für festsitzenden Oberkieferzahnersatz beschrieben. Er beschrieb eine Technik, die eine Rotation oder ein Rollen eines deepithelialisierten Bindegewebestiels vom Gaumen in eine präparierte vestibuläre Tasche vorsah. Das Ziel dieser Technik war, sowohl eine bukkale als auch vertikale Augmentation des zahnlosen Kieferabschnittes zu erreichen. Die bukkale Augmentation stellte das Aussehen eines natürlichen Hervortretens der

Zahnwurzel wieder her. Die vertikale Augmentation schuf eine konkave Kammform, die eine ideale prothetische Empfängerregion zur Anlagerung eines konvexen Pontics darstellte und damit sowohl eine optimale ästhetische Emergenz des Brückgliedes als auch die Reinigungsfähigkeit sicherstellte. Wenn diese Maßnahmen erfolgreich waren, erlaubten sie dem Prothetiker, eine Restauration mit einem Brückenglied herzustellen, die von der benachbarten Bezahnung nicht unterscheidbar war.

1992 haben Scharf und Tarnow[10] eine Modifikation von Abrams´s Originaltechnik beschrieben. Sie benutzten einen Falltüransatz, indem sie einen gesplitteten teilschichtigen Lappen über dem Bereich, wo der Bindegewebestiel gehoben wurde, erhalten haben. Nach der Hebung und Einrollung des Bindegewebestiels in die Position wurde die palatinale Spenderregion mit den teilschichtigen Lappen gedeckt. Dieser modifizierte Ansatz maximierte die Dicke des Bindegewebestiels, während die Menge des freiliegenden Knochens und die Beschwerden an der Spenderstelle vermindert oder minimiert wurden. 1995 hat Reikie[11] die Anwendung der Falltürmodifikation zur Verbesserung der Weichteilkonturen um Zahnimplantataufbaupfosten beschrieben.

Die Verwendung der palatinalen Rolllappen kann die ästhetischen Resultate sowohl von konventionellen als auch implantatgetragenen Restaurationen verbessern, indem die Weichgewebekonturen durch die die Restaurationen hindurchtreten sollten, verbessert wurden. Diese einfache Maßnahme hat einen leichten Vorteil eines einzigen chirurgischen Operationsgebietes und einer gestielten Blutversorgung. Obwohl die Operation ursprünglich für den anterioren Oberkiefer beschrieben wurde, hat sie häufig einen beschränkten Nutzen um Zahnimplantate in diesem Gebiet, weil die anatomischen Verhältnisse am harten Gaumen die Hebung eines ausreichend dicken oder langen Bindegewebestiels mit ausreichend Weichgewebevolumen ohne Schädigung der palatinalen neurovaskulären Strukturen ausschließen können. Eine zusätzliche Limitation ist die Schwierigkeit, den gerollten Stiel um einen Implantataufbaupfosten oder eine provisorische Restauration anzulegen. Diese Einschränkung wird im anterioren Oberkiefer wegen der komplizierten Querschnittsanatomie der Schneidezähne offensichtlich. Häufig sind vertikale Entlastungsinzisionen auf der fazialen Kammseite notwendig, um eine angemessene Adaptation des Stiels um die Implantatkomponenten zu erreichen, was häufiger sekundäre Gingivoplastiken erfordert.

Der palatinale Rolllappen wird üblicherweise bei der Implantatfreilegung bei gedeckt einheilenden Implantaten oder simultan mit offen einheilenden Implantaten angewendet. Der Autor hat den Eindruck, dass der Palatinallappen am besten für moderate Weichteilaugmentationen um konventionelle Prothetik oder Implantatrestaurationen zwischen Eckzahn und erstem Molaren geeignet ist. Die Maßnahme ist weiterhin bei der Korrektur von kleinstvolumigen Weichgewebedefekten oder Oberflächenirregularitäten um Implantate im anterioren Oberkiefer sinnvoll. Nichtsdestoweniger sieht der Autor in der Korrektur der meisten kleinvolumigen Weichgewebedefizite im anterioren Oberkiefer ein interponiertes subepitheliales Bindegewebetransplantat vor.

Die modifizierte Rolllappentechnik für Zahnimplantate

Die Rolllappentechnik kann zur Anwendung um geschlossen oder offen einheilende Implantate modifiziert werden (Abb. 5-2). Das operative Vorgehen beginnt mit einer Umschneidung und Präparation eines teilschichtigen Gaumenlappens, der über dem Gebiet liegt, wo der Bindegewebestiel gehoben wird. Mit einem Skalpell Nr. 15c werden zwei vollschichtige vertikale Inzisionen vom Kamm bis in den palatinalen Abhang geschnitten. Diese vertikalen Inzisionen sollten die Papillen und Col-Bereiche aussparen und sie sollten lang genug sein, um die Hebung eines Bindegewebestiels von ausreichender Länge zur Rekonstruktion des Implantatlagers zu erlauben. Die günstigste palatinale Anatomie findet sich zwischen dem Eckzahn und dem ersten Molaren, wo die Länge und Dicke des Bindegewebestiels, der sicher gehoben werden kann, optimal sind. Die Länge der vertikalen Inzisionen sollte der gewünschten Länge des Bindegewebestiels entsprechen, kann aber durch die Tiefe der Gaumenwölbung an der entsprechenden Stelle limitiert sein. Im Rahmen der präoperativen Untersuchung kann man feststellen, ob die palatinale Anatomie für die modifizierte Rolllappenoperation geeignet ist oder ob eine andere Technik zur Weichgewebeaugmentation indiziert ist.

Als Nächstes wird eine teilschichtige horizontale Inzision entlang des Kieferkammes von Entlastungsschnitt zu Entlastungsschnitt durchgeführt. Die scharfe Präparation schafft dann einen teilschichtigen Gaumenlappen (Abb. 5-2a). Diese Präparation sollte mindestens 1 mm tief liegen, um sicherzustellen, dass sich das gesamte Epithel und ein dünnes Lager von Bindegewebe im palatinalen Lappen befinden. Wenn das nicht erfolgreich gelingt, können eine Nekrose des Palatinallappens und ein Freiliegen der Spenderregion resultieren. In Gebieten von prominenten Rugae palatinae ist eine tiefere Präparation empfehlenswert, um eine Perforation des deckenden Lappens zu vermeiden.

Nachdem der teilschichtige Palatinallappen zurückgeschlagen wurde, kann der Bindegewebestiel gehoben werden. Mit einem Skalpell Nr. 15c wird die horizontale Inzision durch das Bindegewebe am apikalen Ende der palatinalen Präparation gesetzt (Abb. 5-2b). Diese Inzision berührt die zuvor gesetzten vollschichtigen vertikalen Entlastungsinzisionen, um den Bindegewebestiel zu umfahren. Dann wird ein Periostelevatorium nach Buser benutzt, um den Bindegewebestiel anzuheben, womit man von apikal beginnt und nach koronal fortfährt (Abb. 5-2c). Das Buser-Periostelevatorium oder das paddelförmige Ende eines Membranplatzierungsinstrumentes wird benutzt, um einen subperiostalen Tunnel an der bukkalen Alveolarfortsatzfläche zu schaffen, der sich bis knapp jenseits der mukogingivalen Grenzlinie erstreckt (Abb. 5-2c). Alternativ kann

Die modifizierte palatinale Rolllappentechnik für Zahnimplantate

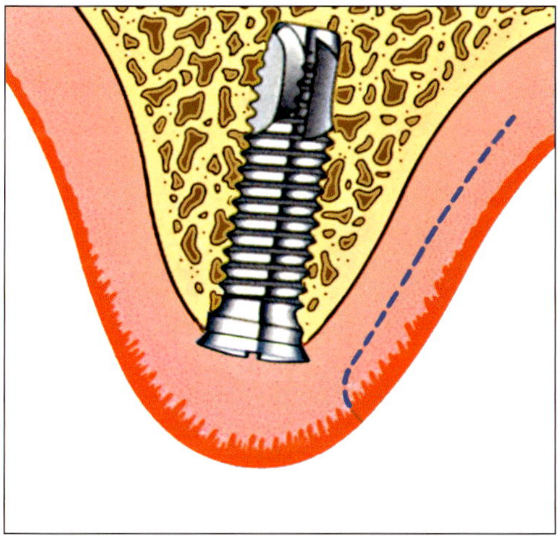

Abb. 5-2a Querschnitt eines Oberkieferalveolarfortsatzes im Prämolarenbereich. Ein teilschichtiger (ungefähr 1 mm dicker) Epithelbindegewebelappen wird umschnitten und durch scharfe Präparation angehoben.

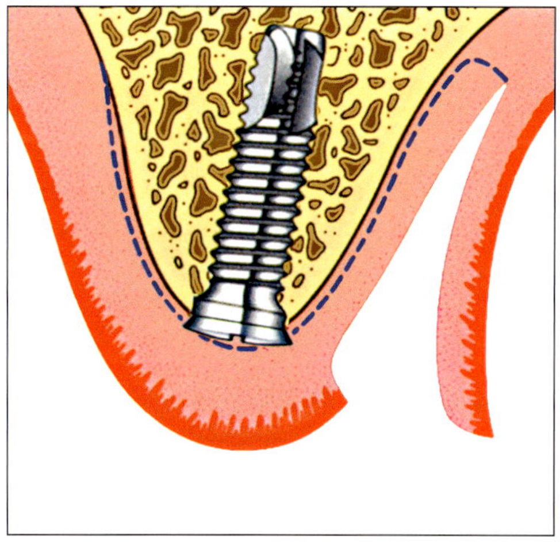

Abb. 5-2b Vollschichtige Inzisionen umschneiden den unterliegenden Bindegewebestiel.

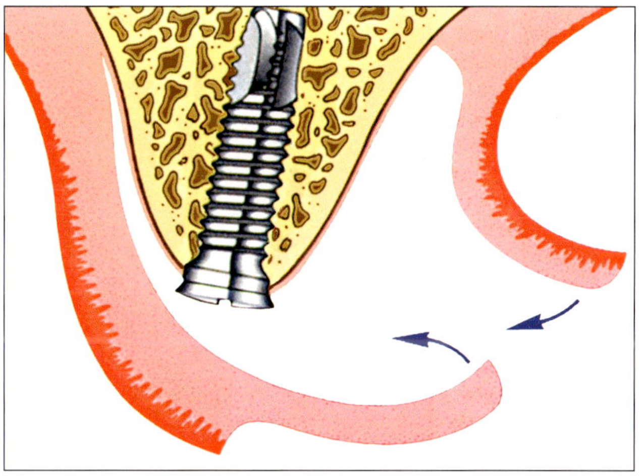

Abb. 5-2c Der Bindegewebestiel wird in der subperiostalen Ebene angehoben und die Dissektion wird auf den bukklen Anteil des Kieferkamms ausgedehnt. Alternativ kann auch palatinal eine scharfe Präparation für eine supraperiostale Präparation erfolgen, wenn die Gewebedicke reichlich ist.

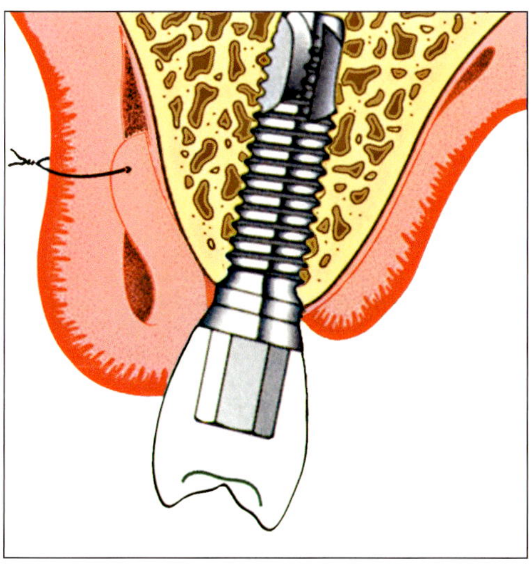

Abb. 5-2d Der Bindegewebestiel wird gerollt und in die entstehende bukkale Tasche durch eine horizontale Naht, die apikal im Vestibulum beginnt und geknüpft wird, eingezogen. Häufig werden vertikale Entlastungsinzisionen auf der bukkalen Seite benötigt, um das Gewebe um ein Implantat oder eine provisorische Restauration zu adaptieren.

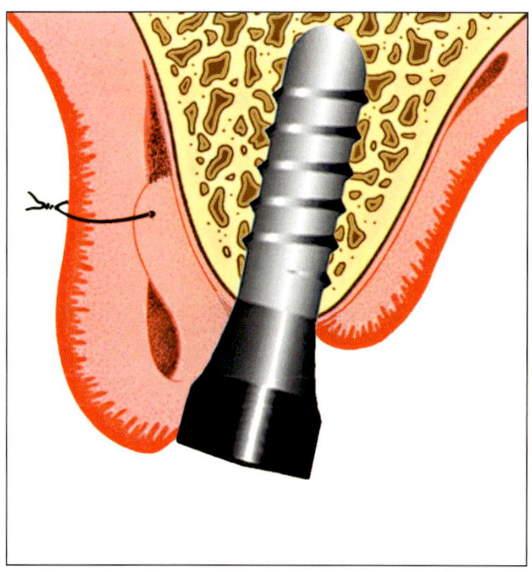

Abb. 5-2e Ein modifizierter palatinaler Rolllappen zeitgleich mit einer ungedeckten Implantation.

Die modifizierte palatinale Rolllappentechnik zum Zeitpunkt der Implantatfreilegung

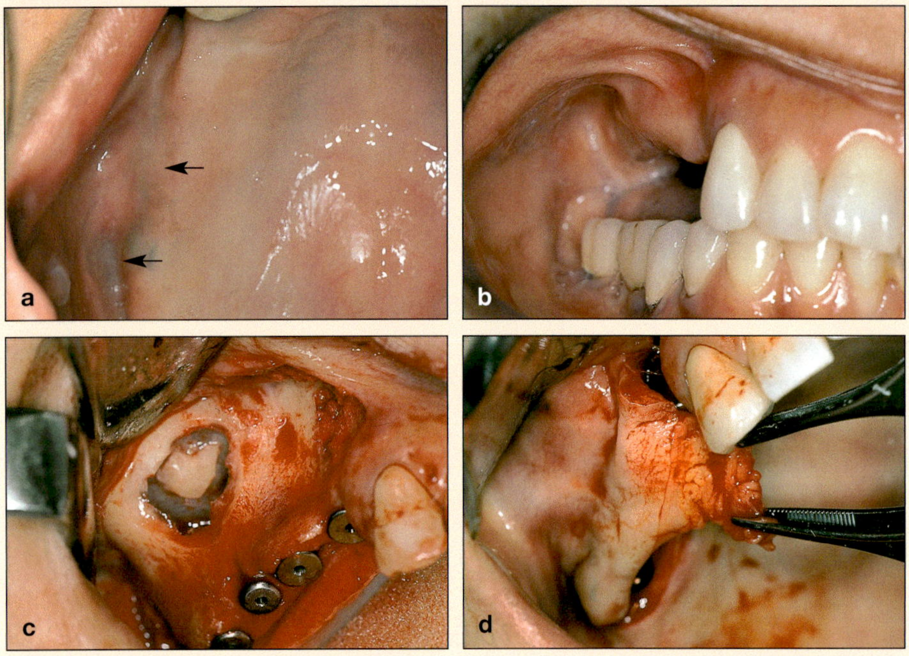

Abb. 5-3a, 5-3b Die therapeutische okklusale und bukkale Ansicht eines zahnlosen Oberkieferquadranten. Zu beachten ist der Mangel an bukkaler Alveolarfortsatzkontur und den Kollaps der Weichgewebe im bukkalen Korridor (*Pfeile*).

Abb. 5-3c Die Insertion von vier gedeckten Implantaten (3i, West Palm Beach, FL) erfolgte simultan mit einer Sinuslift-Knochentransplantation. Es sind die krestale palatinale Inzision mit einer palatinalen Anschrägung und die kurvilinearen angeschrägten Entlastungsinzisionen zu beachten.

Abb. 5-3d Nach der Transplantation wurde die Wunde primär verschlossen. Die Kombination von horizontalen Rückstichnähten und Einzelknopfnähten wurde zum Verschluss der krestalen Inzision benutzt und mit Einzelknopfnähten wurden die Entlastungsschnitte verschlossen. Vier Monate später wurde eine modifizierte palatinale Rolllappentechnik zum Zeitpunkt der Implantatfreilegung vorgenommen. Der Bindegewebestiel ist auf den Prämolaren- bzw. ersten Molarenbereich limitiert.

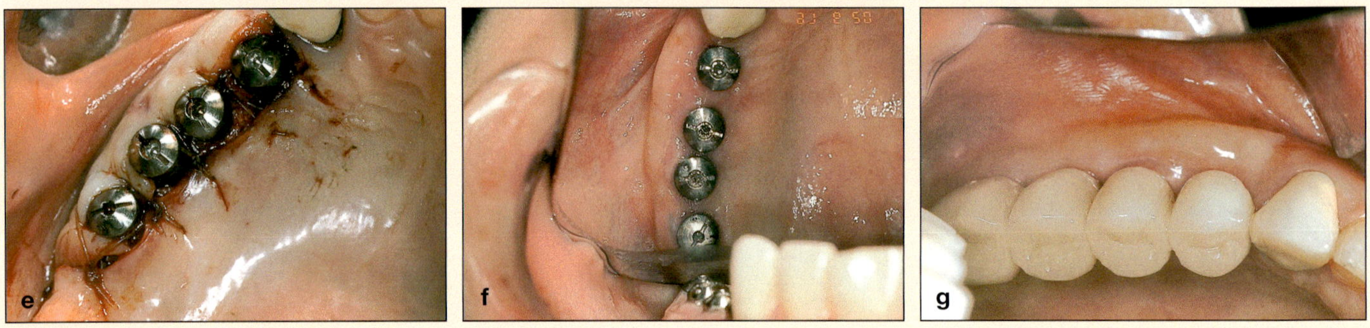

Abb. 5-3e Nach Einsetzen der Gingivaformer wird der Bindegewebestiel gerollt und um die Gingivaformer auf der bukkalen Seite adaptiert. Vertikale Entlastungsinzisionen erleichtern die Adaptation des gerollten Stiels um die Gingivaformer.

Abb. 5-3f Ansicht sechs Wochen postoperativ. Es wurde eine exzellente bukkale Weichteilaugmentation erreicht.

Abb. 5-3g Ein Jahr nach Eingliederung der endgültigen Restaurationen verbessert eine erfolgreiche Rekonstruktion der bukkalen Weichgewebekontur das funktionelle und ästhetische Resultat. Die Einlagerung von Speiseresten konnte vermieden werden (Restauration durch Dr. Larry Lesprance, South Miami, FL).

eine scharfe Präparation zur Fortsetzung einer Taschenpräparation auf der Außenseite des bukkalen Kammes in einer epiperiostalen Ebene erfolgen. Diese Modifikation verbessert die Elastizität des bedeckenden Gewebes und erleichtert die endgültige Positionierung des Bindegewebestiels und die Adaptation des gerollten Gewebes um die hervortretenden Implantatstrukturen.

Zusätzlich führt der Autor häufig schmale vertikale Inzisionen bukkal über den Kieferkamm, um die Platzierung und Positionierung des Bindegewebestiels in der bukkalen Tasche zu verbessern, indem der Eingang der Tasche vergrößert wird (Abb. 5-3). Es ist häufig notwendig, diese bukkalen und vertikalen Inzisionen bis jenseits der mukogingivalen Grenzlinie fortzuführen (Abb. 5-4, 5-5). Dies ermöglicht die präzise vertikale Positionierung des Gewebes, die für die gewünschte Weichgewebeaugmentation um das heraustretende Implantat und ein realistisches Heraustreten einer Zahnwurzel aus dem Implantatlager erforderlich ist. Diese Modifikation erlaubt auch die Korrektur von Verlagerungen der mukogingivalen Grenzlinie, die von früheren implantatlagerverbessernden Maßnahmen herrühren können. Diese Gesichtspunkte sind in ästhetischen Gebieten außerordentlich wichtig.

Wenn die bukkale Präparation fertig gestellt ist, wird der Bindegewebestiel gerollt und in der bukkalen Tasche unter dem bukkalen Lappe positioniert und mit einer Matratzennaht, die durch die Alveolarmukosa in der Gegend der mukogingivalen Grenzlinie geführt wird, befestigt. Sie läuft in die Tasche, läuft durch jede Ecke des apikalen Stiels und tritt wieder durch die bukkale Mukosa aus, wo sie geknüpft wird (siehe Abb. 5-2d, 5-2e). Wenn vertikale Entlastungsinzisionen bis nach bukkal geführt wurden, werden zusätzliche Nähte durchgeführt, um den resultierenden bukkalen Lappen um das hervortretende Implantat zu sichern. In beiden Fällen ist gelegentlich eine sekundäre Gingivoplastik notwendig, um eine harmonische Gingivaarchitektur frei von Oberflächenirregularitäten zu schaffen. Eine hochtourige Dermabrasion mit einer Diamantfräse oder ein CO_2-Laser-Resurfacing kann für diesen Zweck eingesetzt werden.

Modifizierte palatinale Rolllappentechnik synchron mit Insertion des zweiteiligen offenen Implantats zum Ersatz des lateralen Schneidezahns

Abb. 5-4a Die präoperative okklusale Ansicht zeigt einen kleinvolumigen Weichgewebedefekt in dem Gebiet des Implantatdurchtritts (*Pfeile*).

Abb. 5-4b Nach scharfer Präparation zur Hebung eines teilschichtigen palatinalen Lappens wurde ein Bindegewebestiellappen durch scharfe Präparation umschnitten und mit einem Membranplatzierungsinstrument angehoben.

Abb. 5-4c Die subperiostale Präparation wird auf der fazialen Seite weitergeführt, um eine bukkale Tasche zu präparieren.

Abb. 5-4d Der schmale Bindegewebestiel wurde in die bukkale Tasche eingerollt. Die Korrektur des Weichgewebedefektes wird sofort erkennbar.

Abb. 5-4e Zu beachten ist die Prominenz des bukkalen Weichgewebes nach Insertion eines konischen wurzelanalogen Implantats (Frialit, Dentsply, York, PA).

Abb. 5-4f Die Einbringtiefe des Implantats wird vorsichtig kontrolliert, um ein ästhetisches Gingivamuster mit der endgültigen Restauration zu gewährleisten.

Abb. 5-4g Ein individualisierter zahnförmiger Gingivaformer, der am Stuhl vor Eingliederung geformt und poliert wurde, wird die Weichgewebe während der Heilungszeit stützen und führen.

Abb. 5-4h Die bukkale Ansicht vier Monate nach dem Eingriff zeigt den Weichgewebedefekt erfolgreich aufgefüllt. Die geschwungene Weichgewebearchitektur konnte erhalten werden und die Gewebe wurden stabilisiert.

Abb. 5-4i Die bukkale Ansicht zum Zeitpunkt der Eingliederung der endgültigen Restauration. Es ist zu beachten, dass die endgültigen Weichgewebekonturen mit denen um den individualisierten Gingivaformer identisch sind. Ein ästhetisches Muster der Gingiva konnte als Ergebnis der palatinalen Rolllappentechnik wieder erschaffen werden (Restauration durch Dr. Beatriz Fraga Davidson, Miami, FL).

Abb. 5-4j Das Röntgenbild ein Jahr nach Eingliederung zeigt ein stabiles Knochenniveau und eine optimale Einbringtiefe des Implantats.

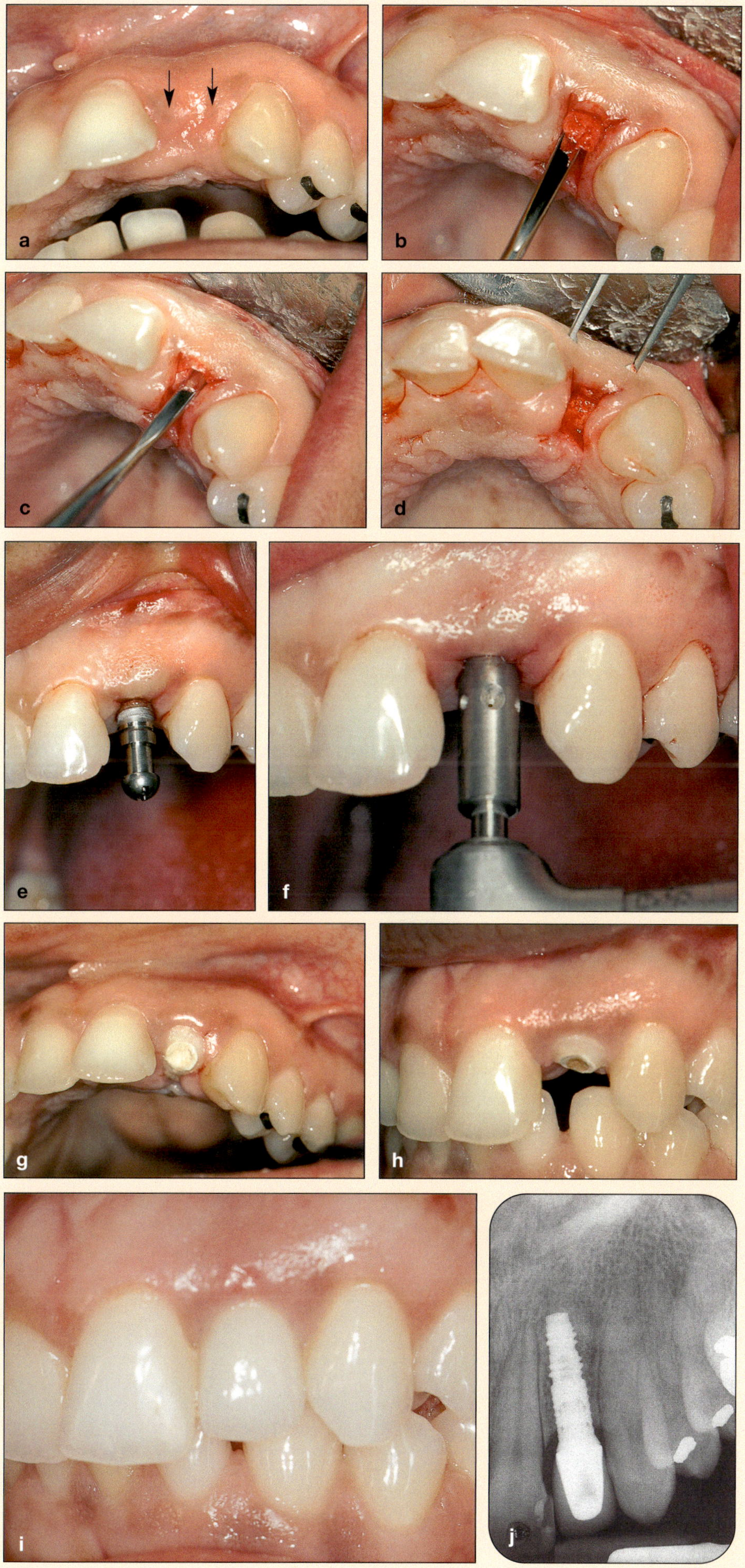

Modifizierte palatinale Rolllappentechnik zeitgleich mit der Insertion eines einteiligen ungedeckten Implantats

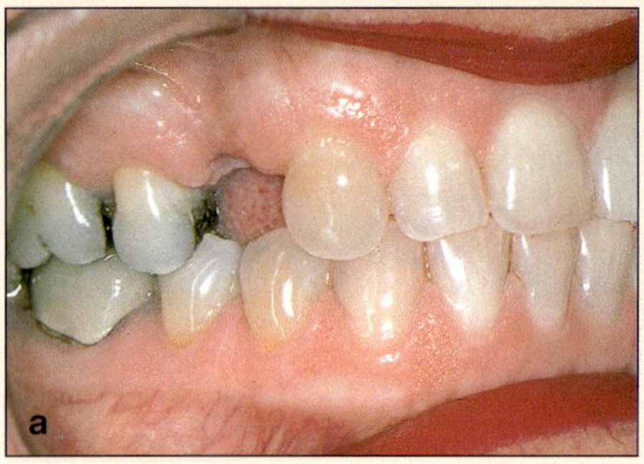

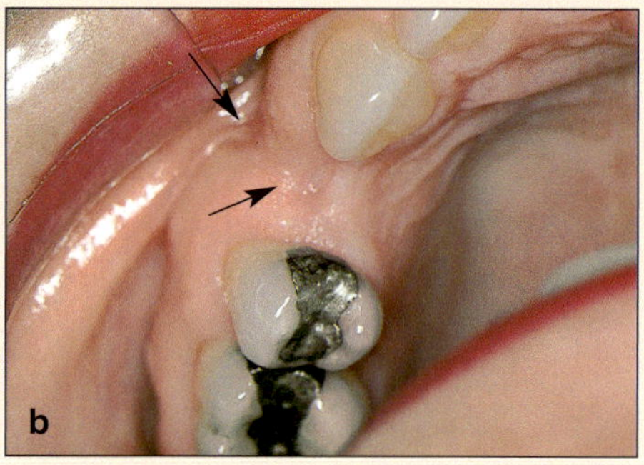

Abb. 5-5a, 5-5b Prätherapeutische Ansicht eines Implantatlagers am ersten Prämolaren mit einem kleinvolumigen Weichgewebedefekt. Wenn dieser Defekt unbehandelt bleibt, wird er die Ästhetik des Lachens verschlechtern. Zu beachten sind sowohl die bukkale als auch die vertikale Komponente des Defektes (*Pfeile*).

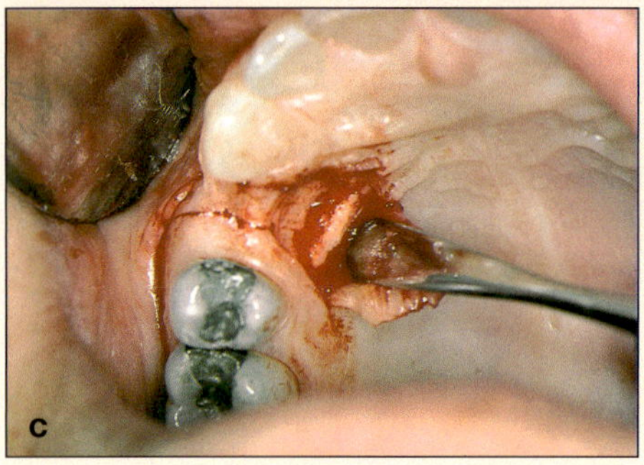

Abb. 5-5c Umschneidung und Anhebung eines teilschichtigen Palatinallappens durch scharfe Präparation.

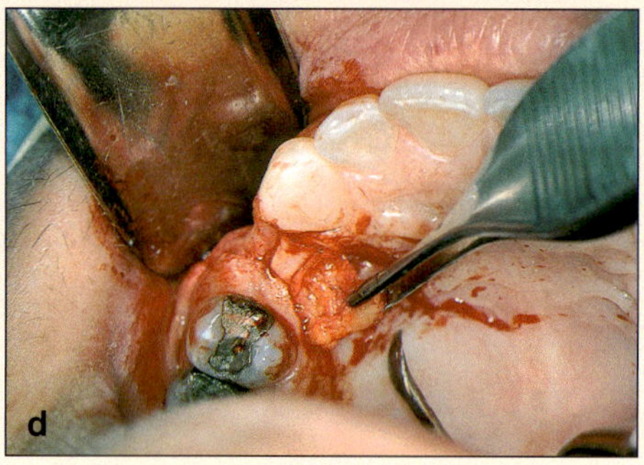

Abb. 5-5d Die Umschneidung des Bindegewebestiellappens durch scharfe Präparation. Die Adson-Pinzette stabilisiert den Stiellappen während der subperiostalen Anhebung.

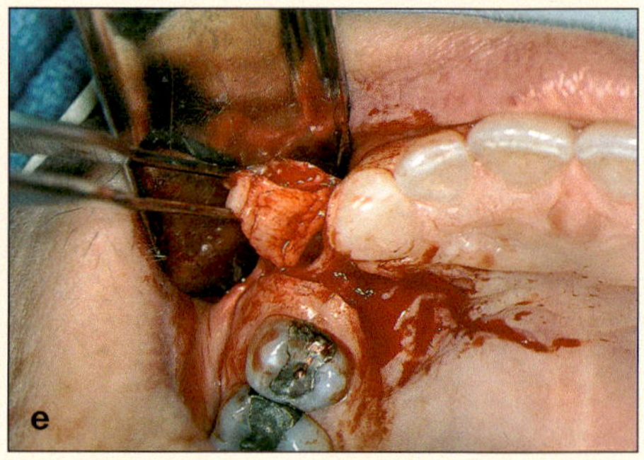

Abb. 5-5e Die subperiostale Dissektion wurde nach bukkal zur Schaffung einer Tasche weitergeführt. Wegen der Größe des gestielten Lappens wurden vertikale Entlastungsinzisionen notwendig, um den Stiellappen zu rollen und im Situs zu befestigen.

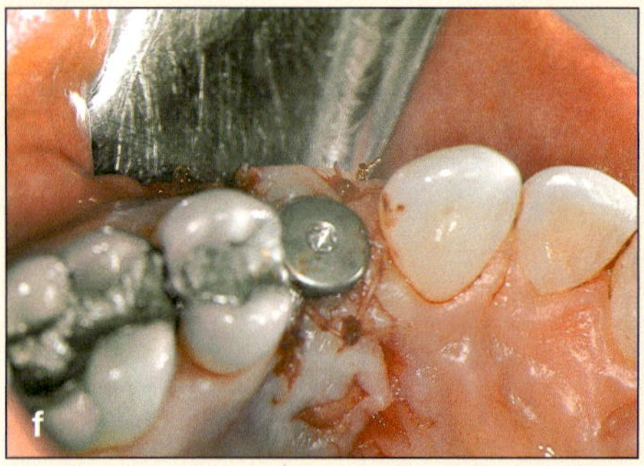

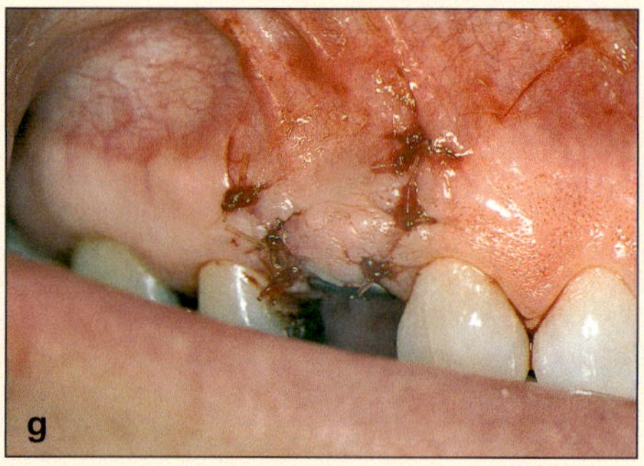

Abb. 5-5f, 5-5g Nach Insertion eines einteiligen ungedeckten Implantats (Straumann USA) wurde der Weichgewebestiel adaptiert und um den Gingivaformer befestigt.

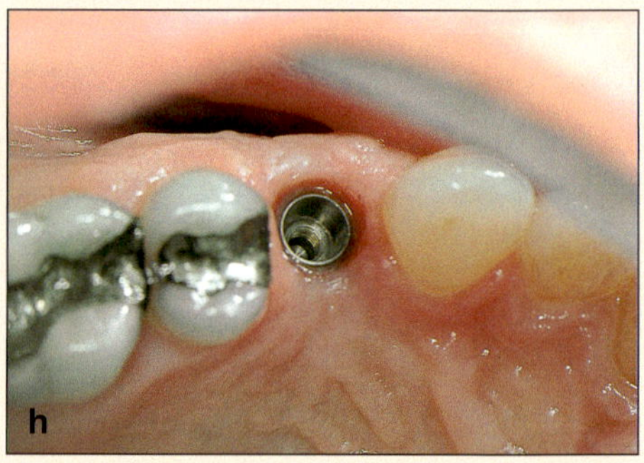

Abb. 5-5h Okklusale Ansicht drei Monate nach dem Eingriff. Der Weichgewebedefekt wurde aufgefüllt und es wurde eine prothetikfreundliche Umgebung geschaffen.

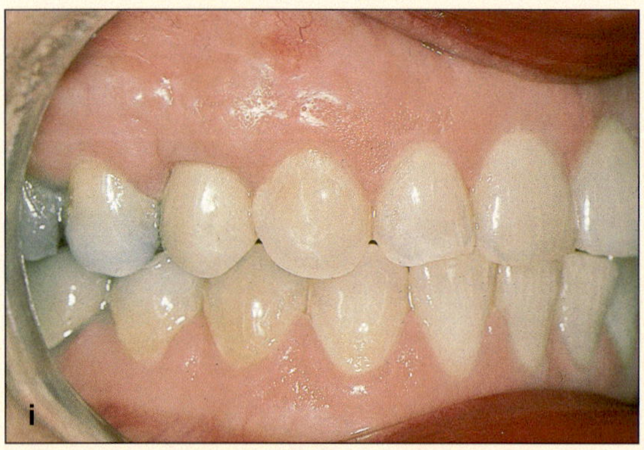

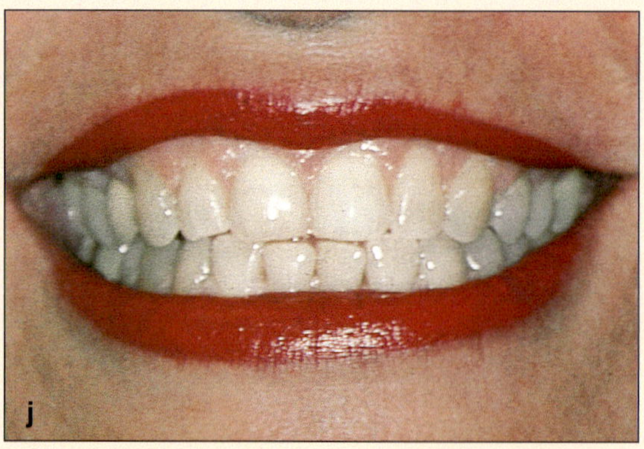

Abb. 5-5i, 5-5j Die endgültige Restauration zeigt ein ästhetisches Hervortreten aus der Schleimhaut. Die ästhetischen Weichgewebekonturen konnten restauriert werden und der Patient kann uneingeschränkt lachen (Restauration durch Dr. Richard Mariani Sr, South Miami, FL).

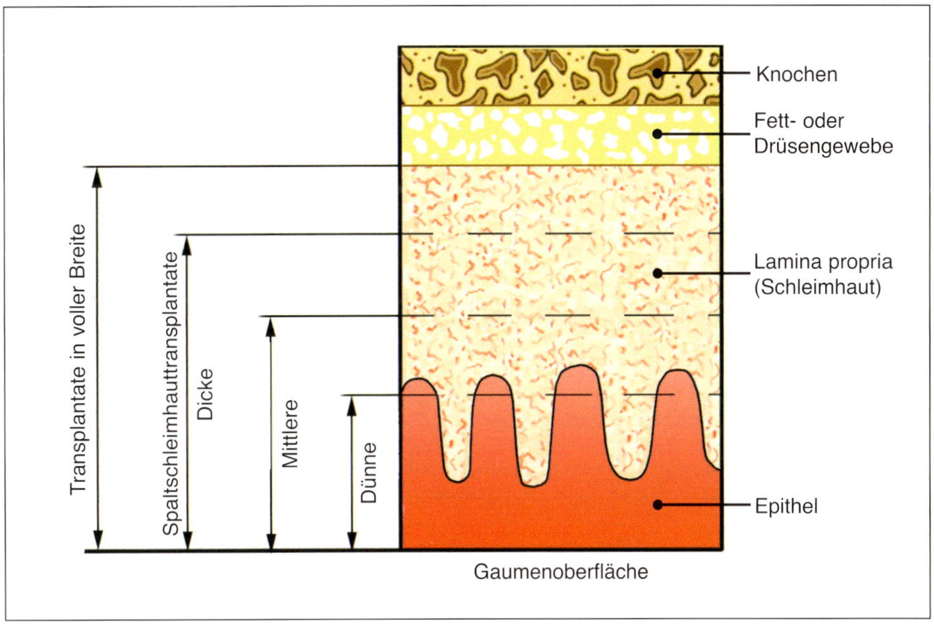

Abb. 5-6 Klassifikation der Dicke der palatinalen Schleimhauttransplantate auf Grundlage eines Querschnittes des harten Gaumens im Bereich des ersten Molaren. Die palatinalen Schleimhauttransplantate werden als vollschichtige Lappen oder Spalthautlappen klassifiziert. Vollschichtige Lappen beinhalten das Epithel und die gesamte Lamina propria, Spaltschleimhauttransplantate werden weiter subklassifiziert als dicke, mittlere und dünne, in Abhängigkeit der Menge an eingeschlossener Lamina propria. Die Spaltschleimhaut und die vollschichtigen Transplantate werden typischerweise in der üblichen chirurgischen Technik eingesetzt. Die Hebung von Fett- oder Drüsengewebe ist unerwünscht.

Das epithelialisierte Gaumenschleimhauttransplantat für Zahnimplantate

Die Anwendung eines epithelialisierten Gaumenschleimhauttransplantats zur Behandlung eines mukogingivalen Defektes erfreut sich einer langen Vorgeschichte von sicheren Erfolgen. Diese vielseitige Technik kann nicht nur eingesetzt werden, um die Breite der befestigten Gingiva um die natürlichen Zähne herum zu vergrößern, sondern ist auch eine sichere Methode zur Deckung von freiliegenden Wurzeloberflächen. Der Ausdruck „freies Gingivatransplantat" ist eigentlich eine Fehlbezeichnung. Mit diesem Ausdruck wird normalerweise nicht die Transplantation von Gingiva, was selten praktisch ist, sondern von epithelialem Gewebe des harten Gaumens beschrieben.

Frühe Anwendungen der Gingivatransplantationen umfassten die Platzierung von Transplantaten unter der existierenden mukogingivalen Grenzlinie, um die Breite der befestigten Gingiva zu erhöhen. Exzessive Transplantatschrumpfung und Transplantatbeweglichkeit und ein auffälliger Farbunterschied zu den benachbarten Geweben resultierten. In ihrer klassischen Serie von Artikeln beschrieben Sullivan, Atkins und Gordon[12-14] 1968 die chirurgischen und biologischen Prinzipien freier autologer Gingivatransplantate, eine verbesserte Operationstechnik, histologische Beobachtungen der Empfängerregion und die Behandlung von Gingivarezessionen. Ihre Anwendung von Prinzipien der plastischen Chirurgie auf die Behandlung von mukogingivalen Defekten diente als Basis für unser Verständnis und die Entwicklung einer zeitgemäßen chirurgischen Technik zur Gingivatransplantation und für moderne plastische parodontale Operationen.

Sullivan et al.[12-14] klassifizierten Gingivatransplantate auf der Basis ihrer Dicke. Sie unterschieden vollschichtige Transplantate von Spaltschleimhauttransplantaten und subklassifizierten die Letzteren in dicke, mittlere und dünne Spaltschleimhauttransplantate auf der Grundlage der Dicke des Bindegewebes im Transplantat (Abb. 5-6). Sie diskutierten detailliert den Einfluss der Transplantatdicke auf die Heilung, wie auch die Charakteristika der transplantierten Gewebe nach Ausreifung.

Wenn der Zweck der Transplantation die Verbreiterung der Zone von befestigter Gingiva ist, wird ein dickes Spaltschleimhauttransplantat (0,75 mm bis 1,25 mm dick) bevorzugt. Wenn eine Wurzel- oder Abutmentdeckung gewünscht wird, wird ein Spaltschleimhauttransplantat, das sich dem vollschichtigen annähert, d. h. 1,25 mm bis 1,75 mm, vorgezogen. Die frühere Vaskularisierung von vollschichtigen Transplantaten ist nicht so sicher wie die von Spaltschleimhauttransplantaten, aber mit diesen Transplantaten werden bessere Resultate erzielt, wenn eine Wurzel- oder Abutmentdeckung gewünscht wird. Der erfolgreiche Einsatz dickerer Transplantate ist technisch sensitiv und erfordert eine absolute Ruhigstellung des Transplantats auf einem rigiden Empfängerbett mit feinster Nahttechnik, um die Revaskularisierung zu sichern und um eine primäre und sekundäre Kontraktion zu minimieren. Zusätzlich verlässt sich die Deckung eines avaskulären Gebietes (freiliegende Wurzel oder Implantataufbaupfosten) durch das so genannte Bridging-Phänomen, das von Sullivan et al.[12-14] beschrieben wurde, auf kollaterale Blutversorgung aus der Empfängerstelle. Deshalb müssen das Empfängerbett und das Gingivatransplantat in Relation zu der Fläche der Wurzel oder des Abutments groß genug sein. Einmal eingeheilt, widerstehen dickere Transplantate den funktionalen Kräften des Kauens, subgingivalen restaurativen Maßnahmen und Mundhygienemaßnahmen besser als dünne Transplantate. Deshalb zieht der Autor vollschichtige oder dicke teilschichtige Transplantate vor und empfiehlt nicht die Verwendung von dünnen oder mittleren Spaltschleimhauttransplantaten um Zahnimplantate oder wenn eine Wurzeldeckung gewünscht wird.

Indikationen und Abfolge

Der Autor begrenzt primär die Verwendung von Gingivatransplantaten auf Weichteilaugmentationen in nicht ästhetischen Bereichen. Die Ausnahme ist die Verwendung eines dicken Auflagerungstransplantats zur vertikalen Augmentation von Pontics oder Implantatpositionen mit großvolumigen Weichgewebedefekten vor der Implantatsetzung oder vor konventioneller Restauration. In diesen Situationen wird die Gingivatransplantation zweizeitig mit horizontaler Augmentation vor der vertikalen Augmentation durchgeführt. Normalerweise erstreckt sich das Gingivatransplantat bis jenseits der Zone der befestigten Gingiva um die natürliche Bezahnung oder die Implantatrestauration. Zusätzlich kann mit einem Gingivatransplantat eine Wurzeldeckung oder Implantataufbaupfostendeckung erreicht werden. Wenn es zu diesem Zweck eingesetzt wird, ist das Gingivatransplantat aber technisch anfälliger, verglichen mit der Anwendung eines subepithelialen Bindegewebetransplantats.

Wenn befestigte Gingiva in einem zahnlosen Implantatsitus vollständig fehlt, sollte der Kliniker eine Gingivatransplantation acht bis zwölf Wochen vor der Implantatinsertion bedenken. Das wird die Qualität des Gewebes zum Zeitpunkt der Implantatinsertion und während der Osseointegration verbessern. Komplikationen, wie Wunddehiszenz, Freiliegen der Verschlussschraube oder Schwierigkeiten mit herausnehmbaren Interimsprothesen, werden minimiert. Diese Gesichtspunkte sind wichtig, wenn Implantate im extrem atrophierten Ober- oder Unterkiefer geplant werden, die einen Mangel an befestigter Gingiva und bukkaler Vestibulumtiefe aufweisen. Diese Überlegungen sind im teilbezahnten Kiefer ebenso wichtig, wenn eine knöcherne Augmentation vor der Implantatinsertion erforderlich ist und die Qualität der existierenden Weichgewebe inadäquate Voraussetzungen für die Deckung und Vaskularisierung eines Knochentransplantats bietet. Als Richtlinie führt der Autor eine Gingivatransplantation vor Implantatplatzierung durch, wenn die Breite der befestigten Gingiva weniger als 3 mm beträgt und die Höhe des Ober- oder des Unterkiefers weniger als 10 mm beträgt.

Aus der Perspektive der Patientenbehandlung kann eine Gingivatransplantation vor der Implantatinsertion erhebliche Beschwerden auslösen, die einen Patienten davon abbringen können, die Implantatbehandlung zu Ende zu führen, weil er befürchtet, dass die restliche Implantatbehandlung noch schmerzhafter wird. Wenn adäquates Gingivagewebe (3 mm) am Implantationsort besteht, kann eine Gingivatransplantation zum Zeitpunkt der Implantatfreilegung für gedeckte Implantate oder zeitgleich mit der Insertion von offenen Implantatsystemen erfolgen. In diesen Fällen wird die vorhandene befestigte Gingiva erhalten und auf die linguale Seite des Implantats verlagert und die Gingivatransplantation wird auf der bukkalen Seite durchgeführt. Zusätzliche Gingivatransplantationen können acht bis zwölf Wochen nach Freilegung erfolgen oder jederzeit nach Eingliederung der endgültigen Restauration, um funktionelle Weichteildefekte, die sich noch entwickeln, auszugleichen. Wie in Kapitel 3 beschrieben, sollte der Kliniker sicherstellen, dass ein Minimum von 3 mm befestigter Gingiva lingual der hervortretenden Implantate vorhanden ist, um die Schwierigkeiten der Gingivatransplantation auf der lingualen Seite zu vermeiden und um der hohen Inzidenz von Periimplantitis zu begegnen, die auftritt, wenn bewegliche Schleimhaut um das Implantat vorhanden ist.

Gebräuchliche Operationstechnik

Präparation der Empfängerstelle

Wenn die Operation mit der Präparation des Empfängerbettes begonnen wird, minimiert das die Zeit zwischen der Transplantathebung und der Übertragung in das Empfängerbett. Der erste Schritt ist die Umschneidung der Empfängerstelle (Abb. 5-7a). Mit einem Skalpell Nr. 15 oder einer ähnlichen Klinge wird eine horizontale Inzision koronal der Höhe der gewünschten Weichgewebeaugmentation durchgeführt. Diese Inzision sollte einige Millimeter über die geplante Augmentation hinauslaufen. Dann werden vertikale Inzisionen nach apikal in die bewegliche Gingiva von den seitlichen Enden der horizontalen Inzision fortgeführt. Diese Inzisionen sollten senkrecht zur Ebene der existierenden Gingiva liegen, um eine scharfe Grenze für die Annaht des Transplantats zu schaffen. Wenn man an natürlichen Zähnen arbeitet, die eine Wurzelbedeckung erfordern, kann die horizontale Inzision durch die Interdentalpapille koronar der Ebene der Schmelz-Zement-Grenze der betroffenen Zähne laufen.

Dann wird eine scharfe Präparation in apikaler Richtung durchgeführt, um ein straffes periostales Empfängerbett zu schaffen (Abb. 5-7b). Die vestibuläre Ausweitung wird durchgeführt, wenn die apiko-koronale Höhe des Empfängerbettes (5 mm) nicht die Befestigung eines angemessen großen Transplantats ermöglicht. Reste von Epithel, Bindegewebe oder Muskelansätzen werden mit einer Gewebezange oder einer scharfen Präparierschere entfernt. Der entstehende Schleimhautlappen wird üblicherweise exzidiert, um eine mögliche Verlagerung des Gingivatransplantats nach seiner Annaht zu vermeiden (Abb. 5-7c). Alternativ kann in gewissen Umständen (beispielsweise schwere Alveolarkammatrophie) der resultierende Lappen weiter apikal positioniert werden und an die Basis des Empfängerbettes angenäht werden. Ein feuchter Kochsalztupfer wird zur Blutstillung über dem Empfängerbett platziert.

Präparation der Spenderregion

Vor Beginn der Operation wird die Spenderregion untersucht. Der gebräuchlichste Spenderort ist die palatinale Mu-

Transplantation von epithelialisierter Gaumenschleimhaut (Gingivatransplantation): gebräuchliche Operationstechnik

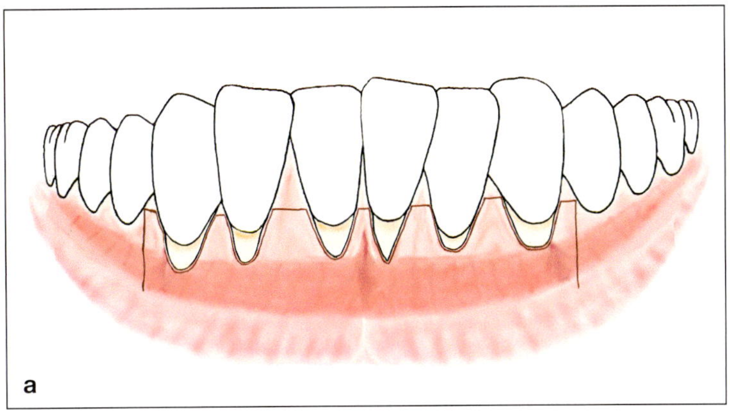

Abb. 5-7a Miller-Klasse-1- und -2-Rezessionen an prominenten Unterkieferfrontzähnen mit inadäquater Breite der befestigten Gingiva und vernachlässigbarer Vestibulumtiefe. Vor der Umschneidung des Empfängerbettes durch teilschichtige Inzisionen wird mit Hand- oder rotierenden Instrumenten die Konvexität der freiliegenden Wurzeloberflächen eingeebnet. Danach werden sie chemisch mit übersättigter Zitronensäurelösung, die für 30 Sekunden mit einem sterilen Wattetupfer appliziert wird, vorbereitet. Die horizontale Inzision wird in oder etwas koronal der Ebene der gewünschten Wurzelbedeckung durchgeführt. Die vertikalen Entlastungsinzisionen werden nach unten fortgeführt.

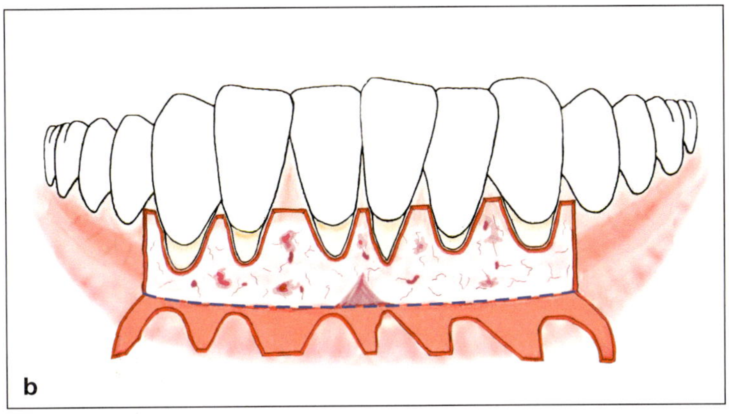

Abb. 5-7b Durch scharfe Präparation wird eine komplette supraperiostale Dissektion durchgeführt. Der resultierende teilschichtige Lappen wird normalerweise exzidiert, aber kann auch erhalten bleiben und an das Periost an der Basis der Präparation angenäht werden, wenn eine erhebliche Alveolarfortsatzatrophie vorliegt.

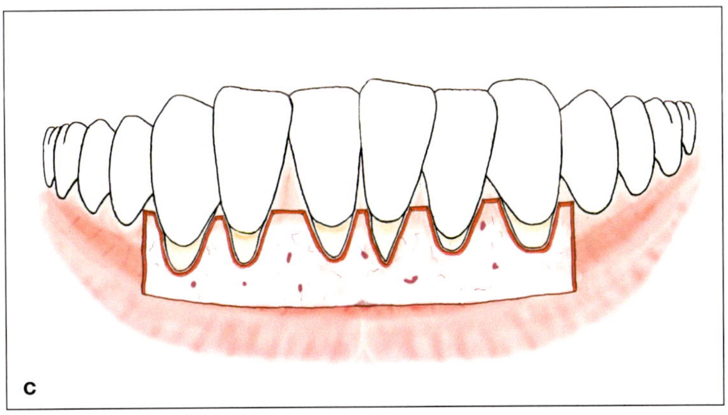

Abb. 5-7c Das restliche elastische und Muskelgewebe wird mit einer Gewebezange oder einer gebogenen Iris-Präparierschere exzidiert. Das führt zu einer glatten Oberfläche des Empfängerbettes, enger Anlagerung, Immobilisation und damit zum Überleben des Transplantats. Es ist zu beachten, dass Stoß-auf-Stoß-Wundränder zu den vorbestehenden Gingivarändern an den oberen und seitlichen Anteilen des Empfängerbettes geschaffen werden. Nach Wundverschluss wird der Situs mit angefeuchteter Gaze tamponiert.

kosa, aber auch zahnlose Kieferkammbereiche können genutzt werden. Entzündungen oder Hyperplasien des Spendergewebes sollten präoperativ beseitigt werden. Der glatte Bereich des harten Gaumens im Prämolaren- und Molarenbereich ist der bevorzugte Spenderbereich (Abb. 5-7d). Die Größe der Spenderregion sollte exakt doppelt so groß sein, wie die erforderliche Gingivabreite an der Empfängerposition. Bei Implantaten sind mindestens 5 mm apikokoronaler Breite erforderlich. Ein schmaleres Transplantat wird zu einem unzureichenden Band (weniger als 3 mm) von befestigter Gingiva führen, wenn das Transplantat sekundär schrumpfen sollte.

Mit einer Parodontalsonde oder einem Messzirkel nach Castroviejo wird die Größe der Empfängerregion exakt auf die Spenderregion übertragen. Das Spendergewebe wird mit teilschichtigen Inzisionen in der palatinalen Mukosa mit einem Skalpell Nr. 15c umzeichnet. Alternativ kann eine Zinnfolienschablone auf dem Empfängerbett angefertigt werden und auf die Spenderregion übertragen und mit Schnitten umzeichnet werden. Eine angeschrägte Zugangsinzision an dem Vorderrand des Transplantats erlaubt dem Chirurgen, die Ebene der Präparation sichtbar zu machen und stellt sicher, dass eine angemessene Transplantatdicke gehoben wird. Wenn diese angeschrägte Zugangsinzision vorgenommen wurde, wird mit einer Schleimhautschere die Vorderkante des Transplantats begradigt, um später das Gewebe bündig an die Ränder des Empfängerbettes zu adaptieren (Abb. 5-7d). Mit einer chirurgischen Pinzette (Mikro-Adson), einem feinen Einzinkerhaken oder einer Hilfsnaht wird das Gewebe mit leichter Spannung während der Präparation gehalten. Der Chirurg sollte dafür Sorge tragen, dass durch die Präparation eine gleichmäßige Transplantatoberfläche entsteht, die die Adaptation des Transplantats zum Empfängerbett und damit eine Revaskularisierung des Transplantats erleichtert. Das Transplantat wird sofort zum zuvor präparierten Empfängerbett verbracht

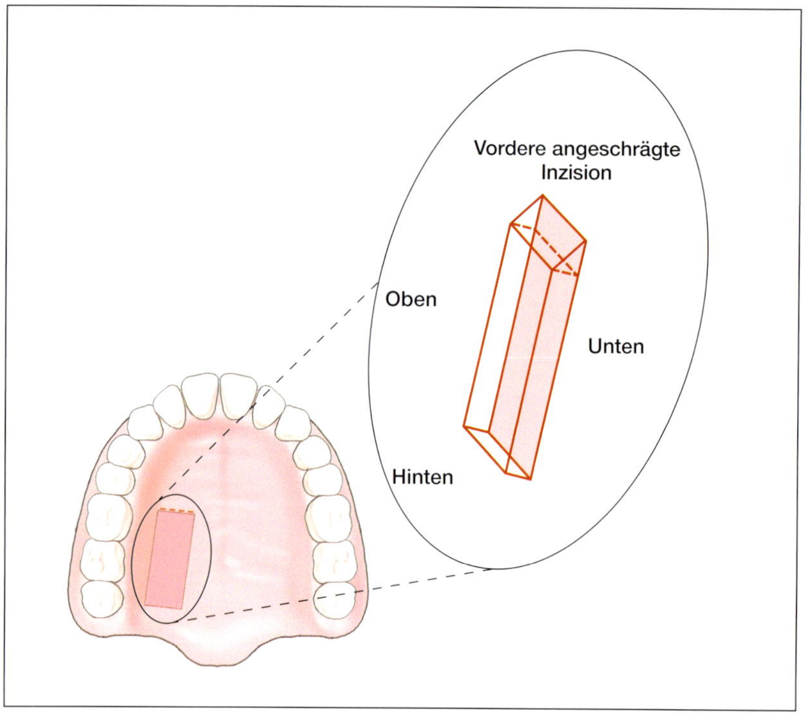

Abb. 5-7d Das Spendergewebe wird der Größe des Empfängerbettes entsprechend zugeschnitten und mit teilschichtigen horizontalen und vertikalen Inzisionen umschnitten. Die anteriore, vertikale Zugangsinzision wird angeschrägt, um das Auffinden der angemessenen Gewebeebene der Dissektion zu erleichtern. Die übrigen Inzisionen werden senkrecht zur Oberfläche durchgeführt. Mit einer Adson-Gewebepinzette wird Zug auf das Gewebe der Zugangsinzisionen ausgeübt und dann wird mit scharfer Präparation das gleichmäßige Transplantat gehoben. Die Blutung wird durch Kompression oder Elektrokauterisation gestillt. Dann wird der Entnahmeort mit CollaCote (Centerpulse Dental, Carlsbad, CA) (resorbierbares Kollagenvlies) abgedeckt und eine Gaumenplatte wird zum Schutz der Wunde und zur Verbesserung des Patientenkomforts in der frühen postoperativen Periode eingegliedert. Der angeschrägte Teil des Transplantats wird mit einem Skalpell stumpf abgeschnitten, um ihn für eine Stoß-auf-Stoß-Adaptation im Empfängerbett vorzubereiten.

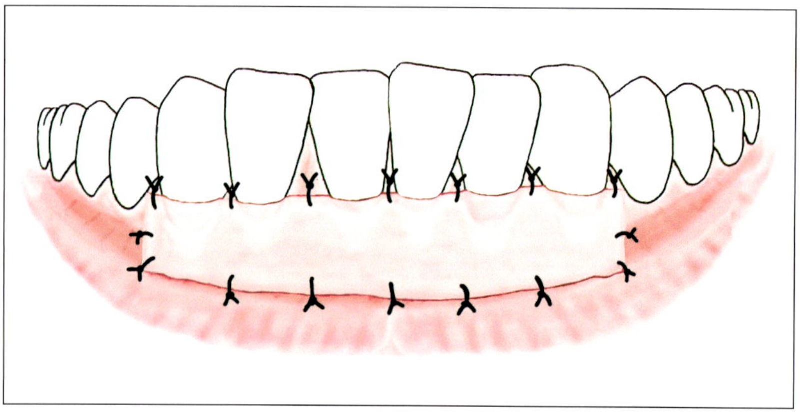

Abb. 5-7e Die Befestigung des Transplantats im Empfängerbett beginnt mit Nähten in jedem Papillengebiet, indem man entweder von einer Seite zur anderen arbeitet oder vom Zentrum nach lateral, um eine enge Adaptation und eine marginale Stoß-auf-Stoß-Adaptation für ein besseres Überleben des Transplantats über den freiliegenden Wurzeloberflächen zu gewährleisten. Dann werden die Nähte peripher je nach Notwendigkeit zur Transplantatruhigstellung angebracht und für zehn Minuten wird Druck aufgebracht, um die Bildung einer dünnen Fibrinschicht, die die plasmatische Diffusion für das frühe Transplantatüberleben erleichtert, abzuwarten.

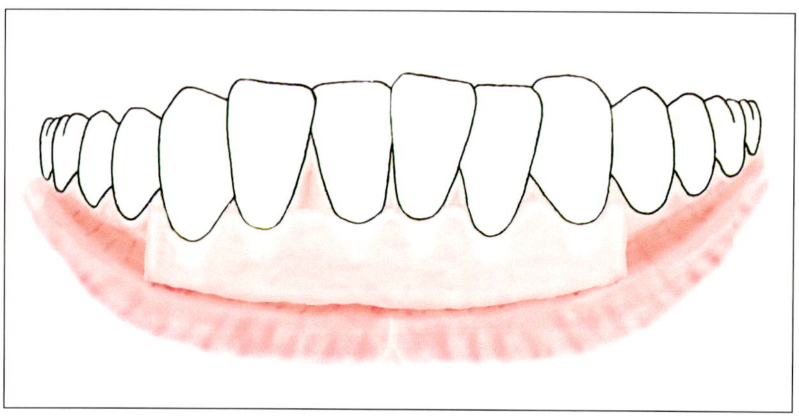

Abb. 5-7f Ein erfolgreiches Ergebnis umfasst die Wurzeldeckung, eine vergrößerte Breite der befestigten Gingiva und die Wiedererschaffung einer adäquaten Vestibulumtiefe. Dies sind die Ziele der gegenwärtigen chirurgischen Technik.

und angenäht. Mit einem angefeuchteten Tupfer wird Druck auf die blutende Spenderregion appliziert. Ein resorbierbarer hämostatischer Wundverband (CollaTape oder CollaCote, Centerpulse Dental, Carlsbad, CA) wird auf das Spendergebiet aufgebracht und mit Isodent-Gewebekleber befestigt (Ellmann International, Hewlett, NY). Wenn der Patient keine herausnehmbare Prothese mit palatinaler Bedeckung hat, vermindert eine wie durch den Autor regelmäßig eingesetzte Verbandplatte die postoperativen Schmerzen merklich.

Befestigung des Transplantats im Empfängerbett

Eine enge Adaptation des Gingivatransplantats an das Empfängerbett und eine feste Ruhigstellung sind für einen Erfolg einer Gingivatransplantation entscheidend, speziell, wenn vollschichtige Transplantate für eine Wurzel- oder Implantataufbaupfostendeckung benutzt werden. Ein gleichmäßig dickes Transplantat, das eng adaptiert und an ein ordentlich präpariertes Empfängerbett angenäht wurde, gewährleistet exzellente Resultate. Die dichte Adaptation des Transplantats an das Empfängerbett gewährleistet eine initiale Ernährung des Transplantats durch Diffusion von Nährstoffen aus dem Empfängerbett. Diese Diffusion von Nährstoffen wird durch ein dünnes Fibringerinnsel erleichtert, das zwischen Transplantat und Empfängerbett entsteht. Danach beginnt eine Revaskularisierung durch Kapillaren, die in das immobilisierte Transplantat einwachsen und Anastomosen mit dem Stromgebiet des Transplantats ausbilden. Eine irreguläre Oberfläche des Transplantats oder der Empfängerregion ermöglicht die Ansammlung von dicken Blutgerinnseln zwischen dem Empfängerbett und dem Transplantat und schränkt damit sowohl die frühe Diffusion von Nährstoffen in das Transplantat als auch das Auswachsen von Kapillaren ein. Mangelnde Ruhigstellung des Transplantats hat im Grundsatz die selben schädlichen Effekte.

Wenn das Transplantat einmal gehoben wurde, wird es sofort in das zuvor präparierte und nicht blutende Empfängerbett gebracht, wo es mit Nähten ruhig gestellt wird (Abb. 5-7e). Die gebräuchliche chirurgische Technik erfordert, dass das Transplantat exakt in das Empfängerbett passt. Die Kanten des Transplantats sollten bündig Stoß auf Stoß an die Ränder des Empfängerbettes angrenzen, um eine Abstoßung der Ränder des Transplantats zu vermeiden und um eine glatte Anpassung an die umgebende befestigte Gingiva zu gewährleisten. Wenn eine Wurzel- oder Abutmentdeckung angestrebt wird, werden die Nähte in der Peripherie des Transplantats eingebracht, um dieses zu strecken und an das Empfängerbett anzupassen. Dieser Vorgang beginnt koronal mit der Annaht des Transplantats an jede Papille oder jedes Interdentalgebiet. Der Autor benutzt P3-Nadeln, um mit 4x0-Chrom-Gut-Nähten das Transplantat fest zu immobilisieren.

Wenn die Nahtarbeiten abgeschlossen sind, wird ein dünnes Fibringerinnsel gebildet, indem mit einem befeuchteten Kochsalztupfer etwas Druck über dem gesamten Transplantat für mindestens zehn Minuten appliziert wird. Dadurch wird Blut von der Unterseite des Transplantats beiseite gedrückt und Blutplasma wird in Fibrin umgebildet. Das Fibrin verankert das Transplantat im Empfängerbett und erleichtert die Diffusion von Nährstoffen und Metaboliten, bis eine Revaskularisierung eintritt. Ein Parodontalverband kann über dem Transplantat aufgebracht werden. Der Autor aber zieht es vor, die Transplantatregion nicht zu decken, um die mögliche Überleitung von Scherkräften von dem Verband auf das Transplantat zu vermeiden, die eine Revaskularisierung verhindern können. Außerdem erlaubt dies eine visuelle Inspektion während postoperativer Untersuchungen (Abb. 5-7f). Obwohl ein funktioneller Blutfluss zehn Tage nach Chirurgie existiert, dauert die Reifung acht bis zwölf Wochen an, danach kann eine Gingivoplastik durchgeführt werden (Abb. 5-8).

Die chirurgische Technik zur Transplantation um Zahnimplantate ist im Grundsatz dieselbe, wie bei natürlichen Zähnen. Wenn eine Gingivatransplantation nach Implantatfreilegung oder zum Zeitpunkt der Eingliederung der endgültigen Restauration erfolgt, wird eine horizontale Inzision durch die interimplantären Papillen koronal zur endgültigen gewünschten Gewebeposition durchgeführt. Das erleichtert die Deckung der Aufbaupfosten mit dem Gingivatransplantat. Wenn die Gingivatransplantation bei der Implantatfreilegung oder simultan mit der Insertion eines offen einheilenden Implantats durchgeführt wird, wird die horizontale Inzision an der mukogingivalen Grenzlinie durchgeführt und die existierende befestigte Gingiva wird auf die linguale oder palatinale Seite der Implantate verlagert (siehe Abb. 5-9a). Dieser Operationsschritt ist extrem wichtig, wenn Implantate im Unterkiefer inseriert werden, weil linguale Weichgewebedefekte in diesem Gebiet sehr schwierig zu korrigieren sind. Eine teilschichtige Präparation wird dann nach apikal durchgeführt, um ein gleichmäßiges periostales Empfängerbett zu schaffen. Im zahnlosen Unterkiefer muss dafür Sorge getragen werden, den Nervus mentalis nicht mit vertikalen Entlastungsinzisionen zu schädigen. Unter diesen Umständen benutzt der Autor eine vertikale Entlastungsinzision in der Mittellinie und dann eine scharfe Präparation, um eine adäquate Empfängerregion zu schaffen (größer als 5 mm apiko-koronaler Breite), wie in Abb. 5-9b gezeigt. Daraufhin werden die Mukosalappen exzidiert und übrig gebliebenes elastisches oder Muskelgewebe wird mit der Präparierschere oder einer Gewebezange entfernt (siehe Abb. 5-9c). Wenn man im extrem atrophierten Unterkiefer arbeitet, werden die Mukosalappen erhalten und an das Periost an der Basis der Präparation angenäht. Die Technik zur Immobilisation des Transplantats ist dieselbe, ob man eine Gingivatransplantation um natürliche Zähne während einer Implantatfreilegung für gedeckte Implantate oder zur Insertion von offenen Implantaten verwendet. Das Transplantat wird an jede Papille oder jeden interimplantären Bereich koronal angenäht und dann unten am Periost befestigt (Abb. 5-9d), um das Transplantat fest am Empfängerbett ruhig zu stellen.

Wenn die Transplantation vor der Implantatinsertion erfolgen muss (beispielsweise im extrem atrophierten Oberkiefer oder Unterkiefer von weniger als zehn mm Höhe mit weniger als 3 mm befestigter Gingiva), findet der Autor es angebracht, größere Präparationen des palatinalen oder lingualen Gewebes zu vermeiden. Stattdessen wird ein ausreichend großes Empfängerbett auf der bukkalen Seite geschaffen, das sich weit genug nach apikal von der Kammmitte erstreckt, um eine Vestibulumfalte zu schaffen. In diesen Situationen sollten die Nahtabstände 5 mm betragen, um eine adäquate Immobilisation des Transplantats zu ermöglichen und gleichzeitig unnötiges Trauma und Hämatome in der Peripherie zu vermeiden (siehe Abb. 5-10, 5-17). Ein Teil (3 mm oder mehr) des ausgereiften Transplantats kann dann während der später folgenden Implantatinsertion nach lingual verschoben werden, um eine gute Gingiva für den Wundverschluss über den gedeckten Implantaten oder eine zirkumferente Adaptation befestigter Gingiva um die hervortretenden Implantataufbaupfosten oder transmukösen Implantattypen zu ermöglichen.

Gingivatransplantat zur Wurzeldeckung, Verbreiterung der befestigten Gingiva und Wiederherstellung einer adäquaten Vestibulumtiefe an den Unterkieferfrontzähnen

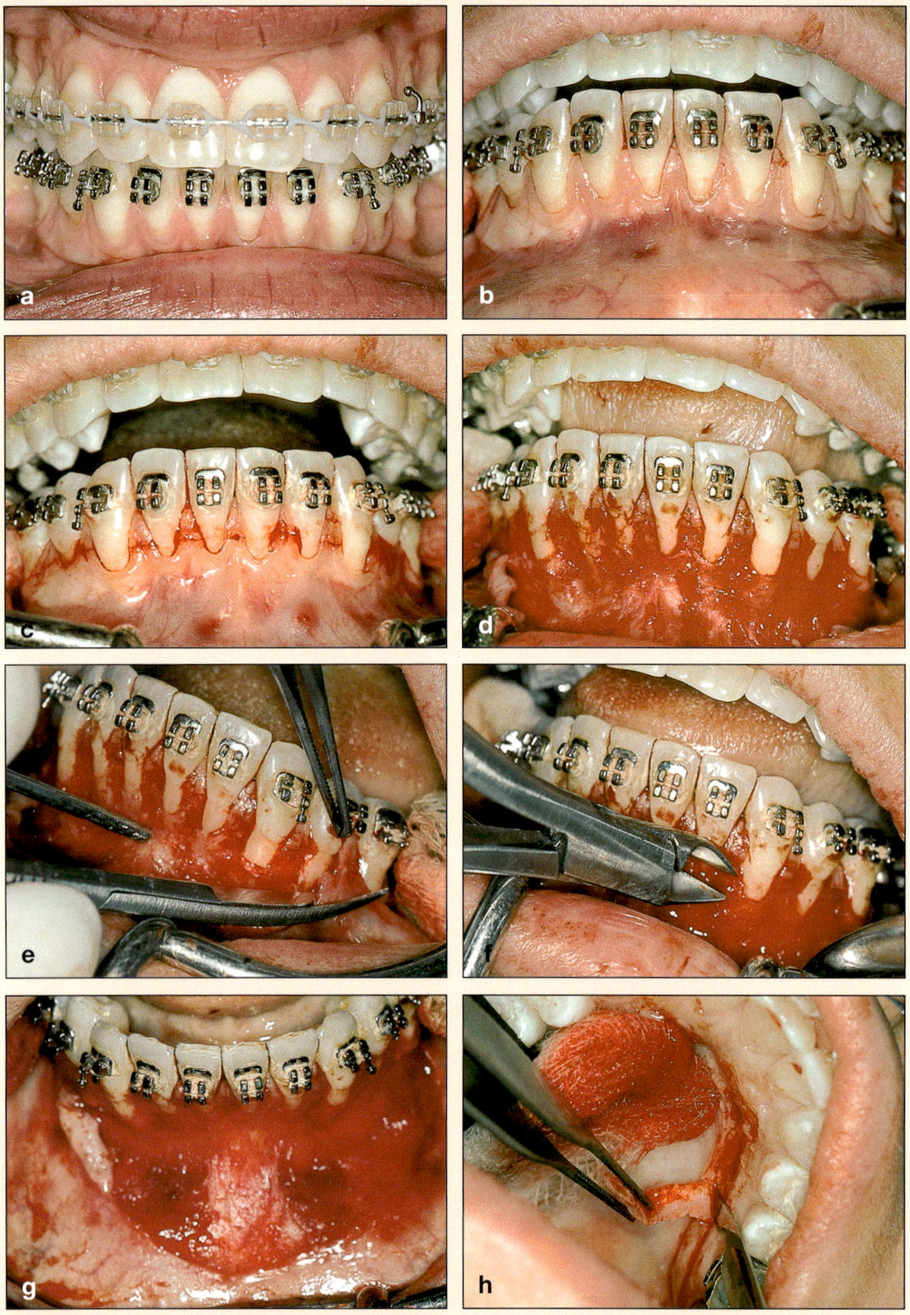

Abb. 5-8a, 5-8b Die prätherapeutische Ansicht einer Miller-Klasse-1- und -2-Rezession um prominente Unterkieferfrontzähne bei einem Patienten mit dünnem, girlandenförmigen Parodontium, der sich zurzeit einer kieferorthopädischen Behandlung unterzieht. Die Rezession ist progressiv und der Patient leidet unter Zahnhalssensibilität.

Abb. 5-8c Nach mechanischer Präparation zur Reduktion der Wurzelprominenz und chemischer Vorbehandlung zur Eröffnung der Dentintubuli wird eine teilschichtige horizontale Inzision zur Umschneidung des Empfängerbettes durchgeführt.

Abb. 5-8d Mit scharfer Präparation wird ein periostales Empfängerbett geschaffen. Zu beachten sind die knöcherne Dehiszenz und die erheblich freiliegende Wurzeloberfläche. Die mechanische und chemische Präparation der nicht zur Mundhöhle freiliegenden Wurzeloberflächen ist generell nicht indiziert. Für diese submukös freiliegenden Wurzeloberflächen wurde der Ausdruck „versteckte Rezession" geprägt. Mit einer gebogenen Iris-Präparierschere wird der resultierende Lappen, der aus Mukosagewebe von schlechter Qualität besteht, exzidiert.

Abb. 5-8f Mit einer Gewebezange wird restliches muskuläres oder entzündliches Gewebe entfernt, was zu einem gleichmäßigen und unbeweglichen Empfängerbett führt.

Abb. 5-8g Die Blutung wird durch Druckanwendung von Druck gestillt.

Abb. 5-8h Chirurgie der Spenderregion. Nach Umschneidung des Transplantats durch teilschichtige Inzisionen wird über eine angeschrägte Zugangsinzision eine Präparation unter Einschluss der gesamten Lamina propria (vollschichtig) durchgeführt.

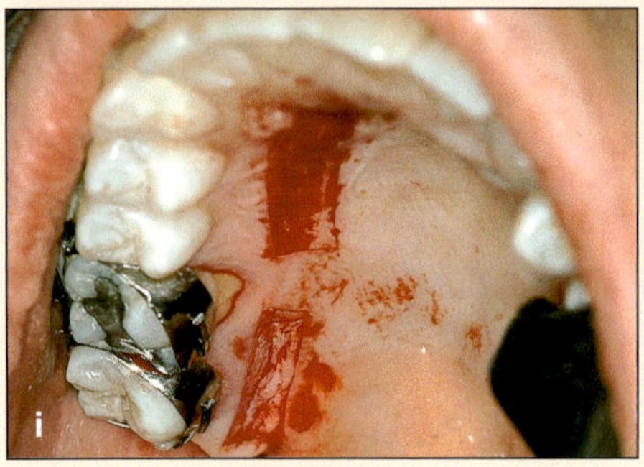

Abb. 5-8i Die Entnahme des Spendergewebes vermeidet einen Rezessionsdefekt an der palatinalen Wurzel des ersten Molaren.

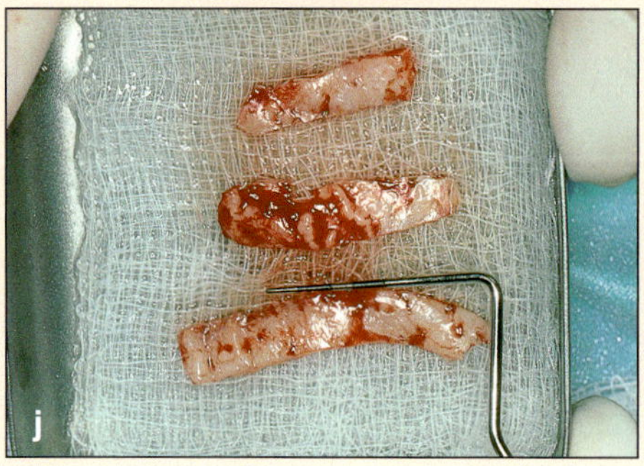

Abb. 5-8j Es wurden drei teilschichtige Transplantate gehoben.

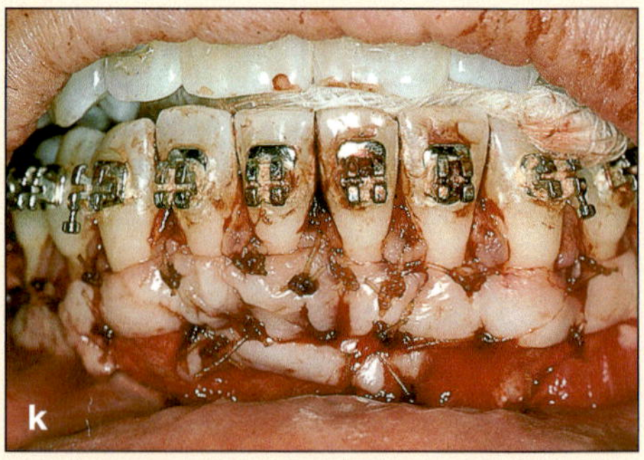

Abb. 5-8k Die Transplantate wurden durch exakte Nähte in jedem Papillenbereich und peripher fest immobilisiert. Eine marginale Stoß-auf-Stoß-Adaptation an den horizontalen Inzisionen in jedem Papillenbereich ist der Schlüssel, um eine Wurzelbedeckung und das Überbrückungsphänomen zu erreichen.

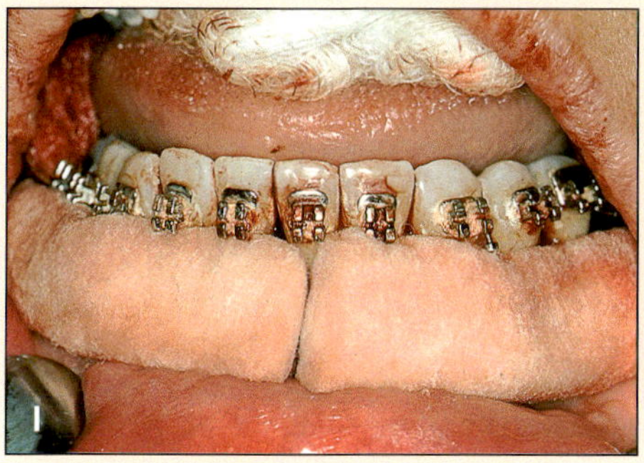

Abb. 5-8l Für zehn Minuten wird Druck durch einen angefeuchteten Kochsalztupfer angewendet, um eine biologische Ruhigstellung durch die Bildung einer dünnen Fibrinschicht zwischen Transplantat und Empfängerbett zu bewirken.

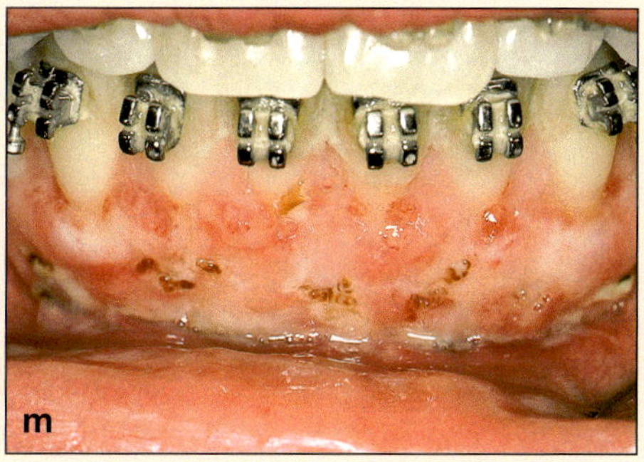

Abb. 5-8m Eine Woche postoperativ zeigt sich eine oberflächliche Epithelabstoßung, die häufig bei teilschichtigen Transplantaten gesehen wird und ein frühes Zeichen einer erfolgreichen Gewebetransplantation darstellt.

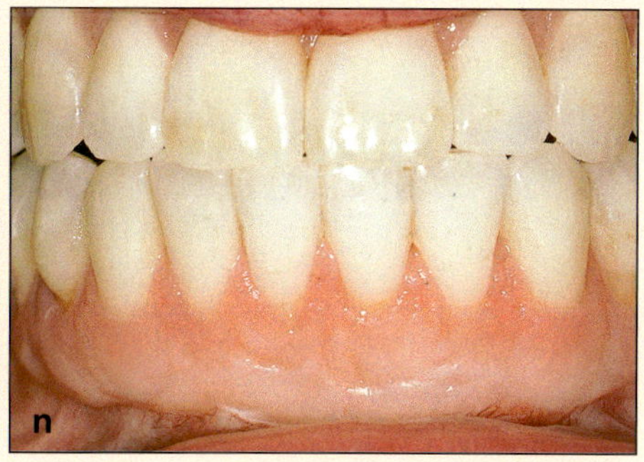

Abb. 5-8n Das endgültige Resultat ein Jahr nach Transplantation zeigt eine erfolgreiche Wurzeldeckung, eine verbreiterte befestigte Gingiva und die Wiedererschaffung einer adäquaten Vestibulumtiefe. Zu beachten ist die Verbesserung der Weichgewebegesundheit im Vergleich zur prätherapeutischen Situation.

Gingivatransplantation zur Schaffung einer stabilen periimplantären Weichgewebeumgebung im zahnlosen Unterkiefer

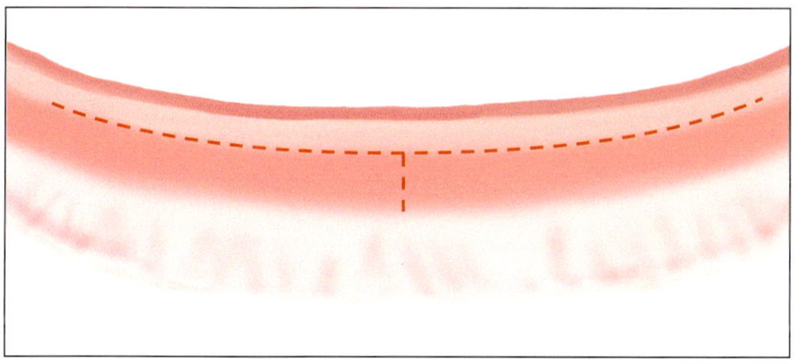

Abb. 5-9a Zahnloser Unterkiefer mit einem dünnen Band (ungefähr 3 mm) von befestigter Gingiva auf dem Kieferkamm und einer inadäquaten Vestibulumtiefe, die die Entwicklung einer stabilen periimplantären Weichgewebeumgebung behindern wird und den Zugang für die Mundhygienemaßnahmen des Patienten nach Implantation einschränken wird. Eine Gingivatransplantation wird zeitgleich mit der ungedeckten Implantatinsertion oder zum Zeitpunkt der Implantatfreilegung geplant. Eine vollschichtige horizontale Inzision erfolgt an der mukogingivalen Grenzlinie und eine teilschichtige vertikale Entlastungsinzision in der Mittellinie.

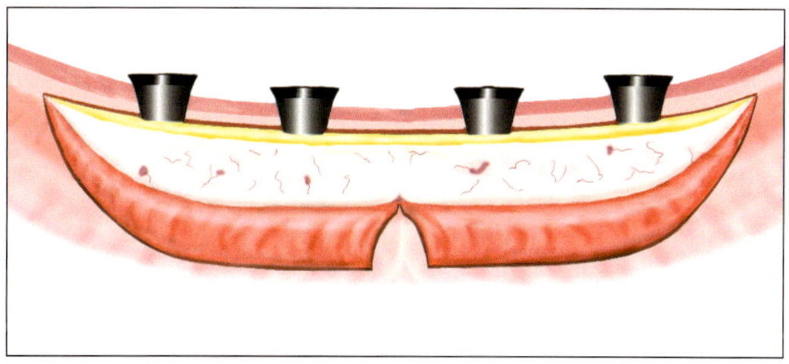

Abb. 5-9b Die supraperiostale Mobilisation nach koronal der horizontalen Inzision dient zur Anhebung und Verlagerung der befestigten Gingiva nach lingual. Damit wird der knöcherne Kieferkamm für die Implantatinsertion freigelegt. Teilschichtige Mukosalappen werden scharf präpariert, um ein periostales Empfängerbett zu schaffen. Ungedeckte Implantate werden inseriert oder die Aufbaupfosten werden nach der Standardtechnik eingebracht. In den meisten Fällen werden vertikale Entlastungsschnitte vermieden, um die Möglichkeit eines Schadens des benachbarten Nervus mentalis zu minimieren.

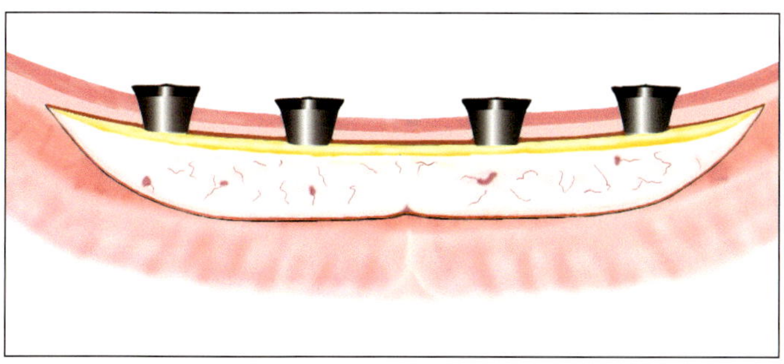

Abb. 5-9c Die resultierenden Mukosalappen werden exzidiert oder nach apikal verlagert und an das Periost im apikalen Anteil der Präparation angeheftet, wenn eine signifikante Alveolarfortsatzatrophie besteht. Restliches elastisches und Muskelgewebe wird mit einer Gewebezange oder einer gebogenen Iris-Präparierschere exzidiert, um ein gleichmäßiges Empfängerbett zu schaffen. Eine Blutstillung wird vor Transplantathebung durchgeführt.

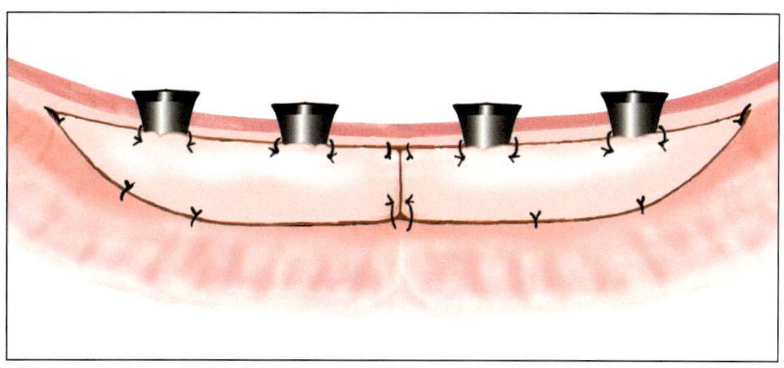

Abb. 5-9d Die palatinalen Spaltschleimhauttransplantate werden in der Größe so entnommen, dass sie den präparierten Empfängerbetten entsprechen. Eine resektive Konturierung wird durchgeführt, um eine enge Anlagerung des Transplantats an die Implantate zu ermöglichen und auch um eine Stoß-auf-Stoß-Adaptation der Ränder des Transplantats an die linguale Gingiva zu gewährleisten. Die Immobilisation des Transplantats beginnt mit Nähten in jedem interimplantären Bereich. Danach wird mit einem angefeuchteten Gazetupfer oder Watterollen für zehn Minuten etwas Druck appliziert, wonach geprüft wird, ob das Implantat ruhig gestellt ist.

Gingivatransplantat mit Implantatfreilegung im zahnlosen Unterkiefer

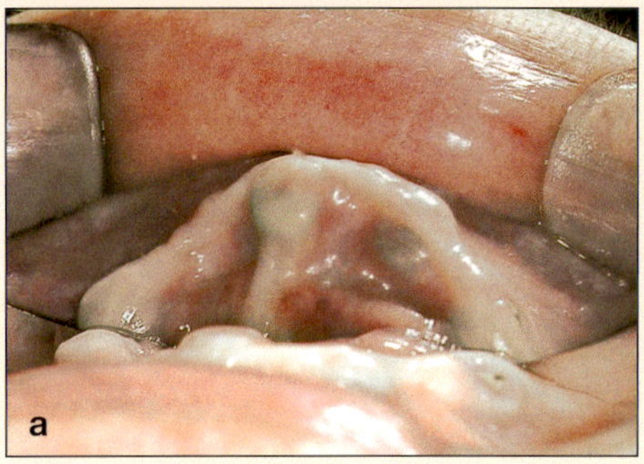

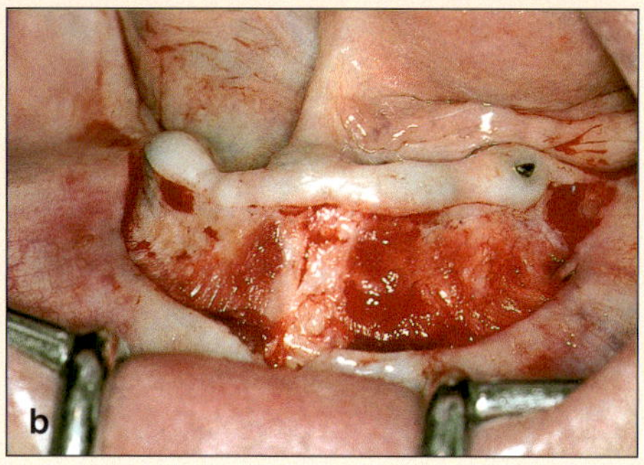

Abb. 5-10a Vier gedeckte Unterkieferimplantate (Nobel Biocare) stehen zur Freilegung an. Die Menge der befestigten Gingiva ist unzureichend, um eine stabile periimplantäre Weichgewebeumgebung zu gewährleisten. Die existierende Menge der befestigten Gingiva sollte nicht geteilt werden. Stattdessen sollte das existierende Band erhalten und auf die linguale Seite der heraustretenden Implantate verlagert werden.

Abb. 5-10b Eine horizontale Inzision an der mukogingivalen Junktion wird bis hinter die Implantationsorte verlängert, ein gleichförmiges Empfängerbett wird durch scharfe Präparation erzeugt.

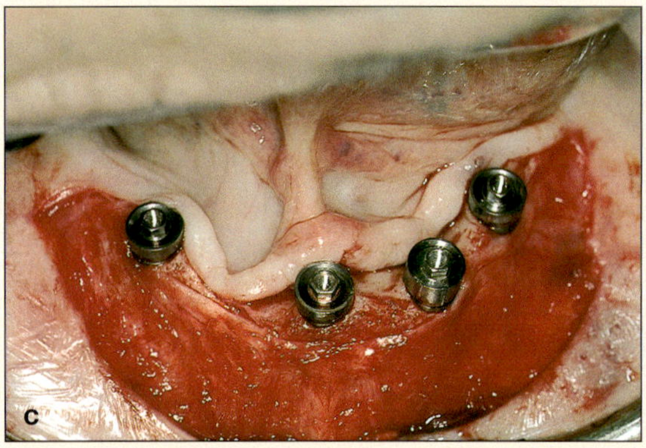

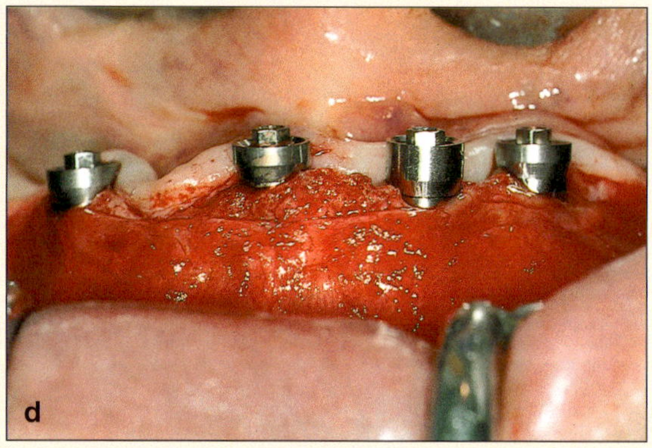

Abb. 5-10c, 5-10d Das dünne Band (ungefähr 3 mm) von befestigter Gingiva wird auf die linguale Seite der Implantate über eine supraperiostale Mobilisation verlagert und die Aufbaupfosten werden befestigt. Eine übermäßige Anhebung der lingualen Gingiva wird vermieden, um eine Einschränkung der Blutversorgung des Gebietes zu vermeiden.

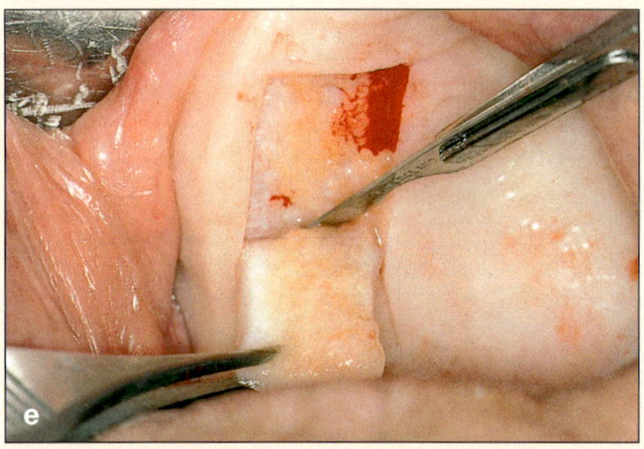

Abb. 5-10e Nachdem das Spendergewebe durch teilschichtige Inzisionen umschnitten wird, wird mit der Mikro-Adson-Pinzette sanfter Zug auf die angeschrägte Zugangsinzision ausgeübt und ein gleichmäßig dickes Transplantat wird durch scharfe Präparation gehoben.

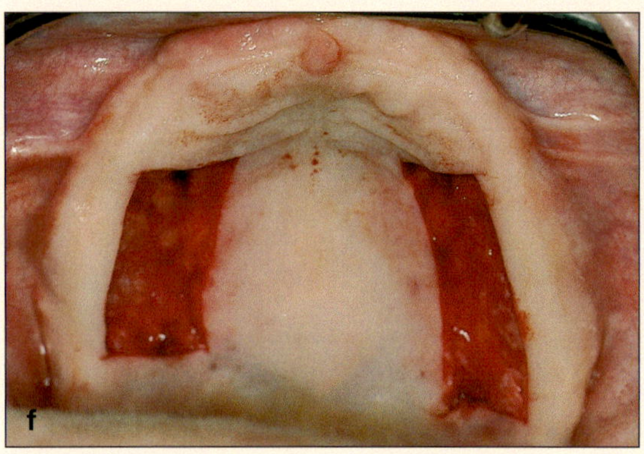

Abb. 5-10f Die Blutung wird in den bilateralen Spenderregionen durch Elektrokoagulation und Druckapplikation mit einem angefeuchteten Kochsalztupfer gestillt. Die Spendergebiete werden mit CollaCote abgedeckt, bevor sie mit der Prothese des Patienten geschützt werden.

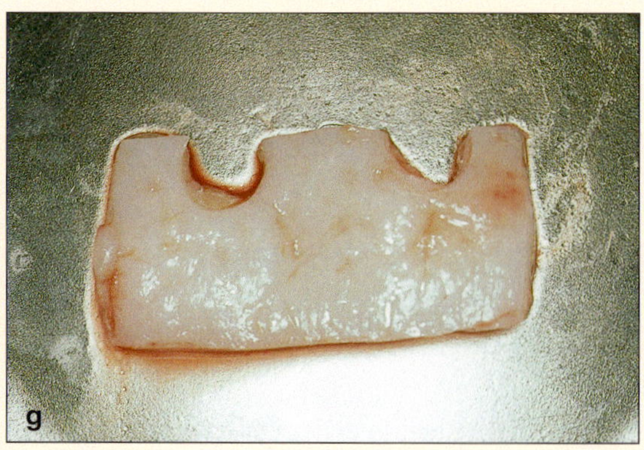

Abb. 5-10g Jedes Transplantat wird markiert und mit einem frischen Skalpell Nr. 15c wird eine resektive Konturierung durchgeführt, um die Gingiva eng an die Implantataufbaupfosten anzulagern eine Stoß-auf-Stoß-Adaption an die linguale Gingiva zu gewährleisten.

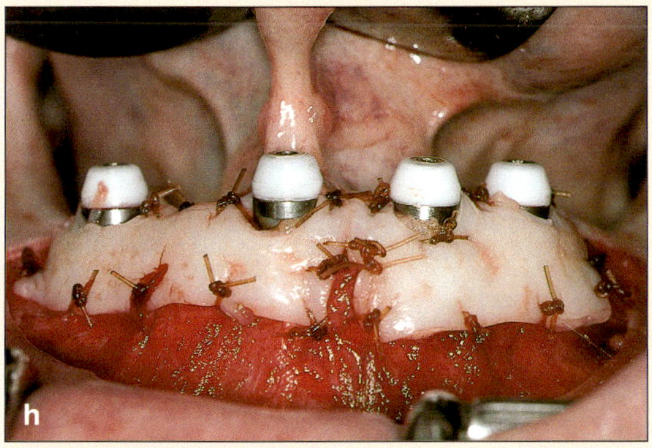

Abb. 5-10h Die Gingivatransplantate wurden adaptiert und an der Empfängerstelle durch exakte Nähte (4x0-Chrom-Gut mit P3-Nadel) befestigt. Initial werden die Transplantate an die reponierte linguale Gingiva durch Nähte in jedem interimplantären Bereich angenäht.

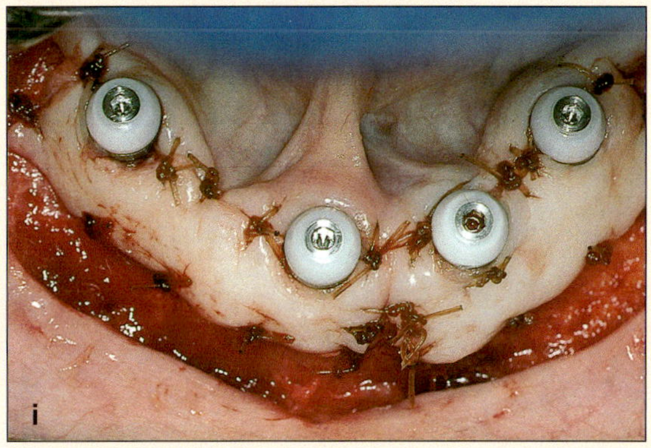

Abb. 5-10i Mit weiteren Nähten werden die Transplantate peripher am Periost befestigt. Eine bukkale vestibuläre Extension der Präparation wurde durchgeführt, um eine absolute Ruhigstellung des Transplantats zu ermöglichen. Es ist zu beachten, dass in diesen Fällen das linguale Frenulum die Transplantatimmobilisation gefährdet.

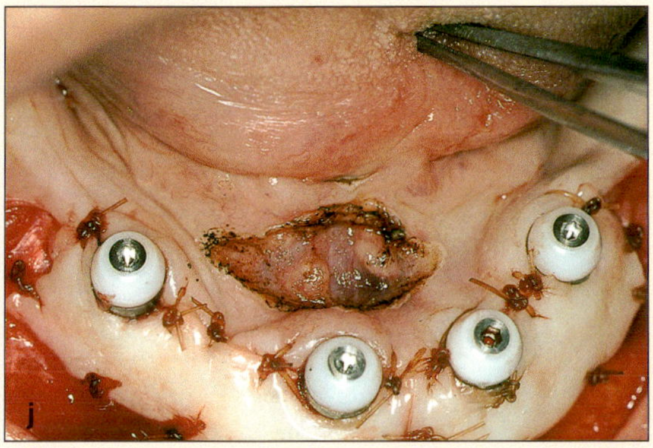

Abb. 5-10j Mit einem CO_2-Laser wird das hocheinstrahlende Zungenband gelöst, wobei eine beidseitig gestielte Blutversorgung zur Gingiva in diesem Bereich erhalten bleibt.

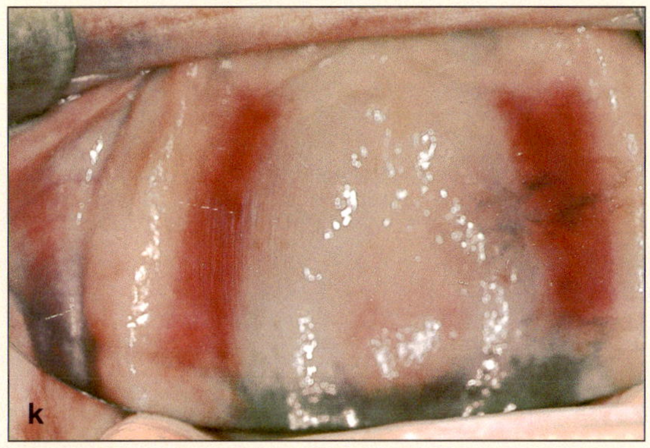

Abb. 5-10k Ansicht der Spenderregion vier Monate nach dem Eingriff.

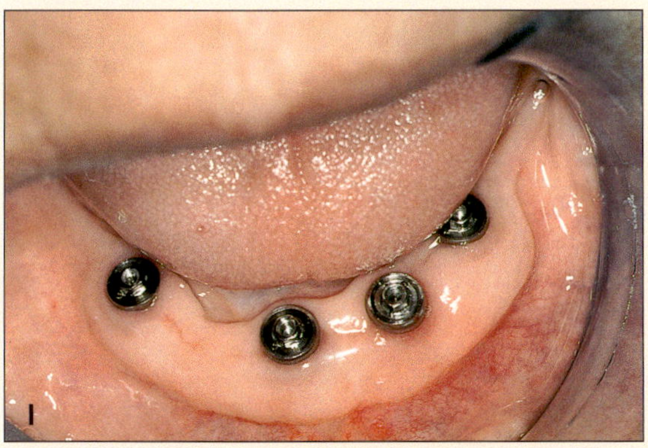

Abb. 5-10l Ansicht des Empfängerbettes vier Wochen postoperativ. Eine Vestibulumfalte konnte wiedererschaffen werden und ein adäquates Band von befestigter Gingiva umgibt jetzt die Aufbaupfosten. Die verlagerte befestigte Gingiva hat sich gut an die linguale Seite der Implantate angelagert und die linguale Frenotomie war erfolgreich.

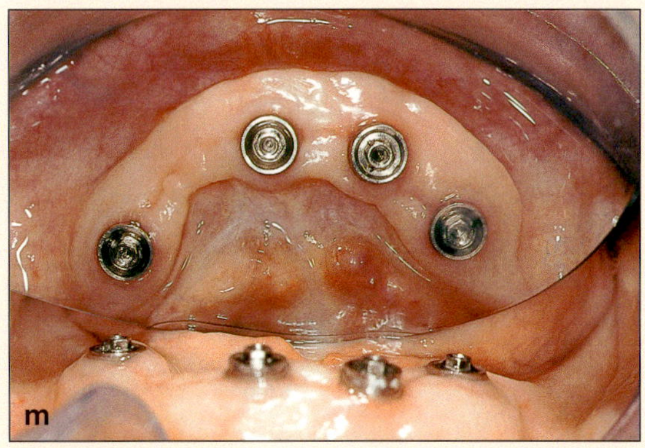

Abb. 5-10m Ansicht acht Wochen postoperativ. Die Transplantate sind ausgereift und jegliche periimplantäre Entzündung fehlt. Zu beachten ist die Dicke der eingeheilten Transplantate. Dieses dicke Gewebe wird späteren funktionellen Belastungen widerstehen und die prothetischen Maßnahmen erleichtern.

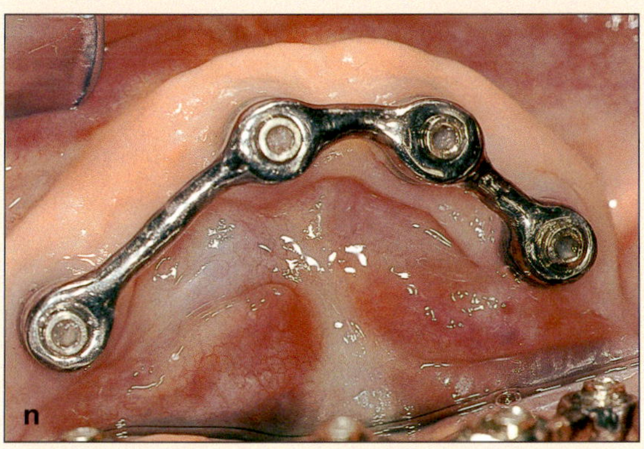

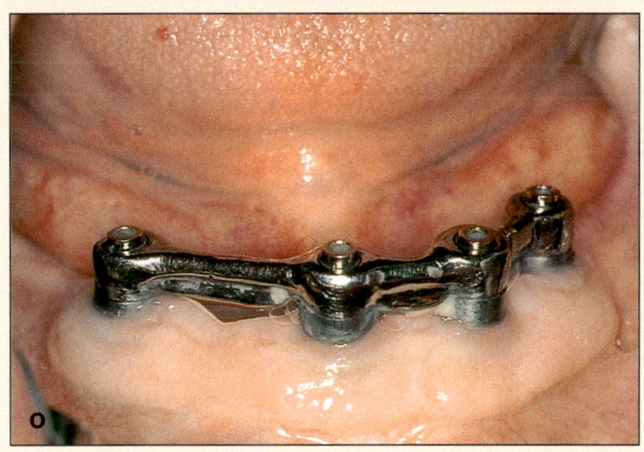

Abb. 5-10n, 5-10o Die Ansicht ein Jahr nach Restauration zeigt die Stabilität und Gesundheit der befestigten periimplantären Gingiva. Die Erhaltung eines lingualen Bandes von befestigter Gingiva und die Augmentation der bukkalen Gingiva hat die Mundhygienemaßnahmen dieses Patienten mit eingeschränkter Geschicklichkeit erleichtert (Prothetik durch Dr. Faustino Garcia, Coral Gables, FL).

Gingivatransplantation zur Implantatfreilegung im atrophierten Unterkiefer

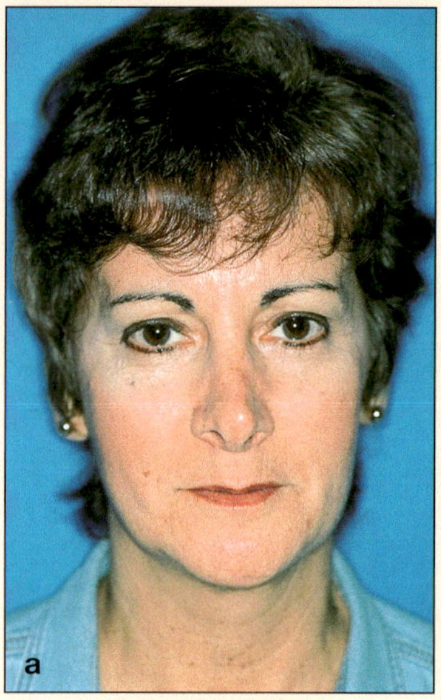
a

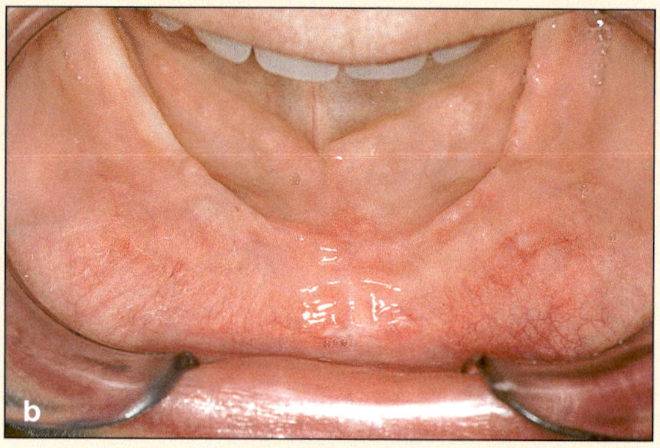
b

Abb. 5-11a Frontalansicht einer Patientin mit atrophiertem Unterkiefer, die Probleme mit einer instabilen Unterkiefervollprothese hat. Eine festsitzende implantatgestützte Prothese wird geplant, um den Komfort und die Funktion zu verbessern.

Abb. 5-11b Intraorale Ansicht des atrophierten Unterkiefers mit einem dünnen Band (ungefähr 3 mm) von restlicher befestigter Gingiva. Die Mukosa liegt dem bukkalen Alveolarkamm an. Eine Gingivatransplantation ist zum Zeitpunkt der Implantatfreilegung geplant, die Verwendung einer Bohrschablone zeigte, dass das dünne Band der befestigten Gingiva auf dem Kieferkamm lingual der Implantationsorte lag. Deshalb wurde die befestigte Gingiva nicht mobilisiert, um den Wundverschluss zum Zeitpunkt der Implantatinsertion zu erleichtern.

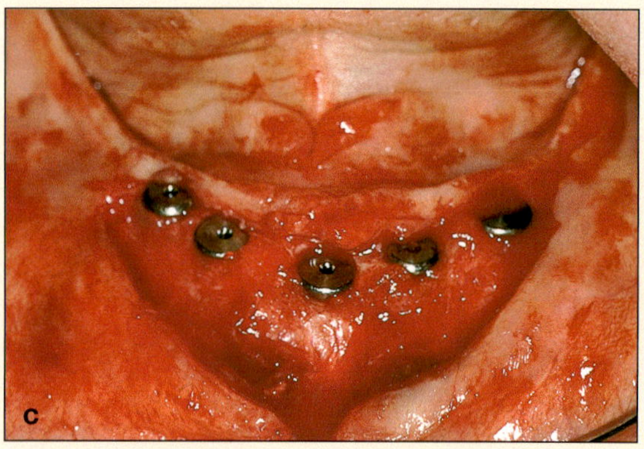
c

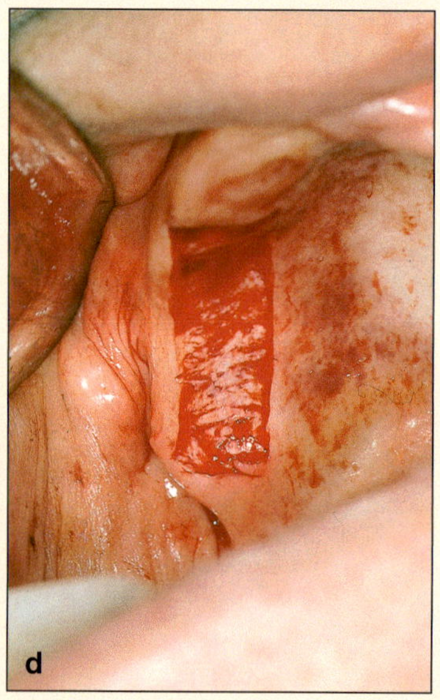
d

Abb. 5-11c Implantatfreilegung. Die Präparation des Empfängerbettes wird durch eine teilschichtige horizontale Inzision an der mukogingivalen Grenzlinie begonnen. Durch scharfe Präparation über den Implantaten und weiter nach kaudal wird das supraperiostale Empfängerbett ausgebildet.

Abb. 5-11d Ein dickes Spaltschleimhauttransplantat wird von einer einzigen Spenderregion gewonnen und geteilt, um zwei gingivale Streifenimplantate zu formen. In diesem Fall lag das Spenderareal zum Teil auf dem Alveolarkamm. Es ist zu beachten, dass die Präparationsebene am Kieferkamm unbeabsichtigt mehr oberflächlich lag. Das prädisponiert diesen Anteil des Transplantats zu sekundärer Kontraktion.

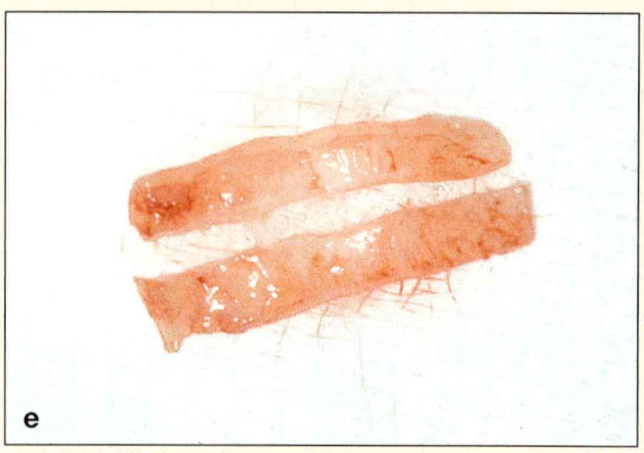
e

Abb. 5-11e Mit einem Skalpell Nr. 15c wurde das Transplantat in zwei 4 mm breite Streifen geteilt. Dadurch wurde eine zweite Spenderoperation unnötig.

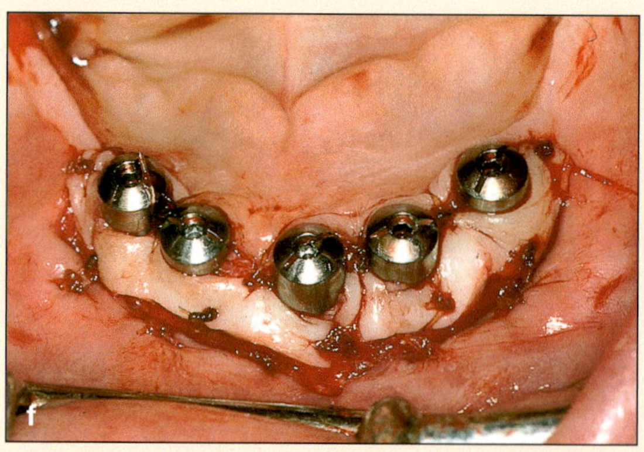
f

Abb. 5-11f Die Gingivaformer wurden eingesetzt und die streifenförmigen Transplantate wurden konturiert, adaptiert und an der lingualen befestigten Gingiva und dem Periost des Empfängerbettes befestigt. Die Eingliederung der endgültigen Aufbaupfosten wird auf diesen Zeitpunkt vorgezogen, um ein zukünftiges Zerreißen des zarten periimplantären Weichgewebeverschlusses zu vermeiden.

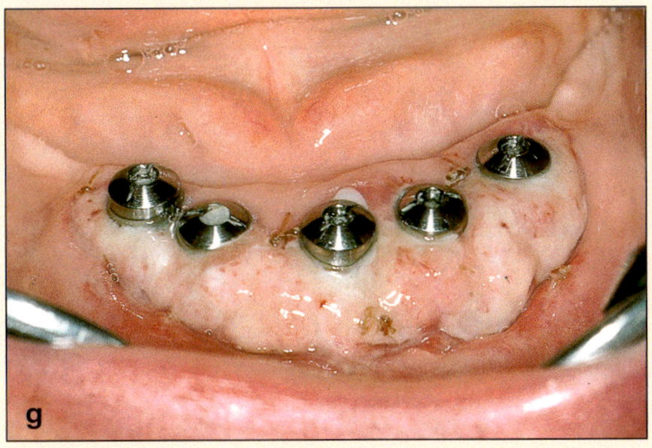

Abb. 5-11g Eine Woche postoperativ zeigt sich eine initiale Revaskularisierung des Transplantats. Eine oberflächliche Epithelabstoßung ist ebenfalls, wie erwartet, erkennbar.

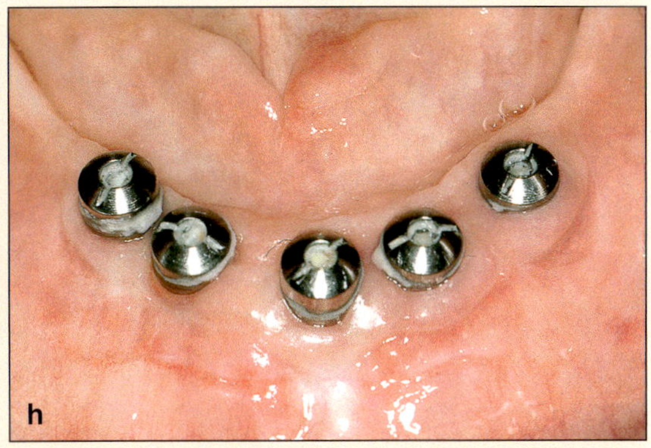

Abb. 5-11h Ansicht vier Wochen postoperativ. Die Gingivatransplantate sind eingeheilt, aber noch nicht vollständig ausgereift.

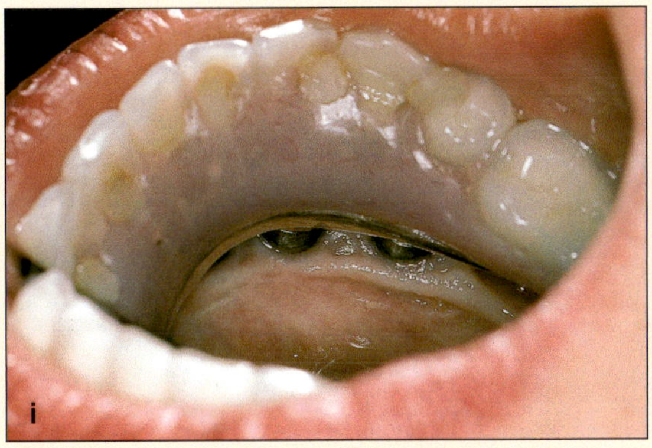

Abb. 5-11i Linguale Ansicht ein Jahr postoperativ. Das ursprüngliche Band der befestigten Gingiva wurde auf der lingualen Seite der hervortretenden Implantate erhalten. Eine außergewöhnliche Weichteilgesundheit resultierte aus der Erhaltung der lingualen befestigten Gingiva und der Rekonstruktion der bukkalen befestigten Gingiva durch ein Gingivatransplantat. Die Mundhygiene wurde durch die Anwesenheit von widerstandsfähiger befestigter Gingiva um die Implantate erleichtert.

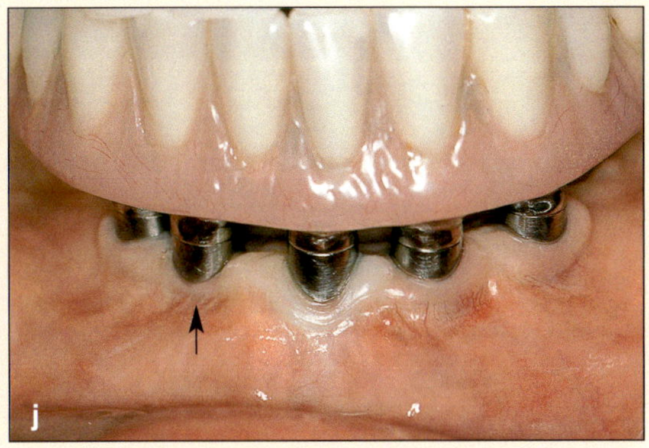

Abb. 5-11j Ansicht ein Jahr postoperativ. Die gingivalen Streifentransplantate sind sekundär kontrahiert. Es ist zu beachten, dass der dünnere Anteil des Transplantats eine größere Kontraktion aufweist (Pfeil). Die periimplantären Weichgewebe erscheinen gesund, immobil und frei von Entzündung. Eine Transplantatbreite von 5 mm oder mehr verhindert im Allgemeinen die Probleme durch sekundäre Kontraktion, erfordert aber eine beidseitige palatinale Spenderoperation.

Abb. 5-11k Ansicht drei Jahre nach Eingliederung der Prothese. Die befestigte Gingiva ist stabil geblieben und die periimplantäre Weichgewebegesundheit ist exzellent (Restauration durch Dr. Bruce Weisbrot, Miami, FL).

Abb. 5-11l Die Patientenzufriedenheit wurde durch die Behandlung, die die Mundhygienemaßnahmen erleichtert hat, erheblich verbessert. Normalerweise auftretende periimplantäre Weichteilprobleme wurden durch die Gingivatransplantation vermieden.

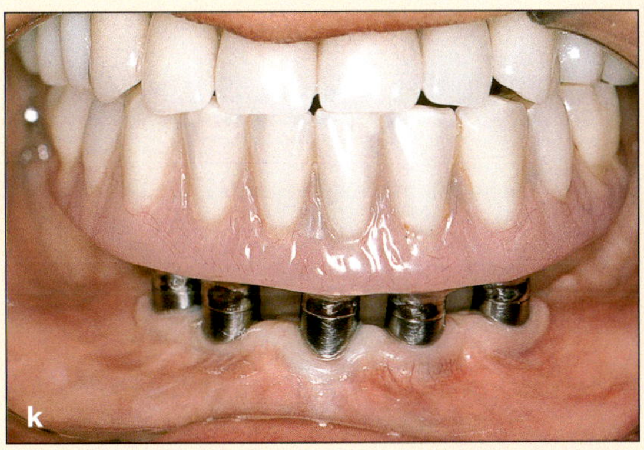

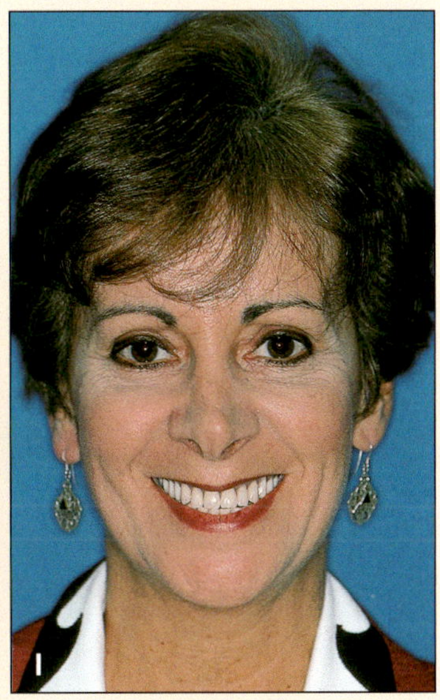

Gingivatransplantation simultan mit der Insertion von ungedeckten Implantaten im zahnlosen Unterkiefer

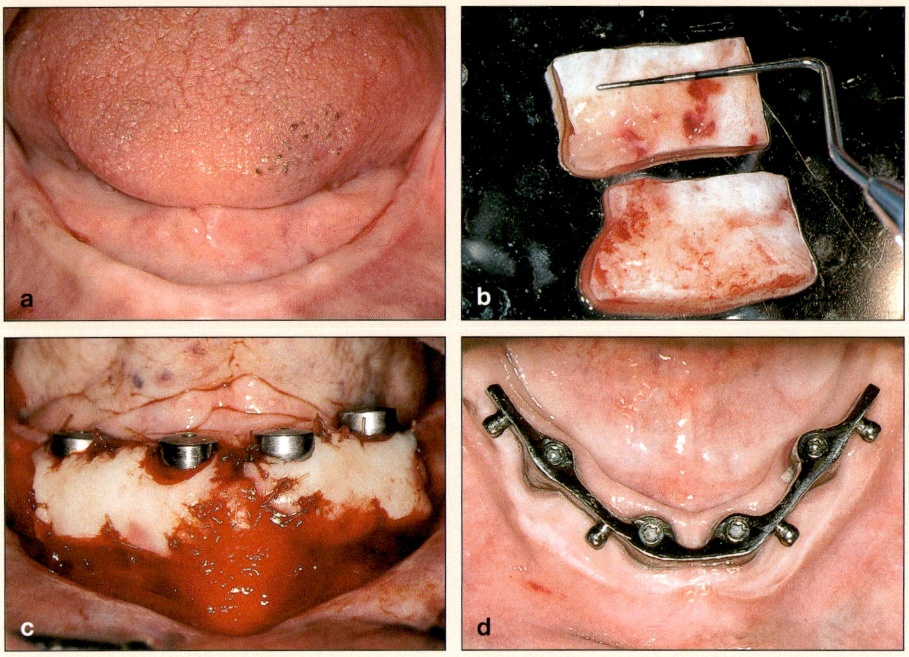

Abb. 5-12a Präoperative Ansicht des zahnlosen Unterkiefers. Zu beachten sind die hohen Einstrahlungen der Muskeln und das dünne Band von befestigter Gingiva auf dem Kieferkamm. Eine Gingivatransplantation ist indiziert, um die Breite der befestigten Gingiva zu erhöhen und eine adäquate Vestibulumtiefe zu schaffen.

Abb. 5-12b Dicke Spaltschleimhauttransplantate vom Gaumen von gleichmäßiger Dicke wurden von bilateralen Spenderregionen nach einer teilschichtigen Präparation des Empfängerbettes und Insertion von ungedeckten Implantaten gehoben. Es wurde eine resektive Konturierung durchgeführt, um eine enge Adaptation um die ungedeckten Implantathalsregionen durchzuführen.

Abb. 5-12c Nach Hebung und Verlagerung des dünnen Bandes befestigter Gingiva nach lingual, um den Kieferkamm freizulegen, wurde mit scharfer Präparation ein gleichmäßiges periostales Empfängerbettlager präpariert. Nach der Insertion von vier ungedeckt einheilenden Implantaten (Straumann USA) wurden die Gingivatransplantate gehoben, konturiert und fest im Empfängerbett ruhig gestellt.

Abb. 5-12d Eine steggestützte Deckprothese in situ. Ein adäquates Band von befestigter Gingiva und die Schaffung einer adäquaten Vestibulumtiefe haben eine optimale periimplantäre Weichgewebeumgebung erzeugt. Ein angemessenes Weichteilmanagement und Transplantationen in Verbindung mit einer ungedeckten Implantatinsertion reduzieren die Gesamtbehandlungszeit und die Unannehmlichkeiten für den Patienten. Die endgültige Prothese weist ausgedehnte Sättel auf, die eng an die befestigte Gingiva adaptiert sind, um die Ansammlung von Speiseresten unter der Prothese zu minimieren (Prothetik durch Dr. Stephen J. Parr, Coconut Grove, FL).

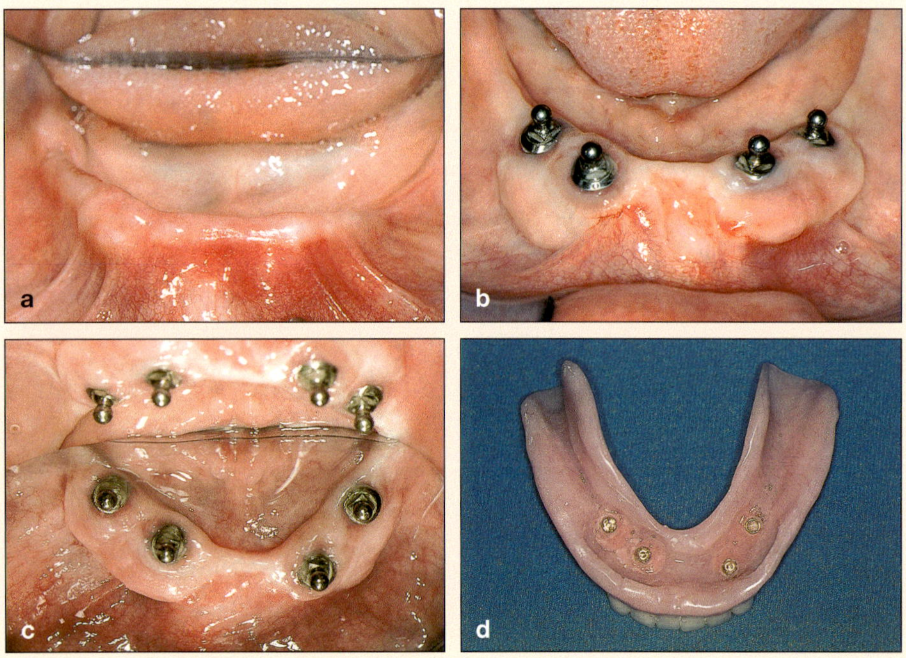

Abb. 5-13a Prätherapeutische Ansicht eines anderen zahnlosen Unterkiefers mit hohen Muskeleinstrahlungen, Mobilität der Mukosa auf dem Kieferkamm und inadäquater Breite von befestigter Gingiva. Es war geplant, eine Deckprothese durch vier ungedeckte Implantate und Einzelknopfanker zu befestigen. Eine simultane Gingivatransplantation war indiziert.

Abb. 5-13b, 5-13c Nach drei Monaten waren die Gingivatransplantate voll ausgereift und die periimplantären Weichgewebe waren entzündungsfrei. Die verstärkten periimplantären Gewinde sind besser in der Lage, den wiederholten funktionellen Belastungen durch die abnehmbare implantatgetragene Prothese zu widerstehen, und sie eliminieren damit praktisch alle Weichgewebeprobleme. Das ist ein besonderer Gesichtspunkt, wenn resilliente Befestigungselemente zur Stabilisierung einer Deckprothese benutzt werden.

Abb. 5-13d Die endgültige Prothese weist ausgeprägte Sättel auf, die eng an die transplantierten Gewebe angepasst werden, um die Ansammlung von Speiseresten unter der Prothese zu minimieren. Die Gesamtbehandlungszeit wurde in diesem Fall durch die Transplantation simultan mit der Insertion von ungedeckten Implantaten reduziert (Prothetik durch Dr. Ralph Jacobsen, Miami, FL).

Gingivatransplantation zur Implantatfreilegung zur Schaffung einer adäquaten Vestibulumtiefe

Abb. 5-14a Die präoperative Ansicht zeigt hohe Muskeleinstrahlungen und eine inadäquate Vestibulumtiefe (Pfeil) zur Durchführung der Mundhygienemaßnahmen an der vorgeschlagenen Implantatrestauration.

Abb. 5-14b Zur Implantatfreilegung wurden eine teilschichtige Präparation durchgeführt und ein vestibuläres Empfängerbett präpariert. Durch eine subperiostale Präparation wurden die befestigte Gingiva auf die linguale Seite des Kieferkamms verlagert und die permanenten Aufbaupfosten eingesetzt (Nobel Biocare, Yorba Linda, CA).

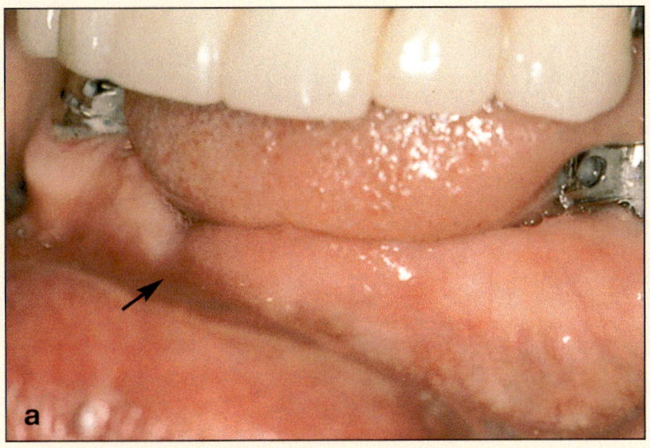

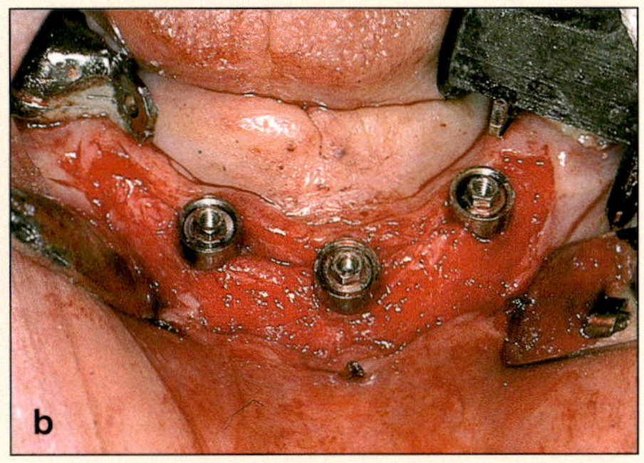

Abb. 5-14c Ein großes Spaltschleimhauttransplantat wurde gehoben und in drei einzelne Transplantate zerteilt. Es wurde darauf geachtet, eine gleichförmige Dicke des Transplantats auch über dem Kieferkamm einzuhalten. Die Teilprothese des Patienten diente zur Abdeckung der Spenderregion während der Heilung.

Abb. 5-14d Die Transplantate wurden an der verlagerten lingualen Gingiva und am peripheren Periost befestigt. Die enge Adaptation der Transplantate um die permanenten Aufbaupfosten wurde beachtet. Es wurde kein Wundverband an der Empfängerstelle benutzt.

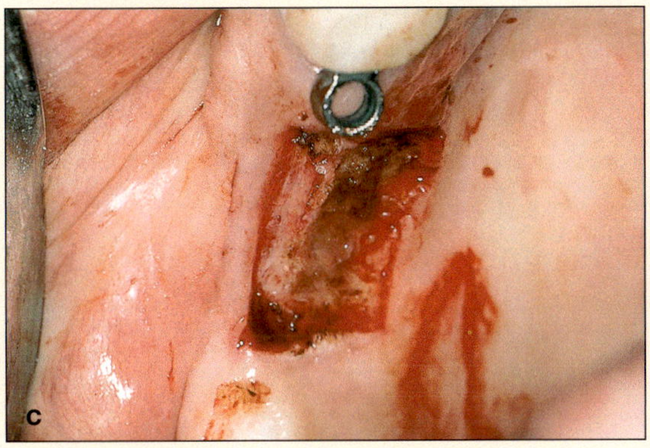

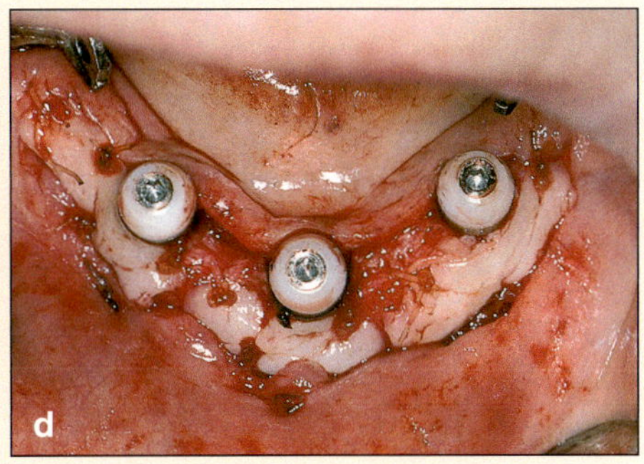

Abb. 5-14e Ansicht eine Woche postoperativ. Eine oberflächliche Abstoßung des Epithels ist aufgetreten und eine Revaskularisierung des Transplantats erkennbar.

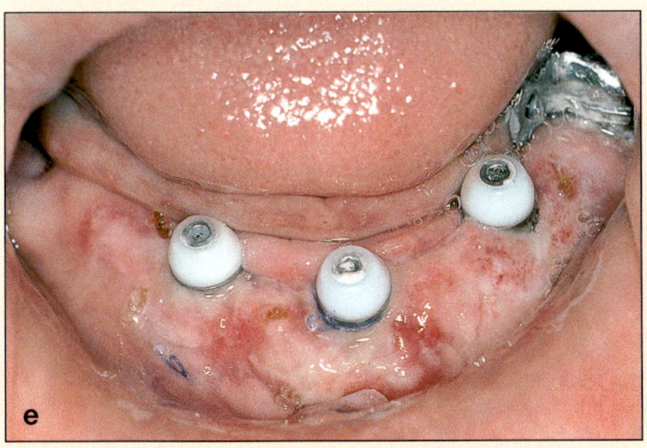

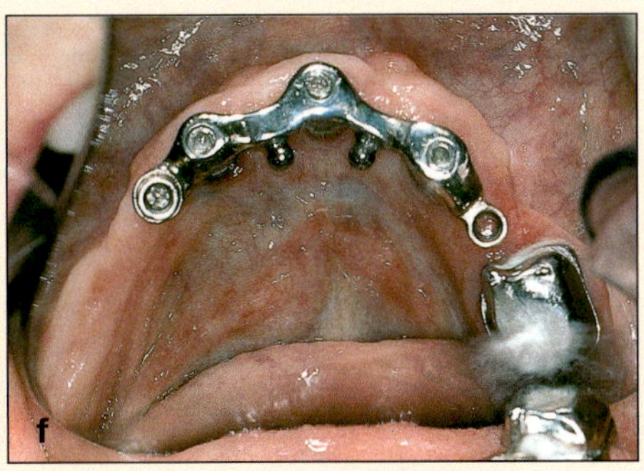

Abb. 5-14f Okklusale Ansicht der Restauration ein Jahr nach Eingliederung. Die Verlagerung der befestigten Gingiva auf die linguale Seite der transmukösen Aufbaupfosten und die Gingivatransplantation auf die labiale Seite des Alveolarfortsatzes haben eine gesunde und stabile periimplantäre Weichgewebeumgebung erzeugt.

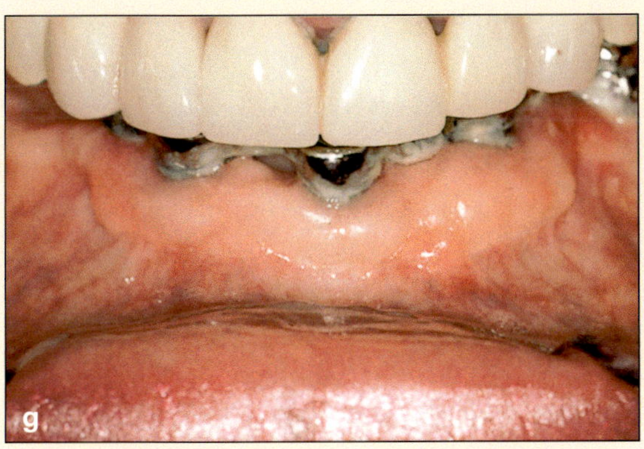

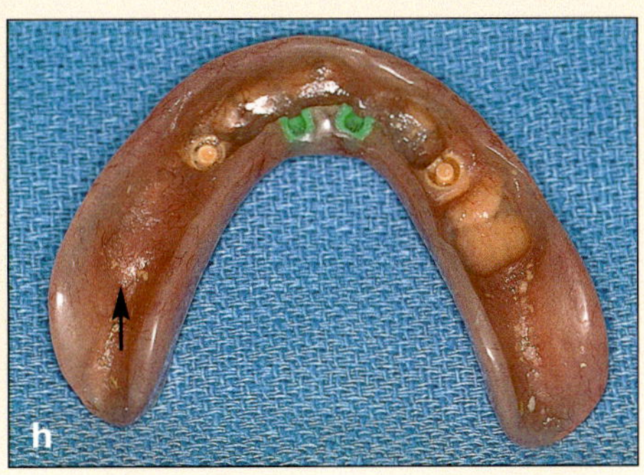

Abb. 5-14g, 5-14h Frontale Ansicht des Steges und der gesunden periimplantären Gingiva ein Jahr nach Eingliederung. Die Schaffung einer adäquaten Vestibulumtiefe (Pfeil) hat die Mundhygienemaßnahmen des Patienten erleichtert und erlaubte eine Vergrößerung des labialen Prothesenrandes für eine verbesserte Lippenabstützung und eine enge Adaptation der abnehmbaren Prothese auf das widerstandsfähige transplantierte Gewebe und hat damit die Ansammlung von Speiseresten minimiert (Prothetik durch Dr. Lea Kronacher, Miami, FL).

Gingivatransplantation im zahnlosen Oberkiefer zur Schaffung einer adäquaten Breite befestigter Gingiva

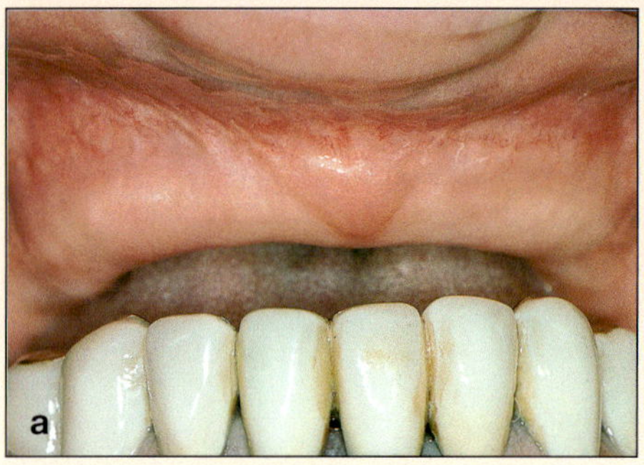

Abb. 5-15a Prätherapeutische Ansicht des zahnlosen Oberkiefers nach zwei Beckenkammtransplantationen. Das erste Knochentransplantat wurde über eine Le-Fort-I-Osteotomie eingebracht. Das Ergebnis der Knochentransplantation erlaubte keine ideale Implantatpositionierung. Deshalb wurde vom Autor eine zusätzliche Knochentransplantation mit simultaner Implantatinsertion über einen perikrestalen Zugang durchgeführt.

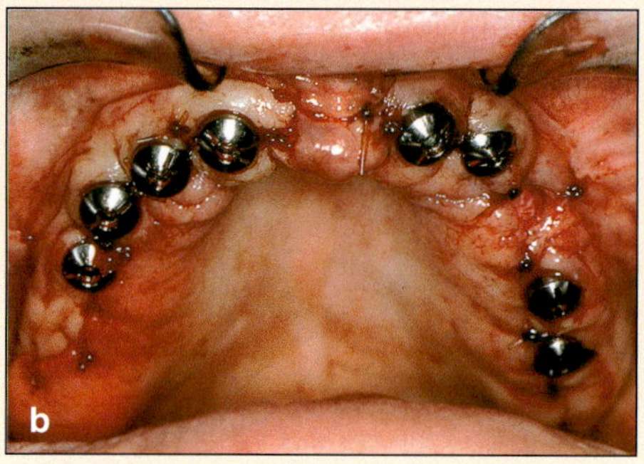

Abb. 5-15b Zur Implantatfreilegung wurde ein Band befestigter Gingiva vom Alveolarfortsatz gelöst und nach apikal verschoben, konturiert und um die acht Oberkieferimplantate adaptiert.

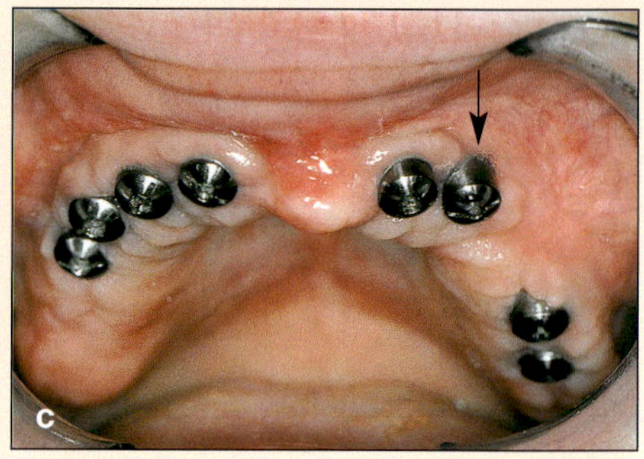

Abb. 5-15c Eine Weichteilrezession (Pfeil) wird acht Wochen nach Implantatfreilegung sichtbar. Dies wurde einer eingeschränkten Blutversorgung zum Lappenrand als auch dem schlecht blutversorgten Lagergewebe (kürzlich zurückliegende Knochenblocktransplantation) für den apikal verlagerten gestielten Lappen bei der Implantatfreilegung zugeschrieben. Das Resultat ist eine unzureichende Breite befestigter Gingiva und eine unzureichende Vestibulumtiefe, um eine stabile periimplantäre Weichgewebeumgebung zu gewährleisten. Eine Gingivatransplantation die einer weiteren Rezession und einem darunter liegenden Knochenverlust vorbeugen kann, war vor den prothetischen Maßnahmen indiziert.

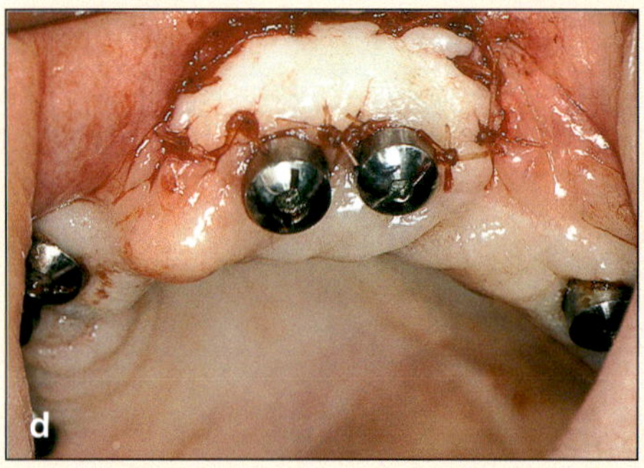

Abb. 5-15d Das Empfängerbett und das Transplantat wurden weit über das Rezessionsareal hinaus präpariert, um die Blutversorgung des Randbereichs zur Ernährung des Transplantats zu nutzen und um die eingeschränkte Blutversorgung in dem zuvor mit Knochen transplantierten Areal zu kompensieren. Es wurde eine subperiostale Präparation durchgeführt, um ein gleichmäßiges Empfängerlager mit Stoß-auf- Stoß-Adaptation an den Rändern des präzise zugeschnittenen palatinalen Mukosatransplantats zu erreichen.

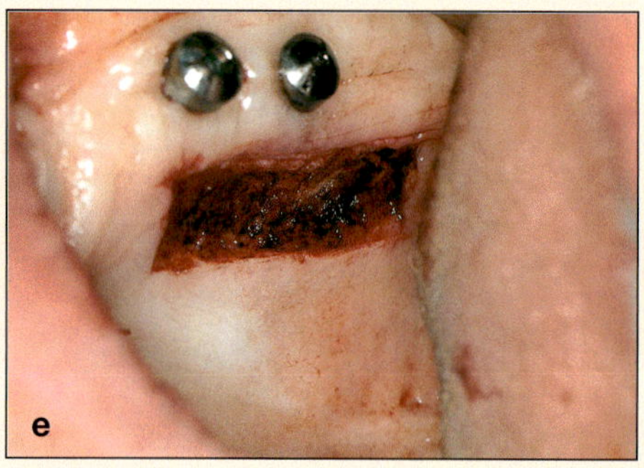

Abb. 5-15e Im Spenderareal wurde die Blutung durch eine Abdeckung mit CollaCote, geschützt durch eine Interimsvollprothese, gestillt.

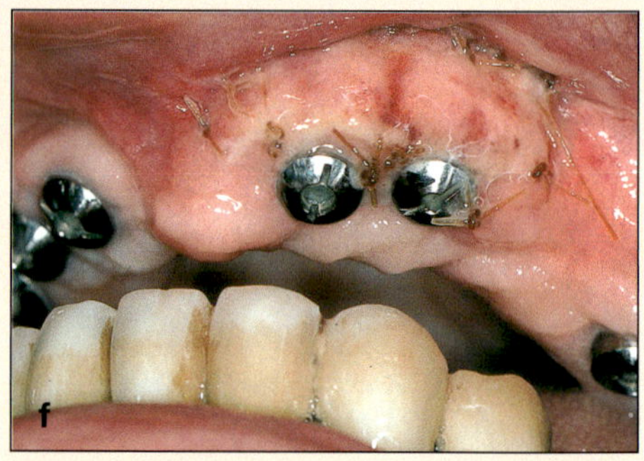

Abb. 5-15f Ansicht eine Woche postoperativ. Der transplantierte Situs kann leicht untersucht werden, weil kein schützender Wundverband über dem Transplantat verwendet wurde. Die erwartete oberflächliche Epithelabstoßung und eine frühe Revaskularisierung des Transplantats sind sichtbar.

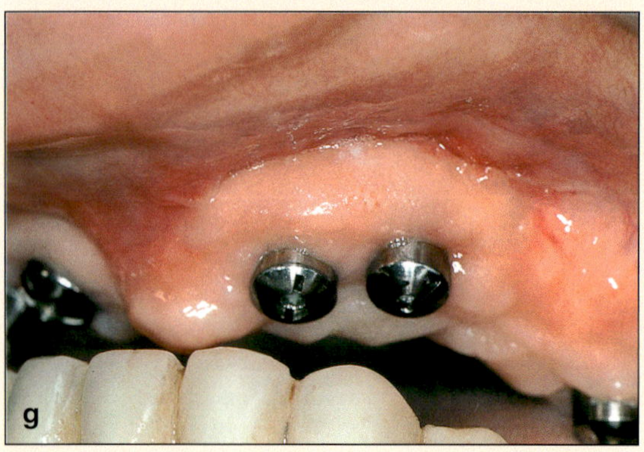

Abb. 5-15g Ansicht sechs Wochen postoperativ. Ein adäquates Band von befestigter Gingiva wurde erfolgreich rekonstruiert. Die Vestibulumtiefe wurde wieder erreicht, so dass Zugang für Mundhygienemaßnahmen und die erforderliche Extension des labialen Prothesenrandes für die ästhetische Lippenstütze vorhanden war. Das transplantierte Gewebe wird dem Trauma der folgenden Eingliederung der Prothesenaufbaupfosten und den Abdruckmaßnahmen auf Implantatniveau widerstehen und wird zukünftige Mundhygienemaßnahmen erleichtern.

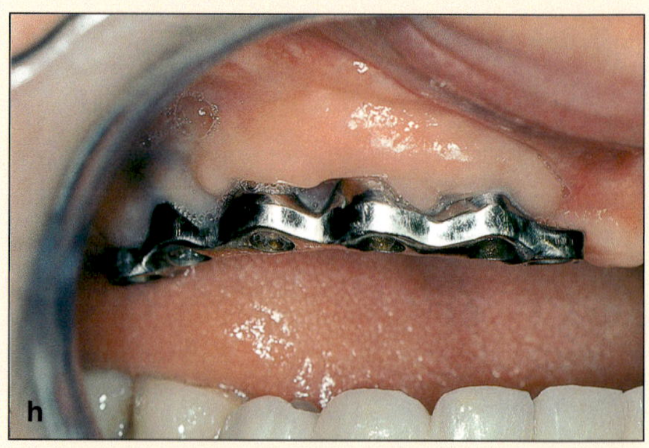

Abb. 5-15h Ein Jahr nach Restauration. Eine exzellente periimplantäre Weichgewebegesundheit und -stabilität sind sichtbar. Als Resultat des Gingivatransplantats konnten prothetische Maßnahmen vereinfacht und die Mundgesundheit erleichtert werden (Prothetik durch Dr. Hank Baretto, Kendall, FL).

Gingivatransplantation im teilbezahnten Unterkiefer simultan mit der Insertion von ungedeckten Implantaten

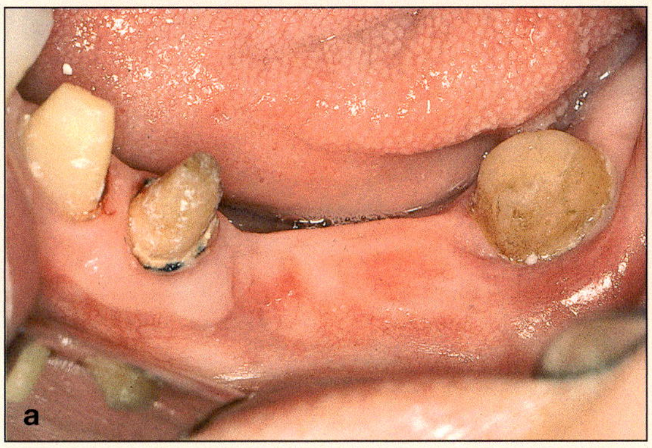
a

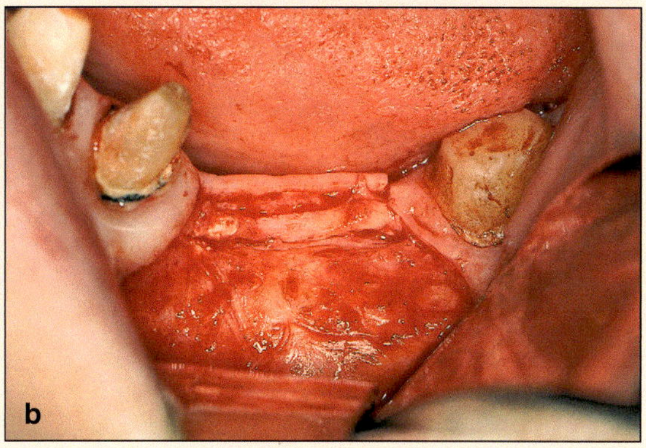
b

Abb. 5-16a Präoperative Ansicht eines teilbezahnten Unterkiefers. Es war eine ungedeckte Implantatinsertion mit simultaner Gingivatransplantation geplant. Es ist der Mangel von befestigter Gingiva, der sich bis nach distal an den natürlichen Zahn erstreckt, zu beachten.

Abb. 5-16b Weil die horizontale Inzision an der mukogingivalen Grenzlinie lag, waren die Anhebung und linguale Verschiebung der existierenden befestigten Gingiva nicht erforderlich. Ein teilschichtiger bukkaler Lappen wurde präpariert und exzidiert.

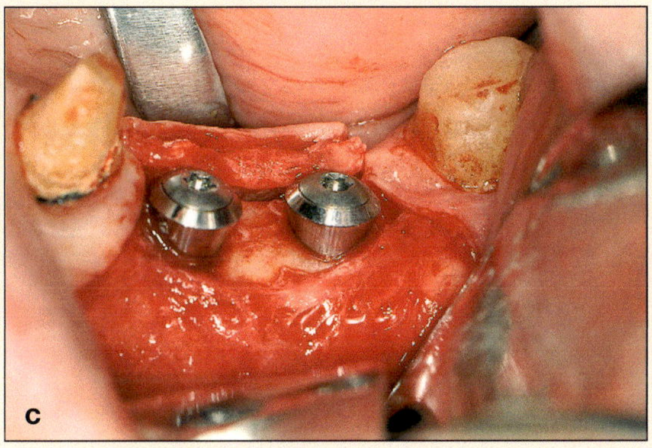
c

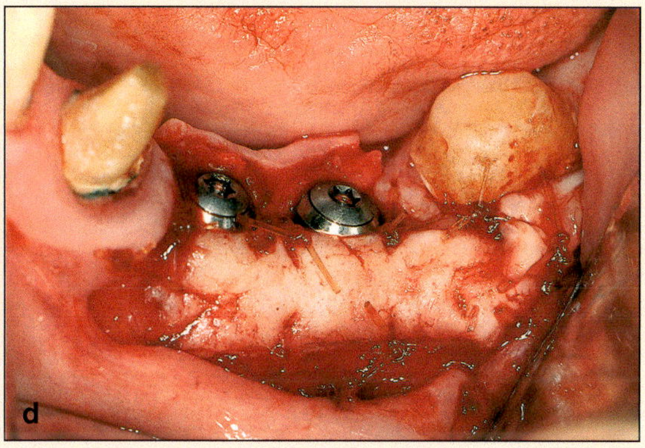
d

Abb. 5-16c Zwei einteilige ungedeckte Implantate (Straumann USA) wurden mit flachen Verschlussschrauben gesetzt, um eine Eingliederung der provisorischen Brücke zu ermöglichen.

Abb. 5-16d Das Gingivatransplantat wurde um die transmukösen Anteile des Implantats adaptiert und fest auf dem Empfängerbett durch Nähte ruhig gestellt.

Abb. 5-16e Ansicht sechs Wochen postoperativ. Die provisorische Prothese wurde entfernt. Die Implantate sind osseointegriert und das Gingivatransplantat ist ausgereift. Ein angemessenes Band von befestigter Gingiva wurde rekonstruiert. Die zervikalen Anteile des Implantats wurden erfolgreich bedeckt. Dadurch wird ein ästhetisches Emergenzprofil der endgültigen prothetischen Restauration ermöglicht.

Abb. 5-16f Ansicht sechs Wochen postoperativ. Mit einer Gewebestanze wurde die überschüssige Gingiva von der Umgebung des distalen Implantats entfernt, um die prothetischen Maßnahmen zu erleichtern.

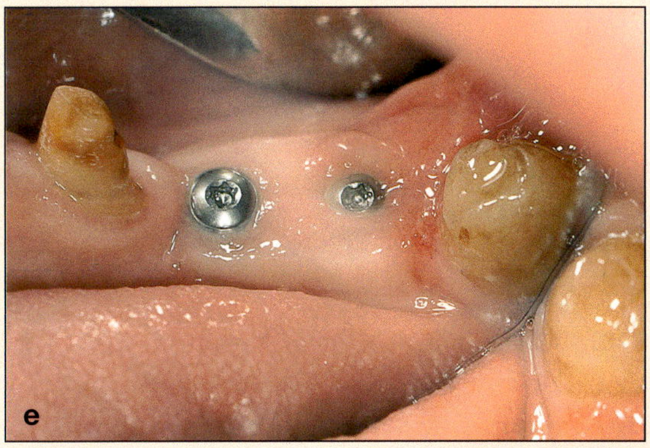
e

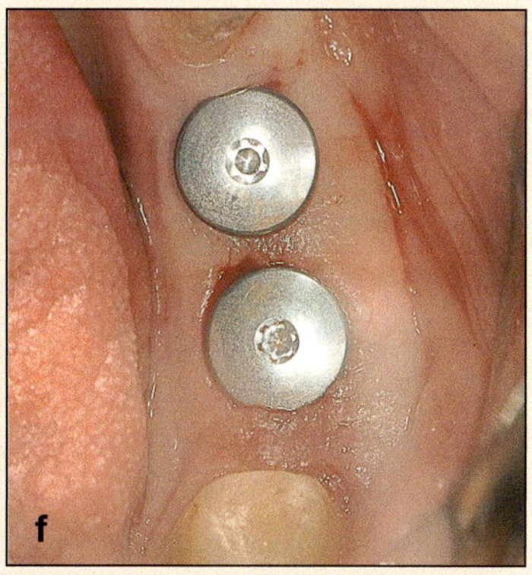
f

Abb. 5-16g Die endgültige Restauration wurde acht Wochen nach Insertion der ungedeckten Implantate mit simultaner Gingivatransplantation eingegliedert. Damit wurden die Behandlungszeit reduziert und die Zufriedenheit des Patienten gesteigert. Die komplette Rekonstruktion der befestigten Gingiva ist erkennbar (Restauration durch Dr. Jorge Blanco, Miami, FL).

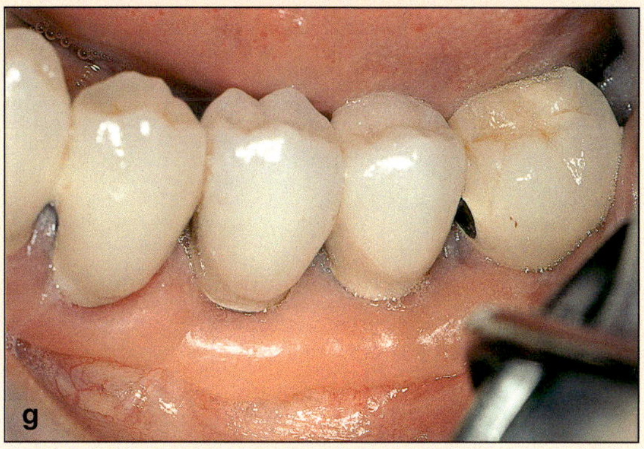
g

Gingivatransplantation im teilbezahnten Unterkiefer zur Implantatfreilegung

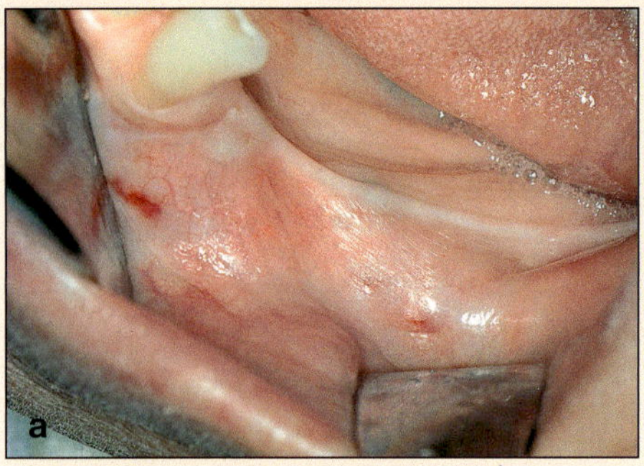

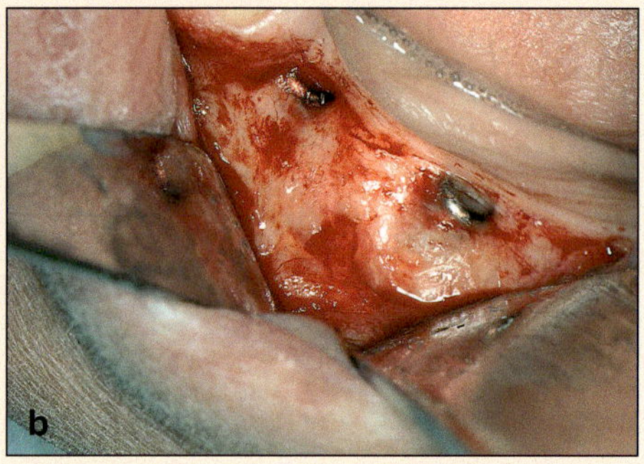

Abb. 5-17a Präoperative Ansicht des Situs. Zu beachten sind das dünne Band befestigter Gingiva auf der lingualen Kieferkammseite und die dünne Mukosa, durch die die Implantatverschlussschrauben hindurchscheinen. Ein Gingivatransplantat wurde geplant, um ein adäquates Band von befestigter Gingiva zu schaffen und die Vestibulumtiefe zu reetablieren.

Abb. 5-17b Eine horizontale Inzision an der mukogingivalen Grenzlinie ist der Beginn der teilschichtigen Präparation, um ein gleichmäßiges Empfängerbett zu schaffen.

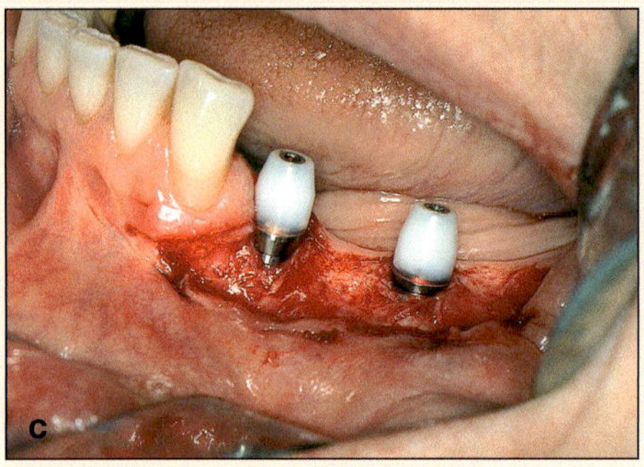

Abb. 5-17c Permanente Aufbaupfosten mit Schutzkappen wurden eingesetzt.

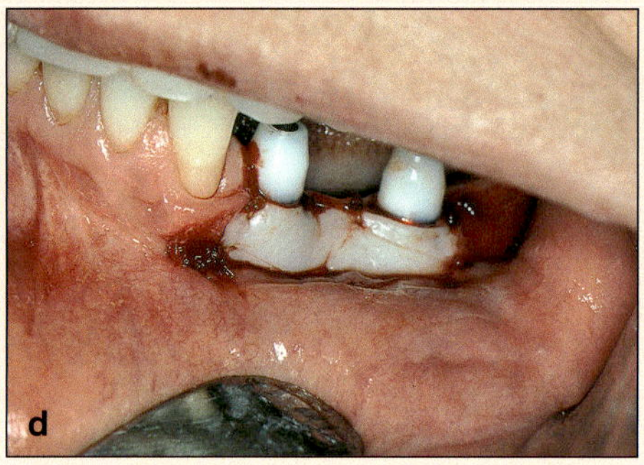

Abb. 5-17d Das Transplantat wurde mit zahlreichen 4x0-Chrom-Gut-Nähten versorgt. Für zehn Minuten wurde Druck über dem Transplantat appliziert.

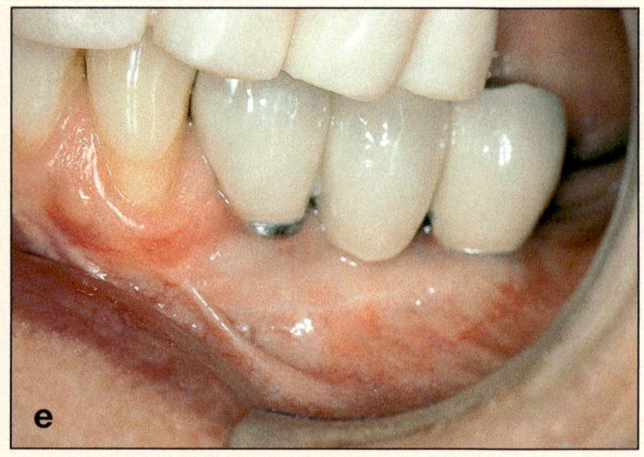

Abb. 5-17e Ein adäquates Band von befestigter Gingiva und eine Reetablierung der Vestibulumtiefe sind erkennbar. Es ist zu beachten, dass die Ausdehnung des Empfängerbettes und Transplantats auf die Papillen mesial und distal des benachbarten Eckzahns eine erfolgreiche Wurzel- und Implantataufbaudeckung ermöglicht hätte (Restauration durch Dr. Richard Mariani Sr, Miami, FL).

AlloDerm

AlloDerm (Lifecell, Branchburg, NJ) wird seit 1996 als Alternative zur Hebung autogener epithelialer Gaumentransplantate in der Parodontalchirurgie eingesetzt. AlloDerm-Transplantate bestehen aus gefriergetrockneter allogener Haut, der während der Aufbereitung alle immunogenen zellulären Komponenten (Epidermis und Zellen der Dermis) entzogen wurden, was eine nützliche zellfreie dermale Matrix für die Weichteilaugmentation erzeugt. AlloDerm-Transplantate können eingesetzt werden, um die Breite der befestigten Gingiva um die natürliche Bezahnung und um Implantate zu verbessern, um Wurzel- oder Implantatdeckungen zu ermöglichen und um kleinvolumige Weichteilkieferkammdefekte aufzufüllen.

Die Vorteile des AlloDerms bestehen in der fehlenden Präparation der Spenderregion mit verbessertem Patientenkomfort, der unbegrenzten Gewebeversorgung, im exzellenten Handling und einer verkürzten Operationszeit. Nachteilig sind eine größere sekundäre Schrumpfung und eine langsame Heilung am Empfängerbett, wenn es als Auflagerungstransplantat verwendet wird oder wenn eine komplette Deckung eines interponierten AlloDerm-Transplantats nicht erreichbar ist.

Die Operationstechnik zur Verwendung von AlloDerm ist letztendlich dieselbe, wie für ein Gingivatransplantat. Das AlloDerm-Transplantat wird vor der Verwendung für zehn Minuten rehydriert, die zwei unterschiedlichen Seiten des AlloDerm-Transplantats werden identifiziert, indem Patientenblut auf jede Oberfläche aufgebracht wird und mit steriler Kochsalzlösung abgespült wird. Die Bindegewebeseite wird dann die rote Färbung behalten, während die Basalmembranseite in weißer Farbe erscheint. Die Bindegewebeseite enthält vorbestehende Gefäßkanäle, die ein Eindringen von Zellen und eine Revaskularisierung ermöglichen. Wenn das AlloDerm als Auflagerungstransplantat zur Verbreiterung der Menge von befestigter Gingiva verwendet wird, sollte die Bindegewebeseite zum Empfängerbett orientiert sein und eng an das Empfängerbett adaptiert werden. Die Basalmembranseite des AlloDerms erleichtert dann die epitheliale Zellmigration und Anheftung. Wenn das Material zur Wurzel- oder Abutmentdeckung eingesetzt wird, wird die Basalmembranseite des Transplantats auf die freiliegende Wurzel oder das Abutment gerichtet. Wann immer möglich, empfiehlt der Autor die Präparation eines größeren Empfängerbettes (6 mm bis 8 mm apiko-koronale Größe) und die Befestigung eines größeren AlloDerm-Grafts als bei einem autologen gingivalen Transplantat. Dies gleicht die zusätzliche Schrumpfung, die mit AlloDerm-Onlay-Graft beobachtet wird, aus (Abb. 5-18).

Zusätzlich hat der Autor eine Verbesserung in der Einheilungsrate von AlloDerm-Onlay-Transplantaten beobachtet, wenn sie mit Platelet Rich Plasma (PRP) kombiniert werden. Unter diesem Umständen saugt sich das AlloDerm-Transplantat erst mit nichtaktivierter PRP-Lösung voll, bevor es im Empfängerbett ruhig gestellt wird. Daraufhin wird aktivierte PRP-Lösung topisch über dem Transplantat als mit Wachstumsfaktoren angereicherter Wundverband eingesetzt (siehe Abb. 5-19).

Verwendung von AlloDerm als Onlay-Transplantat bei der Implantatfreilegung, um die Breite der befestigten Gingiva zu vergrößern und eine adäquate Vestibulumtiefe in einem schwer atrophierten zahnlosen Unterkiefer zu schaffen

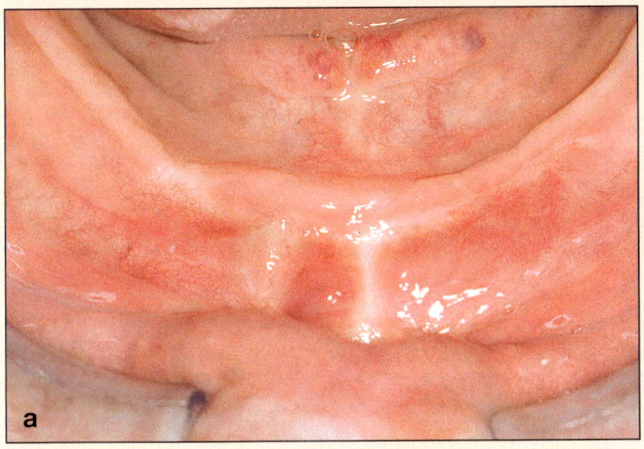

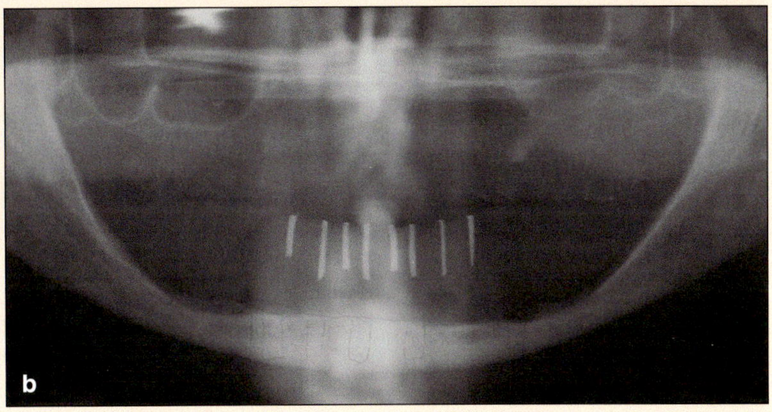

Abb. 5-18a, 5-18b Präoperative und röntgenologische Ansicht eines stark atrophierten Unterkiefers vor Implantatinsertion. Zu beachten sind bitte das dünne Band von befestigter Gingiva auf dem Kieferkamm, die hohen Muskelansätze und die inadäquate Vestibulumtiefe. Mit der Bohrschablone (die in klarem Acryl doublierte Prothese) wurde festgestellt, dass das Band der befestigten Gingiva lingual der geplanten Implantatposition lag.

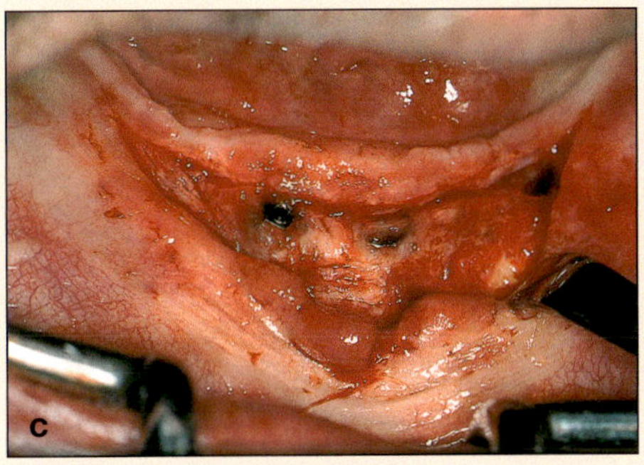

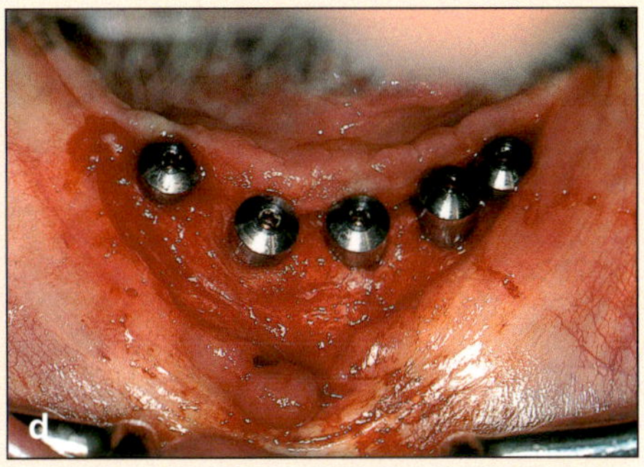

Abb. 5-18c Drei Monate nach Insertion von fünf gedeckten Implantaten (Nobel Biocare) wurde AlloDerm als Onlay-Transplantat eingesetzt. Die Implantatfreilegung begann mit einer horizontalen Inzision an der mukogingivalen Grenzlinie und einer teilschichtigen Präparation des Empfängerbettes. Es wurden keine distalen Entlastungsinzisionen eingesetzt, um einen Schaden des Nervus mentalis zu vermeiden. Die resultierenden Lappen wurden zur apikalen Verlagerung erhalten.

Abb. 5-18d Nach Beendigung der teilschichtigen Präparation wurden mit einer Gewebestanze die bedeckten Implantatverschlussschrauben freigelegt und es wurden Gingivaformer eingesetzt.

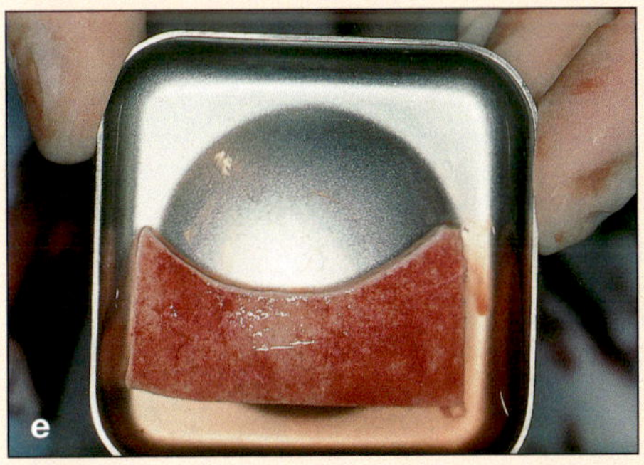

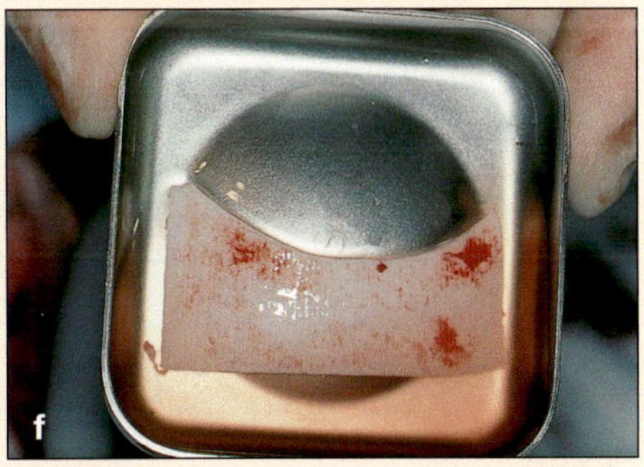

Abb. 5-18e, 5-18f Nach Rehydierung des AlloDerm-Transplantats in steriler Kochsalzlösung wurde Blut aus der Wunde auf beide Seiten des Transplantats aufgetropft. Das Blut absorbiert leicht auf die Bindegewebeoberfläche, die dadurch eine rote Farbe erhält und lässt sich leicht von der epithelial zugewandten Oberfläche abspülen.

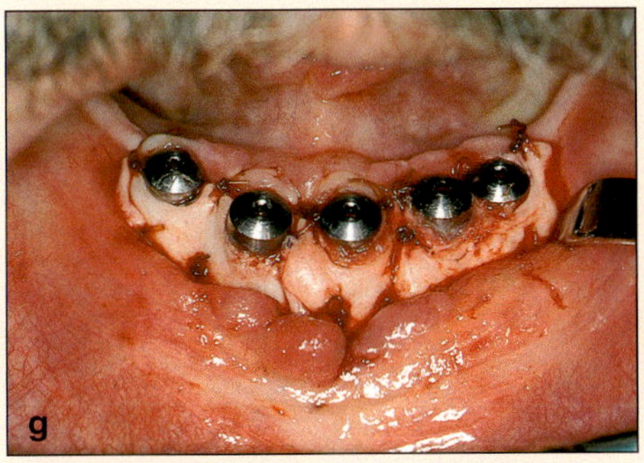

Abb. 5-18g Nach apikaler Verschiebung und Annaht der Mukosalappen an das Periost an der Basis des Empfängerbettes wurde das AlloDerm-Transplantat mit der Bindegewebeoberfläche auf das Empfängerbett gelegt und standardisiert befestigt, indem es zunächst an der befestigten lingualen Gingiva und dann peripher an das Periost mit 4x0-Chrom-Gut-Nähten angenäht wurde.

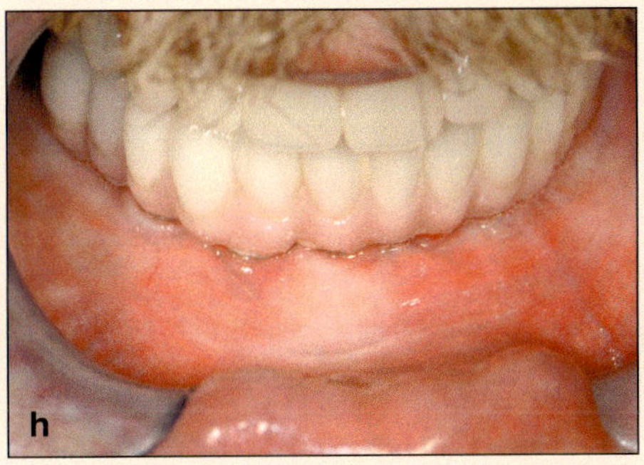

Abb. 5-18h Sechs Monate nach Eingliederung der endgültigen Restauration ist es offensichtlich, dass trotz sekundärer Transplantatkontraktion eine signifikante Vestibulumtiefe erreicht wurde. Aberrierende Muskelansätze wurden beseitigt und die bukkale Gingiva liegt dicht an den heraustretenden Implantataufbaupfosten. Die Mundhygiene wurde erleichtert und die periimplantäre Weichgewebegesundheit ist exzellent.

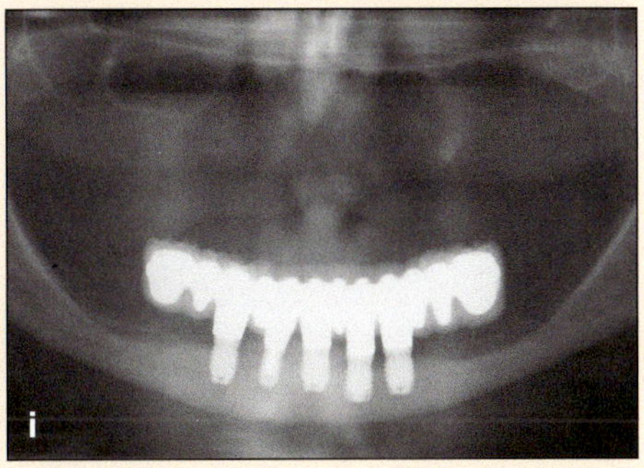

Abb. 5-18i Die Panoramaschichtaufnahme sechs Monate nach der Eingliederung der endgültigen Restauration zeigt ein stabiles Knochenniveau um alle Implantate. Ein angemessenes Weichteilmanagement und die Verwendung des AlloDerms als Onlay-Transplantat haben das Ergebnis der Implantatbehandlung in dieser herausfordernden klinischen Situation verbessert (Prothetik durch Dr. Juan Diego Cardenas, Miami, FL).

Verwendung von AlloDerm als Onlay-Transplantat zusammen mit einer ungedeckten Implantatinsertion am zahnlosen Unterkiefer

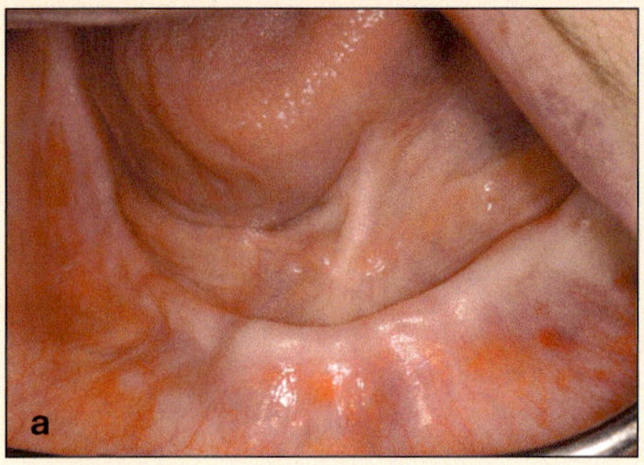

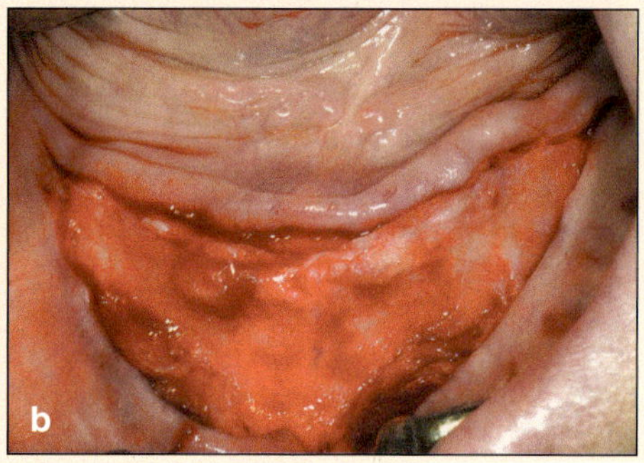

Abb. 5-19a Prätherapeutische Ansicht eines zahnlosen Unterkiefers mit einem dünnen Band von befestigter Gingiva, inadäquater Vestibulumtiefe und hohen Muskelansätzen.

Abb. 5-19b Mit einer vollschichtigen horizontalen Inzision an der mukogingivalen Grenzlinie begann der Eingriff und es wurde ein Zugang für die ungedeckte Insertion von Implantaten nach Anhebung des Periostes der befestigten Gingiva und Freilegung des Kieferkamms geschaffen. Durch scharfe Präparation wurde ein gleichmäßiges periostales Empfängerbett auf der bukkalen Seite des Kamms geschaffen. Die entstehenden bukkalen Mukosalappen wurden exzidiert

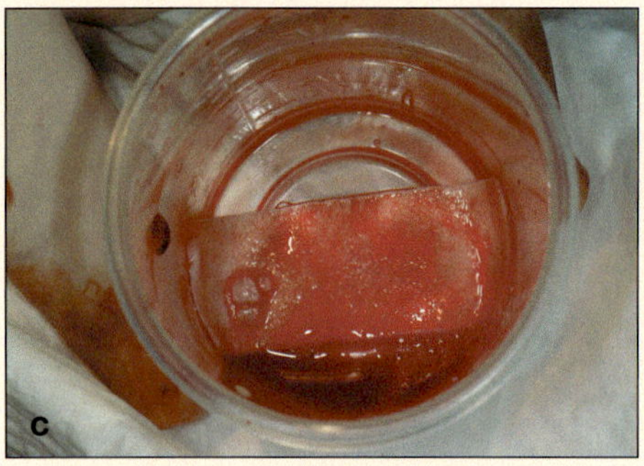

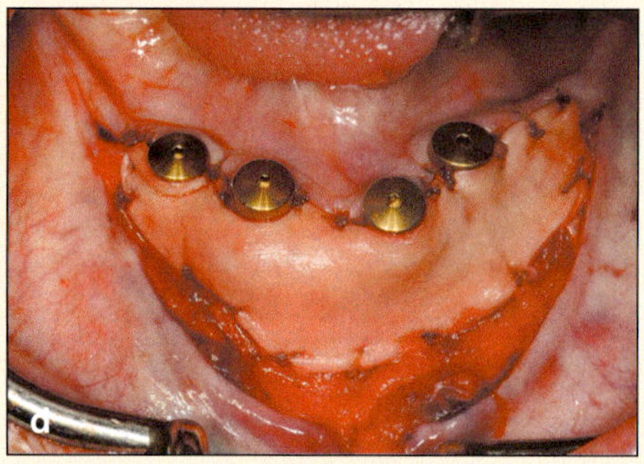

Abb. 5-19c Nach initialer Rehydrierung saugte sich das AlloDerm mit nichtaktivierter (antikoagulierter) PRP-Lösung vor Befestigung im Empfängerbett voll.

Abb. 5-19d Nach Insertion von vier ungedeckten TG-Implantaten (3i) wurde das AlloDerm-Transplantat mit der Bindegewebeseite auf das periostale Empfängerbett gelegt und standardisiert mit 4x0-Chrom-Gut-Nähten befestigt. Aktivierte PRP-Lösung sollte nicht zwischen Transplantat und Empfängerbett gebracht werden, weil dies die Prinzipien der intraoralen Weichgewebetransplantation verletzen würde.

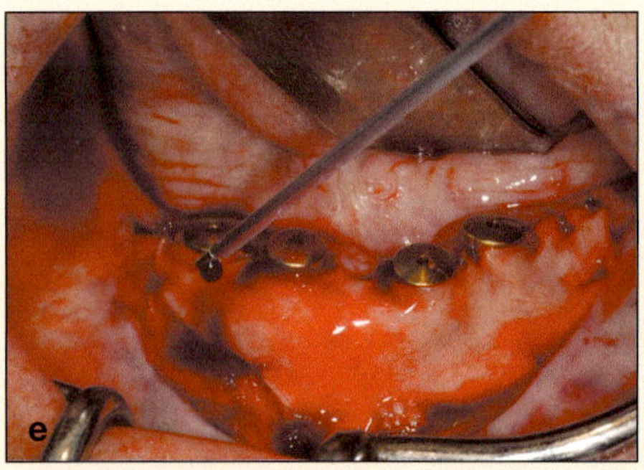

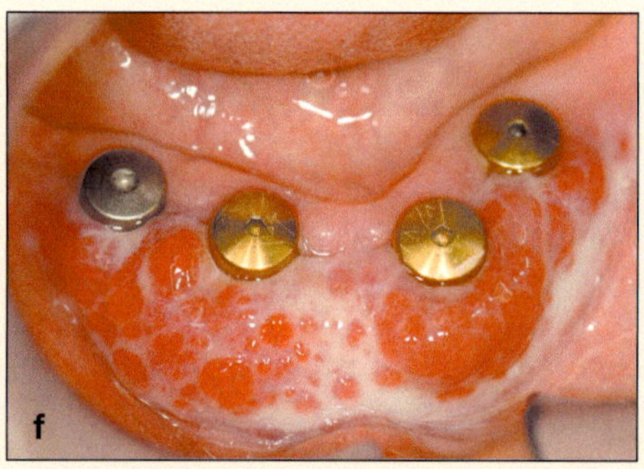

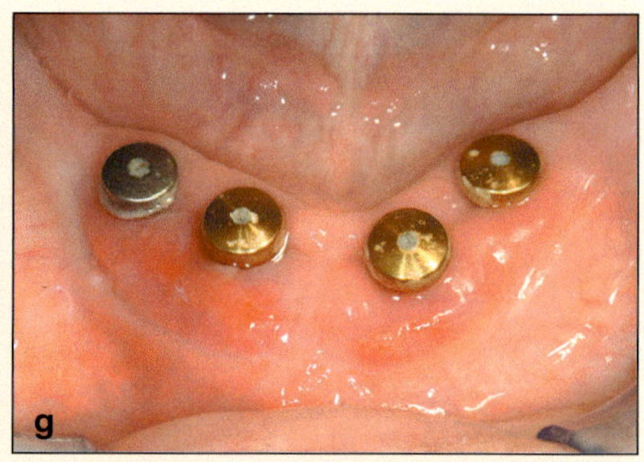

Abb. 5-19e Nach Druckapplikation auf das AlloDerm-Transplantat mit einem angefeuchteten Kochsalztupfer für zehn Minuten wurde aktivierte PRP-Lösung über der Oberfläche der Wunde appliziert und gerann dort.

Abb. 5-19f Ansicht eine Woche postoperativ. Eine schnelle Inkorporation des Transplantats wird durch den schnellen Ersatz der azellulären dermalen Matrix durch Granulationsgewebe bewiesen.

Abb. 5-19g Ansicht zwei Wochen postoperativ. Der Bereich, in dem das AlloDerm-Transplantat schnell inkorporiert wurde, ist leicht erkennbar. Die beschleunigte Heilungsrate wurde der festen Ruhigstellung des Transplantats in einen ausgedehnten Empfängerbett, wie auch der Verwendung von PRP, zugeschrieben.

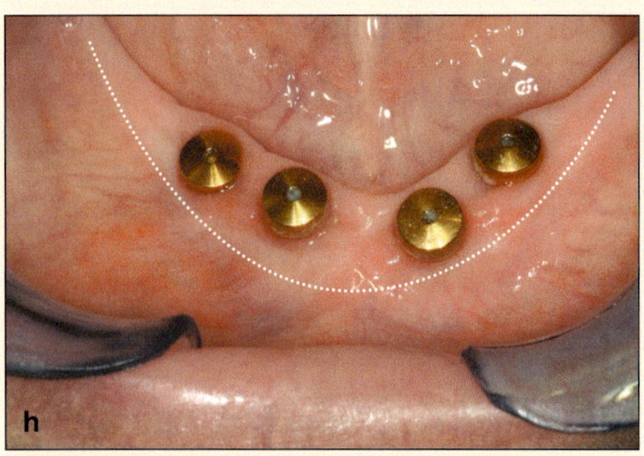

Abb. 5-19h Ansicht acht Wochen postoperativ. Die Implantate sind osseointegriert und die Weichgewebe sind stabil. Obwohl eine sekundäre Kontraktion der mit AlloDerm versorgten Bereiche eingetreten ist, ist ein signifikanter Gewinn an Vestibulumtiefe und Breite der befestigten Gingiva auf der bukkalen Seite der ungedeckten Implantate (Linie) sichtbar. Zusätzlich wurden aberrierende Muskelinsertionen komplett entfernt.

Das subepitheliale Bindegewebetransplantat in der Implantologie

Langer und Calagna[15] haben 1982 das subepitheliale Bindegewebetransplantat als neue Methode für kosmetische Verbesserungen eingeführt. Diese Autoren beschrieben eine Technik zur Hebung eines subepithelialen Bindegewebetransplantats vom Gaumen und nutzten es für die lokalisierte Kammaugmentation. Sie diskutierten auch die Verwendung des Transplantats zur Wurzeldeckung und zur Korrektur von unharmonischen Gingivarändern. Das Ziel der Verwendung eines Bindegewebetransplantats war, bei prothetischen Versorgungen von zahnlosen Kammabschnitten mit festsitzenden Restaurationen harmonische Proportionen und ein ästhetisches Aussehen der Gingiva zu erreichen.

Die Bindegewebetransplantation ist ein außerordentlich vielseitige Operation, um die Weichteilkonturen um natürliche Zähne und Zahnimplantate zu verbessern. In der Operation wird ein freies autologes Bindegewebetransplantat vom harten Gaumen unterhalb eines teilschichtigen gestielten Lappens an der Empfängerstelle eingebracht (offener Zugang). Alternativ kann das Transplantat in einer epiperiostalen Tasche an der Empfängerstelle eingebracht werden (geschlossener Zugang). Das Verständnis der Anatomie der palatinalen Spenderregion erlaubt dem Chirurgen, das Transplantat vorhersagbar mit der gewünschten Menge von Bindegewebe zu heben, welche für die Weichteilrekonstruktion gebraucht wird, ohne dabei die benachbarten neurovaskulären Strukturen des Gaumens zu schädigen.

Das Transplantat wird intern vom harten Gaumen gehoben, was eine teilschichtige taschenförmige Spenderwunde schafft, die primär verschlossen werden kann und deshalb eine komfortablere Gaumenwunde ist. Weil das Transplantat zwischen Periost und teilschichtigem Decklappen oder einer Tasche an der Empfängerregion eingebracht wird, hat es den Vorteil einer doppelten Blutversorgung zu Verbesserung der Revaskularisierung des Transplantats. Als Resultat der reichhaltigen Blutversorgung, die zur Heilung zur Verfügung steht, ist das Bindegewebetransplantat weniger technisch sensitiv, leichter durchzuführen und viel sicherer als das Gingivatransplantat. Das Bindegewebetransplantat schafft eine bessere Farbanpassung und ästhetische Verbindung mit der Empfängerregion.

Vorteile der subepithelialen Bindegewebetransplantate

- Doppelte Blutversorgung an der Empfängerstelle
- Weniger invasive Spenderwunde
- Bessere Farbanpassung
- Technisch weniger aufwendig
- Nicht abhängig von einer glatten Gaumenoberfläche
- Enorm vielseitig

Allgemeine Gesichtspunkte

Die subepitheliale Bindegewebetransplantation ist eine vielseitige Operation. Weil sie eine exzeptionelle Farbanpassung am Empfängerbett ermöglicht, sollte sie immer erwogen werden, wenn eine Weichgewebeaugmentation in einem Gebiet von ästhetischer Bedeutung erforderlich ist. Das subepitheliale Bindegewebetransplantat ermöglicht eine sichere Deckung von freiliegenden Wurzel- oder Abutmentoberflächen und es kann das graue metallische Durchscheinen über einer Implantatrestauration maskieren. Das Transplantat kann auch eingesetzt werden, um die Illusion einer hervortretenden Zahnwurzel zu schaffen oder um die ästhetischen Resultate einer konventionellen oder implantatgetragenen Restauration durch Verbesserung der Weichgewebekontur zu steigern. Zusätzlich zu diesen ästhetischen Verbesserungen kann das Bindegewebetransplantat auch den Zustand der periimplantären Weichgewebe durch eine Zone von befestigter immobiler Gingiva um die transmukösen Implantatstrukturen verbessern.

Obwohl der Volumengewinn durch ein subepitheliales Bindegewebetransplantat von der Qualität und Quantität des Spendergewebes abhängt, ist einzelnes Transplantat üblicherweise zur Rekonstruktion von kleinvolumigen Gewebedefekten ausreichend. Um erhebliche vertikale Weichteildefekte (großvolumige Weichteildefekte) zu versorgen, sind oft multiple Transplantate in einer mehrstufigen Technik notwendig.

Die erstmalige Hebung eines subepithelialen Bindegewebetransplantats bringt häufig mehr Fettgewebe als hochwertiges Bindegewebe, was dann nur eine eingeschränkte Rekonstruktion der Weichgewebedefekte an der Empfängerstelle ermöglicht. Weil die Quantität und Qualität des verfügbaren Gewebes an individuellen Spenderregionen variieren, sollten die Patienten darüber informiert sein, dass eine zweite Transplantation notwendig werden kann, wenn eine schlechte Qualität oder ein unzureichendes Volumen bei der ersten Hebung festgestellt wurde. In der Erfahrung des Autors sollten etwa drei Monate Heilung abgewartet werden, bevor man eine Transplantation wiederholt. Die Hebung eines zweiten Bindegewebetransplantats von derselben Spenderregion bringt üblicherweise einen enormen Zuwachs (3- bis 5-mal mehr) an hochqualitativem Bindegewebe. Diese Beobachtung (der Zweithebungseffekt) kommt nicht unerwartet, weil die Heilung des Spendergewebes eine Narbenbildung darstellt. Die Benutzung eines absorbierbaren Kollagenmaterials (CollaPlug; Centerpulse Dental) fördert bekanntermaßen das schnelle Einwachsen von Bindegewebe und kann zur Verbesserung des Spendergewebes beitragen, wie es bei Zweithebungsoperationen beobachtet wurde.

Subepitheliales Bindegewebetransplantat über einem gedeckten Implantat

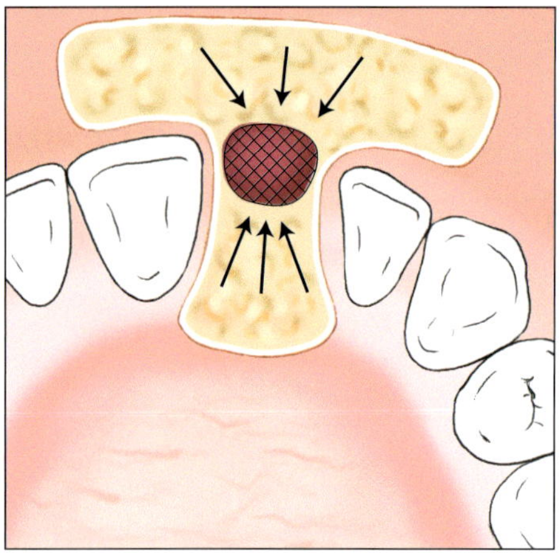

Abb. 5-20a Wenn ein subepitheliales Bindegewebetransplantat vor oder zugleich mit der Insertion eines gedeckten Implantats eingebracht wird, kann das Empfängerbett auf die bukkale und palatinale Seite des Alveolarfortsatzes ausgedehnt werden, um den Vorteil einer Blutversorgung aus dem Randbereich zu nutzen und damit die sekundäre Kontraktion des Transplantats im Bereich des Implantatdurchtritts zu vermindern (*Pfeile*). Dieses Vorgehen wird vorgezogen, wenn großvolumige Weichteildefekte vor Implantatfreilegung rekonstruiert werden müssen.

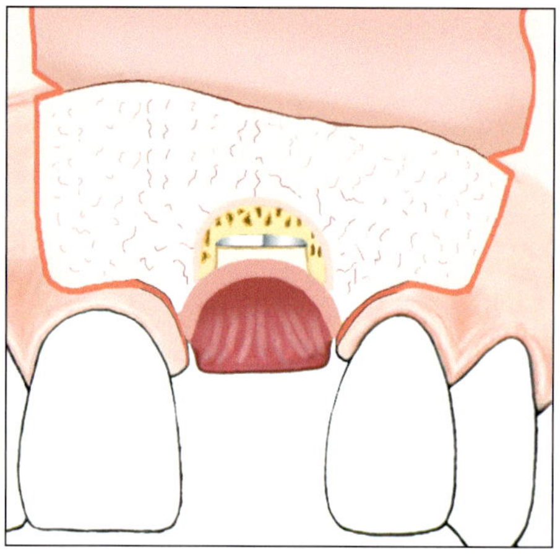

Abb. 5-20b Modifizierte Präparation für ein simultanes subepitheliales Bindegewebetransplantat mit Insertion eines gedeckten Implantats. Zu beachten ist, dass eine vollschichtige Präparation nur im Bereich der Implantatbohrung stattfindet, während eine teilschichtige (supraperiostale) Präparation auf die bukkale und palatinale Seite des Alveolarfortsatzes und über den benachbarten interdentalen Knochen ausgedehnt wird.

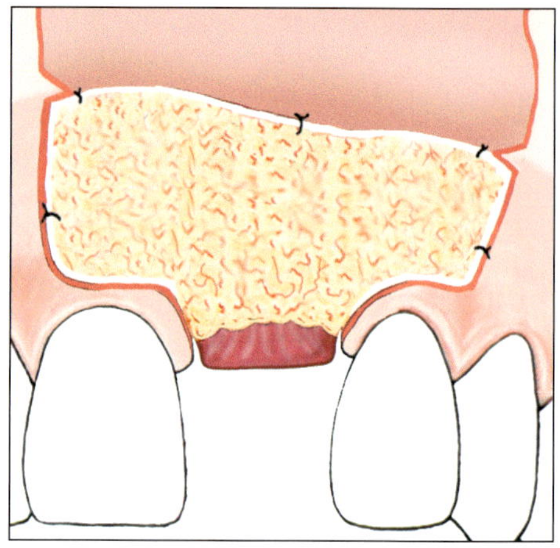

Abb. 5-20c Das subepitheliale Bindegewebetransplantat wird über den Alveolarkamm ausgebreitet und an der bukkalen und palatinalen Seite des Empfängerbettes mit 4x0-Chrom-Gut-Nähten befestigt. Diese Technik wird sowohl vor der Implantatinsertion, simultan mit der Implantatinsertion als auch während der Osseointegrationsperiode angewandt.

Indikation und Abfolge bei der Implantattherapie

Das subepitheliale Bindegewebetransplantat kann verwendet werden, um ein fehlendes Weichgewebevolumen vor der Implantation, zum Zeitpunkt der Implantation, während der Osseointegrationsperiode, während der Freilegung des Implantats und zu jedem Zeitpunkt während der Nachsorge aufzubauen. Wenn ein kleinvolumiger Defekt der Weichgewebekontur an einen Implantationsort festgestellt wurde, findet es der Autor am praktischsten, das subepitheliale Bindegewebe zum Zeitpunkt der Implantatinsertion oder vor der Insertion eines einteiligen Implantats zu transplantieren. Eine Transplantation vor der Implantatfreilegung oder Insertion eines offen einheilenden Implantats erleichtert die Rekonstruktion des fehlenden Weichgewebes im Bereich der hervortretenden Restauration, weil ein großes Empfängerbett präpariert werden kann, das eine periostale Blutversorgung sowohl auf der bukkalen als auch auf der palatinalen Seite des Alveolarfortsatzes bereitstellt. Dieser Entwurf des Empfängerbettes ist ideal, um die Revaskularisierung des Transplantats im kritischen Areal der Implantatdurchtrittsstelle zu fördern (Abb. 5-20). Wenn ein gedeckt einheilendes Implantat freigelegt wird oder wenn ein offen einheilendes Implantat inseriert wurde, kann das Empfängerbett nur auf der bukkalen Seite des hervortretenden Implantats präpariert werden, womit die periphere Blutversorgung des Transplantats im kritischen Areal der Implantatdurchtrittsstelle eingeschränkt wird. Auf jeden Fall können die Weichgewebekonturen verbessert werden, nachdem das Implantat freigelegt wurde, aber die Rekonstruktion von Weichgewebedefekten im kritischen Areal der Implantatdurchtrittsstelle ist eventuell nicht so vorhersagbar. Deshalb zieht der Autor bei Transplantaten zum Zeitpunkt der Implantatfreilegung oder bei der Insertion eines ungedeckten Implantats die Augmentation unter einem koronalen Verschiebelappen vor. Diese Situationen erfordern eine angemessene Vestibulumtiefe, um einen Lappen von adäquater Elastizität zur koronalen Verschiebung über dem Transplantat ohne Einschränkung der Blutversorgung des Lappenrandes zu präparieren. Die Verwendung eines übertrieben kurvilinearen und angeschrägten Lappendesigns, wie in Kapitel 3 beschrieben, erleichtert die passive koronale Verschiebung in diesen Situationen. Die präoperative Untersuchung der Vestibulumtiefe wird dem Chirurgen helfen, den geeignetsten Zeitpunkt für die Korrektur von kleinvolumigen Weichgewebedefekten zu finden.

Wenn ein großvolumiger Weichgewebekonturdefekt an einem Implantatort identifiziert wurde, wird ein mehrstufiger Ansatz mit multiplen subepithelialen Bindegewebetransplantaten empfohlen. Wenn die ästhetischen Resultate von Bedeutung sind, ist es wichtig zu betonen, dass der größte Teil des fehlenden Weichgewebevolumens vor der Freilegung des Implantats rekonstruiert sein sollte. Nach Implantatfreilegung oder Insertion eines offen einheilenden Implantats sind zusätzliche subepitheliale Bindegewebetransplantate für die Korrektur von restlichen kleinvolumigen Weichgewebedefekten und die Feinausrichtung der Weichgewebearchitektur um provisorische Restaurationen reserviert. Wenn ein Knochendefekt an einer Implantatposi-

Subepitheliales Bindegewebetransplantat zur Implantatfreilegung oder simultan mit der Insertion eines ungedeckten Implantats

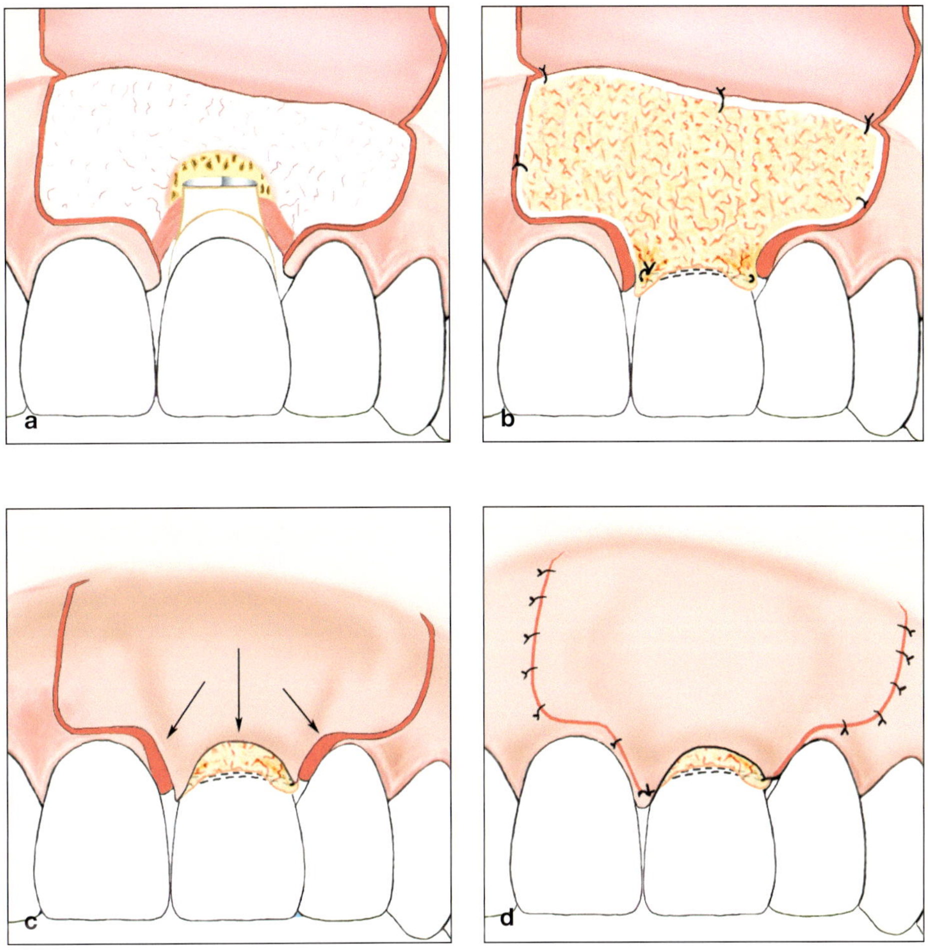

Abb. 5-21a Die Präparation des Empfängerbettes zur Vorbereitung eines subepithelialen Bindegewebetransplantats in Verbindung mit Implantatfreilegung und Einbringung eines individualisierten Aufbaupfostens und einer provisorischen Krone. Ein kurvilinearer angeschrägter Lappen wurde durch teilschichtige Inzisionen umschnitten. Ein gleichmäßiges periostales Empfängerbett wurde auf der bukkalen Seite des Alveolarkamms präpariert.

Abb. 5-21b Vor der Befestigung des Transplantats wurde die benachbarte befestigte Gingiva inklusive der Interdentalpapillen deepithelialisiert, um damit die Ruhigstellung des Transplantats im Randbereich des Empfängerbetts zu erleichtern. Eine Schlingennaht um den zervikalen Anteil des Aufbaupfostens verbessert die Ruhigstellung des Transplantats.

Abb. 5-21c Der bedeckende Lappen wird koronal vorverschoben und lateral an die extendierten Wundränder, die durch die angeschrägten Inzisionen und den deepithelialisierten Bereich geschaffen wurden, angenäht.

Abb. 5-21d Die Nähte werden an jeder Papillenspitze oder alternativ als einzelne Schlingennaht platziert, um den Betrag der gewünschten kronalen Vorverschiebung des bedeckenden Lappens vor dem seitlichen Verschluss festzulegen. Danach werden die Nähte an den Entlastungsinzisionen so ausgerichtet, dass die koronale Verschiebung gehalten wird.

tion festgestellt wurde, muss der Chirurg festlegen, ob die Qualität der Weichgewebedeckung über dem Implantatlager ausreicht, um die erforderliche Hartgeweberekonstruktion zu decken. Wenn die präoperative Untersuchung erheblich Narbenbildung von vorangegangenen Traumaerkrankungen oder multiplen operativen Eingriffen erbringt, kann die Verwendung eines subepithelialen Bindegewebetransplantats die Qualität und Quantität der Weichgewebe vor Knochentransplantation verbessern. Nach einer 3-monatigen Heilungsperiode kann dann die hartgewebliche Verbesserung des Implantatlagers erfolgen.

Wenn ein Weichgewebedefekt kurzfristig nach Implantatinsertion entsteht oder er trotz Weichgewebetransplantationen zum Zeitpunkt der Implantatinsertion fortbesteht, kann eine subepitheliale Bindegewebetransplantation durchgeführt werden, um den Defekt während der Osseointegrationsperiode zu decken. Der Chirurg sollte acht bis zwölf Wochen der initialen Osseointegration und Weichgewebereifung abwarten, bevor er weitere Weichgewebetransplantationen vornimmt. Wenn ein gedecktes Implantat inseriert wurde, muss der Chirurg eventuell entscheiden, ob er über dem Implantat transplantieren möchte und die Freilegung verschieben möchte oder ob er zum Zeitpunkt der Implantatfreilegung transplantieren möchte. In diesen Situationen zieht der Autor den Vorteil der größeren Sicherheit einer Transplantation über dem geschlossenen Implantat vor und legt das Implantat später mit einer Gewebestanze oder einem palatinalen Halbinsellappen frei, wie in Kapitel 3 beschrieben. Wenn eine Weichgeweberezession nach Freilegung oder Eingliederung einer implantatgestützten provisorischen Versorgung in einem ästhetischen Gebiet auftritt, muss der Chirurg entscheiden, ob er das Implantat wieder decken und über dem Implantat augmentieren möchte oder ob er das Empfängerbett auf die bukkale Fläche des Alveolarkamms beschränken möchte. Diese Entscheidung begründet man hauptsächlich mit der verfügbaren Vestibulumtiefe am Ort, denn vorhersagbare Ergebnisse erfordern den koronalen Verschiebelappen.

Schließlich kann eine Bindegewebetransplantation auch nach Eingliederung der prothetischen Versorgung durchgeführt werden, um Weichgeweberezessionen, die während der Nachsorge festgestellt wurden, zu versorgen. Die Gründe für die Weichgeweberezession sollten erkannt und behandelt werden. Wenn eine Überkonturierung der Krone als Teilfaktor erkannt wurde, muss die bukkale Kontur vor der Transplantation reduziert werden, ähnlich wie zu promi-

Tabelle 5-2 Gesichtspunkte zum Empfängerbett

Offenes Empfängerbett	Geschlossenes Empfängerbett
• Leichter zu präparieren • Erlaubt eine direkte Sicht auf die Präparation eines gleichmäßigen Empfängerbetts • Erleichtert die koronale Vorverschiebung des bedeckenden Lappens • Die Entlastungsinzisionen schränken die Blutversorgung ein • Kann eine sekundäre Gingivoplastik erfordern	• Schwerer zu präparieren (blinde Technik) • Die Befestigung der Transplantats ist technisch schwieriger • Die koronale Verschiebung ist eingeschränkt • Kontraindiziert, wenn die Vestibulumtiefe minimal ist • Bewahrt die Blutversorgung des Bereiches • Erlaubt eine bessere Ästhetik

nente Zahnwurzeln vor wurzelbedeckenden Eingriffen reduziert werden. Wenn eine Fehlposition des Implantats die Deckung eines freiliegenden Aufbaupfosten ausschließt, kann ein subepitheliales Bindegewebetransplantat die Breite der befestigten Gingiva vergrößern und damit weitere Rezessionen verhindern.

Betrachtungen zur Empfängerregion

Wie bei dem freien Gingivatransplantat beginnt die subepitheliale Bindegewebetransplantation mit der Präparation des Empfängerdefektes, um die Zeit zwischen Transplantathebung und -transfer zu minimieren. Der Beginn mit diesem Schritt hilft dem Chirurgen auch, die präzise Größe des benötigten Spendergewebes für die Rekonstruktion festzulegen und ermöglicht mehr Zeit zur Blutstillung an der Empfängerregion.

Die Präparation des Empfängerdefektes besteht entweder in der Präparation eines teilschichtigen Lappens durch epiperiostale Präparation (offene Technik) oder eine supraperiostale Präparation, die vertikale Entlastungsinzisionen vermeidet, um einen taschenförmiges Lager (geschlossene Technik) zu schaffen. Die Entscheidung, eine offene oder eine geschlossene Technik an der Empfängerregion zur Transplantat an natürlichen Zähnen oder an Implantaten anzuwenden, hängt von verschiedenen Faktoren ab (Tab. 5-2). Die offene Technik für die Empfängerpräparation erlaubt eine direkte Sicht auf die Präparation, was eine gleichmäßige Oberfläche gewährleistet. Sie erlaubt auch eine erhebliche koronale Verschiebung des Lappens, wenn eine vertikale Augmentation über einer freiliegenden Wurzel oder einem Abutment notwendig ist. Es ist zu bedenken, dass die vertikalen Entlastungsinzisionen bei der offenen Technik etwas Blutzirkulation im Lappen opfern und damit die Notwendigkeit für sekundäre Gingivoplastiken vergrößern. Obwohl die Verwendung eines Trapezlappens von einigen Autoren befürwortet wurde, erhält ein kurvilinear geschnittener und angeschrägter Lappen, wie in Kapitel 3 beschrieben, die Blutversorgung des Bereiches, ermöglicht eine signifikant größere koronale Verschiebung und minimiert den Bedarf einer sekundären Gingivoplastik. Die übertrieben gebogenen angeschrägten Inzisionen vergrößern effektiv die Größe des Empfängerbettes und verstärken damit die verfügbare periphere Blutzirkulation, um das Transplantat zu versorgen. Eine passive koronale Vorverschiebung des bedeckenden Lappens und eine gute Bedeckung der bukkalen Augmentation werden mit der Fortführung der Inzisionen über die mukogingivale Grenzlinie und unter Verwendung von apikalen Rückschnitten besser erreicht, als mit der Periostschlitzung (siehe Abb. 5-20, 5-21). Diese Modifikationen reduzieren stark die Lappenspannung und minimieren die Beeinträchtigungen des Blutflusses zum Lappenrand, was bei hart- und weichgeweblichen Augmentationsmaßnahmen sehr hilfreich ist. Generell bevorzugt der Autor die offene Technik für die Präparation der Empfängerregion, wenn die apiko-koronale Höhe einer Rezession größer als 4 mm ist und die Blutversorgung im Situs die Präparation eines teilschichtigen Lappens ohne erhebliches Risiko einer Nekrose des Lappens erlaubt.

Die geschlossene Technik vermeidet vertikale Inzisionen, erhält damit den Blutverlust des Situs und optimiert das ästhetische Resultat. Während die geschlossene Technik Vorteile hat, kann sie technisch aufwendiger sein, weil es eine „blinde" Technik ist. Auch erlaubt die geschlossene Technik kein coronales Verschieben des bedeckenden Lappens und limitiert damit die mögliche vertikale Gewebeaugmentation. Die geschlossene Technik ist kontraindiziert, wenn die Vestibulumtiefe die Präparation eines adäquat großen Empfängerbettes verhindert. Grundsätzlich zieht der Autor die geschlossene Technik vor, wenn die Dehiszenz über dem Abutment oder der Zahnwurzel weniger als 4 mm beträgt oder wenn ein signifikantes Risiko für eine Nekrose des bedeckenden Lappens wegen einer schlechten Blutversorgung besteht.

Operation des Empfängerbettes

Geschlossene Technik

Die Technik zur geschlossenen Präparation eines Empfängerbettes ist identisch, wenn sie an einem natürlichen Zahn oder an einem Implantat durchgeführt wird. Eine horizontale Inzision wird über dem mesialen und distalen Ende des Weichgewebedefektes gerade eben koronal der gewünschten Höhe der Weichteilbedeckung der Wurzel oder des Abutments durchgeführt (Abb. 5-22a). Mit einem Skalpell Nr. 15c führt der Chirurg diese Inzision in einem rechten Winkel zum Epithel auf einer Tiefe von etwa 1 mm aus. Die horizontale Inzision markiert nicht nur die endgültige koro-

Subepitheliales Bindegewebetransplantat in einem geschlossenen Empfängerbett

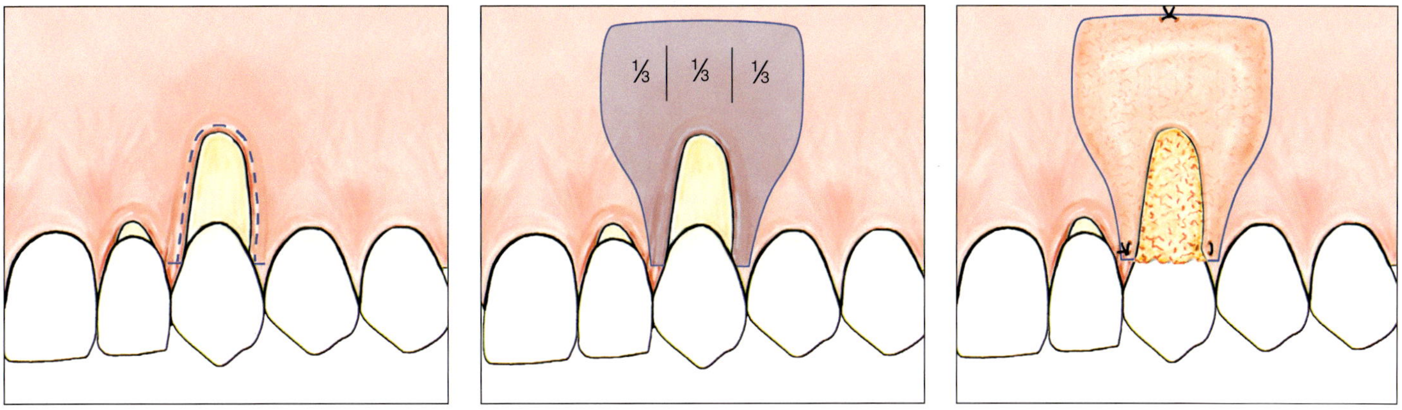

Abb. 5-22a Eine Gingivarezession am Oberkiefereckzahn und am seitlichen Schneidezahn soll in einem mehrschrittigen Vorgehen gedeckt werden. Eine teilschichtige horizontale Inzision wird zunächst mesial und distal des Rezessionsdefekts oberhalb des Niveaus der gewünschten Wurzeldeckung gesetzt. Dann wird das Skalpell parallel zur Gewebeoberfläche ausgerichtet und es wird vorsichtig eine teilschichtige Präparation durchgeführt, die sich von jedem Horizontalschnitt in Richtung auf das Zentrum des Rezessionsdefektes bewegt.

Abb. 5-22b Umriss einer typischen supraperiostalen Präparation um ein adäquates geschlossenes Empfängerbett für eine Wurzeldeckung mit einem subepithelialen Bindegewebetransplantat. Als allgemeine Regel sollte das Empfängerbett eine ausreichende Breite mesial und distal aufweisen, so dass die Weite des Empfängerbetts dreimal der Breite der freien Wurzeloberfläche entspricht. Das sichert genug Blutversorgung aus den Randbereichen, um das Transplantat über das Überbrückungsphänomen zu ernähren.

Abb. 5-22c Eine passive Auflage und Befestigung des Transplantats werden durch leichten Zug an einer horizontalen Rückstichnaht erreicht, die in der Tiefe des Vestibulums eingestochen wurde, zweimal durch das Transplantat verläuft und am Ende in das Vestibulum einige Millimeter vom Einstich entfernt heraustritt. Mit einem Membranplatzierungsinstrument wird dem Transplantat geholfen, in die Position zu rutschen. Danach wird die Naht geknüpft, um eine koronale Verlagerung des Transplantats zu vermeiden. Als Nächstes wird eine Schlingennaht um den zervikalen Anteil des Zahns geführt, um den koronalen Anteil des Transplantats zu befestigen. Danach werden die bedeckenden Gewebe mit Einzelknopfnähten befestigt.

nale Position des Transplantats, sondern erlaubt auch die Präparation der Tasche und die darauf folgende Befestigung des Transplantats.

Als Nächstes wird das Skalpell parallel zur Gewebeoberfläche ausgerichtet und die horizontalen Inzisionen werden in den Sulkus fortgeführt, um einen Eingang in den Empfängerdefekt zu schaffen (Abb. 5-22b). Die epiperiostale Präparation wird zunächst mesial und distal des Defektes nach apikal bis jenseits der mukogingivalen Grenzlinie ausgedehnt, bevor man die Mittellinie des Defektes überschreitet. Um zu gewährleisten, dass das Empfängerbett einen adäquaten peripheren Blutfluss zum Transplantat beitragen kann, ist es auch wichtig, die Dissektion großzügig jenseits der Breite des Weichteildefektes auszudehnen. Als allgemeine Regel sollte die Breite des Empfängerbettes dreimal größer sein, als die freiliegende Wurzeloberfläche oder das freiliegende Abutment. Das wird erreicht, indem der Defekt nach mesial oder distal ausgedehnt wird (Abb. 5-22b). Der Chirurg muss dafür Sorge tragen, die darüber liegenden Gewebe nicht zu perforieren oder mit dem Skalpell zu zerren. Eine sorgfältigste Technik ist erforderlich, um eine gleichmäßige Oberfläche des Empfängerdefektes herzustellen.

Das stumpfe Ende eines Membranplatzierungsinstrumentes wird benutzt, um die resultierende Tasche auszutasten und um zu bestätigen, dass die Präparation vollständig ist. Gelegentlich werden Stränge oder Netze von Gewebe aus dem überliegenden Lappen zum Periost am apikalen Rand der Präparation entdeckt. Wenn diese nicht durch scharfe Präparation gelöst werden, werden diese Gewebestränge eine ordentliche passive Positionierung des Gewebetransplantats in der Tasche verhindern. Mit einer Parodontalsonde wird die Größe des Empfängerbettes vermessen. Dann wird etwas Druck mit einem in Kochsalzlösung befeuchteten Tupfer appliziert, um eine Blutstillung zu erreichen.

Befestigung des Transplantats

Wenn ein geschlossenes Empfängerbett präpariert wurde, muss die Größe des Spendergewebes genau der des Empfängerbettes entsprechen. Mit einer gebogenen Iris-Präparierschere wird das Transplantat vor der Annaht in der Tasche zugeschnitten. Das Transplantat sollte immer mit der periostalen Seite auf dem Empfängerperiost liegen.

Mit einer 4x0-Chrom-Gut-Naht auf einer P3- oder FS2-Nadel wird eine horizontale Rückstichnaht gelegt, die zunächst apikal in die Empfängertasche eintritt, dann das Transplantat fasst und wieder apikal aus der Tasche heraustritt. Diese Naht zieht das Transplantat sanft in die Empfängertasche und sichert das Transplantat apikal gegen eine Verlagerung nach koronal.

Als Erstes wird die Nadel durch die vestibuläre Mukosa in die Empfängertasche eingeführt und mit einer Pinzette hervorgezogen. Die Nadel wird dann durch die bindegewebige

Seite des Transplantats geführt und auf der periostalen Seite des Transplantats herausgezogen. Als Nächstes wird das Membranplatzierungsinstrument genommen, um die apikale Ausdehnung des Empfängerbettes zu tasten und die Nadel wird dann durch das Mukosagewebe zurückgeführt und tritt aus der Tasche einige Millimeter lateral vom Eintrittspunkt aus. Mit einem feinen Klemmchen wird der Faden dann etwa auf 3 Inch Länge angeklemmt und mit einer Präarierschere werden Faden und Nadel jenseits des Klemmchens abgetrennt. Danach zieht der Chirurg mit dem angeklemmten Faden das Transplantat langsam in das Empfängerbett und achtet darauf, das darüber liegende Gewebe nicht zu zerren. Das paddelförmige Ende eines Membranplatzierungsinstrumentes wird jetzt wie ein Schuhanzieher benutzt, um das Transplantat in den Eingang der Empfängertasche zu führen. Der flache Anteil des Instrumentes wird mit Kochsalzlösung angefeuchtet und zwischen Transplantat und überliegendem Lappen platziert, wenn das Transplantat sanft in die Tasche gezogen wird. Diese Technik verhindert ein Aufwerfen des Transplantats am Eingang des Empfängerbettes genauso wie übermäßige Streckung und Schaden der darüber liegenden Gewebe. Das gezahnte Ende des Membranplatzierungsinstrumentes wird genutzt, um das Transplantat sanft in den Eingang der Tasche zu schieben, während das angeklemmte Fadenmaterial nach apikal Zug ausübt. Mit einem dreifachen Knoten wird dann das Transplantat in der Tasche festgenäht. Danach wird das Transplantat koronal mit Einzelknopfnähten die erst durch das Transplantat und dann durch die interdentalen Papillen ziehen (Abb. 5-22c), versorgt.

Zur engen Adaptation des Transplantats an eine freiliegende Wurzeloberfläche oder an ein Implantat benutzt der Autor eine Schlingennaht, die um den Zahn oder das Implantat herumführt. Diese Naht wird durch das koronale Ende des Transplantats und auf einer Seite durch die Interdentalpapille des Zahns oder der Implantatrestauration geführt und dann auf der oralen Seite um den Zahn herumgeführt, durch das Approximalgewebe der anderen Seite des Zahns zurückgestochen und wird dann unter den Kontaktpunkten an den Ursprungsort zurückgeführt, wo sie mit einem dreifachen Knoten gesichert wird.

Nachdem das Transplantat im Empfängerbett festgenäht worden ist, wird der überdeckende Lappen mit einigen Einzelknopfnähten im Papillengebiet eingenäht. Diese Nähte werden im Bereich der horizontalen Inzisionen eingestochen und durch das Papillengewebe geführt, ohne das Transplantat zu fassen. Zusätzliche Nähte können platziert werden, um die koronalen Ränder des Lappens hochzuziehen, um einen größeren Anteil des freiliegenden Transplantats zu bedecken. Weil aber eine signifikante koronale Verschiebung des überliegenden Lappens bei der geschlossenen Technik nicht möglich ist, wird immer ein Teil des Transplantats unbedeckt bleiben. Wann immer möglich, ist es empfehlenswert, dass zwei Drittel oder mehr des Transplantats innerhalb der Empfängertasche liegen sollten. Danach wird ein sanfter Druck für etwa zehn Minuten mit einem angefeuchteten Tupfer appliziert.

Offener Zugang

Zum offenen Zugang der Präparation zum Empfängerbett beginnt der Chirurg die Präparation durch Umschneidung des Empfängerbettes mit oberflächlichen horizontalen und vertikalen Inzisionen mit einem Skalpell Nr. 15c auf einem runden Handgriff. Die horizontale Inzision, die zuerst durchgeführt wird, erstreckt sich mesial und distal des Weichgewebedefektes auf einer Höhe oberhalb der zukünftigen gewünschten Gewebeposition nach Augmentation. Dann werden übertrieben kurvilineare und angeschrägte Inzisionen mit spannungsreduzierenden Rückschnitten, wie in Kapitel 3 beschrieben, bis nach apikal der mukogingivalen Grenzinie gesetzt (Abb. 5-23a). Danach wird zur Hebung eines teilschichtigen epiperiostalen Lappens das Gewebe scharf präpariert. Mit einem Skalpell Nr. 15c wird die Präparation koronal begonnen, dann wird die Lappenpräparation nach apikal unter direkter Sicht scharf unter Spannung präpariert, welche der Chirurg vorsichtig durch die Mikro-Adson-Pinzette aufbaut. Das Ziel ist, die Dicke des überliegenden Gewebelappens zu maximieren und nur eine dünne Schicht von immobilem Periost zu belassen. Wenn eine koronale Verschiebung des bedeckenden Lappens durchgeführt wird, müssen die benachbarten Papillengebiete mit einem frischen Skalpell Nr. 15c entepithelisisert werden. Das verbreitert die Wundränder, reduziert die Retraktion des Lappens, verbessert sehr die Ästhetik der Schnittlinien und schließt aus, dass die Unterseite des koronalen Lappens auf ein Epithel gelegt wird, damit die initiale Wundheilung verhindert und zu Wunddehiszenzen in dem Gebiet beiträgt (Abb. 5-23b). Die Größe des Empfängerbettes wird dann mit einer Parodontalsonde gemessen und eine Blutstillung wird durch sanften Druck mit einem mit Kochsalz befeuchteten Tupfer vorgenommen.

Befestigung des Transplantats

Wenn die offene Technik angewendet wurde, sollte die Größe des Spendergewebes einigermaßen der Größe des Empfängerbettes entsprechen. Es ist aber hilfreich, wenn das Spendergewebe etwas kleiner geschnitten wird als das offene Empfängerbett. Das erleichtert die Befestigung des Transplantats im Empfängerbett und die Rücknaht des bedeckenden Lappens ohne unerwünschtes Fassen des Transplantats, was nämlich eine Verlagerung des Transplantats nach Schwellung oder Narbenzug im bedeckenden Lappen bewirken kann. Mit einer gebogenen Iris-Präparierschere wird das Transplantat zugeschnitten und sämtliches epitheliales Gewebe, das durch das koronale Advancement des bedeckenden Lappens abgedeckt werden könnte, wird entfernt.

Wenn das Transplantat um natürliche Zähne oder Implantate herum platziert wird, sollte es zunächst koronal mit einigen 4x0-Chrom-Gut-Nähten auf einer P3-Nadel koronal gesichert werden (siehe Abb. 5-21b). Die erste Naht wird durch das Transplantat und die mesiale benachbarte Interdentalpapille geführt. Dann wird das Transplantat leicht gestreckt, indem die Nähte in die benachbarten Interdentalpapillen eingestochen werden und das Transplantat

Subepitheliales Bindegewebetransplantat in einem offenen Empfängerbett

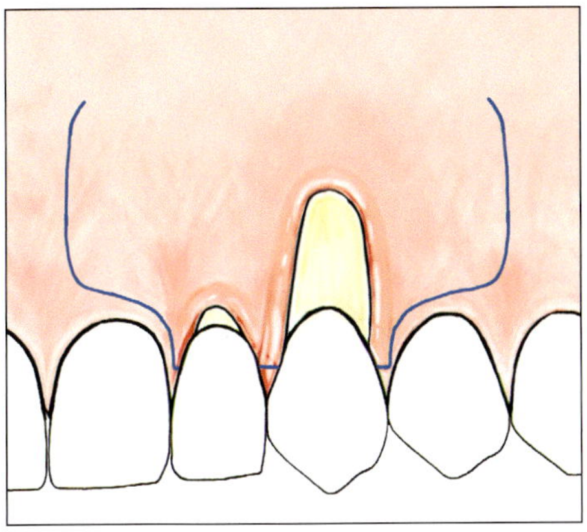

Abb. 5-23a Typischer Umriss eines offenen Empfängerbetts, das durch teilschichtige kurvilineare angeschrägte Inzisionen und spannungsreduzierende Rückschnitte definiert wird. Dieses Lappendesign erleichtert die koronale Vorverschiebung und die Bedeckung eines subepithelialen Bindegewebetransplantats, wodurch die Möglichkeit einer vertikalen Weichgewebekonstruktion über freiliegenden Wurzel- oder Implantataufbaupfostenoberflächen verbessert wird.

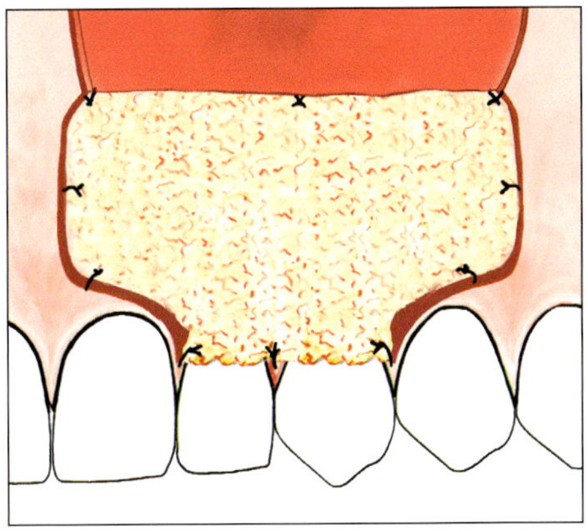

Abb. 5-23b Vor Befestigung des Transplantats werden die benachbarten Papillenbereiche durch scharfe Präparation deepithelialisiert, um einen übertrieben angeschrägten Wundrand zu schaffen. Das erleichtert die Befestigung des subepithelialen Bindegewebetransplantats auf dem Periost ohne das Gewebe am Rand der Wunde aufzuwerfen und den Wundverschluss des bedeckenden Lappens ohne unbeabsichtigtes Mitfassen des befestigten Transplantats. Das Transplantat wird erst koronal mit Einzelknopfnähten, die durch das Transplantat und jede Papille ziehen, befestigt. Alternativ eignen sich zu diesem Zweck Schlingennähte.

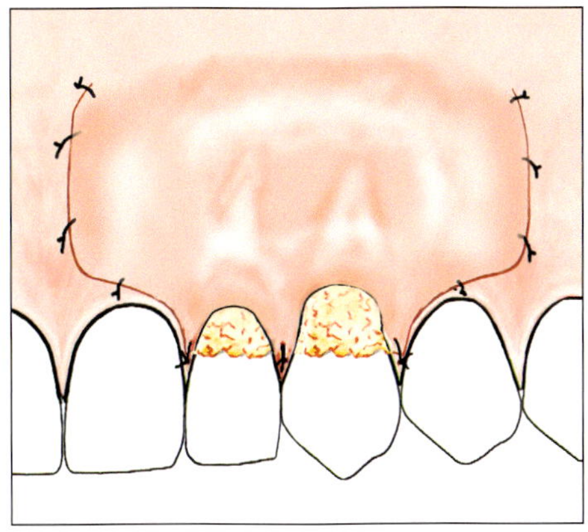

Abb. 5-23c Eine passive Lappenanlagerung wird vor dem Nahtverschluss des bedeckenden Lappens überprüft. Wenn eine adäquate Vestibulumtiefe vorliegt, gewährleisten die spannungsreduzierenden Rückschnitte ein passives koronales Vorverschieben des Lappens. Der bedeckende Lappen wird erst durch Schlingennähte, die um die zervikalen Anteile der Zähne ziehen, befestigt. Danach werden die seitlichen Wundränder ausgerichtet und mit Nähten versorgt, die der apikalen Wanderung oder Verlagerung des Lappens widerstehen.

damit nach distal bewegt wird. Alternativ können zu diesem Zweck Schlingennähte eingesetzt werden. Als Nächstes wird das Transplantat lateral und apikal an das Periost mit zusätzlichen Nähten angenäht. Die Naht sollte zweizeitig, zuerst durch das Transplantat und dann in einem neuen Stich durch das Periost geführt werden, um ein Zerren an dem unterliegenden Periost zu vermeiden. Das Transplantat wird dann in mesiodistaler Richtung gestreckt, um die Adaptation an das Empfängerbett zu verbessern. Eine Überstreckung des Transplantats in apikaler Richtung dagegen, könnte die Menge der koronalen Gewebeaugmentation einschränken und sollte deshalb vermieden werden. Die übertrieben kurvilineare angeschrägte Inzision des bedeckenden Lappens vergrößert nicht nur das Empfängerbett und stellt damit dem Transplantat zusätzliche Zirkulation zur Verfügung, sondern erleichtert auch die Immobilisierung des Transplantats.

Als Nächstes wird der bedeckende Lappen koronal mit Einzelknopfnähten durch die Zahnpapillen adaptiert. Diese Lappen sollten durch die faziale Seite des Lappens, dann durch das deepithelialisierte Interdentalpapillengewebe geführt werden und dann unter den Kontaktpunkten der Zähne zurückgeführt werden, wo sie fazial geknotet werden (siehe Abb. 5-22c). Alternativ kann eine Schlingennaht genutzt werden. In diesem Fall führt die Naht durch den Lappen und das Papillengewebe im ersten Einstich, dann läuft sie unter den Kontaktpunkten hindurch, wieder auf die faziale Seite, wo sie abgeknüpft wird. In Abhängigkeit von der Dicke des bedeckenden Lappens werden 4x0- oder 5x0-Chrom-Gut auf einer P3-Nadel verwendet. Als Nächstes wird der bedeckende Lappen lateral angenäht. Die kurvilineare angeschrägte Schnittführung erleichtert die Ausrichtung der Wundränder. Die Nadel wird senkrecht zur Schnittebene der angeschrägten Inzisionen eingeführt. Gleichzeitig sollte die Nadel in apiko-koronaler Richtung durch den Lappen und das ortständige Gewebe hindurch geführt werden (Abb. 5-23c). Eine Durchführung der Naht in einem Zug wird empfohlen, um eine präzise Positionierung des bedeckenden Lappens zu ermöglichen. Die befestigte Gingiva im Lappen wird zuerst präzise verlagert und lateral mit Einzelknopfnähten versorgt. Dann werden die Nähte apikal der mukogingivalen Grenzlinie platziert. Mit einem angefeuchteten Tupfer wird ein sanfter Druck für 10 Minuten auf das Empfängerbett ausgeübt. Ein Parodontalverband wird vom Autor nicht regelmäßig verwendet.

Überlegungen zur Spenderregion

Die Größe des Bindegewebetransplantats, das sicher ohne Schaden der benachbarten neurovaskulären Strukturen am Gaumen gehoben werden kann, hängt von der Größe und der Form des Gaumens ab. Der ideale Ort zur Hebung eines Bindegewebetransplantats vom Gaumen ist die Prämolarenregion, wo die größte Gewebedicke für eine Transplantathebung ohne Spenderortmorbidität besteht. Ein Transplantat mit ungefähren Abmessungen von 14 mm Breite und 12 mm apiko-koronaler Höhe kann an einem durchschnittlichen Gaumen sicher gehoben werden. Ein Trans-

Tabelle 5-3 Zweischnitt- versus Einschnitttechnik zur Hebung eines subepithelialen Bindegewebetransplantates

	Vorteile	Nachteile
Zweischnitttechnik	• Einfach auszuführen • Die Transplantatdicke wird durch die zweite Inzision definiert	• Wundverschluss ist nicht immer möglich • Schmerz an der Spenderregion ist häufiger • Wundverband der Spenderregion ist ratsam
Einschnitttechnik	• Erlaubt einen primären Wundverschluss • Schmerzen der Spenderstelle sind ungewöhnlich • Ein Verband der Spenderstelle ist selten notwendig	• Technisch aufwendiger • Gleichmäßige Dicke kann nicht immer erzielt werden

plantat von 14 mm Breite und 17 mm apiko-koronaler Höhe kann von einem hochgewölbten Gaumen gewonnen werden. Ein flacher Gaumen kann die Größe eines sicher gewinnbaren Transplantats auf 14 mm Breite und 7 mm apiko-koronaler Höhe limitieren und schließt damit die Verwendung des Transplantats zur Rekonstruktion von Miller-Klasse-II- oder Miller-Klasse-III-Defekten aus[16]. Im Allgemeinen werden Variationen einer Einschnitt- und Zweischnitttechnik zur geschlossenen Hebung eines Bindegewebetransplantats angewendet (Tab. 5-3). Vertikale Inzisionen werden vermieden, um die Blutversorgung zu erhalten und um eine Nekrotisierung am Spenderort zu vermeiden. Die Zweischnitttechnik ist leichter durchzuführen. Die Transplantatdicke wird durch die zweite teilschichtige Inzision definiert. Damit lässt sich eine gleichmäßige Dicke des Spendergewebes besser präparieren. Aber mit dieser Technik ist nicht immer ein primärer Wundverschluss möglich und häufiger als bei der Einschnitttechnik entstehen Schmerzen an der Entnahmestelle. Deshalb sollte die postoperative Verwendung einer Gaumenverbandplatte bedacht werden. Die Einschnitttechnik empfiehlt sich für den erfahrenen Chirurgen. Ein primärer Wundverschluss kann erreicht werden und Schmerzen der Entnahmestelle sind unüblich. Selten wird eine Verbandplatte über der Entnahmestelle benötigt. Aber dieser Ansatz ist technisch sensitiv und eine gleichmäßige Dicke des Transplantats ist schwieriger zu erzielen.

Der Autor zieht es vor, das palatinale Periost zusammen mit dem Bindegewebe zu heben, um das Handling des Transplantats zu verbessern und um das Gefäßnetzwerk des Periostes für eine potenzielle anastomotische Verbindung bei der Transplantatrevaskularisierung zu erhalten. Das Tuber maxillae ist eine andere potenzielle Spenderregion für subepitheliale Bindegewebetransplantate. Die Transplantate aus dieser Spenderregion bestehen aus sehr dichtem Bindegewebe, das den Vorteil einer geringeren Gewebeschrumpfung nach Transplantation aufweist, aber schwieriger zu handhaben und am Empfängerbett anzunähen ist.

Chirurgie der Spenderregion

Zweischnitttechnik

Die Chirurgie der Spenderregion beginnt mit einer vollschichtigen gebogenen Inzision durch das palatinale Gewebe etwa 2 mm bis 3 mm apikal des Gingivarandes der Prämolaren (Abb. 5-24a, 5-24b). Diese Inzision kann senkrecht zur Oberfläche des palatinalen Gewebes durchgeführt werden oder leicht schräg gestellt werden. Wenn die erste Inzision senkrecht zum palatinalen Gewebe steht, ist die Dicke des koronalen Anteils des Transplantats maximiert, aber das verhindert meistens die Möglichkeit eines primären Wundverschlusses. Im Gegensatz dazu schränkt die Anschrägung der Inzision die Dicke des koronalen Transplantats ein, macht aber einen primären Wundverschluss in vielen Fällen möglich. Als Nächstes wird eine teilschichtige gebogene Inzision etwa 2 mm apikal der ersten Inzision durchgeführt, um die Form einer Ellipse zu bilden (Abb. 5-24c, 5-24d). Diese Inzision definiert die Dicke des subepithelialen Bindegewebetransplantats, das gehoben wird. Diese Inzision solle etwa 1 mm tief sein, um eine adäquate Dicke des zurückbleibenden bedeckenden Lappens zu erhalten, um die Inzidenz von Nekrotisierung einer Spenderregion zu minimieren.

Der Skalpellgriff wird dann parallel zur Oberfläche des Gaumengewebes ausgerichtet und es wird eine rechteckige Tasche scharf präpariert (Abb. 5-24e, 5-24f). Die Höhe des Gaumens legt die apikale Ausdehnung dieser Taschenpräparation fest. Die mesiodistale Länge dieser Präparation wird durch die Länge der ersten und zweiten Inzision festgelegt, die wiederum durch die Gesamtgröße des Gaumens und die Breite der Prämolaren festgelegt sind. Dann wird mit dem Skalpell der Umriss des Bindegewebetransplantats festgelegt, indem Inzisionen durch das unterliegende Bindegewebe und Periost kurz hinter dem mesialen und distalen Ende der Tasche ausgeführt werden (Abb. 5-24g, 5-24h). Man sollte ein unnötiges Trauma der überliegenden Palatinalschleimhaut verhindern, wenn das Skalpell senkrecht zur Oberfläche des Transplantats steht.

Mit einem Periostelevator nach Buser und einem Membranplatzierungsinstrument kann man dann vorsichtig die subperiostale Anhebung des Spendergewebes am koronalen Ende der Präparation beginnen (Abb. 5-24i, 5-24j). Wenn einmal das koronale Ende des Transplantats angehoben wurde, wird es vorsichtig mit einer chirurgischen Pinzette gefasst und die subperiostale Elevation wird bis zum apikalen Ende der Taschenpräparation fortgeführt. Dann wird ein sanfter Zug auf das angehobene Gewebe ausgeübt und eine horizontale Inzision wird am apikalen Ende des Spendergewebes innerhalb der Tasche ausgeführt. Dann

Subepitheliales Bindegewebetransplantat: Spenderoperation, Zweischnitttechnik

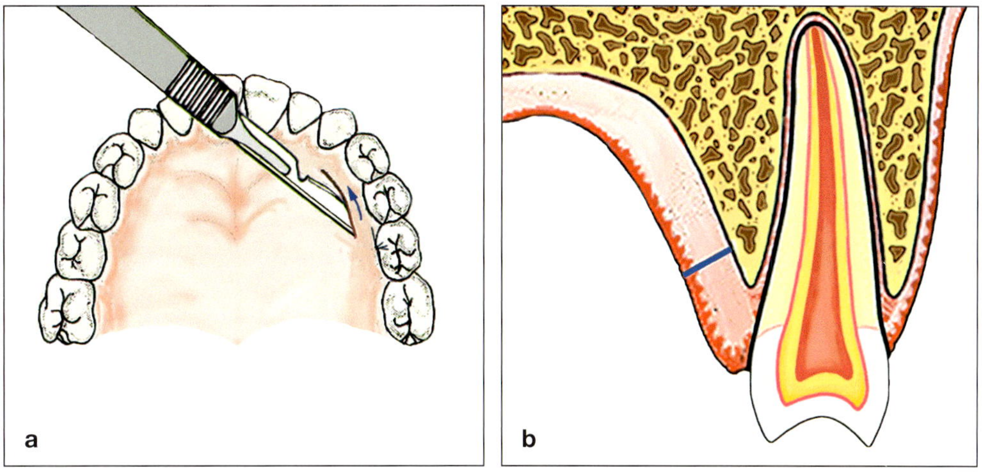

Abb. 5-24a, 5-24b Okklusale und Querschnittsansicht der ersten Inzision zur Hebung eines subepithelialen Bindegewebetransplantats mit der Zweischnitttechnik. Mit einem Skalpell Nr. 15c wird eine vollschichtige gebogene Inzision ungefähr 3 mm apikal der benachbarten Prämolaren durchgeführt. Ein wiederholter Schnitt wird gewährleisten, dass das Periost komplett inzidiert ist. Die Inzision sollte etwas mesial des ersten Prämolaren und etwas distal des zweiten Prämolaren enden.

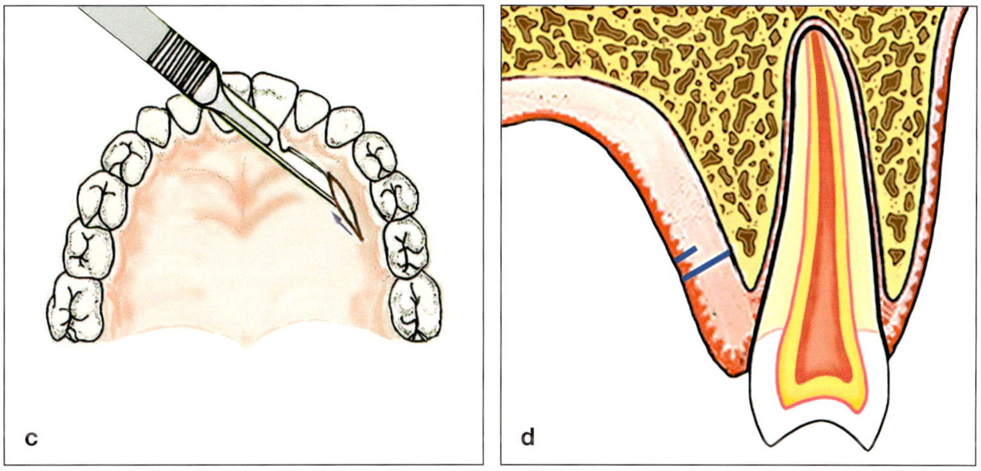

Abb. 5-24c, 5-24d Die zweite teilschichtige Inzision wird mit einem frischen Skalpell Nr. 15c durchgeführt und bildet mit dem ersten Schnitt die Form einer Ellipse. Diese Inzision sollte die Tiefe der Anschrägung eines Skalpells Nr. 15c aufweisen (ungefähr 1,0 mm). Die Tiefe dieser Inzision definiert die Dicke des gewonnenen Transplantats.

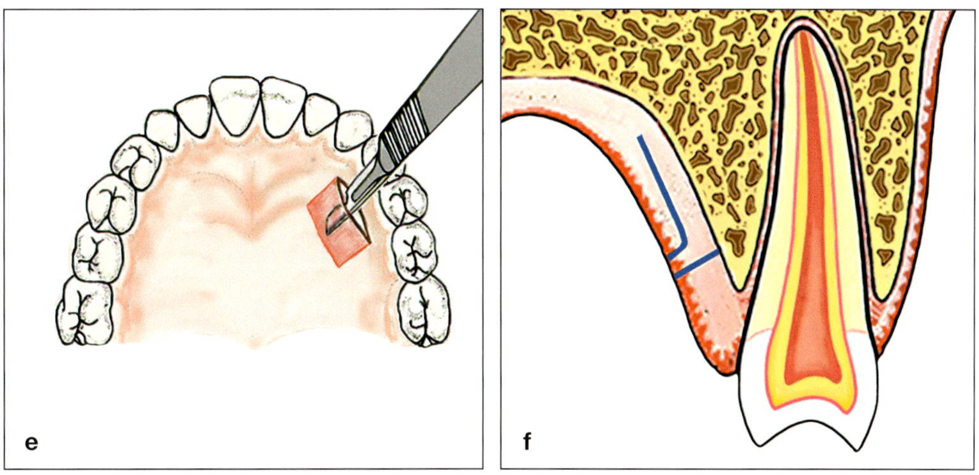

Abb. 5-24e, 5-24f Die Spitze des Skalpells wird in der zweiten Inzision umgeschwenkt, um jetzt parallel mit der Oberfläche des palatinalen Gewebes zu stehen, und es wird eine scharfe Präparation mit Schaffung einer subepithelialen Tasche durchgeführt. Das apikale Ende der Präparation wird durch die Größe des Gaumens vorgegeben.

wird das gewonnene Gewebe mit der chirurgischen Pinzette an das Empfängerbett gebracht oder temporär auf einem sterilen Tupfer, der mit physiologischer Kochsalzlösung getränkt ist, zwischengelagert (Abb. 5-24k, 5-24l). Das gewonnene Gewebe enthält Epithel, Bindegewebe und Periost. Mit einer gebogenen Iris-Präparierschere wird das Epithel entfernt, wenn es unterhalb des bedeckenden Lappens an der Empfängerstelle liegen würde. Der Chirurg muss eine Quetschung und Schädigung des Spendergewebes vermeiden, wenn es in die Empfängerstelle eingebracht wird oder wenn unerwünschtes Epithel entfernt wird.

Dann wird eine Blutstillung an der Empfängerstelle durch ein absorbierbares Kollagenvlies (CollaPlug) und durch Druck mit einem angefeuchteten Kochsalz-Tupfer erzeugt. Die Spenderregion wird mit 4x0-Chrom-Gut-Nähten auf einer P3-Nadel geschlossen, jeweils in den Approximalbereichen wird eine Einzelknopfnaht geknüpft (Abb. 5-24m, 5-24n).

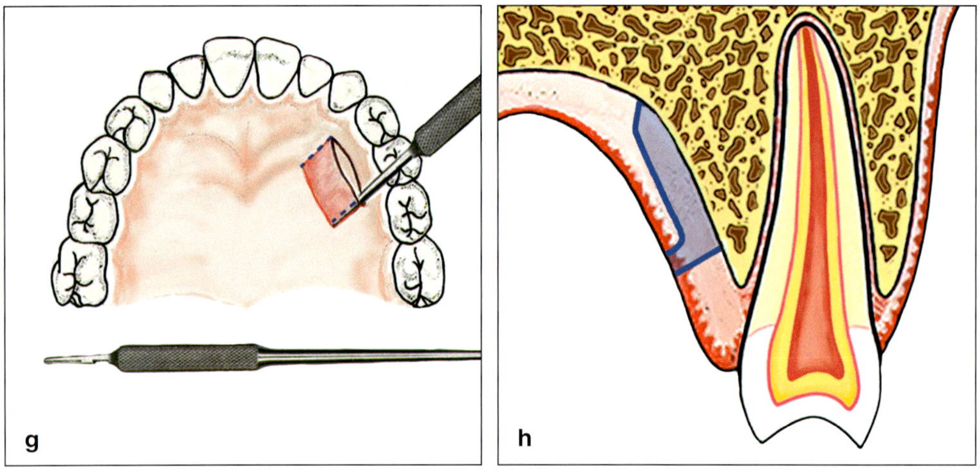

Abb. 5-24g, 5-24h Als Nächstes werden vertikale Inzisionen mit einem Skalpell Nr. 15c durch das Bindegewebe und Periost gesetzt, um die Breite des Transplantats zu bestimmen. Um die überliegenden Gewebe nicht zu zerreißen, werden die Inzisionen ein wenig innerhalb des mesialen und distalen Endes der taschenförmigen Präparation gesetzt, um ein Schwenken des Skalpellgriffes senkrecht zur Oberfläche des Gaumengewebes zu ermöglichen. Die geringe Dicke des runden Skalpellgriffes erleichtert diese Manöver.

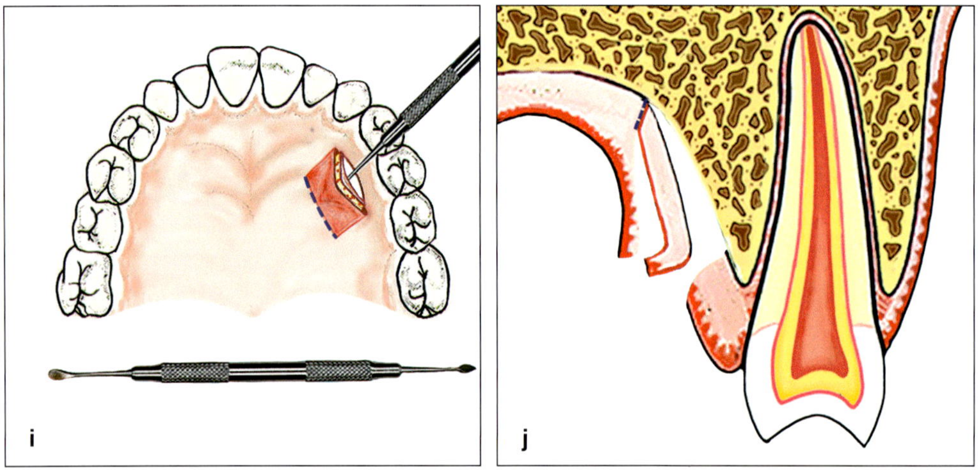

Abb. 5-24i, 5-24j Danach wird eine subperiostale Präparation mit dem paddelförmigen Ende eines Periostelevatoriums nach Buser oder einem Membranplatzierungsinstrument ausgeführt (Hu-Friedy, Chicago, IL). Der koronale Anteil des Spendergewebes wird mit einer chirurgischen Adson-Pinzette gehalten, während die subperiostale Präparation fertig gestellt wird. Mit einer horizontalen Inzision am apikalen Ende der Präparation wird unter sanftem Zug die Hebung des Spendergewebes abgeschlossen.

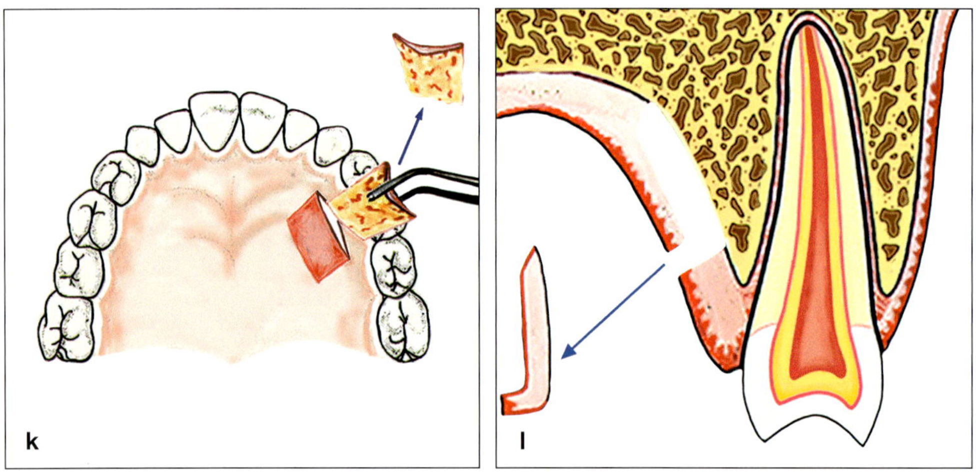

Abb. 5-24k, 5-24l Das Spendergewebe besteht aus Epithel, Bindegewebe, Fett und Periost und wird sofort in das Empfängerbett verbracht, wo es adaptiert und befestigt wird. Der epitheliale Streifen am Transplantat sollte mit einer scharfen Gewebeschere entfernt werden, wenn dieser Teil des Transplantats unter einem bedeckenden Lappen oder einer Tasche des Empfängerbetts liegt.

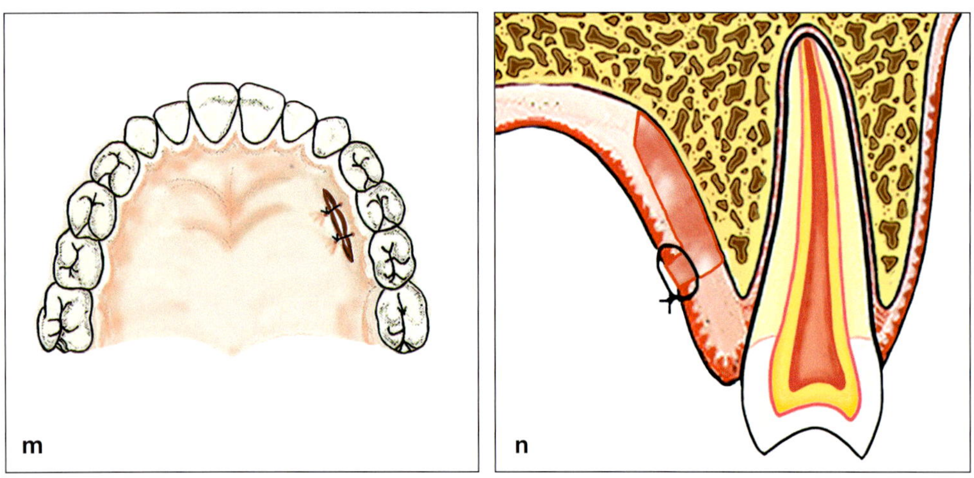

Abb. 5-24m, 5-24n Ein resorbierbarer Verband aus Kollagenvlies (CollaPlug) hilft bei der Blutstillung und füllt den beachtlichen Leerraum, der aus der Entfernung des Spendergewebes entsteht, aus. Mit Chrom-Gut-Nähten (4x0 auf P3-Nadel) wird die Spenderwunde geschlossen. Die Nähte werden bequem durch die Gingivaeinschnitte der benachbarten Prämolaren geführt. In den meisten Fällen heilt die Wunde sekundär.

Subepitheliale Bindegewebetransplantation: Operation des Spenderbereiches, Einschnitttechnik

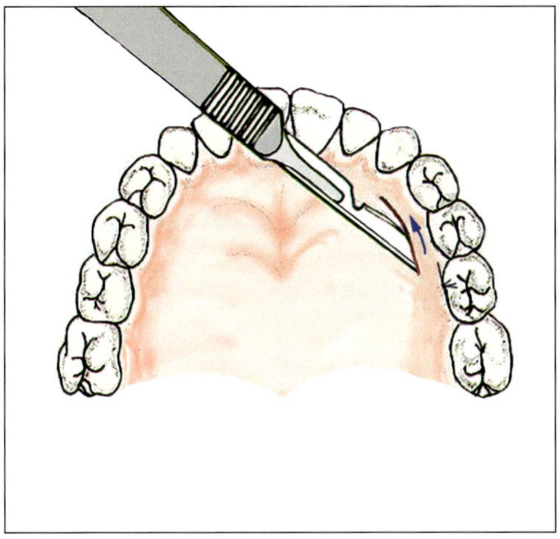

Abb. 5-25a Mit einem Skalpell Nr. 15c wird eine vollschichtige gekrümmte Inzision 2 mm bis 3 mm apikal der benachbarten Prämolaren durchgeführt. Die Inzision ist leicht nach apikal angeschrägt, um den Wundrand zu verbreitern und einen primären Wundverschluss der Spenderwunde zu erleichtern. Ein wiederholter Schnitt wird gewährleisten, dass das Periost komplett inzidiert ist. Die Inzision sollte ein Stück mesial des ersten Prämolaren und distal des zweiten Prämolaren liegen.

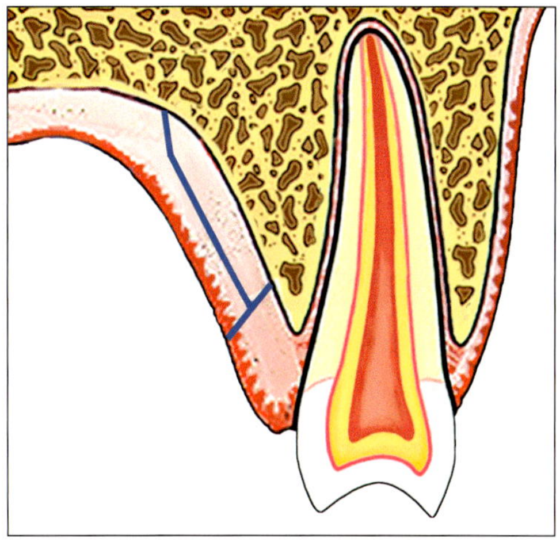

Abb. 5-25b Ein frisches Skalpell Nr. 15c wird in der ersten Inzision geschwenkt, um jetzt parallel zur Oberfläche des Gaumengewebes zu stehen. Die Spitze der Skalpellklinge wird in die erste Inzision eingesetzt und durch lateralen Druck wird gewährleistet, dass eine adäquate Dicke des bedeckenden Lappens erhalten bleibt. Der Rest der Spenderoperation ist identisch zur beschriebenen Zweischnitttechnik, mit der Ausnahme, dass die Wunde normalerweise primär verschlossen werden kann.

Die Einschnitttechnik

Die Einschnitttechnik erfordert nur eine Inzision für die subperiostale Präparation und die Präparation der subepithelialen Ebene. Die Technik beginnt mit einer vollschichtigen gebogenen Inzision durch die palatinalen Gewebe etwa 2 mm bis 3 mm apikal der Gingivaränder der Prämolaren. Die Inzision sollte leicht schräg gestellt sein. Als Nächstes wird das Skalpell innerhalb der Inzision geschwenkt, bis es parallel zur Oberfläche des Gaumengewebes steht. Parallel zur äußeren Fläche des Gaumengewebes wird dann ein subepithelialer Schnitt durchgeführt und ausgedehnt, bis eine rechteckige Tasche entsteht. Nach der ersten Inzision mag der Chirurg es für nützlich erachten, koronal bereits eine subperiostale Anhebung durchzuführen. Das wird die verfügbare Weichgewebedicke sichtbar machen, bevor man mit der subepithelialen Präparation beginnt (Abb. 5-25, siehe auch Abb. 5-24b). Dies hilft dem Chirurgen, die richtige subepitheliale Ebene der Präparation zu finden. Der Rest des operativen Vorgehens ist identisch mit dem Vorgehen bei der Zweischnitttechnik (siehe Abb. 5-24g bis 5-24n).

Bei dünnem palatinalen Gewebe kann die Operation der Spenderregion durch Lokalanästhesie oder sterile Kochsalzlösung, die in die subepitheliale Ebene zur Ballonierung des Gewebes eingespritzt wird, erleichtert werden. Diese in der plastischen Chirurgie übliche Technik vermindert die technischen Schwierigkeiten, eine subepitheliale Präparationsebene durch die Ein- oder Zweischnitttechnik zu finden. Das Resultat ist die Hebung eines gleichmäßigen Transplantats. Wenn zu diesem Zweck Lokalanästhesielösung eingesetzt wird, empfiehlt der Autor, die Konzentration des Vasokonstriktors zu begrenzen (0,25 % Bupivacain mit 1:200.000 Adrenalin), um postoperative Komplikationen der Spenderregion, wie Nekrotisierung des bedeckenden palatinalen Lappens, zu vermeiden. Diese Methode erleichtert bedeutend, ein gleichmäßiges Transplantat von angemessener Dicke zu heben, auch wenn diese anatomischen Schwierigkeiten bestehen.

Aufeinander folgende subepitheliale Bindegewebetransplantate zur Rezessionsbehandlung an einem Oberkiefereckzahn und seitlichen Schneidezahn

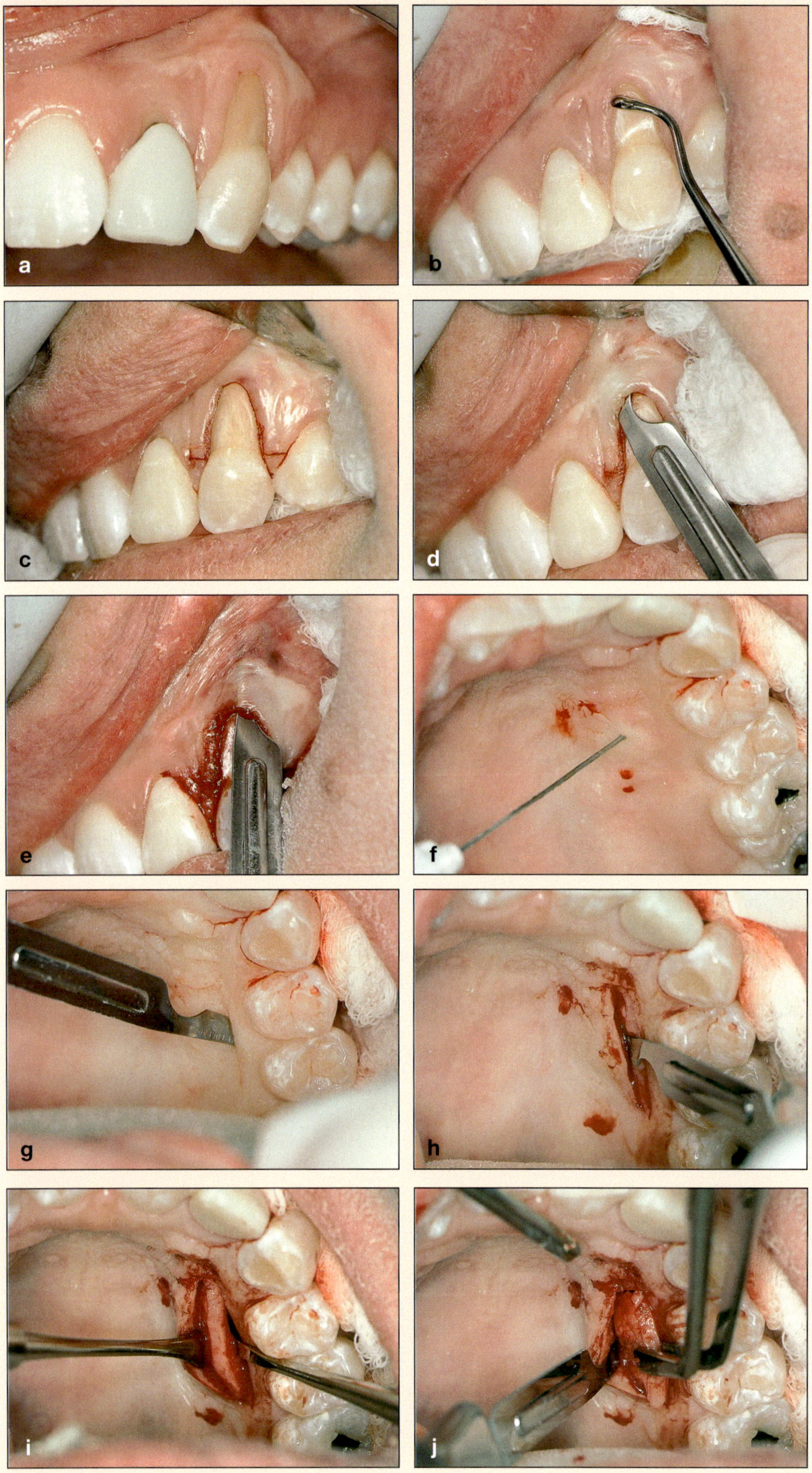

Abb. 5-26a Prätherapeutische Ansicht eines Oberkiefereckzahns mit einem Miller-Klasse-2-Rezessionsdefekt und einer Miller-Klasse-1-Rezession am seitlichen Schneidezahn. Die Vernarbung ist durch zwei vorangegangene Gingivatransplantate entstanden, mit denen keine Wurzeldeckung erreicht werden konnte. Es gibt keinen Verlust von interdentalem Knochen oder Weichgewebe. Für den ersten Eingriff wurde ein geschlossener Zugang gewählt, um die Blutversorgung bei bestehender Prädisposition zur Nekrose des bedeckenden Lappens zu erhalten. Für den zweiten Eingriff wurde ein offener Zugang ausgewählt, um eine 100 %ige Wurzeldeckung zu ermöglichen.

Abb. 5-26b Die mechanische Vorbehandlung wandelte den Miller-Klasse-3 in einen Miller-Klasse-2-Defekt, der eine vollständige Deckung ermöglicht.

Abb. 5-26c Teilschichtige horizontale Inzisionen wurden koronal der Schmelz-Zement-Grenze gesetzt und mit einer teilschichtigen Sulkusinzision verbunden.

Abb. 5-26d Die scharfe Präparation beginnt an der mesialen horizontalen Inzision und bewegt sich dann Richtung Zentrum des Defektes. Dann führt die Präparation von der distalen horizontalen Inzision zum Zentrum des Defektes, um den Eingang in die Tasche zu vervollständigen.

Abb. 5-26e Jetzt wird mit einem Skalpell Nr. 15c die scharfe Präparation auf die volle Tiefe ausgedehnt. Das stumpfe Ende eines Membranplatzierungsinstrumentes wird genutzt, um sicher zu stellen, dass keine Stränge von Weichgewebe die passive Einbringung des Transplantats behindern.

Abb. 5-26f Mit einer Injektionsnadel wird die verfügbare Gewebedicke im Spenderareal geschätzt.

Abb. 5-26g Eine vollschichtige gebogene Inzision wird etwa 2 mm bis 3 mm apikal der benachbarten Prämolaren durchgeführt und geht etwas über das Prämolarengebiet hinaus. Als Nächstes wird eine teilschichtige Inzision durchgeführt, die mit der ersten Inzision eine kleine Ellipse bildet, um die Dicke des Spendergewebes zu definieren.

Abb. 5-26h Das Skalpell wird parallel zur Oberfläche des Gaumengewebes geschwenkt und die Präparation wird durch den zweiten Schnitt nach apikal durchgeführt. Vertikale Inzisionen durch das Spenderbindegewebe und das Periost werden etwas innerhalb des mesialen und distalen Endes der Präparation durchgeführt.

Abb. 5-26i Das paddelförmige Ende eines Periostelevatoriums nach Buser und ein Membranplatzierungsinstrument werden zur vorsichtigen subperiostalen Hebung des Transplantats in der Tasche eingesetzt.

Abb. 5-26j Ein horizontaler Schnitt am apikalen Ende der Präparation durch das Bindegewebe und das Periost beendet die Hebung des Spendergewebes.

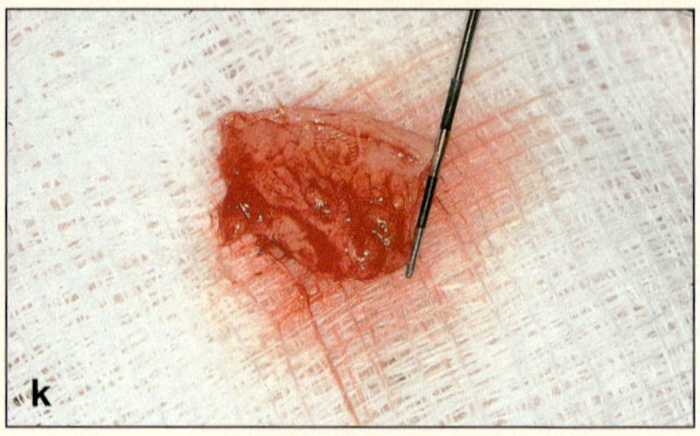

Abb. 5-26k Das Spendergewebe ist gleichmäßig dick und beinhaltet Epithel, Bindegewebe, Fett und Periost.

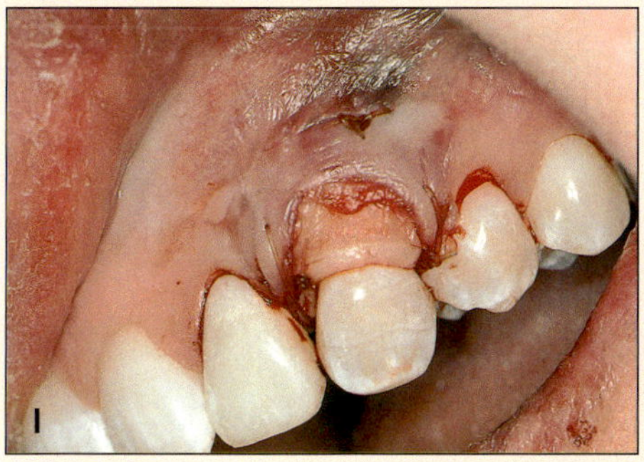

Abb. 5-26l Das Transplantat wird passiv mit einer horizontalen Rückstichnaht positioniert. Koronal sichert eine Schlingennaht das Transplantat um den Zahnhals.

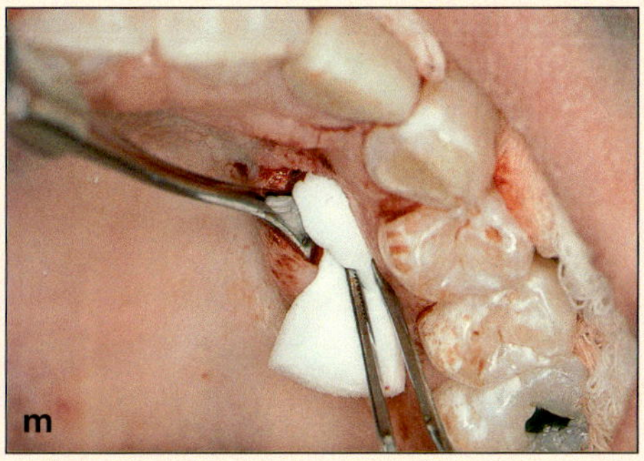

Abb. 5-26m Mit einem resorbierbaren Kollagenvlies (CollaPlug) wird der Totraum obliteriert, die Blutung gestillt und ein schnelles Einwachsen von Weichgewebe im Spenderdefekt gefördert.

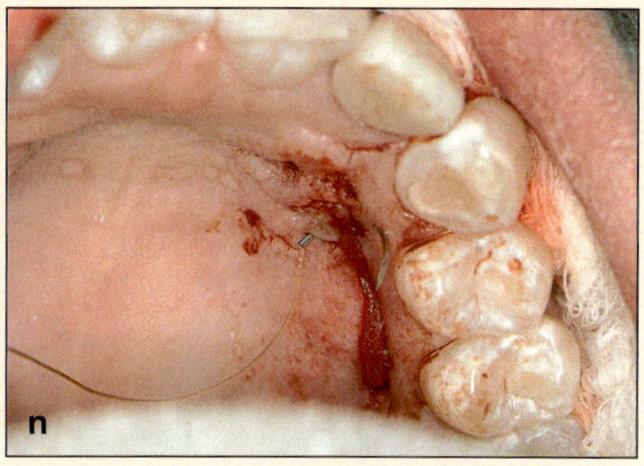

Abb. 5-26n Mit einer 4x0-Chrom-Gut-Naht mit einer P3-Nadel wird die Spenderwunde verschlossen. Die Nadel wird bequem im Interdentalraum durchgeführt.

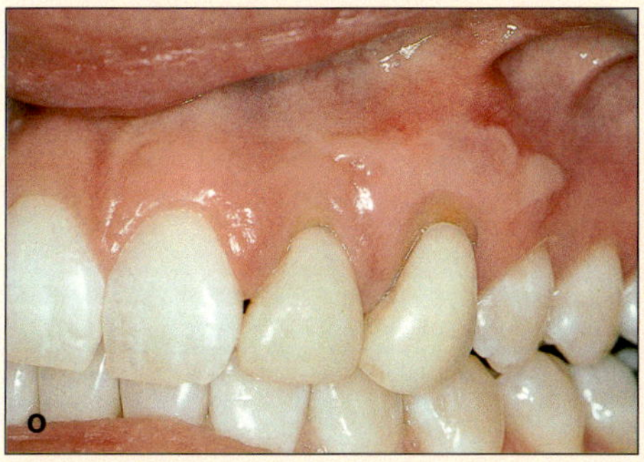

Abb. 5-26o Ansicht drei Monate postoperativ. Provisorische Kronen definieren die endgültigen Gewebehöhen, die erforderlich sind, um ein ästhetisches gingivales Aussehen zu schaffen.

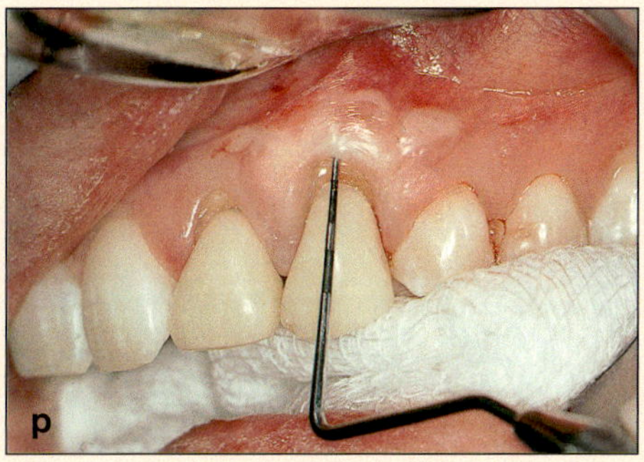

Abb. 5-26p Durch sanfte Sondierung lässt sich eine Sulkustiefe von 1 mm im Zentrum des Defektes messen. Eine Teildeckung der Wurzel wurde erreicht.

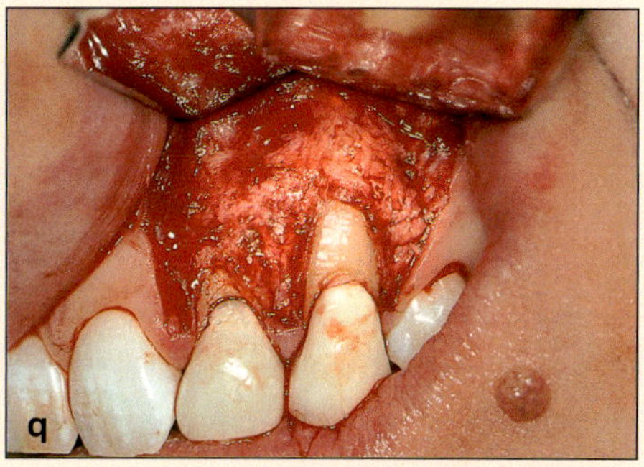

Abb. 5-26q Nach mechanischer und chemischer Präparation der freiliegenden Wurzeloberfläche des lateralen Schneidezahns und Eckzahns wurde ein offener teilschichtiger Lappen gehoben.

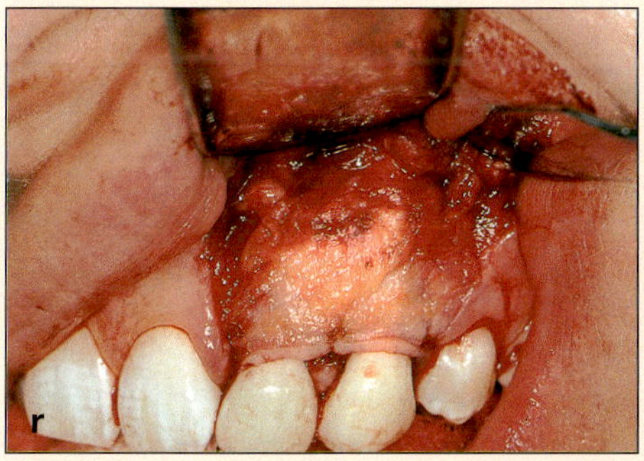

Abb. 5-26r Der epitheliale Streifen, der durch die Zweischnitthebetechnik entsteht, wird mit einem Skalpell entfernt und das Implantat wird eng im Empfängerbett adaptiert und befestigt. Der koronale Anteil des Transplantats wurde zuerst an jeder Zahnpapille befestigt. Die Nähte immobilisieren das Transplantat gegenüber dem Periost in den Rändern des Empfängerbetts.

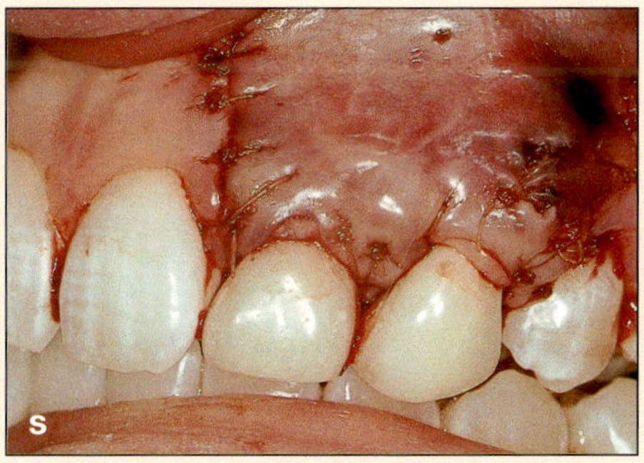

Abb. 5-26s Der bedeckende Lappen wird koronal verschoben und mit zervikalen Schlingennähten und Einzelknopfnähten an den lateralen Wundrändern befestigt. Es wird dafür Sorge getragen, dass die Nadel nicht durch das unterliegende Bindegewebetransplantat geführt wird.

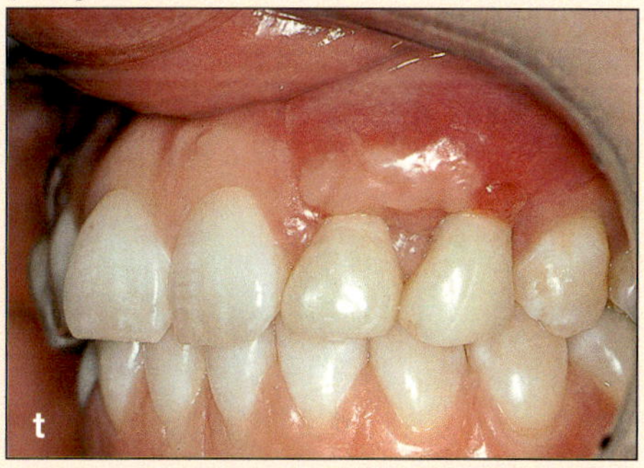

Abb. 5-26t Ansicht einen Monat postoperativ. Im Allgemeinen wird das Zentrum des Transplantats nekrotisch und langsam durch Granulationsgewebe ersetzt, das danach narbig ausheilt.

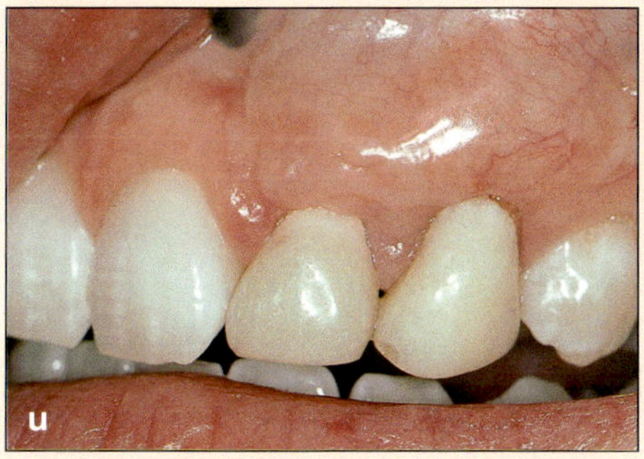

Abb. 5-26u Ansicht drei Monate postoperativ. Über ein ästhetisches Weichgewebe-Resurfacing wurden die Konturen zwischen dem Transplantat und den benachbarten Papillenbereichen angeglichen.

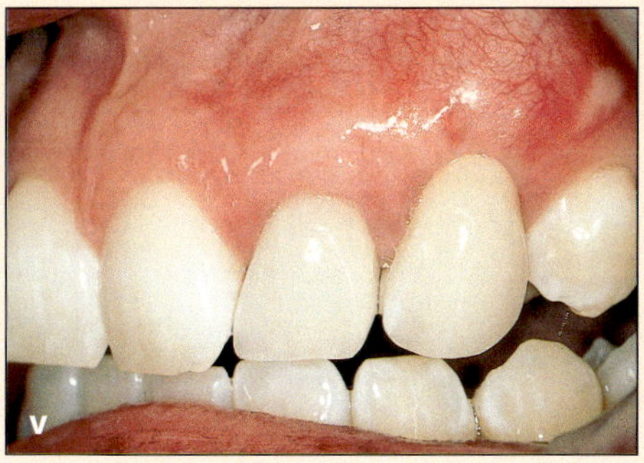

Abb. 5-26v Die Ansicht sechs Monate postoperativ zeigt eine komplette Wurzeldeckung und die Wiederherstellung eines ästhetischen Aussehens der Gingiva.

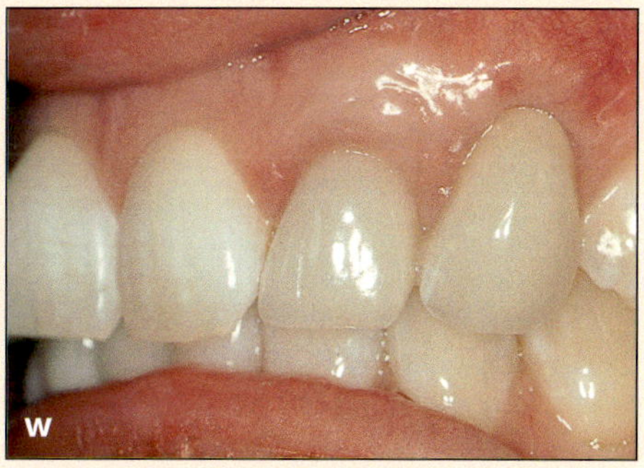

Abb. 5-26w Ansicht zwei Jahre postoperativ. Die Gingiva im transplantierten Gebiet ist gesund und stabil (Prothetik durch Dr. Larry Grillo, Aventura, FL).

Subepitheliales Bindegewebetransplantat zur Wurzelbedeckung von Miller-Klasse-1- und -2-Defekten

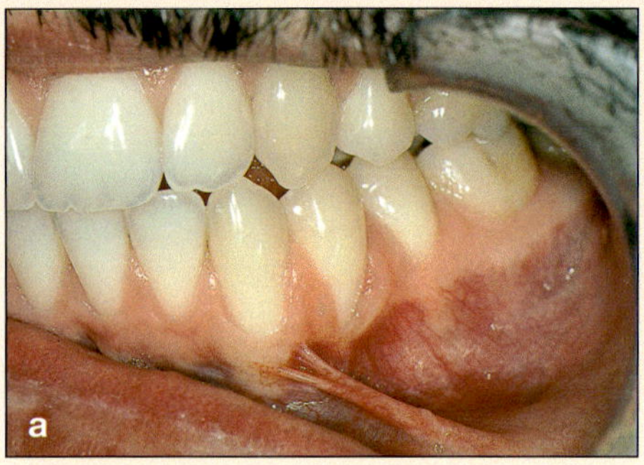

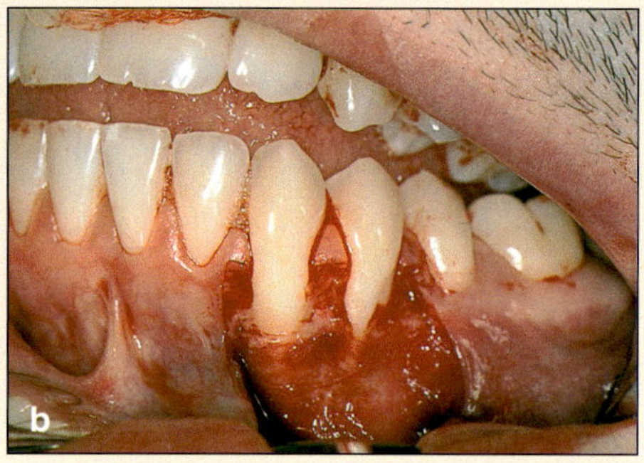

Abb. 5-27a Präoperative Ansicht eines Unterkiefereckzahns (Miller-Klasse-1-Rezession) und eines Prämolaren (Miller-Klasse-2-Rezession) Um das einstrahlende Bändchen unter voller Sicht mit minimalem Risiko für den Nervus mentalis lösen zu können, ist ein offener Zugang indiziert.

Abb. 5-27b Nach mechanischer Einebnung und chemischer Vorbereitung der übermäßig prominenten Wurzeln wurde scharf ein teilschichtiges periostales Empfängerbett präpariert. Eine erhebliche Wurzeldehiszenz oder „versteckte Rezession" ist erkennbar.

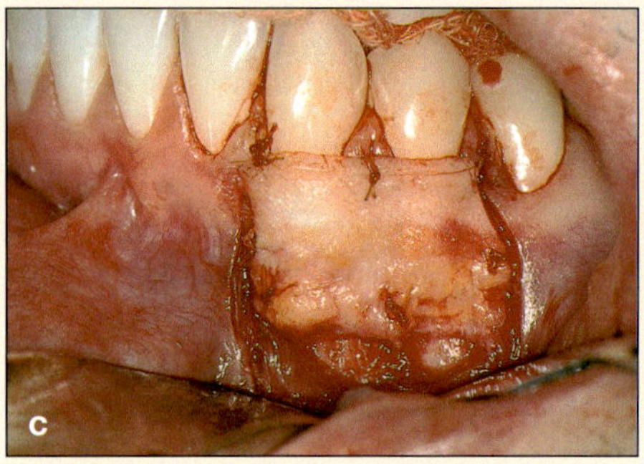

Abb. 5-27c Über eine Zweischnitttechnik wurde ein subepitheliales Bindegewebetransplantat vom harten Gaumen gewonnen, dessen Epithel entfernt wurde. Das Transplantat wurde mit Periostseite an das periostale Empfängerbett angelagert.

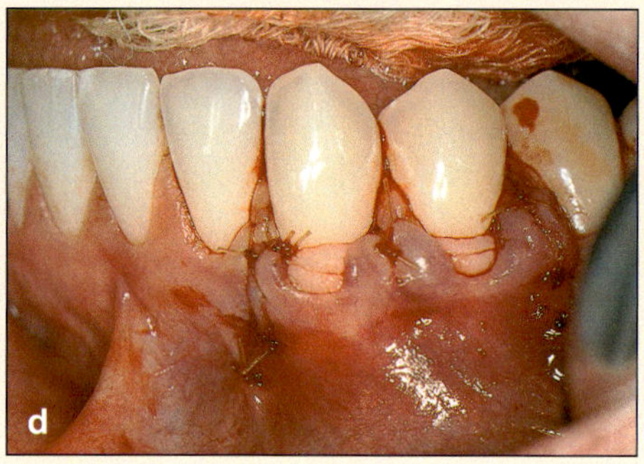

Abb. 5-27d Der Lappen wurde zunächst apikal mit Schlingennähten verlagert. Zu beachten ist, dass die apikale Verschiebung des Decklappens das aberrierende Bändchen entfernt hat, aber im Ergebnis ein Freiliegen des Bindegewebetransplantats verursacht.

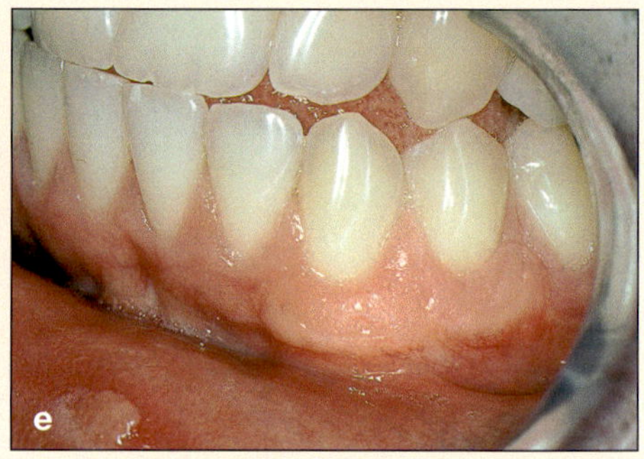

Abb. 5-27e Die Ansicht ein Jahr postoperativ zeigt eine vollständige Wurzeldeckung, eine verbreiterte befestigte Gingiva und Elimination des aberrierenden Bändchens.

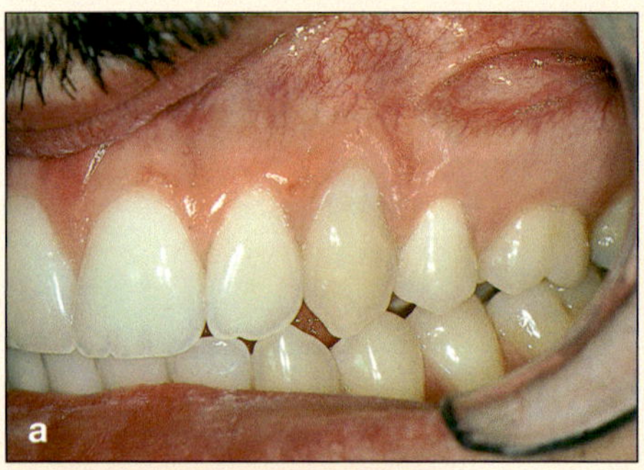

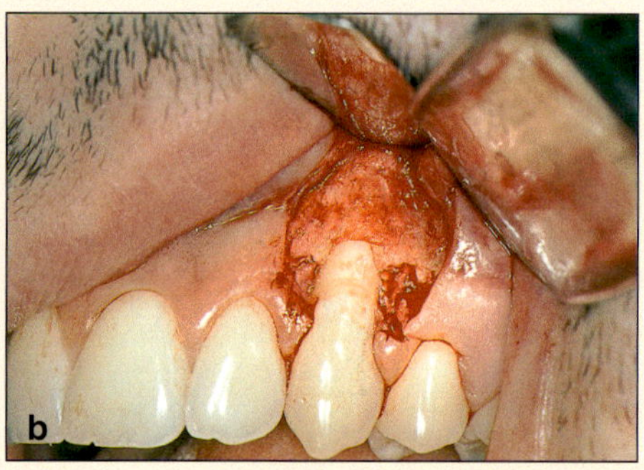

Abb. 5-28a Präoperative Ansicht eines anderen Miller-Klasse-1-Rezessionsdefektes an einem Oberkiefereckzahn bei einem Patienten mit dünnem, girlandenförmigen Parodontium. Ein offener Zugang bietet den technischen Vorteil einer guten Übersicht, minimiert das Weichteiltrauma bei der Befestigung des Transplantats und erleichtert die koronale Vorverschiebung des Decklappens für größere vertikale Weichteilaugmentationen.

Abb. 5-28b Nach Wurzeleinebnung und chemischer Vorbereitung wird ein teilschichtiges periostales Empfängerbett scharf präpariert. Eine erhebliche „versteckte Rezession" wird häufig bei Patienten mit dünnem, girlandenförmigen Parodontium gesehen.

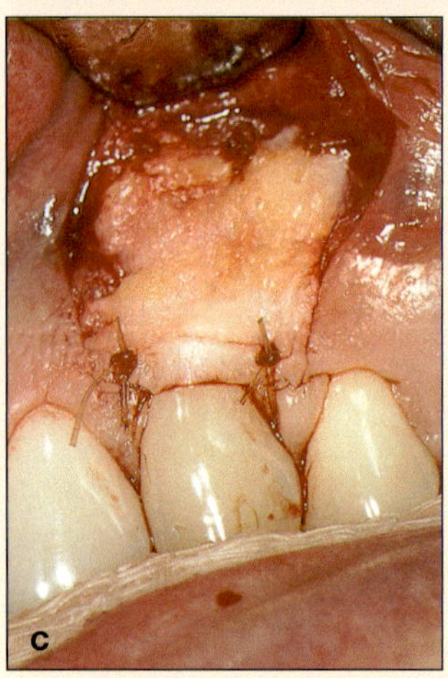

Abb. 5-28c Über eine Zweischnitttechnik wurde ein Bindegewebetransplantat gewonnen. Das Transplantat wurde mit der transperiostalen Oberfläche an das Lager mit Chrom-Gut-Nähten auf P3-Nadeln adaptiert.

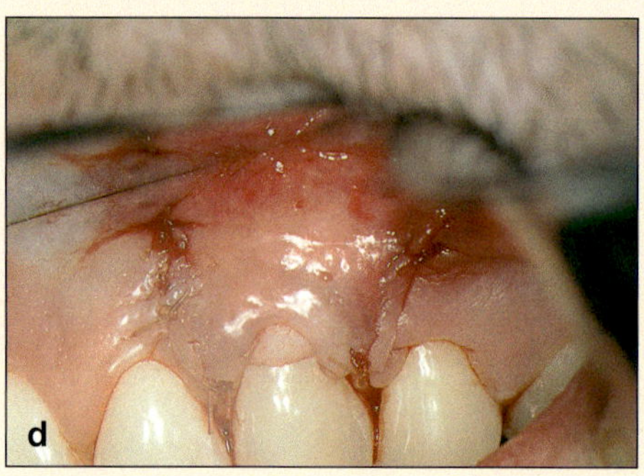

Abb. 5-28d Mit einem frischen Skalpell Nr. 15c wurde die Gingiva in der Nachbarschaft des Empfängerbetts entepithelialisiert, inklusive eines Teils der Papille. Der Lappen wurde koronal vorverschoben und mit zervikalen Schlingennähten und Einzelknopfnähten an den Entlastungsinzisionen befestigt.

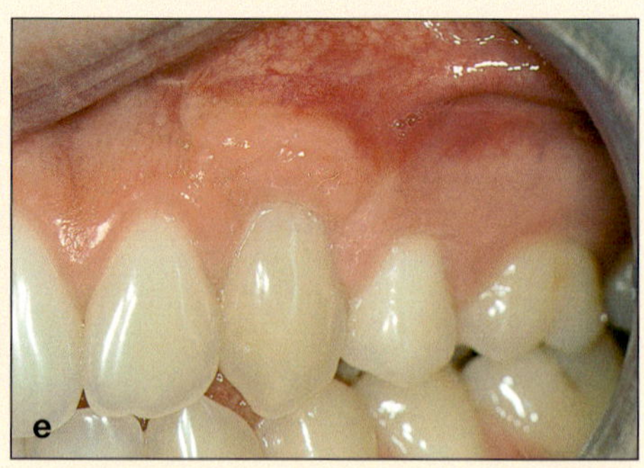

Abb. 5-28e Die Ansicht sechs Monate postoperativ zeigt eine komplette Wurzeldeckung, eine verbesserte Breite der befestigten Gingiva und eine akzeptable Ästhetik. Der Patient lehnte ein ästhetisches Weichgewebe-Resurfacing ab.

Subepitheliales Bindegewebetransplantat zur Teildeckung der Rezession des Unterkiefereckzahns über einen geschlossenen Zugang

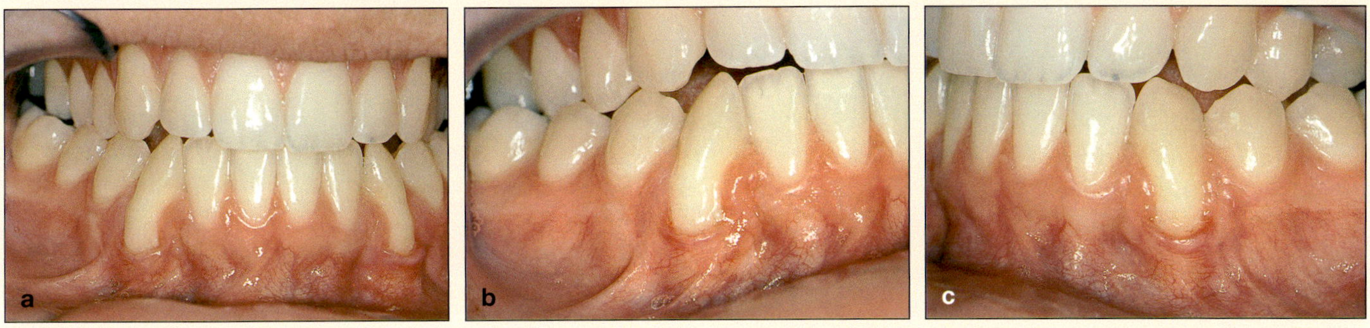

Abb. 5-29a bis 5-29c Präoperative Ansicht von in Fehlstellung stehenden Unterkiefereckzähnen mit Miller-Klasse-3-Rezession. Das Trauma der Kaubewegung und die Retention von Speiseresten bewirkten eine chronische Entzündung und Progression der Rezession. Es wurden subepitheliale Bindegewebetransplantate über geschlossene Zugänge geplant, um eine Teildeckung der Wurzel zu bewirken und um die Breite der befestigten Gingiva zu erhöhen, um dem zukünftigen mechanischen Trauma besser zu widerstehen und damit die Progression aufzuhalten.

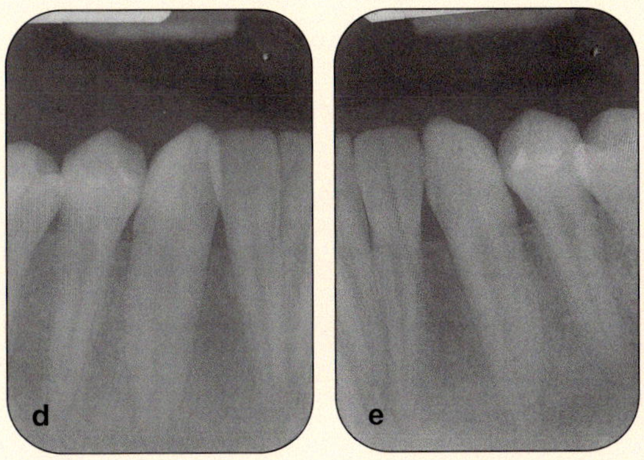

Abb. 5-29d, 5-29e Die prätherapeutischen Röntgenbilder zeigen eine adäquate interdentale Knochenhöhe für eine erfolgreiche Wurzeldeckung.

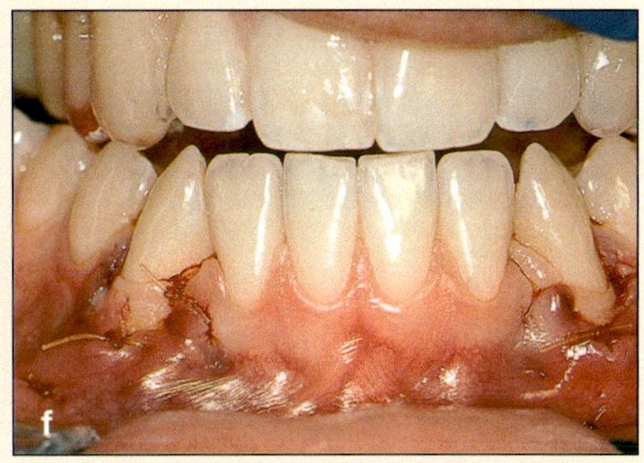

Abb. 5-29f Mechanische und chemische Vorbereitung der freiliegenden Wurzeln zur Reduktion ihrer Prominenz. Bindegewebetransplantate wurden von bilateralen palatinalen Spenderarealen durch Einschnitttechnik gehoben und im geschlossenen Empfängerbett befestigt. Die Empfängerbetten wurden durch Ausdehnung der koronalen horizontalen Inzisionen und durch die Deepithelialisierung der benachbarten Papillen modifiziert.

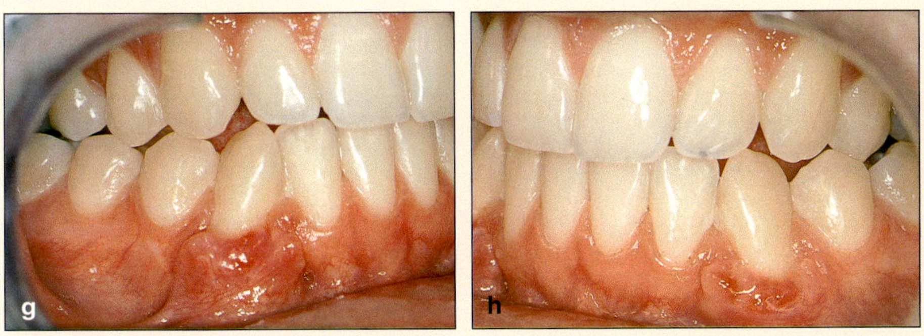

Abb. 5-29g, 5-29h Ansicht zwei Wochen postoperativ. Granulationsgewebe ersetzt die Teile des Transplantats, die auf den zentralen Anteilen der freiliegenden Wurzeloberflächen liegen und die initial nekrotisch geworden sind.

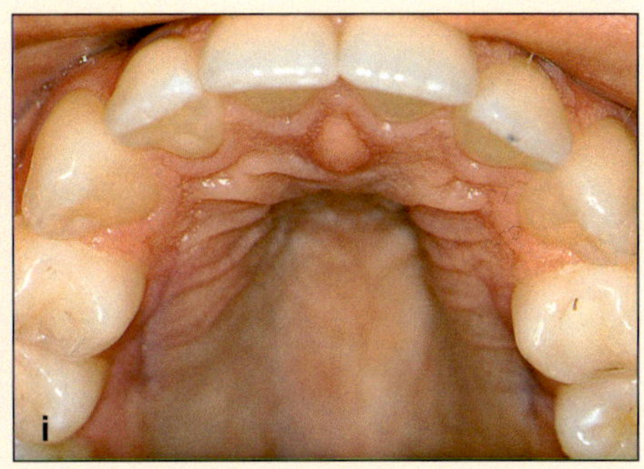

Abb. 5-29i Ansicht der Spenderareale zwei Wochen postoperativ. Eine primäre Wundheilung ist erkennbar.

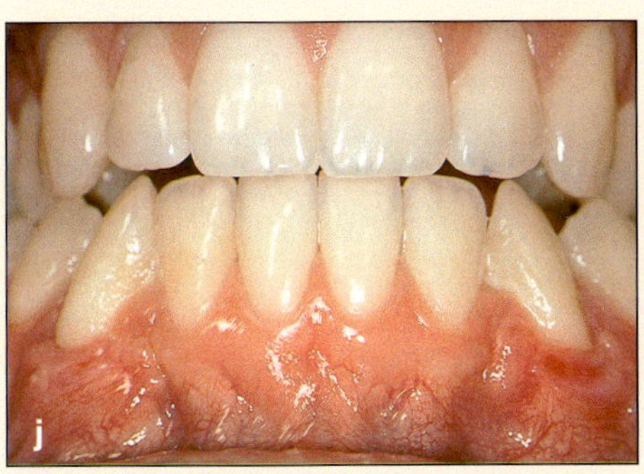

Abb. 5-29j Ansicht vier Wochen postoperativ. Die Reepithelialisierung der transplantierten Gewebe am rechten Eckzahn zeigt eine komplette Abheilung des Transplantats. Am linken Eckzahn ist immer noch eine inkomplette Einheilung des transplantierten Gewebes erkennbar.

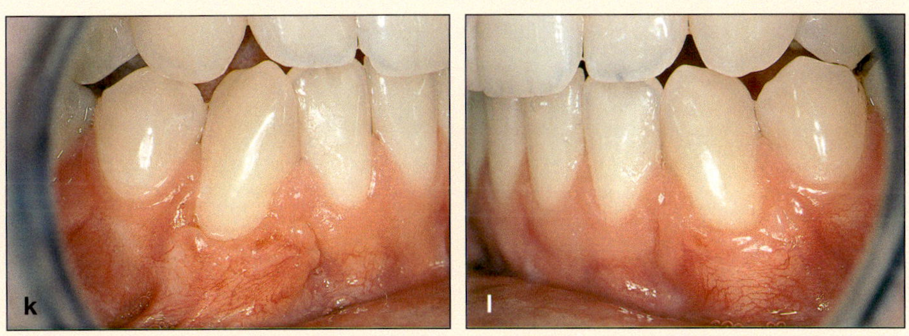

Abb. 5-29k, 5-29l Ansicht ein Jahr postoperativ. Die Vernarbung nach Modifikation der geschlossenen Empfängerbetten ist erkennbar. Die marginale Gingiva wurde hochverlagert, aber die Transformation in keratinisierte Gingiva, die normalerweise dem Transfer eines subepithelialen Bindegewebetransplantats folgt, ist immer noch unvollständig. Eine erfolgreiche Wurzeldeckung (geschätzt 80 %) wurde sowohl auf Reduktion der Wurzelprominenz als auch auf die Modifikation des Empfängerbetts zurückgeführt, weil damit der Vorteil einer peripheren Blutversorgungsquelle durch die benachbarten Papillen, die ungewöhnliche groß waren, erschlossen wurde.

Subepitheliales Bindegewebetransplantat simultan mit der Implantatinsertion über einen offenen Zugang

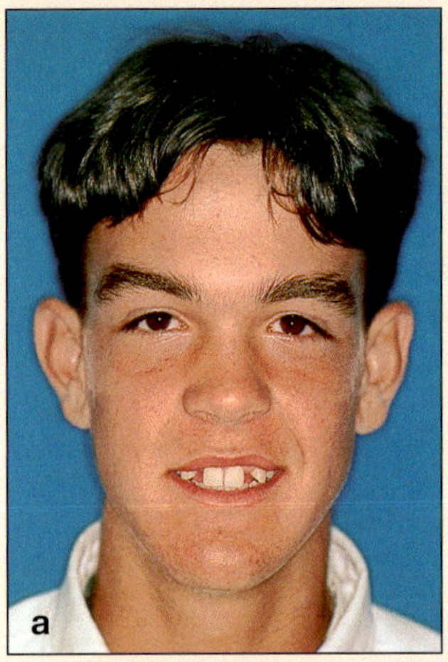

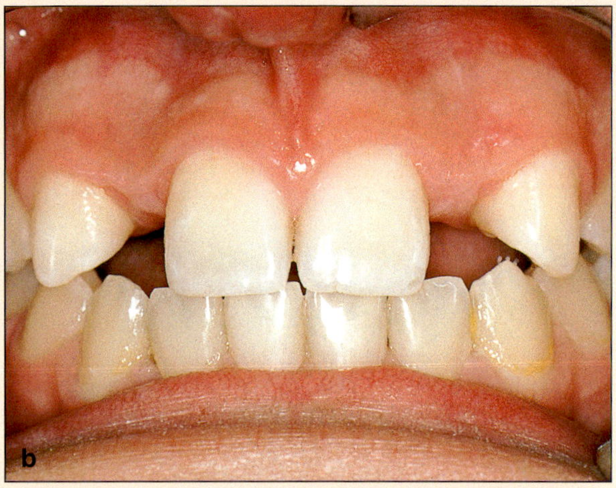

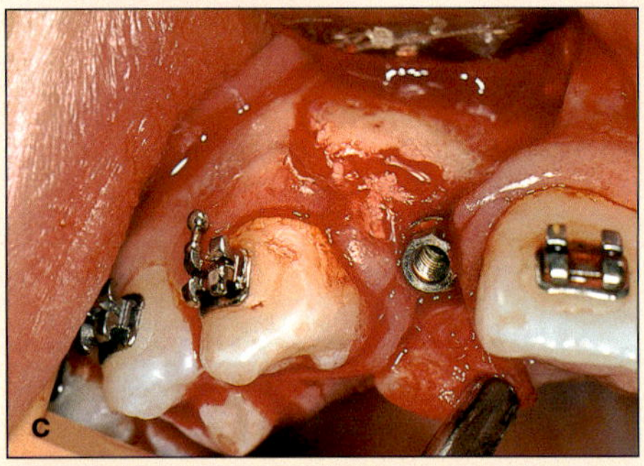

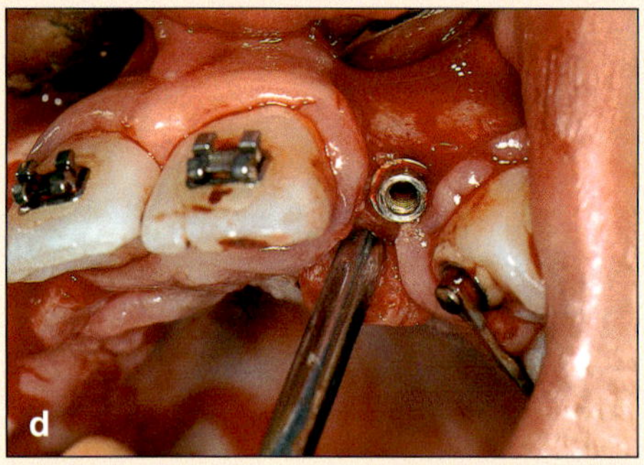

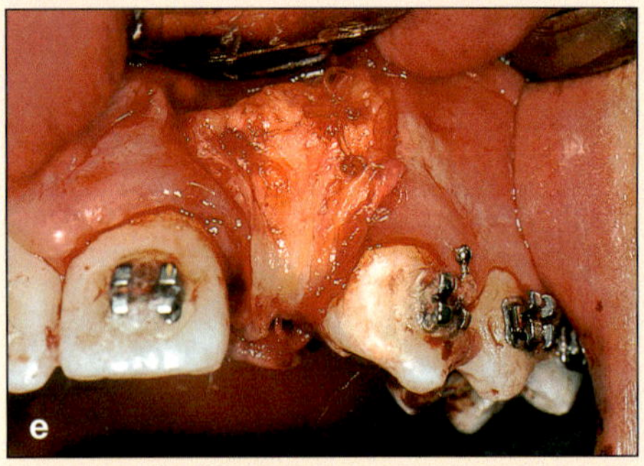

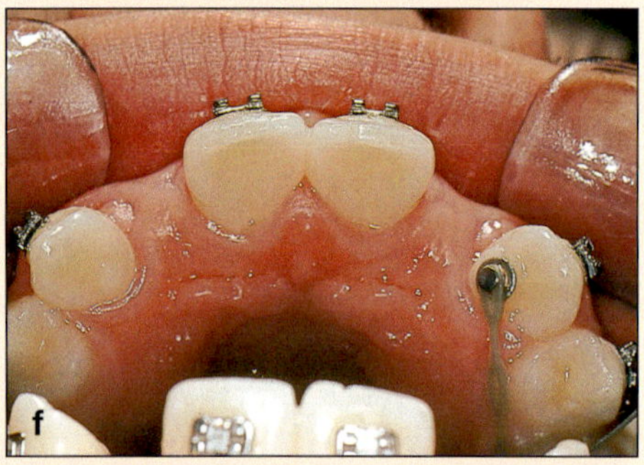

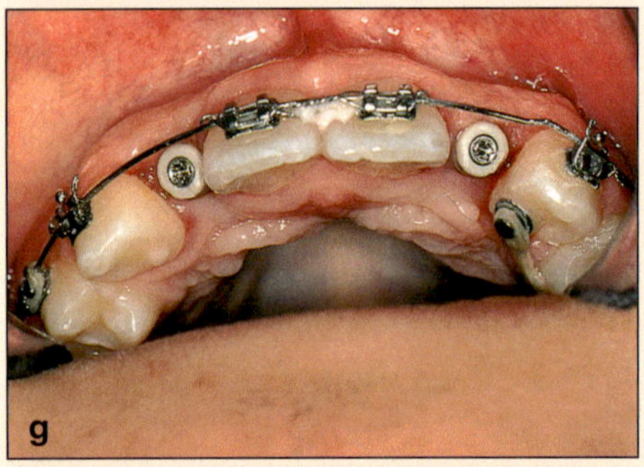

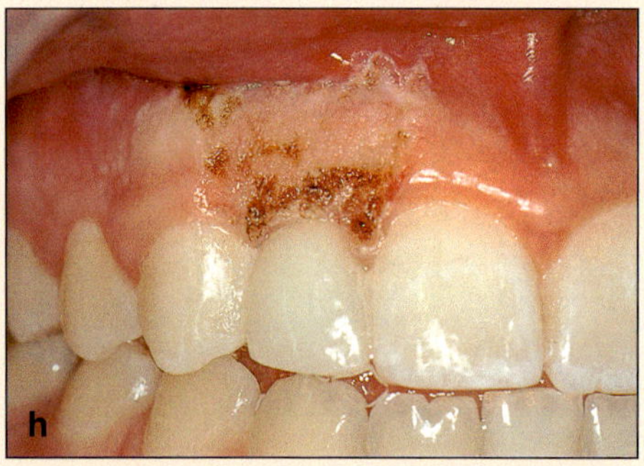

Abb. 5-30a Präoperative Ansicht eines 16 Jahre alten Patienten mit Nichtanlagen der seitlichen Schneidezähne. Zu beachten ist die starke Zahnschau bei hoher Position der Lippen.

Abb. 5-30b Kleinvolumige Kombinationsdefekte werden an den Positionen der seitlichen Schneidezähne sichtbar. Bindegewebetransplantate werden gemeinsam mit der Implantatinsertion operiert. Die reichliche Vestibulumtiefe erleichtert die Dehnung des Weichgewebemantels im Situs über eine koronale Verschiebung der Decklappen und wird damit die Defekte abdecken.

Abb. 5-30c, 5-30d Ein kurvilinearer, angeschrägt geschnittener Lappen wurde mit vollschichtiger Präparation am Alveolarkamm und mit teilschichtiger Präparation über der bukkalen und palatinalen Seite des Alveolarfortsatzes eingelegt. Zusätzlich wurden spannungsreduzierende Rückschnitte angelegt. Ungedeckte, durchmesserreduzierte Implantate (Straumann USA) wurden, wie empfohlen, mit dem transmukösen Anteil des Implantats in suprakrestaler Postion eingesetzt.

Abb. 5-30e Ein subepitheliales Bindegewebetransplantat wurde über den ungedeckten Implantaten eingebracht und an das bukkale und palatinale Periost angenäht. Daraufhin wurden die Decklappen koronal vorverschoben. Damit wurde der Weichteilmantel vergrößert und der Implantathals und das Bindegewebetransplantat konnten spannnungsfrei gedeckt werden.

Abb. 5-30f Ansicht drei Monate postoperativ. Eine Implantatfreilegung über Gewebestanzen wurde geplant, um die Augmentationshöhe der Weichteile zu erhalten.

Abb. 5-30g Eine Woche nach Freilegung über Gewebestanzen und der Insertion von Gingivaformern. Es ist zu beachten, dass eine erhebliche vertikale und bukkale Weichteilaugmentation erzielt wurde und damit der kleinvolumige Kombinationsdefekt an beiden Stellen verdeckt wurde.

Abb. 5-20h Nach Eingliederung der provisorischen Kronen wurden die kieferorthopädischen Geräte entfernt und ein konventioneller Retainer eingegliedert.

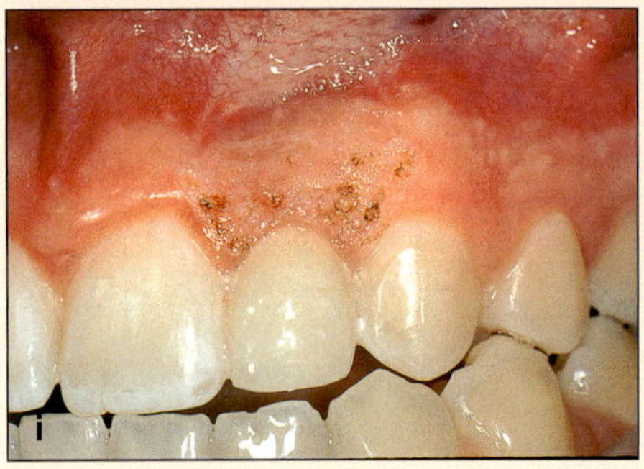

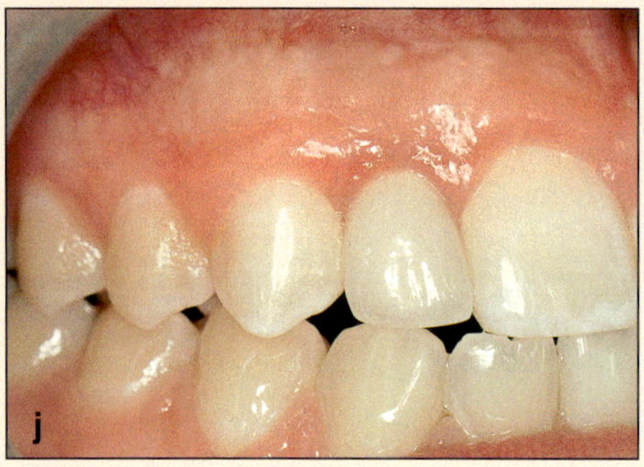

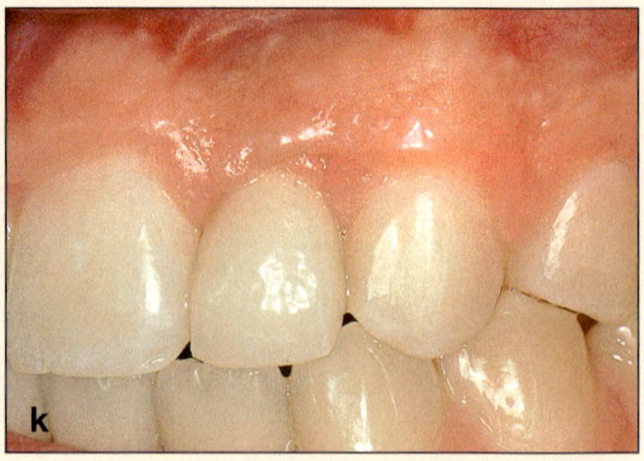

Abb. 5-30i Mit einem ästhetischen Weichteilresurfacing wurden oberflächliche Weichteilirregularitäten entfernt und damit die Ästhetik gesteigert.

Abb. 5-30j, 5-30k Ansicht drei Monate nach Restauration. Eine leichte rötliche Verfärbung besteht weiter um die Krone des rechten seitlichen Schneidezahns, ist aber auf der linken Seite bereits vollständig verschwunden. Diese Verfärbung ist ein normaler Befund, wenn Weichteilaugmentationen und ein Laser-Resurfacing durchgeführt wurden und kann bis zu 18 Monate anhalten.

Abb. 5-30l, 5-30m Ansicht ein Jahr nach Eingliederung der Restauration. Die Weichteilaugmentation in Zusammenhang mit der Implantatinsertion war ein entscheidender Faktor für den ästhetischen Erfolg in diesem Fall. Jetzt ist eine gute Farbanpassung erkennbar. Ein gerades Muster der Gingivaränder wurde auf der rechten Seite und ein etwas durchgebogenes Muster auf der linken Seite geschaffen. Die Gesamtbehandlungszeit nach präoperativer Kieferorthopädie und Verfolgung des Schädelwachstums betrug 30 Monate. Sieben Monate vergingen seit der Implantatinsertion, bis zur Eingliederung der endgültigen Restauration (Kieferorthopädie durch Dr. Richard Mariani Jr, South Miami, FL, Prothetik durch Dr. Richard Mariani Sr, South Miami, FL).

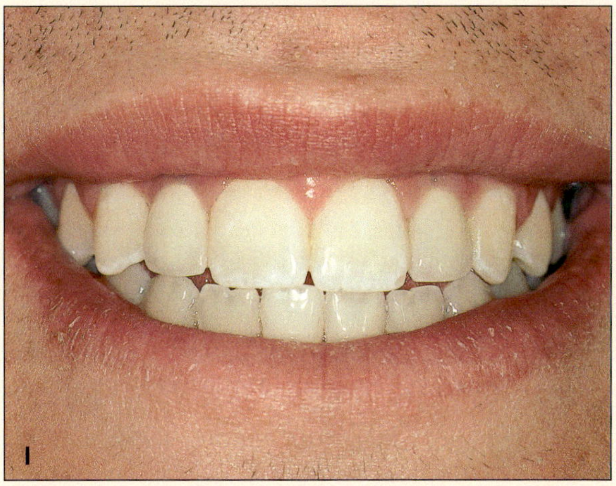
l

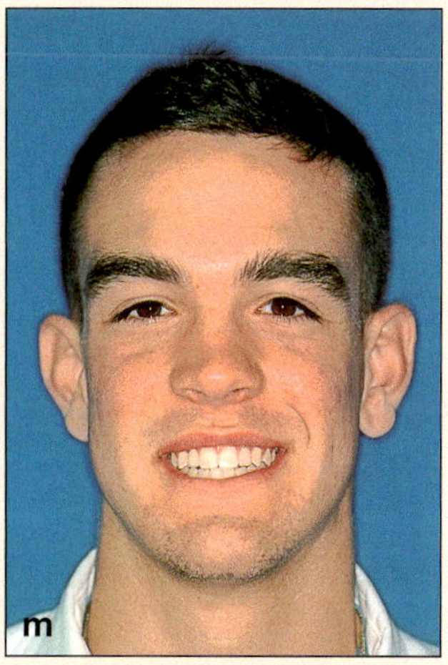
m

Abb. 5-31a Präoperative Ansicht einer Lücke des linken mittleren oberen Schneidezahns mit kleinvolumigem Weichgewebedefekt im Gebiet des späteren Implantatdurchtritts.

Abb. 5-31b Es wurde eine Präparation für einen modifiziert kurvilinearen und angeschrägten Lappen für die Implantatinsertion und die Transplantation eines subepithelialen Bindegewebetransplantats durchgeführt, inklusive vollschichtiger (Kieferkamm) und teilschichtiger Präparation (bukkaler und palatinaler Alveolarfortsatz). Es wurde eine intraoperative Abformung durchgeführt.

Abb. 5-31c Ein subepitheliales Bindegewebetransplantat wurde über dem Implantat und der Deckschraube und dem Alveolarfortsatz befestigt und mit einer 4x0-Chrom-Gut-Naht auf einer P3-Nadel befestigt.

Abb. 5-31d Der Decklappen wurde passiv readaptiert und mit 4x0-Chrom-Gut-Nähten befestigt. Es ist zu beachten, dass ein primärer Wundverschluss über dem Teil des Transplantats an der bukkalen Kieferkammspitze nicht erreicht wurde und dass der Lappen erweitert wurde, um ein aberrierendes Lippenbändchen zu behandeln.

Abb. 5-31e Die Ansicht zwei Wochen postoperativ zeigt eine komplette Epithelialisierung des freiliegenden Bindegewebes an der bukkalen Kieferkammseite und die offensichtliche Korrektur eines kleinvolumigen Weichgewebedefektes.

Abb. 5-31f Die Ansicht fünf Monate postoperativ zeigt die erfolgreiche Korrektur des kleinvolumigen ästhetischen Weichteildefektes am Kieferkamm. Der Situs ist jetzt für die Implantatfreilegung vorbereitet.

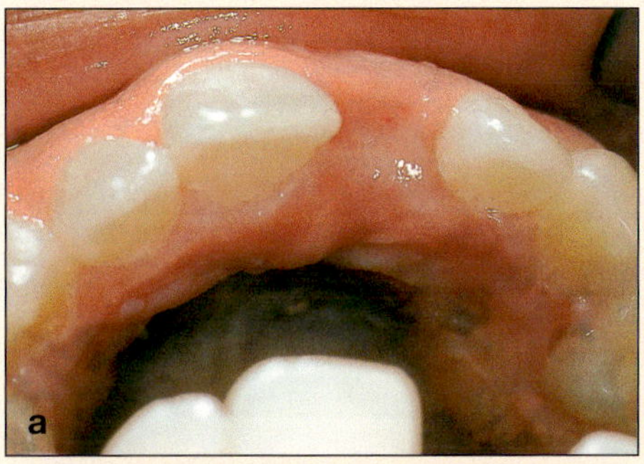
a

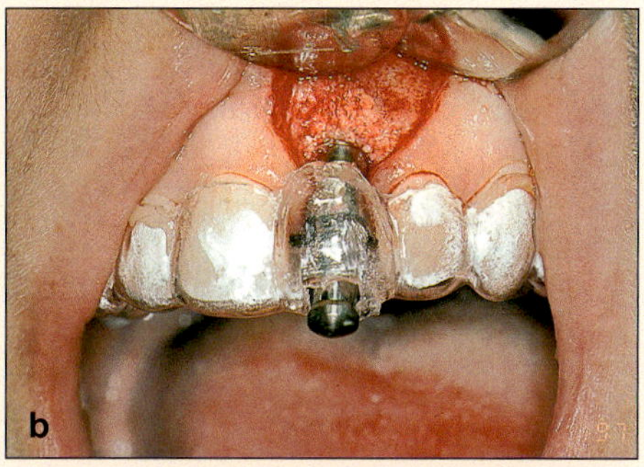
b

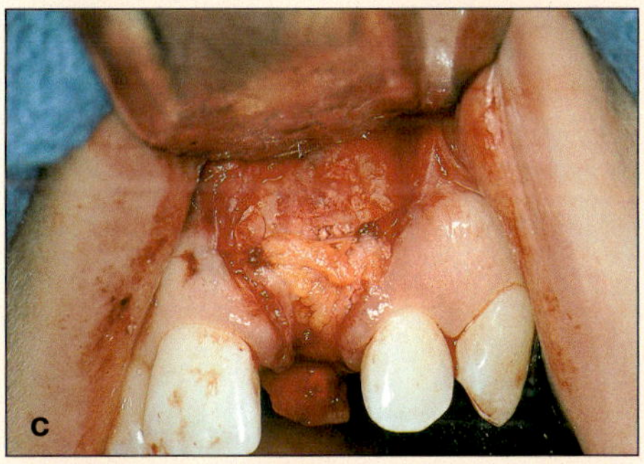
c

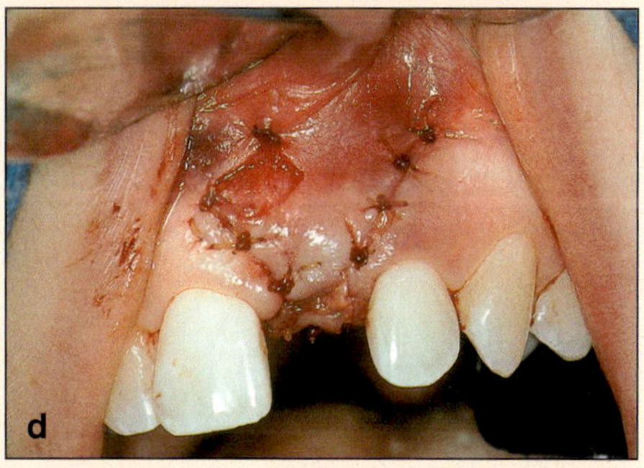
d

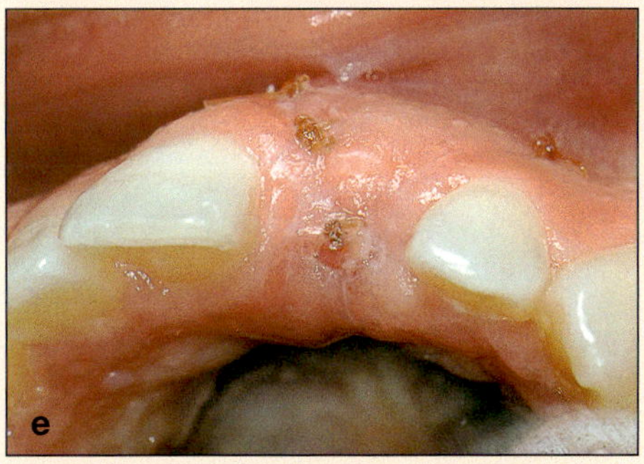
e

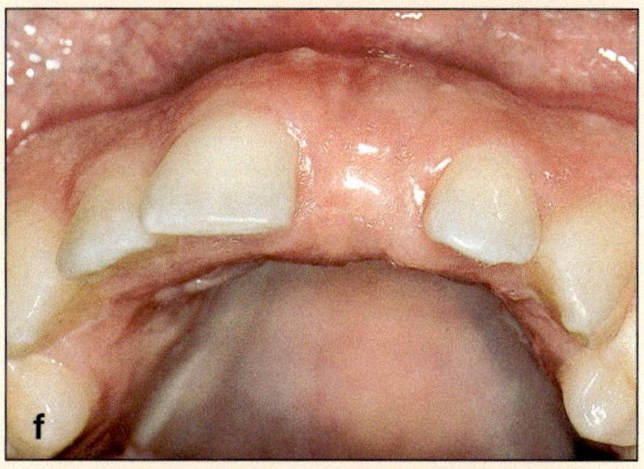
f

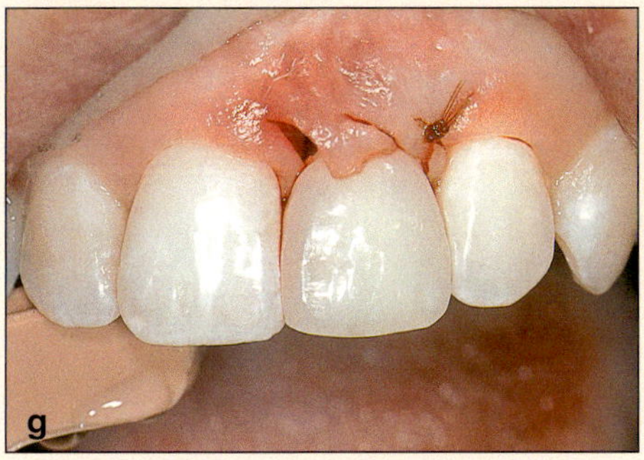
g

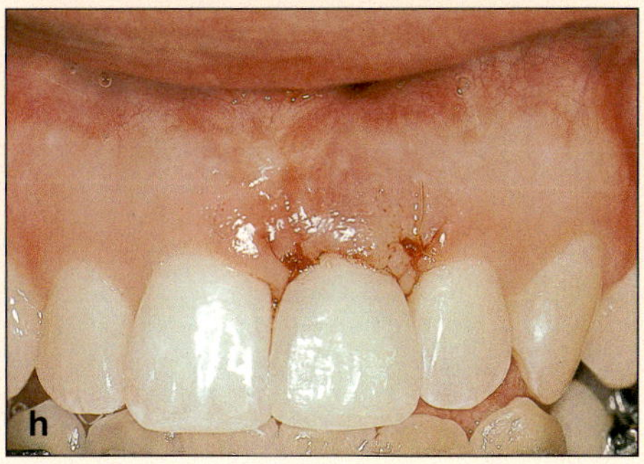
h

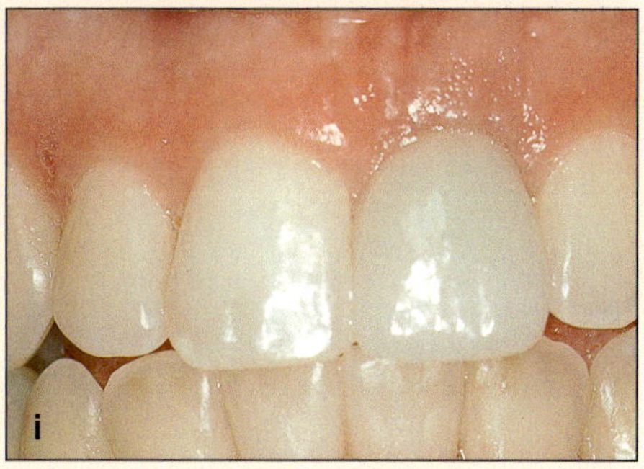
i

Abb. 5-31g Nach Deepithelialisierung der benachbarten Mittellinienpapille wurde ein schmaler Rückschnitt gesetzt, um einen Stiellappen zu umschneiden, der passiv um die provisorische Krone herum rotiert werden kann.

Abb. 5-31h Mit einer 5x0-Chrom-Gut-Naht auf einer P3-Nadel wurde der resultierende Schwenklappen befestigt. Es wurde eine symmetrische Gingivabreite an beiden Schneidezähne eingestellt.

Abb. 5-31i Die endgültige Restauration sechs Monate nach Eingliederung. Der kleinvolumige ästhetische Kieferkammdefekt wurde erfolgreich aufgefüllt (Restauration durch Dr. Jorge Hernandez, Miami, FL).

Subepitheliales Bindegewebetransplantat simultan mit der Implantatinsertion über einen offenen Zugang

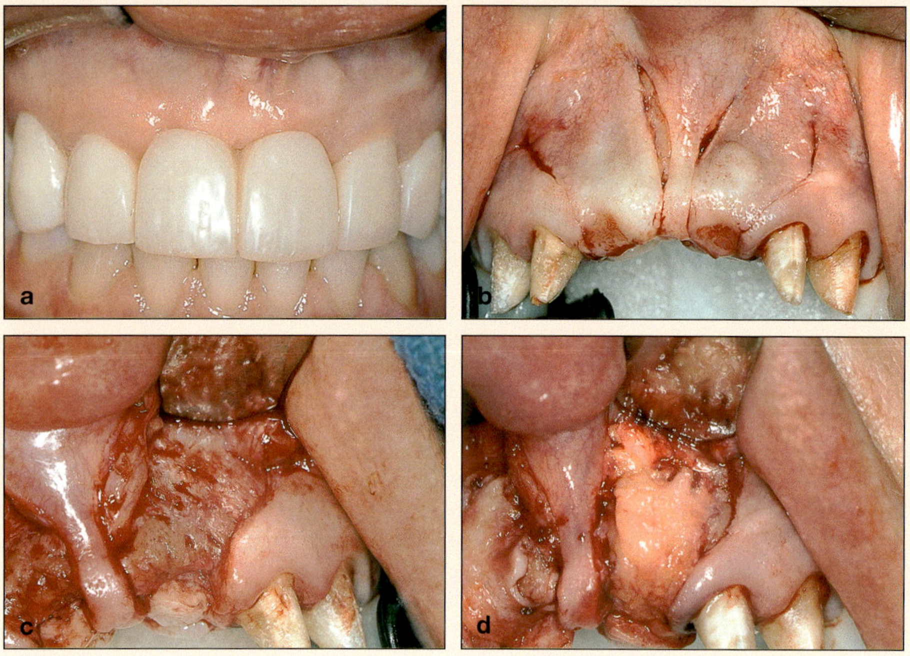

Abb. 5-32a Präoperative Ansicht eines zahnlosen oberen zentralen Schneidezahns mit kleinvolumigem ästhetischen Weichgewebedefekt am Kieferkamm. Es wird eine horizontale und vertikale Augmentation notwendig sein, um eine Implantatrestauration mit natürlichem Emergenzprofil herzustellen. Die Mittellinienpapille war leicht atrophiert.

Abb. 5-32b Durch teilschichtige Inzisionen wurde ein kurvilinearer angeschrägt geschnittener Lappen umschnitten. Die Mobilisation des Papillengewebes der Mittellinie wurde vermieden, um die Gewebehöhe zu erhalten. Das Gewebe im Bereich der kammüberlappenden Brückenglieder war extrem dünn und wies wahrscheinlich eine eingeschränkte Blutversorgung auf.

Abb. 5-32c Um eine Einschränkung der Blutversorgung der Lappenränder zu vermeiden, wurde eine vollschichtige Präparation durchgeführt, um den Kieferkamm darzustellen. Eine teilschichtige Präparation wurde unter dem bukkalen Teil des Alveolarfortsatzes durchgeführt.

Abb. 5-32d Die Transplantate wurden über den Implantatverschlussschrauben adaptiert und bedeckten den Alveolarfortsatz mit der Periostseite zum Gewebelager.

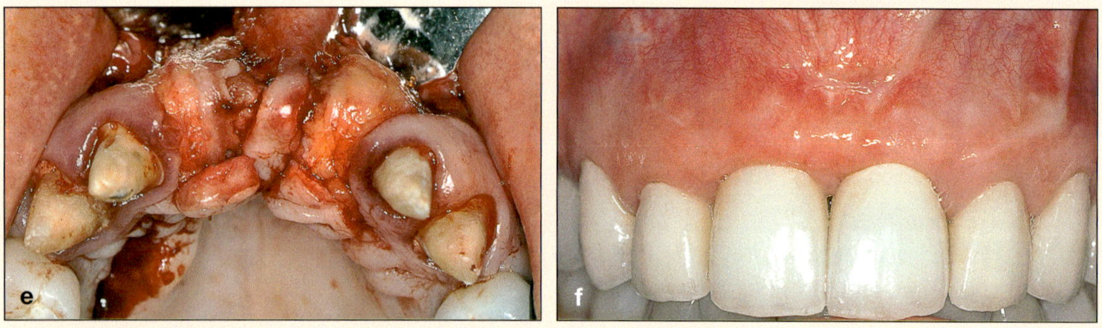

Abb. 5-32e Okklusale Ansicht vor koronalem Verschieben und Befestigen der Lappen. Die höchste Qualität des Bindegewebes bestand im Zentrum des bukkalen Kieferkammbereichs an der Implantatdurchtrittsstelle. Die Transplantate wurden durch vorsichtige Naht immobilisiert.

Abb. 5-32f Ein Jahr nach Eingliederung der endgültigen Restauration. Der Bereich der Mittellinienpapille wurde erhalten, adäquate Breite und Dicke der befestigten Gingiva wurden wiederhergestellt und die periimplantäre Weichgewebegesundheit ist exzellent. Ein Fehlschlagen der Weichteilaugmentation hätten bei dieser Patientin in einem funktionellen und ästhetischen Kompromiss resultiert (Restauration durch Dr. Marshall Brothers, Miami Beach, FL).

Subepitheliales Bindegewebetransplantat über einen geschlossenen Zugang während der Osseointegrationsperiode

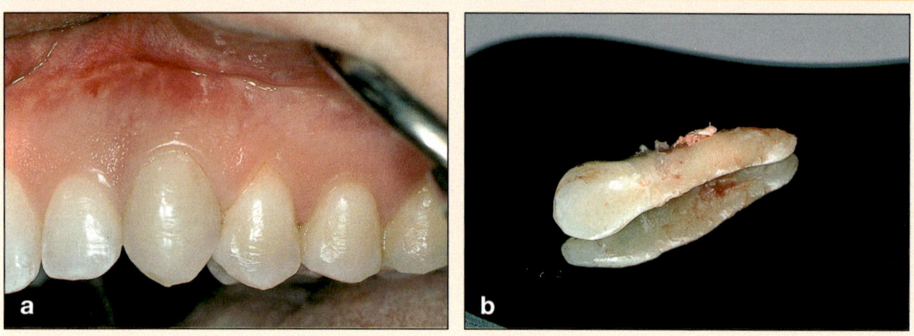

Abb. 5-33a Prätherapeutische Ansicht eines nicht erhaltungswürdigen oberen Eckzahns in einem Situs, in dem die Blutversorgung durch vorangegangene kieferorthopädische und endodontische Operationen eingeschränkt ist. Zu beachten sind die extrem dünne Gingiva und das dünne, girlandenförmige Parodontium. Es ist abzusehen, dass eine Weichteilrezession trotz der Anwendung von alveolarkammerhaltenden Techniken während der Zahnextraktion und der Sofortimplantation eintreten wird.

Abb. 5-33b Der Zahn wurde mit minimalem Trauma unter Anwendung von Periotomen entfernt. Zu beachten sind die Veränderungen durch frühere Zahnerhaltungsversuche.

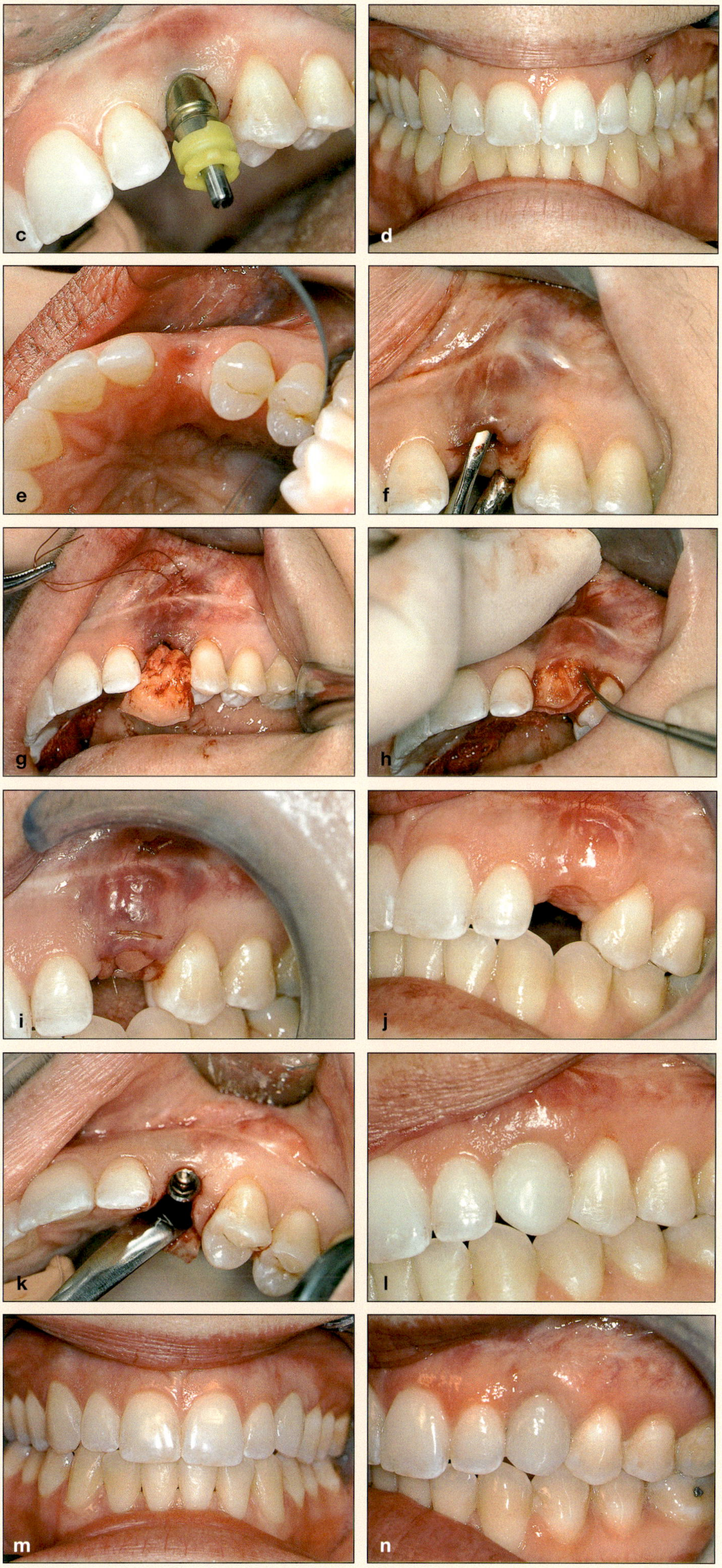

Abb. 5-33c Über einen palatinalen Halbinsellappen wurde der Zugang für die Implantatinsertion und die intraoperative Abformung geschaffen. Dieser Zugang bewahrt die Blutversorgung im bukkalen Weichgewebe während er einen Zugang und direkte Sicht auf die Implantateinbringtiefe relativ zum palatinalen und bukkalen Kieferkamm bei der Implantatinsertion ermöglicht.

Abb. 5-33d Ansicht zwei Wochen postoperativ. Zu beachten ist die fehlende Prominenz der Eckzahnregion im bukkalen Alveolarfortsatz als Ergebnis einer Weichteilschrumpfung.

Abb. 5-33e Die Ansicht zwei Monate postoperativ zeigt, dass der Defekt hauptsächlich in der Horizontalen liegt.

Abb. 5-33f Teilschichtige horizontale Inzisionen wurden etwas oberhalb der gewünschten Augmentationshöhe angelegt, die für das Emergenzprofil der Krone benötigt wird. Diese Inzisionen definieren den Eingang zum geschlossenen Empfängerbett und erleichtern die Immobilisation des Transplantats.

Abb. 5-33g Das subepitheliale Bindegewebetransplantat wird sofort in das präparierte Bett verbracht, wo es mit einer horizontalen Rückstichnaht gefasst wird. Diese Naht wird im Vestibulum unter der größten Präparationstiefe des Empfängerbetts eingestochen, aus dem Eingang hervorgezogen, zweimal durch das Transplantat gezogen und dann durch das Empfängerbett in das Vestibulum in der Nähe der Einstichstelle wieder hinausgeführt.

Abb. 5-33h Ein sanfter apikaler Zug an der Matratzennaht wird mit dem stumpfen Ende eines Membranplatzierungsinstruments, das mit Kochsalzlösung angefeuchtet wird, kombiniert, um das Transplantat sanft in das Empfängerbett hineinzuführen.

Abb. 5-33i Die apikale Matratzennaht wird locker geknüpft, um eine koronale Verlagerung des Transplantats durch Weichteilschwellung zu vermeiden und genutzt, um den koronalen Anteil des Transplantats zu befestigen. Das bedeckende Gewebe zeigt eine eingeschränkte Blutversorgung, die aufgrund der Vorgeschichte des Situs vorhersehbar war. Der geschlossene Zugang bietet den Vorteil der Erhaltung der Blutversorgung durch Vermeidung der Entlastungsinzision.

Abb. 5-33j Ansicht drei Monate postoperativ zeigt die komplette Restauration des kleinvolumigen Weichgewebedefektes.

Abb. 5-33k Die Implantatfreilegung fünf Monate nach Insertion über einen palatinalen Halbinselzugang. Ein individualisiertes Protec-Abutment (Dentsply) und eine provisorische Krone wurden eingegliedert.

Abb. 5-33l Über einen U-förmigen palatinalen Halbinsellappen als wurden ein individualisierter provisorischer Aufbaupfosten eingegliedert und die provisorische Krone zementiert. Dadurch wurden bukkale Entlastungsinzisionen vermieden.

Abb. 5-33m, 5-33n Ein Jahr nach Eingliederung der endgültigen Restauration. Der geschlossene Zugang bewahrte die dringend erforderliche Blutversorgung im Situs. Er vermied eine zusätzliche Vernarbung des Weichgewebes (Prothetik durch Dr. Fred Witkoff, Coral Gables, FL).

Subepitheliales Bindegewebetransplantat über einen geschlossenen Zugang in der Recall-Periode

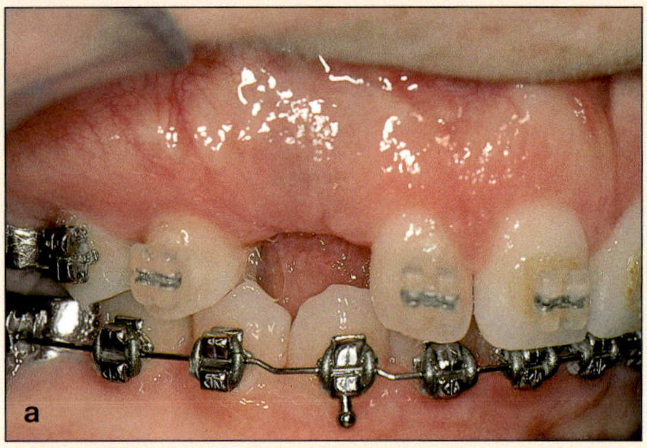

Abb. 5-34a Ansicht des Implantatbereichs vor Freilegung. Ein palatinaler Halbinsellappen wurde zur Insertion und zur intraoperativen Abformung des gedeckten Implantats gewählt.

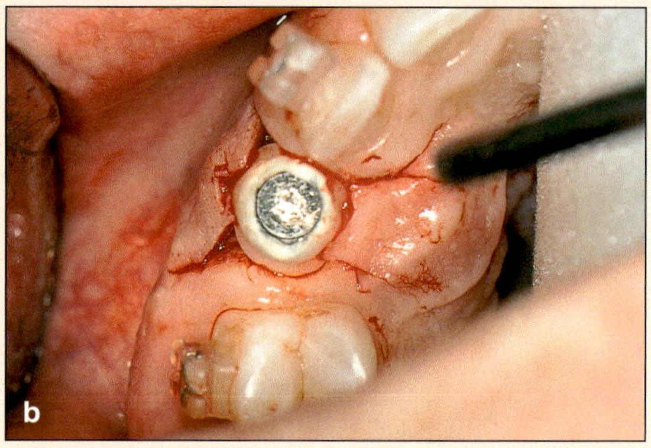

Abb. 5-34b Okklusale Ansicht der Implantatfreilegung mit Eingliederung eines individualisierten keramischen Aufbaupfostens. Kleine angeschrägte Inzisionen durch die bukkale Gingiva wurden notwendig, um das Keramikabutment voll auf dem 5-mm-External-Hex-Implantat (Nobel Biocare) aufzusetzen und zu befestigen.

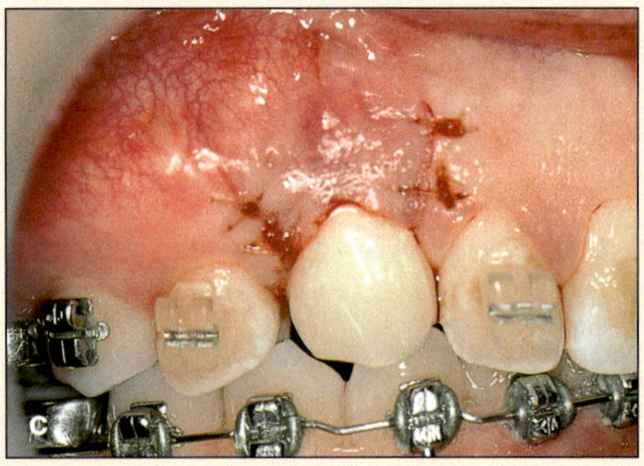

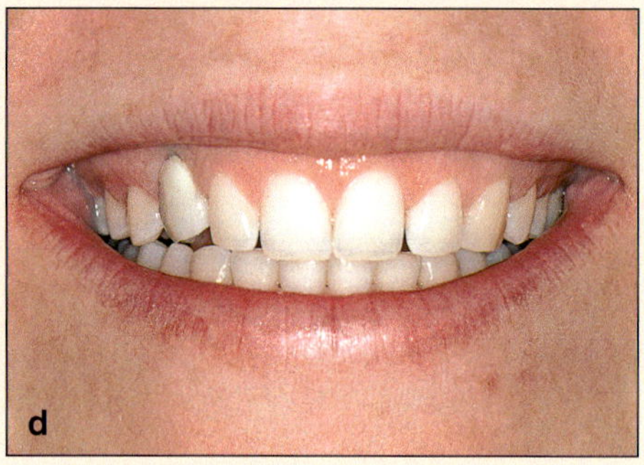

Abb. 5-34c Primärer Wundverschluss der verkürzten, schräg gestellten Inzisionen nach Zementierung der provisorischen Krone mit 4x0-Chrom-Gut-Naht mit einer P3-Nadel.

Abb. 5-34d Sechs Monate nach Einbringung der endgültigen Restauration zeigten sich ein Miller-Klasse-2-Rezessionsdefekt und ein Durchscheinen des Metalls mit Verfärbung des Weichgewebes im Implantatbereich. Verschiedene Faktoren haben zu dem Verlust von Weichgewebevolumen beigetragen. Der wichtigste Faktor war die Insertion eines Implantats mit großem Durchmesser bei leicht übermäßiger Neigung nach bukkal. Dies wurde noch durch die Verwendung eines Keramikaufbaupfostens verstärkt, der eine übermäßige Prominenz der Krone erzeugte und zu einer Weichteilrezession führte.

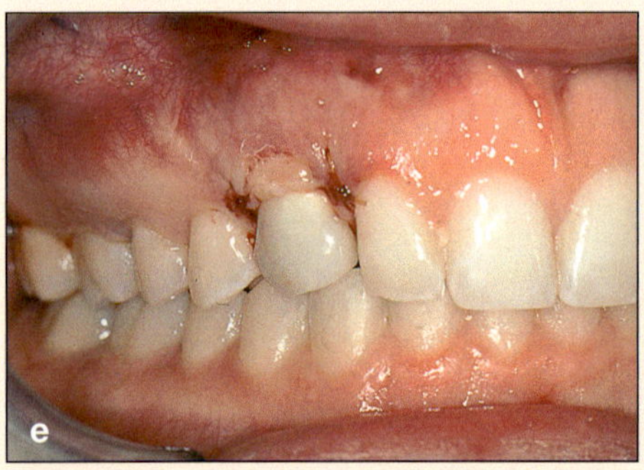

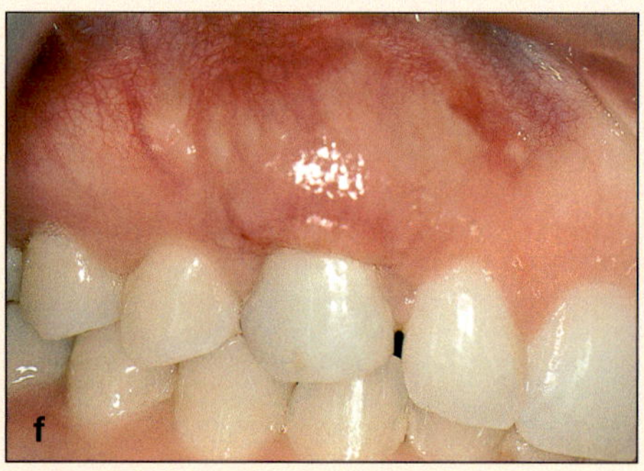

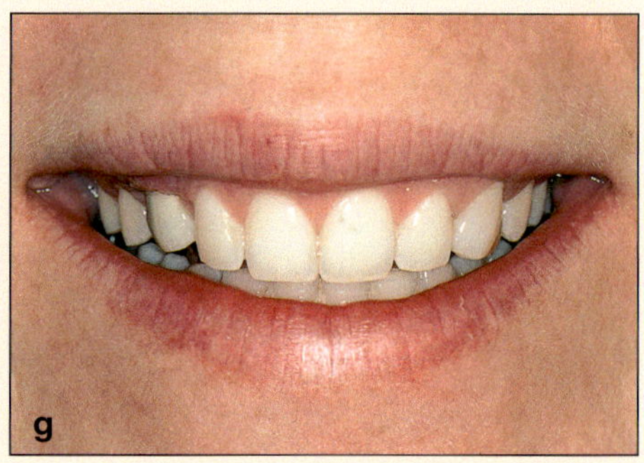

Abb. 5-34e Nach mechanischer Restauration der keramischen Krone wurde ein subepitheliales Bindegewebetransplantat gehoben, passiv positioniert und in einem geschlossenen Empfängerbett befestigt.

Abb. 5-34f, 5-34g Zwei Wochen postoperativ zeigt sich eine partielle Reepithelialisierung des zuvor freiliegenden Spendergewebes und eine offenbar vollständige Bedeckung des Aufbaupfostens.

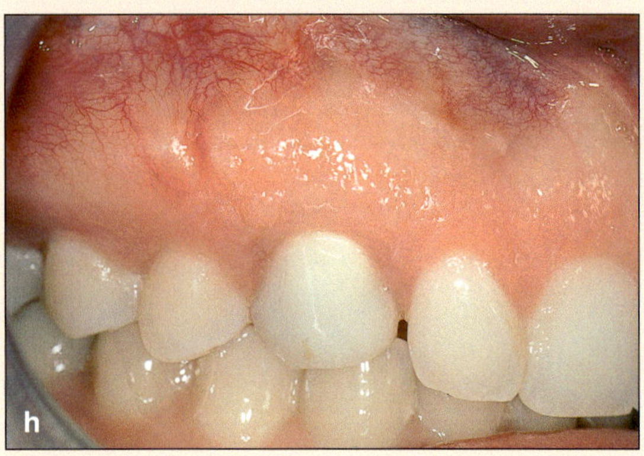

Abb. 5-34h In der Ansicht ein Jahr postoperativ besteht eine komplette Deckung des Aufbaupfostens und das Metall scheint nicht mehr durch. Die natürliche Ästhetik der Gingiva wurde restauriert und die periimplantäre Weichgewebegesundheit ist exzellent (Prothetik durch Dr. Jose Rodriguez-Cepero, Miami, FL).

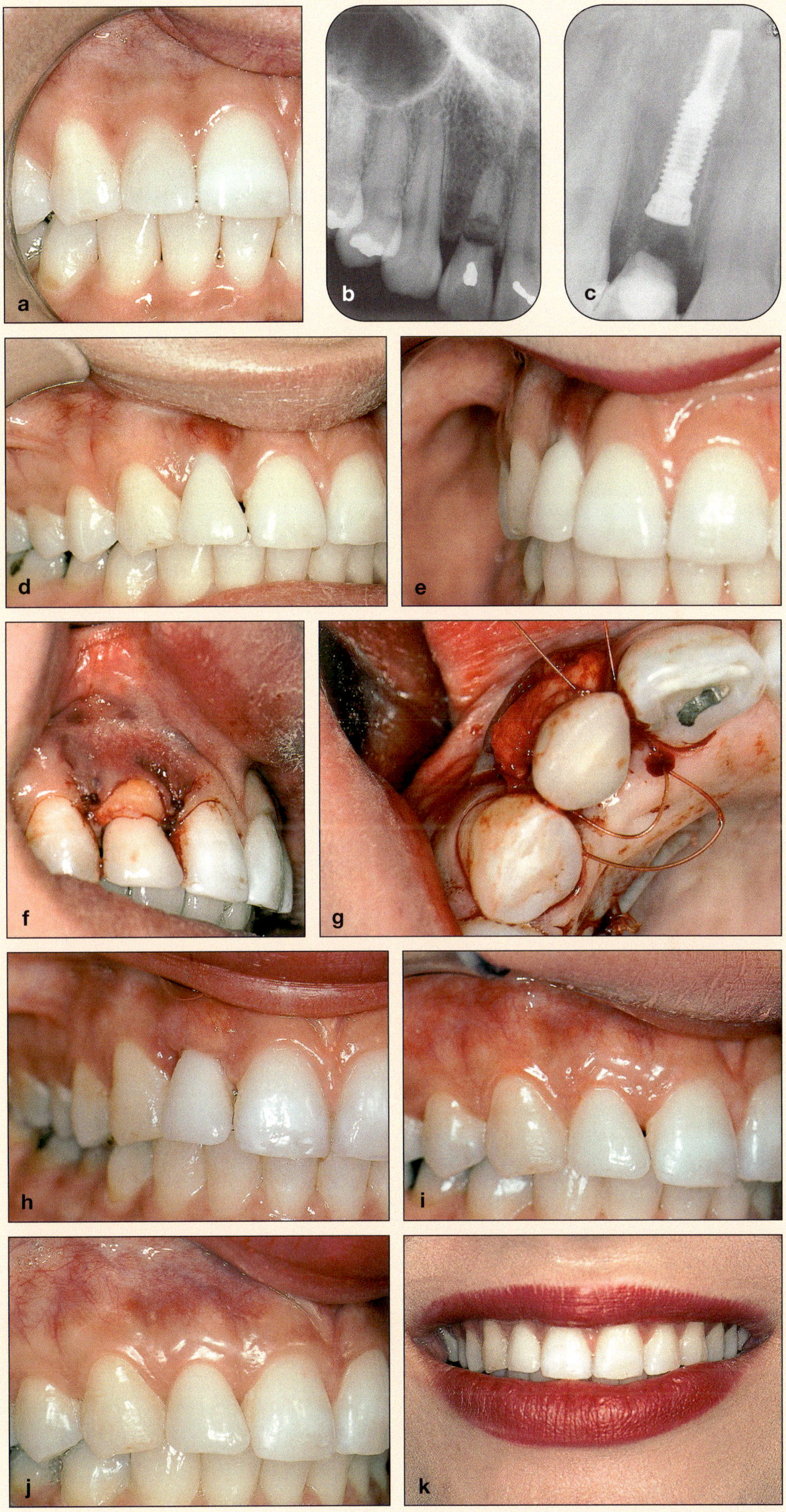

Abb. 5-35a Die präoperative Ansicht eines nicht erhaltungswürdigen rechten seitlichen Schneidezahns nach posttraumatischer Resorption bei einem Patienten mit extrem dünnem, girlandenförmigen Parodontium. Der chirurgische Plan bestand aus der Entfernung des Zahns und der Sofortimplantation mit der Bio-Col-Erhaltungstechnik des Alveolarfortsatzes. Der Patient lehnte eine empfohlene Weichgewebetransplantation ab und akzeptierte das Risiko eines nicht behandelbaren ästhetischen Defektes, inklusive eines möglichen Implantatverlustes.

Abb. 5-35b Präoperatives Röntgenbild eines nicht erhaltungswürdigen seitlichen Schneidezahns. Das geringe Volumen des Interdentalknochens mesial trägt zur Abstumpfung der Interdentalpapille bei.

Abb. 35c Postoperatives Röntgenbild. Die axiale Neigung des Implantats wurde so eingestellt, dass spätere Schäden des Interdentalknochens distal des mittleren Schneidezahns vermieden werden. Die Krone des natürlichen seitlichen Schneidezahns wurde in ein ovoides Brückenglied umgeformt und als kunststoffgeklebte temporäre Maryland-Brücke eingesetzt, um optimal die Weichteilarchitektur zu erhalten und der Übertragung von Mikrobewegungen während der Osseointegrationsperiode sicher vorzubeugen.

Abb. 5-35d, 5-35e Ein Jahr nach Eingliederung der endgültigen Restauration ist eine progressive Weichteilrezession eingetreten und die periimplantären Gewebe sind bei Gefahr einer kompletten Dehiszenz entzündet. Der chirurgische Plan zur Korrektur war eine Deckung des Aufbaupfostens mit einem subepithelialen Bindegewebetransplantat über einen geschlossenen Zugang.

Abb. 5-35f, 5-35g Intraoperative Ansichten der Deckung des Aufbaupfostens. Ein subepitheliales Bindegewebetransplantat wurde passiv in einem geschlossenen Empfängerbett positioniert und dort mit einer apikalen, horizontalen Rückstichnaht und einer zervikalen Schlingennaht befestigt.

Abb. 5-35h Die Ansicht einen Monat postoperativ zeigt eine komplette Epithelialisierung des zuvor freiliegenden Spendergewebes. Eine adäquate Weichteildicke konnte restauriert werden und die komplette Deckung des Aufbaupfostens ist erkennbar.

Abb. 5-35i Die Ansicht ein Jahr postoperativ zeigt eine exzellente periimplantäre Weichteilästhetik und -gesundheit. Die Papillen sind immer noch abgestumpft.

Abb. 5-35j, 5-35k Drei Jahre postoperativ zeigt sich eine Regeneration der zuvor stumpfen mesialen Papille. Eine exzellente Farbanpassung ist erkennbar und die Gewebetransformation und die Keratinisierung sind abgeschlossen. Die Rekonstruktion dieses kleinvolumigen Weichgewebedefektes war in diesem Bereich kritisch und wegen der Gingivaschau in der entspannten Lachposition der Lippe von hoher ästhetischer Wichtigkeit (Prothetik durch Dr. Ricardo Gonzales, Miami, FL).

Postoperative Periode

Während der ersten 24 oder 48 Stunden nach intraoraler Weichgewebechirurgie wird das Transplantat durch Diffusion aus dem Empfängerbett ernährt. Die Proliferation von Kapillaren beginnt innerhalb von 24 Stunden, aber eine adäquate Blutversorgung wird nicht vor dem 7. oder 8. postoperativen Tag erreicht. Obwohl eine bindegewebige Anheftung an das Empfängergewebe am 10. postoperativen Tag besteht, sollten gingivoplastische Maßnahmen zwei bis drei Monate aufgeschoben werden. Subgingivale implantatprothetische Maßnahmen sollten ebenfalls drei Monate aufgeschoben werden, um ausreichend Zeit für die Entwicklung eines stabilen Sulkus zu lassen. Maßnahmen vor diesem Zeitpunkt können eine Weichgeweberezession bewirken. Die postoperativen Instruktionen an den Patienten umfassen Routinemaßnahmen, wie sanften Druck auf den Situs für vier bis sechs Stunden nach Chirurgie, Eiskühlung für 24 Stunden von extraoral, flüssige Ernährung für 24 Stunden, gefolgt von breiförmiger Ernährung für den Rest der Woche. Zusätzlich sollen die Patienten instruiert werden, körperliche Aktivitäten für sieben bis zehn Tage nach Chirurgie einzuschränken. Die Patienten sollten darüber aufgeklärt werden, dass, wenn postoperative Blutungen auftreten, sie sanften Druck auf das Empfängerbett mit einem angefeuchteten Kochsalz-Tupfer anwenden sollen. Bei der Rezessionsdeckung von freiliegenden Wurzeln oder Abutments kann noch 14 oder 21 Tage nach Chirurgie eine Spontanblutung eintreten, weil Kapillaren in den Teil des Transplantats, der die avaskuläre Wurzel oder das Abutment bedeckt, einwachsen. Die Patienten sollten aufgeklärt werden, dass eine erhebliche Schwellung der Empfängerregion zu erwarten ist, und sollten innerhalb der ersten Woche kontinuierlich eine Gaumenplatte tragen und nur für Mundhygienemaßnahmen entfernen.

Bei Wurzel- oder Abutmentdeckungsoperationen wird der Patient aufgeklärt, die Zähne in diesem Gebiet nicht zu benutzen. Am Anfang kann der Bereich während der ersten sieben bis zehn Tage mit einem Wattestäbchen gereinigt werden. Danach empfiehlt der Autor die Verwendung einer Biothene-Ultrasoft-Zahnbürste (ICP-Medical, St. Louis, MO) zur Mundhygiene für die ersten vier bis sechs Wochen. Der Patient sollte auch instruiert werden, das Kauen von harten Nahrungsbestandteilen im operierten Gebiet für vier bis sechs Wochen nach wurzelbedeckenden Maßnahmen zu vermeiden.

Zusammenfassung

Dieses Kapitel bietet die Grundlage für eine erfolgreiche Anwendung intraoraler Weichgewebetransplantationen in der Implantologie und eine klare Erklärung der Indikationen, Vorteile, zu erwartender Ergebnisse und Grenzen der meist benutzten Weichgewebetransplantationstechniken. Die modifizierte palatinale Rolllappentechnik wird generell angewendet, um kleinvolumige Weichdefekte zu korrigieren, die simultan mit der Implantatfreilegung oder der Insertion eines offen einheilenden Implantats auftreten. Diese Operation wird durch die Dicke und die Länge des vom Gaumen zu gewinnenden Weichgewebestiels limitiert. Die Gingivatransplantationstechnik wird häufig in nichtästhetischen Bereichen verwendet, wo sie schnell keratinisierte Gingiva schafft, um eine stabile periimplantäre Weichteilumgebung in zahnlosen und teilbezahnten Fällen zu erhalten. Bei Trauma mit Zahnluxation, das den Alveolarfortsatz mit erfasst, sorgt eine Abfolge von Gingivatransplantationen sowohl für Menge als auch Qualität von Weichgewebe, um darauf folgende Knochentransplantate zu bedecken. Die gegenwärtige Technik der Gingivatransplantation ermöglicht Erfolge bei derartigen Verletzungen auch in ästhetischen Gebieten. Weil es so außerordentlich vielseitig ist, ist in Gebieten mit ästhetischer Bedeutung das subepitheliale Bindegewebetransplantat das am häufigsten verwendete intraorale Weichgewebetransplantat. Der größte Nachteil dieser Technik ist die Notwendigkeit mehrerer Eingriffe, um großvolumige Defekte an Implantationsorten zu versorgen. Schließlich sind die Prinzipien der intraoralen Weichgewebetransplantation, die in diesem Kapitel präsentiert wurden, die Basis für die Entwicklung des VIP-CT-Lappens gewesen, der Gegenstand des folgenden Kapitel ist.

KAPITEL 6

Der gefäßgestielte interponierte Periost-Bindegewebelappen

Dieses Kapitel präsentiert die rationalen und biologischen Grundlagen und die detaillierte chirurgische Technik für den gefäßgestielten interponierten Periost-Bindegewebelappen (Valuarized Interpositional Periosteal-Connective Tissue-flap, VIP-CT. Zwei Gründe führten zur Entwicklung dieser innovativen Technik zur Weichteilverbesserung im Implantatlager. Der Autor erkannte den Bedarf einer Technik, die die erfolgreichere Behandlung von großvolumigen Weichteildefekten im ästhetischen Oberkiefer mit einer einzigen Operation ermöglichen würde. Während der Erhaltung einer kontinuierlichen Blutversorgung erlaubt die Anwendung eines gestielten Lappens die Übertragung eines größeren Weichgewebevolumens im Vergleich mit freien Bindegewebetransplantaten, die mit einer signifikanten sekundären Weichgewebekontraktion einheilen. Darüber hinaus erkannte der Autor die vielen Vorteile, die ein gestielter Lappen bringen würde, wenn gleichzeitige hart- und weichteilimplantatlagerverbessernde Maßnahmen erforderlich sind. Obwohl ein an der Arteria palatina gestielter Lappen erster Ordnung vorzuziehen gewesen wäre, schloss der Verlauf der Gefäße im harten Gaumen vom Foramen palatinum zum Foramen incisivum die Entwicklung eines solchen Lappens mit ausreichender Länge für den Gebrauch im anterioren Oberkiefer aus. Stattdessen wurde der starke Perfusionsdruck, der vom Gefäßplexus um das Foramen incisivum in das Bindegewebe und Periost einstrahlt, genutzt und der Autor entwarf einen Bindegewebe- und Periostlappen zweiter Ordnung, der eine Rotation eines Gefäßstiels in den anterioren Oberkiefer unter Einschluss der Behandlung der Interdentalpapille in der Mittellinie erlauben würde. Verbesserungen des initialen Lappenentwurfes und die chirurgische Technik optimieren, die Fähigkeiten ästhetische Implantatrestaurationen in defizienten anterioren maxillären Implantatlagern mit großvolumigen kombinierten Kieferkammdefekten auf einem hohen Vorhersagbarkeitsniveau zu versorgen, das mit den bisher existierenden Techniken und implantatlagerverbessernden Eingriffen nicht realisierbar war.

Rationale Erklärung und biologische Basis

Das Kapitel 5 umfasste verschiedene operative Techniken zur Vergrößerung der Weichgewebekonturen in zahnlosen Kieferkammabschnitten in Vorbereitung für Implantate oder konventionelle Restaurationen. Jede Technik hatte ihre eigenen Einschränkungen. Der modifizierte palatinale Rolllappen ist durch die Dicke und die Länge der ohne Gefahr für die neurovaskulären Strukturen des Gaumens oder ohne Nekrotisierung des bedeckenden Gewebes präparierbaren Gefäßstiellänge limitiert. Deshalb kann eine ungünstige Anatomie des harten Gaumens diese Technik für stärkere Weichteilaugmentationen an Implantatlagern im anterioren Oberkiefer häufig unmöglich machen. Die schlechte Farbanpassung an der Empfängerstelle schränkt häufig den Gebrauch von freien Gingivatransplantaten in ästhetischen Bereichen ein. Obwohl das subepitheliale Bindegewebetransplantat außerordentlich vielseitig ist, erfordert es häufig mehrere hintereinander folgende Transplantationen, um großvolumige Weichgewebedefekte zu füllen. Das Überleben von freien Weichgewebetransplantaten hängt komplett von der Gefäßversorgung am Empfängerbett ab. Deshalb fehlen diesen Transplantaten die biologischen Voraussetzungen für eine gleichzeitige sichere Rekonstruktion von Hart- und Weichgewebe.

Das gegenwärtig akzeptierte Protokoll für die Implantatlagerverbesserung im ästhetischen Bereich umfasst die zweizeitige Rekonstruktion von hart- und weichgeweblichen Kieferkammdefekten. In den meisten Fällen erfolgt der Knochenaufbau vor dem Weichgewebeaufbau, der dann von der Implantatinsertion gefolgt wird. Großvolumige Hartgewebedefekte werden zunächst mit einer Kombination von autogenen kortikospongiösen Knochenblocktransplantaten und von einer Mischung von partikulärem Knochen und xenogenem Knochenmineral (BioOss®, Osteohealth, Shirley, NY), das als osteokonduktiver Volumenexpander dient, aufgebaut. Um eine gesteuerte Knochenregeneration zu erreichen, werden diese zusammengesetzten Transplantate üblicherweise mit einer bioresorbierbaren Kollaenmembran bedeckt. Nach der Reifung des Knochetransplantats (vier bis sechs Monate) wird die Weichgewebetransplantation entweder vor, simultan mit oder nach der Implantatinsertion durchgeführt. Wenn die Weichgewebe an einer bestimmten Empfängerstelle besonders dünn oder vernarbt sind, ist die Weichteilaugmentation vor der Knochenaugmentation indiziert. Das bereitet den Weichteilmantel am Implantatort durch Einbringen vitaler mesenchymaler Zellen, die zur Knochentransplantateinheilung beitragen, vor. Diese Technik verbessert auch die strukturelle Festigkeit des Weichgewebes und damit die Handhabbarkeit während der Knochentransplantatoperation. In diesen Fällen wird mindestens drei Monate abgewartet, um die Weichgewebe ausreifen zu lassen, bevor man mit der Knochentransplantation fortfährt. Nach diesem Protokoll umfasst eine Implantatlagerverbesserung typischerweise zwei oder drei operative Eingriffe über einen Zeitraum von neun bis zwölf Monaten. Darauf vergehen zusätzlich vier bis sechs Monate für die Osseointegration und die Feingestaltung der Weichgewebeästhetik mit provisorischen Restaurationen und Weichteilausbesserungen. Deshalb beträgt die Gesamtbehandlungszeit mit den zuvor beschriebenen Techniken und Vorgehensweisen normalerweise 13 bis 18 Monate.

Um die Einschränkungen der zuvor beschriebenen Techniken und Vorgehensweisen zu überwinden und um die Nachfrage nach einer vorhersagbaren gleichzeitigen Hart- und Weichteilrekonstruktion im anterioren Oberkiefer zu erfüllen, entwickelte der Autor den gefäßgestielten interponierten Periost-Bindegewebelappen (Vascular Interpositional Periosteal-Connective Tissue = VIP-CT). Diese innovative Technik umfasst die Bildung eines vaskularisierten Periost-Bindegewebelappens von der Innenseite des harten Gaumens, der an die Empfängerstelle rotiert und unter den Weichgewebelappen der Empfängerstelle gelegt wird. Der Entwurf der Lappen der Spender- und Empfängerregion erlaubt einen spannungsfreien Wundverschluss der bedeckenden Lappen. Das Resultat ist ein echter interponierter Lappen und eine Spenderregion, die primär heilt. Der Lappen besteht aus Periost und Bindegewebe und benötigt für sein Überleben den Bindegewebe-Periost-Gefäßplexus, der durch die Ausläufer der Arteria palatina gebildet wird, wenn sie sich dem Foramen incisivum annähert.

Wenn er, wie unten beschrieben, gehoben wird, ist der Lappen flexibel genug, um die Augmentation zahnloser Gebiete zwischen den gleichseitigen Prämolaren- und Schneidezahnregionen zu erlauben. Zusätzlich hat sich der Lappen für die vertikale Augmentation der Interdentalpapille in der Oberkiefermittellinie geeignet und er erlaubt die Wiedererschaffung einer positiven gingivalen Architektur um Implantate in der Position der mittleren Schneidezähne und verbessert damit den Fokus des Lachens. Die Augmentation der mittleren Interdentalpapille zwischen den mittleren Schneidezähnen kann ein Längen-Breiten-Verhältnis des Lappens von 4:1 oder größer erfordern. Wegen der großen Nähe zu den großen palatinalen Gefäßen, besteht ein suffizienter Perfusionsdruck aus dem subepithelialen Periost-Gefäßplexus, um Weichteillappen, die in diese Gebiete geschwenkt wurden, zu ernähren. Dies sollte nicht überraschen, weil die reiche Gefäßversorgung im oralen und fazialen Bereich üblicherweise die Verwendung von Zufallslappen mit einem Längen-Breiten-Verhältnis von bis zu 5:1 für die Rekonstruktion von oralen und fazialen Defekten erlaubt. Trotzdem führte der Autor während der Entwicklungsphase dieser Methode Doppler-Flow-Messungen vor der Hebung des Lappens, nach der Rotation des Lappens und nach der Immobilisation durch, um den Erhalt einer intakten Zirkulation zu verifizieren (Abb. 6-1a, 6-1b). Anfänglich war ein abgekürzter, spannungsreduzierender Rückschnitt an der Basis des Lappens am Drehpunkt (Punkt der größten Spannung) in einer größeren Zahl von Fällen notwendig, um den Lappen passiv in die gewünschte Empfängerregion

Rationale Begründung und biologische Basis für den VIP-CT-Lappen

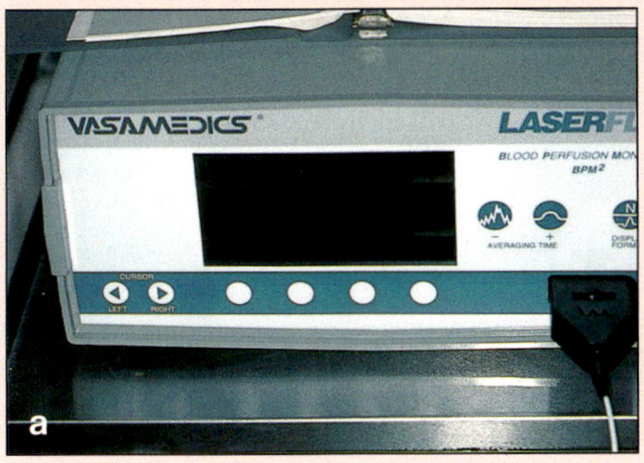

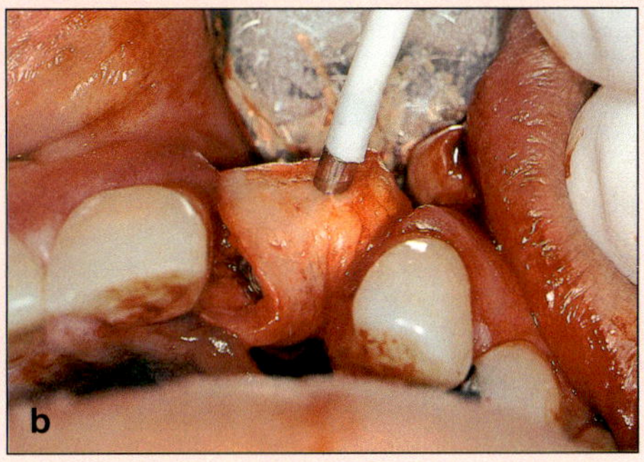

Abb. 6-1a, 6-1b (*a*) Während der Entwicklungsphase des VIP-CT-Lappens wurden Doppler-Flow-Messungen (Laserflo BPM^2, Vasamedics, Eden Prairie, MN) durchgeführt, um die Aufrechterhaltung einer intakten Blutversorgung des Lappens nach Rotation in ihre Empfängerbetten zu dokumentieren. Zusätzlich wurden Messungen durchgeführt, um die relativen Effekte von spannungsreduzierenden Rückschnitten einer subperiostalen Mobilisation und von verschiedenen Unterminierungstechniken auf die Lappenzirkulation zu vergleichen. Die Trends, die beobachtet wurden, zeigten, dass die subperiostale Unterminierung die Lappenzirkulation bewahrte und eine spannungsfreie Rotation ermöglichte. Deshalb wurden spannungsreduzierende Rückschnitte, die in einigen Fällen die Blutversorgung minderten, speziell im flachen Gaumen, zunehmend wenn immer möglich vermieden. Zusätzlich belegten die Messungen die Aufrechterhaltung einer intakten Blutversorgung für Längen-Breiten-Verhältnisse des Lappens von bis zu 5:1. Mit dieser Lappenlänge wurde eine Augmentation der Zentralpapille der Mittellinie möglich.
(*b*) Die Laser-Doppler-Messung beweist die Blutversorgung des Bindegeweberandes eines VIP-CT-Lappens nach passiver Rotation in den anterioren Oberkiefer.

rotieren zu können. Auch in diesen Fällen war der Perfusionsdruck des Lappens groß genug, um keine Gefäßabschnürung auszulösen, solange das Längen-Breiten-Verhältnis des Lappens innerhalb der Parameter, wie oben aufgeführt, lag. Nichtsdestoweniger machte die Verbesserung der Operationstechnik mit der subperiostalen Unterminierung der Lappenbasis über die gesamte Mittellinie des Gaumens die spannungsreduzierenden Rückschnitte fast vollständig überflüssig. Diese Modifikation hat auch das operative Vorgehen erheblich vereinfacht.

Die Vorteile des VIP-CT-Lappens in der ästhetischen Implantattherapie umfassen die Möglichkeit, großvolumige Weichteilaugmentationen in ästhetischen Bereichen mit einem einzigen Eingriff zu versorgen, einen intakten Gefäßstiel, exzellente ästhetische Anpassung an das Empfängergewebe, minimale postoperative Schrumpfung und eine minimal invasive Spenderwunde zu erhalten. Von größter Bedeutung war, dass die gefäßgestielte Blutversorgung vom Gefäßplexus des Bindegewebes und Periostes eine biologische Basis für die simultane Verbesserung des Implantatlagers im Hart- und Weichgewebe auch in vorgeschädigten Situationen erlaubte. Deshalb wurden die Behandlungszeit und die Unannehmlichkeiten für den Patienten beträchtlich reduziert. Darüber hinaus bestehen klinische Anzeichen, dass die Reifung des Knochentransplantats verbessert wird, wenn der VIP-CT-Lappen zuvor oder simultan mit Knochentransplantationen zur Verbesserung des Weichgewebemantels eingesetzt wird (Abb. 6-2). Das bestätigt unser Verständnis der zweiphasigen Theorie der Osteogenese und unsere Erfahrungen in der kieferchirurgischen Rekonstruktion.

Vorteile des VIP-CT-Lappens

- Großvolumige Weichgewebeaugmentationen in ästhetischen Gebieten mit einem einzeitigen Verfahren
- Erhaltung einer intakten Gefäßversorgung (Zufallsmuster)
- Exzellente ästhetische Anpassung an die Empfängerregion
- Minimale postoperative Schrumpfung
- Primärer Wundverschluss der Spenderregion
- Erhebliche Reduzierung der Behandlungszeit
- Beträchtliche Reduzierung der Unannehmlichkeiten für den Patienten
- Verbesserung der Knochentransplantatreifung
- Biologische Basis für simultane hart- und weichgewebliche implantatlagerverbessernde Maßnahmen

Simultane implantatlagerverbessernde Maßnahmen in Hart- und Weichgewebe

Die gleichzeitige Transplantation von Hart- und Weichgewebe mit einem freien Weichgewebeautotransplantat, das über einen Knochenblock oder partikuläre Knochentransplantate gelegt wird, hat keine biologische Basis für einen vorhersagbaren Erfolg und ignoriert zwei grundlegende Prinzipien der oralen Weichgewebetransplantation:

(*1*) Das Empfängerbett (zusammengesetzt aus Knochentransplantat und Membran) erlaubt keine rigide Ruhigstellung des Weichgewebetransplantats und

(*2*) der überwiegende Anteil des Empfängerbettes ist nicht in der Lage, zur Vaskularisation des Transplantats beizutragen.

Deshalb können verminderte Volumengewinne der Weichgewebetransplantation und mögliche Probleme des unterliegenden Knochentransplantats erwartet werden. Obwohl es die Hypothese gab, dass ein freies Bindegewebetransplantat, das simultan über ein Knochentransplantat adaptiert wurde, als biologische Membran fungieren würde, die eine gesteuerte Knochenregeneration ermöglicht, ist in Betracht zu ziehen, dass die Revaskulierung des Weichgewebetransplantats in diesen Fällen überwiegend vom bedeckenden Lappen abhängt. Weil die Revaskularisation eines Weichgewebetransplantats schrittweise über die ersten sieben bis zehn postoperativen Tage eintritt, ist wegen des Mangels an vaskulären und zellulären Elementen, die normalerweise vom

Verbessernde Ergebnisse der Knochentransplantation durch simultane Rotation des vaskularisierten periostalen Bindegewebelappens

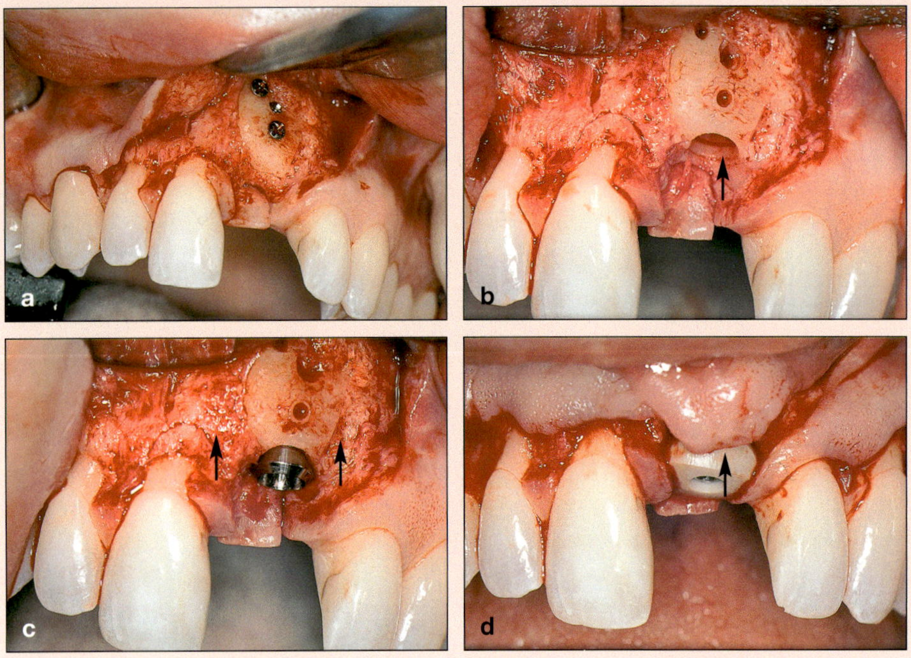

Abb. 6-2a Wiedereröffnung vier Monate nach simultanem hart- und weichgewebigem Aufbau eines Implantatlagers für die Implantatinsertion und eine ästhetische Kronenverlängerung im benachbarten Gebiss. Ein kortikospongiöses Blocktransplantat war mit drei Mikro-Osteosyntheseschrauben (Osteomed, Addison, TX) im Empfängerbett befestigt worden. Eine Mischung aus autologem partikulären Knochen und BioOss® im Verhältnis 1:1 wurde um den Rand des Blockes verdichtet. Der VIP-CT-Lappen war groß genug, um das Knochentransplantat komplett mit einem intakten Periost zu bedecken und hat damit in diesem Fall die erforderliche Barrieremembran ersetzt.

Abb. 6-2b Klinischer Beweis für die beschleunigte Einheilung sowohl des kortikospongiösen Blockes als auch der partikulären Knochentransplantate. Es ist schwierig zu entscheiden, wo sich die Kanten des Blocktransplantats initial befunden haben. Die Blutung aus der Oberfläche des Transplantats zeigt die Revaskularisierung. Die palatinale Wand der Implantatbohrung liegt innerhalb des kürzlich zuvor transplantierten Blocktransplantats (*Pfeil*). Der spongiöse Anteil des Blocktransplantats wird zur Osseointegration des Implantats beitragen.

Abb. 6-2c Ein einteiliges ungedecktes Implantat (Straumann USA) wurde entsprechend einer chirurgischen Bohrschablone eingesetzt, die auch als Orientierung für eine Kronenverlängerung an den benachbarten Zähnen diente. Zu beachten ist die die fortgeschrittene Integration der BioOss®-Partikel in der Umgebung des Knochentransplantats (*Pfeile*).

Abb. 6-2d Bei der Wiederanlagerung des bedeckenden Lappens war die Dicke des Weichgewebes im Bereich des in den Situs eingerotierten VIP-CT-Lappens im Vergleich zu der Lappendicke in benachbarten Bereichen merklich erhöht (*Pfeil*) . Es besteht eine minimale postoperative Weichteilschrumpfung nach Anwendung des VIP-CT-Lappens, verglichen zu der normalerweise beobachteten Schrumpfung nach freien Weichgewebetransplantationen.

umgebenden Weichgewebe kommen, die Phase 2 der Knochenheilung, die zwischen 10 und 14 Tagen postoperativ beginnt, stark eingeschränkt. Wenn darüber hinaus ein zahnloser Kammabschnitt für die Implantatinsertion vier bis sechs Monate nach der Hartgewebeaugmentation wiedereröffnet wird, wie oben beschrieben, ist die Vaskularisierung des zusammengemischten Knochentransplantatmaterials selten ausreichend, um freie Weichgewebetransplantate, die zu diesem Zeitpunkt durchgeführt werden, zu ernähren. Obwohl eine supraperiostale Präparation und ein modifiziertes Lappendesign (Kapitel 3) zur Maximierung der verfügbaren Blutmenge am Empfängerbett eingesetzt werden, bietet der Situs bestenfalls ein teilvaskularisiertes Empfängerbett. Das führt häufig zu einem gewissen Ausmaß von Schrumpfung des freien Weichgewebetransplantats, das in diese teilvaskularisierten Empfängerbetten eingelegt wurde und erfordert deshalb zusätzliche Maßnahmen, um eine ausreichende Weichgewebeaugmentation zu bewirken und um eine ästhetische Emergenz der Zahnkrone zu gewährleisten. Zusammenfassend ist ein zufrieden stellendes Ergebnis, wenn freie Bindegewebetransplantate als Teil einer simultanen Hart- und Weichgewebetransplantation eingesetzt werden, abhängig von der Selektion von Fällen, bei denen alle klinischen Parameter zur Erreichung der gewünschten Hart- und Weichgewebeaugmentation günstig sind. Solche Faktoren sind eine günstige Vorgeschichte, die zum Zahnverlust geführt hat, eine günstige Form des Knochendefektes, Verwendung von autologem Knochen, das Vorhandensein von Weichgeweben guter Qualität im Situs und das Fehlen von bekannten anatomischen Einschränkungen, die in Kapitel 2 diskutiert wurden. In der klinischen Praxis ist diese ideale Kombination von Umständen sehr selten. Stattdessen haben Patienten mit großvolumigen Hart- oder ästhetischen Weichgewebedefekten, wie auch die Patienten mit großvolumigen Kombinationsdefekten im ästhetischen Bereich, normalerweise eine auffällige Vorgeschichte des Zahnverlustes, die die Regenerationsfähigkeit des Situs einschränkt und zu den Kammdefekten mit ungünstiger Form geführt hat. Die Vorgeschichte bedingt vorgeschädigte Weichgewebe und führt in einem erheblichen Prozentsatz von Fällen zu einer oder mehreren anatomischen Einschränkung(en), was eine erfolgreiche Verbesserung des Implantatlagers behindert.

Umgekehrt wissen wir auf der Grundlage unserer Erfahrungen in der maxillo-fazialen Rekonstruktion, dass gefäßgestielte Weichteillappen die möglichen Volumengewinne von autologen Knochentransplantationen durch zusätzliche Blutversorgung durch die Quelle von heilungsinduzierenden, mesenchymalen Zellen aus dem Bindegewebe die Osteogenese verbessern, entsprechend der zweiphasigen Theorie der Osteogenese[1]. Durch die zusätzliche Vaskularität und Zellularität durch den gestielten Lappen verbessert sich bei simultanem hart- und weichgeweblichem Aufbau des Implantatlagers die Vorhersagbarkeit des erreichten Resultates, was

Provisorische Restauration nach Verwendung des VIP-CT-Lappens für die großvolumige Hart- und Weichgewebekonstruktion

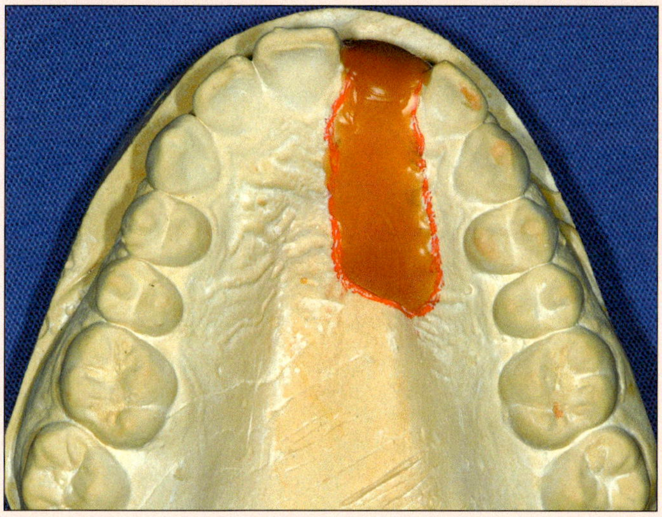

Abb. 6-3a Situationsmodell mit aufgetragenem Wachsrelief der Spender- und Empfängerregion für den VIP-CT-Lappen. Es besteht ein großvolumiger Kombinationsdefekt im linken mittleren Schneidezahngebiet. Es wurde eine simultane Hart- und Weichteilrekonstruktion mit dem VIP-CT-Lappen geplant. Ein brückengliedförmiger Zahn wurde auf dem Kieferkamm nach Auftragen des Wachsreliefs befestigt. Als Nächstes wurde mit dem so geänderten Modell eine provisorische Essex-Restauration hergestellt.

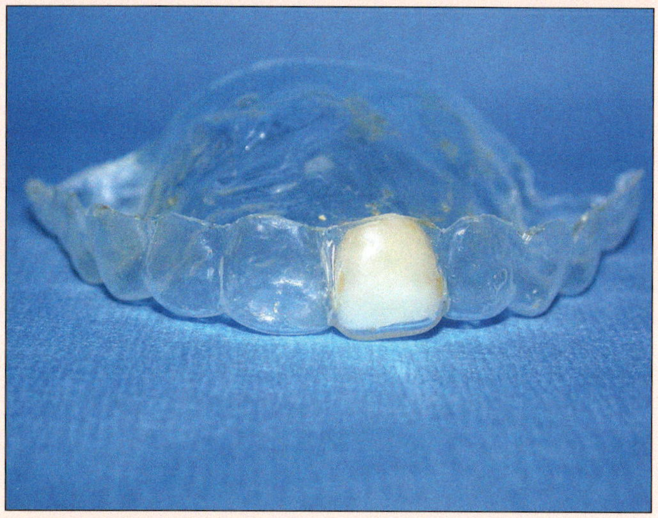

Fig 6-3b Diese provisorische Versorgung vom ESSEX-Typ wurde durch das chirurgische Team mit 0,08 mm Visacryl-Material und dem MiniSTAR-Gerät hergestellt. Die Kanten des Provisoriums werden poliert. Danach wird es zum unmittelbaren Einsatz nach der Operation desinfiziert. Typischerweise wird eine solche Interimsversorgung auch zum Schutz von palatinalen Spenderregionen genutzt. Zusätzlich vermeidet das Provisorium die Beeinträchtigung und Übertragung von Mikrobewegungen auf den Knochen und die Empfängerstellen von Weichgewebetransplantaten während der ersten 10 bis 14 Tage nach der Operation. Danach wird eine definitivere provisorische Versorgung durch den Prothetiker eingesetzt.

die Indikationen des simultanen Vorgehens auch im vorgeschädigten Situs, der häufig in der klinischen Praxis vorgefunden wird, fördert. Wenn eine simultane Hart- und Weichgeweberekonstruktion mit dem VIP-CT-Lappen vorgenommen wird, ist der Implantataufbau in vier Monaten abgeschlossen. Weichteilkorrekturen oder Ausbesserungsmaßnahmen werden dann zum Zeitpunkt der Implantatinsertion vorgenommen. Die normale durchschnittliche Behandlungszeit ist damit von 13 bis 18 Monaten auf acht bis zehn Monate für großvolumige Kombinationsdefekte des Hart- und Weichgewebes reduziert (siehe Kapitel 2).

Grundsätzliche Gesichtspunkte

Wie beim subepithelialen Bindegewebetransplantat, können die Größe und die Form des harten Gaumens die Anwendung des VIP-CT-Lappens einschränken. Beispielsweise kann die präparierbare Lappenbreite in einem flachen Gaumen weniger als 5 mm betragen und damit die Möglichkeiten, den Lappen jenseits des ersten Prämolaren oder in die Eckzahnregion zu rotieren, einschränken. Deshalb ist eine präoperative Untersuchung der Spenderregion wichtig. Zusätzlich führt die Verwendung des VIP-CT-Lappens zu einer überschüssigen Gewebemasse am anterioren harten Gaumen, der die Verwendung einer herausnehmbaren provisorischen Prothese in der initialen postoperativen Phase erschwert. Die Verwendung einer herausnehmbaren Prothese gefährdet nicht nur durch Kompression den Blutfluss in den Lappen, sondern sie kann auch die Heilung des bedeckenden Lappens durch Übertragung von Mikrobewegungen stören. Die vergrößerte Gewebemasse im Gaumen kann die Verwendung einer vorbestehenden herausnehmbaren Prothese auch mit erheblichen Ausschleifmaßnahmen unmöglich machen.

Nach den Erfahrungen des Autors wird ein provisorischer Zahnersatz am besten am Anfang mit Hilfe eines Essex-Retainers durchgeführt, der ein Brückenzwischenglied oder einen Zahn an der transplantierten Stelle aufnimmt und eine volle Bedeckung des Gaumens gewährleistet. Dieser Typ einer Interimsprothese schützt die Wunde und stellt eine exzellente Lösung für den Patienten während der initialen Heilungsphase von 10 bis 14 Tagen dar. Vor der Operation wird ein diagnostischer Abdruck des Oberkiefers angefertigt. Das Gipsmodell wird durch Auftragen von Wachs erhöht, um die gewünschte Hart- oder Weichgewebeaugmentation zu simulieren. Zusätzlich wird mit Wachs die erhöhte palatinale Gewebemenge, die aus der Rotation das VIP-CT-Lappens resultiert, simuliert (Abb. 6-3a). Daraufhin werden ein oder mehr Brückenzwischenglieder eingeklebt, und die Schiene wird aus 0,08-mm-Visaryl-Material mit dem MiniStar-Gerät tiefgezogen (Great Lake Orthodontics, Ponawanda, NY). Die Kanten der Tiefziehschiene werden mit Gummipolierern und Schleifsteinchen geglättet und zur Eingliederung in der Operation desinfiziert (Abb. 6-3b).

Nach der initialen Heilung (10 bis 14 Tage) wird eine provisorische, mit Komposit eingeklebte festsitzende Restauration empfohlen, um die Weichgewebearchitektur im Situs abzustützen und herauszuformen, bis die Implantate zur

Versorgung anstehen. Alternativ kann eine provisorische Restauration an einer Tiefziehschiene ohne palatinale Bedeckung genutzt werden. Das entstehende überschüssige Palatinalgewebe stellt eine zusätzliche Quelle für Bindegewebe dar, wenn Ausbesserungsmaßnahmen nach Implantatinsertion oder Implantatfreilegung indiziert sind. Es sollte gesagt werden, dass bei schweren Kieferkammdefekten die Anwesenheit dieser übermäßigen Weichteilmasse auf der Palatinalseite der austretenden Implantatrestaurationen häufig sogar abgestumpfte Papillen tarnt. Es sollte erhalten werden, wenn es den Patienten nicht behindert oder mit der Lautbildung interferiert.

Wie oben diskutiert, ist der VIP-CT-Lappen ein interponierter Periost-Bindegewebelappen aus den Weichteilen des harten Gaumens, der dann passiv nach anterior zur Rekonstruktion von Weichgewebe in der ipsilateralen Prämolaren-, Eckzahn- oder Schneidezahnregion verwendet wird. Das Lappendesign ist identisch mit dem vor der Implantatinsertion, während der Implantatinsertion oder während der Osseointegrationsperiode. Wenn der Eingriff vor der Implantatinsertion durchgeführt wird, wird ein epiperiostal präpariertes Empfängerbett empfohlen. Wenn die Technik zugleich mit der Implantatinsertion durchgeführt wird, sollte das Empfängerbett im Bereich der Implantatosteotomie vollschichtig subperiostal präpariert werden und apikal in eine epiperiostale Präparation übergehen, um eine Methode zur Befestigung des Lappens auf einem partiell vaskularisierten Empfängerbett zu ermöglichen (wie in Kapitel 5 diskutiert). Wenn der Eingriff in Verbindung mit einer Hartgewebeaugmentation durchgeführt wird, wird der operative Situs weiter nach peripher jenseits der Knochentransplantationsbereiche mit einer supraperiostalen Präparation erweitert und damit eine Möglichkeit zur Befestigung des Lappens in einer partiell vaskularisierten Empfängerregion geschaffen. Zusätzlich können die bukkale befestigte Gingiva und die Interdentalpapillen in Nachbarschaft des Implantationsortes entepithelialisiert werden, um eine weitere Blutversorgungsquelle für die Befestigung des Lappens bereitzustellen. Trotz der gefäßgestielten Blutversorgung zum VIP-CT-Lappen stimmen solche Manöver mit gängigen guten chirurgischen Prinzipien überein. Alternativ kann der Lappen direkt auf ein Knochenblocktransplantat genäht werden, wenn Nähte durch transossäre Bohrungen geführt werden.

Eine vorsichtige subperiostale Präparation während der Hebung des Lappens hinterlässt ein intaktes Periost, das die Möglichkeit gibt, den Lappen am Rand eines vergrößerten Empfängerbettes oder direkt auf dem Blocktransplantat zu befestigen. Jeder Teil eines Knochentransplantats, der nicht mit dem VIP-CT-Lappen bedeckt ist, sollte mit einer resorbierbaren Kollagenmembran bedeckt sein. Um dies zuvor festzulegen, schlägt der Autor vor, dass der VIP-CT-Lappen sofort nach Befestigung des Knochenblocktransplantats präpariert wird. Als Nächstes zeigt eine passive Rotation des VIP-CT-Lappens über das befestigte Knochentransplantat die Menge an erreichbarer Deckung. Eine weitere Streckung des Lappens, um mehr Bedeckung des Knochentransplantats zu schaffen, ist kontraindiziert, weil dies die Blutversorgung der Lappenränder gefährdet. Dann wird partikuläres Knochentransplantat um die Ränder des Knochenblocktransplantats eingebracht und eine resorbierbare Kollagenmembran wird zugeschnitten und über die Partien des Knochentransplantats, die nicht durch den VIP-CT-Lappen gedeckt sind, gelegt. Das Einhalten dieser Abfolge von Eingriffen wird die Fertigstellung der Operation erleichtern und eine breite Regenerationsbasis für das gesamte Knochentransplantat gewährleisten.

Potenzielle Komplikationen

Komplikationen, die der Autor in der Entwicklungsphase der Technik beobachtet hat, waren auf die Nekrose der bedeckenden Schleimhaut der Spenderregion und Wunddehiszenzen der Schnitte an der Empfängerregion beschränkt. Eine Nekrose der Spenderregion entsteht, wenn der palatinale Weichgewebelappen zu dünn präpariert wird und dadurch eine eingeschränkte Blutversorgung hat. Zusätzlich kann der Chirurg unbeabsichtigt den palatinalen deckenden Lappen perforieren, wenn tiefe Rugae palatinae vorliegen, was zur Freilegung von palatinalem Knochen führt, die für den Patienten extrem schmerzhaft ist. Die Verwendung einer Gaumenplatte oder einer interimsprovisorischen Restauration, die auf einem Gipsmodell mit Wachsrelief in den zuvor besprochenen Arealen hergestellt wurde, minimiert den negativen Eindruck auf den Patienten, wenn einer dieser technischen Fehler während der Operation passiert. Bei mehreren Gelegenheiten konnte der Autor eine Dehiszenz an der Spenderregion eines VIP-CT-Lappens beobachten. Zwei verschiedene Ursachen wurden dieser Beobachtung der eingeschränkten Wundheilung zugeordnet. Anfänglich benutzte der Autor einen Zweischnittansatz zur Hebung des VIP-CT-Lappens. In zwei Fällen wurde das Epithel, das mit dem Lappen gehoben wurde, unvollständig vor der Interponierung des Lappens unter dem Empfängerlappen entfernt, was zu einer persistierenden Schwellung der medialen Entlastungsschnittführung führte. Das Problem wurde ohne Einschränkung des finalen Ergebnisses durch eine Exploration der Wunde, Exzision der Wundränder und einen Wiederverschluss gelöst. Zusätzlich stellte der Autor bei kombinierten großvolumigen Hart- und Weichgewebedefekten fest, dass, wenn sie mit autogenen, kortikospongiösen Blocktransplantaten simultan mit dem VIP-CT-Lappen rekonstruiert wurden, die starke koronale Vorverschiebung des übertrieben kurvilinearen Empfängerlappens regelmäßig zu einer Verschiebung der Unterseite des Lappens über die epithelialen Oberflächen der befestigten Gingiva an der bukkalen Alveolenwand und der Papille und benachbarten Colregion führte. Eine problematische Wundheilung wurde in diesen

Fällen durch den Einschnittansatz für die Lappenhebung und durch regelmäßige Epithelialisierung des Cols der Papillen und der bukkalen Gingivaoberflächen an den benachbarten Zähnen vermieden. Tatsächlich wurde eine signifikante Verbesserungen der Wundheilung und der Ästhetik der Schnittführung nach Einführung dieser Modifikation festgestellt. Unerwartet beobachtete der Autor auch eine Verbesserung der Höhe und des Volumens der Interdentalpapille, wahrscheinlich aufgrund des Überlebens des gefäßgestielten Lappens, der zwischen das deepithelialisierte Col und die Papille und den koronal verschobenen Empfängerlappen platziert war. Eine andere übliche Beobachtung bei Korrektur von großvolumigen Hart- und Weichgewebedefekten mit dem VIP-CT-Lappen war ein zeitweiliger Verlust der Vestibulumtiefe wegen der erheblichen koronalen Vorverschiebung des Empfängerlappens durch die übertrieben kurvilinear angeschrägte Schnittführung. Meistens reichten geringe Korrekturen mit dem CO_2-Laser.
Manchmal wurde die apikale Zurückverlagerung des Empfängerlappens notwendig, um die mukogingivale Grenzlinie neu zu formen und damit die Ästhetik in diesem Bereich zu verbessern.

Chirurgisches Vorgehen

Der Chirurg beginnt erst mit der Umschneidung und Präparation der Empfängerregion und geht dann zur Präparation der Spenderregion über. Eine übertrieben kurvilineare und angeschrägte Lappenschnittführung wird an der Empfängerregion angewendet, wie in den Kapiteln 3 und 5 beschrieben. Verkürzte, vertikale Entlastungsinzisionen werden auf der Gaumenseite an der mesialen und distalen Kante des Empfängerdefektes angesetzt. Das erlaubt eine volle Freilegung des Kieferkamms zur Knochentransplantation oder Implantatinsertion. Die palatinale Inzision am distalen Ende des Empfängerdefektes liegt parallel zum Gingivarand auf der oralen Seite des benachbarten Zahns (siehe Abb. 6-4a). Nach der Präparation der Empfängerregion beginnt die Präparation der Spenderregion durch die Fortführung dieser horizontalen Inzision bis zum distalen Rand des zweiten Prämolaren. Um den primären Wundverschluss der Spenderregion zu erleichtern, sollte dieser Schnitt leicht schräg gestellt werden und 2 mm apikal des freien Gingivarandes von Eckzahn und Prämolaren liegen (siehe Abb. 6-4a). Wie bei der Einschnitttechnik zur Hebung eines freien subepithelialen Bindegewebetransplantats (siehe Kapitel 5), wird dann eine scharfe interne Präparation zur Schaffung eines teilschichtigen Palatinallappens in der Prämolarenregion durchgeführt. Die subepitheliale Dissektion wird nach anterior bis zur distalen Kante des Eckzahns fortgeführt. Der Chirurg sollte sorgfältig eine angemessene Dicke des palatinal bedeckenden Lappens erhalten, um eine Nekrotisierung zu vermeiden. In den meisten Fällen wird die Dissektion tiefer in der Gegend der Rugae palatinae durchgeführt, um eine Perforation des Decklappens zu vermeiden (siehe Abb. 6-4b).

Als Nächstes wird eine vertikale Inzision intern durch das Bindegewebe und Periost am distalen Ende der subepithelialen Präparation durchgeführt, soweit apikal wie möglich, ohne die palatinalen neurovaskulären Strukturen zu schädigen. Mit einem Periostelevatorium nach Buser und einem Membranplatzierungsinstrument hebt der Chirurg dann vorsichtig die resultierende Periost-Bindegewebeschicht beginnend am zweiten Prämolaren und dann vorsichtig nach anterior vorarbeitend (siehe Abb. 6-4b). In den meisten Fällen wird diese vorsichtige subperiostale Präparation intaktes Periost auf die Unterseite des Stiels bringen, das bei der anschließenden Befestigung des Transplantats hilfreich ist. Darüber hinaus bietet das intakte Periost möglicherweise eine osteoblastische Aktivität, wenn der Lappen über ein Knochentransplantat bei simultaner Hart- und Weichgewebetransplantation platziert wird. Wenn Schwierigkeiten bestehen, das Periost bei der subperiostalen Präparation zu erhalten, findet es der Autor sinnvoll, die subperiostale Anhebung alternativ am mesialen oder distalen Ende der Spenderregion neu zu beginnen, bis die Präparationen zusammenlaufen. Dann wird unter Spannung eine zweite Inzision am apikalen Ende der zuvor durchgeführten vertikalen Exzision vorgenommen. Sie wird horizontal nach anterior bis zur Rückseite des Eckzahns vorgezogen. Der Umriss des Periost-Bindegewebestiels ist jetzt komplett. Die Begrenzung der Schnittführung auf die anatomischen Orientierungspunkte gewährleistet, dass der Rand des Lappens sicher aus dem Gaumenareal gehoben wird, wo die dickste Menge von Bindegewebe ohne Risiko für die benachbarten neurovaskulären Strukturen gehoben werden kann. Als Nächstes werden mit dem Buser-Periostelevatorium der Periost-Bindegewebestiel gehoben und die Gaumenmukosa und das Periost an der Basis des Lappens vollschichtig bis zur Mittellinie oder sogar jenseits der Mittellinie des Gaumens abgehoben (siehe Abb. 6-4c). Die subperiostale Präparation und die Unterminierung beginnen am distalen Teil der Präparation im Bereich des zweiten Prämolaren und werden nach vorne, bis kurz vor das Foramen incisivum fortgeführt, um die neurovaskulären Strukturen aus dem Foramen incisivum nicht zu gefährden. Diese Präparation schafft eine zusätzliche Elastizität an der Basis des Stiels, um eine passive Rotation an die Empfängerstelle ohne eine spannungsreduzierende Rückschnittinzision vornehmen zu müssen. Damit sind die zwei verschiedenen Ebenen der Präparation fertig gestellt und haben einen periost-bindegewebegestielten Lappen produziert, dessen Blutversorgung nicht unterbrochen ist. Die subepitheliale Ebene liegt oberhalb der großen palatinalen Gefäße, aber tief genug, um eine Nekrose des palatinalen bedeckenden Lappens zu vermeiden. Die subperiostale Ebene liegt tiefer als die palatinalen Gefäße und wird am Foramen

Chirurgische Technik für den VIP-CT-Lappen

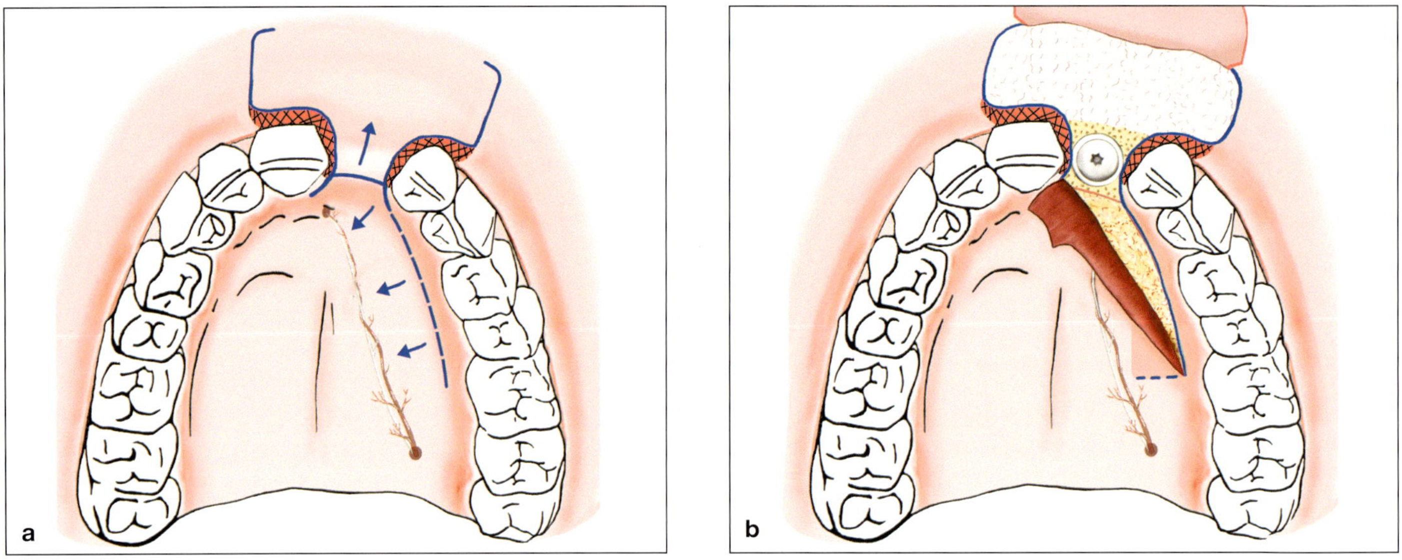

Abb. 6-4a, 6-4b Wenn der VIP-CT-Lappen als Teil einer Aufbaumaßnahme eines Implantatlagers eingesetzt wird, umgeben übertrieben kurvilinearer und angeschrägt geschnittene Inzisionen mit spannungsreduzierenden Rückschnitten das Empfängergebiet. Wenn der Lappen für die Korrektur von großvolumigen Weichteildefekten vor Implantatinsertion eingesetzt wird, werden teilschichtige kurvilinear angeschrägte Inzisionen ins Vestibulum gelegt. Dann wird scharf ein periostales Empfängerbett präpariert. Wenn der VIP-CT-Lappen simultan mit einer Implantation eingesetzt wird, werden teilschichtige Inzisionen auch im Bereich der Umschlagfalte auf der bukkalen Seite des Alveolarfortsatzes begonnen, aber dann als vollschichtige Inzisionen über dem Kieferkamm fortgesetzt. Eine vollschichtige Periostabhebung wird dann nur auf das Gebiet der Implantatinsertion beschränkt (palatinaler und bukkaler Kieferkamm) und die teilschichtige Präparation wird nach apikal durchgeführt, um ein periostales Empfängerbett auf der bukkalen Seite des Kieferkamms zu erzeugen. Die abgekürzten palatinalen Kieferkamminzisionen am mesialen und distalen Rand des Empfängerbettes sind immer vollschichtig. Die subperiostale Präparation wird immer auf der palatinalen Seite des Kieferkamms durchgeführt, um den Ort des Foramen incisivum zu erkennen. Das stellt sicher, dass die Basis des Lappens in diesem Bereich vollschichtig sein wird und damit die Blutversorgung bewahrt und einen Schaden an den neurovaskulären Strukturen minimiert. Wenn eine simultane Hart- und Weichgeweberekonstruktion durchgeführt wird, sind alle Schnitte um das Empfängerbett vollschichtig und es wird eine subperiostale Präparation zur Darstellung des Knochentransplantatempfängerbettes durchgeführt. In Fällen, in denen ein hochgewölbter Gaumen genug Stiellänge des Lappens bietet, um das Knochentransplantat komplett zu bedecken oder sich sogar jenseits des Knochentransplantats zu erstrecken, kann eine teilschichtige Präparation nach peripher ausgedehnt werden, um die Befestigung des Periost-Bindegewebelappens zur Bedeckung des Knochentransplantats mit Periostnähten zu verbessern. Wenn der Lappen des Empfängerbettes präpariert wurde, wird mit einem Skalpell Nr. 15c die benachbarte befestigte Gingiva auf der bukkalen Seite des Kieferkamms, wie auch das Papillen- und Colgewebe benachbarter Gebiete (*schraffierte Bereiche*), deepithelialisiert. Das erlaubt ein Überlappen des Decklappens bei der koronalen Verschiebung, um die vergrößerte Kontur nach Hartgewebetransplantation und/oder Rotation des VIP-CT-Lappens zu bedecken und damit Wundheilungsproblemen an den Schnittführungsrändern vorzubeugen.

Nach der Präparation des Empfängerbettes beginnt die Operation des Spenderareals. Die vollschichtige palatinale Inzision am distalen Ende des Empfängerbettes wird parallel zum Gingivarand des benachbarten Eckzahns und der Prämolaren nach hinten ausgedehnt (*gestrichelte Linie*). Diese Inzision sollte 2 mm bis 3 mm apikal der Gingivaränder laufen und eine leichte Anschrägung nach apikal, ähnlich zur Inzision bei einem subepithelialen Bindegewebetransplantat (Einschnitttechnik), aufweisen. Innerhalb dieser Inzision wird ein frisches Skalpell Nr. 15c parallel zur Gaumenoberfläche geschwenkt und mit scharfer Präparation wird die subepitheliale Präparationsebene, beginnend am distalen Ende der schräg gestellten Inzision, definiert (distal des zweiten Prämolaren, mesial des ersten Molaren). Dann arbeitet man sich nach mesial zum Hinterrand des Eckzahns hin vor. Wie bei der Hebung eines freien subepithelialen Bindegewebetransplantats, wird die apikale Ausdehnung der subepithelialen Präparation durch die Größe und die Form des Gaumens festgelegt (*schattiertes Gebiet*). Gleichermaßen sollte die Präparationsebene tief genug sein, um eine angemessene Dicke des palatinalen Decklappens zu bewahren, um eine unerwünschte postoperative Nekrose zu vermeiden. Nach Rückkehr an den distalen Rand der subepithelialen Präparation wird eine vertikale Inzision durch das unterliegende Periost und Bindegewebe durchgeführt. Diese Inzision definiert den distalen Rand des Periost-Bindegewebelappens.

incisivum und palatinum vorsichtig präpariert, um einen Schaden der neurovaskulären Strukturen in ihrem Verlauf durch den harten Gaumen zu vermeiden.

Spannungsreduzierende Rückschnitte in der Basis des gestielten Lappens, um eine passive Rotation in die Mittellinie zu ermöglichen, sind selten notwendig, wenn eine subperiostale Unterminierung erfolgt. Wenn es unvermeidlich ist, werden diese spannungsmindernden Schnitte am Drehpunkt der Lappenrotation entlang der Linie der größten Spannung gesetzt. Obwohl die Linie der größten Spannung der Radius der Rotation ist, der durch die apikale horizontale Schnittführung geschaffen wird, fällt der Drehpunkt nicht mit dem Ende dieses Schnittes zusammen. Dies liegt daran, dass die periostale Unterminierung eine günstige Verlagerung des

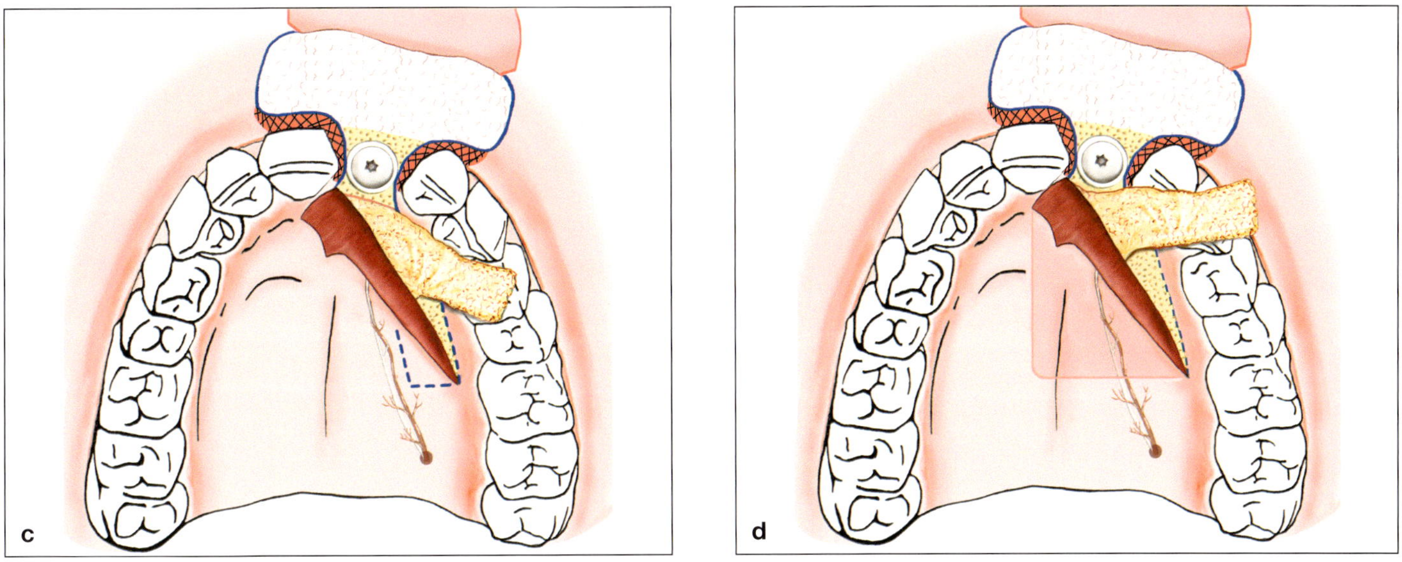

Abb. 6-4c, 6-4d Als Nächstes wird das paddelförmige Ende eines Periostelevatoriums nach Buser eingesetzt, um die subperiostale Präparation mit Beginn auf der palatinalen Seite des Empfängerbettes nach distal der Spenderregion hin fortzusetzen. Das hintere Ende wird durch die vertikale Inzision durch die Bindegewebe-Periostschicht abgesetzt. Das apikale Ende der subperiostalen Präparation wird wiederum durch die Höhe des Gaumens festgelegt. Der Autor bevorzugt, vorsichtig die subperiostale Präparation alternativ am mesialen und distalen Ende des Spendergebietes durchzuführen, bis sich die Präparationen treffen. Das ist besonders hilfreich, wenn Schwierigkeiten bei der Erhaltung des Periostes bei subperiostaler Präparation im Bereich der palatinalen Rugae bestehen, wo am wahrscheinlichsten ein Zerreißen des Periostes auftreten kann. Mit der chirurgischen Adson-Pinzette wird ein koronaler Zug auf den entstehenden Bindegewebe-Periostlappen ausgeübt, während mit einem Skalpell Nr. 15c die horizontale Inzision durch das apikale Ende der separierten Periost-Bindegewebechicht durchgeführt wird. Diese Inzision beginnt am apikalen Ende der distalen vertikalen Inzision und wird nach mesial bis an den Hinterrand der Eckzahnregion fortgesetzt. Obwohl der Periost-Bindegewebelappen nun umschnitten ist, wird die passive Rotation nach anterior üblicherweise eine subperiostale Unterminierung der jetzt definierten Lappenbasis erfordern. Obwohl eine weitere Ausdehnung der horizontalen apikalen Inzision eine weitere Rotation des Lappens zu diesem Zeitpunkt erlauben würde, sollte diese Möglichkeit für Fälle reserviert bleiben, wenn feststeht, dass die subperiostale Unterminierung nicht zur passiven Lappenrotation ausreicht. Das bewahrt eine maximale Blutzirkulation im Lappen aus dem subepithelialen, periostalen und bindegewebigen Gefäßplexus, der aus der benachbarten Arteria palatina stammt. Das paddelförmige Ende eines Periostelevatoriums nach Buser und/oder das stumpfe Ende eines Membranplatzierungsinstrumentes wird vorsichtig eingesetzt, um die Basis des Lappens über die Ausdehnung der subperiostalen Präparation über die Mittellinie hinaus zu unterminieren. In den meisten Fällen ist es bequem, am distalen und apikalsten Ende der Spenderregion zu beginnen und sich dann nach vorne hin zum Foramen incisivum vorzupräparieren (schattierter Bereich). Mit der Adson-Pinzette wird von Zeit zu Zeit geprüft, ob die passive Lappenrotation in das Empfängerbett schon erreicht wurde oder ob eine zusätzliche Unterminierung notwendig wird. Es muss dafür Sorge getragen werden, einen Schaden der neurovaskulären Strukturen, die durch den Gaumen laufen und im Foramen incisivum heraustreten, zu vermeiden. In den meisten Fällen ist es nicht erforderlich, die apikale horizontale Inzision weiter nach vorne auszudehnen und spannungsreduzierende Rückschnitte zu setzen, um den Lappen passiv in das Empfängerbett rotieren zu können. Wenn erforderlich, sollte die apikale horizontale Inzision nicht weiter als bis zum Hinterrand des Eckzahns reichen und jegliche Rückschnittinzisionen sollte auf 2 mm bis 3 mm Tiefe beschränkt bleiben.

Lappendrehpunktes produziert und in den meisten Fällen eine spannungsfreie Rotation des Lappens in den anterioren Oberkiefer ohne Notwendigkeit für spannungsreduzierende Rückschnitte ermöglicht (Abb. 6-4d). Wenn trotz Unterminierung eine Rückschnittinzision notwendig ist, muss der Chirurg sehr vorsichtig sein, die Länge dieser Inzision zu begrenzen, um eine Gefährdung der Blutzirkulation zu vermeiden. Intraoperative Bestimmung des Bereiches der größten Spannung zeigt die Position von spannungslösenden Inzisionen. Als Erstes wird der Lappen in die Empfängerregion rotiert und dort mit apikal oder lateral eingebrachten Nähten befestigt (siehe Abb. 6-4e). Alternativ kann der Lappen direkt auf ein Blockknochentransplantat genäht werden, wobei die Nähte durch transossäre Bohrungen im Knochentransplantat, wie zuvor schon diskutiert, geführt werden. Ein resorbierbares Kollagenvlies (CollaPlug, Centerpulse Dental, Carlsbad, CA) unterstützt die Blutstillung und füllt Leerräume im Spenderdefekt (siehe Abb. 6-4e). Am Ende werden die Spender- und Empfängerstelle primär mit resorbierbaren Nähten verschlossen und ein befeuchteter Gazetupfer wird mit sanftem Druck für zehn Minuten appliziert (siehe Abb. 6-4f).

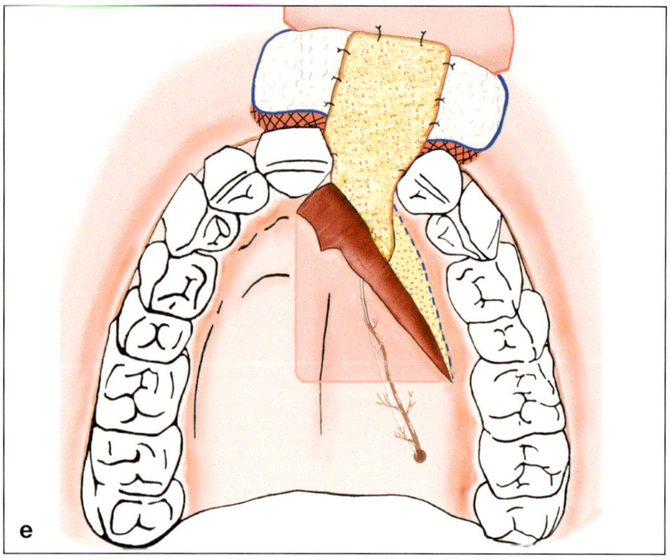

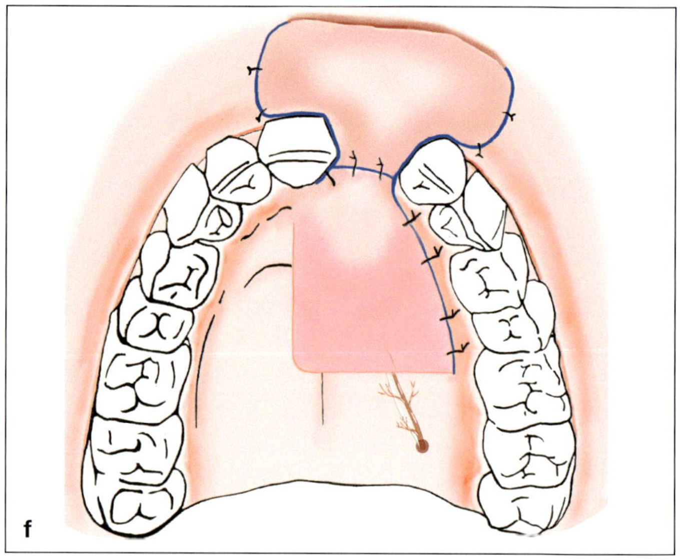

Abb. 6-4e, 6-4f Befestigung des VIP-CT-Lappens. Eine horizontale Rückstichnaht tritt durch die befestigte Gingiva auf jeder Seite des Empfängerbettes ein, läuft zweimal durch den Lappen und tritt durch die befestigte Gingiva, wo sie begonnen hat, wieder aus, wo ein dreifacher Knoten geknüpft wird. Wenn ein periostales Empfängerbett vorhanden ist, werden zusätzliche Nähte um den Rand des Lappens herum gesetzt. Wenn eine Hart- und Weichteiltransplantation simultan durchgeführt wird und zusätzliche Nähte als notwendig erachtet werden, um den Lappen sicher zu befestigen, können Nähte auch durch Bohrungen im Knochenblocktransplantat geführt werden. Nach der Immobilisation des VIP-CT-Lappens werden die Spender- und Empfängerlappen reponiert. Wegen der Verbindung zwischen Spender- und Empfängerregion bei interponierten Lappen wird der Wundverschluss simultan durchgeführt. Nach der Einlage eines resorbierbaren Kollagenvlieses (CollaPlug), das bei der Blutstillung hilft und Leerraum im Spenderbett ausfüllt, beginnt der Verschluss des Empfängerbettes mit Einzelknopfnähten am mesialen und distalen Rand der Kieferkamminzision. Danach werden die kurvilinearen, angeschrägten Inzisionen mit Nähten geschlossen. Die koronale Vorverschiebung ermöglicht die plastische Deckung der vergrößerten bukkalen und vertikalen Konturen nach Hartgewebetransplantation und Rotation des VIP-CT-Lappens. Die Form des übertrieben kurvilinearen und angeschrägt geschnittenen Lappens bedingt eine Überlappung des Decklappens mit dem deepithelialisierten Papillen- und Colgebiet, wenn er koronal vorverschoben wird. Eine Naht, die vorsichtig durch den Decklappen und durch die befestigte Gingiva auf der palatinalen Seite des benachbarten Zahns läuft, wird eine enge Adaptation des koronal vorverschobenen Decklappens auf das darunter liegende deepithelialisierte Papillen- und Colgewebe gewährleisten. Das bewirkt eine exzellente Weichteilästhetik und in vielen Fällen eine vertikale Weichgewebeaugmentation an den benachbarten natürlichen Zähnen. Schließlich wird ein primärer Verschluss des Spenderareals durch Einzelknopfnähte im Bereich der Gingivaeinschnitte der Eckzähne und Prämolaren erreicht. Dann wird mit einem angefeuchteten Kochsalztupfer Druck auf das Empfänger- und Spenderbett ausgeübt.

Klinische Erfahrungen

Die Verwendung des VIP-CT-Lappens hat konstant exzellente Resultate bei der Korrektur von großvolumigen Hart- und Weichgewebedefekten an Implantatorten im anterioren Oberkiefer ergeben. Die Menge der horizontalen Weichgewebeaugmentationen ist immer größer als die Menge, die mit freien Weichgewebetransplantationstechniken erreicht wird (Abb. 6-5). Zusätzlich ist die Menge der vertikalen Knochenaugmentationen, die üblicherweise mit einem einzelnen VIP-CT-Lappen gewonnen werden kann, sogar höher als die Menge, die mit mehreren freien Weichgewebetransplantaten erzielt werden kann (siehe Abb. 6-6). Die Technik hat sich als hilfreich zur Behandlung des vorgeschädigten Implantatlagers erwiesen, wenn die existierenden Weichgewebe von schlechter Qualität und schwer vernarbt und für die Heilung der Hartgewebeaugmentation unzulänglich waren (siehe Abb. 6-7). Die Technik konnte als vorhersagbare Maßnahme zur Wiederabdeckung eines Implantats im anterioren Oberkiefer verwendet werden, wenn eine unerwartete Weichteildehiszenz das ästhetische Resultat zu gefährden drohte (siehe Abb. 6-8).

Das Volumen des Weichgewebetransfers, das normalerweise mit dem VIP-CT-Lappen erreicht werden kann, hat auch die Abdeckung von kleinvolumigen Hart- und Weichgewebedefekten, wie auch die Korrektur von großvolumigen Weichgewebedefekten gleichzeitig mit der Implantatinsertion (siehe Abb. 6-9, 6-10) erleichtert. Von größter Bedeutung ist,

Horizontale Weichteilrekonstruktion mit dem VIP-CT-Lappen

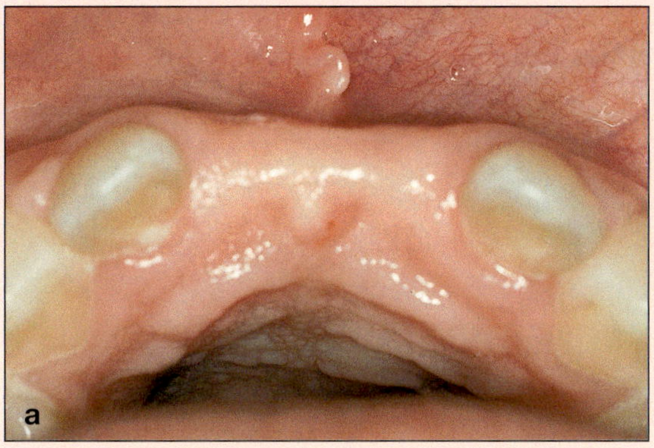

Abb. 6-5a Präoperative okklusale Ansicht eines zahnlosen Oberkieferschneidezahnbereichs mit einem großvolumigen Weichgewebedefekt. Das diagnostische Waxup zeigte ein 3 mm bis 4 mm messendes horizontales Defizit der Weichgewebekontur, die für ein ästhetisches Heraustreten der Kronen benötigt wird.

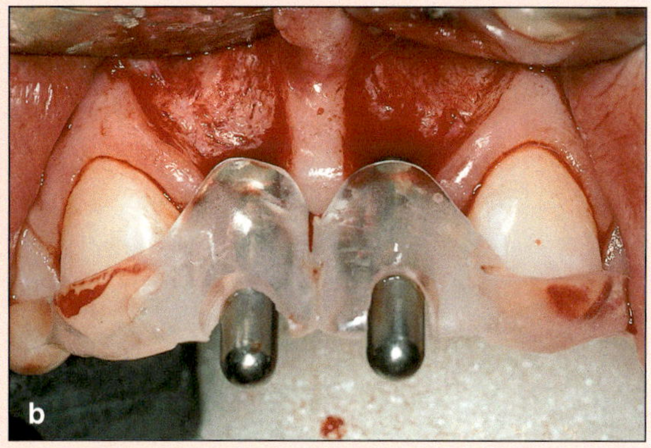

Abb. 6-5b Die Empfängerbetten wurden mit kurvilinearen, angeschrägten Inzisionen umschnitten. Die vollschichtige subperiostale Präparation war auf das Implantatinsertionsgebiet (bukkaler und palatinaler Kieferkamm) beschränkt, während mit einer teilschichtigen Präparation ein periostales Empfängerbett auf der bukkalen Seite des Alveolarfortsatzes geschaffen wurde.

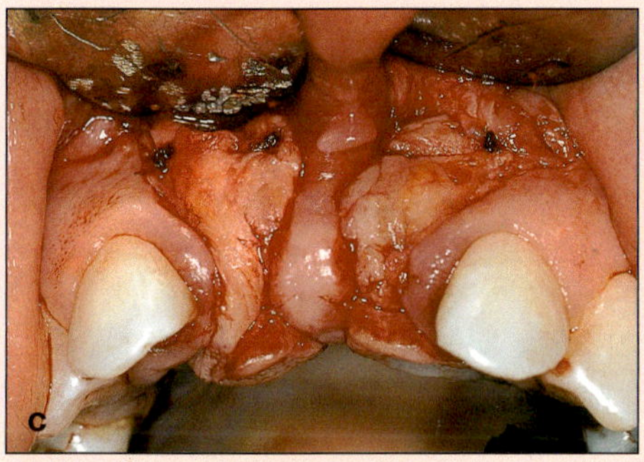

Abb. 6-5c Nach Implantatinsertion wurden die lateralen VIP-CT-Lappen in die Empfängerbetten rotiert und apikal am Periost des Empfängerbettes befestigt. Ein supraperiostaler Tunnel wurde scharf unter dem Mittelliniengewebe präpariert und die VIP-CT-Lappen wurden mit einer tiefen horizontalen Rückstichnaht befestigt.

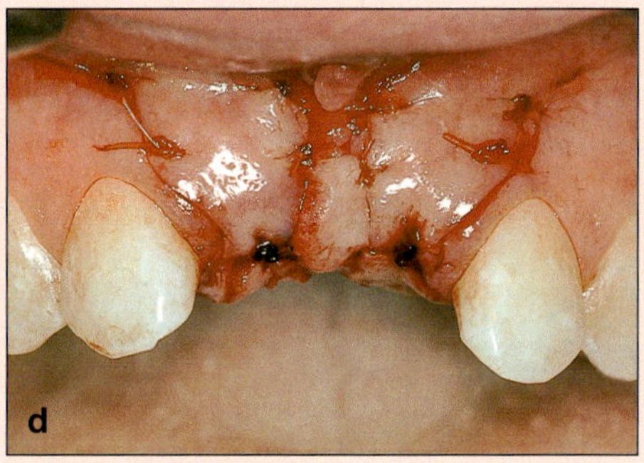

Abb. 6-5d Die Spender- und Empfängerwunden wurden beginnend am Kieferkammschnitt verschlossen, danach folgen der Wundverschluss der kurvilinearen, angeschrägten Inzisionen auf der bukkalen Alveolarkammseite und am Ende der der palatinalen Spenderregion, die mit einem resorbierbaren CollaPlug-Kollagenvlies versorgt wurde.

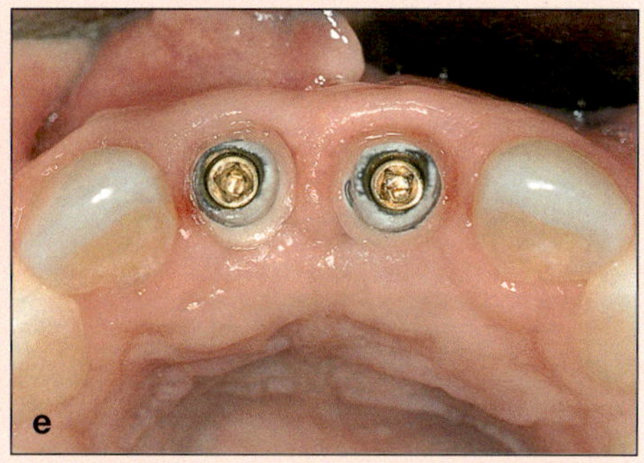

Abb. 6-5e Sechs Monate nach Implantatinsertion wird das Implantat mit einer Gewebestanze freigelegt, um individuelle Aufbaupfosten und provisorische Kronen einzugliedern. Sechs Wochen später wurden die endgültigen Restaurationen eingegliedert. Weil keine Weichteilschrumpfung eintrat, bestand auch keine Notwendigkeit für Randanpassungen auf dem Behandlungsstuhl. In diesem Fall wurden 3,5 mm horizontaler Weichteilaugmentation mit dem VIP-CT-Lappen und der Mittellinientunnelierungstechnik ermöglicht.

dass die Entwicklung und die Anwendung dieser Technik dem Implantatchirurgen die vorhersagbare simultane Hart- und Weichgewebeaugmentation im ästhetischen Bereich an vorgeschädigten Kieferkämmen in anterioren Oberkiefer mit großvolumigen Kombinationsdefekten ermöglicht. Am Ende hat die Menge der vertikalen Weichgewebeaugmentationen, die durch diese Technik ermöglicht wird, die Wiedererschaffung einer positiven Gingivaarchitektur in Situationen erlaubt, in denen frühere Hart- und Weichgewebeaugmentationen fehlgeschlagen sind.

Diese verbesserten Resultate sind direkt auf die intakte Blutversorgung des Lappens und die verminderte postoperative Kontraktion zurückzuführen. Tatsächlich ist die vertikale Gewebehöhe von Gewebestanzen, die zum Zeitpunkt der Implantatfreilegung nach einem VIP-CT-Lappen durchgeführt wurden, regelmäßig mit 6 mm bis 8 mm vermessen worden, verglichen mit der präoperativen Weichteilhöhe, die zwischen 3 mm und 5 mm betrug. Während diese Weichgewebehöhe erheblich die Ästhetik des Implantats verbessert hat, hat sie auch dasselbe prothetische Problem erzeugt, das auch bei übermäßig tief platzierten Implantaten besteht. In der Erfahrung des Autors können diese prothetischen Schwierigkeiten durch Verwendung von Bohrschablonen für gedeckt einheilende Implantate oder durch Verwendung von individuellen Gingivaformern bei offen einheilenden Implantaten umgangen werden (siehe Abb. 6-11 bis 6-15).

Vertikale Weichteilrekonstruktion mit dem VIP-CT-Lappen

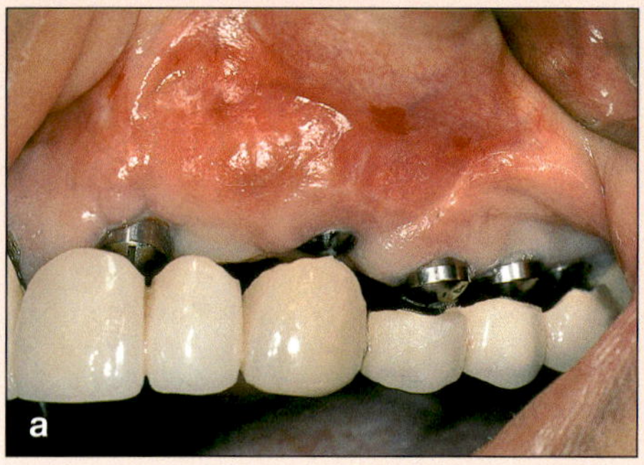

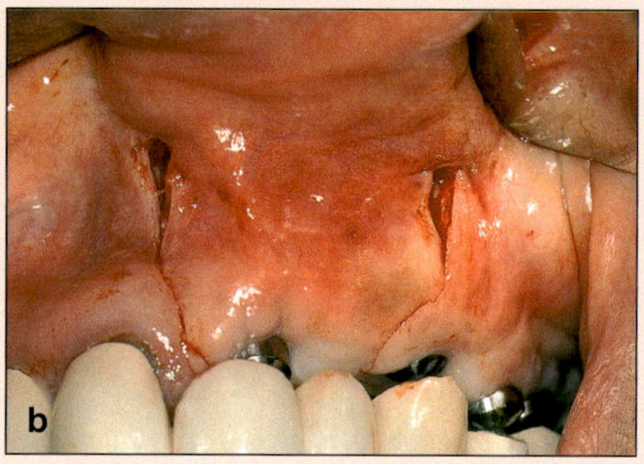

Abb. 6-6a Die präoperative Ansicht zeigt einen großvolumigen Weichteildefekt zwischen dem Implantat 21 und 23 zwei Monate, nachdem fünf zweiteilige External-Hex-Implantate (3i, West Palm Beach, FL) über einen ungedeckten Zugang mit Gingivaformern eingesetzt worden waren. Die Knochenhöhe distal des mittleren Schneidezahnimplantats ist zu gering, um die Interdentalpapille zu stützen.

Abb. 6-6b Kurvilineare, angeschrägte Inzisionen das Empfängerbett. Ein periostales Empfängerbett wird scharf präpariert.

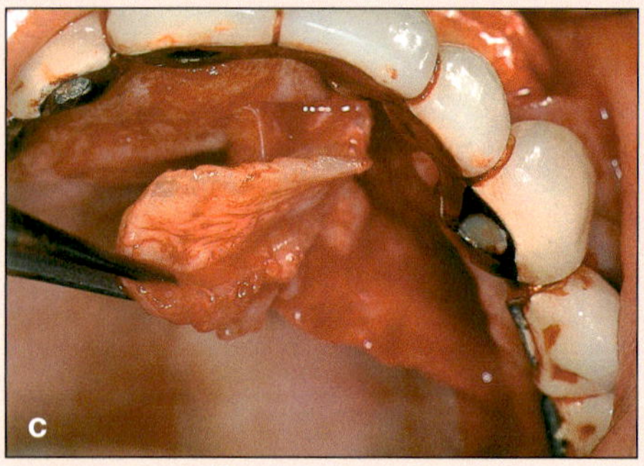

Abb. 6-6c Nach Bildung des VIP-CT-Lappens wird mit einer Adson-Pinzette geprüft, dass die subperiostale Unterminierung ausreicht, um eine passive Rotation des Lappens in das Empfängerbett zu ermöglichen.

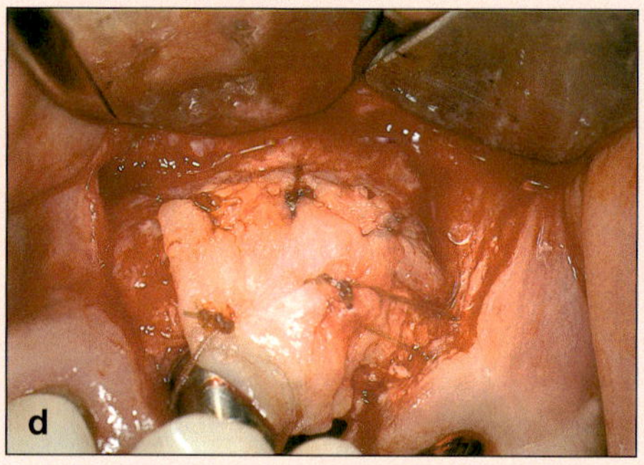

Abb. 6-6d Der VIP-CT-Lappen wurde passiv in der Wunde positioniert und über dem Periost mit 4x0-Chrom-Gut-Nähten befestigt. Sorgfältig wird eine Streckung des Lappens vermieden, die die Blutversorgung einschränken könnte.

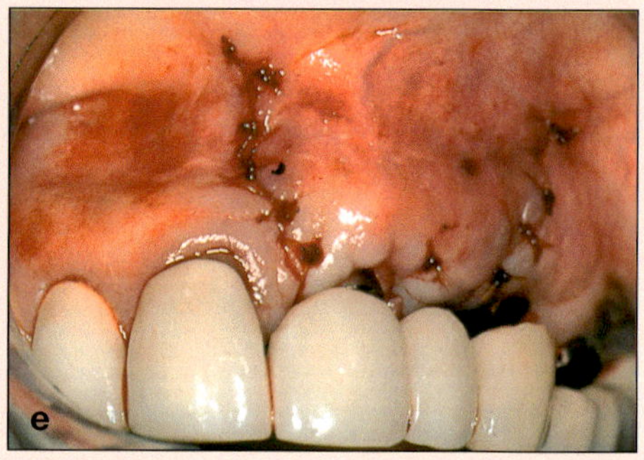

Abb. 6-6e Nach koronaler Vorverschiebung wird der Decklappen mit 4x0-Chrom-Gut-Nähten verschlossen.

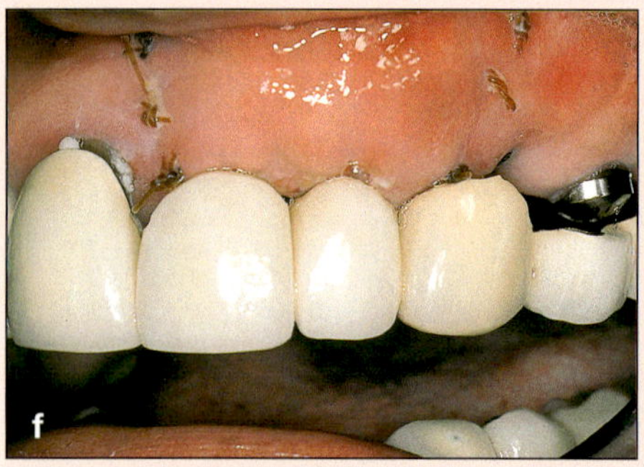

Abb. 6-6f Die Ansicht zwei Wochen postoperativ zeigt eine exzellente vertikale Weichteilrekonstruktion zwischen dem Schneidezahn- und Eckzahnimplantat und keinen Hinweis auf eine Retraktion des Decklappens.

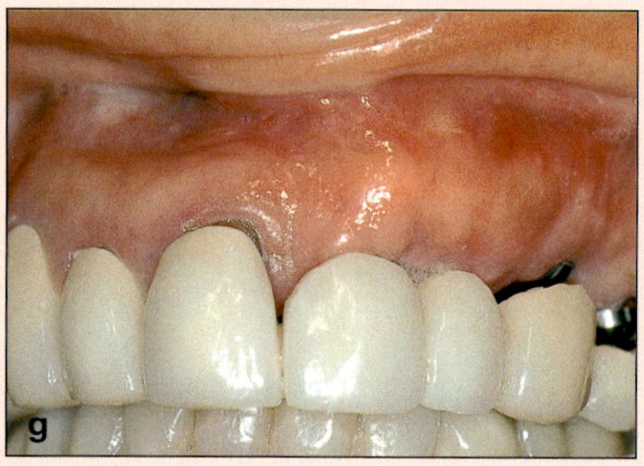

Abb. 6-6g Die Ansicht drei Monate postoperativ zeigt eine Erhaltung der vertikalen Weichgewebehöhe ohne Anzeichen einer postoperativen Weichgewebeschrumpfung.

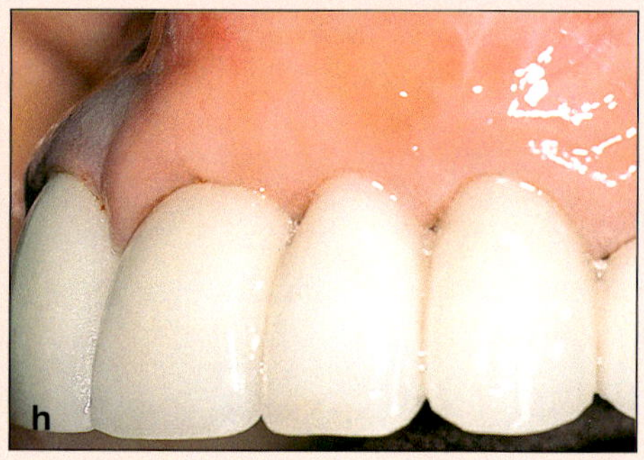

Abb. 6-6-h Ansicht ein Jahr postoperativ. Die endgültige Restauration zeigt harmonische Zahnproportionen. Ein ästhetisches Aussehen der Gingiva wurde wiederhergestellt (Prothetik durch Dr. Larry Lesperance, South Miami, FL).

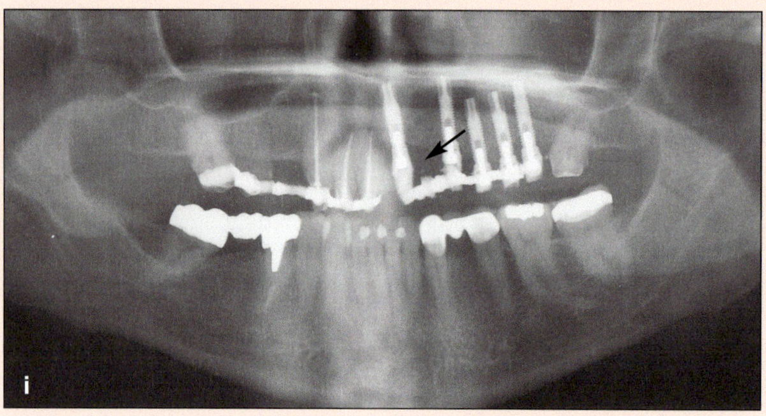

Abb. 6-6i Das Röntgenbild mit der endgültigen Restauration zeigt eine eingeschränkte vertikale Knochenhöhe am distalen Rand des Schneidezahnimplantats (Pfeil). Trotzdem hat der VIP-CT-Lappen den Defekt getarnt und ergab eine endgültige Restauration mit akzeptabler Gingivaästhetik. Diese Menge an vertikaler Augmentation wäre nicht erreichbar, auch wenn multiple freie Bindegewebetransplantate durchgeführt würden.

Rekonstruktion eines großvolumigen Weichgewebedefektes bei schwer vernarbten Weichgeweben mit dem VIP-CT-Lappen in Vorbereitung für einen hartgeweblichen Implantatlageraufbau

Abb. 6-7a Präoperative Ansicht einer provisorischen Brücke mit einem Defekt unter dem Brückenglied, der durch eine größere Menge zahnfleischfarbenen Kunststoffes bedeckt wurde.

Abb. 6-7b Die Unteransicht der Brücke zeigt den Schweregrad des großvolumigen hart- und weichgeweblichen Kombinationsdefektes im ästhetischen Bereich.

Abb. 6-7c, 6-7d Präoperative Ansichten. Frühere fehlgeschlagene Knochentransplantationsversuche haben zum Verlust des seitlichen Schneidezahns geführt. Die Weichteilbedeckung im Situs ist schwer vernarbt und ungeeignet, um ein Knochentransplantat zur Einheilung zu bringen. Zusätzlich besteht eine Weichteilrezession am Hinterrand des benachbarten zentralen Schneidezahns mit Verlust der Papille und des Colgewebes (*Pfeil*). Dieser anatomische Defekt kann normalerweise eine Knochentransplantation gefährden, weil es schwierig ist, eine Weichteilbedeckung in diesem Bereich zu erzielen und halten.

Abb. 6-7e Nach mechanischer und chemischer Vorbereitung des benachbarten Zahns wurde ein geschlossenes Empfängerbett präpariert und so modifiziert, dass die benachbarten Wurzeloberflächen des zentralen Schneidezahns und Eckzahns freiliegen. Um eine Nekrose des dünnen und extrem vernarbten Gewebes zu vermeiden, wurde eine subperiostale Präparation durchgeführt.

Abb. 6-7f Ein VIP-CT-Lappen wurde durch einen Zweischnittzugang gehoben, so dass er einen intakten Epithelstreifen enthielt. Der Lappen wurde passiv in den Situs rotiert und nach der Standardmethode mobilisiert. Zu beachten ist, dass ein großer Teil des Lappens ungedeckt blieb. Der Lappen war groß genug, um die enge Adaptation an die Nachbarzähne zu ermöglichen. Die provisorische Interimsbrücke wurde an das vergrößerte Weichteilvolumen angepasst. Wo der Lappen abgedeckt wurde, wurde das Epithel exzidiert.

Abb. 6-7g, 6-7h Vier Monate postoperativ zeigt sich eine enorme Verbesserung des Weichteilvolumens und der Weichteilqualität im zahnlosen Kammabschnitt. Das fehlende Papillen- und Colgewebe erscheint teilweise rekonstruiert.

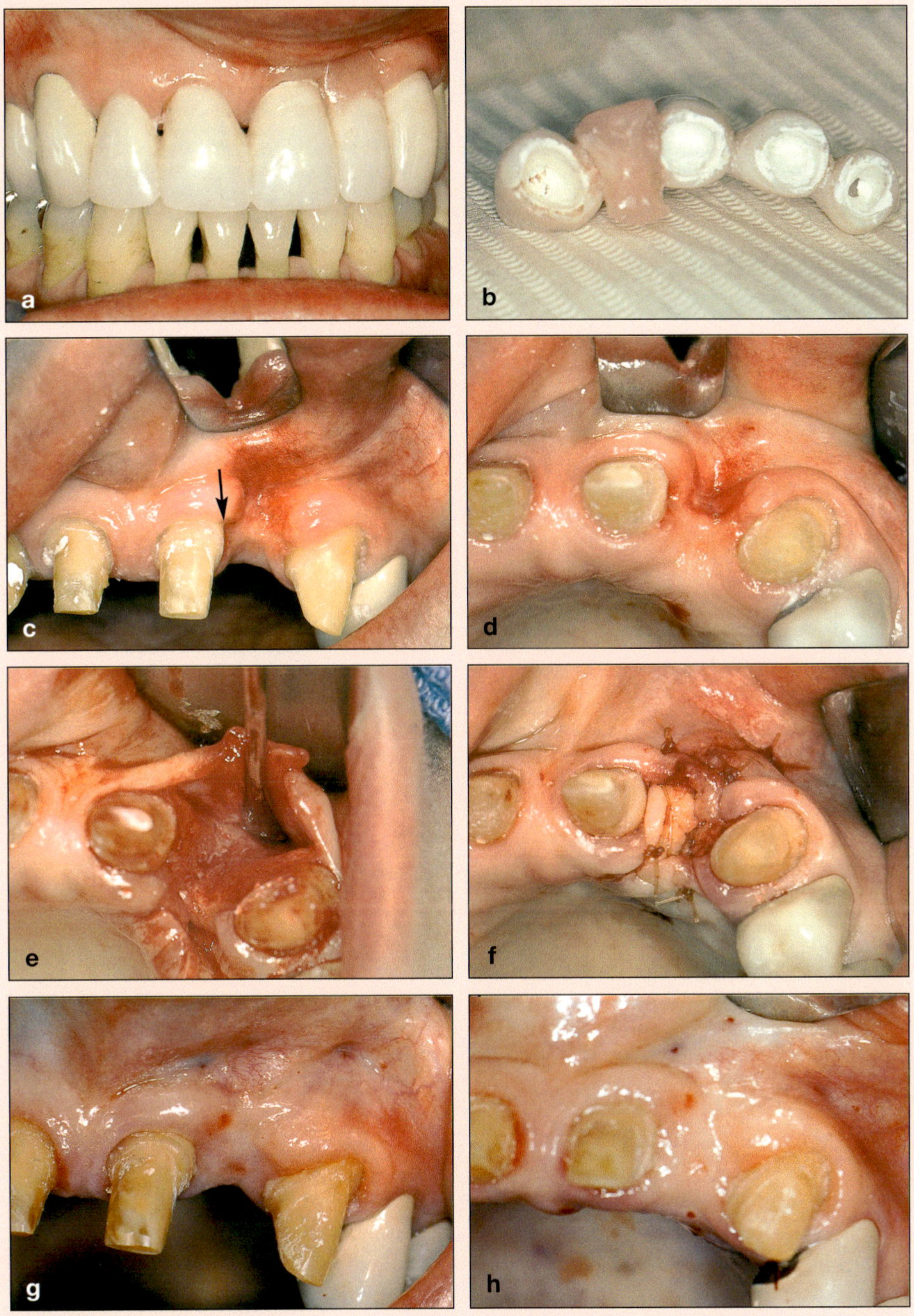

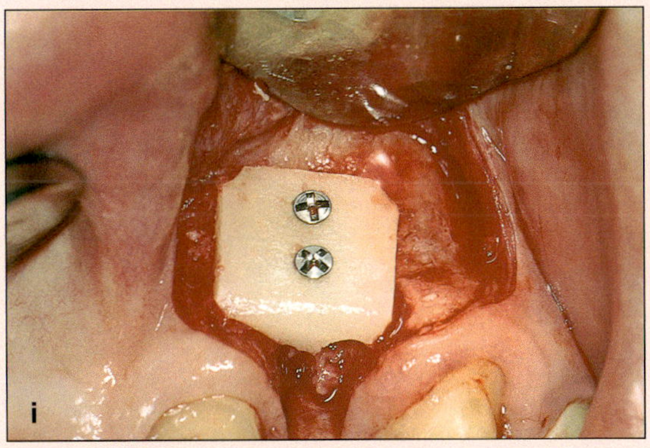

Abb. 6-7i Über einen vollschichtigen kurvilinearen und angeschrägten Lappen wurde die Transplantation eines Blocks und von partikulärem Knochen durchgeführt. Eine resorbierbare Kollagenmembran wurde über dem Transplantat adaptiert und eine spannungsfreie Wundheilung wurde ermöglicht.

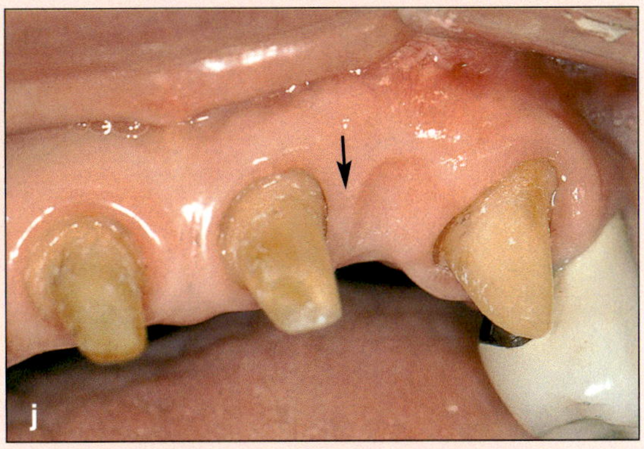

Abb. 6-7j Die Ansicht vier Monate postoperativ zeigt eine komplette Rekonstruktion des Situs. Es bestehen ideale Konturen für die prothetischen Arbeiten und die Weichgewebegesundheit ist exzellent. Zu beachten ist, dass die Form der benachbarten Papille in diesem Fall restauriert wurden (*Pfeil*). Ein Ergebnis, das sogar mit dem VIP-CT-Lappen nicht immer möglich ist.

Nutzung des VIP-CT-Lappens zur Behandlung der Weichteildehiszenz und des freiliegenden Metallrandes an ungedeckten Oberkieferimplantaten

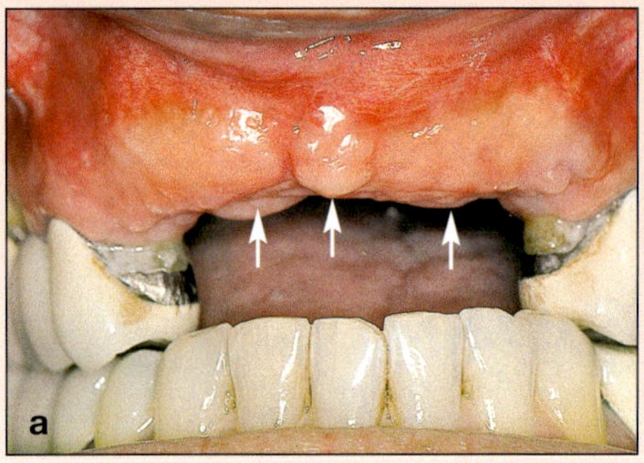

Abb. 6-8a Präoperative Ansicht eines anterioren Oberkiefers drei Monate nach Knochentransplantation zur Lagervorbereitung für Implantate an Schneide- und Eckzahnposition und eventueller Versorgung mit einer sechsgliedrigen Brücke.

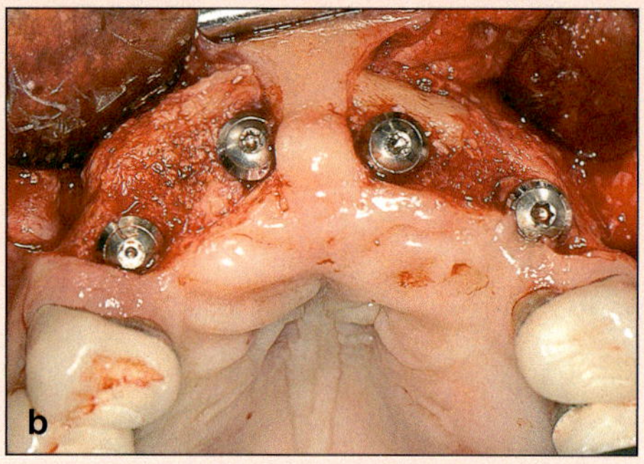

Abb. 6-8b Vier Monate später wurden über kurvilineare, angeschrägte Lappen die Mincro-Schrauben (Osteomed), die zur Befestigung der kortikospongiösen Blocktransplantate benutzt worden waren, entfernt. Einteilige ungedeckte Implantate wurden inseriert und die Decklappen wurden koronal vorverschoben und angenäht, um die Implantate plastisch zu decken.

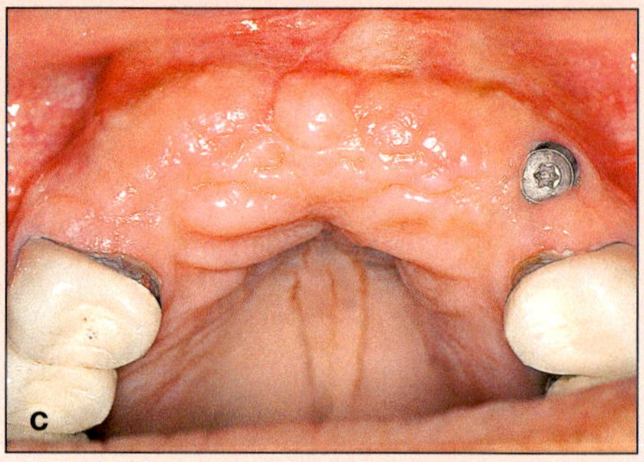

Abb. 6-8c Die Ansicht drei Monate postoperativ zeigt eine komplette Dehiszenz der Weichgewebe und das Freiliegen des Metallrandes am linken Eckzahnimplantat. Dies ist ein Ergebnis einer übermäßigen Bukkalneigung des Implantats.

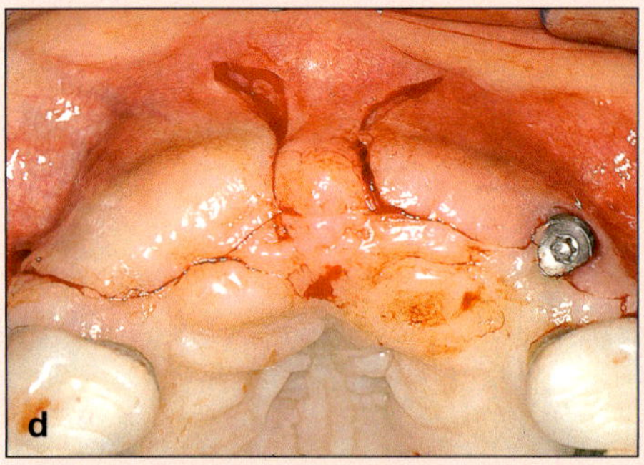

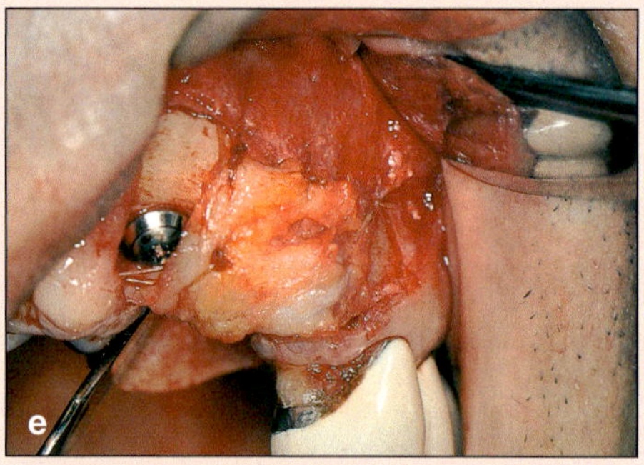

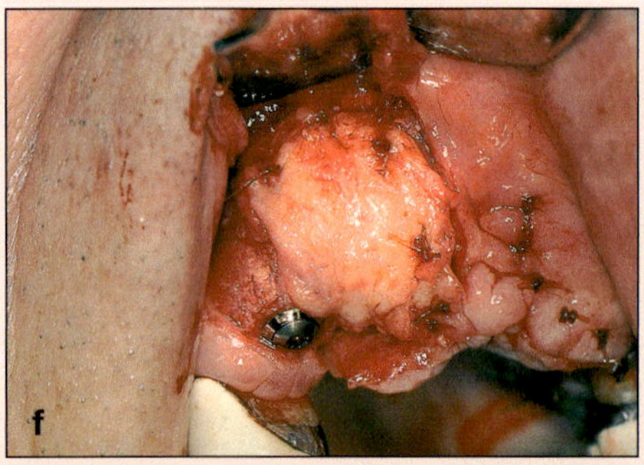

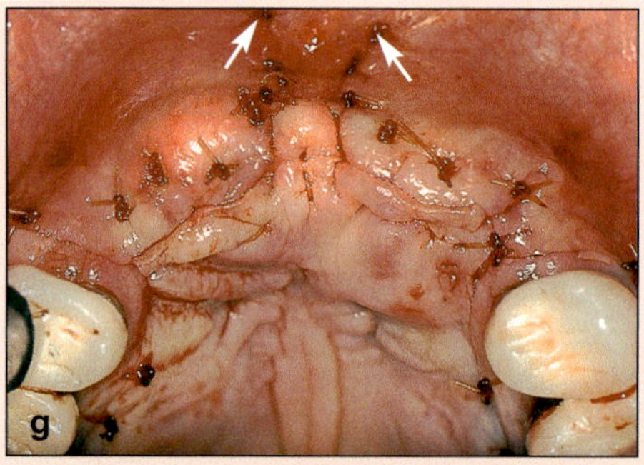

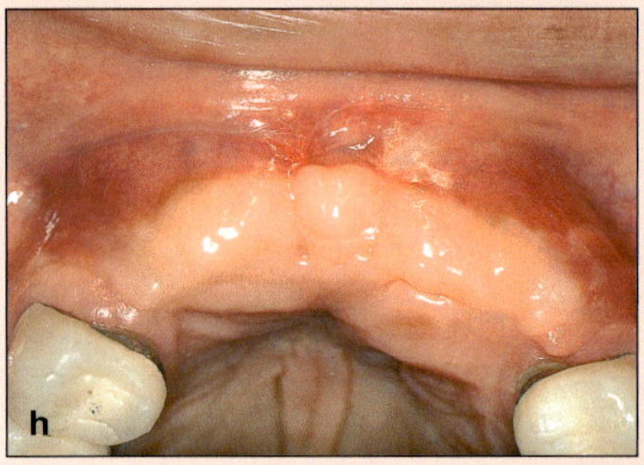

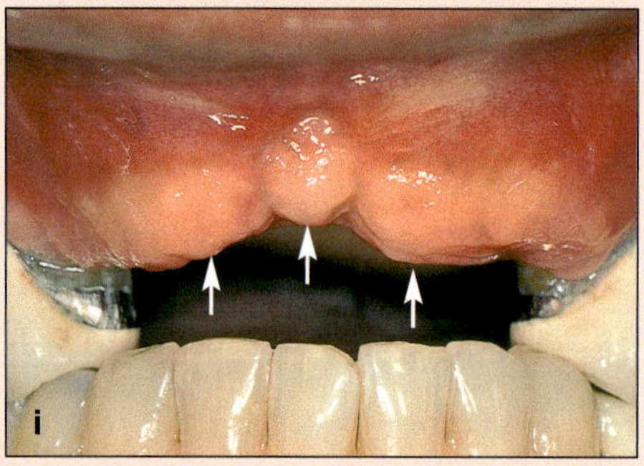

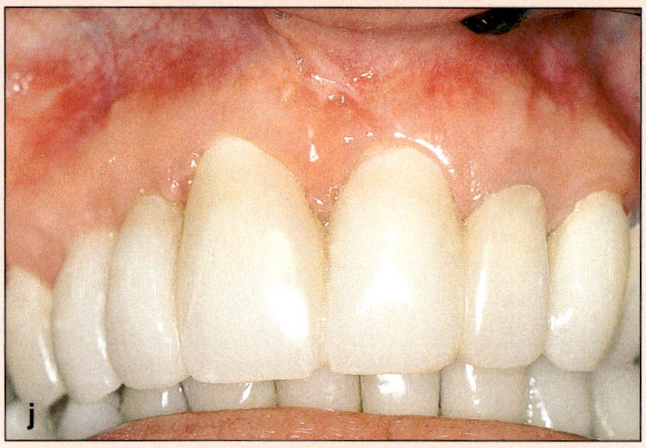

Abb. 6-8d Die freiliegenden Metallteile des Implantats wurden poliert und desinfiziert. Durch teilschichtige Inzisionen werden beidseitige kurvilineare, angeschrägte Empfängerlappen im Empfängerlager gebildet und periostale Empfängerlager präpariert.

Abb. 6-8e Ein VIP-CT-Lappen wurde gebildet und passiv in das Empfängerlager rotiert, über dem freiliegenden Implantat adaptiert und mit dem Periost auf der bukkalen Seite des Kammes verbunden. Die Breite des Lappens war groß genug, um eine vertikale Weichteilaugmentation über dem Eckzahn, dem lateralen Schneidezahn und über der distalen Kante des zentralen Schneidezahns zu ermöglichen.

Abb. 6-8f Auch von der rechten Seite wurde ein VIP-CT-Lappen gebildet und passiv rotiert und mit dem Periost des Empfängerbettes vernäht. Damit wurden die Positionen der mittleren und seitlichen Schneidezähne augmentiert.

Abb. 6-8g Die Spender- und Empfängerregionen wurden beidseitig verschlossen. Spannungsreduzierende Rückschnitte (*Pfeile*) erleichterten die erforderliche koronale Verschiebung der Empfängerlappen, um die Wunde spannungsfrei zu schließen und die vergrößerten Kieferkammkonturen, die aus der Verlagerung des VIP-CT-Lappens resultierten, plastisch zu decken.

Abb. 6-8h Die Ansicht drei Monate postoperativ zeigt eine komplette Bedeckung des zuvor freiliegenden Eckzahnimplantats. Zu beachten ist die vergrößerte Dicke der befestigten Gingiva auf dem Kieferkamm.

Abb. 6-8i Die Ansicht drei Monate postoperativ zeigt eine vertikale Weichteilaugmentation in den Bereichen, in die VIP-CT-Lappen eingelagert worden war. Im Vergleich zur zentralen Mittellinienpapille (siehe Abb. 6-8a) wurden etwa 4 mm vertikale Weichteilaugmentation erzielt (*Pfeile*). Diese Menge geht über die mit aufeinander folgenden Weichgewebetransplantaten erzielbare Menge hinaus. Die Korrektur dieser Diskrepanz war vor der Implantatfreilegung notwendig.

Abb. 6-8 j Die Ansicht ein Jahr postoperativ zeigt ein ästhetisches Emergenzprofil, die Weichteilbedeckung auf den Implantaten konnte erhalten werden (Prothetik durch Dr. Carlos Interian, Miami, FL).

VIP-CT-Lappen zur simultanen Korrektur eines kleinvolumigen ästhetischen Kombinationsdefektes unter einer ästhetischen Implantation

Abb. 6-9a, 6-9b Präoperative Ansicht einer zahnlosen oberen Eckzahnposition mit herausnehmbarer Interimsprothese. Die Prothese hat ein kammüberlappendes Zwischenglied, um einen kleinvolumigen ästhetischen Kieferkammdefekt zu verdecken. Es ist zu beachten, dass die Papille auf der mesialen Seite abgestumpft ist und dass eine horizontale und vertikale Kammatrophie besteht.

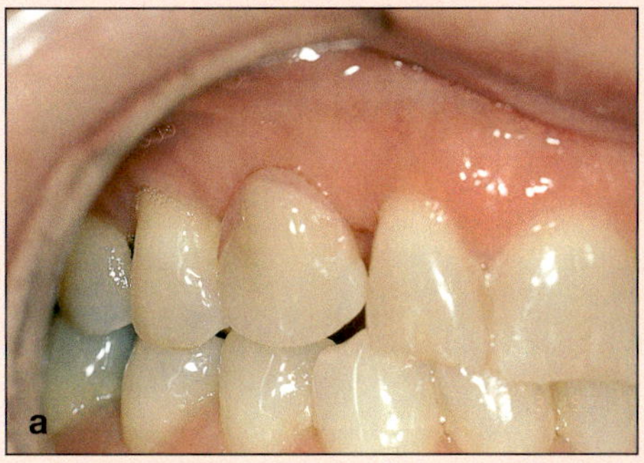

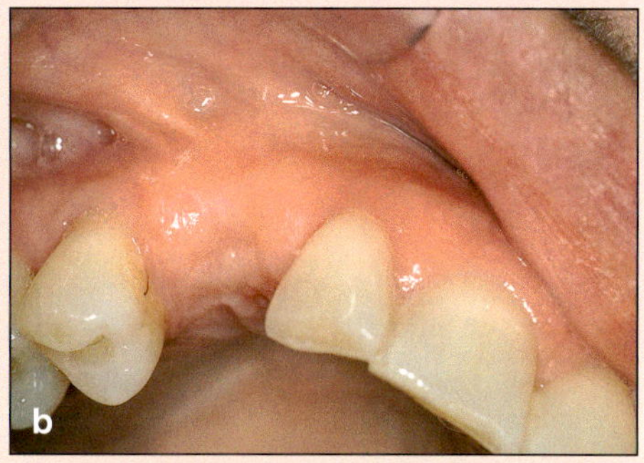

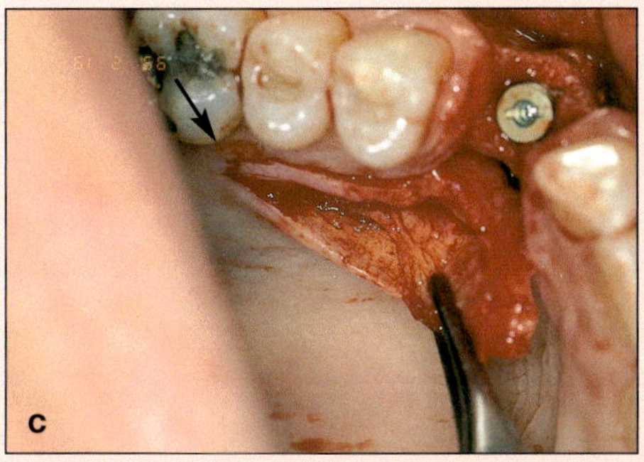

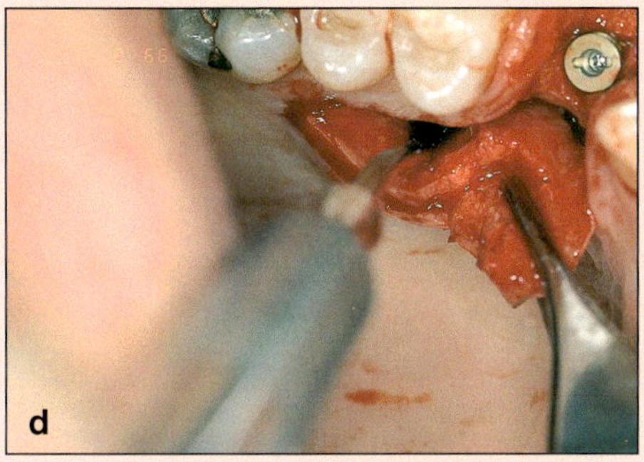

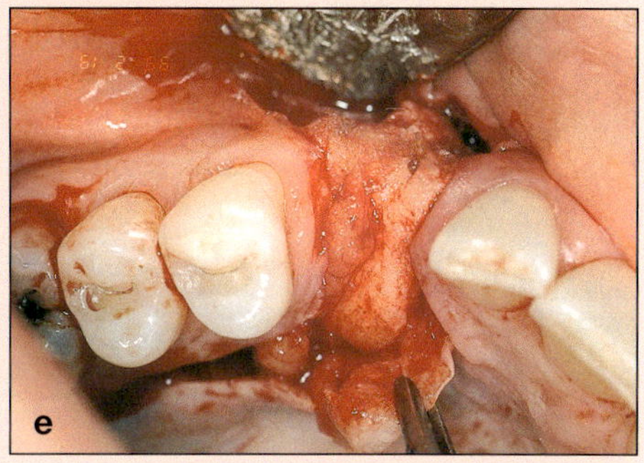

Abb. 6-9c Nach Insertion eines gedeckten Implantats (Frialit-2, Dentsply, York, PA) wurde durch scharfe Präparation die subepitheliale Dissektionsebene definiert. Das Ende des VIP-CT-Lappens wurde durch eine kleine vertikale Inzision durch das Bindegewebe und Periost am distalen Rand der Präparation festgelegt (*Pfeil*).

Abb. 6-9d, 6-9e Mit einem Periostelevatorium nach Buser wurde die subperiostale Ebene der Präparation definiert und eine apikal-horizontale Inzision stellte den Umriss des gestielten Lappens fertig. Die darauf folgende subperiostale Unterminierung der Basis des Lappens erlaubte eine passive Rotation in das Empfängerbett ohne Notwendigkeit für spannungsreduzierende Rückschnitte.

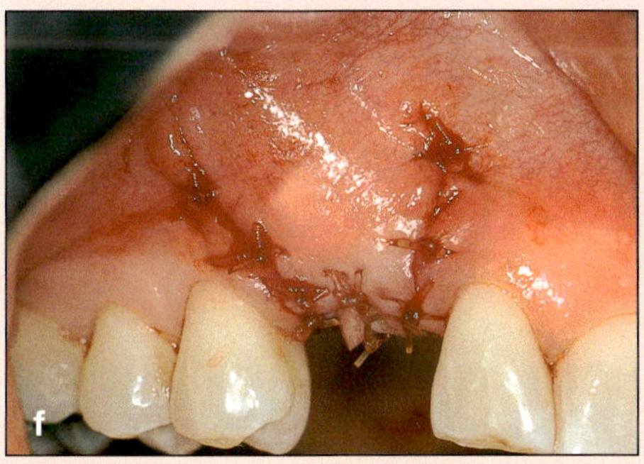

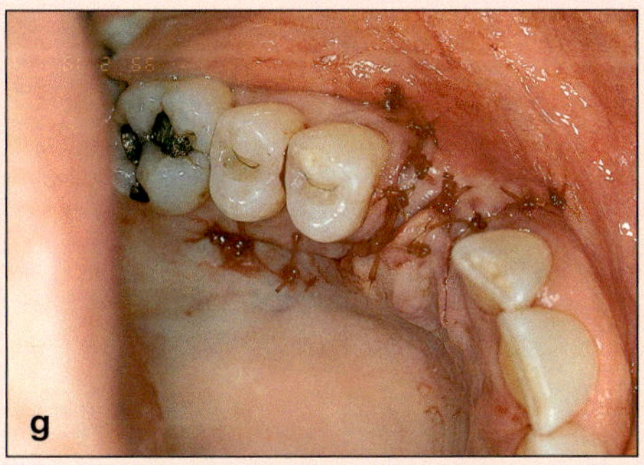

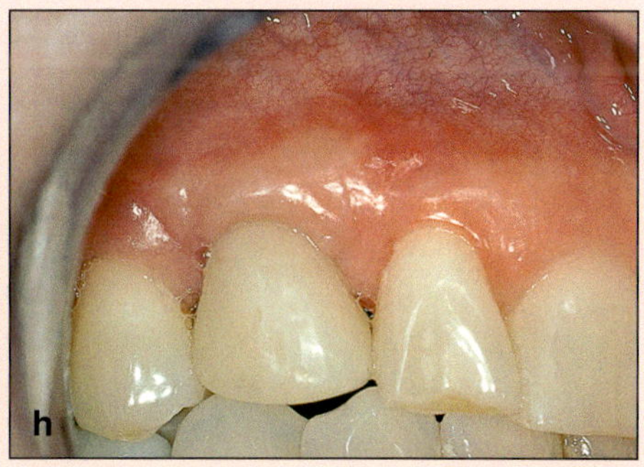

Abb. 6-9f, 6-9g Der Decklappen des Empfängerbettes wurde koronal vorverschoben, um die vergrößerte Weichgewebemenge, die sich durch die Lappenrotation ergeben hat, zu bedecken und dann mit 4x0-Chrom-Gut-Nähten befestigt. Ein primärer Wundverschluss wurde im Spenderdefekt nach Verschluss der Leerräume mit CollaPlug-Kollagenvlies erreicht.

Abb. 6-9h Die provisorische Krone wurde vier Monate nach Implantation und simultanem VIP-CT-Lappen über einen Zugang durch eine Gewebestanze eingegliedert. Zu beachten ist die Verbesserung der Kieferkammkontur und der mesialen Papille im Vergleich zu Abb. 6-9a.

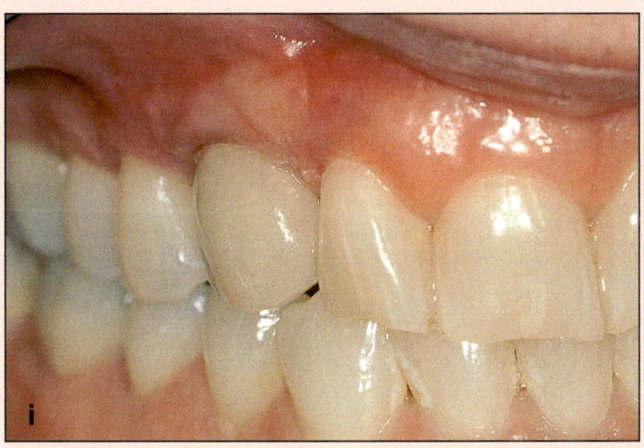

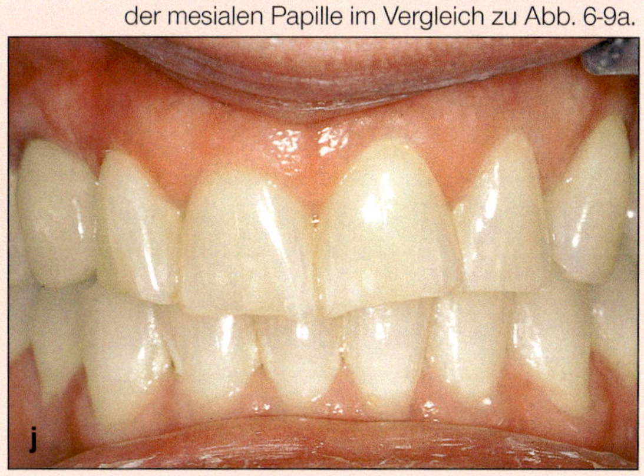

Abb. 6-9i, 6-9j Ein Jahr nach Eingliederung der endgültigen Restauration sind ein ästhetisches Emergenzprofil der Krone und eine verbessernde Form der Papille erreicht worden. Die empfohlene Konturierung und das Resurfacing der Gingiva wurden vom Patienten abgelehnt (Restauration durch Dr. Cecil Abraham, Miami, FL).

Simultane Korrektur eines großvolumigen Weichgewebedefektes mit ästhetischer Implantatinsertion

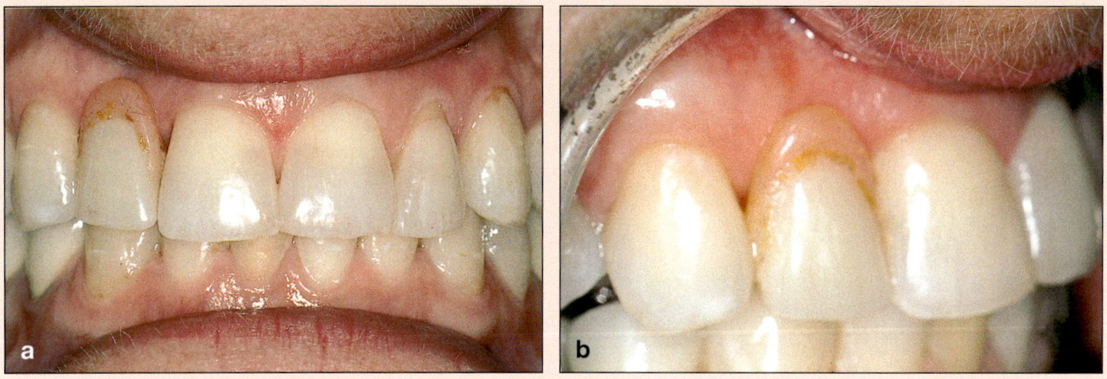

Abb. 6-10a, 6-10b Präoperative Ansicht eines Implantatsitus an einem seitlichen Schneidezahn mit großvolumigem Weichgewebedefekt. Mit einer größeren Menge von zahnfleischfarbigem Kunststoff wurde der Defekt durch die Interimsprothese verdeckt. Eine vertikale und horizontale Weichteilaugmentation sind für ein ästhetisches Heraustreten der geplanten Implantatrestauration erforderlich.

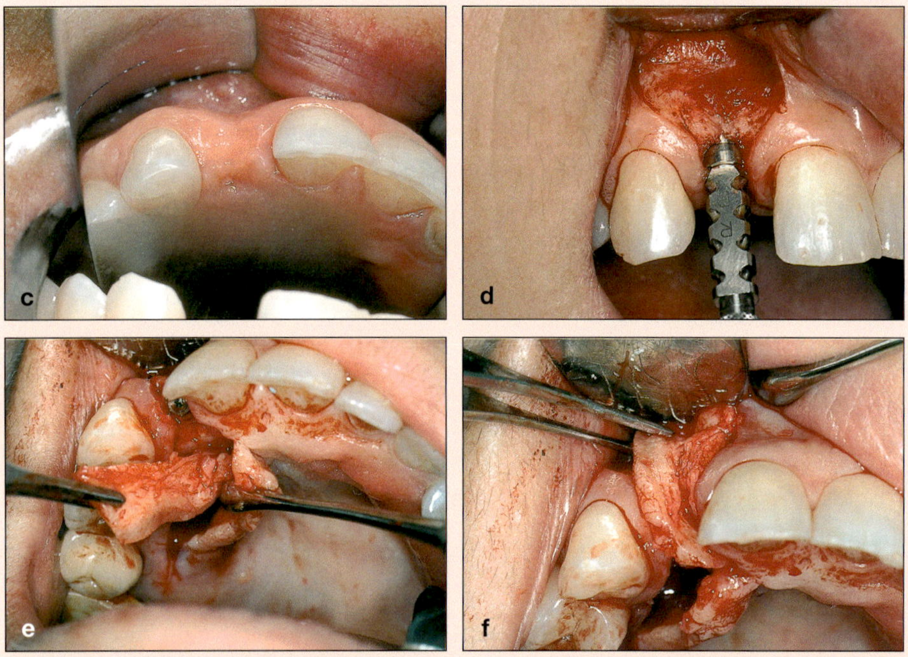

Abb. 6-10c Die präoperative Okklusalansicht ohne die provisorische Restauration zeigt, dass der Weichgewebedefekt genau im Zentrum des Implantatdurchtrittsortes liegt.

Abb. 6-10d Über einen vollschichtigen/teilschichtigen kurvilinearen, angeschrägten Lappen wurde der Kamm des Alveolarfortsatzes für die Insertion eines gedeckten Implantats freigelegt (Nobel Biocare, Yorba Linda, CA) und die Abdrucknahme auf Implantatniveau freigelegt. Die vollschichtige Präparation war auf den Kieferkammbereich limitiert und die teilschichtige Präparation wurde nach apikal weitergeführt, um ein periostales Empfängerbett auf dem bukkalen Teil des Alveolarfortsatzes zu schaffen.

Abb. 6-10e, 6-10f Nach Insertion der Implantatverschlussschraube wurde ein VIP-CT-Lappen über die Einschnitttechnik am palatinalen Spenderort gebildet, über den Kieferkamm rotiert und am periostalen Empfängerbett auf der bukkalen Seite des Kieferkamms befestigt.

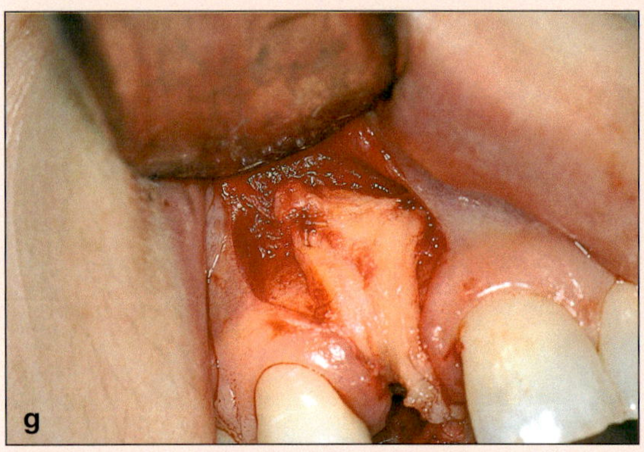

Abb. 6-10g Der VIP-CT-Lappen wurde an das Periost des Empfängerbettes mit 4x0-Chrom-Gut-Nähten befestigt. Das Empfänger- und das Spendergebiet wurden primär und spannungsfrei verschlossen.

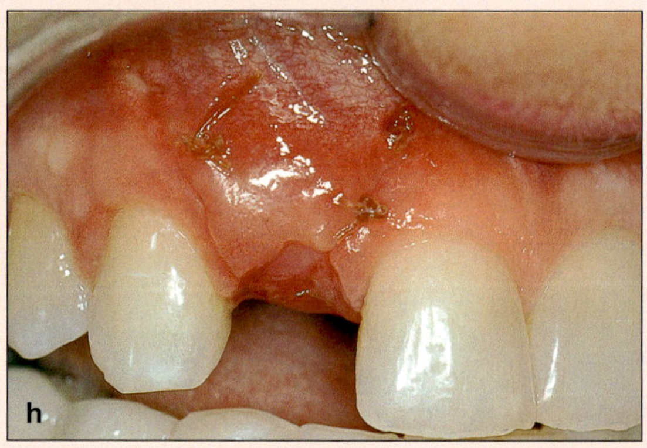

Abb. 6-10h Ansicht der Wundverhältnisse am seitlichen Schneidezahn zwei Wochen postoperativ. Es ist der gewaltige Gewinn an Weichgewebevolumen zu beachten. Das Weichgewebe wurde zufrieden stellend vertikal und horizontal rekonstruiert, um ein ästhetisches Heraustreten der endgültigen Restauration zu gewährleisten. Eine zahngetragene provisorische Essex-Restauration, die eine Bedeckung des palatinalen Spendergebietes und ein gekürztes ovoides Brückenglied zur Stützung der benachbarten Papille enthält, wurde während der ersten zwei postoperativen Wochen eingesetzt.

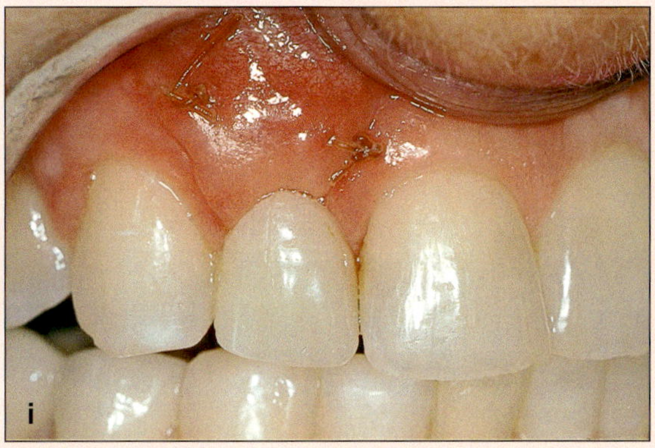

Abb. 6-10i Ansicht der provisorischen Prothese zwei Wochen postoperativ. Die herausnehmbare Prothese wurde erheblich zurückgeschliffen und an die Weichgewebeaugmentation im Situs und das erhöhte Weichgewebevolumen im Gaumen angepasst. Zusätzlich zur Entfernung sämtlichen zahnfleischfarbenen Materials wurde der zervikale Anteil des Zwischengliedes ebenfalls reduziert (siehe Abb. 6-10b).

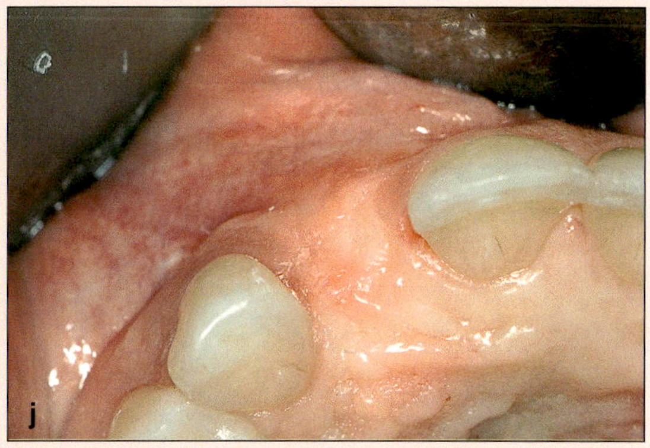

Abb. 6-10j Ansicht vier Monate postoperativ. Es ist eine minimale Weichteilschrumpfung eingetreten. Wenn Unannehmlichkeiten auftreten oder die Phonetik negativ beeinträchtigt ist, mag in einigen Fällen die Notwendigkeit bestehen, das überschüssige palatinale Weichgewebevolumen durch den interponierten Lappen, der zur Empfängerstelle läuft, zu reduzieren.

Abb. 6-10k Über einen offenen Zugang wurden die palatinalen Gewebemengen abgetragen und ein individueller Aufbaupfosten und eine provisorische Krone eingegliedert.

Abb. 6-10l, 6-10m Sechs Wochen nach Implantatfreilegung ist eine überschüssige Weichgewebemenge auf der bukkalen Seite der Zahnkrone erkennbar. Eine Weichgewebekonturierung und ein Resurfacing mit dem Laser werden durchgeführt, um eine optimale Ästhetik zu erreichen.

Abb. 6-10n Die provisorische Krone drei Monate nach Freilegung und sechs Wochen nach ästhetischer Laserformung und Resurfacing der bukkalen Gingiva im Empfängerbett.

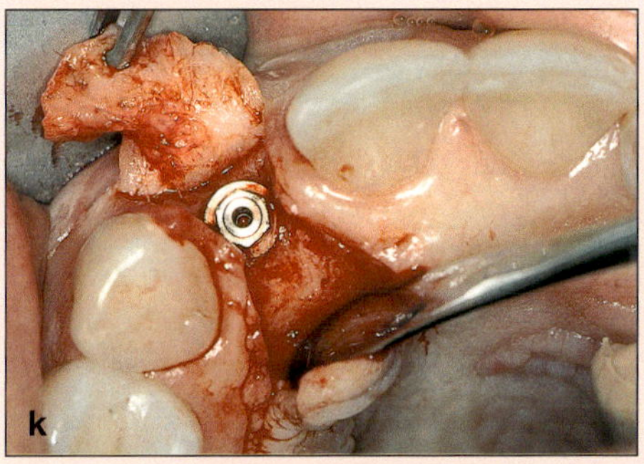

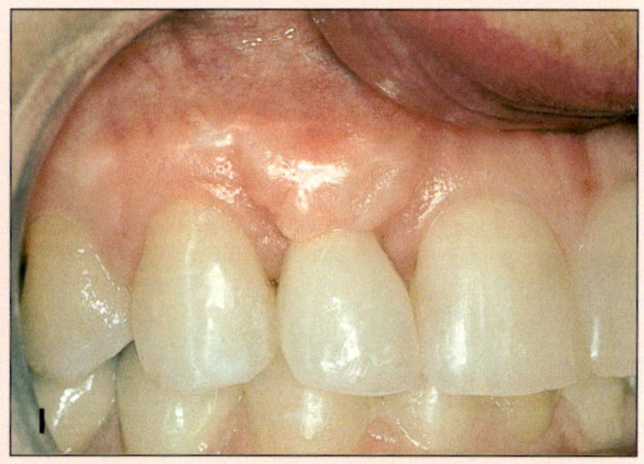

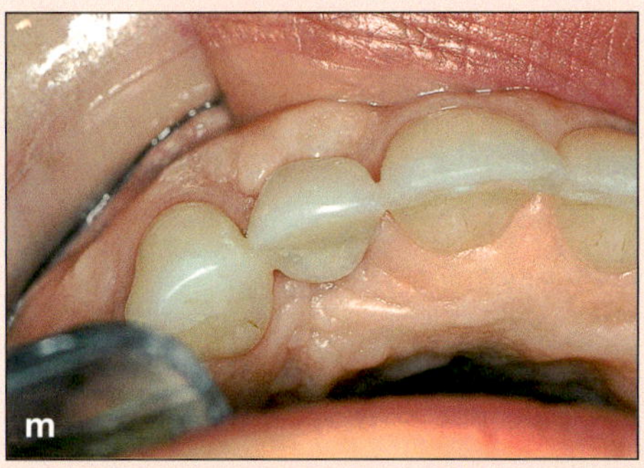

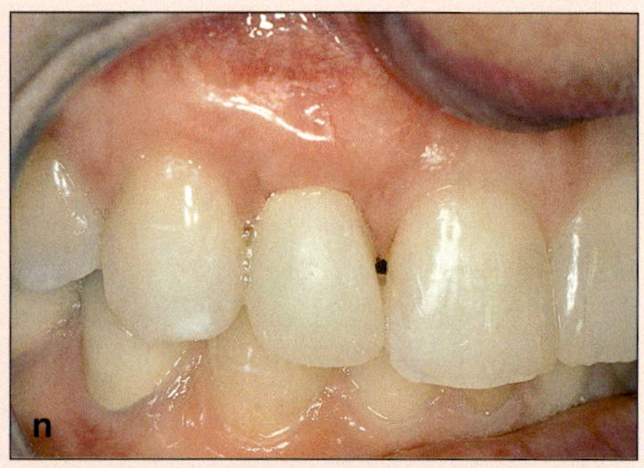

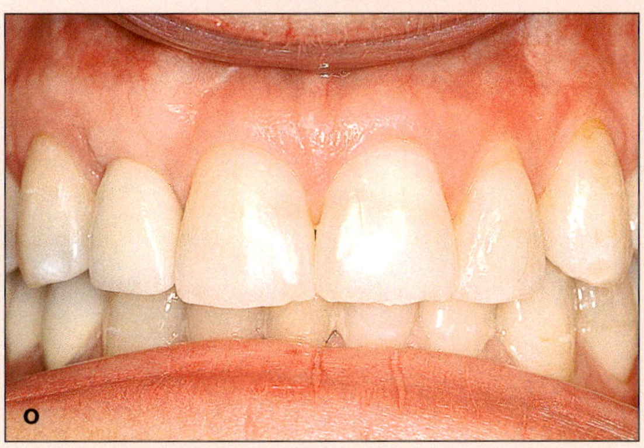

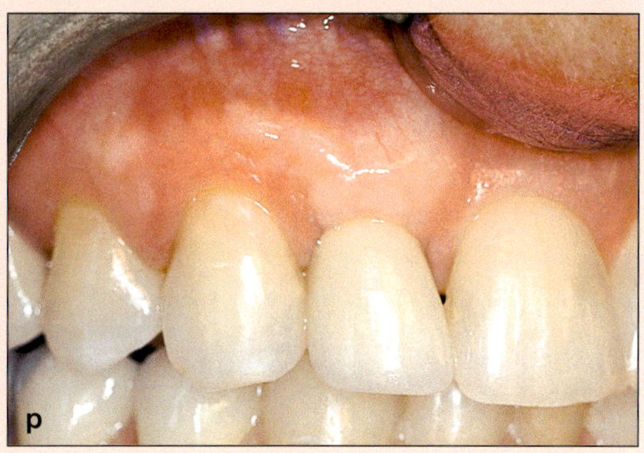

Abb. 6-10o, 6-10p Ansicht ein Jahr nach Eingliederung der endgültigen Restauration. Das Implantat am seitlichen Schneidezahn harmoniert mit der benachbarten Bezahnung und die periimplantäre Weichgewebegesundheit ist exzellent (Restauration durch Dr. Doug Dean, Coral Gables, FL).

Simultaner Implantatlageraufbau in Hart- und Weichgewebe mit dem VIP-CT-Lappen

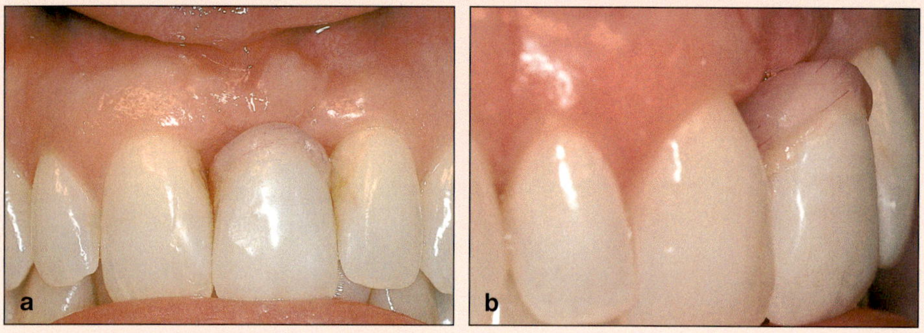

Abb. 6-11a, 6-11b Präoperative Ansicht einer mittleren Schneidezahnlücke mit einem ästhetischen großvolumigen Hart- und Weichgewebe-Kombinationsdefekt mit signifikanter vertikaler und horizontaler Komponente. Zusätzlich bildet das krestale Knochenniveau des benachbarten mittleren und seitlichen Schneidezahns, das nicht hoch genug liegt, um die Papille zu stützen, eine zusätzliche anatomische Beschränkung für die erreichbare Ästhetik. Es werden eine ästhetische Kronenverlängerung und eine kosmetische Restauration der benachbarten Zähne notwendig, um diese restlichen ästhetischen Defekte zu verdecken.

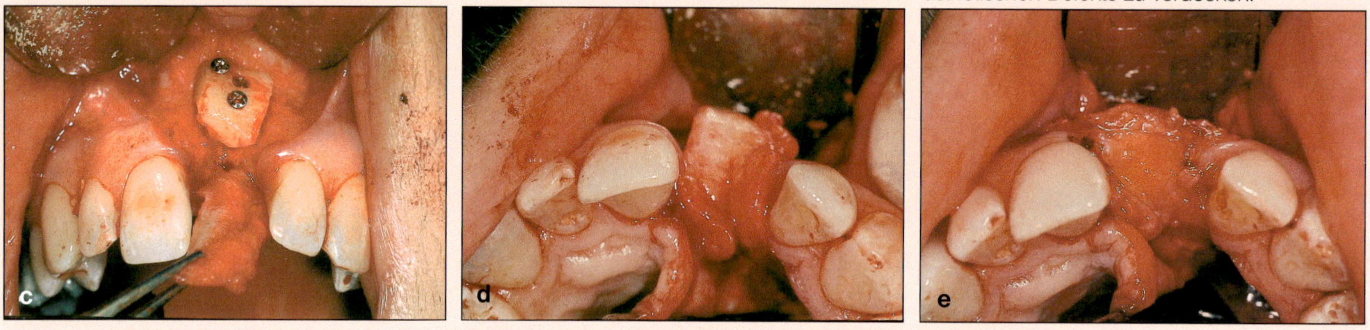

Abb. 6-11c bis 6-11e Der Zugang zum Situs wurde durch ein übertrieben kurvilineares und angeschrägtes Lappendesign mit spannungsreduzierenden Rückschnitten und subperiostaler Präparation geschaffen. Die benachbarten befestigte Gingiva und Papillenbereiche wurden deepithelialisiert. Nachdem das Knochenblocktransplantat befestigt worden war, wurde ein VIP-CT-Lappen gebildet. danach wurde die passive Rotation über das Knochenblocktransplantat geprüft und es wurde festgestellt, welche Teile des Knochenblocktransplantats nicht durch den Lappen bedeckt werden können. In diesem Fall war der Lappen groß genug, um das Knochentransplantat zu bedecken, aber nicht breit genug, um das Gingivaniveau an den benachbarten Zähnen signifikant zu erhöhen. Die passive Auflagerung des bedeckenden Lappens am Empfängerbett über dem Knochenblocktransplantat und über dem VIP-CT-Lappen wurde ebenso zu diesem Zeitpunkt geprüft. Wenn spannungsreduzierende Rückschnitte erforderlich sind, werden sie zu diesem Zeitpunkt verlängert. Als Nächstes wird das zermahlene Knochentransplantat um den Rand des Knochenblocktransplantats kondensiert und eine resorbierbare Membran wird über jeden Teil des Knochenblocktransplantats, der nicht durch den Periost-Bindegewebelappen bedeckt ist, adaptiert. Der Lappen wird über dem Knochentransplantat positioniert und mit horizontalen Rückstichnähten, die durch den Lappen und die benachbarte befestigte Gingiva oder durch die benachbarten deepithelialisierten Gebiete laufen, befestigt, wie hier gezeigt.

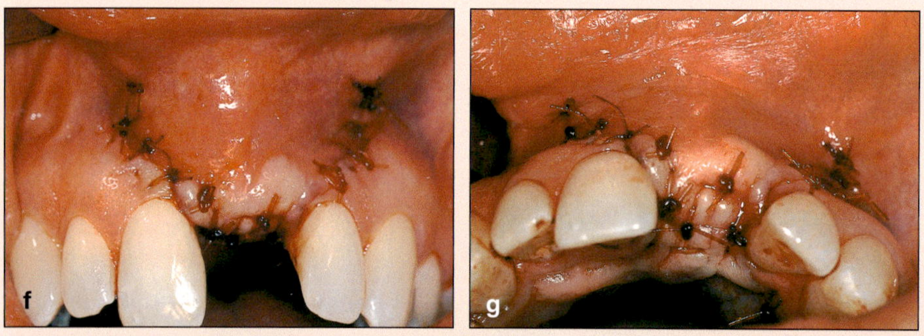

Abb. 6-11f, 6-11g Der übertrieben kurvilineare, angeschrägte Lappen mit spannungsreduzierenden Rückschnitten bedeckt passiv die großvolumige Hart- und Weichgewebeaugmentation und erlaubt einen spannungsfreien Wundverschluss.

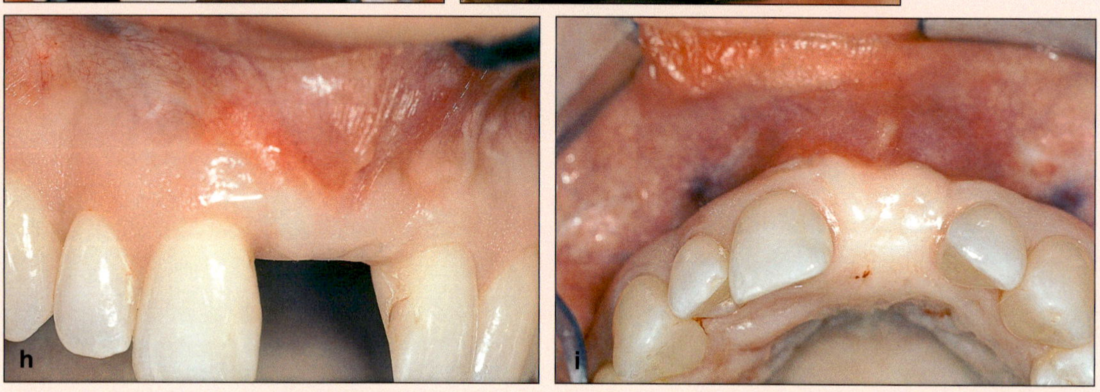

Abb. 6-11h, 6-11i Die Ansicht vier Monate postoperativ zeigt eine signifikante vertikale Kieferkammaugmentation, die nur durch die mangelnde interdentale Knochenhöhe an den benachbarten Zähnen eingeschränkt ist. Es konnte ein eindrucksvoller Grad auch an horizontaler Augmentation realisiert werden. Das Implantatlager konnte erfolgreich mit einem einzigen operativen Eingriff und in weniger Zeit aufgebaut werden als für einen konventionellen mehrschrittigen Implantatlageraufbau benötigt werden würde. Der Situs ist nach nur vier Monaten zur Implantatinsertion vorbereitet.

Simultaner Implantatlageraufbau in Hart- und Weichgewebe zur Korrektur eines großvolumigen ästhetischen Kombinationsdefektes an der Position eines mittleren Schneidezahns

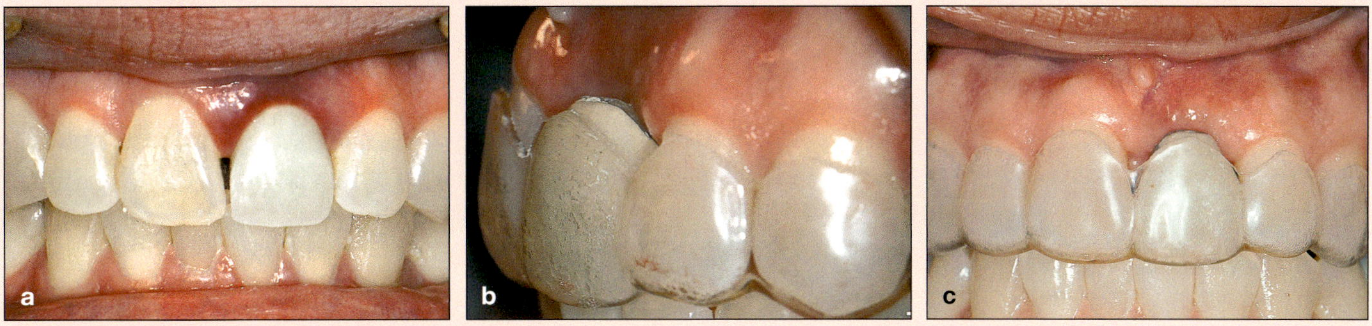

Abb. 6-12a Präoperative Ansicht eines nicht erhaltungswürdigen zentralen Schneidezahns, der ein enormes Weichteilödem und eine Entzündung der marginalen Gingiva zeigt. Wenn bei Zahnbeweglichkeit eine solche entzündliche Gewebereaktion besteht, ist ein Verlust von Hart- und Weichgewebevolumen bei diesen Defekten absehbar, auch wenn Maßnahmen zum Erhalt des Alveolarfortsatzes durchgeführt werden.

Abb. 6-12b, 6-12c Zwei Monate nach Zahnentfernung mit der Bio-Col-Technik besteht ein großvolumiger Kombinationsdefekt im ästhetischen Kieferkamm mit Hart- und Weichgewebekomponenten. Eine große Dehiszenz (breiter als 1/3 der mesio-distalen Breite des Bereiches) wurde in der bukkalen Knochenwand zum Zeitpunkt der Zahnentfernung gesehen. Die Bio-Col-Technik wurde durchgeführt, um einen Kollaps des Weichgewebes und eine Vernarbung in dem Defekt zu vermeiden und damit das Volumen des rekonstruierten Weichteilmantels zu erhalten.

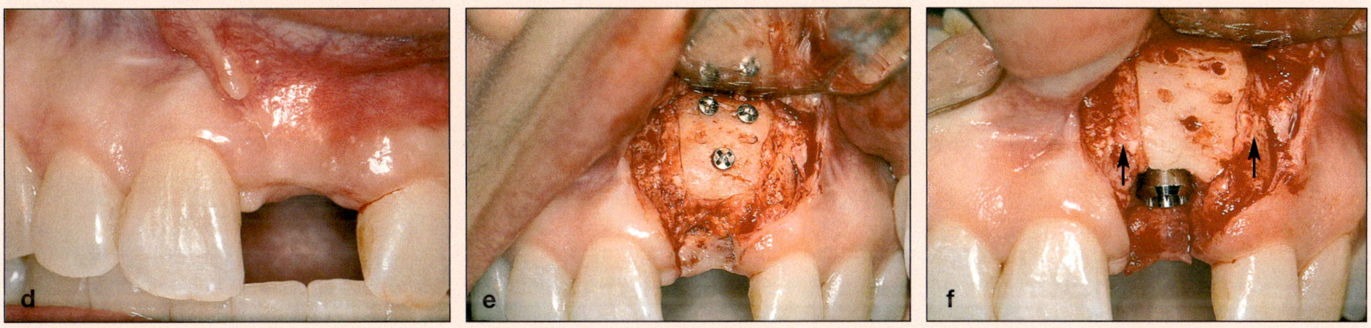

Abb. 6-12d Vier Monate nach gleichzeitigem Implantatlageraufbau in Hart- und Weichgewebe mit einem autologen kontikospongiösen Blocktransplantat und partikulären Knochentransplantaten in Kombination mit dem VIP-CT-Lappen wurden die natürlichen Alveolarfortsatzkonturen komplett wiederhergestellt.

Abb. 6-12e, 6-12f Vier Monate nach dem Implantatlageraufbau wurde der Situs zur Entfernung der Knochentransplantatfixationsschrauben und für die Implantatinsertion freigelegt. Multiple Blutpunkte wurden auf der Oberfläche des Blocktransplantats festgestellt und es war kein Verlust an Volumen oder Kontur um die Befestigungsschrauben erkennbar. Das partikuläre Knochentransplantat zeigte einen fortgeschrittenen Einbau (*Pfeile*).

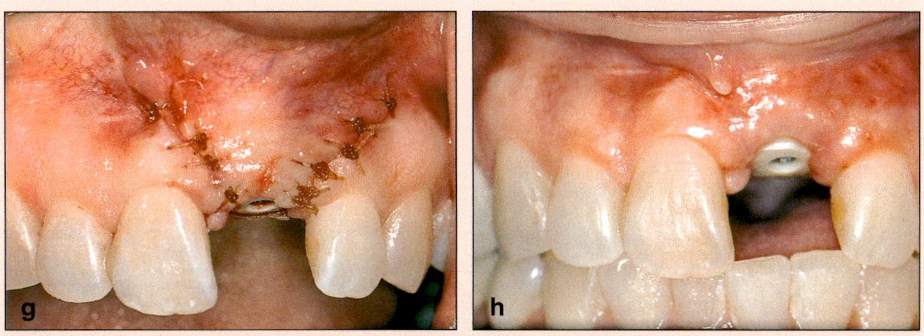

Abb. 6-12g Ein individualisierter Gingivaformer (Peek; Straumann USA, Waltham, MA) wurde eingesetzt, der Lappen wurde wieder angelagert und die Wunde wurde spannungsfrei mit 4x0-Chrom-Gut-Nähten verschlossen.

Abb. 6-12h Drei Monate nach Implantatinsertion ist sichtbar, dass die ästhetischen Kieferkammkonturen restauriert werden konnten. Die benachbarten Papillen sind gestützt und die marginale Gingiva ist mit der des benachbarten Schneidezahns symmetrisch.

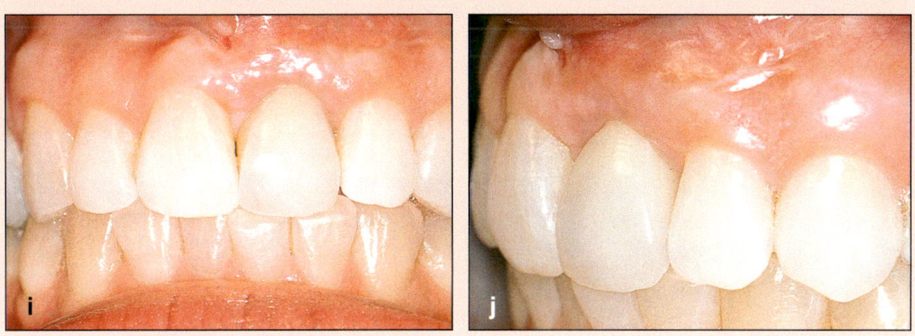

Abb. 6-12i, 6-12j Die Frontal- und Seitenansicht ein Jahr postoperativ zeigt die implantatgestützte Wiederherstellung des mittleren Schneidezahns in harmonischen Proportionen und die Restauration eines ästhetischen Gingivaaussehens trotz des Vorbestehens eines großvolumigen Kombinationsdefektes in diesem vorgeschädigten Situs (Restauration durch Dr. Paul Moo Young, Miami, FL).

Simultaner Implantatlageraufbau der Hart- und Weichgewebe zur Korrektur eines großvolumigen ästhetischen Kombinationskieferkammdefektes an der Position eines mittleren Schneidezahns

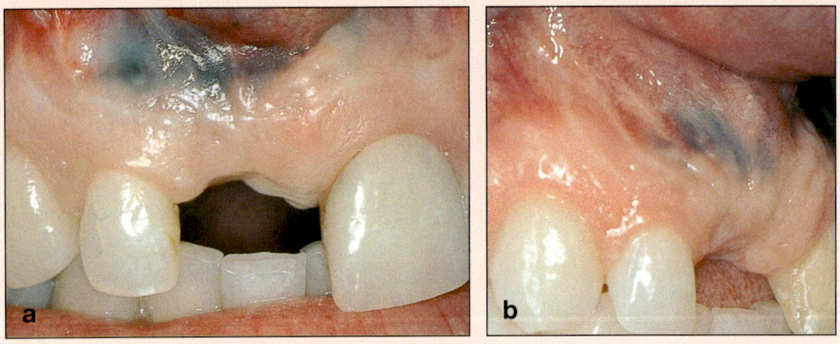

Abb. 6-13a, 6-13b Präoperative Ansicht eines mittleren Schneidezahnimplantats mit großvolumigem ästhetischen Hart- und Weichgewebekammdefekt Das regenerative Potenzial dieses Situs ist durch ein vorangegangenes Trauma und multiple endodontisch-chirurgische Interventionen eingeschränkt, die letztendlich zum Zahnverlust geführt haben. Zu beachten ist die unästhetische Tätowierung des Weichgewebes in diesem Bereich.

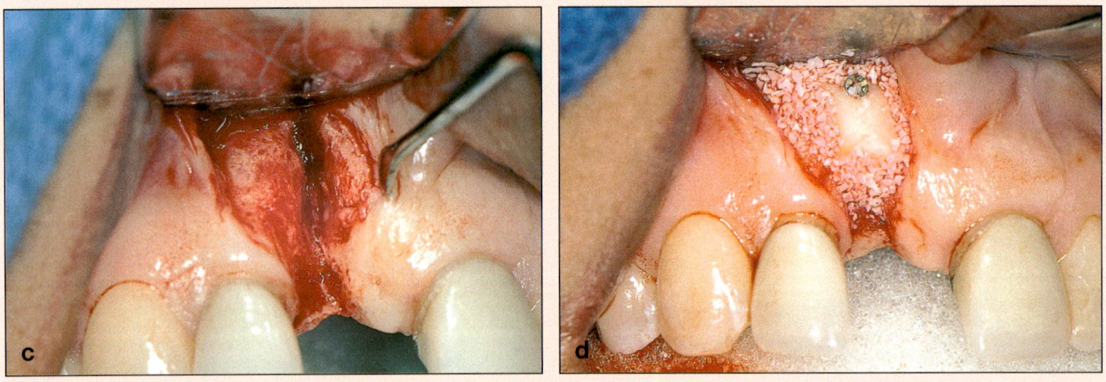

Abb. 6-13c, 6-13d Ein kurvilinearer, angeschrägter vollschichtiger Lappen ist der Zugang für einen simultanen hart- und weichgeweblichen Implantatlageraufbau. Obwohl ein kompletter Verlust des bukkalen Knochens festgestellt wurde, hat der Defekt eine günstige Struktur. Ein kortikospongiöses Blocktransplantat wurde im Defekt befestigt und ein partikuläres Transplantat wurde um seine Ränder herum kondensiert. Der Situs zeigt eine eingeschränkte Blutversorgung und wenig Blutung aus den Wundrändern.

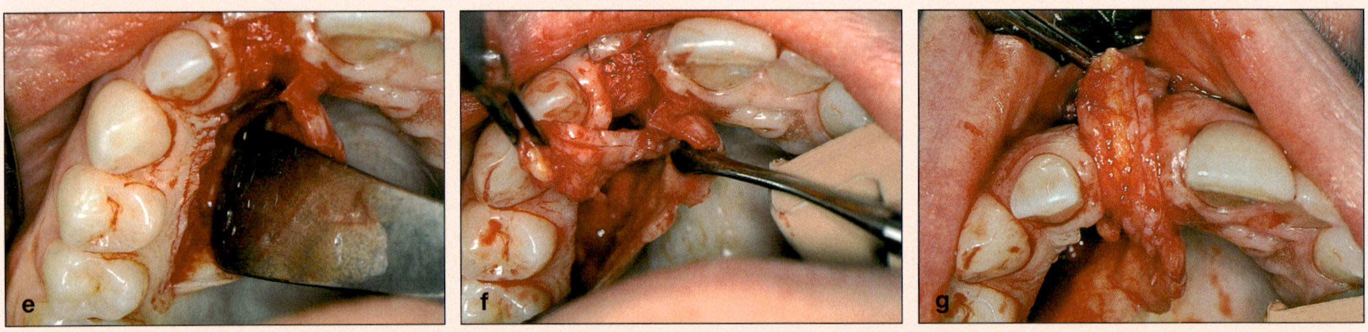

Abb. 6-13e bis 6-13g Der VIP-CT-Lappen wurde in der Spenderregion gebildet und nach subperiostaler Unterminierung passiv über das Knochentransplantat rotiert. In diesem Fall wurde die apikale horizontale Inzision ausgedehnt, um eine komplette periostale Bedeckung des Knochentransplantats im Empfängerbett zu erhalten. Die Blutung aus dem Lappenrand nach Rotation zeigte die Aufrechterhaltung einer suffizienten Blutzirkulation.

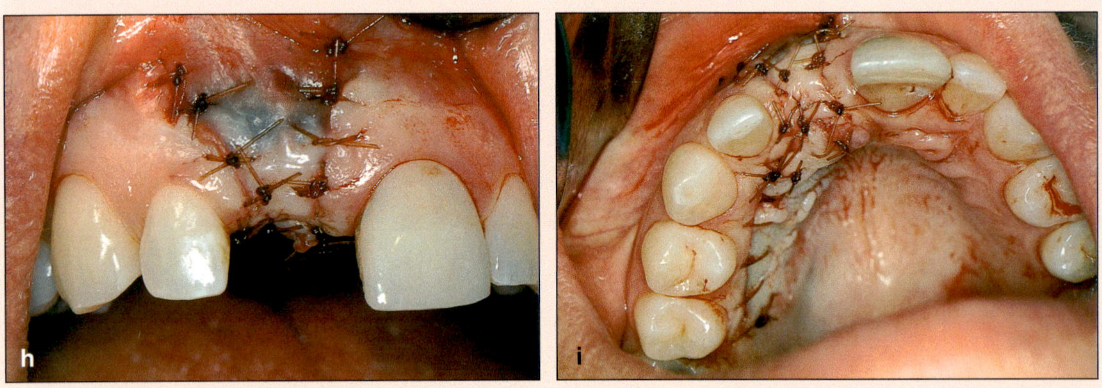

Abb. 6-13h, 6-13i Ein spannungsfreier Wundverschluss war an den verbundenen Spender- und Empfängerorten möglich.

Abb. 6-13j Die Ansicht zwei Wochen postoperativ zeigt die komplette Restauration der defizienten Kieferkammkonturen. Alle Wunden, außer einem kleinen Gebiet an dem bedeckenden Lappen der Spenderregion, heilten primär.

Abb. 6-13k Die Ansicht vier Monate postoperativ zeigt eine vernachlässigbare Weichteilschrumpfung. Das ist die Norm beim VIP-CT-Lappen und stellt einen gewaltigen Vorteil gegenüber freien Weichteiltransplantationstechniken dar.

Abb. 6-13l, 6-13m Der Situs wurde nach vier Monaten Heilung wieder eröffnet. Die Befestigungsschrauben wurden entfernt. Das gedeckte Implantat (Frialit-2, Dentsply, York, PA) wurde inseriert und eine Abdrucknahme auf Implantatniveau wurde durchgeführt.

Abb. 6-13n Vier Monate nach Implantatinsertion wurde mit einer Gewebestanze das Implantat zum Einbringen eines individualisierten Protec-(Friadent-)Aufbaupfostens und einer provisorischen Krone freigelegt.

Abb. 6-13o Die vertikale Weichgewebeaugmentation als Resultat des VIP-CT-Lappens übertrifft die Menge, die mit aufeinander abfolgenden Weichgewebetransplantaten erzielbar wäre. Diese Gewebestanze war etwa 8 mm hoch. Gewebehöhen von 6 mm bis 8 mm werden im Allgemeinen nach der Verwendung des VIP-CT-Lappens im vorderen Oberkiefer erreicht.

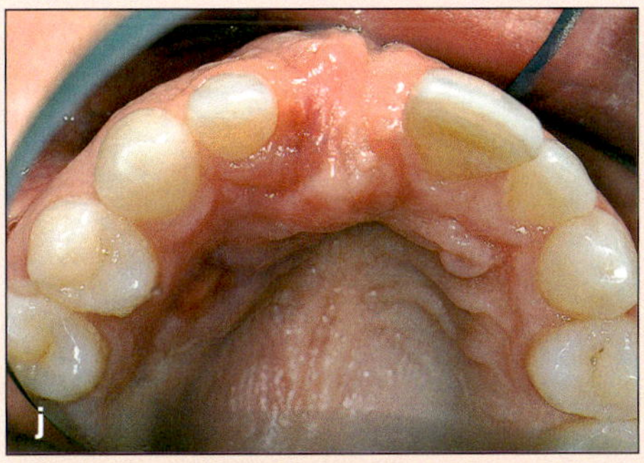
j

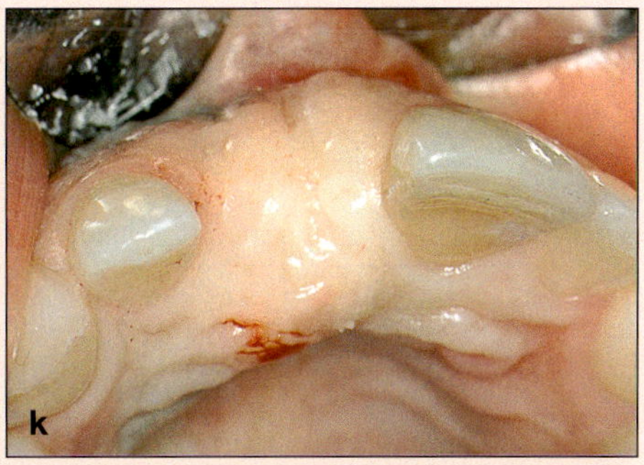
k

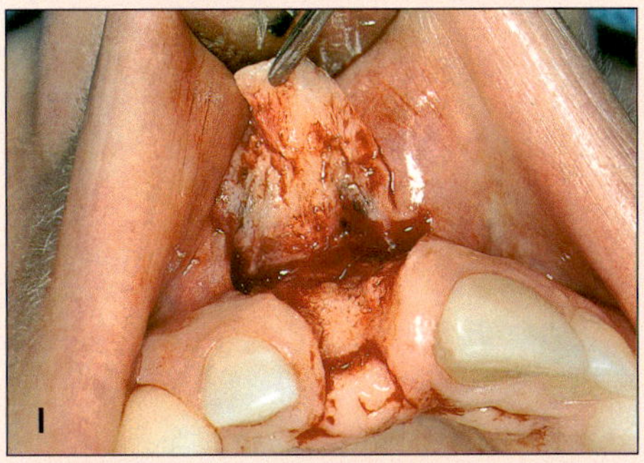
l

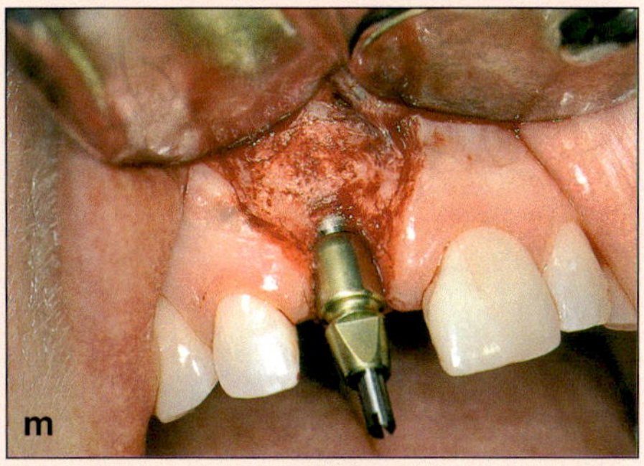
m

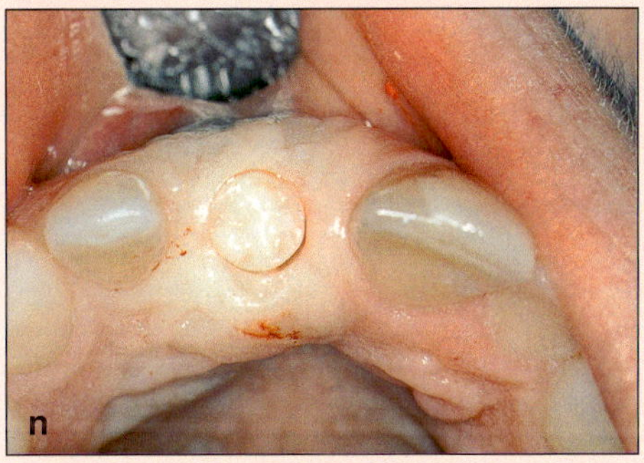
n

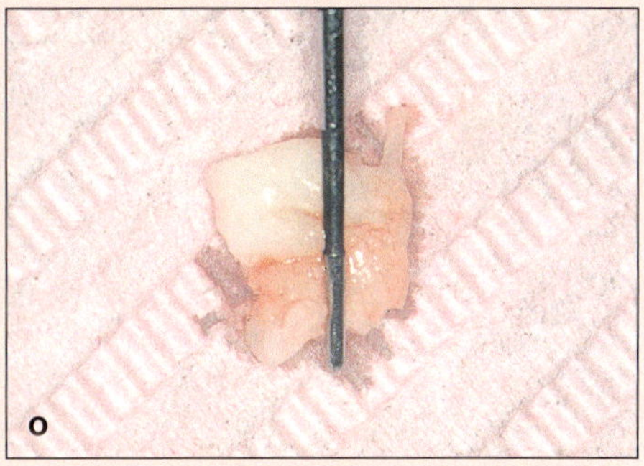
o

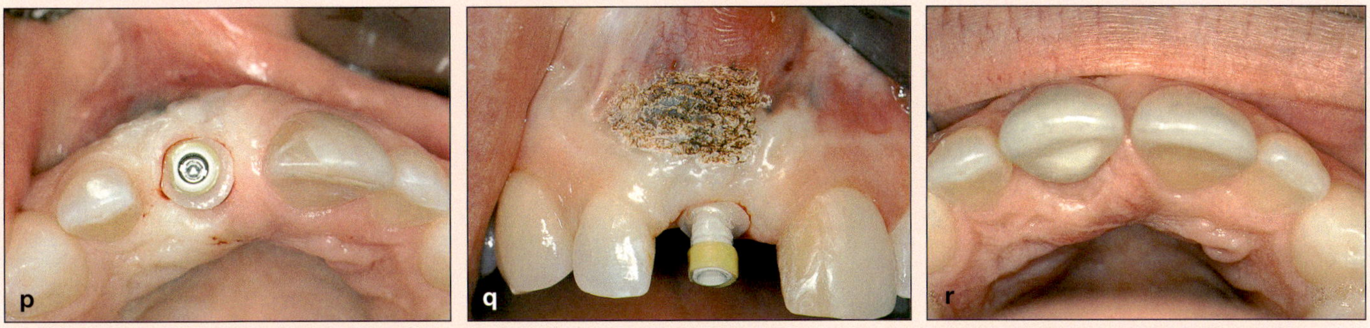
p q r

Abb. 6-13p bis 6-13r Der individualisierte Aufbaupfosten wurde eingebracht und es wurde ein Laser-Resurfacing durchgeführt, um die oberflächliche Verfärbung des Weichgewebes in diesem Bereich zu mindern.

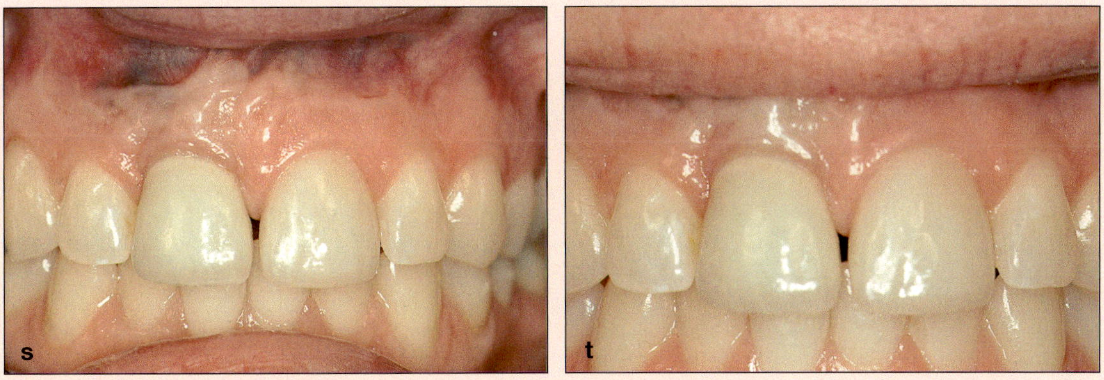
s t

Abb. 6-13s, 6-13t Sechs Monate nach Eingliederung der endgültigen Implantatrestauration wurden harmonische Zahnproportionen und ein ästhetischen Aussehen der Gingiva restauriert. Die Gesamtbehandlungszeit in diesem Fall war auf zehn Monate reduziert: vier Monate für den Implantatlageraufbau, vier Monate für die Osseointegration, zwei Monate für die provisorische Zahnkrone und die Eingliederung der vollkeramischen Restauration (Restauration durch Dr. Stephen Parr, Coconut Grove, FL).

Simultaner Implantatlageraufbau des großvolumigen ästhetischen Kombinationsdefektes im erheblich atrophierten Kieferkamm

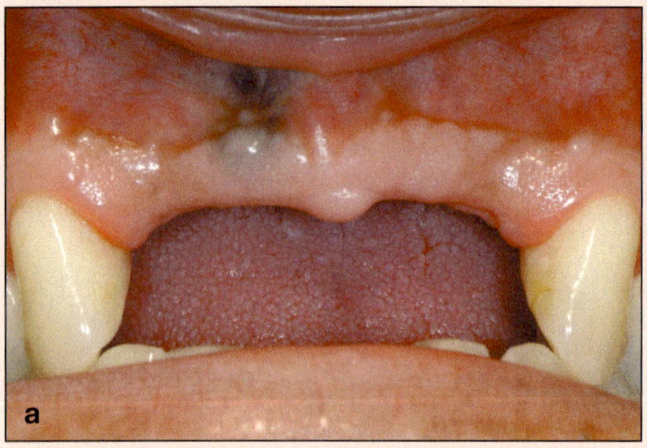

Abb. 6-14a Präoperative Ansicht eines Oberkieferschneidezahnbereichs mit großvolumigen hart- und weichgeweblichen Kombinationsdefekten. Die Implantatlager sind durch multiple endodontische Maßnahmen und durch knöcherne Parodontaldefekte vorgeschädigt. Zu beachten ist die erhebliche Verfärbung der Gingiva durch die vorangegangenen chirurgisch-endodontischen Eingriffe.

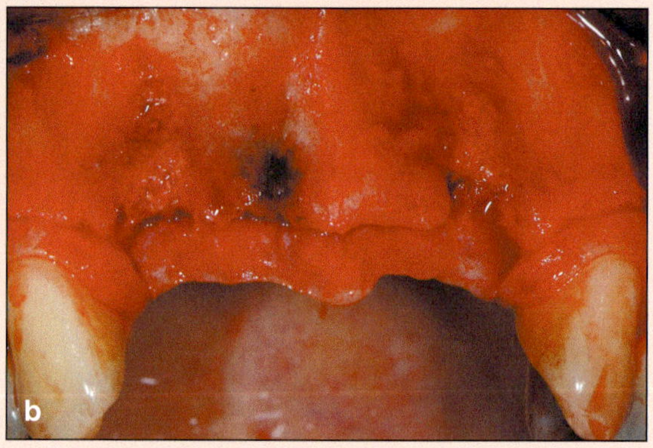

Abb. 6-14b Durch einen vollschichtigen, übertrieben kurvilinearen, angeschrägt geschnittenen Lappen mit spannungsreduzierenden Rückschnitten wurde der atrophierte zahnlose Kieferkamm dargestellt. Zu beachten sind die ungünstigen durchgehenden Knochendefekte. Die benachbarte bukkale befestigte Gingiva und der Colbereich wurden deepithelialisiert

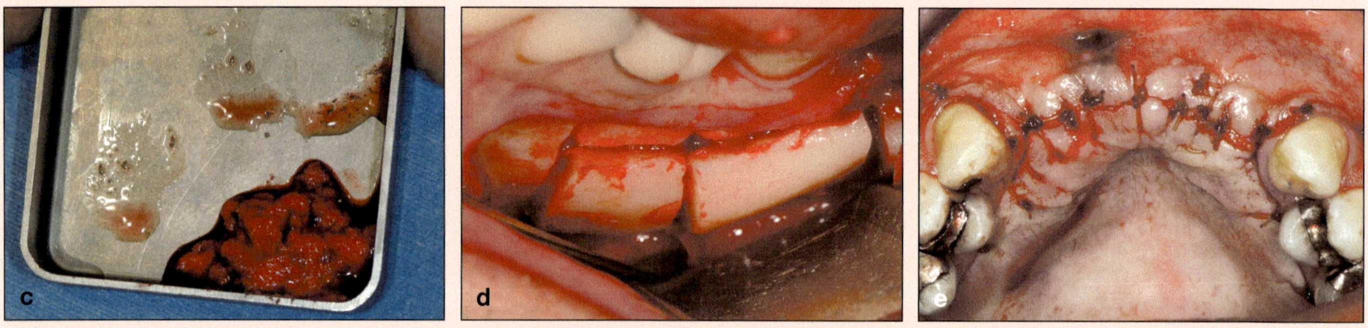

Abb. 6-14c bis 6-14e Autologe kontikospongiöse Blocktransplantate und partikuläre Knochentransplantate wurden von intraoralen Entnahmestellen entnommen und in den vorpräparierten Empfängerbetten befestigt. Danach wurden beidseitige VIP-CT-Lappen am Gaumen gebildet und passiv rotiert und über den Knochentransplantaten befestigt. Der übertrieben kurvilineare, angeschrägte Lappen mit den spannungsreduzierenden Rückschnitten erleichterte einen spannungsfreien Wundverschluss der Empfängerbetten. Die Spenderstellen wurden mit CollaPlug (Centerpulse) resorbierbarem Kollagenvlies versorgt und verschlossen.

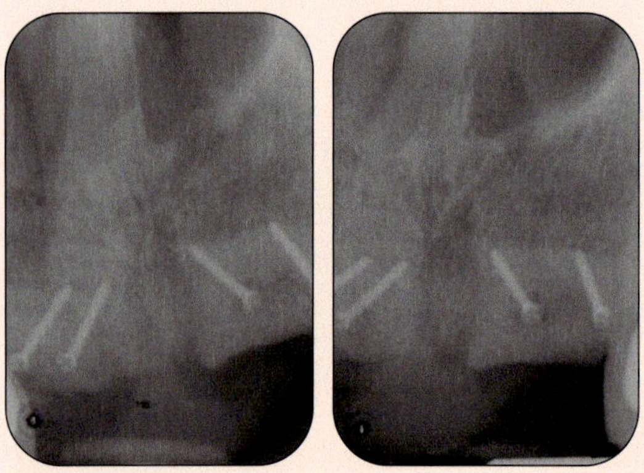

Abb. 6-14f Die Röntgenbilder zeigen die befestigten kortikospongiösen Blocktransplantate. Mit einer Mischung von autologer Spongiosa und BioOss® wurden die Bereiche zwischen den Blocktransplantaten aufgefüllt. Danach wurden die vaskularisierten periostalen Bindegewebelappen passiv über die Knochentransplantate rotiert und fest angenäht.

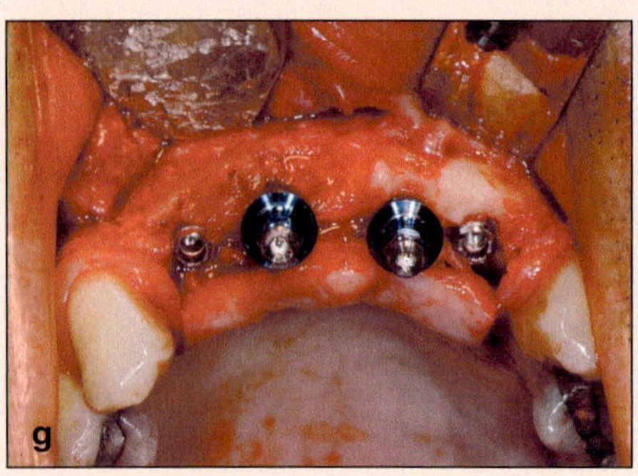

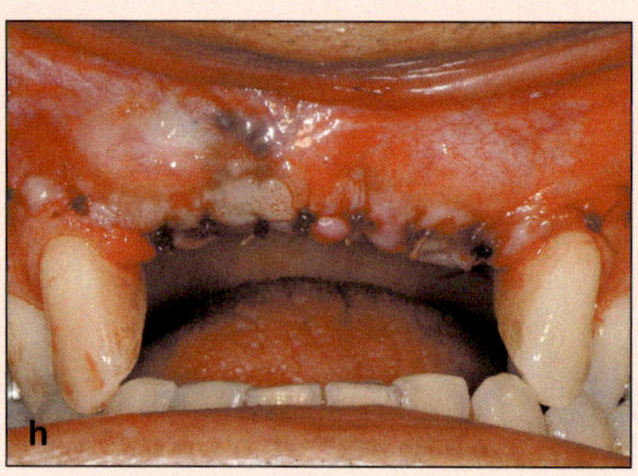

Abb. 6-14g Der Lappen, der als Zugang zum hart- und weichgeweblichen Implantatlageraufbau gebildet worden war, wurde erneut zurückgeschlagen, um Zugang zur Entfernung der Fixierungsschrauben des Knochentransplantats und zur Insertion von vier gedeckten External-Hex-Implantaten (3i) zu schaffen. Um einen angemessenen Abstand zwischen den Implantaten zu gewährleisten, wurden durchmesserreduzierte Implantate an der Stelle der seitlichen Schneidezähne gesetzt.

Abb. 6-14h Ein spannungsfreier Wundverschluss über den gedeckten Implantaten und eine ästhetische Weichteilanlagerung sind erkennbar.

Abb. 6-14i Die Röntgenbilder vier Monate nach gedeckter Implantation zeigen einen Anhalt für Osseointegration und weitere Einbauten der Knochentransplantate.

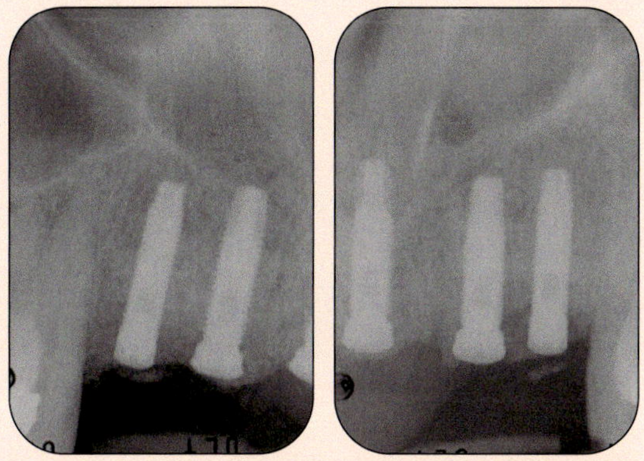

Abb. 6-14j Die Frontalansicht des Implantatbereichs vier Monate nach Implantatinsertion zeigt eine erfolgreiche Rekonstruktion eines großvolumigen Kombinationsdefektes in diesem erheblich vorgeschädigten ästhetischen Gebiet. Zu beachten ist die erfolgreiche Augmentation der horizontalen und vertikalen Kieferkammkontur.

Abb. 6-14k Durch den modifizierten offenen Zugang für die Implantatfreilegung wird der zuvor augmentierte Bereich der zentralen Mittellinienpapille erhalten, während gleichzeitig ein breites Band von augmentiertem dicken Gewebe zur ästhetischen Adaptation um die Gingivaformer zur Verfügung steht.

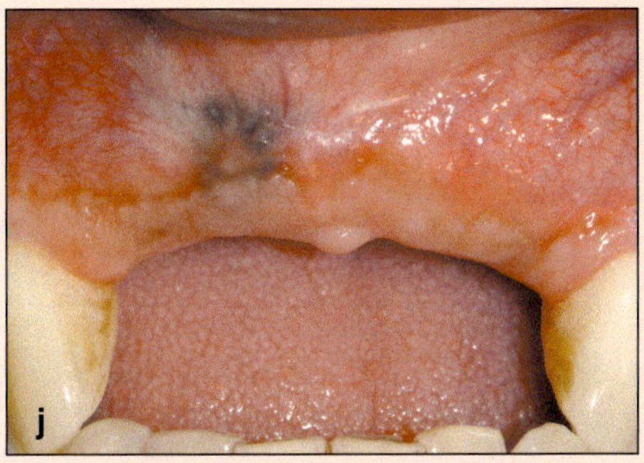

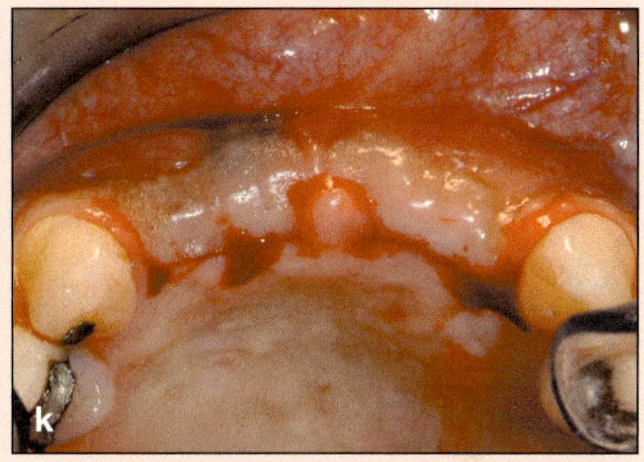

Abb. 6-14l Durch ein Papillenregenerationsmanöver wurden die interimplantären Bereiche augmentiert und ein spannungsfreier Wundverschluss und eine zirkumferente Adaptation der befestigten Gingiva um die Gingivaformer wurde ermöglicht.

Abb. 6-14m Die okklusale Ansicht zwei Monate nach Implantatfreilegung und Eingliederung der Gingivaformer zeigt reichlich befestigte Gingiva um die heraustretenden Aufbaupfosten und eine Restauration der Kieferkammkontur.

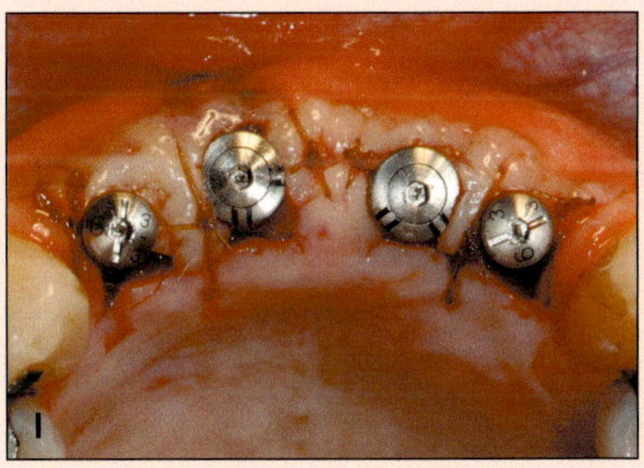

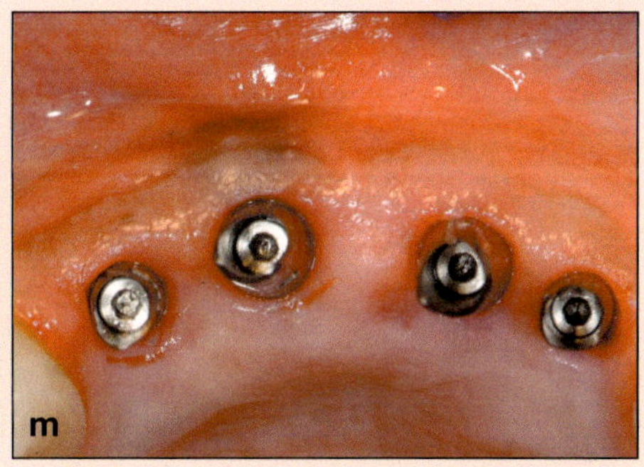

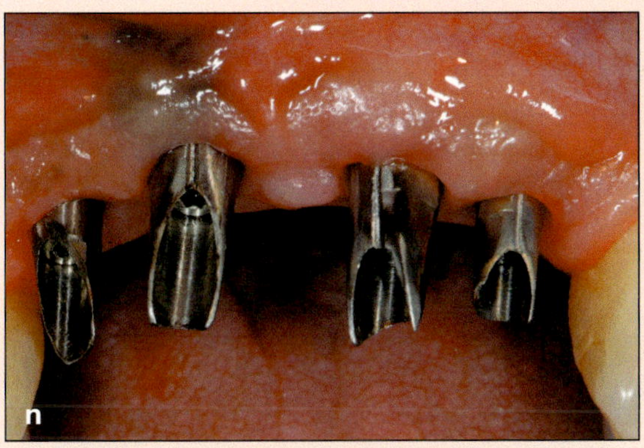

Abb. 6-14n Zwei Monate nach Freilegung konnten die temporären Aufbaupfosten durch permanente Aufbaupfosten ersetzt werden. Es konnten eine positive Weichteilarchitektur und adäquate Weichgewebedicke auf der bukkalen Seite der Implantate wiederhergestellt werden, die einen ästhetisches Hervortreten der Zahnkronen ermöglichen. Eine gesunde periimplantäre Weichteilumgebung ist sichtbar.

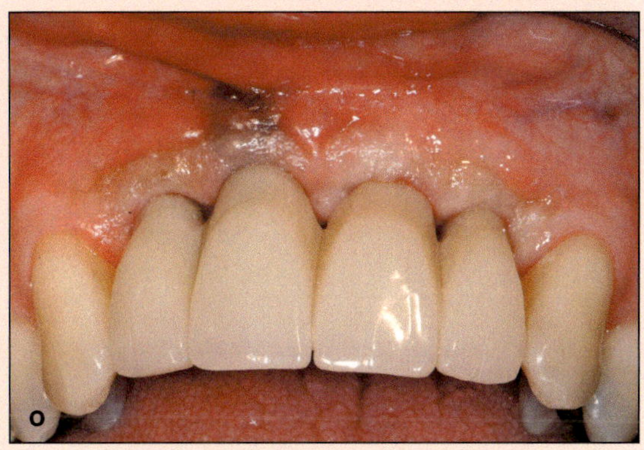

Abb. 6-14o Das Provisorium. Es ist zu beachten, dass der erfolgreiche vertikale Weichteilaufbau durch den VIP-CT-Lappen in Verbindung mit der Knochentransplantation ein ästhetisches Hervortreten der Kronen und ein beidseitiges gerades Gingivamuster erlaubte. Der Gewebeüberschuss in den interimplantären Bereichen ermöglichte eine Weiterentwicklung einer positiven Gingivaarchitektur über die gesteuerte Weichteilheilung (Restauration durch Dr. Michael Robinson, South Miami, FL).

VIP-CT-Lappen zum simultanen hart- und weichgeweblichen Implantataufbau in einer anterioren ästhetischen Implantatposition mit signifikanter vertikaler Oberkieferatrophie

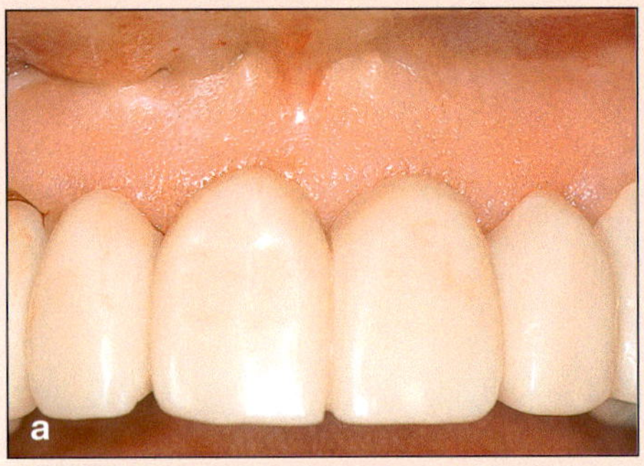

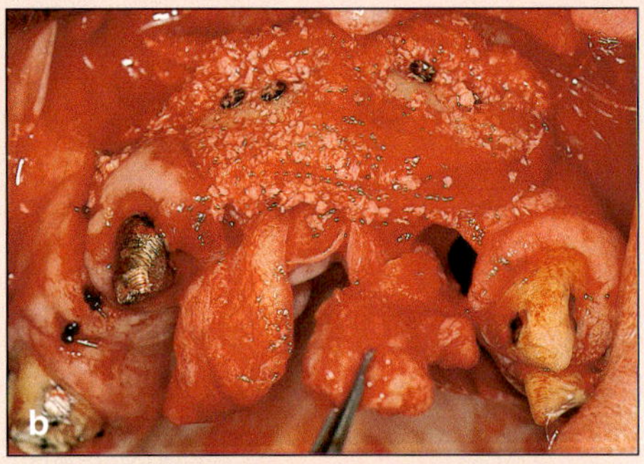

Abb. 6-15a Präoperative Ansicht eines großvolumigen hart- und weichgeweblichen Kombinationsdefekts an der Position der mittleren und seitlichen Schneidezähne. Das ästhetische Ergebnis von Implantatlageraufbau und Implantattherapie ist wegen der erheblichen vertikalen Oberkieferatrophie und der eingeschränkten Möglichkeit einer koronalen Lappenverschiebung in diesem Situs sehr ungewiss.

Abb. 6-15b Ein vollschichtiger, übertrieben kurvilinearer, angeschrägter Lappen wurde in der Tiefe des Vestibulums im Prämolarenbereich begonnen, um soviel wie möglich elastisches Gewebe in den Decklappen des Empfängerbetts einzubringen. Große spannungsreduzierende apikale Rückschnitte (3 mm bis 4 mm tief) wurden beidseitig durchgeführt. Es wurden kortikospongiöse Blocktransplantate befestigt und die VIP-CT-Lappen wurden gebildet, wie zuvor beschrieben. Danach wurde partikuläres Knochenmaterial um die Ränder der Blocktransplantate verdichtet.

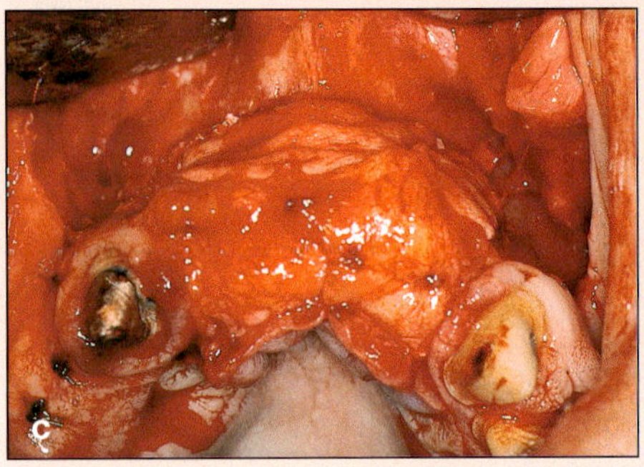

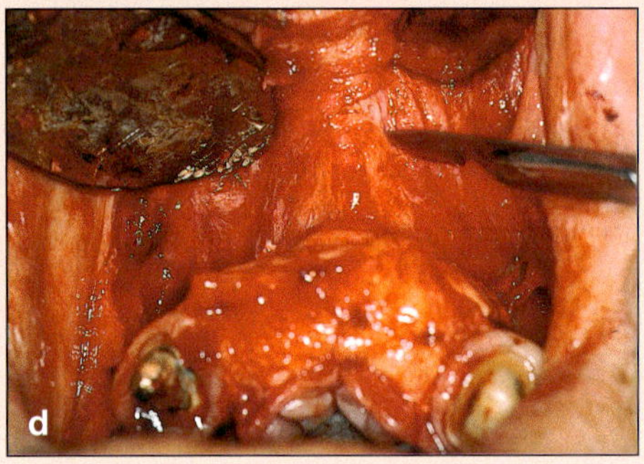

Abb. 6-15c Eine Bio-Gide-Membran (Osteohealth) wurde über den bukkalen Anteil des Knochentransplantats adaptiert, der nicht durch den VIP-CT-Lappen bedeckt war, denn die vertikale Weichteilaugmentation war das primäre Behandlungsziel. Die VIP-CT-Lappen wurden in der Mittellinie zusammengenäht, um eine Mittellinienaufstellung des Weichgewebes zu bilden. Zusätzliche Nähte wurden durch transossäre Bohrlöcher in den Blocktransplantaten, die zuvor mit einem kleinen Fissurenbohrer angelegt wurden (Osteomed), geführt.

Abb. 6-15d Der Lappenentwurf und die spannungsreduzierenden Rückschnitte reichten nicht aus, um den auf dem Kieferkamm befestigten VIP-CT-Lappen passiv zu decken. Wegen der Schwere der vertikalen Atrophie waren auch Periostschlitzungen am Übergang vom Periost zum Nasenboden und eine Reduktion der Spina nasalis anterior notwendig.

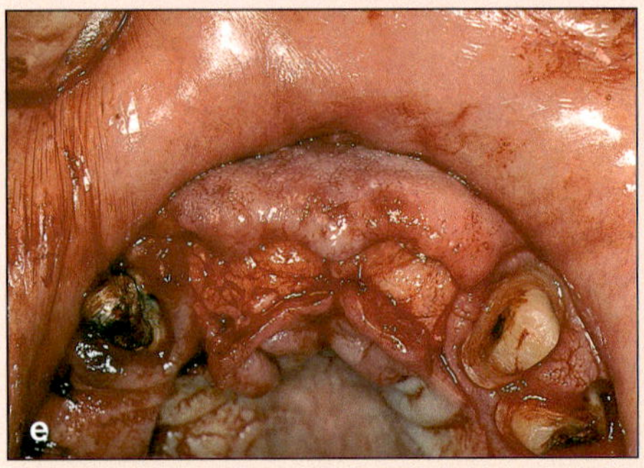

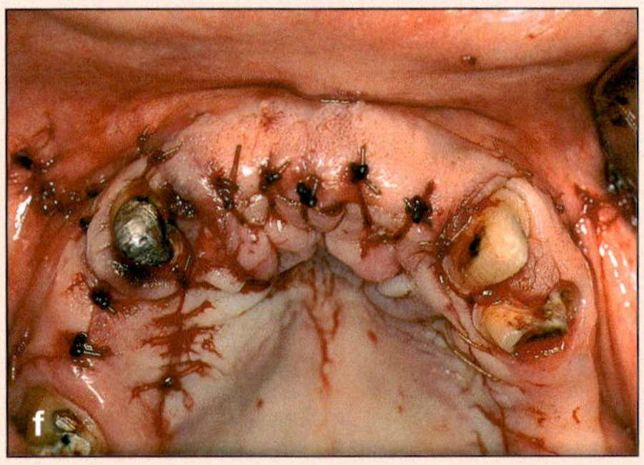

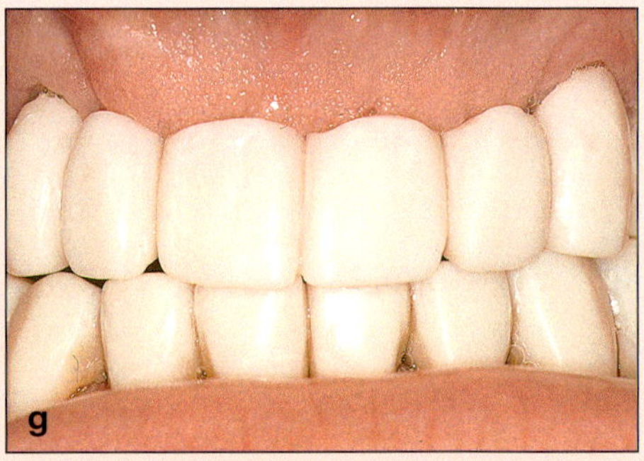

Abb. 6-15e Eine vertikale Bewegung der Weichgewebe in der Mittellinie ist erkennbar. Eine spannungsfreie plastische Deckung ist jetzt möglich.

Abb. 6-15f Ein spannungsfreier Wundverschluss des Empfängerbetts und der bilateralen palatinalen Spenderregionen mit 4x0-Chrom-Gut-Nähten auf einer P3-Nadel. Die Spenderareale wurden nach Versorgung mit resorbierbarem Kollagenvlies (CollaPlug) verschlossen.

Abb. 6-15g Ansicht vier Monate postoperativ. Zu beachten ist der große Gewinn an vertikaler Weichteilaugmentation durch die Verwendung der VIP-CT-Lappen, verglichen mit der präoperativen Situation. Dies ist der Schlüssel, um ein ästhetisches Aussehen der Gingiva zu erzeugen, wenn multiple Implantate im anterioren Oberkiefer eingesetzt werden.

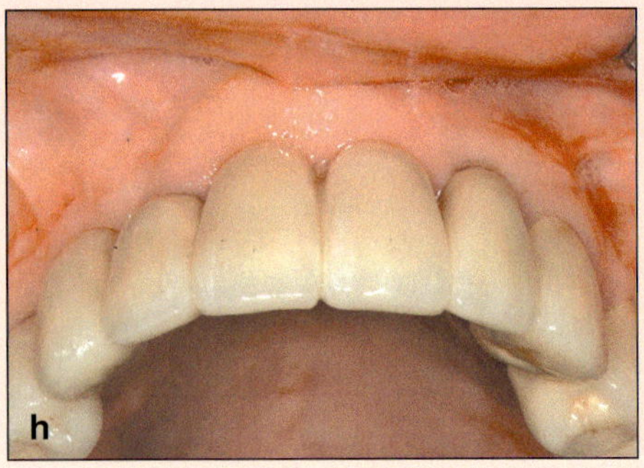

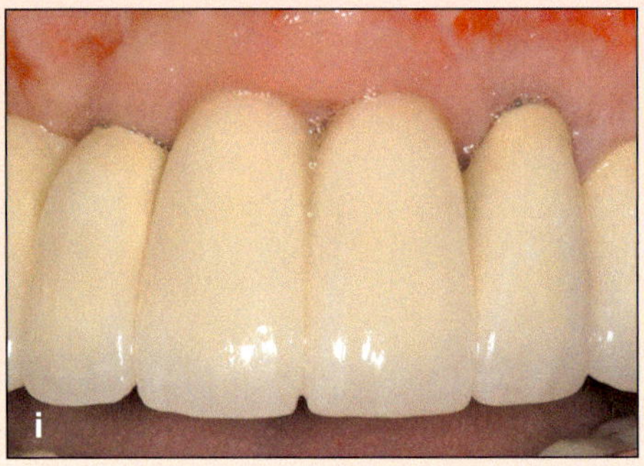

Abb. 6-15h Die okklusale Ansicht ein Jahr nach Eingliederung zeigt das Ausmaß der vertikalen Oberkieferatrophie und das große Ausmaß der horizontalen Augmentation, das sich aus der Verwendung der VIP-CT-Lappen ergeben hat.

Abb. 6-15i Die Frontalansicht ein Jahr nach Eingliederung zeigt das ästhetische Hervortreten der vier Schneidezahnrestaurationen in einer stabilen und gesunden Weichgewebeumgebung trotz der Schwierigkeiten, die sich aus den anatomischen Limitationen ergeben haben.

Zusammenfassung

Der VIP-CT-Lappen ist eine innovative Technik, die bei defizienten Alveolarfortsätzen in Verbindung mit Implantaten außerordentlich hilfreich für großvolumige Weichgewebeaugmentationen mit simultaner Knochentransplantation ist. Die gefäßgestielte Blutversorgung, die aus dem Plexus des Bindegewebes und des Periosts innerhalb des Lappens bezogen wird, bietet die biologische Basis für die simultane Transplantation von Hart- und Weichgewebe bei ästhetischer Implantatlagerbehandlung auch in Situationen mit Vorschäden. Das reduziert erheblich die Behandlungszeit und die Unannehmlichkeiten für den Patienten. Zusätzliche Vorteile der Technik bestehen in der Möglichkeit, großvolumige Weichdefekte mit einer einzigen Operation zu versorgen. Dabei kommt es zu vernachlässigbaren postoperativen Weichteilschrumpfungen und zu verbesserten Resultaten von Knochentransplantationen infolge der zusätzlichen Quellen der Blutversorgung und dem Beitrag zur Phase 2 der Heilung des Knochentransplantats durch die mesenchymalen Zellen, die mit dem Lappen transplantiert werden. Zusätzlich werden Behandlungszeit und Unannehmlichkeiten für den Patienten minimiert, wenn Hart- und Weichgewebeaugmentationen zur Verbesserung des Implantatlagers notwendig werden.

Der VIP-CT-Lappen wurde bei 1126 ästhetischen Implantatfällen zur simultanen Implantatlagerverbesserung von Hart- und Weichgewebe zwischen März 1995 und Dezember 2001 eingesetzt. Zusätzliche Knochentransplantationen waren in keinem dieser Fälle notwendig und die Osseointegrationsrate betrug 99,2 % mit einer Nachuntersuchungszeit zwischen 12 und 54 Monaten. Das Volumen der Weichgewebeübertragung war mit dieser Technik gleichmäßig höher als mit zuvor beschriebenen Weichgewebetransplantationstechniken. Der VIP-CT-Lappen wurde bei 229 ästhetischen Implantatoperationen zur Auffüllung von großvolumigen Weichgewebedefekten vor und simultan mit der Implantatinsertion eingesetzt. Messungen von Gewebestanzen im anterioren Oberkiefer zeigten gleichmäßig eine vertikale Gewebehöhe zwischen 6 mm und 8 mm nach der VIP-CT-Lappenoperation.

Eine Einschränkung dieser Technik ist die Notwendigkeit zur Benutzung einer zahngetragenen provisorischen Restauration während der Heilungszeit. Während der initialen Heilung wird eine individualisierte, provisorische Interimsrestauration mit Hilfe einer Tiefziehschiene mit Schutz der palatinalen Spenderregion empfohlen. Daraufhin kann der Prothetiker eine definitivere Interimsrestauration anfertigen, die dem Patienten erlaubt, die Funktion wieder aufzunehmen. Wie bei der Hebung von freien Bindegewebetransplantaten ist der VIP-CT-Lappen genauso durch die Größe und die Form des harten Gaumens und die Dicke des Gewebes, die in der Prämolarenregion vorgefunden wird, limitiert. Der Überschuss an Weichgewebe, der auf der palatinalen Seite des Alveolarfortsatzes im Anschluss an die Empfängerstelle entsteht, kann eine spätere Gewebeentfernung erfordern. Am Ende ist häufig eine plastische Weichgewebeoperation erforderlich, um in Situationen, bei denen großvolumige Alveolarfortsatzdefekte gefüllt wurden, eine angemessene Vestibulumtiefe zu erzeugen. Der regelmäßige Gebrauch dieser Technik als Teil der Implantatlagerverbesserung in ästhetisch wichtigen Regionen hat ein Maß der ästhetischen Vorhersagbarkeit in der Restauration von defizienten Implantatorten im anterioren Oberkiefer geschaffen, dass mit den konventionellen Techniken nicht regelmäßig erreicht werden konnte.

KAPITEL 7

Ästhetische Implantatbehandlung: Eine umfassende Methodik

Dieses Kapitel präsentiert eine umfassenden Methodik zur operativen Behandlung eines weiten Spektrums von klinischen Falltypen, denen man in der ästhetischen Implantologie begegnen kann. Eine spezifische Behandlungsphilosophie wird präsentiert, um dem Implantatchirurgen eine Perspektive zu geben, wie man Patienten, die einen ästhetischen implantatgetragenen Zahnersatz wünschen, begegnet und behandelt. Die logische Begründung für die Anwendung der implantatlagererhaltenden Techniken wird betont. Die Techniken für die unauffällige Restauration von groß- und kleinvolumigen Hartgewebedefekten im ästhetischen Implantatlager werden im Detail präsentiert. Die Indikation für spezifische Hart- und Weichteileingriffe zur Implantatlagerverbesserung werden mit den sechs individuellen Typen von ästhetischen Kieferkammdefekten korreliert, die in Kapitel 2 beschrieben wurden. Die Wichtigkeit der Anwendung von neuen fortschrittlichen Methoden in der chirurgischen Biotechnologie, die enge Koordination von Chirurgie und Prothetik, die Verwendung der prothetisch gesteuerten Weichteilheilungstechniken, der kosmetischen Gingivaausformung mit dem LASER und des Laser-Resurfacings und die Anwendung der kosmetischen Parodontalchirurgie zur Verbesserung des Ergebnisses in der Implantatbehandlung werden diskutiert. Zusätzlich wird die biologische Grundlage der Anwendungsprotokolle für Platelet Rich Plasma (PRP) zur Verbesserung der Wundheilung, zur Maximierung der Volumengewinne von implantatlagerverbessernden Maßnahmen und zur Minimierung der Weichteilschrumpfung an ästhetischen Implantationsorten präsentiert. Schließlich wird ein konzeptioneller Rahmen für implantatlagerverbessernde Maßnahmen vorgestellt, um dem Chirurgen in der Auswahl und Abfolge indizierter Eingriffe und in der Abschätzung der durchschnittlichen notwendigen Behandlungszeit bei üblichen klinischen Falltypen zu helfen. Dem Leser sollte bewusst sein, dass die Informationen und Konzepte, die in diesem Kapitel präsentiert werden, das Verständnis der Informationen, die bereits in den Kapiteln 1 bis 6 präsentiert wurden, voraussetzt.

Behandlungsphilosophie

Die Insertion eines osseointegrierten Implantats ist eine rekonstruktive Maßnahme, die die Grundlage für eine funktionelle und ästhetische dentale Rehabilitation bietet. Wenn eine unauffällige dentale und parodontale Ästhetik verlangt wird, sind die operativen implantatlagerverbessernden Maßnahmen definitiv plastischer und rekonstruktiver Natur. Deshalb ist die Übernahme der Denkweisen der plastischen und rekonstruktiven Chirurgie, die eine zeitliche Abfolge von operativen Eingriffen vorsieht, um das gewünschte Resultat zu erzielen, für die ästhetische Implantatbehandlung angemessen und bildet die Grundlage der Behandlungsphilosophie.

Jüngste Fortschritte in der Biotechnologie haben die Optionen für die hart- und weichgewebliche Implantatlagerverbesserung ausgeweitet und diese Vereinfachung mit chirurgischen Prinzipien und der Denkweise der plastischen und rekonstruktiven Chirurgie kombiniert. Wir sind durch in der Lage, funktionelle und ästhetische Implantatrestaurationen mit einer beeindruckenden Vorhersagbarkeit zu erbringen. Noch wichtiger ist unser Verständnis für die Faktoren, die die Volumengewinne von verschiedenen rekonstruktiven Maßnahmen beschränken können. Diese Einsicht begründet unsere Auswahl der Behandlungsplanungsoptionen und chirurgischen Methoden, die eine biologische Basis für den Erfolg aufweisen. Vielleicht von größter Bedeutung ist die Erkennung von individuellen anatomischen Limitationen und ihr Effekt auf das endgültige ästhetische Resultat.

Folglich ist, bevor die Behandlung begonnen wird, eine umfassende Behandlungsplanung entscheidend. Dieser Prozess beginnt mit einer gründlichen funktionellen und ästhetischen parodontalen Untersuchung, wie in Kapitel 2 beschrieben, die die folgenden Befunde beinhalten sollte: Festlegung des parodontalen Phänotyps, Identifikation und Klassifikation von Defekten von Gingivarezessionen, Klassifikation der existierenden Alveolarfortsatzdefekte, Auswertung von Zahnpositionen und -proportionen, Auswertung okklusaler Gesichtspunkte, Auswertung der Form der gingivalen Ebene und der Schneidekantenebene, vorsichtiges Studium der Lippenposition in Ruhe, bei entspanntem Lächeln und bei lebhaftem Lachen. Zusätzlich sollte der Implantatchirurg Zeit investieren, um eine detaillierte Vorgeschichte der Ereignisse, die zum Zahnverlust in den betreffenden Bereichen geführt haben, zu erlangen. Diese wird bei der Beurteilung des regenerativen Potenzials des Situs helfen. Implantatlager mit einer Vorgeschichte von Trauma, wie Intrusion sowie Subluxation, Luxation mit Reimplantation, Infektion, oder multiple chirurgische und endodontische Maßnahmen haben häufig nicht die notwendige Blutversorgung zur Osseointragration und zur Ernährung von Hart- und Weichgewebetransplantaten, was zu Implantatverlust oder reduziertem Volumengewinn oder Komplikationen bei Transplantationsmaßnahmen führen kann.

Auf der Grundlage dieser Befunde der initialen Untersuchung und der Vorgeschichte des Implantatlagers ist das Implantatteam in der Lage, die existierenden dentalen und parodontalen ästhetischen Mängel zu quantifizieren und die therapeutischen Modalitäten auszuwählen und in Abfolge zu bringen, die erforderlich sind, um eine implantatgetragene Restauration in Harmonie mit der benachbarten Bezahnung herzustellen. Realistische Erwartungshaltungen für das endgültige Ergebnis werden geschaffen und die Zahl der Eingriffe und die gesamte Behandlungszeit werden geschätzt. Diese Information wird mit dem Patienten, dem Prothetiker und, wenn angemessen, auch dem Zahntechniker durchgesprochen. Die Erzielung einer idealen Implantatästhetik kann genauso einfach sein, wie der Ersatz eines nicht erhaltungswürdigen Zahns mit einem Sofortimplantat, so dass die Weichteilarchitektur am Situs erhalten wird. Sie kann aber auch komplex sein, so dass eine multiple Abfolge von Therapien, Kieferorthopädie, mehrstufiger Hart- und Weichteilrekonstruktion des Implantatlagers und die kosmetische Parodontalchirurgie notwendig werden, um Harmonie mit der benachbarten Bezahnung zu gewährleisten. Entsprechend kann die Behandlungszeit, um ein ästhetisch zufrieden stellendes Resultat für den Implantatpatienten zu ermöglichen, so kurz sein, wie drei Monate für unkomplizierte Sofortimplantate oder zwei Jahre oder mehr für komplizierte Fälle, die einen umfassenden multidisziplinären Ansatz erfordern.

Begründung für die Erhaltung des Implantatlagers

Wie in Kapitel 4 diskutiert, ist die Erhaltung oder Wiedererschaffung einer natürlichen Alveolarfortsatzanatomie eine Voraussetzung für den Erfolg in der ästhetischen Chirurgie. Natürliche Hart- und Weichgewebekonturen ermöglichen sowohl eine ideale Implantatpositionierung als auch ein ideales Emergenzprofil der Restauration, das ein harmonisches Verhältnis der benachbarten Bezahnung aufweist und frei von prothetischer Kompensation ist. Die erfolgreiche Anwendung von chirurgischen Techniken entweder zur Erhaltung der existierenden Alveolarfortsatzkonturen oder zur Rekonstruktion fehlender Hart- und Weichgewebe in einem Implantatlager basiert auf einem klaren Verständnis der parodontalen und periimplantären Weichteilanatomie (siehe Kapitel 2), der Gewebereaktionen und der multiplen chirurgischen und prothetischen Interventionen, die häufig in der ästhetischen

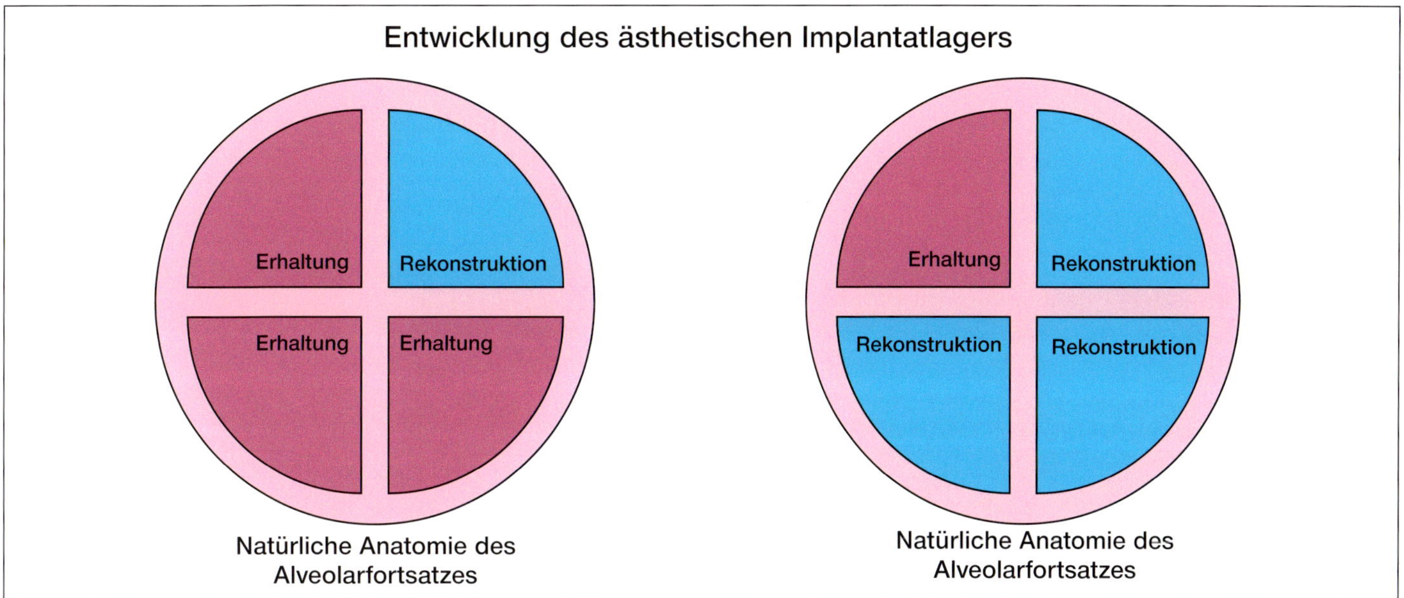

Abb. 7-1 Das Konzept der Implantatlagerhaltung ist ein integraler Teil der ästhetischen Implantologie. Implantatlagererhaltende Techniken vermindern die Zahl und die Komplexität der darauf folgenden rekonstruktiven Maßnahmen, um das gewünschte ästhetische Resultat zu erhalten.

Implantologie erforderlich sind. Ausgerüstet mit diesen Kenntnissen kann der Implantatchirurg erfolgreich plastische und rekonstruktive Techniken zur Wiederherstellung fehlender Hart- und Weichgewebe anwenden und damit den Prothetiker mit den Grundlagen für die Erschaffung einer schönen implantatgetragenen Restauration versorgen.

Die Erhaltung des Implantatlagers ist ein außerordentlich wichtiges Konzept für den Chirurgen, den Prothetiker und den Patienten, wenn über eine Implantattherapie in einem Gebiet mit ästhetischen Anforderungen nachgedacht wird. Die Anwendung der implantatlagererhaltenden Techniken reduziert rekonstruktive Maßnahmen und macht sie oft unnötig. Von größerer Bedeutung ist, dass sich bei Nichtanwendung chirurgischer und prothetischer implantatlagererhaltender Techniken unausweichlich die Zahl der rekonstruktiven Maßnahmen erhöht, die am Ende erforderlich sind, um ein akzeptierbares ästhetisches Resultat zu erreichen (Abb. 7-1). Es ist wichtig zu betonen, dass in der ästhetischen Implantologie das primäre Ziel die Erhaltung des Implantatlagers mit Erhaltung des rekonstruktiven Weichteilmantels und der geschwungenen Weichteilarchitektur ist. Wenn man dem Weichteilmantel erlaubt, sich stark zu kontrahieren, limitiert dies das Ergebnis von darauf folgenden weichteillagerverbessernden Maßnahmen. So wie das Volumen des Weichteilmantels und die Möglichkeit, diesen zu expandieren, häufig ein limitierender Faktor in der plastischen und rekonstruktiven Chirurgie sind, so ist der rekonstruktive Weichteilmantel der determinierende Faktor unserer rekonstruktiven Möglichkeiten. Implantatlagererhaltende Maßnahmen beginnen häufig zum Zeitpunkt der Zahnextraktion. Wie in Kapitel 4 beschrieben, ist die Bio-Col-Technik zur Erhaltung der Hart- und Weichteilanatomie des Alveolarfortsatzes in der Vorbereitung für eine sofortige oder verzögerte Implantatinsertion in der ästhetischen Chirurgie zu empfehlen. Diese erprobte Technik kombiniert sowohl chirurgische als auch prothetische Maßnahmen, um immer wieder die funktionellen und ästhetischen Resultate zu verbessern. Die Alveolarfortsatzresorption wird durch eine Minimierung des Traumas der Zahnextraktion sowie Vorbereitung und Füllung der Extraktionsalveolen mit Knochentransplantaten reduziert oder vermieden. Die Isolation der gefüllten Alveole vermeidet die Notwendigkeit einer plastischen Deckung zum primären Wundverschluss und erhält damit das umgebende Weichteilvolumen. Am wichtigsten ist, dass die geschwungene Weichteilarchitektur durch die prothetischen Maßnahmen erhalten bleibt, die für die Stützung der marginalen Gingiva und Interdentalpapillen sorgen und damit die natürliche Weichteilanatomie des Lagers erhalten.

Die kosmetischen Schnittführungen, innovative Lappenentwürfe und konservative Freilegungstechniken, die in Kapitel 3 präsentiert wurden, stellen zusätzliche implantatlagererhaltende Techniken dar. Diese Operationsmethoden bewahren die Blutversorgung der Weichteile und minimieren Weichteilschrumpfung in den Gebieten, die für die Emergenz der Zahnkrone entscheidend sind. Das übertrieben kurvilineare Lappendesign mit spannungsreduzierenden Rückschnitten verbessert effektiv die Elastizität des bedeckenden Lappens bei implantatlagerverbessernden Maßnahmen, während die Blutversorgung der Lappenränder erhalten bleibt. Als Resultat wird eine plastische Deckung durch eine koronale Lappenverschiebung erleichtert und die Bedeckung von großvolumigen Knochentransplantaten wird mit spannungsfreien Wundverschlüssen ermöglicht, die mit traditionellen Lappenentwürfen ohne Einschränkung der Blutversorgung der Lappenränder im Regelfall nicht erzielt werden können. Der vergrößerte Weichteilmantel, der aus diesem Lappenentwurf resultiert, maximiert den Volumengewinn von Hart- und Weichgewebetransplantationen. In ähnlicher Weise vergrößert die regelmäßige Anbringung von Inzisionen und die Deepithelialisierung der Interdentalpapillenbereiche in der Nachbarschaft von defizienten Implantatlagern die Anlagerungsfläche des Lappens beim Wundverschluss. Das verbessert die Stabilität der postoperativen Wunde nach implantatlagerverbessernden Maßnahmen und vermindert die Inzidenz von Wunddehiszenz und unerwünschten Retraktionen der Weichgewebe im Operationsgebiet. Zusätzlich verbessert die transversale Ausrichtung der angeschrägten Schnittführungen die Ästhetik der Narben durch Verbesserung der Lichttransmission durch die resultierende Narbe und durch Minimierung von oberflächlichen Irregularitäten an der Schnittkante. Der konservative U-förmige Halbinsellappen sorgt für Zugang und Sicht auf den Alveolarfortsatz bei Implantatinsertionen ohne negative Konsequenzen für die Weichteile im Gebiet der Durchtrittsstelle der Zahnkrone. Die Blutversorgung der Weichgewebe im Situs wird erhalten und das Weichteilvolumen und deren Architektur bleiben durch diesen Ansatz konstant. Schließlich ist der Gebrauch einer Gewebestanze eine konservative Methode zur Freilegung des Implantats. Diese Methode hat ihren größten Wert dort, wo Hart- und Weichteiltransplantationen vorher zur Restauration eines angemessenen Volumens für eine ästhetische Zahnkrone angewendet worden sind. Die Gewebestanze vermeidet eine zusätzliche Schnittführung und erlaubt den Einsatz der prothetisch gesteuerten Weichteilheilung durch die Eingliederung von individualisierten provisorischen Zahnkronen oder zahnförmigen Heilungskappen.

Implantatlagerverbessernde Maßnahmen

In Fällen, in denen die implantatlagererhaltenden Techniken nicht angewendet wurden oder in denen sie erfolglos zur Erhaltung der natürlichen Alveolarfortsatzanatomien in ästhetischen Bereichen waren, steht der Implantatchirurg vor der Notwendigkeit zur unauffälligen Restauration fehlender Hart- und Weichgewebe in Vorbereitung für eine Implantatinsertion. Wie in Kapitel 2 diskutiert, werden ästhetische Kammdefekte entsprechend ihrem Volumen und ihren Eigenschaften klassifiziert. Die Korrelation von Behandlungsoptionen mit spezifischen Defekttypen vereinfacht die Auswahl der implantatlagerverbessernden Maßnahmen für den Chirurgen und verbessert die Vorhersagbarkeit der ästhetischen Resultate. Zusätzlich zur Präsentation der spezifischen Knochentransplantationstechniken, wie sie vom Autor zur Restauration von hartgeweblichen Volumendefekten in ästhetischen Bereichen benutzt werden, werden die Indikationen für spezifische Hart- und Weichgewebetransplantationsmaßnahmen mit den verschiedenen Typen der ästhetischen Kammdefekte korreliert. Darüber hinaus wird die Rolle der forcierten kieferorthopädischen Zahnextrusion als nichtoperative Maßnahme zur hart- und weichgeweblichen Implantatlagerverbesserung im Abschnitt unten diskutiert.

Die chirurgische Restauration des Hartgewebevolumens im ästhetischen Implantatlager

Wenn hartgewebliche Alveolarfortsatzdefekte in ästhetischen Gebieten aufgefüllt werden sollen, sollte der Implantatchirurg Fortschritte der Biotechnologie nutzen, um knöcherne Defekte sicher in minimalinvasiver Weise zu rekonstruieren. Fortschritte bei den Instrumenten und bei den transplantierten Biomaterialien erlauben dem Implantatchirurgen, ausreichende Mengen von lebendigem autologen Knochen (partikuläre Spongiosa und kortikospongiöse Blocktransplantate) durch minimalinvasive intraorale Zugänge zu gewinnen, die, wenn sie mit Xenotransplantaten gestreckt werden, dem Chirurgen erlauben, bis zu sechs Implantatpositionen mit großvolumigen hartgeweblichen Alveolarfortsatzdefekten ohne die Unannehmlichkeiten der Beckenkamm- oder Tibiaknochenentnahme zu versorgen. Die Instrumente für die stabile Osteosynthese von kleinen Blocktransplantaten an Implantatorten sind verfeinert worden, um weiter die Operationen zu vereinfachen. Resorbierbare Kollagenmembranen mit langer Standzeit haben die Ergebnisse der gesteuerten Knochenregenerationstechniken verbessert, während sie die Unannehmlichkeiten für den Patienten und den Chirurgen durch Komplikationen oder Sekundäreingriffen die mit den nicht absorbierbaren Membranen der ersten Generation verbunden waren, minimieren.

In letzer Zeit wurde die Möglichkeit der Hebung von autologem partikulärem Knochen, wie auch von kortikospongiösen Blöcken aus der Mundhöhle für den Chirurgen und den Patienten durch die Entwicklung neuer Instrumente erheblich vereinfacht. Der Autor gewinnt regelmäßig autologe partikuläre Knochentransplantate von der Linea obliqua und aus der Symphysenregion des Unterkiefers durch den OsteoHarvester (Osteomed, Addison, TX), der vitalen Knochen gewinnt, zerkleinert und sammelt (Abb. 7-2). Weil der initiale Grad der Knochenregeneration im Empfängerbett direkt proportional zur Zahl der lebendigen autologen Knochenzellen, die mit dem Transplantat übertragen wurden, ist, sollte dem Chirurgen immer bewusst sein, dass die Erhaltung der Vitalität der Zellen während der Knochengewinnung, Sammlung und Lagerung der Knochentransplantats eine sensitive Behandlungstechnik erfordert. Um lebendigen partikulären Knochen zu gewinnen, benutzt der Autor re-

Biotechnologie der Knochentransplantation: intraorale Entnahme von vitalem autologem partikulärem Knochen

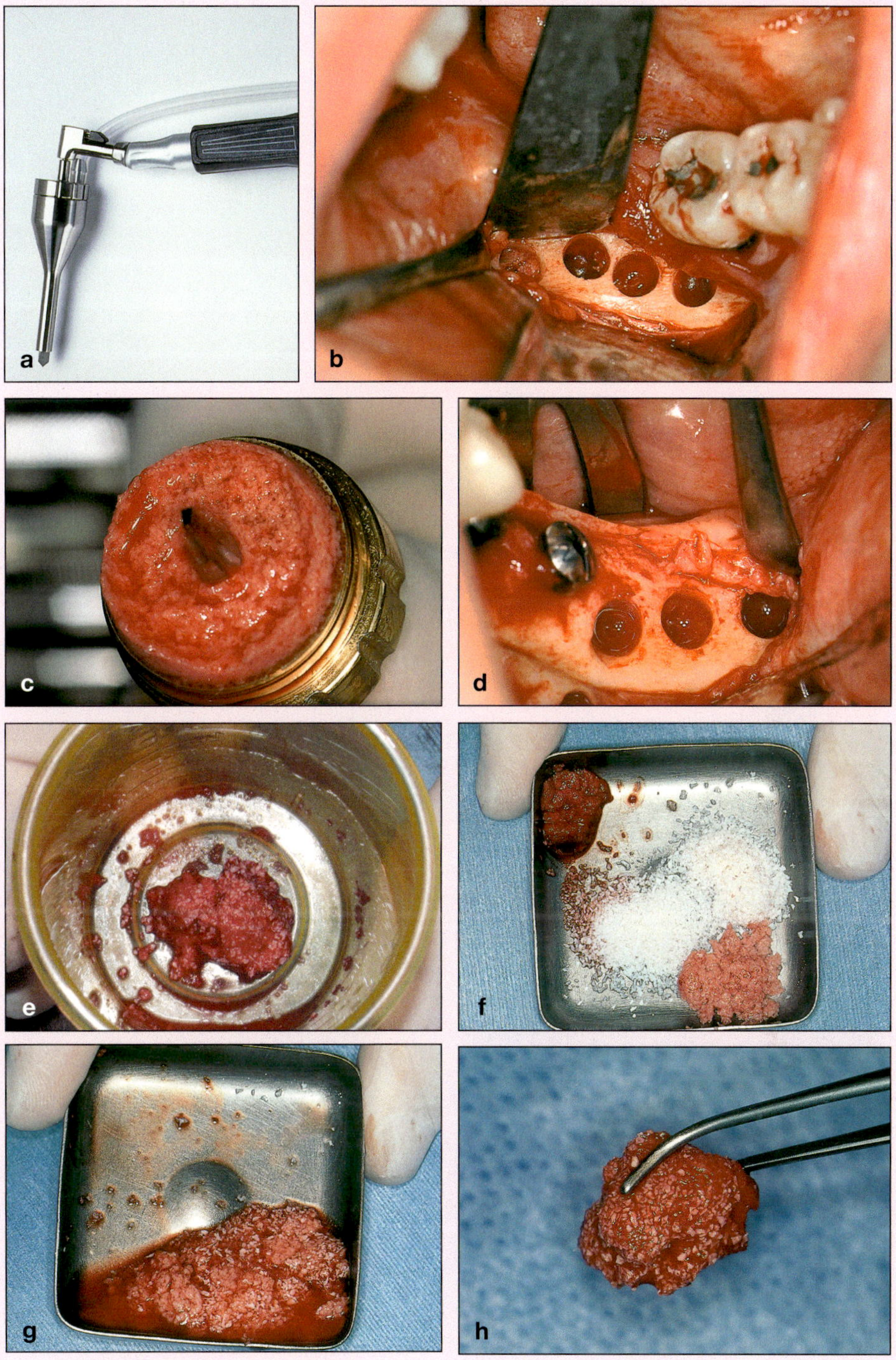

Abb. 7-2a Der OsteoHarvester gewinnt auf sichere Weise partikulären autologen Knochen aus intraoralen Entnahmegebieten. Dieses Gerät verwendet speziell geformte Fräsen (7 mm oder 11 mm lang), um den Knochen zu zerkleinern, zu sammeln und zu lagern.

Abb. 7-2b Drei 7 mm tiefe Spenderbohrungen bringen normalerweise genügend partikulären Knochen für zwei Blocktransplantate oder einen kleinen Sinuslift, wenn er 1:1 mit deproteinisiertem Rinderknochen eingesetzt wird (BioOss®, Osteohealth, Shirley, NY).

Abb. 7-2c Typische Volumenausbeute von autologem Knochen durch drei 7 mm tiefe Spenderbohrungen im Unterkiefer. Wenn man eine Austrocknung des zerkleinerten Knochens vermeidet, bleibt die Vitalität der Zellen erhalten.

Abb. 7-3d Der einfache Einsatz des OsteoHarvesters erleichtert die Gewinnung von Knochen in benachbarten Gebieten, wenn ein unerwarteter periimplantärer Defekt während der Implantatinsertion auftritt.

Abb. 7-2e Partikuläre autologe Knochentransplantate sollten in einem Plastikbehälter aufbewahrt werden, wo sie in antikoagulierter PRP-Lösung oder in steriler Kochsalzlösung feucht gehalten werden. Die Lagerung in aktiviertem PRP (Blutgerinnsel) oder die Aufschwemmung in Kochsalzlösung schadet dem Transplantat.

Abb. 7-2f Für gesteuerte Knochenregenerationsmaßnahmen, um Knochenblocktransplantate oder für Sinuslifte wird eine 1:1-Mischung von autologem partikulären Spongiosaknochen und BioOss® eingesetzt. Der Zusatz von BioOss® mag eine zusätzliche Barrierefunktion darstellen und verbessert das Handling und die Möglichkeit, das Transplantat zu verdichten, erheblich.

Abb. 7-2g Kurz vor dem Einsatz wird die Mischung aus partikulären Knochentransplantaten durch aktivierte PRP-Lösung befeuchtet, um die Einbringung und Verdichtung im Empfängerbett zu erleichtern.

Abb. 7-2h Wenn die Transplantatmischung mit aktivierter PRP-Lösung gemischt wird, entsteht ein formbares Knochentransplantat, das sehr leicht in die Wunde gebracht werden kann. Die Verdichtung am Empfängerbett zerreißt das osteokonduktive Netzwerk des Fibrins, das sich im Transplantat gebildet hat, so dass eine neue Applikation von aktivierter PRP-Lösung notwendig wird.

gelmäßig den OsteoHarvester mit langsamen Umdrehungszahlen (500 U/min bis 700 U/min) unter sanftem Druck bei großzügiger Spülung mit steriler Kochsalzlösung. Dieses Gerät wird mit einem speziellen Sauggerät verbunden, das die gewonnenen kortikalen und spongiösen Knochenpartikel in das Reservoir des Kollektors saugt. Wenn einmal der kortikale Knochen perforiert ist, empfiehlt der Autor eine rotierende Bewegung, um das Volumen des gewonnenen spongiösen Knochens zu vergrößern. Austrocknung des Transplantats muss während der Gewinnungsphase vermieden werden, um die Vitalität der Zellen zu erhalten. Das wird am besten durch intermittierende Abklemmung des Absaugschlauches durch den Springer oder die OP-Schwester erreicht, wenn die Knochenentnahme abgeschlossen ist oder wenn die Spitze des Knochenkollektors nicht entweder in Blut oder in physiologische Kochsalzlösung eingetaucht ist (Abb. 7-2c). Die Lagerung des autologen partikulären Knochens ist auch technisch sensitiv. Der Autor zieht die Benutzung eines sehr kleinen Behälters, in dem eine kleine

Intraorale Spenderregionen zur Gewinnung von autologen Block- und partikulären Transplantaten am Unterkiefer

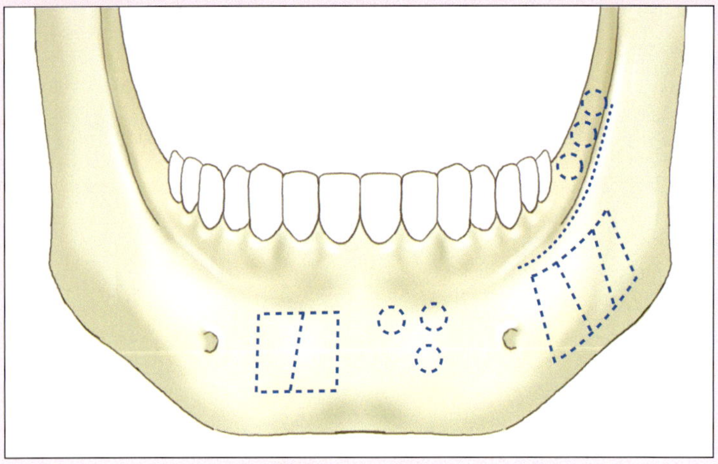

Abb. 7-3 Gebräuchliche intraorale Spendergebiete zur Gewinnung von kortikospongiösen Blocktransplantaten und partikulären Spongiosatransplantaten am Unterkiefer. Es ist zu beachten, dass die Blocktransplantate bei einem durchschnittlich großen Unterkiefer üblicherweise von beiden Seiten des Unterkiefers gewonnen werden können. Drei oder mehr Spenderbohrungen für partikulären Knochen können an der Linea obliqua oder retromolar durchgeführt werden. Zusätzlich ist die Symphyse ein Spendergebiet für Blocktransplantate und partikulären Knochen.

Menge antikoagulierter PRP-Lösung hinzugefügt wurde, vor (siehe Abb. 7-2e). Das sorgt für ein physiologisches Lagerungsmedium und fördert theoretisch die Aufnahme von Wachstumsfaktoren im PRP in die Knochenzellen. Nach einigen Minuten kann eine gewisse Aktivierung der Lösung in dem gewonnenen Knochentransplantat in Form eines dünnen Films von Blutkoagel innerhalb der Transplantatsubstanz beobachtet werden. Aktivierung und Degranulation der Blutplättchen, die sich unmittelbar um die Knochenpartikel befinden, hat das Potenzial, Wachstumsfaktoren freizusetzen, auf die die Spongiosatransplantatpartikel mit ihren Zellmembranen und Rezeptoren reagieren können. Theoretisch kann die Reaktion der im Transplantat enthaltenen Zellen die Phase 1 der Knochentransplantatheilung verbessern und damit am Ende den Volumengewinn und die Dichte durch den transplantierten Knochen verbessern. Weil geronnenes Blut kein ideales Lagerungsmedium für diese Transplantate ist, wird bis kurz vor der Einbringung des Transplantats in den Situs oder direkt nach der Verdichtung des Transplantats im Situs keine aktivierte PRP-Lösung appliziert. Alternativ kann das Transplantat in einen sterilen Behälter gegeben und dort gelagert werden. Sterile physiologische Kochsalzlösung kann zur Befeuchtung des Transplantats verwandt werden, aber ein Untertauchen der Transplantatpartikel in Kochsalzlösung sollte vermieden werden, weil die Wachstumsfaktoren aus dem Transplantat herausgewaschen werden könnten.

Deproteinisiertes Rinderknochenmineral (BioOss®) ist ein anderes Produkt der Knochentransplantationstechnologie, das eingesetzt werden kann, um das Volumen von autologen partikulären Transplantaten zu strecken und damit die Gewinnung von Knochentransplantaten in vielen Fällen auf intraorale Entnahmestellen zu beschränken. Dieser Volumenexpander von Knochentransplantaten ist porös, hydrophil und osteokonduktiv. Wenn BioOss® mit autogenem Knochen gemischt wird, expandiert das nicht nur das Volumen des Transplantats, sondern verbessert auch die Arbeitseigenschaften des partikulären Knochens. Zusätzlich, wie in Kapitel 4 diskutiert, kann ein automatischer Barriereeffekt beobachtet werden, wenn BioOss® mit autologem partikulären spongiösen Knochen kombiniert wird. Um ein Transplantat anzumischen, zieht der Autor ein Verhältnis von 1:1 deproteinisiertem bovinen Knochenmineral und gewonnenem autologen partikulären Knochen vor. Die Mischung kann in einem separaten Behältnis geschehen (siehe Abb. 7-2f). Der Volumenexpander wird mit steriler Kochsalzlösung oder antikoagulierter PRP-Lösung befeuchtet, bevor er mit dem autologen Knochen zur Mischung in Kontakt gebracht wird (siehe Abb. 7-2g). Die Mischung wird dann in den Defekt gebracht und dort mechanisch verdichtet. Wenn PRP gebraucht wird, wird es zur Mischung hinzugefügt, um ein formbares Knochentransplantat zu schaffen, das sofort in den Situs verbracht wird (siehe Abb. 7-2h).

Kortikospongiöse Blocktransplantate aus intraoralen Entnahmestellen bieten enorme Vorteile gegenüber konventionellen monokortikalen Knochentransplantaten. Während monokortikale Knochentransplantate wertvoll für die Rekonstruktion defizienter knöcherner Konturen an Implantatorten sind, gibt es keine biologische Begrenzung, irgendeinen Beitrag zur Osseointragration eines Implantats an diesem Lager zu erwarten. Kortikospongiöse Blocktransplantate sind im Gegensatz dazu biologisch höherwertig, weil lebendige Spongiosazellen mit dem Transplantat übertragen werden und zur Phase 1 der Knochenregeneration im Empfängerbett beitragen. Zusätzlich verbessert der spongiöse Knochen die Formschlüssigkeit, mit der das Transplantat an die präparierte Empfängerstelle adaptiert werden kann, und damit die Heilungsrate des Transplantats und seine theoretische Reaktion auf Wachstumsfaktoren, die im PRP enthalten sind, wie oben diskutiert ist. Um das Trauma der Knochenentnahme zu reduzieren, empfiehlt der Autor, kortikospongiöse Knochentransplantate in der exakten Größe der präparierten Empfängerstelle zu heben. Das macht die Bearbeitung des Transplantats mit rotierenden Instrumenten unter Kochsalzspülung mit einer möglichen

Biotechnologie der Knochentransplantation: intraorale Gewinnung von autologen kortikospongiösen Blocktransplantaten

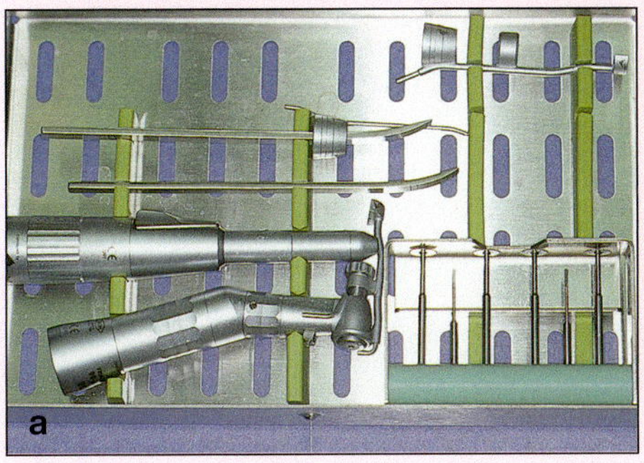

Abb. 7-4a Mikrosägen-Set zur Knochengewinnung (Friadent) mit geradem und gewinkeltem Handstück, verschiedenen diamantierten Kreissägeblättern und Meißeln zur Gewinnung von Blocktransplantaten.

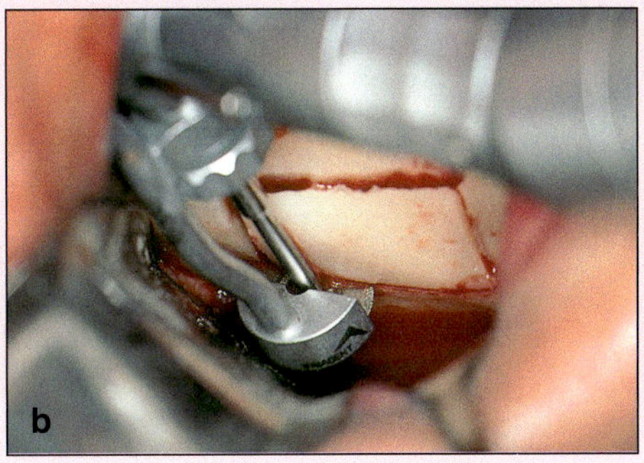

Abb. 7-4b Das Winkelstück erleichtert die Hebung eines kortikospongiösen Blocktransplantats vom Unterkieferkörper durch konservative Schnittführung und geringe Gewebeablösung.

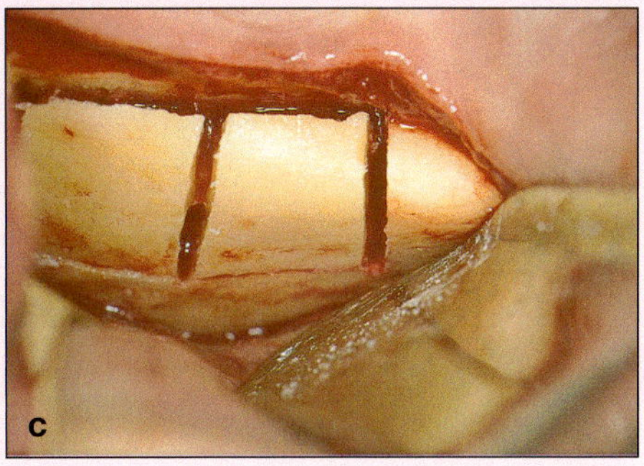

Abb. 7-4c Mit einer Fräse Nr. 701 (Osteomed) wird die Gewinnung von individuell zugeschnittenen Knochenblocktransplantaten entsprechend der gewünschten Empfängerstelle gewährleistet.

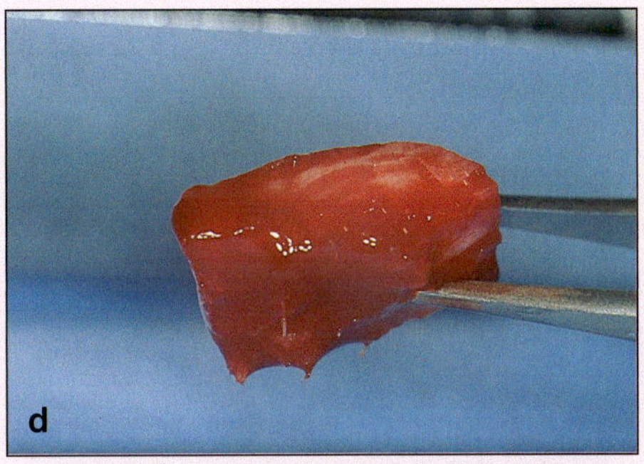

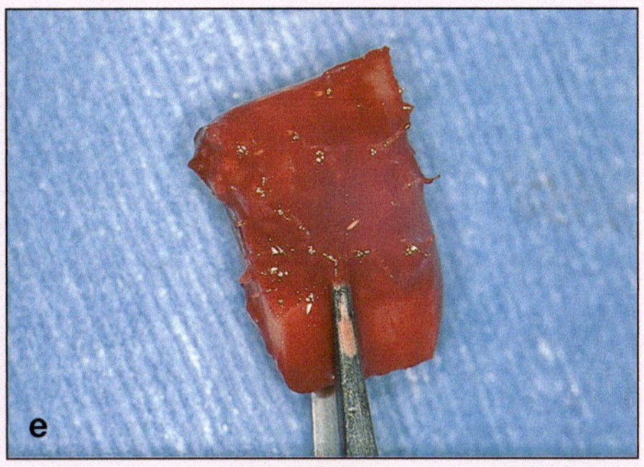

Abb. 7-4d, 7-4e Typische kortikospongiöse Blocktransplantate vom Unterkieferkörper. Zu beachten ist die Dicke des spongiösen Anteils des Transplantats. Der spongiöse Knochen erleichtert die enge Anlagerung an das vorbehandelte Empfängerbett und trägt zur Phase 1 der Knochenregeneration und Osseointegration eines Implantats im transplantierten Gebiet bei.

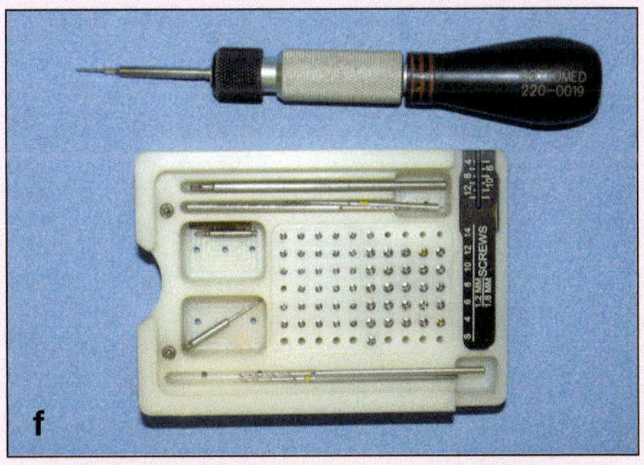

Abb. 7-4f Das Mincro-Osteosyntheseset (Osteomed) wurde zur Befestigung von kleinen Knochenblöcken in der Implantologie entworfen.

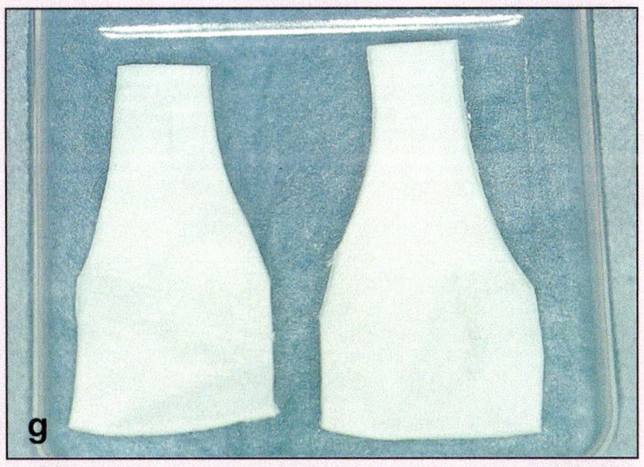

Abb. 7-4g Resorbierbare Kollagenmembranen werden so zugeschnitten, dass sie exakt in die Empfängerbetten passen, bevor sie über den Blocktransplantaten adaptiert werden. Die Bio-Gide-Membran (Osteohealth) ist ideal für diese Anwendung, weil sie sich selbstständig adaptiert und über dem Knochen durch Absorption des Blutes in der Wunde befestigt.

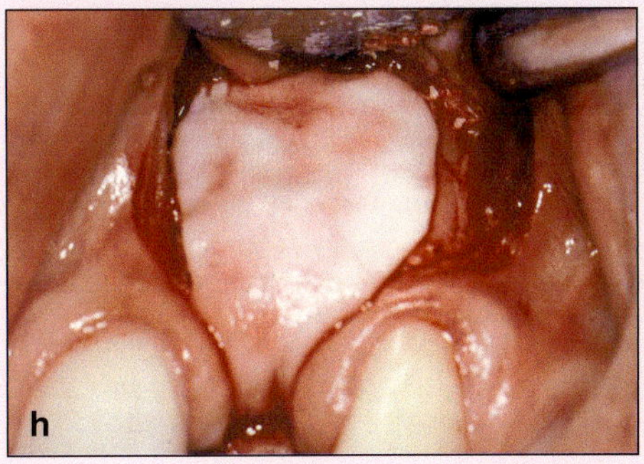

Abb. 7-4h Die passive Adaptation einer Bio-Gide-Membran über einem Kieferkamm wird in diesem ästhetischen Situs gezeigt, in dem eine Transplantation von einem Block- und einem partikulärem Knochentransplantat erfolgt ist. Wenn der Decklappen adäquat gebildet wurde, können die Weichgewebe leicht ohne Verrutschen der darunter liegenden Membran verschlossen werden. Selten ist die Befestigung der Bio-Gide-Membran notwendig, weil sie keinen Rückstelleffekt besitzt, wenn sie einmal mit Kochsalz oder (zu bevorzugen) mit Blut getränkt ist.

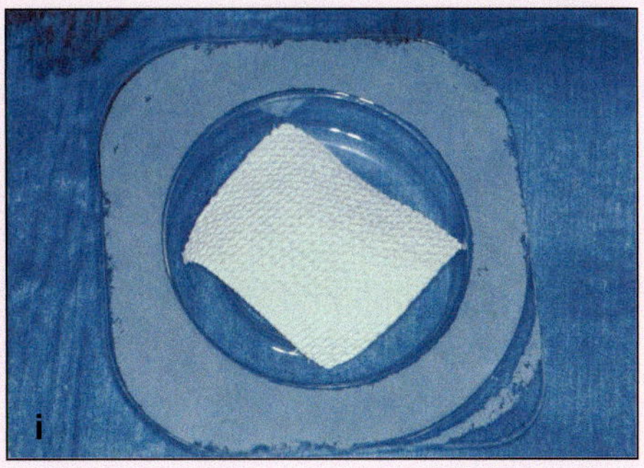

Abb. 7-4i Obwohl sie keine Platzhalterfunktion aufweist, ist die Ossix-Membran (3i, West Palm Beach, FL) ein anderes Produkt der Biotechnologie, das exzellente regenerative Resultate ohne die Nachteile einer nicht resorbierbaren Membran aufweist. Die gesteigerte Membransteifheit kann vorteilhaft sein, wenn sie zur Korrektur von Fenestrationsdefekten über einem offenen Lappen oder einen subperiostalen taschenförmigen Zugang verwendet wird.

Hitzedevitalisierung der Zellen, eine Austrocknung und die wiederholte Waschung mit Kochsalz überflüssig.

Die Basis des Unterkiefers in der Gegend der zweiten Prämolaren und der ersten und zweiten Molaren ist der bevorzugte intraorale Ort zur Gewinnung von diesen Blocktransplantaten. Das Empfängerbett wird freigelegt und vor der Chirurgie der Spenderregion präpariert. Ein minimalinvasiver chirurgischer Zugang wird zur Gewinnung der Transplantate angewendet. Eine 4 cm oder 5 cm lange horizontale Inzision wird in der bukkalen Mukosa 1 cm lateral der Gingivaränder der Prämolaren und Molaren durchgeführt. Die Inzision wird nach posterior parallel und direkt über der Linea obliqua des Unterkiefers fortgeführt, wenn eine Gewinnung von Knochen aus dem benachbarten retromolaren Bereich geplant ist (siehe Abb. 7-3). Ansonsten wird die Inzision auf den Bereich der Blockknochentransplantatgewinnung begrenzt. Dann wird die periostale Präparation anterior begonnen, um die Position des Nervus mentalis zu identifizieren und die Unterkante des Unterkiefers freizulegen. In manchen Fällen kann es notwendig sein, die Muskelansätze vom Unterkieferunterrand mit einem Elevatorium nach Freer zu lösen.

Dann wird mit einer Parodontalsonde die Größe der präparierten Empfängerregion(en) auf die Spenderregion übertragen. Mit einer Mikrosäge (Friadent, Dentspy, York, PA) (siehe Abb. 7-4a, 7-4b) oder einem Fissurenbohrer Nr. 701 (Osteomed) wird eine horizontale Osteotomie an der Obergrenze vorgenommen, um die koronale Breite der Transplantate festzulegen. Der Osteotomieschnitt sollte ausreichend tief sein und einige Millimeter des Spongiosaknochens mit umfassen. Mit demselben Instrument werden die vertikalen Osteotomien nach inferior an dem posterioren und anterioren Ende der horizontalen Osteotomie durchgeführt. Der Autor zieht es vor, diese vertikalen Osteotomien divergent anzulegen, um sich den meist trapezförmigen Anforderungen der Empfängerstelle anzunähern. Die Mikrosäge wird dann benutzt, um die zweite untere Osteotomie durchzuführen, was den Umriss des Transplantats vervollständigt.

Ein innovatives Produkt der Biotechnologie, die Mikrosäge, verbessert deutlich die Vorhersagbarkeit und Genauigkeit der intraoralen Knochenblockentnahme vom Unterkiefer durch Erleichterung der senkrechten Ausrichtung der unteren horizontalen Osteotomie durch einen minimalinvasiven Zugang. Die Verwendung der Mikrosäge vermindert auch die Operationszeit signifikant und verbessert die postoperative Erholung und den Patientenkomfort. Die Mikrosäge hat einen Weichteilschutz, der Verletzungen des Weichgewebes effektiv vermeidet. Die Schnitttiefe ist aus Sicherheitsgründen begrenzt, in den meisten Fällen umfasst der Sägeschnitt einige Millimeter spongiösen Knochens, solange die Knochenentnahme sich nicht auf den Unterkieferunterrand erstreckt, wo der kortikale Knochen sehr viel dicker ist.

Die Osteotomien werden dann inspiziert, um zu gewährleisten, dass sie ausreichend tief in das Knochenmark hineinreichen. Wenn multiple Knochentransplantate gebraucht werden, wird die exakte Breite eines jeden Blockes koronal und apikal mit einem kleinen Fissurenbohrer (Nr. 701) oder der Mikrosäge festgelegt, um den vorpräparierten Empfängerstellen zu entsprechen (siehe Abb. 7-4c). Obwohl die Mikrosäge verwendet werden kann, um alle Osteotomien durchzuführen, zieht der Autor im Allgemeinen für alle Osteotomien, außer dem unteren horizontalen Schnitt, vor, durch den Fissurenbohrer die Einschätzung der Tiefe der Schnitte zu verbessern. Die einzige Ausnahme ist, wenn multiple Blöcke aus einem zierlichen Spenderunterkiefer gewonnen werden müssen, weil jede vertikale Osteotomie mit dem Fissurenbohrer ungefähr 2 mm Knochen verbraucht. In einigen Fällen kann dies die Gewinnung von zwei anstatt von drei kortikospongiösen Blöcken bedeuten, die üblicherweise aus jeder Seite des Unterkiefers gewonnen werden können. Wenn einmal die Blocktransplantate umschnitten und inspiziert sind, werden sie mit einem kleinen Knochenmeißel oder Osteotom vorsichtig angehoben, wobei das Knochenmark mit der Kortikalis gewonnen wird. Die kortikospongiösen Transplantate werden auf den gleichmäßigen Einfluss der Spongiosa im Transplantat hin inspiziert (Abb. 7-4d, 7-4e) und kurz in nicht aktivierter PRP-Lösung aufbewahrt, bevor sie in die Empfängerregion übertragen und dort mit stabilen Osteosyntheseschrauben befestigt werden. Alternativ kann das Transplantat, wenn PRP nicht benutzt wird, sofort verwendet und in der zuvor präparierten Empfängerregion befestigt werden.

Wie zuvor schon erwähnt, sollte, wenn möglich, das Empfängerbett trapezförmig vorbereitet werden, mit der breiteren Seite apikal, um die peripheren Blutzuflüsse durch ein erweitertes Implantatbett zu nutzen (ähnlich, wie das zuvor für die Weichgewebetransplantation beschrieben wurde). Zusätzlich erlaubt diese Modifikation oft die Platzierung von zwei apikalen Befestigungsschrauben, die hilfreich sind, wenn der krestale Anteil des restlichen Kieferkamms sehr dünn ist und die Fixierung fragwürdig wird. Das Transplantat muss vor der Fixierung eng an das Empfängergewebe angelagert werden. Wenn eine Fehlpassung zwischen den Oberflächen des Transplantats und des Empfängerlagers vorliegt, sollte das Transplantat entweder an die Spenderstelle zurückgebracht werden oder in nicht aktivierter PRP-Lösung aufbewahrt werden, während die Empfängerstelle modifiziert wird, um eine formschlüssige Anlagerung zu gewähren. Die Fixierung des Transplantats wird dann in der folgenden Weise erreicht: Der Assistent fasst eine 1,2-mm-Schraube (Osteomed) (siehe Abb. 7-4f) der angemessenen Länge, die sich aus der gemessenen oder beobachteten Dicke des Empfängerknochens und der Transplantatdicke ergibt. Während der Assistent das Weichgewebe vorsichtig retrahiert, stabilisiert der Chirurg das Transplantat mit dem spitzen Ende eines Periostelevatoriums Nr. 9 und bohrt das Schraubenloch durch das Transplantat und die Empfängerstelle. Der Autor vergrößert regelmäßig die Größe des Loches im Transplantat. Folglich tritt nach

Fixierung der Schrauben ein Zugschraubeneffekt ein. Der chirurgische Assistent fokussiert die Kochsalzspülung auf das Bohrgebiet und vermeidet exzessives Waschen des Transplantats während der Bohrung. Nach der Fixierung der Blocktransplantats und vor Einbringen des partikulären Knochentransplantats und vor Anwendung der resorbierbaren Barrieremembran, empfiehlt der Autor, zu überprüfen, ob eine passive Anlagerung des Weichteillappens möglich ist. In den meisten Fällen gewährleistet das übertrieben kurvilineare Lappendesign mit spannungsreduzierenden Rückschnitten die Rücklagerung, auch wenn großvolumige Knochendefekte korrigiert wurden. Nichtsdestoweniger kann in stark vernarbten Regionen die Ausdehnung der Tiefe der Rückschnitte notwendig werden. Als Nächstes wird das angemischte vorbereitete partikuläre Knochenmaterial vorsichtig um die Ränder des Blocktransplantats und der Empfängerstelle verdichtet, um jegliche Hohlräume zu schließen, ähnlich wie Mörtel benutzt wird, um einen Ziegelstein in eine Mauer einzusetzen.

Resorbierbare Kollagenmembranen mit langer Standzeit sind ein weiterer wichtiger Fortschritt in der Knochentransplantationsbiotechnolgie. Diese Membranen bieten den wohl dokumentierten Nutzen von nicht resorbierbaren Membranen ohne ihre begleitenden Probleme, nämlich eine hohe Dehiszenzrate, sekundäre Infektionen und unerwünschte Änderungen in der Farbe und Eigenschaften der darüber liegenden Weichgewebe. Der Autor schneidet diese Membranen für eine präzise Passung vor der Eingliederung in den Situs zurecht, wo sie durch Absorption von Blut stabilisiert werden, wenn sie über dem partikulären oder dem Blocktransplantat oder dem gemischten partikulären Transplantat aufgebracht werden (siehe Abb. 7-4g bis 7-4i). Alternativ kann aktivierte PRP-Lösung im Situs physikalisch die Membran über dem partikulären Knochentransplantat oder dem zusammengesetzten kortikospongiösen-partikulären Transplantat stabilisieren. Nach der Membranadaptation und Stabilisierung sind ein spannungsfreier Wundverschluss der Weichgewebe und ein mechanischer Schutz des Situs Voraussetzung für ein erfolgreiches Ergebnis.

Chirurgische Technik zur Restauration kleinvolumiger Hartgewebedefekte im ästhetischen Implantatlager

Während kleinvolumige Hartgewebedefekte in Entfernung vom Kieferkamm simultan mit der Implantatinsertion im ästhetischen Bereich korrigiert werden können, empfiehlt der Autor eine zweizeitige Rekonstruktion dieser Defekte, wenn sie im Bereich der Durchtrittsstelle der Prothetik liegen. Wenn der Defekt in der bukkalen Lamelle des Alveolarfortsatzes liegt oder diese gefährdet, birgtdie simultane Korrektur zum Zeitpunkt der Implantation mit einer gesteuerten Knochenregeneration ein bedeutendes Risiko für ästhetische Mängel. Oft wird dies nicht richtig eingeschätzt, bis eine provisorische oder endgültige Zahnkrone eingegliedert wurde. In diesen Fällen kommt es oft zu einer Weichteilrezession nach der Eingliederung der Restauration, die noch weiter fortschreiten kann. Die Korrektur des resultierenden Rezessionsdefektes kann Probleme bereiten, weil durch Verlust des darunter liegenden Knochens ein mangelhaftes Empfängergebiet für ein Weichteiltransplantat vorliegt. Darüber hinaus kann die Präparation der Empfängerstelle weiter die Blutzirkulation zum unreifen regenerierten Knochen schädigen, der den vorherigen bukkalen Kammdefekt aufgefüllt hat, was einen zusätzlichen Knochenverlust bedeutet. Wenn dies eintritt, kann ein Durchscheinen des Titans das endgültige ästhetische Ergebnis trotz einer Korrektur mit Weichteiltransplantaten verschlechtern. Im schlechtesten Fall wird die Rezession fortschreiten und in sowohl einem ästhetischen als auch funktionellen Fehlschlag enden, der normalerweise die Entfernung des Implantats und eine weitere komplizierte Serie von Eingriffen zur Vorbereitung des Implantatlagers für die Insertion eines zweiten Implantats nach sich zieht. In vielen Fällen wird der Patient nach solch einer Abfolge von Ereignissen ein Implantat ablehnen und sich für eine konventionelle Zahnrestauration entscheiden. Nach der Erfahrung des Autors eliminiert die zweizeitige Rekonstruktion von kleinvolumigen Hartgewebedefekten, die den Kamm in ästhetischen Gebieten einnehmen oder gefährden, die oben genannten Risiken. Zweizeitige Verfahren sind besser vorhersagbar und sind immer indiziert, wenn die Ästhetik hohe Priorität hat.

Wenn kleinvolumige Hartgewebedefekte die Gesamtheit des Kieferkammes nicht gefährden, kann eine simultane Korrektur des Defektes zum Zeitpunkt der Implantatplatzierung exzellente Resultate mit einem hohen Grad von Vorhersagbarkeit bringen. Das operative Vorgehen bei die Rekonstruktion dieser Defekte beginnt mit einem übertrieben kurvilinearen angeschrägten Lappen mit apikalen spannungsreduzierenden Rückschnitten, wie in Kapitel 3 beschrieben. Als Nächstes wird das Implantat mit Hilfe einer Bohrschablone ideal platziert. Wenn einmal die Größe der Fenestration bekannt ist, wird mit dem OsteoHarvester eine angemessene Menge von autologem partikulären Spongiosaknochen aus der Retromolarregion von der bukkalen Kortikalis des Unterkieferkörpers oder von der Symphyse gehoben. Der gewonnene Knochen wird in einem sterilen Plastikcontainer gelagert. Das Transplantat wird mit einer kleinen Menge nicht aktivierter PRP-Lösung gesättigt, wenn diese verfügbar ist. Als Nächstes wird eine gleiche Menge von deproteinisiertem Rinderknochenmineral in einem zweiten Behälter in das sterile Operationsfeld eingebracht. Eine resorbierbare Kollagenmembran wird mit einer gekrümmten Iris-Präparierschere zugeschnitten, um der Größe und Form des Empfängerdefektes exakt zu entsprechen. Vor der Transplantation reponiert der Chirurg den Weichteillappen und verifiziert eine passive Anlagerungsmöglichkeit des Lappens. Für ungedeckte Implantate wird ein anatomischer Gingivaformer platziert und der Chirurg verifiziert,

Restauration eines kleinvolumigen hartgewebigen ästhetischen Kieferkammdefektes zusammen mit der Implantatinsertion

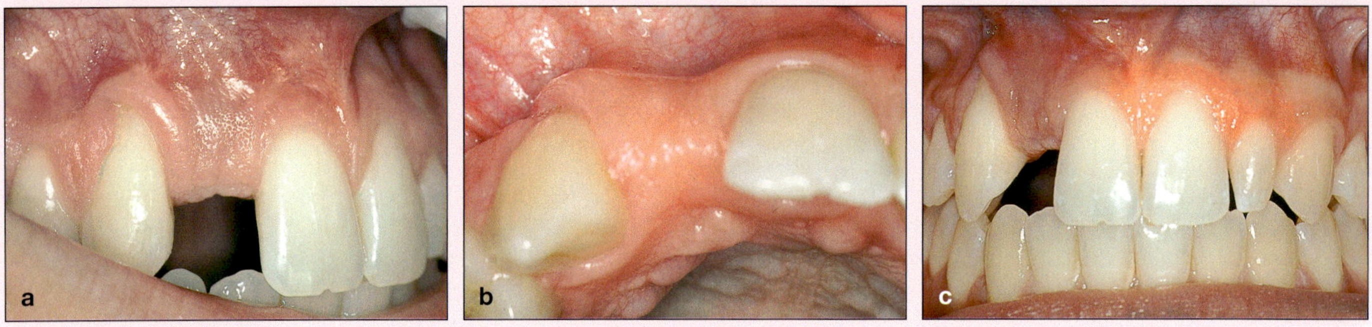

Abb. 7-5a bis 7-5c Präoperative Ansichten eines Implantatlagers am seitlichen Schneidezahn mit einem kleinvolumigen Hartgewebedefekt, der eine ideale Implantatinsertion nicht beeinträchtigen wird. Die Alveolarfortsatzkontur auf der Kammspitze ist angemessen und es besteht eine Miller-Klasse-1-Rezession am benachbarten Eckzahn.

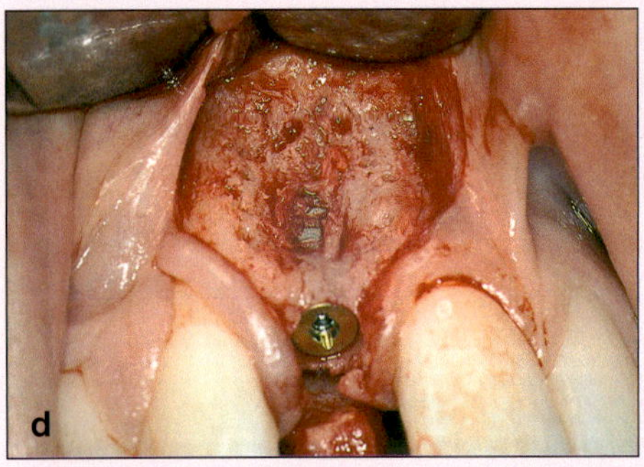

Abb. 7-5d Ein gedecktes Implantat (Friadent) wird über die kurvilineare, angeschrägte Lappentechnik eingebracht. Der Dehiszenzdefekt hat die bukkale Kante des Kieferkamms nicht gefährdet.

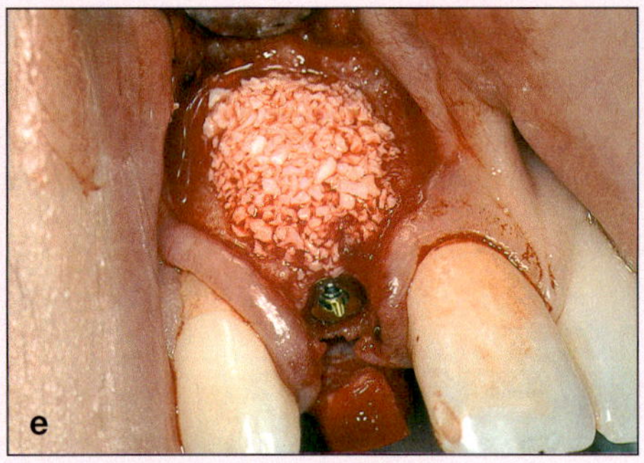

Abb. 7-5e Ein partikuläres Knochentransplantat wird im Situs über dem Defekt verdichtet, aber reicht bis knapp vor die Ränder des Empfängerbettes.

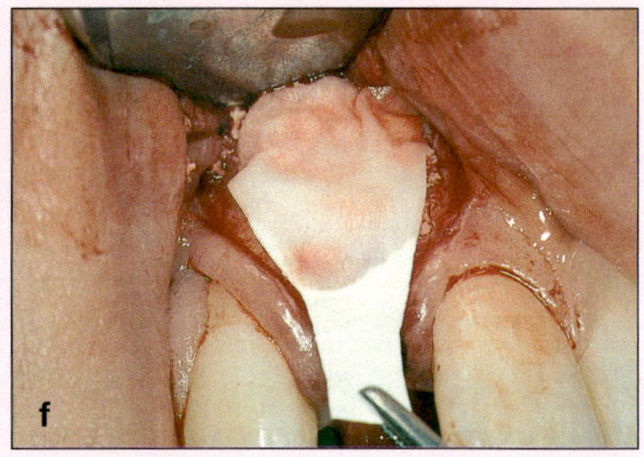

Abb. 7-5f Eine resorbierbare Kollagenmembran adaptiert sich selbstätig über dem Transplantat.

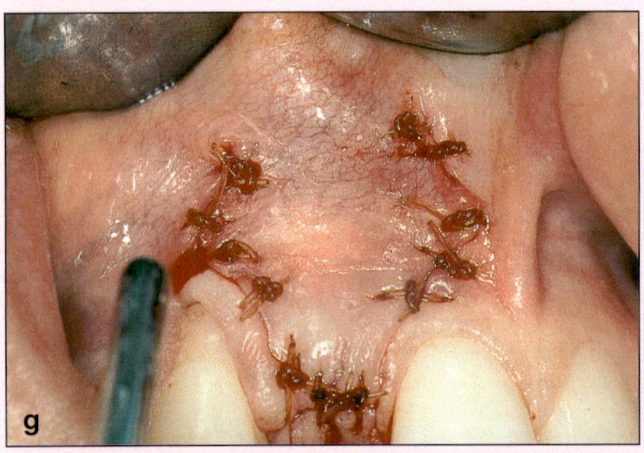

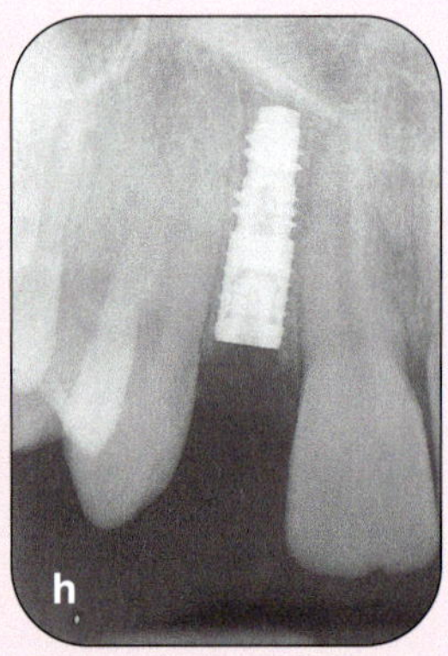

Abb. 7-5g Der Lappen wurde passiv zurückgelagert und die Wunde wurde spannungsfrei vernäht.

Abb. 7-5h Das postoperative Röntgenbild zeigt die Vorteile eines konischen Implantats an diesem Ort.

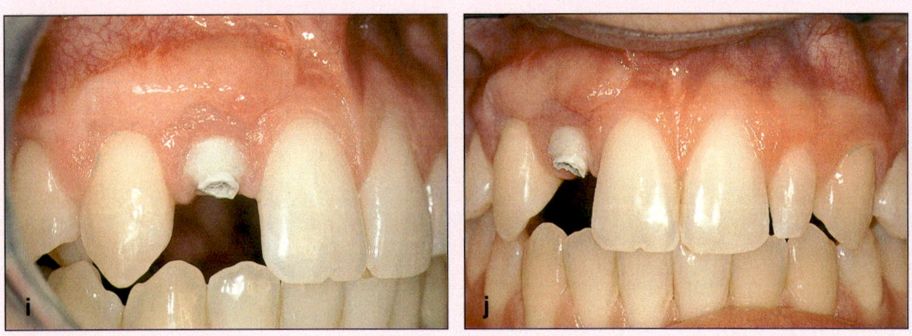

Abb. 7-5i, 7-5j Zur Implantatfreilegung wird ein individualisierter Protec-Gingivaformer (Friadent) eingegliedert, um die benachbarte Papille zu stützen. Eine Wurzeldeckung auf dem benachbarten Eckzahn wurde durch ein subepitheliales Bindegewebetransplantat erreicht. Zu beachten sind die Erhaltung der ästhetisch geschwungenen Weichteilarchitektur und der Papillenform acht Monate postoperativ.

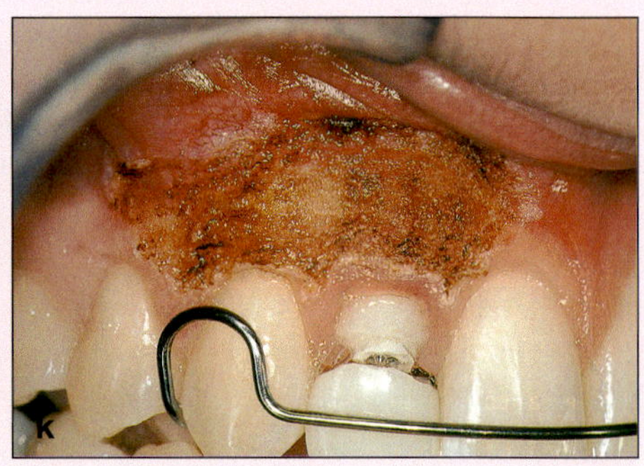

Abb. 7-5k Durch Laserweichteil-Resurfacing wird das transplantierte Areal an die benachbarten Bereich angepasst.

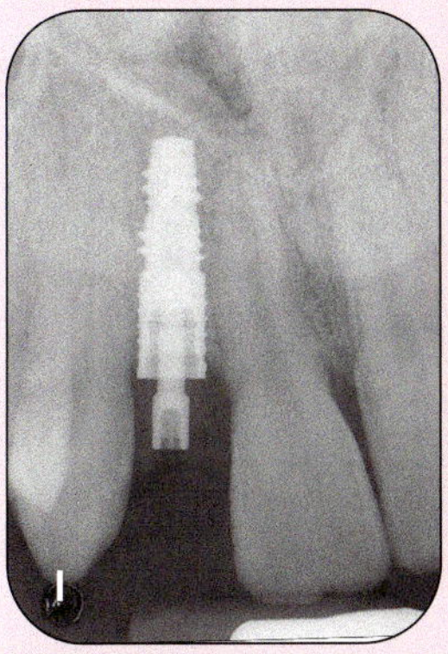

Abb. 7-5l Röntgenbild zum Zeitpunkt der Implantatfreilegung.

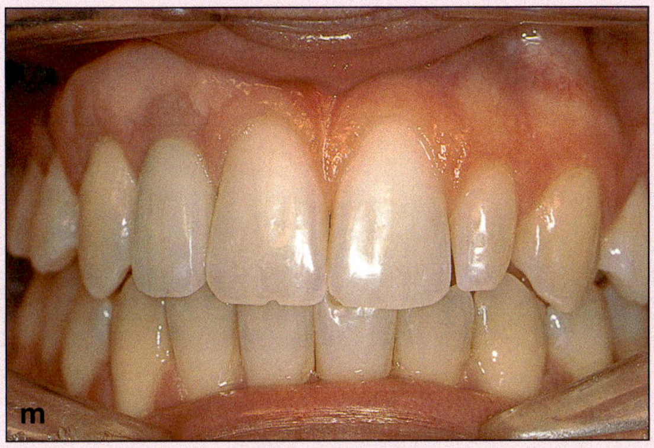

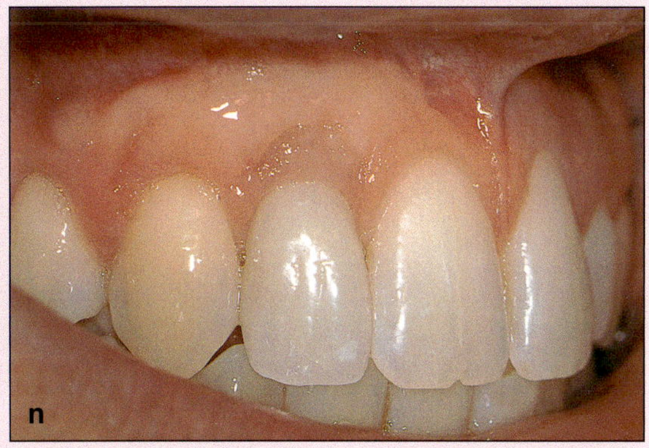

Abb. 7-5m, 7-5n Die Frontalansicht und Detailansicht der endgültigen Restauration zeigen harmonische Proportionen und ein ästhetisches Aussehen der Gingiva. Ein ästhetischer Langzeiterfolg kann vorhergesagt werden, denn der versorgte knöcherne Defekt hat die bukkale Kante des Kieferkamms nicht gefährdet. Eine ästhetische Kronenverlängerung auf dem linken lateralen Schneidezahn, Eckzahn und ersten Prämolaren würde die Überarbeitung dieses Lachens vervollständigen (Restauration durch Dr. Cesar Sabates jr., Miami, FL).

dass der Lappen passiv um das hervortretenden Abutment angelagert werden kann. Wenn indiziert, wird vor dem Aufbau des Defektes eine resektive Konturierung des Lappens durchgeführt. Als Nächstes wird der gelagerte autologe Knochen mit einer gleichen Menge von deproteinisiertem bovinen Knochenmaterial und, wenn verfügbar, aktivierter PRP-Lösung gemischt, um ein formbares Knochentransplantat zu erhalten, das in den Situs verbracht und dort verdichtet wird, bis der Defekt gefüllt ist. Zusätzliche aktivierte PRP-Lösung wird auf den Situs aufgebracht und eine absorbierbare Kollagenmembran wird dann über das Transplantat gebracht und durch die Absorption der PRP-Lösung am Transplantat befestigt. Alternativ kann, wenn PRP nicht vorhanden ist, die trockene Membran über dem Transplantat adaptiert werden und durch Absorption von Blut aus der Wunde stabilisiert werden. Eine ordentliche Präparation des Lappens mit apikalen Rückschnitten gewährleistet eine passive Anlagerung des Lappens über dem aufgefüllten Defekt und macht die zusätzliche Befestigung der Membran unnötig. Der bedeckende Lappen wird dann passiv readaptiert und vernäht (Abb. 7-5).

Chirurgische Technik zur Restauration von großvolumigen Hartgewebedefekten im ästhetischen Implantatlager

Großvolumige Hartgewebedefekte sollten immer zweizeitig vor der Implantatinsertion behandelt werden. In den meisten Fällen erfordern sie ein kortikospongiöses Blocktransplantat, dem vier bis sechs Monate später ein Weichgewebetransplantat folgt, um auch den Verlust an Weichgewebevolumen auszugleichen, der durch die Knochentransplantation entsteht. Der Defekt wird mit einem übertrieben kurvilinearen Lappendesign mit angeschrägten Inzisionen dargestellt und die benachbarten Interdentalpapillen werden mit einem frischen Skalpell Nr. 15 denudiert. Wie in Kapitel 3 beschrieben, verbessert dies die frühe Stabilität der Wundränder und verbessert auch die Ästhetik der Inzisionslinien. Mit einer Kugelfräse Nr. 8 (Osteomed) unter langsamer Umdrehungszahl (500 U/min bis 700 U/min) wird dann unter reichlicher steriler Kochsalzspülung das Empfängerbett in der Form eines Trapezes vorbereitet. Ein Knochenfilter kann während dieser Tätigkeit in die Absaugleitung gesetzt werden, um zusätzlichen autologen Knochen zu gewinnen, vorausgesetzt, dass der Knochen nicht ausgetrocknet und dass kein Speichel durch den Filter gesaugt wird, weil das den gewonnenen Knochen devitalisieren würde. Der kortikale Knochen wird ausgedünnt, um eine flache gleichförmige Oberfläche zu erhalten und kann sogar in einigen Bereichen perforiert werden. Definitive Stoßkanten werden in der Peripherie des Empfängergebietes geschaffen. Dies hilft nicht nur der Integration des Transplantats in den Situs, sondern hilft erheblich bei der Fixierung des Transplantats. Die Größenverhältnisse des Empfängerbettes werden dann mit einer Parodontalsonde vermessen. Die Dicke des zur Schraubenfixierung im Empfängerbett vorhandenen Knochens wird auch zu diesem Zeitpunkt geschätzt. Als Nächstes werden das kortikospongiöse Knochentransplantat und das partikuläre Spongiosatransplantat vom seitlichen Unterkiefer, respektive von retromolar, von der Linea obliqua, von dem Symphysenbereich des Unterkiefers gehoben. Die Transplantate können kurz in nicht aktivierter PRP-Lösung gelagert werden oder mit steriler Kochsalzlösung befeuchtet werden, bevor sie in das Empfängerbett verbracht werden. Das Blocktransplantat wird zunächst mit mindestens zwei Zugschrauben befestigt. Dann wird ein 1:1 mit autologem Spongiosaknochen gemischtes BioOss® um die Ränder des Blocktransplantats und an den Rändern des Empfängerdefektes kondensiert, nachdem die passive Anlagerungsmöglichkeit des bedeckenden Lappens zuvor bestätigt wurde.

Als Nächstes wird die vorgeformte resorbierbare Kollagenmembran über dem Transplantat adaptiert und durch absorbiertes Blut oder aktive PRP-Lösung im Situs befestigt. Am Ende wird der bedeckende Lappen zurückver-

Restauration eines großvolumigen ästhetischen Hartgewebedefektes in Vorbereitung der Implantatinsertion

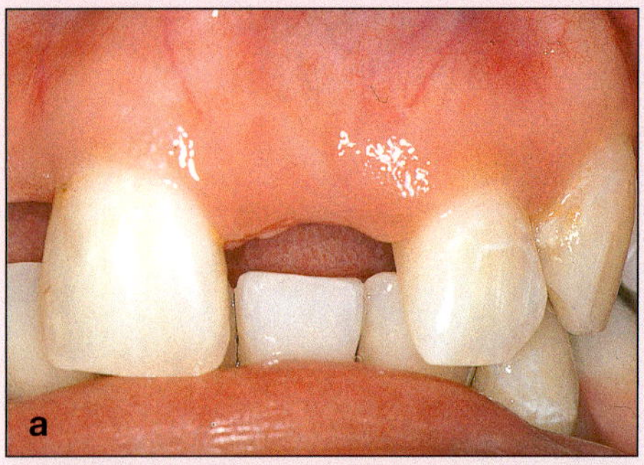

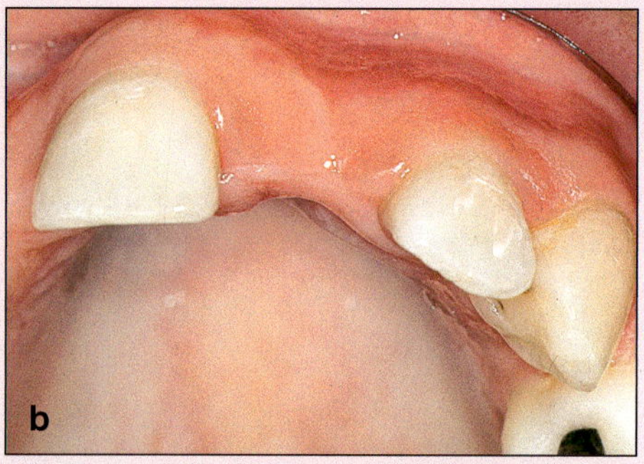

Abb. 7-6a, 7-6b Präoperative Ansicht eines Implantatlagers am mittleren Schneidezahn, der eine zweizeitige Rekonstruktion eines großvolumigen ästhetischen Hartgewebedefektes erfordert. Es wurde eine Transplantation eines Knochenblocks und von partikulärem Knochen geplant, gefolgt von der Implantatinsertion mit gleichzeitiger Weichgewebetransplantation, um der angenommenen Weichteilschrumpfung, die normalerweise nach Blocktransplantationen eintritt, entgegenzuwirken.

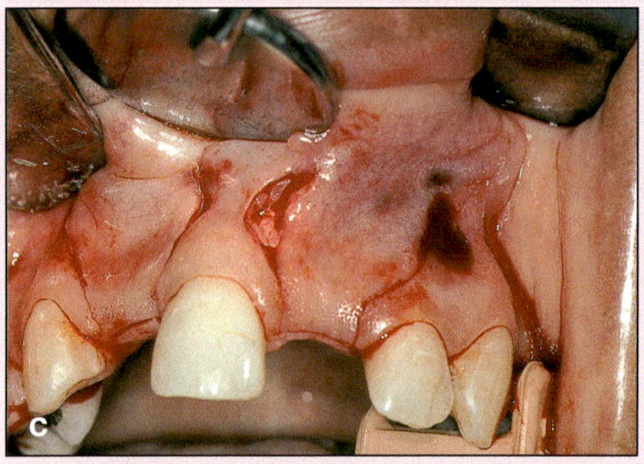

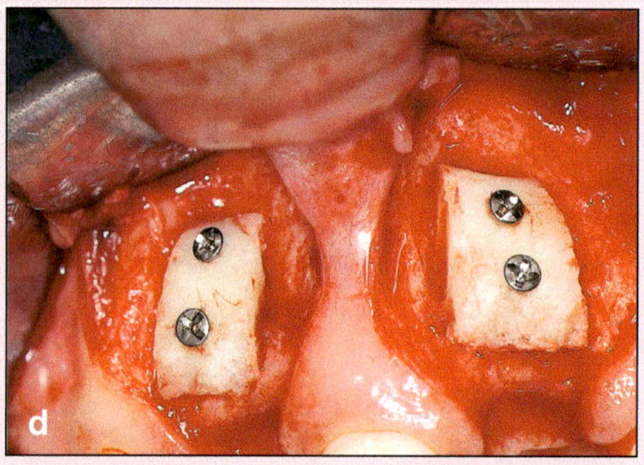

Abb. 7-6c Über einen kurvilinearen, angeschrägten Lappen wurde das Empfängerbett freigelegt.

Abb. 7-6d Nach der Präparation des Empfängerbettes mit rotierenden Instrumenten wurden kortiko-spongiöse Knochentransplantate vom Unterkieferkörper gehoben und eng adaptiert und mit Mincro-1,2-mm-Osteosyntheseschrauben befestigt.

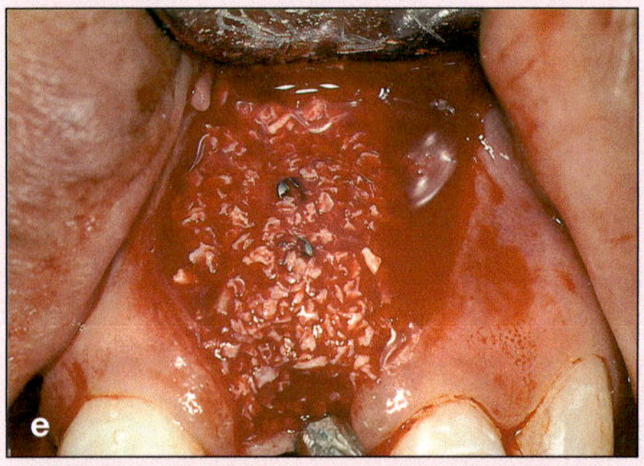

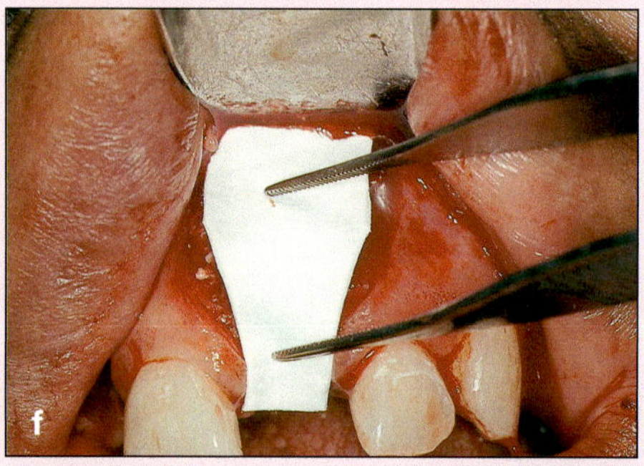

Abb. 7-6e Ein partikuläres Knochentransplantat, das aus einer 1:1-Mischung von autologem spongiösen Knochen aus dem retromolaren Gebiet des Unterkiefers und BioOss® bestand, wurde um die Ränder des Transplantats verdichtet.

Abb. 7-6f Eine resorbierbare Kollagenmembran (Bio Gide) wurde mit Präparierscheren zugeschnitten, bevor sie in die Wunde gebracht und durch Absorption von Blut stabilisiert wurde. Eine Befeuchtung der Membran mit Kochsalzlösung sollte vermieden werden.

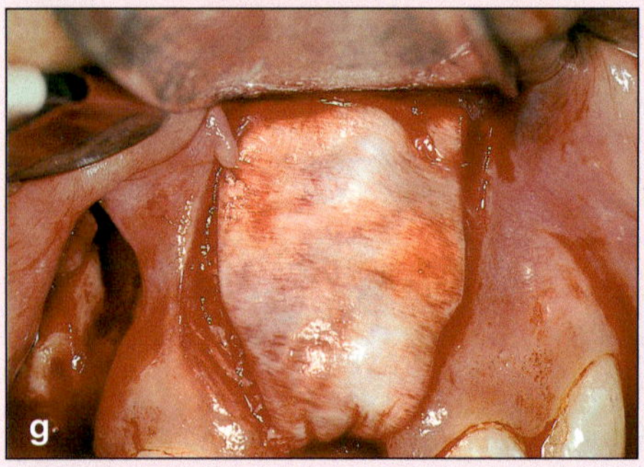

Abb. 7-6g Die Membran wird über dem Knochentransplantat und der Kammspitze adaptiert und dann unter den palatinalen Lappen gesteckt.

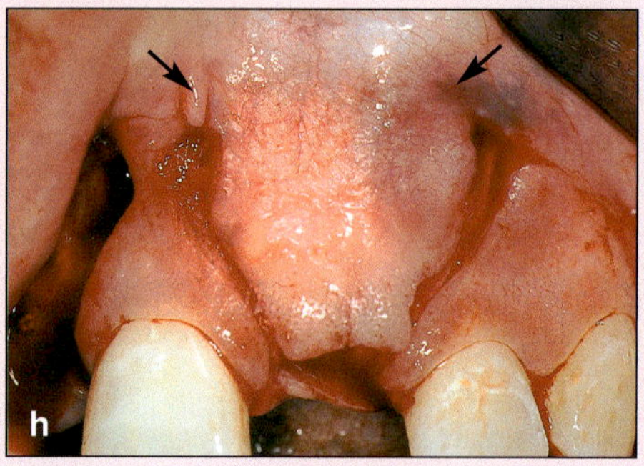

Abb. 7-6h Die passive Anlagerung des Lappens wird durch Einschluss von spannungsreduzierenden Rückschnitten erleichtert (*Pfeile*). Die Fixation der Membran ist nicht nötig, wenn der Lappen ordentlich gebildet wurde und wenn die Membran keine Rückstellungskräfte aufweist, nachdem sie sich mit Blut aus der Wunde vollgesaugt hat.

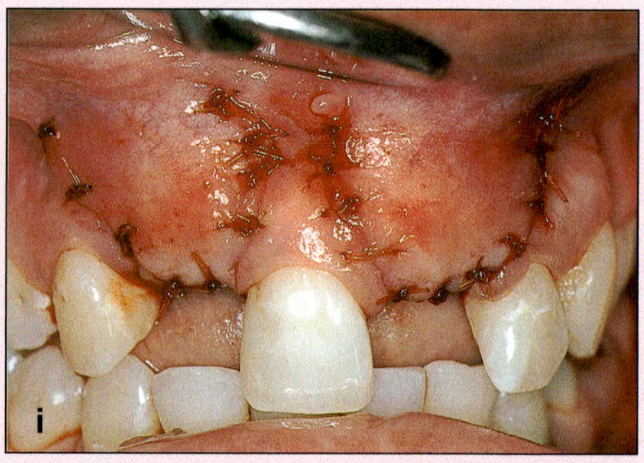

Abb. 7-6i Spannungsfreier Wundverschluss mit 4x0-Chrom-Gut-Nähten auf einer P3-Nadel.

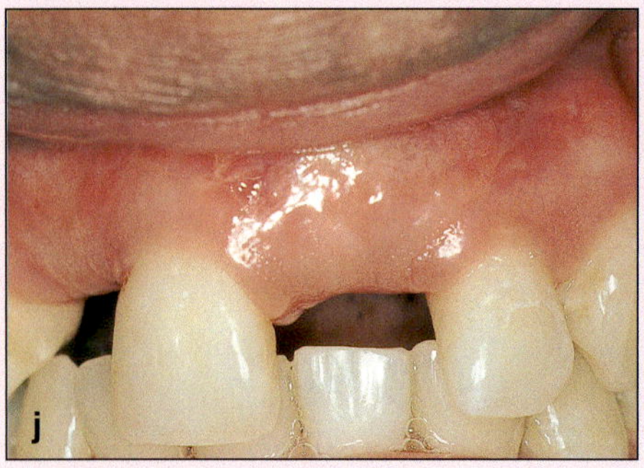

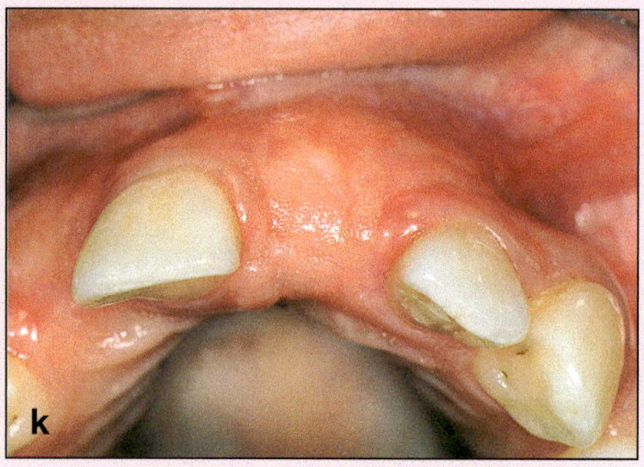

Abb. 7-6j, 7-6-k Die Ansicht vier Monate postoperativ zeigt eine komplette Auffüllung des großvolumigen Hartgewebedefektes. Es ist zu beachten, dass die Verwendung der angeschrägten Inzisionen eine exzellente Kosmetik der Schnittführungen erzeugt hat.

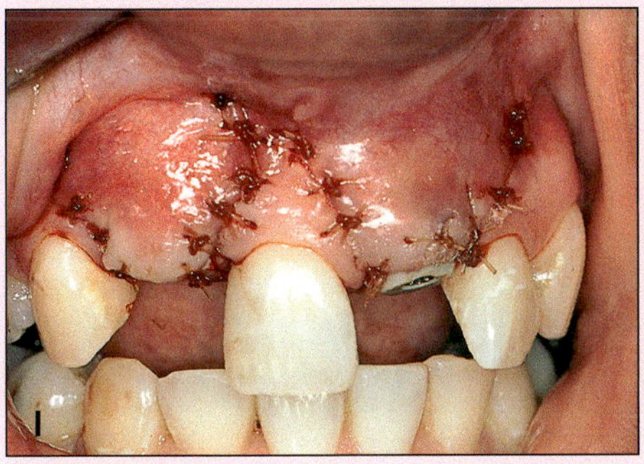

Abb. 7-6l Ein ungedecktes Implantat (Straumann USA, Waltham, MA) wurde mit einem individualisierten Gingivaformer inseriert. Ein subepitheliales Bindegewebetransplantat wurde gleichzeitig eingelegt, um die absehbare Weichteilrezession auszugleichen, die auftreten wird, wenn der Zugangslappen für die Entfernung der Schraube und die Implantatinsertion readaptiert wird. Die Präparation wurde als teilschichtige Präparation über dem bukkalen Alveolarfortsatz modifiziert.

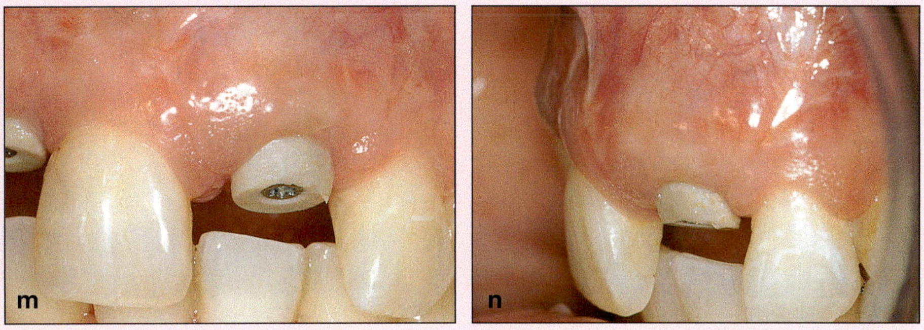

Abb. 7-6m, 7-6n Ansicht des mittleren Schneidezahns drei Monate postoperativ. Eine unauffällige Rekonstruktion des defizienten Alveolarfortsatzes wurde erreicht. Der individualisierte Gingivaformer wurde so geformt, dass er die benachbarten Papillen stützt. Eine labiale Anschrägung bewirkte eine Symmetrie der Gingiva mit dem benachbarten zentralen Schneidezahn.

Abb. 7-6o, 7-6p Drei Monate postoperativ nach Entfernung des individualisierten Gingivaformers. Das Implantat wurde nicht sehr tief platziert. Stattdessen erlaubten die Implantatlageraufbaumaßnahmen ein optimales Gleichgewicht zwischen der Einbringungstiefe des Implantats und dem ästhetischen Emergenzprofil und haben damit den prothetischen Zugang erleichtert und den schützenden periimplantären Weichteilverschlussapparat erhalten.

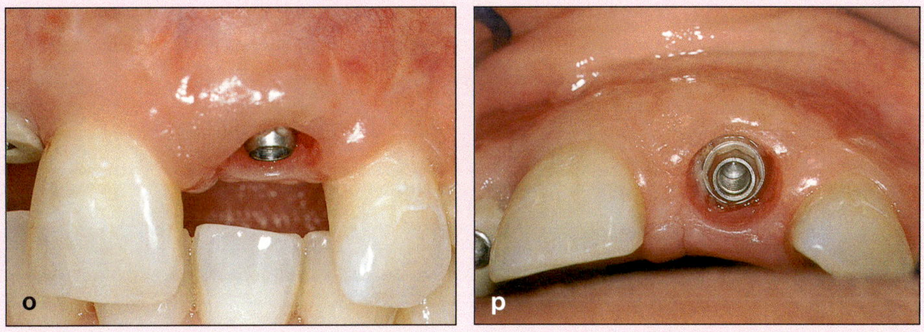

lagert und in standardisierter Weise befestigt (Abb. 7-6). Wenn ein VIP-CT-Lappen simultan mit der Korrektur eines großvolumigen Hartgewebedefektes im anterioren Oberkiefer durchgeführt wurde, kann der palatinale Periost-Bindegewebelappen vor der Einbringung des partikulären Knochentransplantats präpariert werden und dann in der Spenderwunde gelagert werden, bis das partikuläre Knochentransplantat um das Blocktransplantat herum adaptiert worden ist. Darauf wird der Lappen rotiert und über dem Transplantat befestigt, wie in Kapitel 6 beschrieben. Unter diesen Umständen, wenn ein Teil des Blockes oder des partikulären Knochentransplantats nicht durch den VIP-CT-Lappen gedeckt ist, wird eine resorbierbare Kollagenmembran, wie oben beschrieben, eingebracht.

Die chirurgische Restauration von Weichgewebevolumen in einem ästhetischen Implantatlager

Wenn die Restauration defizienter Weichgewebe in ästhetischen Implantatlagern indiziert ist, muss der Chirurg die angemessene Weichteilaugmentationstechnik auf Grundlage des Volumens des Defektes und des erwarteten ästhetischen Ergebnisses auswählen. Zusätzlich zum Volumen des Weichteildefektes hat das gleichzeitige Vorliegen von Hartgewebedefekten, des parodontalen Phänotyps und der Vorgeschichte, die zum Zahnverlust führte, einen Einfluss auf die Selektion und die Abfolge der Weichteilaugmentationstechniken, die für die Situation am besten geeignet sind. Generell wird die Weichteilaugmentation an ästhetischen Implantatlagern mit einem oder mehr subepithelialen Bindegewebetransplantat(en) oder einem einzelnen VIP-CT-Lappen vorgenommen. Wie in Kapitel 5 und 6 diskutiert, sind diese Maßnahmen sehr vorhersagbar und bringen exzellente Farbanpassungen an die Empfängerregionen. Daraufhin werden weichteilverfeinernde Techniken, die später in diesem Kapitel beschrieben werden, je nach Notwendigkeit zur weiteren Maximierung der Weichteilästhetik angewendet. Trotzdem können teilschichtige oder sogar vollschichtige palatinale Mukosatransplantate für die Korrektur von großvolumigen Weichteildefekten im ästhetischen Gebiet indiziert sein. Wenn eine Zahnluxation oder eine Tumorresektion eine schlechte Mukosaqualität an einem Implantatlager, wo eine Knochenaugmentation notwendig wird, verursacht, hat die Anwendung von palatinalen Mukosatransplantaten den Vorteil, in kurzer Zeit eine gute Qualität von keratinisierter Gingiva zu schaffen. Wie in Kapitel 5 beschrieben, werden diese Transplantate zweizeitig eingebracht, um zunächst die Breite der befestigten Gingiva gefolgt von der vertikalen Gewebedicke wiederherzustellen. Zusammen mit der richtigen Auswahl

Wiederherstellung eines kleinvolumigen ästhetischen Kieferkammdefektes simultan mit ungedeckter Implantatinsertion

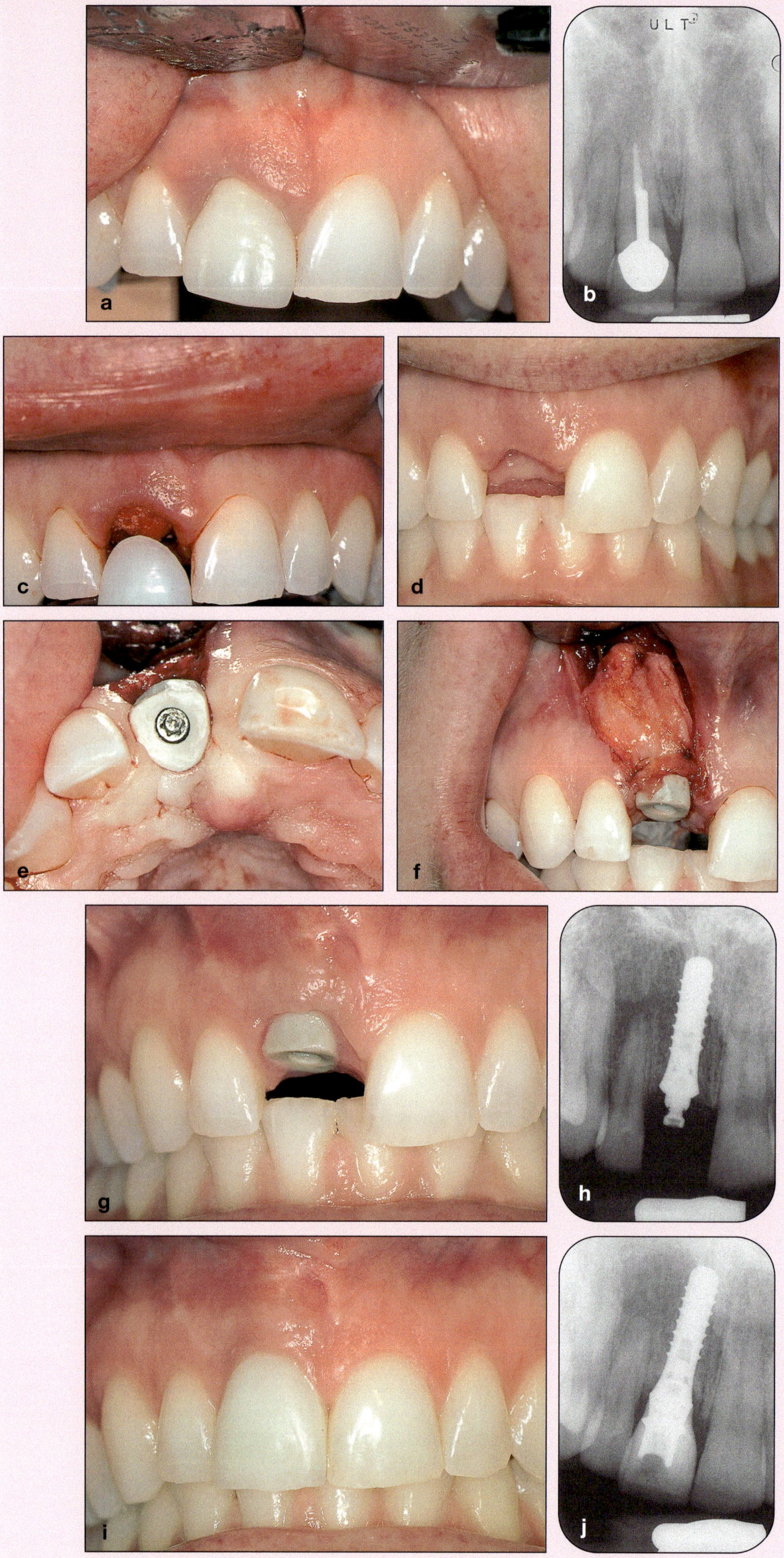

Abb. 7-7-a Präoperative Ansicht eines extraktionswürdigen rechten mittleren Schneidezahns. Ein erhebliches Weichteilödem, das mit einer chronischen Irritation durch die schadhafte Zahnkrone und durch die Zahnmobilität zusammenhängt, schließt eine Sofortimplantation aus, denn ein Verlust an Weichteilvolumen nach Zahnentfernung bedeutet ein signifikantes ästhetisches Risiko.

Abb.7-7b Präoperatives Röntgenbild des nicht erhaltungswürdigen zentralen Schneidezahns.

Abb. 7-7c Die Zahnextraktion wurde zusammen mit der Bio-Col-Technik in Vorbereitung für eine verzögerte Implantation durchgeführt.

Abb. 7-7d Ein kleinvolumiger ästhetischer Kieferkammdefekt im Weichteil wird drei Monate nach Zahnentfernung erkennbar.

Abb.7-7e Ein ungedecktes Implantat wurde mit einem individualisierbaren Gingivaformer (Straumann USA) nach kombinierter vollschichtiger (Kieferkamm) und teilschichtiger (bukkaler Alveolarfortsatz) Lappenpräparation eingesetzt.

Abb. 7-7f Ein subepitheliales Bindegewebetransplantat wurde um den zervikalen Anteil des Gingivaformers und zum Periost am Wundrand befestigt. Eine koronale Vorverschiebung des Decklappens verbessert die Vorhersagbarkeit der Versorgung.

Abb. 7-7g Die Ansicht drei Monate postoperativ zeigt die Korrektur eines kleinvolumigen ästhetischen Weichteildefektes und die Erhaltung einer geschwungenen Gingivaarchitektur.

Abb. 7-7h Das Röntgenbild drei Monate nach Insertion zeigt das Implantat und den individualisierten Gingivaformer.

Abb. 7-7i Die Ansicht ein Jahr postoperativ mit unauffälliger endgültiger Implantatversorgung mit harmonischen Zahnproportionen und einer natürlichen Gingivaästhetik (Restauration durch Dr. Mark Fisher, Miami, FL).

Abb. 7-7j Das Röntgenbild ein Jahr postoperativ zeigt stabile krestale Knochenhöhen und die Erhaltung des benachbarten Interdentalknochenvolumens.

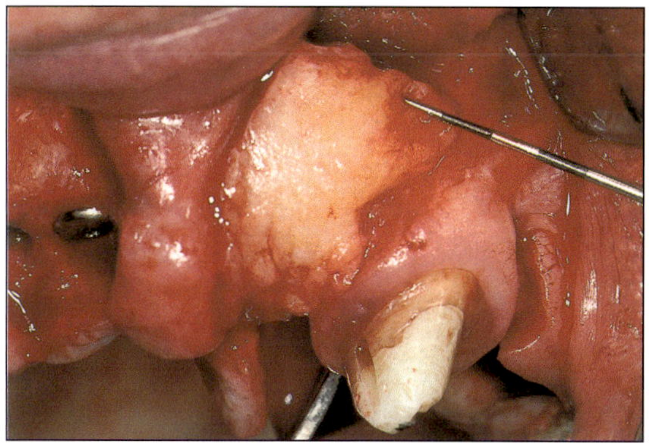

Abb. 7-8 Intraoperative Ansicht eines teilbezahnten Oberkiefers während der Insertion von multiplen Implantaten mit Bedarf für eine Weichteiltransplantation. Bilaterale VIP-CT-Lappen werden durchgeführt, um die Positionen der mittleren und seitlichen Schneidezähne zu augmentieren. Der rechte erste Prämolar und die Eckzahnregion können simultan mit AlloDerm oder verzögert mit autologem Gewebe versorgt werden, nachdem die palatinalen Spenderareale drei Monate abheilen konnten.

Subepitheliale Bindegewebetransplantation: Effekt der zweiten Hebung

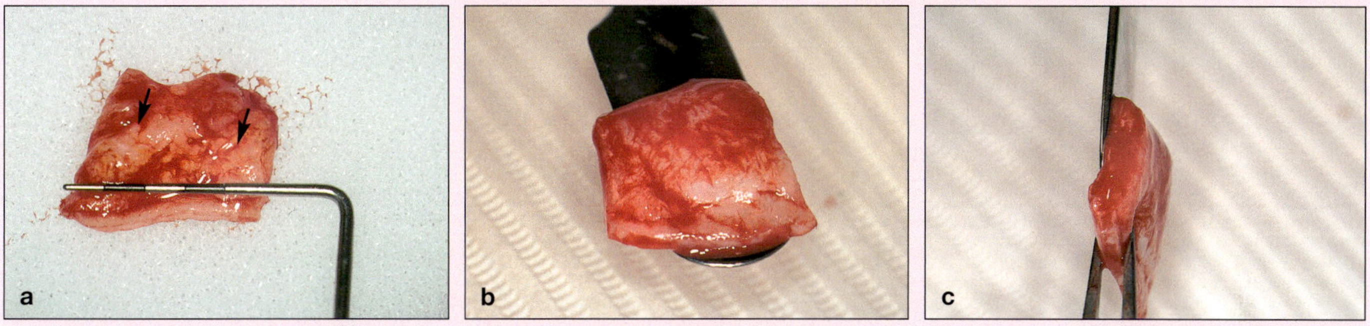

Abb. 7-9a Das subepitheliale Bindegewebetransplantat wurde zum ersten Mal von einer Spenderregion in dem Prämolarengebiet des Gaumens gehoben. Zu beachten ist der erhebliche Anteil von Fettgewebe (*Pfeile*), das den apikalen Anteil des Transplantats ausmacht.

Abb. 7-9b, 7-9c Ein zweites subepitheliales Transplantat, das vom selben Areal drei Monate nach der ersten Transplantatentnahme gehoben wurde, zeigt eine signifikante Verbesserung der Dicke und des Volumens von hochqualitativem Bindegewebe. Es gibt kein Fettgewebe am zweiten Transplantat. Das resorbierbare Kollagenvlies (CollaPlug; Centerpulse Dental, Carlsbad, CA), das im Spenderareal eingelegt wurde, mag zu dieser klinischen Beobachtung beigetragen haben.

der indizierten Weichteiltransplantationstechnik und sorgfältiger Befolgung der Prinzipien der Weichteiltransplantation, die in Kapitel 5 aufgeführt wurden, werden sich die Vorhersagbarkeit und der Erfolg des Eingriffes steigern. Zusätzlich, wie bei jedem Transplantationseingriff müssen immer Maßnahmen ergriffen werden, um die Übertragung von Mikrobewegungen von provisorischen Interimsprothesen während der initialen Heilungszeit nach der Augmentation zu vermeiden. Nichtbeachtung wird eine Schrumpfung oder sogar Nekrose des Transplantats zur Folge haben. Wann immer möglich, sollte der Chirurg auch den synergistischen Nutzen der kombinierten prothetisch gesteuerten Weichgewebeheilung mit der Weichteilaugmentation bedenken. Schließlich sollte der Chirurg die verfügbare Biotechnologie nutzen, um die chirurgische Vorhersagbarkeit und den Patientenkomfort zu steigern. Obwohl technisch sensitiv, scheint die Anwendung von PRP auf der Grundlage von klinischen Beobachtungen eine Bedeutung in der Maximierung der Volumengewinne und in der Minimierung der sekundären Schrumpfung oder der Retraktion des bedeckenden Lappens zu haben. Der Autor empfiehlt auch, Patienten über die gelegentliche Notwendigkeit von ausbessernden Maßnahmen oder zusätzlichen Transplantationen aufzuklären, wenn sie sich Weichteiltransplantationsmaßnahmen unterziehen.

Die chirurgische Technik zur Restauration kleinvolumiger Weichteildefekte im ästhetischen Implantatlager

Kleinvolumige Weichteildefekte in ästhetischen Implantatlagern werden normalerweise mit subepithelialen Bindegewebetransplantaten behandelt, die entweder vor oder zeitgleich mit der Implantatinsertion oder nach der Freilegung des Implantats durchgeführt werden. Wie in Kapitel 5 diskutiert, bietet die Transplantation vor Freilegung des Implantats den Vorteil, ein größeres Empfängerlager zu präparieren, das über den Kieferkamm auch auf die palatinale Seite des Alveolarfortsatzes reicht und damit zusätzliche Quellen der Blutversorgung für das freie Transplantat im Durchtrittsbereich des Implantats enthält. Nichtsdestoweniger kann ein subepitheliales Bindegewebetransplantat zum Zeitpunkt der Freilegung oder gleichzeitig mit der Insertion eines ungedeckten Implantats durchgeführt werden, um erfolgreich kleinvolumige Weichteildefekte im Bereich, der kritisch für das prothetische Emergenzprofil ist (Abb. 7-7). Die Vorhersagbarkeit solcher Maßnahmen wird verbessert, wenn eine gute Vestibulumtiefe existiert, die ein koronales Verschieben des bedeckenden Lappens der Empfängerstelle über dem freien Bindegewebetransplantat erlaubt. Die operative Technik zur Durchführung einer sub-

Restauration eines großvolumigen ästhetischen Kieferkammdefektes mit gedeckter Implantation

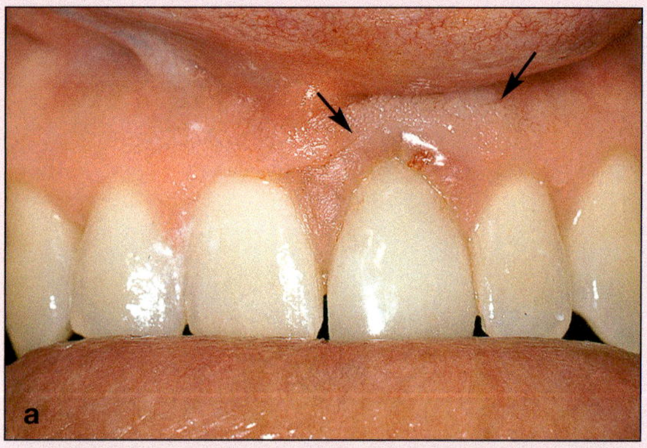

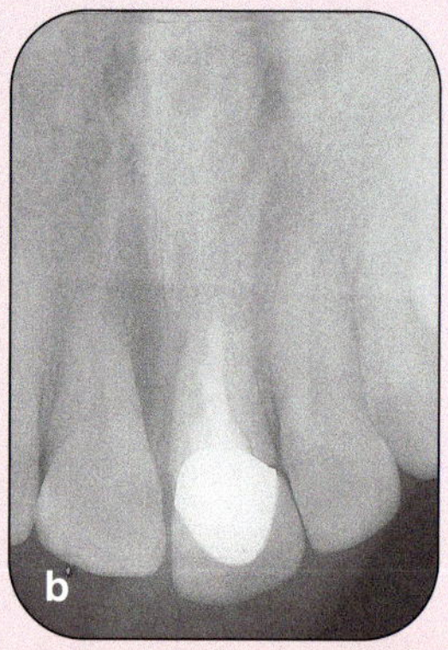

Abb. 7-10a Präoperative Ansicht eines extraktionswürdigen oberen zentralen Schneidezahns. Ein Gingivaödem, das mit einer chronischen Irritation durch die schadhafte Krone und mit der Zahnbeweglichkeit zusammenhängt, schließt eine Sofortimplantation aus. Die Grenzen des pathologischen Gewebes (Pfeile) zeigen, dass mit einem großvolumigen Weichgewebedefekt nach Zahnentfernung zu rechnen ist.

Abb. 7-10b Präoperatives Röntgenbild des schadhaften mittleren Schneidezahns.

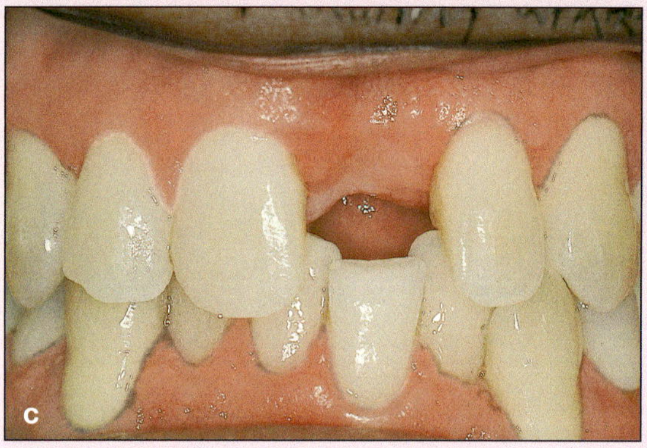

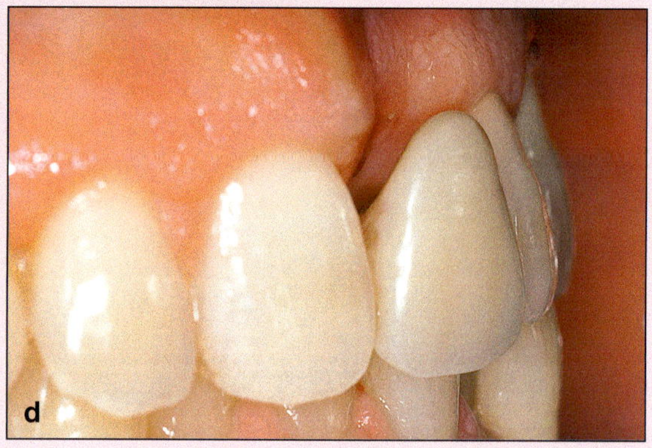

Abb. 7-10c, 7-10d Drei Monate nach Zahnextraktion mit Anwendung der Bio-Col-Technik wird ein großvolumiger ästhetischer Weichteildefekt offenbar. Zum Zeitpunkt der Zahnextraktion war kein bukkaler Alveolenwanddefekt bemerkt worden. Dieser Defekt liegt allein im Weichgewebe.

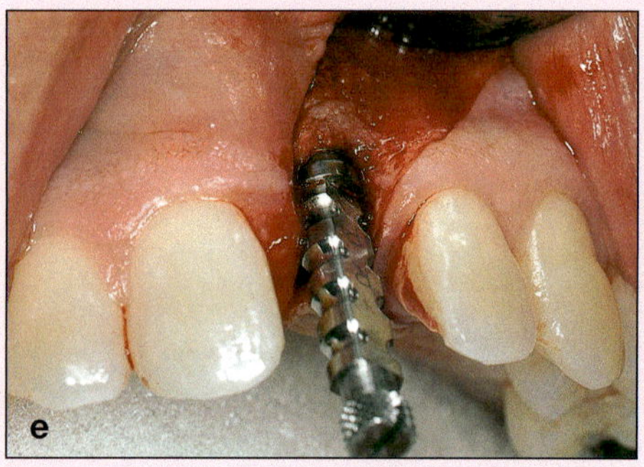

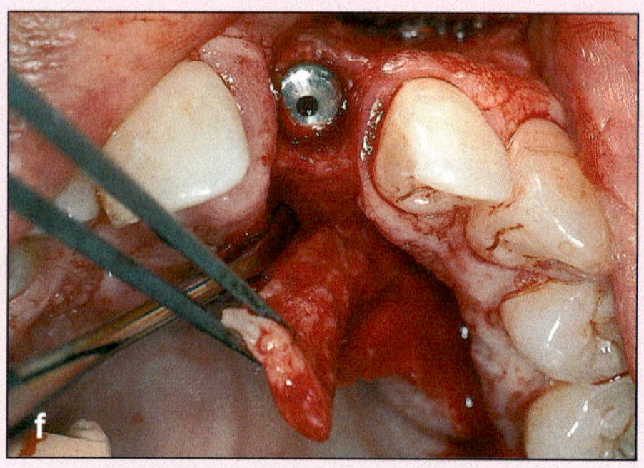

Abb. 7-10e Drei Monate nach Zahnentfernung wird ein gedecktes Implantat (Nobel Biocare, Yorba Linda, CA) inseriert und es wird eine intraopertive Abformung über einen vollschichtigen (Kammspitze) teilschichtigen (bukkaler Kieferkamm) Zugangslappen durchgeführt.

Abb. 7-10f Nach Insertion der Implantatverschlussschraube wird über eine palatinale Exzision ein VIP-CT-Lappen gebildet und über den Kieferkamm auf die Bukkalfläche des Alveolarfortsatzes rotiert.

epithelialen Bindegewebetransplantation und die Auswahl der offenen gegenüber der geschlossenen Präparation der Empfängerstelle wurden in Kapitel 5 beschrieben.

Chirurgische Technik zur Restauration eines großvolumigen Weichgewebedefektes in einem ästhetischen Implantatlager

Großvolumige Weichteildefekte an ästhetischen Orten können mit multiplen interponierten subepithelialen Bindegewebetransplantaten, mit multiplen aufgelegten Gaumenschleimhauttransplantaten oder mit einem einzigen VIP-CT-Lappen rekonstruiert werden. Die Auswahl der angemessenen Weichteilaugmentationsmaßnahmen hängt von den spezifischen Befunden der prätherapeutischen Untersuchung, wie auch von der Vorgeschichte, die zum Zahnverlust in diesem Areal geführt hat, ab. Wenn ein Patient beispielsweise einen kleinen flachen Gaumen hat, können das subepitheliale Bindegewebetransplantat und der VIP-CT-Lappen kontraindiziert sein. Stattdessen können dann eine Abfolge von Gingivatransplantaten durchgeführt werden, um eine horizontale Augmentation, gefolgt von einer vertikalen Augmentation, zu bewirken. Obwohl die Farbanpassung ungünstig sein kann, mag dies der beste Ansatz in dieser Situation sein. Obwohl der VIP-CT-Lappen bessere Volumengewinne bringt, sind manchmal freie Weichgewebetransplantationen, wegen anderer Einschränkungen indiziert. Zum Beispiel ermöglicht auch ein hochgewölbter Gaumen die Verwendung des VIP-CT-Lappens aufgrund seiner Breite für maximal aneinander anschließende Implantatpositionen. Deshalb können, wenn multiple Implantate im ante-

Abb. 7-10g Der VIP-CT-Lappen wurde an das Periost des Empfängerbettes angenäht und lateral mit horizontalen Rückstichnähten befestigt.

Abb. 7-10h Ein spannungsfreier Wundverschluss der verbundenen Spender- und Empfängerregionen wurde erzielt.

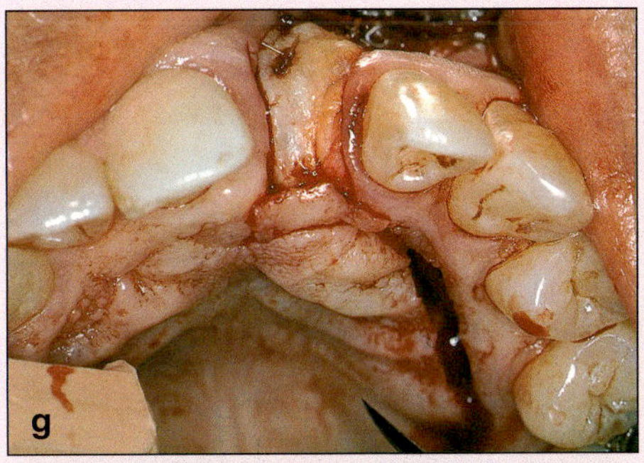

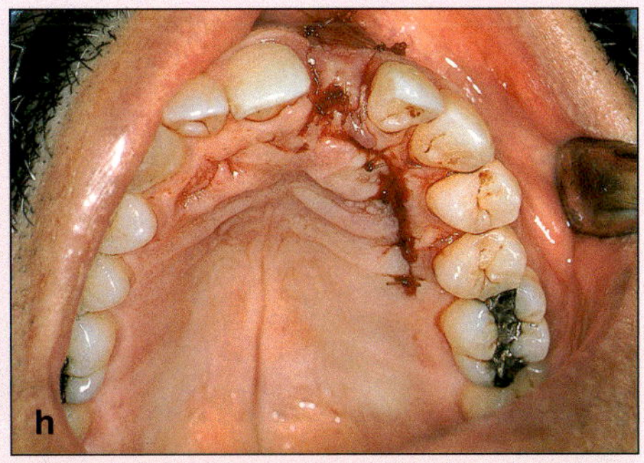

Abb. 7-10i Eine geklebte, zahngetragene provisorische Interimsbrücke wurde zur Stützung der benachbarten Papillen eingesetzt. Sie verhindert während der initialen Heilungsphase die Übertragung von Mikrobewegungen auf den unterliegenden Lappen.

Abb. 7-10j Sechs Monate nach Implantatinsertion und simultaner Korrektur des großvolumigen Weichteildefektes wurde die provisorische Interimsbrücke entfernt und ein individualisierter Aufbaupfosten und eine provisorische Krone wurden über einen palatinalen Halbinsellappen eingegliedert.

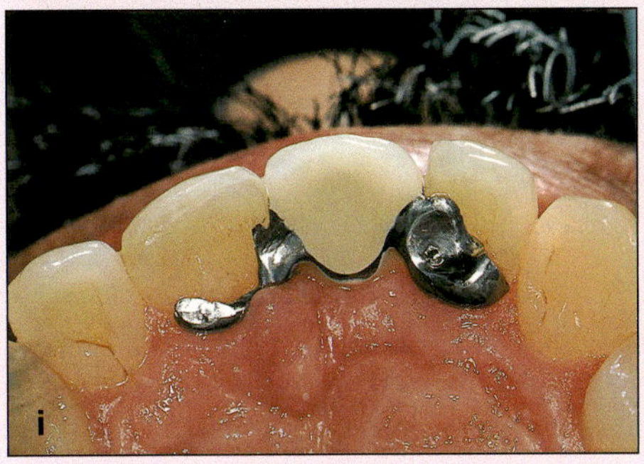

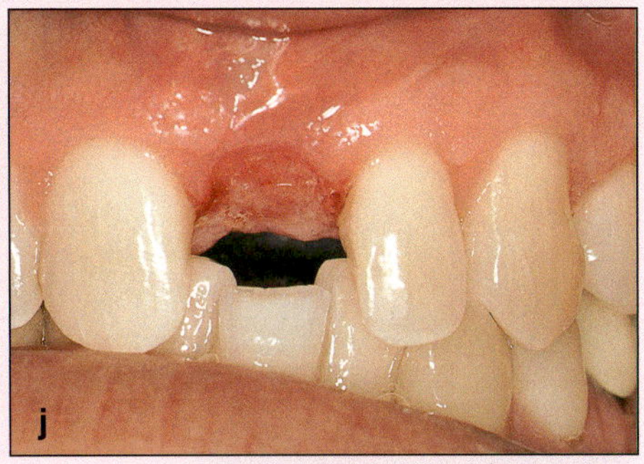

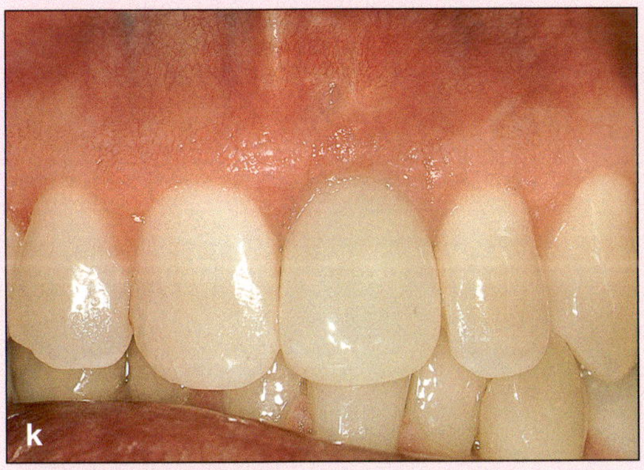

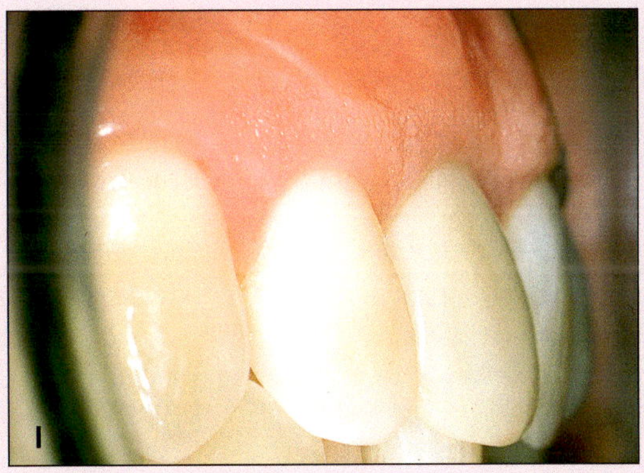

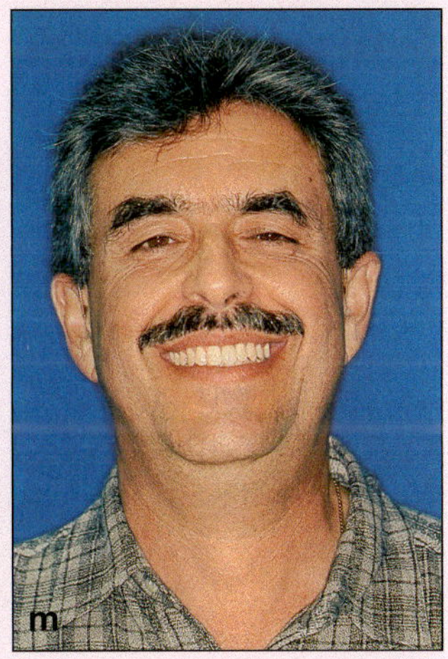

Abb. 7-10k bis 7-10m Die endgültige Restauration ein Jahr nach Eingliederung. Der großvolumige Weichteildefekt wurde durch den VIP-CT-Lappen komplett aufgefüllt. Eine vertikale und bukkale Weichteilaugmentation dieser Größe kann regelmäßig auch mit multiplen Weichgewebetransplantaten nicht erzielt werden. Die Implantatrestauration ist unauffällig und hat harmonische Proportionen. Der Patient kann bei hoher Lachlinie unbeschwert lachen (Prothetik durch Dr. Cecil Abraham, Miami, FL).

rioren Oberkiefer eine Weichteilaugmentation erfordern, eine andere Technik oder aufeinander folgende multiple VIP-CT-Lappen indiziert sein. Wenn ein Patient mit einem dünnen girlandenförmigen Parodontium und einer vorexistierenden Gingivarezession einen Implantatersatz eines fehlenden rechten oberen Prämolaren, Eckzahns, seitlichen Schneidezahns oder mittleren Schneidezahns benötigt, würde der Autor den VIP-CT-Lappen verwenden, um die fehlenden Weichgewebe am zentralen Schneidezahn und möglicherweise am lateralen Schneidezahn zu ersetzen (vorausgesetzt, eine adäquate Gaumenhöhe ermöglicht einen genügend breiten Periost-Bindegewebestiel). Für die verbleibenden Gebiete würde der Autor ein subepitheliales Bindegewebetransplantat von der anderen Seite des Gaumens oder ein AlloDerm-Transplantat (Lifecell, Branchburg, NJ) verwenden (siehe Abb. 7-8). Wegen des so genannten Second-Harvest-Defektes, verbessert die wiederholte Entnahme von subepithelialen Bindegewebetransplantaten von derselben Spenderregion die Qualität und Quantität des erhaltenden Bindegewebes bei der zweiten Entnahme (siehe Abb. 7-9). Wenn deshalb ein einzelnes Bindegewebetransplantat nicht ausreicht, um einen großvolumigen Weichgewebedefekt bedeutend zu verbessern, kann oft eine wiederholte Transplantation das Problem lösen, vorausgesetzt, dass die Maßnahmen mindestens mit dreimonatiger Pause durchgeführt werden. Trotzdem ist die VIP-CT-Lappen-Technik, wie in Kapitel 6 beschrieben, die bevorzugte Methode des Autors, um großvolumige Weichteildefekte an einem Einzelzahn oder in multiplen Implantatpositionen im anterioren Oberkiefer zu rekonstruieren (Abb. 7-10). Die Menge der vertikalen Weichteilaugmentationen, die mit dieser Technik realisiert werden kann, ist höher, als wenn multiple freie Weichteiltransplantate durchgeführt werden.

Kombination eines Hart- und Weichgewebedefekts an einem ästhetischen Implantatlager

Kombinationen von Hart- und Weichgewebedefekten sind die am häufigsten vorzufindenden Defekttypen im ästhetischen Implantatlager. Wie in Kapitel 2 diskutiert, können diese Defekte eine ideale Implantatpositionierung, die Entwicklung einer stabilen periimplantären Weichteilumgebung und den ästhetischen Schleimhautdurchtritt der Restauration verhindern. Diese Defekte werden genauso als klein- oder großvolumig unterschieden. Während großvolumige Kombinationsdefekte häufig sind, sind kleinvolumige Kombinationsdefekte schwieriger durch die klinische Untersuchung zu entdecken. Die Behandlung von kleinvolumigen Kombinationsdefekten in ästhetischen Gebieten hängt von dem Ort der hartgeweblichen Komponente ab. Wenn die hartgewebliche Komponente eines kleinvolumigen Kombinationsdefektes den bukkalen Kieferkamm nach einer idealen Implantatpositionierung nicht gefährdet, dann reicht eine tarnende Maßnahme (Hart- oder Weichgewebetransplantat) vor oder simultan mit der Implantatinsertion aus. Wenn entsprechend die hartgewebliche Defektkomponente die bukkale Kante des knöchernen Kieferkamms gefährdet, dann ist eine zweizeitige Rekonstruktion indiziert (wie zuvor für isolierte kleinvolumige Hartdefekte diskutiert). Weil es durch klinische Untersuchung und Knochensondierung extrem schwierig ist, festzulegen, ob der bukkale Knochen gefährdet ist, werden diese Defekte üblicherweise in Einzelschritten versorgt, um die ästhetische Vorhersagbarkeit zu erhöhen. Trotzdem werden die Techniken zur Tarnung kleinvolumiger Kombinationsdefekte unten diskutiert. Im Gegensatz dazu sollten großvolumige Kombinationsdefekte in ästhetischen Gebieten immer in Einzelschritten versorgt werden, wie unten diskutiert.

Chirurgische Technik zur Tarnung eines kleinvolumigen Kombinationsdefektes in einem ästhetischen Implantatlager

Kleinvolumige Kombinationsdefekte in ästhetischen Implantatlagern können entweder mit einem Weichgewebetransplantat oder mit einem synthetischen Knochenersatzmaterial getarnt werden, das subperiostal implantiert wird, vorausgesetzt, dass der Hartgewebedefekt die bukkale Kante des Kieferkamms nach idealer Implantatpositionierung nicht gefährdet. Die Entscheidung, ob ein Weichteiltransplantat oder ein synthetisches Knochenersatzmaterial verwendet wird, wird aufgrund der Gesundheit und Dicke der Weichgewebebedeckung und aufgrund des parodontalen Phänotyps des Patienten getroffen. Wenn die Weichgewebe im Implantatlager von adäquater Dicke sind, können Hydroxylapatitpartikel erfolgreich zur Tarnung kleinvolumiger Defekte eingesetzt werden. Trotzdem zieht der Autor vor, diese kleinvolumigen Kombinationsdefekte mit einem oder mehreren Bindegewebetransplantat(en) oder mit einem VIP-CT-Lappen zu versorgen (Abb. 7-11). Wenn schließlich eine unerwartete Dehiszenz des Knochens beim Bohren des Implantatlagers an der bukkalen Kante des Alveolarkamms in einem ästhetischen Implantatlager auftritt, können diese kleinvolumigen Knochendefekte initial mit einer gesteuerten Knochenregenerationsmaßnahme, wie zuvor beschrieben, versorgt werden. Danach kann ein Weichgewebetransplantat durchgeführt werden, um eine akzeptable Weichteilkontur und Farbe im Implantatlager wiederherzustellen.

Chirurgische Technik zur Restauration eines großvolumigen Kombinationsdefektes in einem ästhetischen Implantatlager

Für großvolumige Kombinationsdefekte und Defekte im anterioren Oberkiefer zieht der Autor eine simultane Hart- und Weichgewebeaugmentation mit einem autologen Knochenblock und partikulären Knochentransplantaten in Kombination mit einem VIP-CT-Lappen vor. Die Verwendung des VIP-CT-Lappens sorgt für eine ausreichende vertikale Weichteilaugmentation, um die interimplantären Papillen zu rekonstruieren, sogar an multiplen Implantatpositionen, die an eine großvolumigen Kombinationsdefekt angrenzen (siehe Abb. 7-12). Zusätzlich verbessert die Übertragung eines gefäßgestielten Periost-Bindegewebelappens in den Bereich des Knochentransplantats die Gefäßversorgung und Zellularität des Empfängerbettes und verbessert deshalb die zweite Phase der Knochenheilung und den Langzeiterhalt des transplantierten Knochenvolumens im Implantatlager. Dann werden die Implantate vier Monate nach der implantatlagerverbessernden Maßnahme entweder gedeckt oder ungedeckt eingebracht. Eine 4-monatige Heilungszeit wird eingehalten, bevor provisorische Zahnkronen eingegliedert werden. Weichteilverschönernde Maßnahmen, wie Laserformung oder Resurfacing werden, wenn indiziert, frühestens drei Monate nach den implantatlagerverbessernden Maßnahmen durchgeführt. Im Durchschnitt werden die ästhetischen endgültigen Zahnkronen zwei bis drei Monate nach dem Einbringen der provisorischen Restaurationen eingegliedert. Wenn ungedeckte Implantate inseriert wurden, werden Gingivaformer empfohlen, die die benachbarten Papillen oder die interimplantäre Gingiva stützen können, um eine positive geschwungene Weichteilarchitektur wieder zu erschaffen. Dieser frühe Einsatz der prothetisch gesteuerten Weichteilheilung bringt Zeit für die Entwicklung eines stabilen Sulkus und verbessert regelmäßig das endgültige ästhetische Ergebnis. Simultane hart- und weichgewebeverbessernde Maßnahmen, wie oben beschrieben, vereinfachen im ästhetischen Gebiet die Behandlung von großvolumigen Kombinationsdefekten sowohl für den Chirurgen als auch für den Patienten erheblich.

Tarnung eines kleinvolumigen hart- und weichgeweblichen Kombinationsdefektes mit dem VIP-CT-Lappen

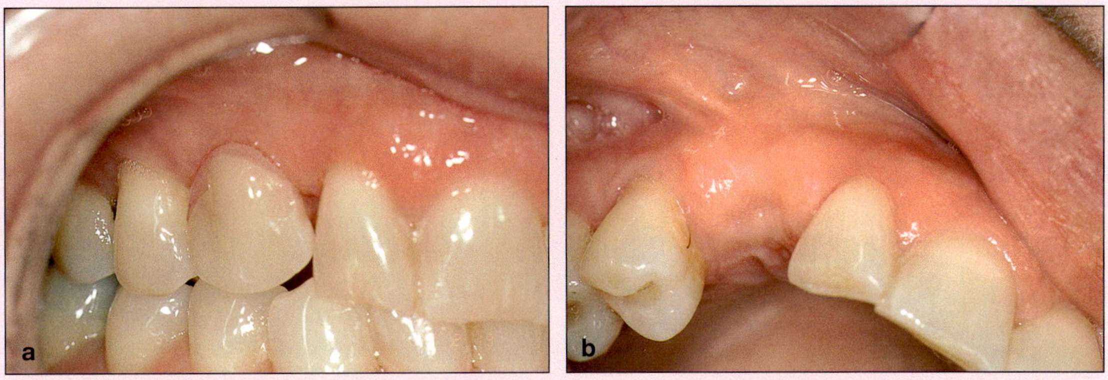

Abb. 7-11a, 7-11b Präoperative Ansichten eines Implantatlagers am oberen Eckzahn mit einem kleinvolumigen ästhetischen Kombinationsdefekt, der durch einen VIP-CT-Lappen simultan mit der Implantatinsertion getarnt wird.

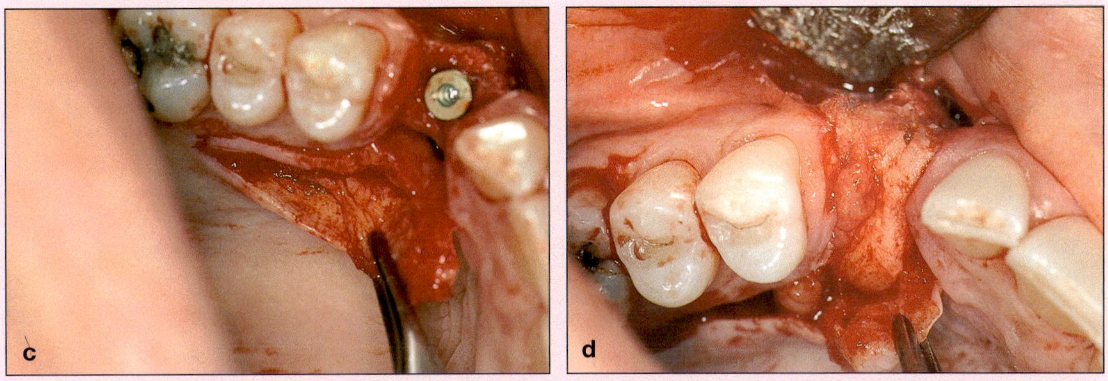

Abb. 7-11c and 7-11d Nach idealer Implantatinsertion wird der VIP-CT-Lappen innerhalb des benachbarten palatinalen Spenderareals gebildet, rotiert und über dem Kieferkamm adaptiert und am Periost am bukkalen Teil des Empfängerbettes befestigt. Zu beachten sind die unterschiedlichen subepithelialen und subperiostalen Präparationsebenen, die den VIP-CT-Lappen begrenzen.

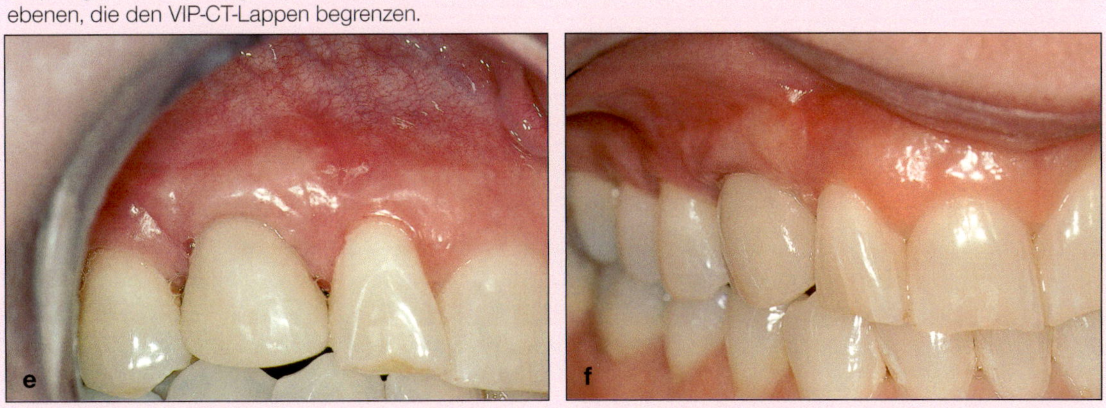

Abb. 7-11e, 7-11f Ein Jahr postoperativ zeigt sich eine Tarnung des kleinvolumigen Kombinationsdefektes mit einem natürlichen Emergenzprofil der Implantatrestrauration, natürlicher Gingivaästhetik und einer exzellenten periimplantären Gesundheit.

Alternativ können diese großvolumigen Kombinationsdefekte zweizeitig rekonstruiert werden. Als erste Maßnahme kann eine Knochentransplantation durchgeführt werden, vorausgesetzt, dass die Weichgewebe im Implantatlager von angemessener Qualität sind. Nach vier bis sechs Monaten der Ausreifung kann/können eine oder mehrere Weichgewebetransplantation(en) vor oder zur selben Zeit wie die Implantatinsertion durchgeführt werden. Wenn indiziert, kann eine zusätzliche Weichgewebetransplantation während der Osseointegrationsphase vor der Implantatfreilegung durchgeführt werden. Am Ende werden weichgewebeverbessernde Maßnahmen drei Monate nach Freilegung der Implantate in Vorbereitung für provisorische und eventuell definitive Restaurationen durchgeführt. Obwohl er erfolgreich ist, erfordert dieser mehrschrittige Ansatz zur Restauration von Kombinationsdefekten von Hart- und Weichgewebe zusätzliche operative Maßnahmen und Behandlungszeit, verglichen mit der gut vorhersagbaren simultanen Technik des VIP-CT-Lappens.

Rekonstruktion eines großvolumigen ästhetischen Kombinationsdefektes durch simultane Hart- und Weichgewebetransplantationen

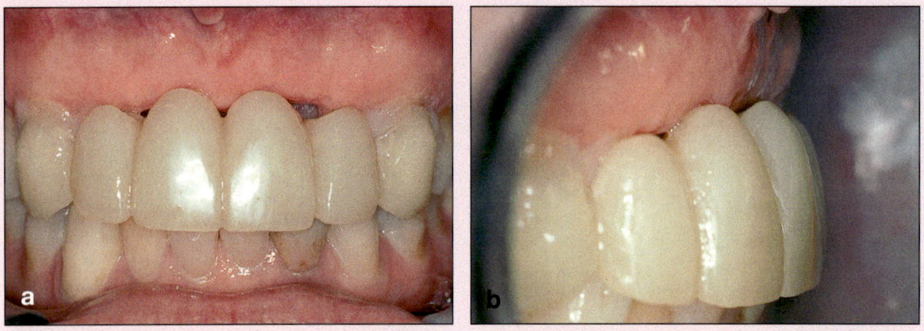

Abb. 7-12a, 7-12b Präoperative Ansicht des Implantatlagers in der oberen Front mit einem großvolumigen Kombinationsdefekt. Zu beachten ist der erhebliche Mangel an horizontaler und vertikaler Kieferkammkontur. Das Implantatlager hat ein eingeschränktes Potenzial infolge der Vorerkrankungen, die zum Zahnverlust geführt haben und infolge eines fehlgeschlagenen Versuchs einer Knochentransplantation.

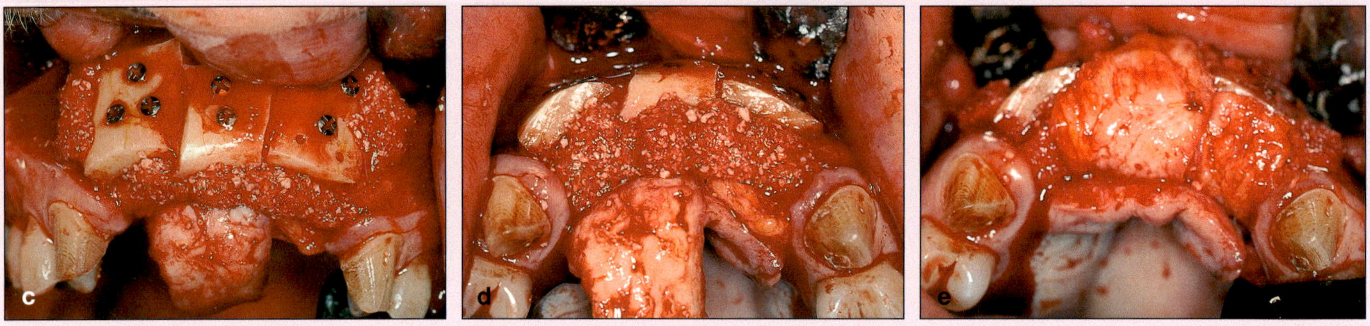

Abb. 7-12c bis 7-12e Drei dicke kortikospongiöse Blocktransplantate vom Unterkieferkörper wurden eng an die vorbereitete Empfängerstelle adaptiert und mit Osteosyntheseschrauben befestigt. Dann wurden bilaterale VIP-CT-Lappen an palatinalen Spenderorten präpariert. Eine passive Anlagerung des bedeckenden vestibulären Lappens wurde überprüft. Dann wurden partikuläre Knochentransplantate um die Ränder der Blocktransplantate verdichtet und der VIP-CT-Lappen wurde über dem Kieferkamm befestigt, um eine vertikale Weichteilhöhe für einen natürlichen und harmonischen Schleimhautdruchtritt der implantatgetragenen Restauration zu erzielen. Eine große resorbierbare Kollagenmembran (Bio-Gide) wurde über den Teilen des Transplantats, die nicht durch das Periost des VIP-CT-Lappens bedeckt waren, aufgelegt. Zu beachten ist die Betonung der vertikalen Weichgewebeaugmentation in der Mittellinie.

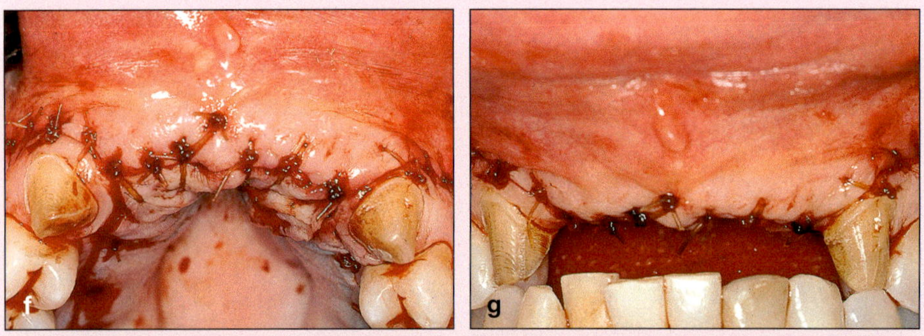

Abb. 7-12f, 7-12g Übertrieben kurvilineare, angeschrägte Lappen mit spannungsreduzierenden Rückschnitten erleichtern die Weichteildeckung ohne Bedarf für eine Periostschlitzung, die die Blutzirkulation einschränken würde. Die Spenderbezirke wurden auch primär verschlossen.

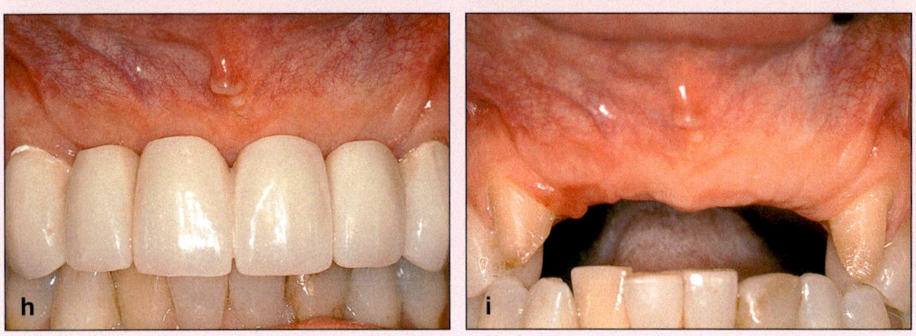

Abb. 7-12h, 7-12i Die Ansicht drei Monate postoperativ mit und ohne modifizierte provisorische Interimsbrücke zeigt eine erfolgreiche Rekonstruktion eines großvolumigen Kombinationsdefektes. Die natürlichen Alveolarfortsatzkonturen wurden wiederhergestellt.

Hart- und weichgewebeimplantatlager-verbessernde Maßnahmen durch forcierte kieferorthopädische Extrusion

Wie in Kapitel 2 bereits diskutiert, ist oft eine kieferorthopädische Behandlung in Vorbereitung einer ästhetischen Implantatrehabilitation indiziert. Die Schaffung einer ordentlichen Zahnposition und -rotation, eine progressive Zahnachsenkippung nach medial und eine angemessene Platzverteilung vor der Implantatbehandlung erhöht erheblich die Wahrscheinlichkeit, dass sich die Implantatrestauration harmonisch in die Nachbarbezahnung einfügt und dass angenehme Zahnproportionen und Verhältnisse zueinander möglich werden. Zusätzlich erlaubt eine solche Vorbehandlung dem Implantatteam, den Bedarf für kosmetische Parodontalchirurgie oder kosmetische Verbesserungen der benachbarten natürlichen Bezahnung als Teil eines idealen

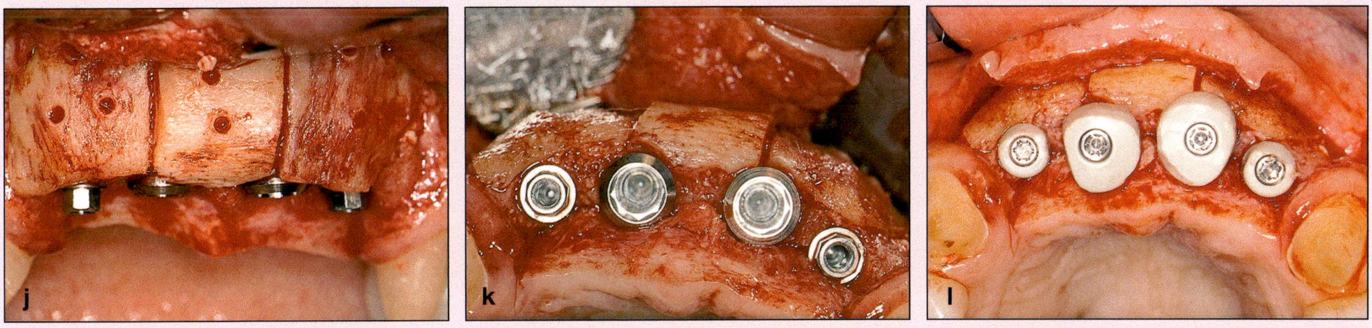

Abb. 7-12j bis 7-12l Der Zugangslappen wurde zur Entfernung der Osteosyntheseschrauben und Insertion der vier ungedeckten Implantate (Straumann USA) erneut zurückgeschlagen. Durchmesserreduzierte Implantate wurden an der Position der seitlichen Schneidezähne eingesetzt. Ein exzellenter Volumengewinn wurde durch das Knochentransplantat in der Oberkiefermittellinie erreicht. Dies wurde durch den VIP-CT-Lappen erleichtert, der zusätzliche Blutversorgung für die Einheilung des Knochentransplantats zur Verfügung stellte.

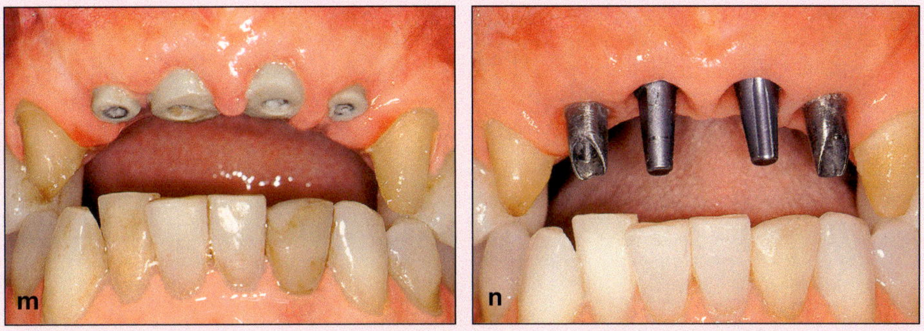

Abb. 7-12m Die Ansicht vier Monate postoperativ nach Implantatinsertion. Individualisierbare Gingivaformer (Peek, Straumann USA) haben die Weichgewebe gestützt und es gibt eine positive Weichgewebearchitektur.

Abb. 7-12n Die Aufbaupfosten sind vier Monate später nach Implantatinsertion eingegliedert worden. Es ist zu beachten, dass die vertikale Weichgewebeaugmentation, die der VIP-CT-Lappen geleistet hat, in Verbindung mit der Knochenrekonstruktion zu einer Regeneration der interimplantären Papillen geführt hat.

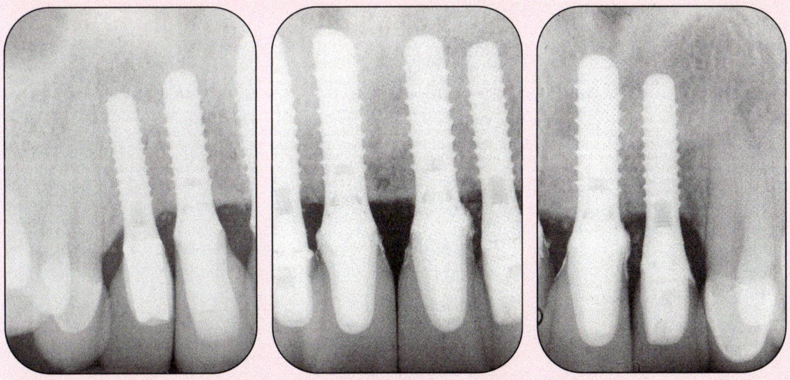

Abb. 7-12o Die Röntgenbilder vier Monate nach Eingliederung der endgültigen Restauration zeigen eine stabile krestale Knochenhöhe und eine anatomische Platzierung der Implantate. Obwohl die darunter liegende Knochenarchitektur flach ist, hat sich eine positive Weichteilarchitektur durch die Verwendung der VIP-CT-Lappen ergeben, die Potenzial zur Erhöhung der Weichgewebehöhe oder -tiefe in anterioren Oberkiefern besitzen.

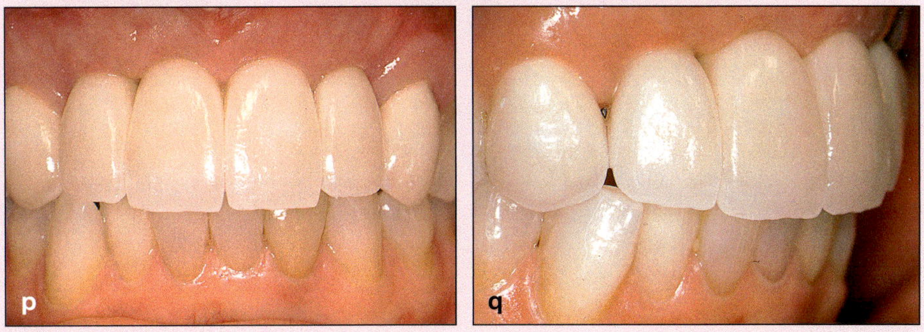

Abb. 7-12p, 7-12q Endgültige Restauration vier Monate nach Eingliederung. Das unauffällige Erscheinungsbild der implantatgetragenen Restauration wurde durch die Rekonstruktion der natürlichen Hart- und Weichgewebeanatomie erleichtert. Die vertikale Weichgewebeaugmentation durch die VIP-CT-Lappen war das Schlüsselelement für den ästhetischen Erfolg in diesem Fall, die vier Einzelzahnimplantate umfasste.

ästhetischen Behandlungsplans zu identifizieren. Dem Implantatchirurgen sollte bekannt sein, dass eine forcierte kieferorthopädische Extrusion eines ausgewählten Zahns eine nicht chirurgische Maßnahme zur hart- und weichgeweblichen Verbesserung des Implantatlagers ist, die zwei verschiedene Indikationen in der ästhetischen Implantologie hat. Die erste Indikation ist, das Hart- und Weichgewebevolumen um einen nicht erhaltungswürdigen Zahn vor seiner Entfernung zu vergrößern, wenn eine Implantatbehandlung oder eine implantatlagerverbessernde Maßnahme geplant ist. Die zweite Indikation ist, die vertikale Knochenhöhe und Weichteilhöhe zu verbessern, wenn ein vorbestehender Parodontaldefekt an einem natürlichen Zahn in Nachbarschaft zu einem Implantatlager besteht, der eine Hart- und Weichgewebeaugmentation in Vorbereitung einer eventuellen Implantatbehandlung erfordert. Die wichtigste Tatsache ist, zu erkennen, dass die präexistierenden Parodontal-

Hart- und weichgeweblicher Implantatlageraufbau durch forcierte kieferorthopädische Extrusion eines geschädigten Nachbarzahns

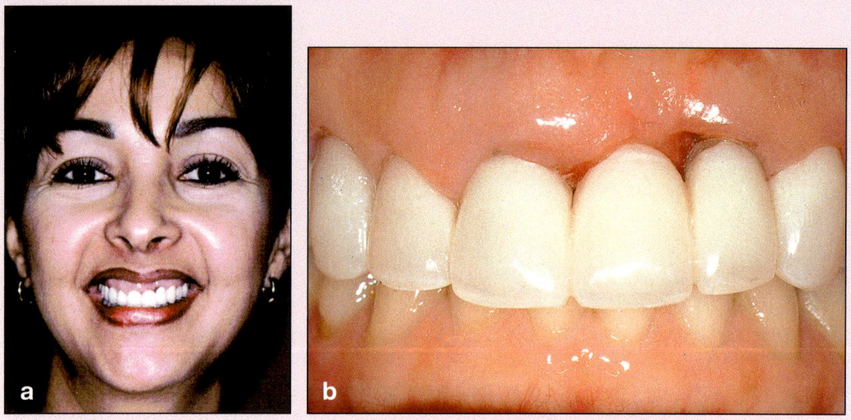

Abb. 7-13a, 7-13b Faziale Übersichtsaufnahme und Detailaufnahme eines Implantatlagers am rechten mittleren oberen Schneidezahn in Nachbarschaft eines seitlichen Schneidezahns mit eingeschränkter krestaler Knochenhöhe. Der Behandlungsplan sah die Erhaltung des seitlichen Schneidezahns vor, so dass eine Verbesserung des Ergebnisses der Implantatlagerverbesserung durch forcierte kieferorthopädische Extrusion des seitlichen Schneidezahns vorgesehen wurde, gefolgt von der Schaffung eines harmonischen Aussehens durch ästhetische Kronenverlängerung der benachbarten Bezahnung. Ein großvolumiger Kombinationsdefekt zeigt sich an der Position des linken mittleren Schneidezahns.

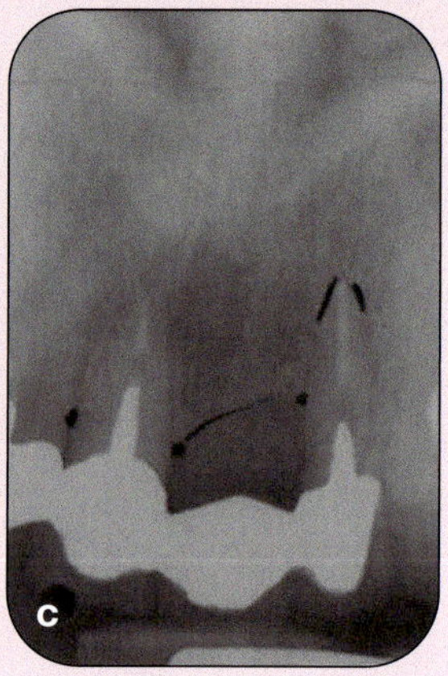

Abb. 7-13c Das präoperative Röntgenbild zeigt eine eingeschränkte interdentale Knochenhöhe am lateralen Schneidezahn. Ein vorheriger Versuch, die Papille zu rekonstruieren, war wegen des Mangels an darunter befindlichem Knochen zum Fehlschlag verurteilt.

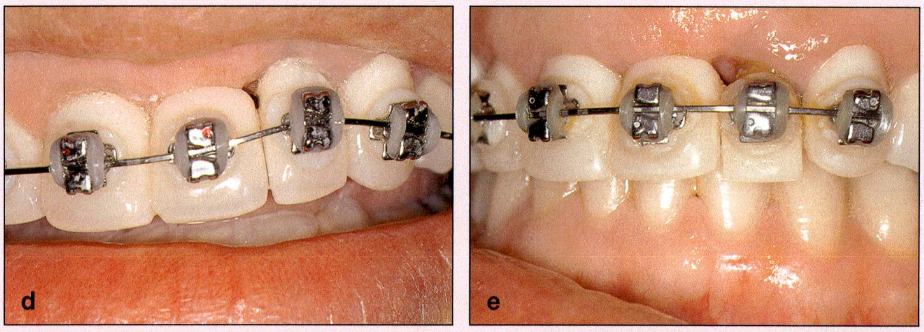

Abb. 7-13d, 7-13e Nach Abschluss der forcierten kieferorthopädischen Extrusion wurde eine Stabilisierungsphase eingehalten.

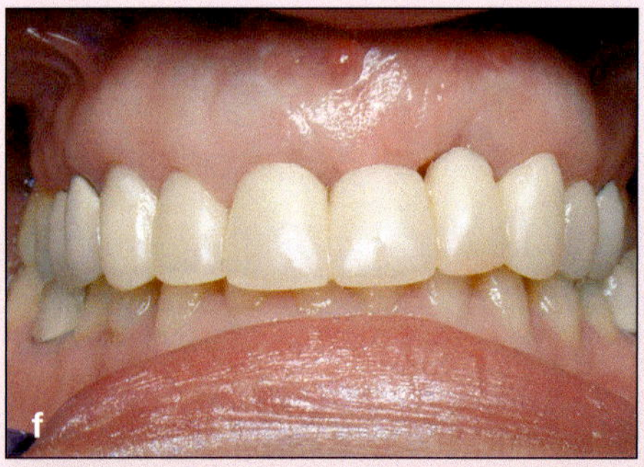

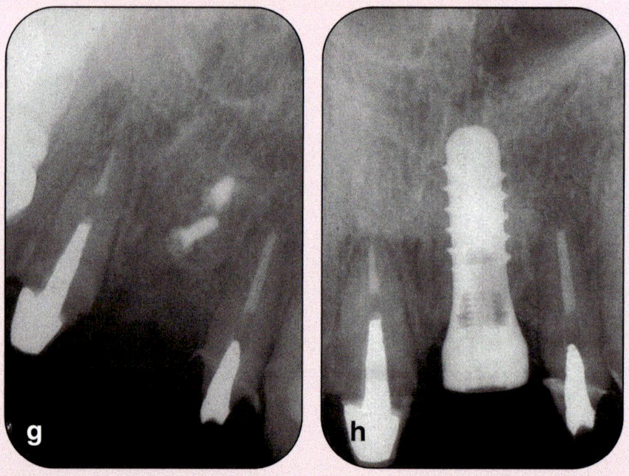

Abb. 7-13f Ein simultaner hart- und weichgeweblicher Implantatlageraufbau wurde mit Knochenblocktransplantaten und dem VIP-CT-Lappen durchgeführt. Die Kieferkammkontur an der Position des linken mittleren Schneidezahns wie auch im Bereich der verloren gegangenen Papille wurde erheblich verbessert.

Abb. 7-13g, 7-13h Die Röntgenbilder nach Implantatlageraufbau und nach Implantatinsertion. Zu beachten ist die wesentliche Verbesserung der interdentalen Knochenhöhe des seitlichen Schneidezahns im Vergleich zur Ausgangssituation.

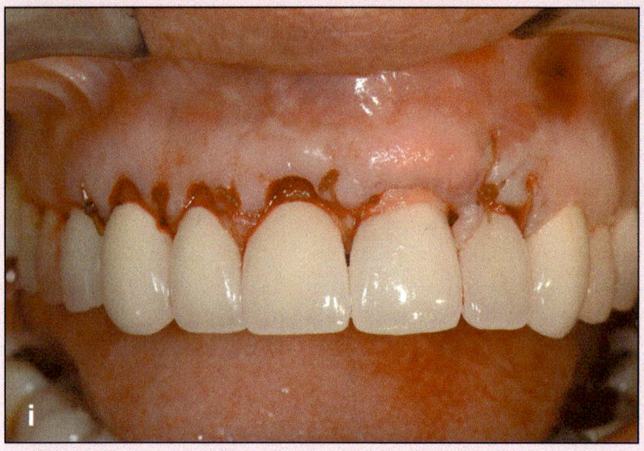

Abb. 7-13i Nachdem Zeit zur Adaptation der Gingiva um die provisorische Implantatrestauration eingehalten wurde, erfolgte eine konservative ästhetische Kronenverlängerung an ausgewählten Zähnen in der Nachbarschaft.

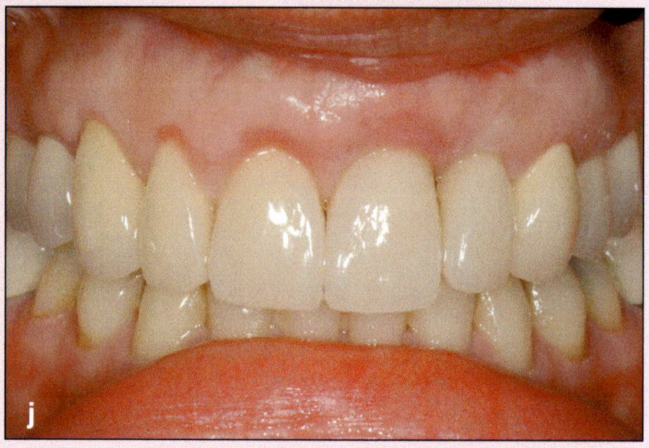

Abb. 7-13j Die Ästhetik der Gingiva konnte erheblich verbessert werden, mit der Ausnahme einer kleinen Einschränkung aufgrund der Entscheidung des Patienten, den seitlichen Schneidezahn zu behalten, anstatt ihn zu extrahieren und auch für eine zusätzliche Implantatrestauration vorzubereiten (Kieferorthopädie und Prothetik durch Dr. Juan Diego Cardenas, Coral Gables, FL).

defekte die möglichen Resultate, die von normalen implantatlagerverbessernden Maßnahmen zu erwarten sind, deutlich einschränken können (siehe Kapitel 2). Wie zuvor diskutiert, ist die Regeneration von parodontalen Geweben (Zement, Parodontalligament und Knochen) oberhalb der Ebene des benachbarten Knochens nicht wahrscheinlich. Deshalb sollte, wann immer solch ein Defekt um einen Zahn in Nachbarschaft eines defizienten Implantatlagers entdeckt wird, die Langzeitprognose dieses Zahns festgelegt werden und die Option einer forcierten orthodontischen Extrusion zur Verbesserung der Anatomie des Empfängergewebes am Implantatlager oder eine Entfernung des Zahns mit kieferorthopädischen Maßnahmen und der Ersatz mit einem zusätzlichen Implantat mit dem Patienten diskutiert werden. Wenn es nicht gelingt, solche präexistierenden Parodontaldefekte zu identifizieren, können falsche Erwartungen an die möglichen Resultate von implantatlagerverbessernden Maßnahmen bestehen (Abb. 7-13). Darüber hinaus können solche Parodontaldefekte durch die benachbarten implantatlagerverbessernden Eingriffe exazerbieren, was zu weiterer Abstumpfung oder komplettem Verlust der benachbarten Zahnpapille und schwer eingeschränkten ästhetischen Resultaten bei Patienten mit hoher Lachlinie führt.

Prothetische Gesichtspunkte zur Verbesserung des Ergebnisses in der ästhetischen Implantologie

Provisorischer Interimsersatz

In der ästhetischen Implantologie erhöht eine enge Koordination mit dem Prothetiker die Vorhersagbarkeit der Resultate. Interimsersätze, die Mikrobewegungen auf das Implantatlager übertragen, haben einen negativen Effekt auf den Volumengewinn von Hart- und Weichgewebeaugmentationen und können unter gewissen Umständen zum Verlust solcher Transplantate durch denselben Mechanismus, der auch Implantatverluste bewirkt, beitragen. Um diese schädlichen Effekte zu vermeiden, zieht der Autor, wann immer möglich, nach einer ästhetischen implantatlagerverbessernden Maßnahme und während der folgenden Osseointragrationsperiode eine zahngetragene Interimsrestauration vor. Verschiedene Typen von zahngetragenen provisorischen Restaurationen sind verfügbar, um den Ansprüche des Patienten, des Prothetikers und des Chirurgen zu genügen. Ein Typ, der besonders in der unmittelbar postoperativen Periode hilfreich ist, ist die Modifikation eines kieferorthopädischen Essex-Retainers (siehe Abb. 7-14a). Diese interimsprovisorische Restauration wird so hergestellt, dass sie entweder ein gewebestützendes ovoides Brückenglied nach Zahnextraktion oder ein gekürztes Brückenglied, das Raum für die Schwellung nach Hart- und Weichgewebeaugmentation lässt, aufnimmt. Gelegentlich kann die klinische Krone eines extrahierten Zahns zu einem Brückenglied umgeformt werden. Dieser Typ eines Interimsersatzes kann am Operationstag hergestellt werden und durch das Operationsteam angepasst werden, um das Gewebe abzustützen und eine spannungsfreie Heilung der Operationswunde zu gewährleisten. Die Herstellung eines Essex-Retainers in der Praxis erfordert, dass das chirurgische oder prothetische Team Abdrücke anfertigt, ein Gipsmodell herstellt und eine Farbauswahl vor der Operation trifft. Die provisorische Essex-Interimsrestauration wird dann bequem mit dem MiniSTAR-Gerät tiefgezogen (Great Lakes Orthodontics, Tonawanda, NY) (siehe Abb. 7-14b). Es sind verschiedene Dicken von Invisacryl- oder Biocryl-Platten verfügbar, um die Anforderungen individueller Fälle zu erfüllen. Es ist wichtig, alle Kanten nach der endgültigen Beschneidung des Materials zu glätten und zu polieren. Alternativ können die meisten Zahnlabores diese Art von provisorischem Zahnersatz vor dem operativen Eingriff anfertigen. In den meisten Fällen werden die interimsprovisorischen Essex-Restaurationen nur übergangsweise eingesetzt, bis die initiale Weichteilheilung abgeschlossen ist. Nach dieser Zeit werden sie durch eine definitivere Interimsrestauration ersetzt, die durch den Prothetiker angefertigt wird. Trotzdem haben die Patienten die provisorische Essex-Restauration vielfach weiter als Interimsersatz getragen, bis die erste implantatgetragene provisorische Zahnkrone eingegliedert wurde. Die Vorteile eines modifizierten Essex-Retainers als Interimsprothese sind unter anderem eine exzellente Ästhetik und Phonetik bei relativ niedrigen Kosten. Zusätzlich macht die Herstellung in der Praxis des Chirurgen die Koordinierung der chirurgischen Maßnahmen mit dem Prothetiker entbehrlich, eine Erleichterung, die normalerweise von den meisten Zahnärzten und Patienten geschätzt wird, wenn ein Zahn notfallmäßig entfernt werden musste. Ein Nachteil dieser Art Interimsrestauration ist die offensichtliche Schwierigkeit zu kauen, wenn der Ersatz getragen wird. Die Patienten müssen über diese Nachteile informiert werden.

Ein anderer Typ von zahngetragener interimsprovisorischer Restauration, der üblicherweise in der ästhetischen Implantologie eingesetzt wird, ist eine geklebte Teilprothese, die nicht nur eine verbesserte Funktion und Ästhetik bietet, sondern auch das darunter liegende Operationsgebiet schützt (siehe Abb. 7-15). Dieser Interimsersatz kann entworfen werden, um die geschwungene Weichgewebearchitektur im Situs zu erhalten und um die benachbarten Interdentalpapillen zu stützen. Nach den Erfahrungen des Autors wird dieser Restaurationstyp oft als Ersatz der provisorischen Essex-Restauration nach initialer Heilung nach implantatlagererhaltenden oder implantatlagerverbessernden Maßnahmen eingesetzt. Das prothetische Team muss bewerten, ob ein adäquater interokklusaler Raum verfügbar ist, um diese Restau-

Provisorische Interimsversorgung: Modifizierter Essex-Reatiner

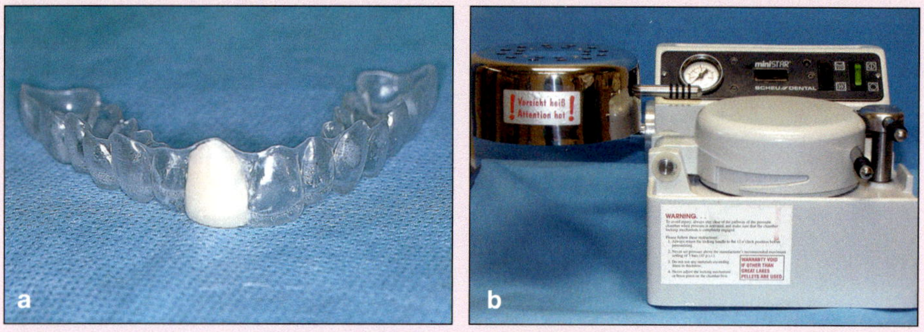

Abb. 7-14a Ein Essex-Retainer, der einen oder mehrere Pontic(s) aufnimmt, dient als bequemer provisorischer Interimsersatz, der die unmittelbaren ästhetischen Bedürfnisse eines Patienten nach Zahnextraktion erfüllt.

Abb. 7-14b Das MiniSTAR-Gerät erleichtert die Herstellung einer Essex-Interimsprothese in der chirurgischen Praxis.

Provisorische Interimsversorgung: Klebebrücke

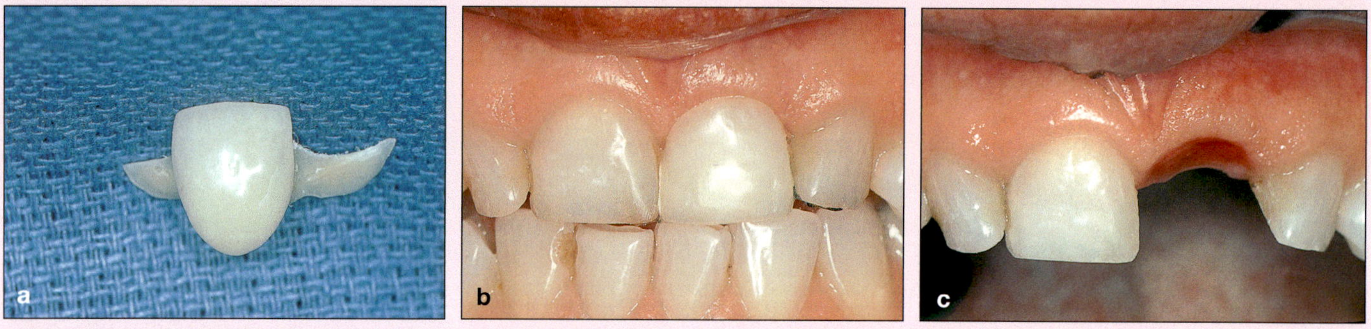

Abb. 7-15a bis 7-15c Eine Klebebrücke ist eine exzellente Methode zur Interimsversorgung, die die Weichgewebe und die Papillen im Implantatlager stützt, während die Übertragung von Mikrobewegungen vermieden wird.

Provisorische Interimsversorgung: strategischer Einsatz natürlicher Pfeilerzähne zur Befestigung einer zahngetragenen provisorischen Interimsversorgung

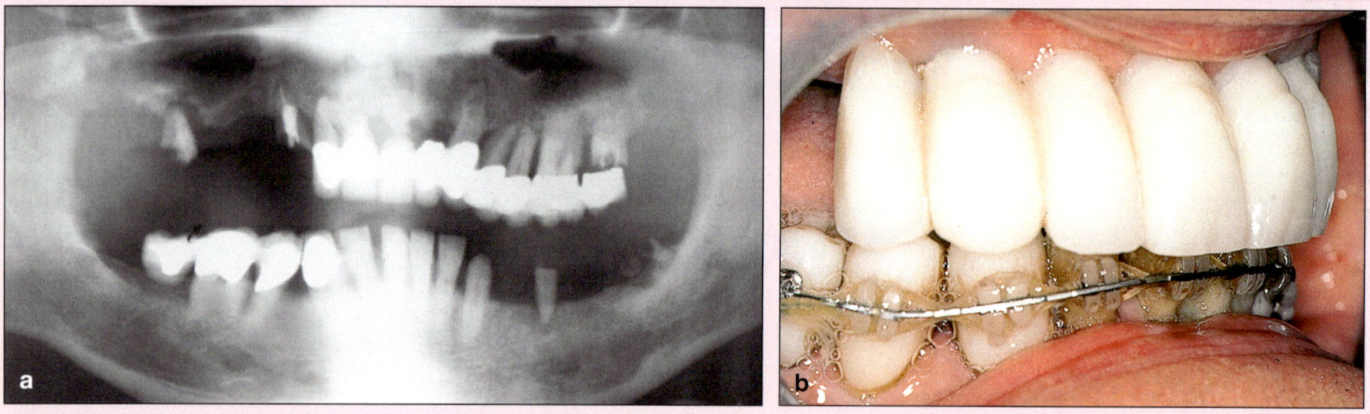

Abb. 7-16a Präoperatives Panoramaschichtbild, das die nicht erhaltungswürdige Oberkieferbezahnung zeigt, die durch Implantate ersetzt wird. Der Behandlungsplan umfasst einen hart- und weichgeweblichen Implantatlageraufbau im anterioren Oberkiefer und Sinuslift-Augmentationen im posterioren Bereich. Zusätzlich wird eine kieferorthopädische Behandlung unter Zuhilfenahme von Implantaten im linken Unterkieferquadranten als Verankerung zur Optimierung der Okklusion eingesetzt.

Abb. 7-16b Klinische Ansicht (rechte Seite) der provisorischen Interimsversorgung, die durch drei ausgewählte natürliche Zähne während des initialen Teils der Behandlung (Kieferorthopädie und Knochentransplantation) getragen wurde.

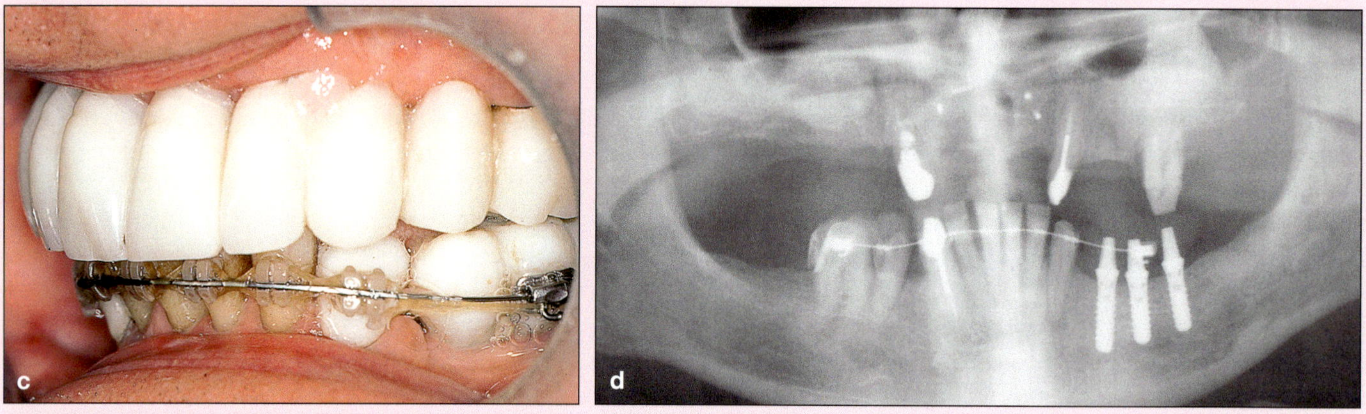

Abb. 7-16c Klinische Ansicht (*linke Seite*) einer provisorischen Interimsrestauration, die durch drei ausgewählte natürliche Pfeilerzähne, die während der initialen kieferorthopädischen und Knochenaufbauenden Behandlung getragen wurden, gestützt wird.

Abb. 7-16d Die Panoramaschichtaufnahme nach den Knochentransplantationen. Die Implantate im linken Unterkiefer (Straumann USA) wurden nach einer verkürzten (6-wöchigen) Osseointegrationsperiode zur kieferorthopädischen Verankerung benutzt.

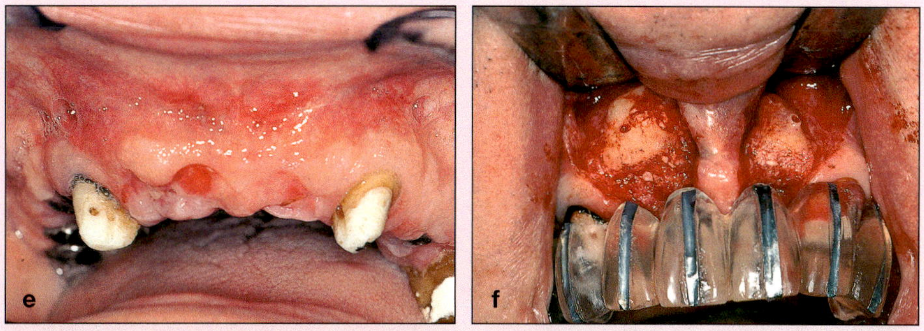

Abb. 7-16e, 7-16f Vier Monate nach der Knochentransplantation wurden mit einer chirurgischen Bohrschablone acht Implantate (3i) ungedeckt eingebracht. Die chirurgische Bohrschablone wurde durch die erhaltenden natürlichen Pfeilerzähne positioniert und sorgte für eine Präzisionsführung der Implantatbohrung. Zwei zusätzliche Implantate an Position der mittleren Schneidezähne wurden gedeckt eingebracht.

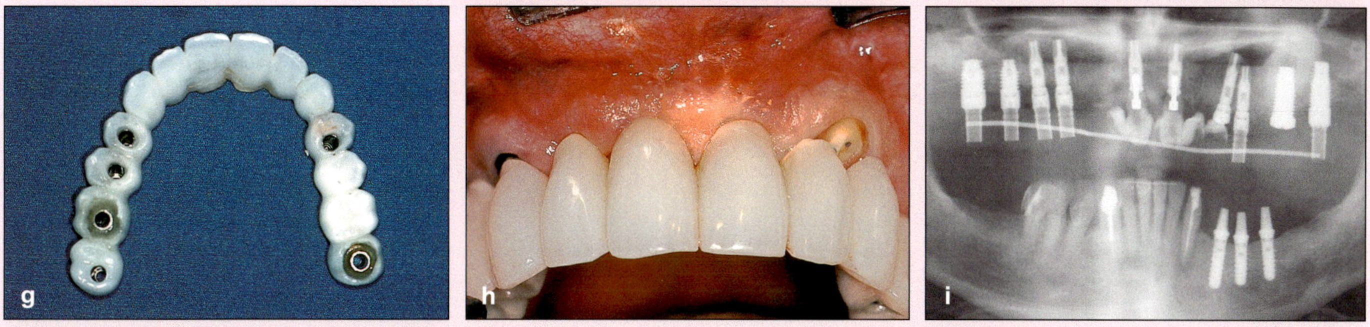

Abb. 7-16g bis 7-16i Nach der initialen Osseointegrationsphase wurde eine provisorische implantatgetragene Brücke hergestellt und eingegliedert, nachdem die zunächst erhaltenden Zähne auf Gingivaniveau gekürzt worden waren. Beachten Sie bitte die Fehlposition der oberen Eckzahn im Vergleich zur späteren Implantatposition. Die drei erhalten gebliebenen Zähne wurden extrahiert und der linke Eckzahn und der Molar wurden sofort unter Einsatz der Bio-Col-Technik durch Implantate ersetzt.

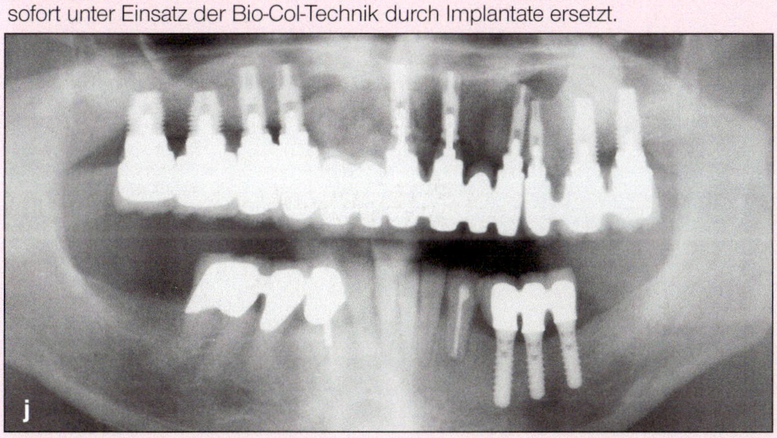

Abb. 7-16j Drei passende Zähne wurden strategisch erhalten und trugen eine festsitzende provisorische Interimsrestauration und haben damit die Übertragung von Mikrobewegungen auf das Knochentransplantat und die Implantatlager verhindert.

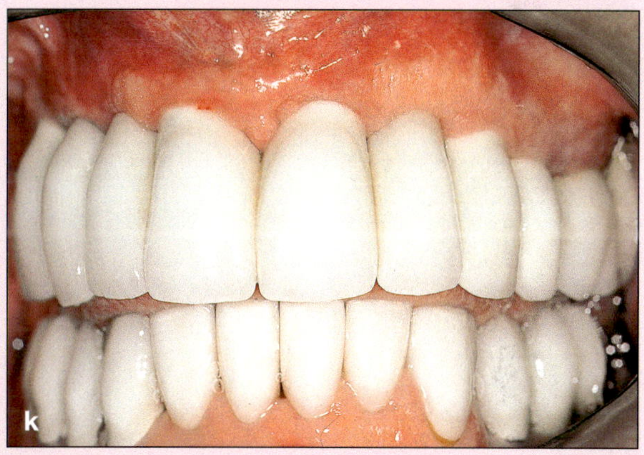

Abb. 7-16k Endgültige Restauration. Ein umfassendes Vorgehen war notwendig, um dieses schwer geschädigte Gebiss zu rekonstruieren (Restauration durch Dr. Larry Grillo, Aventure, FL; Kieferorthopädie durch Dr. John Marchetto, Westin, FL).

ration unterzubringen und ob der Okklusionstyp dies begünstigt. Trotzdem sollten Patienten, die von einem Essex-Typ der provisorischen Restauration auf eine geklebte Zahnkrone übergehen, instruiert werden, ihren Essex-Ersatz als Reserve aufzubewahren, falls die Klebung der Krone versagt. Der Autor hat die besten Erfahrungen gemacht, wenn die geklebten interimsprovisorischen Restaurationen im Labor auf einem erneuten Abdruck hergestellt werden, der etwa sechs Wochen nach Hart- und Weichgewebeaugmentationsmaßnahmen genommen wurde.

Eine andere Option zur Befestigung einer Interimsprothese in der ästhetischen Implantologie ist der strategischer Erhalt einiger natürlicher Pfeilerzähne, deren Entfernung oder prothetische Weiterversorgung geplant wurde (Abb. 7-16). Die Zähne werden erhalten, bis eine ausreichende Zahl von Implantaten osseointegriert sind, womit der Übergang von einer zahngetragenen provisorischen Restauration auch eine implantatgetragene provisorische Restauration ermöglicht wird. Daraufhin werden diese Zähne abhängig von ihrer Langzeitprognose und den Einzelheiten des Behandlungsplans entweder aufgebaut oder entfernt. Dann werden zusätzliche implantatlagerverbessernde Maßnahmen durchgeführt oder zusätzliche Implantate werden ohne Sorge um die schädlichen Effekte der Übertragung von Mikrobewegungen inseriert. Der größte Vorteil dieses Ansatzes ist die Erhaltung einer festsitzenden Brücke durch die gesamte Behandlungsabfolge. Ein Nachteil dieses Ansatzes ist die verlängerte Behandlungszeit und eine erhöhte Zahl von Zahnarztbesuchen, um die Zähne mit fragwürdiger Prognose zu kontrollieren. Eine nicht genügend enge

Provisorischer Interimsersatz: Verwendung provisorischer Implantate zur Stützung einer provisorischen Interimsbrücke

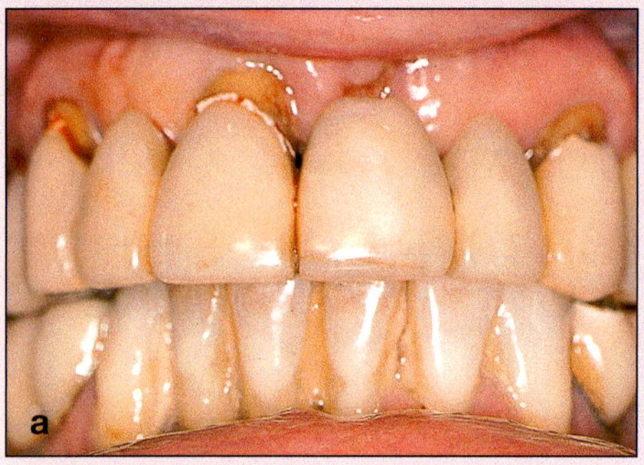

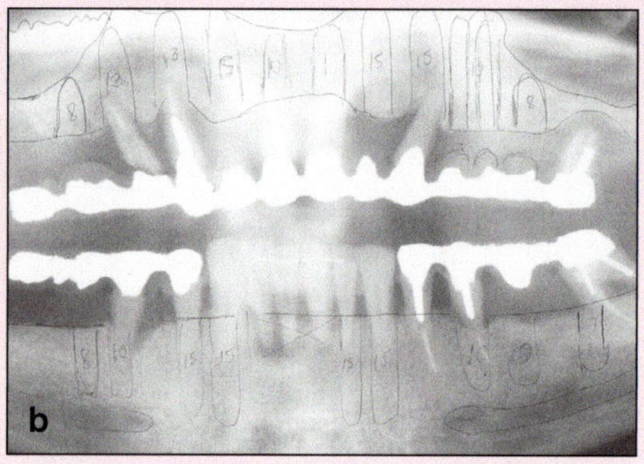

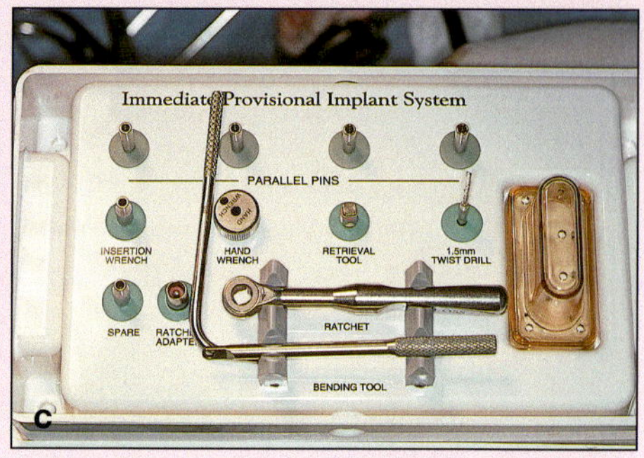

Abb. 6-17a, 7-17b Die präoperative klinische Ansicht und das Röntgenbild zeigen die nicht erhaltungswürdige Bezahnung im Ober- und Unterkiefer trotz intensiver Parodontalbehandlung. Wegen eines Nikotinabusus gehörte dieser Fall in die Hochrisikokategorie.

Abb. 7-17c Das provisorische Sofortimplantatsystem (Nobel Biocare) ist eine bequeme Möglichkeit zur Versorgung mit einem festen Interimsersatz.

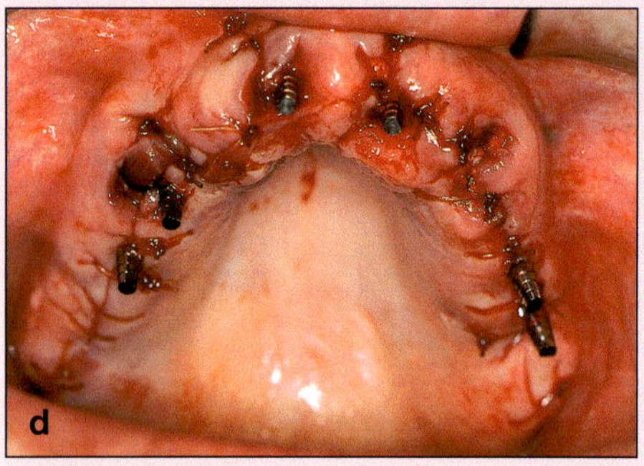

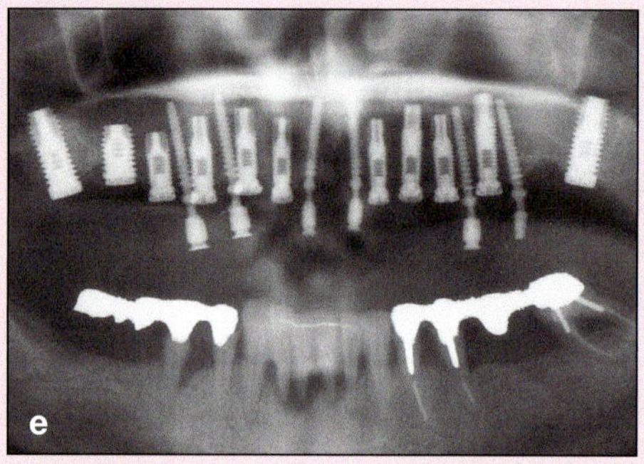

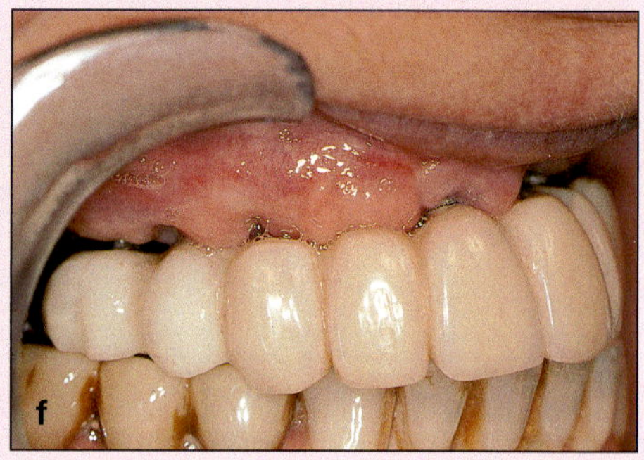

Abb. 7-17d, 7-17e Nach Entfernung der restlichen Zähne und Insertion von 11 gedeckten Implantaten (3i) wurden sechs provisorische Implantate gesetzt ohne die Osseointegration der permanenten Implantate zu gefährden. Die Panoramaschichtaufnahme zeigt die Position der provisorischen und der permanenten Implantate.

Abb. 7-17f Die fixierte Interimsversorgung, die durch die provisorischen Implantate gestützt wird.

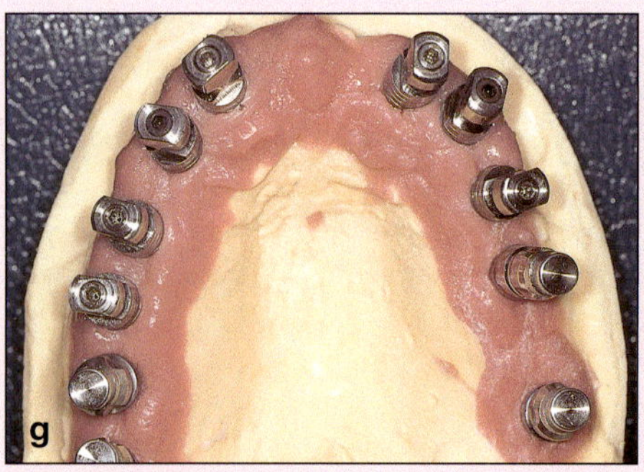

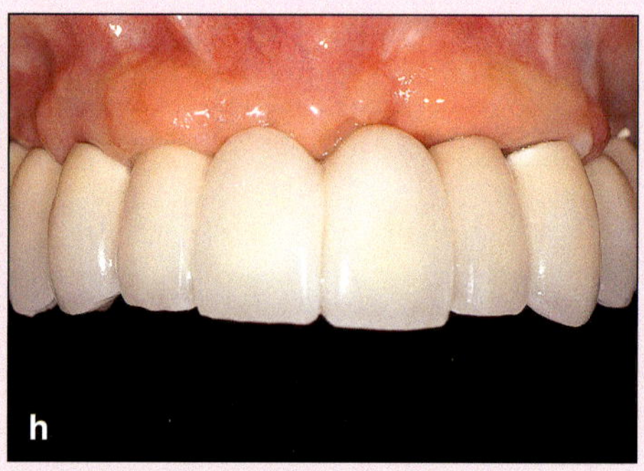

Abb. 7-17g Die endgültige Abdrucknahme erfolgte nach erfolgreicher Osseointegration der permanenten Implantate. Die Verwendung der provisorischen Implantate bot eine belastungsfreie Heilungsumgebung für die permanenten Implantate, was zu einem erfolgreichen Ergebnis in diesem Hochrisikofall beitrug.

Abb. 7-17h Die provisorischen Implantate wurden zum Zeitpunkt der Probeinsertion der endgültigen Restauration vor endgültigen Anpassungen, Glanzbrand und Zementierung entfernt (Restauration durch Dr. Juan Diego Cardenas, Coral Gables, FL).

Nachkontrolle dieser Fälle kann zu Komplikationen führen, wenn das operierte Gebiet versehentlich durch eine Lockerung oder Verschiebung der Prothese durch okklusale Kräfte belastet wird.

Wenn implantatlagerverbessernde Maßnahmen notwendig sind oder eine Implantatinsertion geplant wird und keine der vorher genannten Optionen möglich ist, können interimsprovisorische Implantate genutzt werden, um eine fixierte Interimsprothese zu halten, während die Hart- oder Weichgewebetransplantate heilen oder während die Osseointegration simultan gesetzter Implantate stattfindet (Abb. 7-17). In den meisten Fällen werden diese dünnen provisorischen Implantate benachbart zu den definitiven Implantaten in einer Verteilung platziert, die die Stützung einer Interimsrestauration erlaubt, bis die definitiven Implantate osseointegriert sind, um dann auf eine festsitzende implantatgestützte provisorische Restauration überzugehen. In den meisten Fällen ist die Entfernung dieser provisorischen Implantate eine einfache Maßnahme unter Lokalanästhesie. Tatsächlich kann in vielen Fällen der Prothetiker die provisorischen Implantate zum Zeitpunkt der Eingliederung der implantatgetragenen Prothese entfernen. Ein Nachteil der Verwendung von provisorischen Implantaten ist die Notwendigkeit für häufige Einbestellungen. Der Autor empfiehlt, alle drei Wochen die Stabilität der Interimsprothese und die Gesundheit des Knochens und der Weichgewebe um die provisorischen Implantate zu überprüfen. In Fällen, wo es nicht möglich ist, eine ausreichende Zahl von provisorischen Interimsimplantaten für den Halt einer festsitzenden Brücke zu setzen, können die Interimsimplantate eingesetzt werden, um eine her-

Die intraoperative Abformung

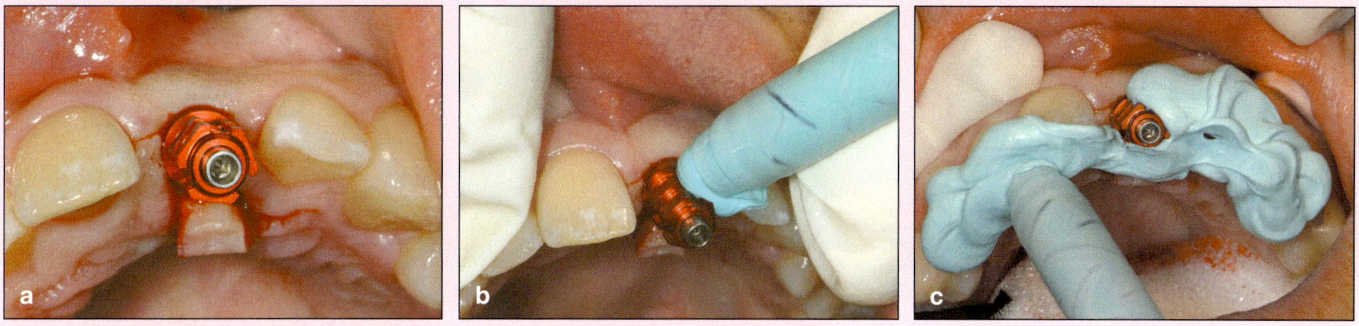

Abb. 7-18a Nach der Implantatinsertion wird ein Abdruckpfosten auf Implantathöhe (Straumann USA) mit dem Implantat verbunden.

Abb. 7-18b, 7-18c Blue-Velvet-Abdruckmaterial wird zur Registrierung der Implantatposition relativ zu den Nachbarzähnen eingesetzt.

Abb. 7-18d Das intraoperative Registrat (Index) wird eingesetzt, um ein Arbeitsmodell zur Herstellung von individualisierten Aufbaupfosten oder zahnförmigen Gingivaformern herzustellen. Als erstes wird ein prätherapeutisches Gipsmodell ausgeschliffen, um Platz für das Laborimplantat, das an das intraoperative Registrat angeschraubt ist, zu schaffen. Als nächstes wird das Registrat auf dem Modell reponiert und das Laborimplantat wird mit schnellhärtendem Gips festgesetzt, so dass sich ein Arbeitsmodell ergibt. Zusätzliche kann eine Weichgewebemaske nach einem zweiten Abdruck nach Reifung der Weichgewebe im Implantatlager hinzugefügt werden.

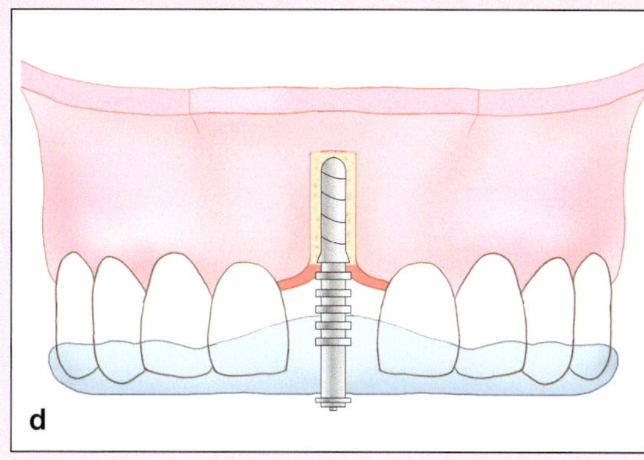

ausnehmbare Prothese zu stabilisieren, um damit die mögliche transmuköse Belastung der darunter liegenden Operationswunden zu reduzieren.

Prothetisch gesteuerte Weichteilheilung

Konzeptionell umfasst die Verwendung der prothetisch gesteuerten Weichteilheilung zur Verbesserung der ästhetischen Ergebnisse der Implantatbehandlung den frühen Einsatz von prothetischen Komponenten (interimsprovisorischen Restaurationen, zahnförmigen Heilungsaufbauten und implantatgestützte provisorische Restaurationen) in verschiedenen Therapiestadien. Die prothetischen Komponenten entsprechen der Querschnittsanatomie des verlorenen Zahns beziehungsweise des geplanten Ersatzzahns auf Gingivahöhe. Die Komponenten stützen und steuern die Weichteilheilung nach verschiedenen chirurgischen Interventionen und haben einen enormen Einfluss auf die endgültige Architektur des Weichgewebes, die am Implantatort geschaffen werden kann. Wie in Kapitel 4 diskutiert, kann eine prothetisch gesteuerte Weichteilheilung eingesetztt werden, um die existierende Weichteilanatomien nach Zahnentfernung zu erhalten. Im folgenden Text werden die prothetischen Optionen beschrieben, die dem Chirurgen zur Verfügung stehen, um eine Leitstruktur für die gesteuerte Heilung der Weichgewebe unmittelbar nach Implantatfreilegung zu schaffen.

Es ist generell akzeptiert, dass die Form von abgestumpften Interdentalpapillen zwischen natürlichen Zähnen durch Veränderung der Kronenkonturen der benachbarten Zähne verbessert werden kann, vorausgesetzt, dass genügend interdentaler Knochen unter dem Col und der Papille vorhanden ist (siehe Kapitel 2). Der Autor folgert aus theoretischen Gründen, dass der Mechanismus für diese klassische Beobachtung durch eine entzündliche Reaktion initiiert wird, die in Reaktionen auf eine Irritation durch die Änderung der Kronenkonturen auftritt. Die entzündliche Reaktion führt zu einer Vasodilatation und zu einem Ödem in der Papille und letztendlich zu einer Geweberegeneration durch Narbenbildung. Wie in Kapitel 1 diskutiert, sind die periimplantären Weichgewebe durch eine dichte Bindegewebenarbe charakterisiert und sie genießen nicht den Vorteil eines Parodontalligamentes und einer Blutversorgung aus potentiellen anastomotischen Verbindungen zwischen dem Parodontalligament und der supraperiostalen intraossären Blutzirkulation. Deshalb hat der Prothetiker nur ein begrenztes Potential, die interimplantären Papillen und die Form des periimplantären freien Gingivagewebes zu beeinflussen. Die frühe Eingliederung von anatomisch korrekten prothetischen Elementen nutzt die verfügbare Heilungsdynamik und führt zu optimalen Weichgewebekonturen und periimplantärer Weichgewebestabilität verglichen mit dem Verlust von ästhetischem Potential, das normalerweise bei der Verwendung von nicht anatomischen transmukösen Bauteilen gesehen wird. Obwohl die Verzögerung der Eingliederung einer anatomisch korrekten prothetischen Komponente nach erfolgter Weichgewebeintegration um ein zuvor gesetztes, nicht anatomisches, transmuköses Bauteil eventuell zu einer Verbesserung der Weichgewebekontur führen kann (12 bis 18 Monate später), fehlt dieser Methode die Praktikabilität und sie bietet nicht die synergistischen Effekte, die beobachtet werden, wenn Techniken der gesteuerten Weichteilheilung gleichzeitig mit der chirurgischen Intervention eingesetzt werden.

Individualisierte Aufbaupfosten und provisorische Restaurationen

Individualisierte Aufbaupfosten und provisorische Restaurationen können bei der Freilegung eines gedeckten Implantats eingesetzt werden, um eine frühe gesteuerte Weichteilheilung für eine verbesserte ästhetische Weichgewebekontur zu initiieren. Zur Implantatinsertion muss der Chirurg eine intraperative Registrierung mit Abdrucknahme auf Implantathöhe durchführen, mit der ein Arbeitsmodell hergestellt wird, auf dem der Aufbaupfosten und die provisorische Restauration im zahntechnischen Labor hergestellt wird (Abb. 7-18). Die intraopertive Abdrucknahme (Index) erfordert die Befestigung eines spezialisierten Abdruckpfostens auf dem Implantat, Dann wird die dreidimensionale Position des Abdruckpfostens in Relation zur benachbarten Bezahnung registriert. Der Autor setzt in der Regel das schnellbindende Blue Velvet Polyvinylsiloxan-Abdruckmaterial (J. Morita, Irvine, CA) für diesem Zweck ein. Das Material wird um den Abdruckpfosten und über die inzisale und okklusale Fläche einer ausreichenden Zahl von benachbarten Zähnen gebracht. Material wird nicht in die Wunde injiziert. Der Chirurg benutzt ein zweites Paar sterile Handschuhe, um die Abdruckpistole zu bedienen. Wenn der Index fertiggestellt ist, wird das zweite Handschuhpaar ausgezogen und der Chirurg entfernt den Abdruckpfosten und das angeklebte Abdruckmaterial. Ein Laborimplantat wird dann an den Abdruckpfosten im Abdruckmaterial angesetzt und die Kombination wird in ein vor OP-Beginn hergestelltes Gipsmodell eingesetzt. Um den Index in das Modell einpassen zu können, wird der zahnlose Kammabschnitt ausgeschliffen, um das Laborimplantat aufzunehmen. Nach Einsetzen des Index wird das Laborimplantat mit schnellhärtendem Gips oder Acrylharz am Modell befestigt. Das Resultat ist ein Arbeitsmodell, das eine Kopie des Implantats in intraopertiver Position enthält. Das Arbeitsmodell sollte innerhalb einiger weniger Tage hergestellt werden, um Dimensionsänderungen, die durch eine verlängerte Lagerung des Index entstehen können, auszuschließen. Daraufhin kann der Prothetiker einen Abdruck des Situs nehmen, um die Weichgewebekonturen, die durch den intraoperativen Index nicht initial registriert wurden, abzuformen. Ungefähr drei Monate Heilungszeit nach der letzten Operation sind vor der Abdrucknahme für die Herstellung des Weichteilmodells zu empfehlen. Das Weichteilmodell hilft dem Zahntechniker bei der Platzierung der Kronenränder in einer angemessenen Tiefe auf dem individualisierten Aufbaupfosten. In den meisten Fällen gießt und fräst das Labor einen individualisierten Aufbaupfosten, der eine approximal ansteigende Kontur aufweist, um zu gewährleisten, dass die Kronenränder zirkumferent im oberflächlichen Anteil des periimplantären Sulkus liegen. Zusätzlich wird die provisorische Zahnkrone mit idealen Weichteilkonturen hergestellt, um die periimplantären Weichgewebe sofort nach Freilegung des gedeckten Implantats zu führen. In den meisten Fällen setzt der Chirurg dann den Aufbaupfosten ein und zementiert die provisorische Krone zum Zeitpunkt der Implantatfreilegung durch einen konservativen Zugang, wie er in Kapitel 3 beschrieben wurde. Erhebliche okklusale Anpassungen oder Modifikationen der Konturen sind selten notwendig. Trotzdem empfiehlt der Autor, den Zeitpunkt der Freilegung mit dem Prothetiker zu koordinieren, der etwas Zeit für den seltenen Fall erheblicher Modifikationen reservieren sollte. Den Erfahrungen des Autors nach beseitigt der zweite Abdruck zur Herstellung eines Weichteilmodells, wie oben beschrieben, praktisch derartige Probleme. Ein anderer wichtiger Diskussionspunkt ist die empfohlene Zeitwahl und Technik des Prothetikers für die endgültige Abdrucknahme. In den meisten Situationen werden der Gingivan zwei bis drei Monate zur Stabilisierung um den individualisierten Aufbaupfosten und die provisorische Krone zugestanden. Zusätzlich gibt dies dem Prothetiker Zeit die Konturen zu modifizieren sowie es die Phonetik und Ästhetik des Patienten erfordert.

Es gibt zwei grundlegende Optionen für den endgültigen Abdruck. Wenn ein individualisierter permanenter Abdruckpfosten und eine provisorische Krone, wie oben beschrieben, zum Zeitpunkt der Implantatfreilegung eingegliedert wurden, ist eine direkte Abdrucknahme im Implantatlager erforderlich. Mit Rücksicht auf die dichte Bindegewebenarbe um das Implantat und die zarte biologische Abdichtung durch die hemidesmosomalen Anheftung des Saumepithels, ist eine aggressive Einstopfung von Retraktionsfäden nicht empfehlenswert. Tatsächlich besteht die Möglichkeit, dass die Abdruckmaßnahme die periimplantären Weichteile mit Bildung einer darauffolgenden Rezession schädigt, auch wenn der individualisierte Aufbaupfosten mit einem interproximalen Anstieg des Kronenrandes geformt wurde. Eine Lösung dieses Problems ist, den Zahntechniker zu bitten, auch einen individualisierten Abdruckpfosten herzustellen, der auf die Ränder des individualisierten Aufbaupfostens passt. Vorausgesetzt, dass keine Änderungen des Kronenrandes notwendig werden, kann der Abdruckpfosten verwendet werden, um damit eine minimal traumatisierende endgültige Abdrucknahme durchzuführen. In den seltenen Fällen, wenn die Ränder des individualisierten Abdruckpfostens modifiziert werden müssen, empfiehlt der Autor dem Prothetiker, den Aufbaupfosten zu entfernen, die Anpassungen vorzunehmen, den individualisierten Abdruckpfosten zu verändern, den Aufbau-

Gesteuerte Weichgewebeheilung über individualisierte Aufbaupfosten und provisorische Kronen

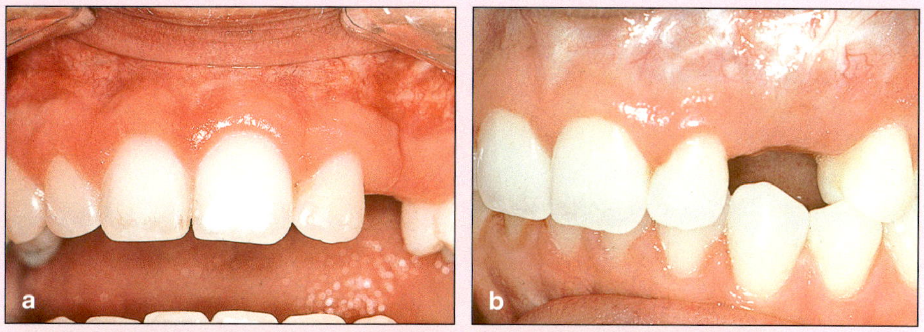

Abb. 7-19a Präoperative Ansicht eines Eckzahnimplantatlagers mit großvolumigen hart- und weichgeweblichem Kombinationsdefekt des Kieferkamms.

Abb. 7-19b Ansicht der Eckzahnlücke vier Monate nach Restauration der hart- und weichgeweblichen Alveolarfortsatzkonturen.

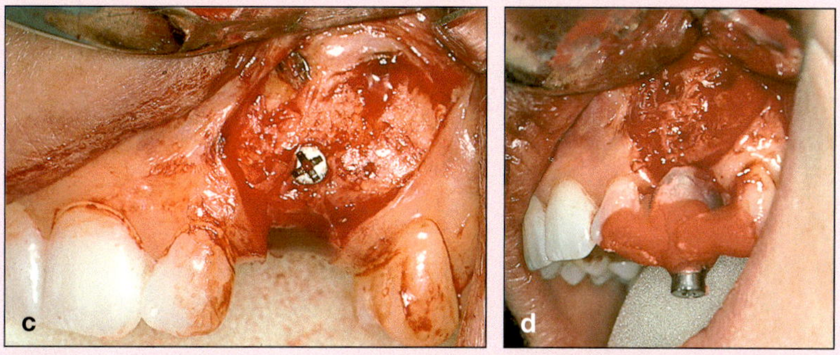

Abb. 7-19c Der Zugangslappen für die Implantatinsertion spart das benachbarte Papillen- und Colgewebe aus.

Abb. 7-19d Nach Insertion des Implantats wird ein Abdruckpfosten in das Implantat gesetzt und die Implantatposition wird in Relation zur benachbarten Bezahnung registriert.

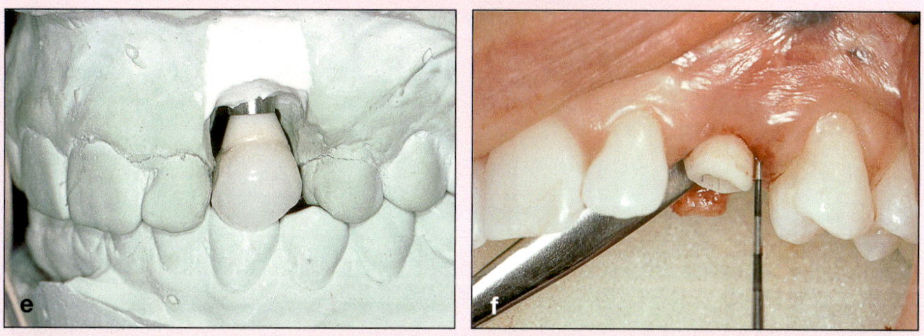

Abb. 7-19e Das Gipsmodell mit Laborimplantat mit einem durch den Prothetiker hergestellten individualisierten keramischen Aufbaupfosten und der provisorischen Restauration.

Abb. 7-19f Der palatinale Halbinsellappen wurde zur Implantatfreilegung gewählt.

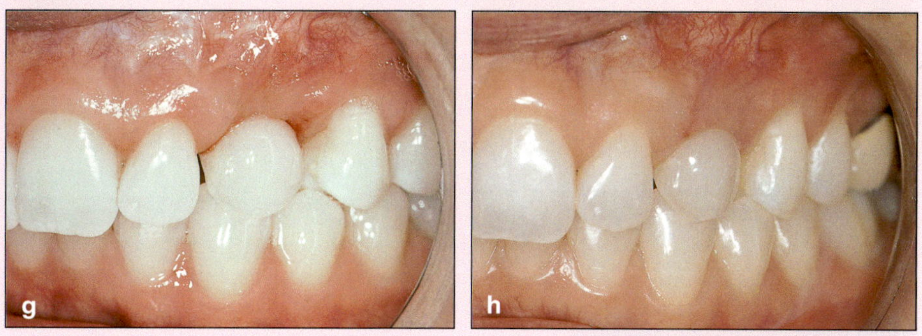

Abb. 7-19g, 7-19h Gesteuerte Weichteilheilung. Das unästhetische Weichteilprofil zum Zeitpunkt der Zementierung der provisorischen Krone verbessert sich während der 6-wöchigen provisorischen Periode dramatisch. Die Kontur der provisorischen Krone hat einen enormen Einfluss auf die endgültige Weichgewebearchitektur.

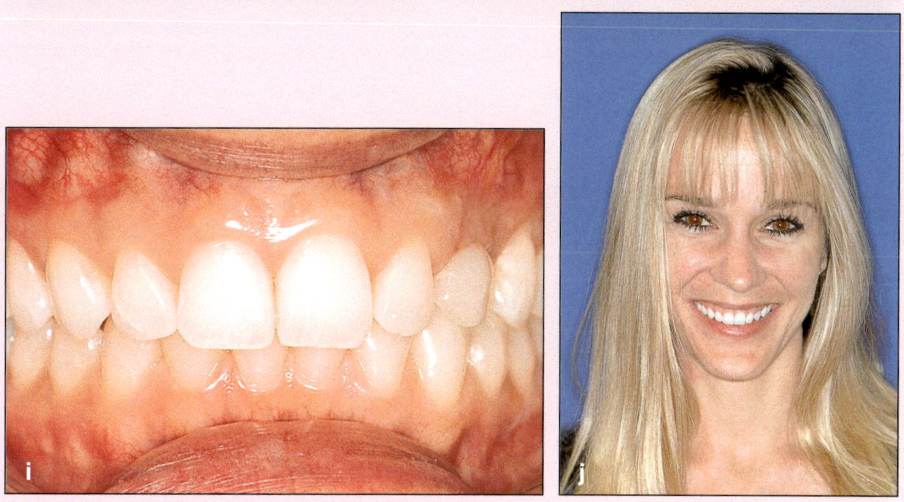

Abb. 7-19i, 7-19j Die endgültige intraorale und faziale Ansicht. Die Implantatrestauration harmoniert mit der benachbarten Bezahnung und die Patientin kann unbeschwert lachen (Restauration durch Dr. Larry Grillo, Aventura, FL).

Gesteuerte Weichteilheilung über individualisierte Aufbaupfosten und provisorische Kronen

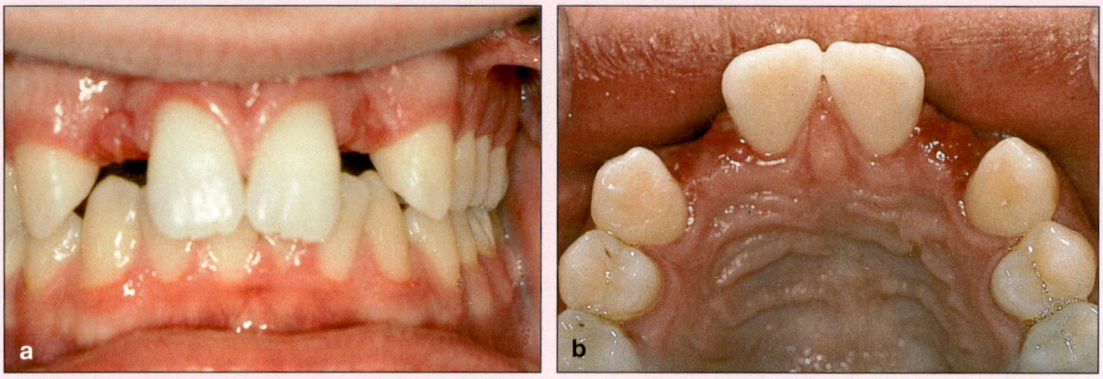

Abb. 7-20a, 7-20b Präoperative Ansicht bei Schneidezahnnichtanlagen mit kleinvolumigen ästhetischen Weichgewebedefekten bei einem Patienten mit dünnem, girlandenförmigen Parodontaltyp, der zuvor mit herausnehmbaren Prothesen versorgt war.

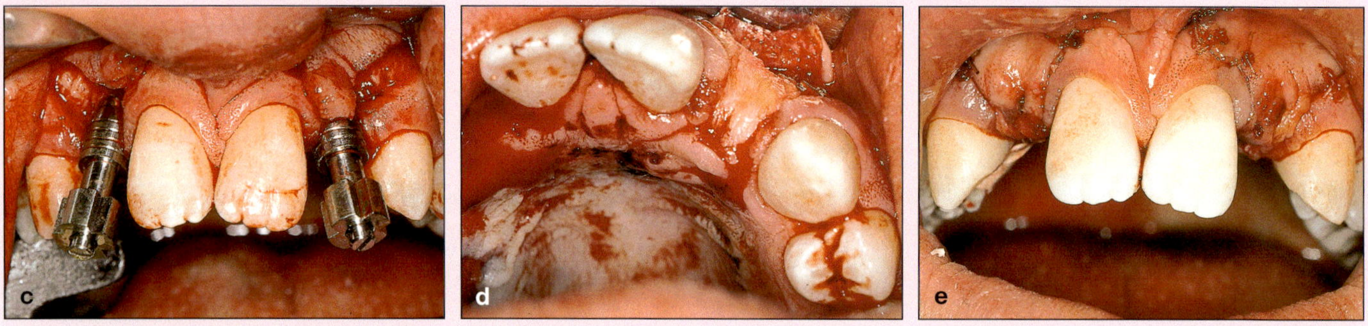

Abb. 7-20c bis 7-20e Nach Implantatinsertion (Nobel Biocare) über einen papillenaussparenden Zugang wurde eine intraoperative Abformung gefolgt von einer subepithelialen Bindegewebetransplantation vorgenommen. Die Transplantate wurden über vergrößerten periostalen Empfängerbetten, die sich über den bukkalen und palatinalen Kieferkamm erstreckten, befestigt. Die Wunde wurde spannungsfrei primär verschlossen.

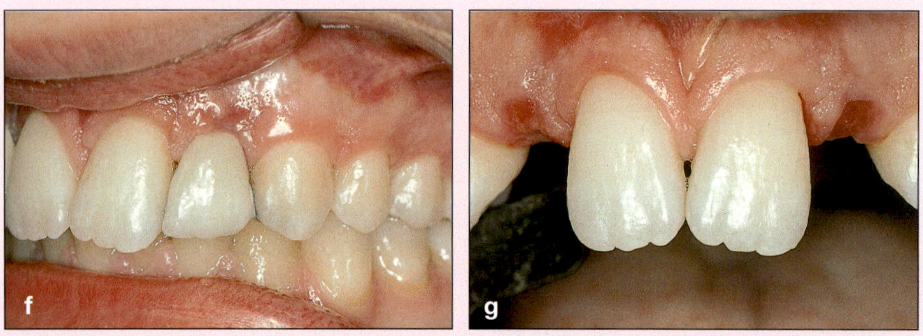

Abb. 7-20f Die zahngetragene Brücke des Patienten wurde modifiziert, um die benachbarten Papillen zu stützen und dann wieder eingeklebt.

Abb. 20g Die Ansicht drei Monate postoperativ zeigt die unauffällige Rekonstruktion des Weichgewebes.

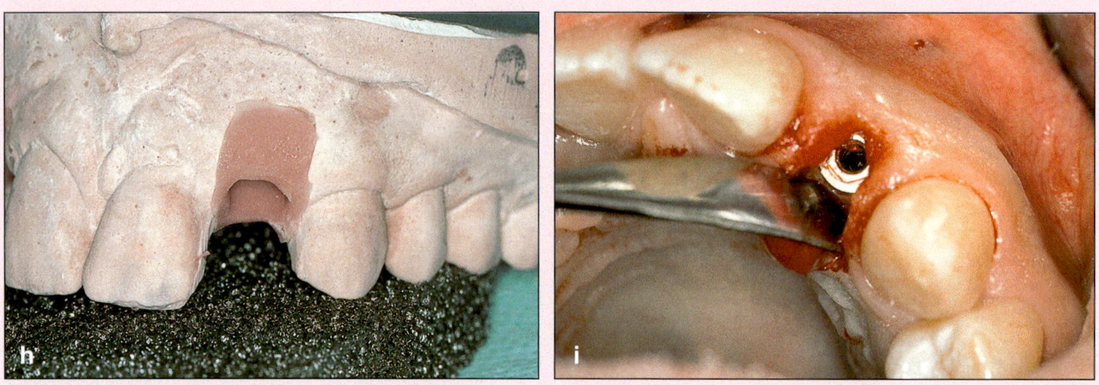

Abb. 7-20h, 7-20i Vor Implantatfreilegung entfernte der Prothetiker die provisorische Brücke und nahm einen zweiten Abdruck, um eine Weichgewebemaske für das Arbeitsmodell mit dem Laborimplantat vor Herstellung des individualisierten Aufbaupfostens und der provisorischen Krone zur Einbringung während der Implantatfreilegung zu erhalten.

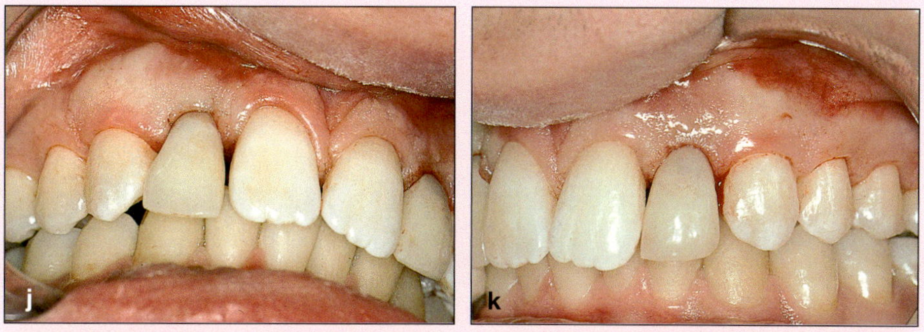

Abb. 7-20j, 7-20k Über palatinale Halbinsellappen wurden die individualisierten Aufbaupfosten und die provisorischen Kronen zur Implantatfreilegung eingegliedert. Beachten Sie, dass die benachbarte Papille reduziert erscheint.

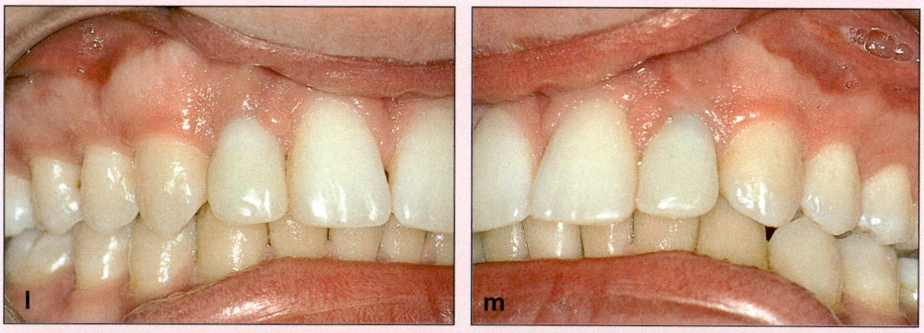

Abb. 7-20l, 7-20m Zwei Monate nach Implantatfreilegung haben sich die benachbarten Papillen komplett durch die gesteuerte Weichteilheilung erholt, die durch die frühe Eingliederung einer korrekt konturierten provisorischen Restauration begonnen wurde. Ein 2- bis 3-monatiger Zeitraum muss vor Eingliederung der endgültigen Restauration eingehalten werden.

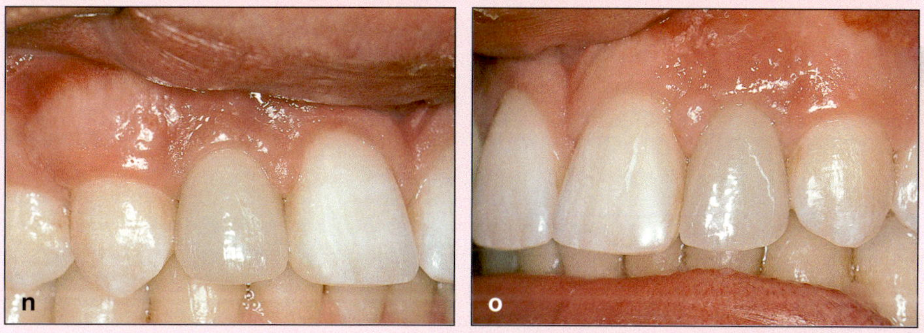

Abb. 7-20n, 7-20o Ansicht der endgültigen Restauration zwei Wochen nach Eingliederung. Beachten Sie, dass die Konturen der endgültigen Restauration, die der provisorischen Restauration korrekt nachvollziehen.

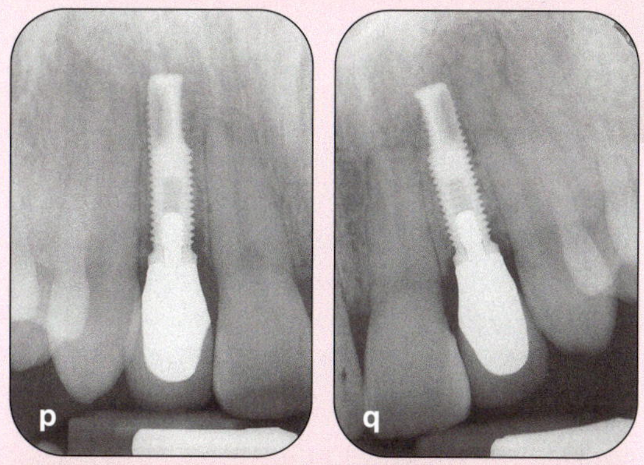

Abb. 7-20p, 7-20q Die Röntgenbilder zwei Jahre nach Eingliederung der endgültigen Restauration. Beachten Sie die Erhaltung der Höhe des interdentalen Knochens an den Nachbarzähnen.

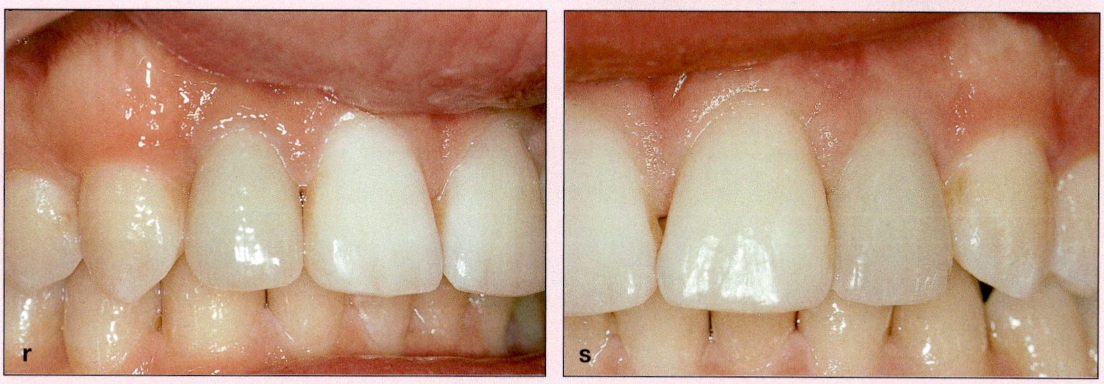

Abb. 7-20r, 7-20s Zwei Jahre nach Eingliederung der endgültigen Restaurationen sind die implantatgetragenen Kronen unauffällig und es besteht eine exzellente Gingivaästhetik. Die Weichgewebetransplantate sind ausgereift und die darüber liegenden Gewebe sind zu keratinisierter Gingiva geworden und passen sich jetzt den benachbarten Geweben an (Restauration durch Dr. Cecil Abraham, Miami, FL).

Gesteuerte Weichteilheilung durch individualisierte zahnförmige Gingivaformer

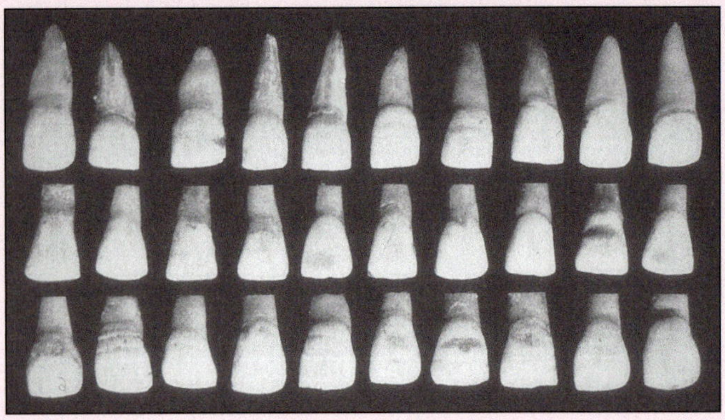

Abb. 7-21a Diese Fotografie wurden einem 1916 erschienenen Lehrbuch von Georg W. Klapp mit dem Titel „Prothetische Artikulationen" entnommen. Es zeigt eine Gruppe von mittleren Schneidezähnen ähnlicher Form. Trotzdem besteht eine enorme individuelle Variation sowohl der Größe als auch der Formen. Aus diesem Grund verbessert die Verwendung von „zahnförmigen" Gingivaformern bei der Implantatfreilegung in gewissen Fällen die ästhetischen Resultate.

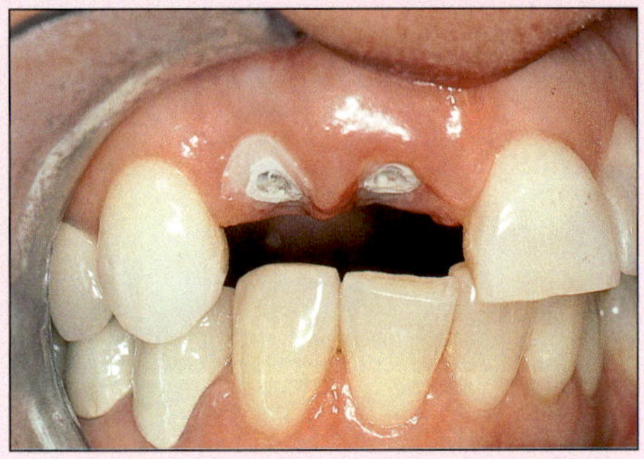

Abb. 7-21b Ein individualisierter Protec-Gingivaformer (Friadent), der der Querschnittsanatomie des zervikalen Anteils eines Schneidezahns entspricht, wurde nach Zahnentfernung und Sofortimplantation eingegliedert. Die Interdentalpapille und die umgebenden Weichgewebe sind gestützt und die girlandenförmige Weichteilarchitektur konnte erhalten werden.

pfosten zurückzusetzen und dann mit der endgültigen Abdrucknahme fortzufahren. Obwohl dies selten notwendig ist, empfiehlt der Autor, dass der Chirurg initial den Aufbaupfosten mit mäßigem Drehmoment befestigen soll, und dass der Prothetiker das empfohlene endgültige Drehmoment zur bleibenden Befestigung des individualisierten Aufbaupfostens kurz vor seiner endgültigen Abdrucknahme applizieren soll.

Die zweite Option für die endgültige Abdrucknahme ist eine Abdrucknahme auf Implantathöhe durch den Prothetiker. Diese Option wird gewählt, wenn ein ein- oder zweiteiliger provisorischer Aufbaupfosten und die Zahnkrone auf dem Indexmodell angefertigt wurden und durch den Chirurgen bei Implantatfreilegung eingegliedert wurden. Der offensichtliche Vorteil dieses Ansatzes ist, dass die endgültige Zahnkrone im Labor hergestellt wird, was exzellente Kronenränder und eine verkürzte Sitzungsdauer für den Prothetiker bedeutet. Der Nachteil dieses Ansatzes kann die Schwierigkeit sein, die endgültige prothetische Versorgung auf Implantatniveau einzugliedern. Ein durch diese Maßnahme hervorgerufenes Trauma kann eine Weichteilrezession bei Patienten mit dünnem, girlandenförmigen Parodontaltyp induzieren. Nach den Erfahrungen des Autors werden diese Überlegungen unbedeutend, wenn ein Implantat mit einer internen prothetischen Verbindung genutzt wird, weil diese die Eingliederung des individuellen Aufbaupfostens erheblich vereinfacht. Zusammenfassend erfordert die Verwendung von individualisierten Aufbaupfosten und provisorischen Zahnkronen im ästhetischen Implantatlager, dass der Chirurg die intraoperative Abdrucknahme zum Zeitpunkt der Implantatinsertion vornimmt und später die prothetischen Komponenten während der Implantatfreilegung eingliedert. Obwohl diese Techniken zu einer deutlichen Verbesserung des ästhetischen Ergebnisses durch die gesteuerte Weichteilheilung führen, erfordern sie einen großen Koordinationsaufwand mit dem Prothetiker und Zahntechniker. Zusätzlich bedeutet die Methode erhöhte Kosten und Behandlungszeiten für den Chirurgen. Trotzdem machen das verbesserte ästhetische Resultat und das vom Patienten realisierte erhebliche Wohlbefinden diese aufwendige Methode in der ästhetischen Implantologie vertretbar (siehe Abb. 7-19, 7-20).

Individualisierte zahnförmige Gingivaformer

Eine weitere prothetische Technik, die vom Autor zum Beginn der frühen gesteuerten Weichgewebeheilung angewendet wird, ist der individualisierte zahnförmige Gingivaformer. Anatomisch geformte Gingivaformer nähern sich eng an die Querschnittsanatomie des verloren gegangenen Zahns oder des geplanten Ersatzzahns auf Zahnfleischhöhe an. Weil jeder Oberkieferfrontzahn einzigartig ist, ist es unwahrscheinlich, mit präfabrizierten Komponenten in jedem Fall ein ideales Resultat der Gewebeabstützung und gesteuerten Weichteilheilung zu ermöglichen (Abb. 7-21). Obwohl sich präfabrizierte und anatomisch geformte Gingivaformer in vielen Fällen als geeignet zur Verbesserung der Weichteilkonturen erwiesen haben, ermöglicht die Verwendung von zahnförmigen individualisierten Gingivaformern in gewissen Fällen bessere Resultate. Individualisierte zahnförmige Gingivaformer können im Labor über einen intraoperativen Index hergestellt werden, wie oben beschrieben, und zum Zeitpunkt der Implantatfreilegung eingegliedert werden oder sie können auf einem Arbeitsmodell in Vorbereitung einer ungedeckten Implantatinsertion angefertigt werden. Dieser Vorgang schließt die Labormodifikation einer präfabrizierten prothetischen Komponente ein, um die

Herstellung eines individualisierten zahnförmigen Gingivaformers am Behandlungsstuhl

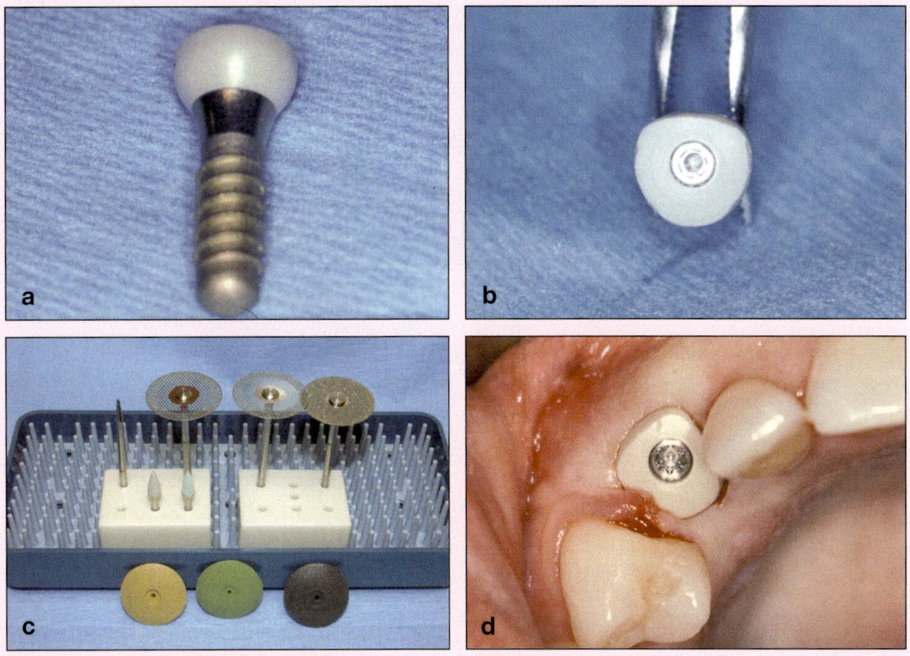

Abb. 7-22a Ein individualisierbarer Peek-Gingivaformer wurde auf ein Implantat analog zur intraoperativen individuellen Formgebung befestigt.

Abb. 7-22b Zunächst wird der Gingivaformer so geformt, dass er der mesiodistalen Abmessung des verloren gegangenen Zahns entspricht. Dann wird eine labiale Anschrägung zur Vermeidung einer Rezession der bukkalen Gingiva angebracht. Dies ist die praktikabelste und zeiteffektivste Methode für die prothetische gesteuerte Weichteilheilung und für die Stützung der benachbarten Papille oder Stützung der benachbarten interimplantären Gewebe, wenn multiple Implantate in einem Gebiet mit ästhetischer Bedeutung gesetzt wurden.

Abb. 7-22c Typischer Satz von rotierenden Instrumenten der zur Formung und Politur eines individualisierten zahnförmigen Gingivaformers bei der Implantatfreilegung gebraucht wird.

Abb. 7-22d Der individualisierte Peek-Gingivaformer bietet eine sofortige anatomische Stütze für die umgebende Gingiva um ein ungedecktes Implantat, das an oberer Eckzahnposition gesetzt wurde. Zu beachten sind die Abstützung der benachbarten Papillen, die reduzierte bukkale Kontur und die labiale Anschrägung, die eine Rezession der Weichgewebe an der kritischen Implantatdurchtrittsstelle vermeidet.

Gesteuerte Weichteilheilung über individualisierte zahnförmige Gingivaformer

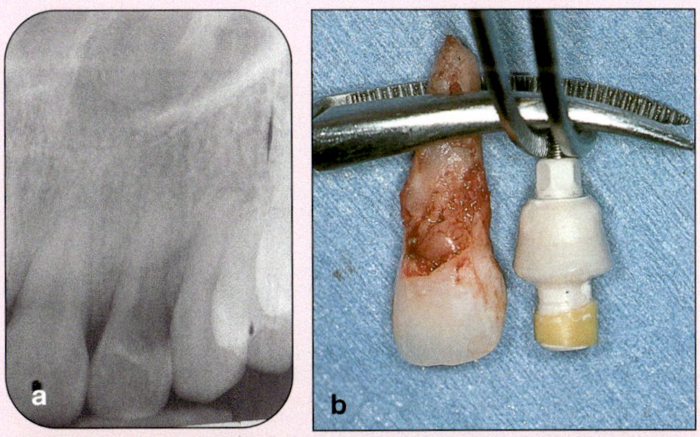

Abb. 7-23a Präoperatives Röntgenbild eines seitlichen Schneidezahns, der aufgrund einer Resorption nicht erhalten werden kann.

Abb. 7-23b Nach Zahnextraktion wird ein individualisierter Protec-Gingivaformer (Friadent) so geformt und poliert, dass er den zervikalen Konturen des extrahierten seitlichen Schneidezahns entspricht.

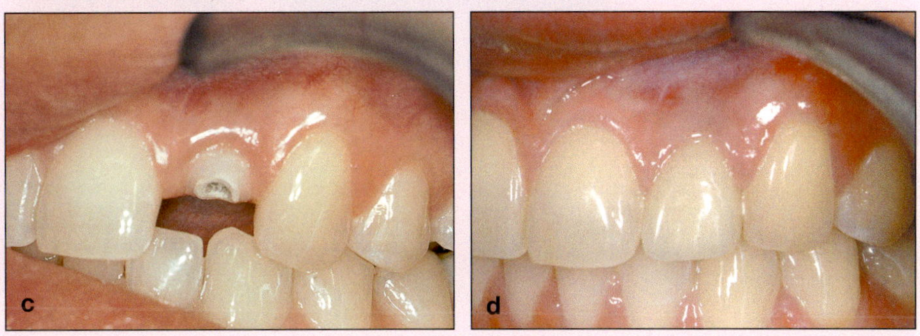

Abb. 7-23c Drei Monate nach Sofortinsertion eines ungedeckten Implantats mit dem individualisierten zahnförmigen Gingivaformer konnten die Weichteilarchitektur und Papillenform erhalten werden.

Abb. 7-23d Endgültige Restauration ein Jahr nach Eingliederung. Die implantatgestützte Krone ist unauffällig und die natürliche Ästhetik der Gingiva konnte erhalten werden (Restauration durch Dr. Faustino Garcia, Coral Gables, FL).

Querschnittsanatomie an die endgültige Restauration anzupassen. Zu Beginn werden ein diagnostisches Waxup der endgültigen Restauration hergestellt und eine Bohrschablone angefertigt. Der Zahntechniker baut das Gipsmodell auf und nimmt eine ideale Implantatpositionierung durch den Chirurgen an, befestigt ein Laborimplantat im aufgebauten Gipsmodell entsprechend der Bohrschablone. Ein beschleifbares präfabriziertes prothetisches Aufbauteil wird dann auf dem Laborimplantat befestigt und der zahnförmige Gingivaformer wird für den Situs individualisiert. Der Techniker kann mit Hilfe des kontralateralen Zahns, wenn er vorhanden ist, eine akkurate Reproduktion der Kontur durchführen. Dann gliedert der Chirurg den individualisierten Gingivaformer

Gesteuerte Weichteilheilung über individualisierte zahnförmige Gingivaformer

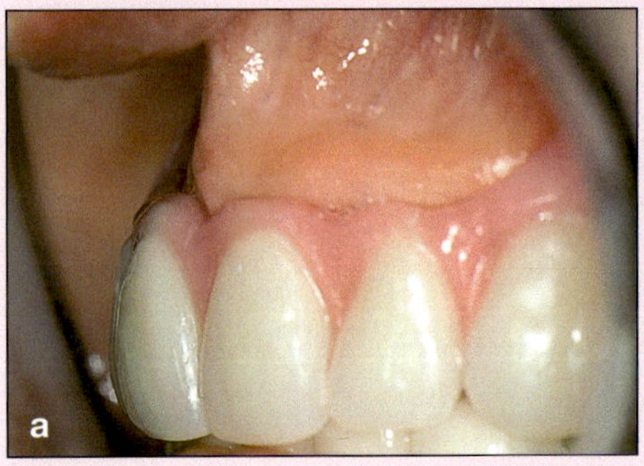
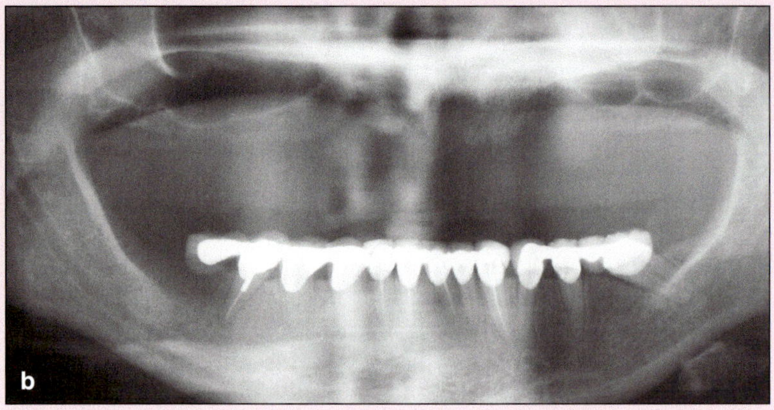

Abb. 7-24a, 7-24b Präoperative Ansicht eines atrophierten Oberkiefers mit einer Vollprothese, die mehr als 20 Jahre gegen die natürliche Unterkieferbezahnung getragen wurde. Zu beachten ist die fortgeschrittene Atrophie in der oberen Front.

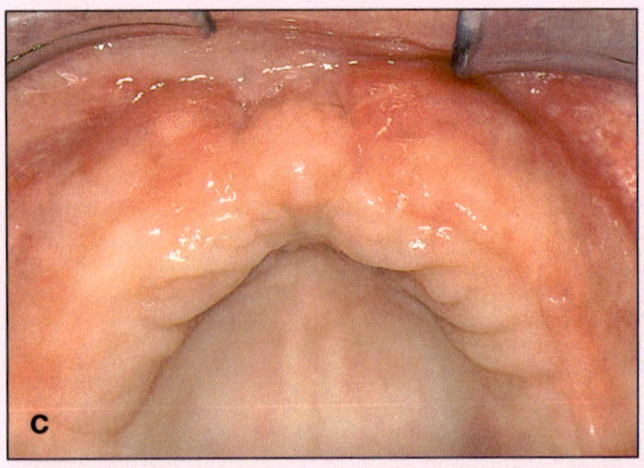
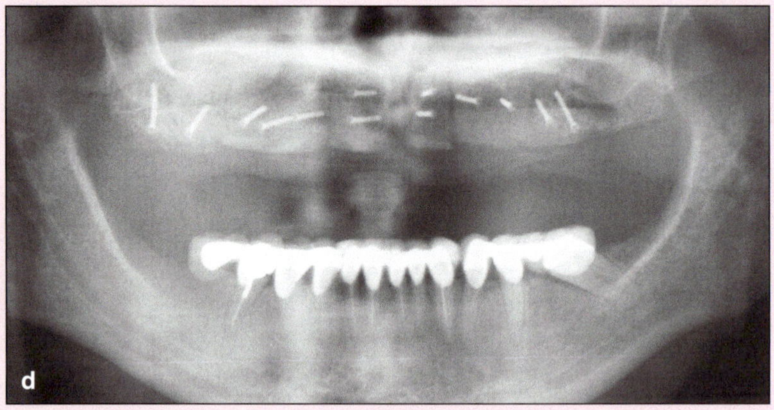

Abb. 7-24c, 7-24d Die Rekonstruktion mit Knochentransplantaten für einen beidseitigen Sinuslift mit einer Mischung aus autologer Spongiosa, BioOss® und acht kortikospongiösen Knochenblöcken vom Beckenkamm zur Rekonstruktion der Dicke, des Volumens und der Bogenform des Alveolarfortsatzes. Über einen paramedianen beidseitigen Lappen (beschrieben in Kapitel 2) wurden eine adäquate Dicke des Alveolarfortsatzes und ein Erhalt der Vestibulumtiefe erzielt. Eine exzellente Konsolidierung des Knochentransplantats ist drei Monate postoperativ auf der Panoramaschichtaufnahme erkennbar.

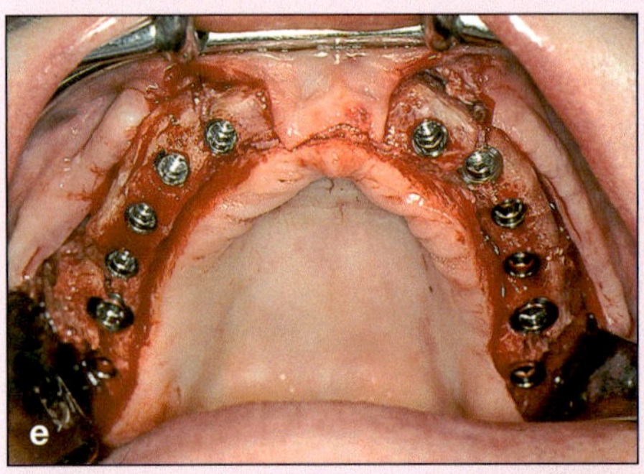
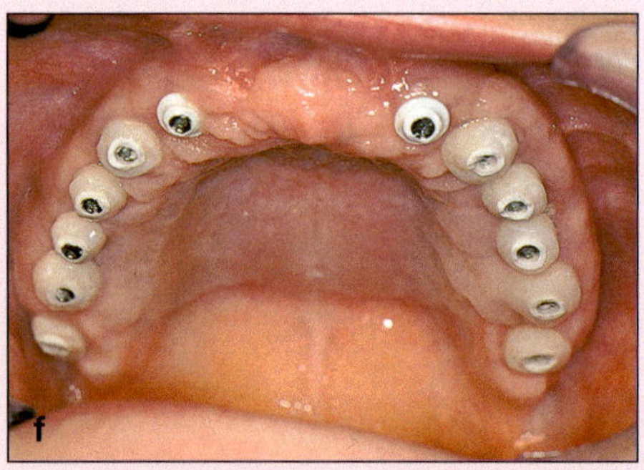
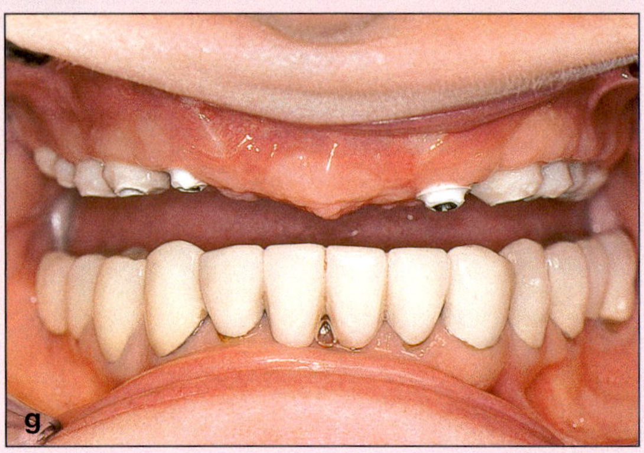

Abb. 7-24e Vier Monate nach dem knöchernen Implantatlageraufbau wurde wiederum ein paramedianer Zugang für die Entfernung der Osteosyntheseschrauben und für die Insertion von zwölf Implantaten verschiedener Durchmesser gewählt (Frialit; Dentsply). Ein teilschichtiger Lappen wurde in der Mittellinie präpariert und VIP-CT-Lappen wurde mit koronaler Vorverschiebung des Decklappens eingelagert. Die individualisierten Protec-Gingivaformer wurden geformt und danach wurde ein ästhetischer Weichteilverschluss durchgeführt.

Abb. 7-24f, 7-24g Vier Monate nach Implantatinsertion hat die prothetisch gesteuerte Weichteilheilung eine positive Weichteilarchitektur erzeugt. Zu beachten ist auch die vertikale Weichteilaugmentation des prämaxillären Bereiches, die die VIP-CT-Lappen bewirkt haben.

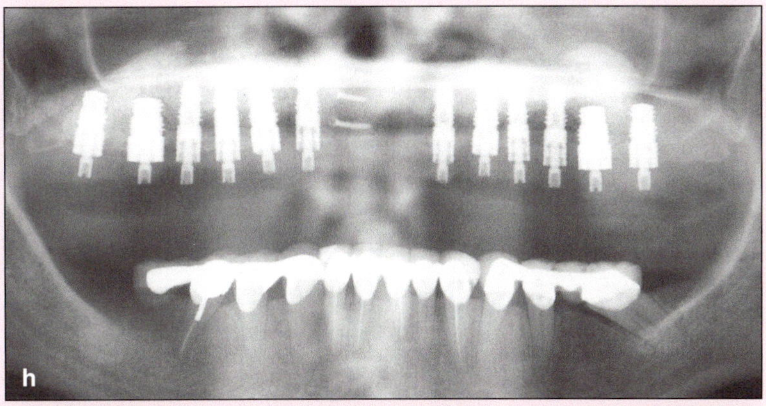

Abb. 7-24h Panoramaschichtaufnahme vier Monate nach Implantatinsertion.

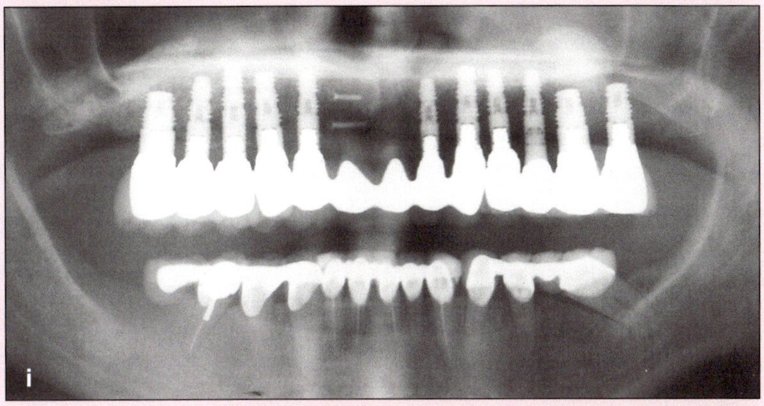

Abb. 7-24i Panoramaschichtaufnahme ein Jahr nach Eingliederung der endgültigen Restauration. Es ist zu beachten, dass die implantatgestützte festsitzende Brücke mit Brückengliedern an den zentralen Schneidezähnen auch, wie vom Patienten gewünscht, die Lippen abstützte.

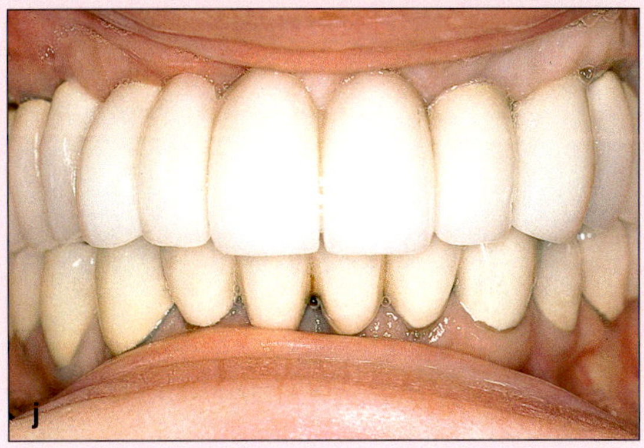

Abb. 7-24j Die endgültige Restauration ein Jahr nach Eingliederung zeigt harmonische Zahnproportionen. Der frühe Einsatz der gesteuerten Weichteilheilung über individualisierte zahnförmige Gingivaformer zusammen mit dem Einsatz der VIP-CT-Lappen unter den Brückengliedern an zentraler Schneideposition führte zu einer stabilen periimplantären Weichteilumgebung mit angemessenem Weichteilvolumen für eine ästhetische Restauration in diesem extrem atrophierten Oberkiefer (Restauration durch Dr. Beatriz Fraga Davidson, Miami, FL).

unmittelbar nach Insertion des ungedeckten Implantats ein. Manchmal sind geringe Modifikationen während dieser Sitzung auf dem Behandlungsstuhl notwendig.

Alternativ kann der Chirurg selbst ein präfabriziertes prothetisches Aufbauteil formen, um einen individualisierten zahnförmigen Gingivaformer zum unmittelbaren Gebrauch bei der Implantatfreilegung oder zur Insertion eines ungedeckten Implantats herzustellen (Abb. 7-22 bis 7-24). Wenn sie am Behandlungsstuhl hergestellt wird, kann eine präfabrizierte Komponente entweder durch Hinzufügung von Kunststoff oder durch Verkleinerung, Formung oder Politur eines übergroßen zylindrischen vorfabrizierten Aufbauteils erfolgen. Während das Ziel ist, die Querschnittsform des verlorenen Zahns oder der geplanten Restauration im Situs möglichst genau nachzuvollziehen, kann die Umsetzung sehr zeitaufwendig sein. Ein praktischer Ansatz, wie er vom Autor angewendet wird, ist ein präfabriziertes Aufbauteil zu beschleifen, so dass es der mesiodistalen Breite des geplanten Ersatzzahns entspricht, und die faziale Fläche nur zu reduzieren. Dies sorgt für Stützung und Führung der angrenzenden Papillen und es erlaubt, dass überschüssiges Gewebe über der fazialen Wand kollabiert und damit einer Rezession vorgebeugt wird. Die mesiodistale Abmessung des benachbarten Zahns kann, wenn er vorhanden ist, mit einem Castro-Viejo-Tastzirkel gemessen werden und die Größe kann dann auf den modifizierten Gingivaformer übertragen werden. Der Chirurg muss die erforderlichen Materialien zur Formung und Politur des individualisierten zahnförmigen Gingivaformers vor seiner Eingliederung vorhalten. Zusätzlich wird dieser Vorgang erleichtert, wenn der Chirurg während des Beschleifens am Behandlungsstuhl das modifizierbare Aufbauteil auf ein Laborimplantat aufsetzt (siehe Abb. 7-22a).

Gesteuerte Weichteilheilung über anatomische Aufbaupfosten

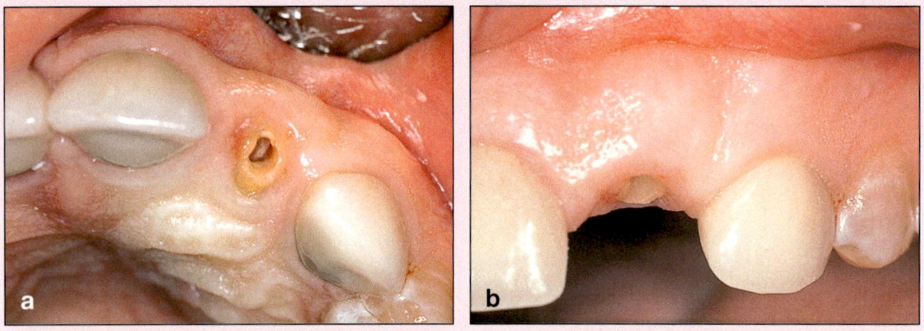

Abb. 7-25a, 7-25b Präoperative Ansicht eines frakturierten seitlichen Schneidezahns.

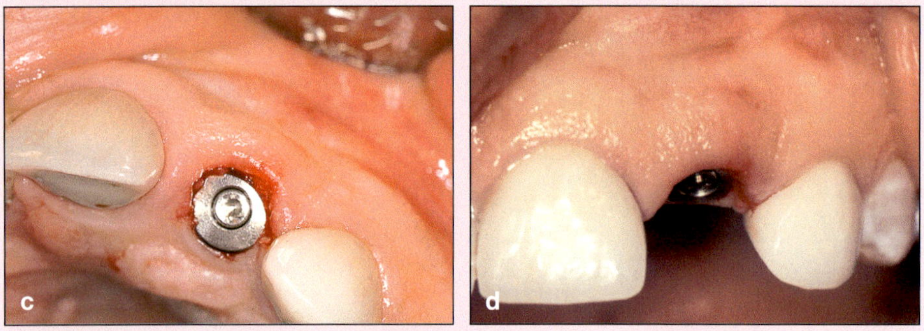

Abb. 7-25c, 7-25d Nach Zahnentfernung wurde ein ungedecktes Implantat zusammen mit der Bio-Col-Technik inseriert. Ein präfabrizierter, polierter anatomischer Aufbaupfosten mit einer labialen Anschrägung (Straumann USA) wurde zur Stützung der benachbarten Papille und zur Vermeidung einer Rezession der bukkalen Gingiva eingesetzt. Zu beachten ist die Erhaltung der geschwungenen Weichteilarchitektur, die durch die gesteuerte Weichteilheilung um den anatomischen Aufbaupfosten geleistet wurde.

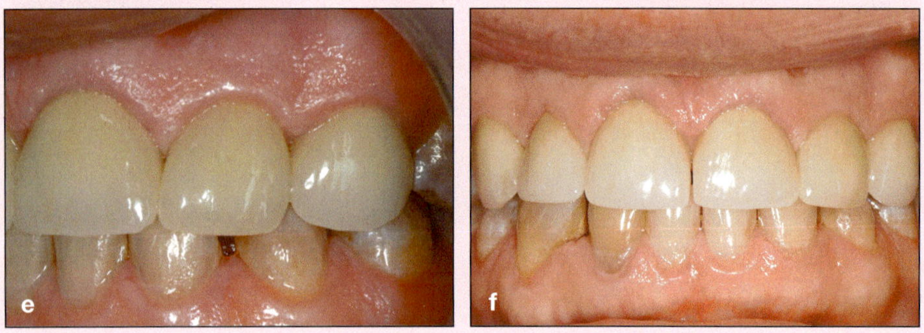

Abb. 7-25e, 7-25f Die endgültige Restauration sechs Monate nach Eingliederung zeigt ein natürliches Aussehen und harmoniert mit der benachbarten Bezahnung. Die Papillen wurden korrekt abgestützt und eine Rezession der bukkalen Gingiva wurde durch die Anwendung eines größenangepassten anatomischen Gingivaformers vermieden (Restauration durch Dr. Robert Sterling, Miami, FL).

Nach den Erfahrungen des Autors ist diese Mehode am Behandlungsstuhl leicht durchführbar und bringt exzellente Resultate, erfordert aber zusätzliche Stuhlzeit, verglichen mit den zuvor beschriebenen Labortechniken.

Zusammenfassend ist die Verwendung eines individualisierten zahnförmigen Gingivaformers ein praktischer Ansatz zum frühen Beginn der prothetisch gesteuerten Weichteilheilung. Dieser Ansatz erfordert weniger Zeit und Kosten, als die Verwendung von individualisierten Aufbaupfosten und provisorischen Restaurationen, wie oben beschrieben. Der Autor sieht in der die Verwendung eines individualisierten zahnförmigen Gingivaformers Vorteile, wenn einteilige ungedeckte Implantate benutzt werden. In diesen Fällen wird den Weichteilen ausreichend Zeit für die Ausreifung gegeben und eine Weichteilrezession, die entstehen könnte, wird leicht entdeckt und vor der prothetischen Phase korrigiert. Der Prothetiker kann die individualisierten Aufbaufpfosten zur Abdrucknahme leicht entfernen und erleichtert damit die prothetische Behandlung des Patienten. Wie zuvor erwähnt, müssen provisorische Kronen so gestaltet werden, dass eine unerwünschte Belastung der individualisierten zahnförmigen Gingivaformer vermieden wird.

Anatomische Gingivaformer

Obwohl individualisierte zahnförmige Gingivaformer dann geeignet sind, wenn ein Zahn mit einer unüblichen Größe oder Form in einem ästhetischen wichtigen Areal ersetzt wird, können präfabrizierte anatomische Gingivaformer für eine große Zahl von Fällen ähnliche Vorteile bieten. Der wichtigste Gesichtspunkt für den Gebrauch in einem ästhetischen Bereich ist, eine überschießende labiale Konturierung zu vermeiden, die eine Weichteilrezession bewirken kann. Darüber hinaus kann der Verlust der geschwungenen Weichteilarchitektur nicht mehr ausgeglichen werden, wenn ein anatomischer Gingivaformer zu klein ist, um die benachbarten Papillen und interimplantären Gewebe adäquat zu stützen. Ähnlich kann ein Gingivaformer, wenn er zu groß ist, die Blutversorgung der benachbarten Papillen oder interimplantären Gewebe beeinträchtigen, was zu einem irreversiblen Verlust von Weichgewebevolumen führen kann. Stattdessen ist ein anatomischer Gingivaformer ideal, der sich eng an die mesiodistale Abmessung des zu ersetzenden Zahns annähert und der eine labiale Schräge aufweist und damit eine Rezession der bukkalen Weichgewebe verhindert (Abb. 7-25).

Chirurgische Gesichtspunkte zur Ergebnisverbesserung in der ästhetischen Implantologie

Kosmetisches CO_2-Laser-Resurfacing und Laserformung des Weichgewebes

Wenn multiple implantatlagerverbessernde Maßnahmen notwendig sind, um einen Situs für einen ästhetischen Implantatersatz vorzubereiten, können erhebliche Narbenbildungen oder oberflächliche Irregularitäten entstehen. Das ist besonders bei Patienten mit einem dicken flachen Parodontaltyp sichtbar, wie in Kapitel 2 beschrieben. Zusätzlich kann die natürliche geschwungene Weichteilarchitektur verloren gehen oder verändert sein. Obwohl solche Situationen traditionell mit rotierenden Instrumenten behandelt werden, bieten die laserassistierte Weichteilformung und das Laser-Resurfacing eine innovative Methode mit Vorteilen einer fein kontrollierbaren Gewebeformung und der Möglichkeit einer gleichmäßigen Oberflächenerneuerung (Resurfacing) eines Gebietes mit einer definierten Eindringtiefe. Der Laser bietet damit dem Chirurgen ein Werkzeug zur Restauration der geschwungenen Weichteilarchitektur und verbesserten Ästhetik der Schnittnarben. Es existieren viele Optionen für den Laserbetrieb. Der Autor verwendet einen CO_2-Laser mit keramischer Spitze, der auf 2 Watt im Superpulsmodus eingestellt wird (siehe Abb. 7-26a). Diese Maßnahme erfordert eine minimale Menge an Instrumenten und kann schnell durchgeführt werden (siehe Abb. 7-26b). Die Patienten erfahren wenig Beeinträchtigung und sind im Allgemeinen sofort in der Lage, normale Ernährung und körperliche Aktivität wieder aufzunehmen.

Wenn Maßnahmen zur Gewebeformung notwendig werden, sollten sie verschoben werden, bis eine ordentlich konturierte provisorische Krone oder ein individualisierter zahnförmiger Gingivaformer vorliegt. Der Laser kann wie ein Pinselstrich eingesetzt werden, um die Gewebe zu formen, bis die gewünschte Architektur wiederhergestellt ist. Formung und Resurfacing der periimplantären Weichgewebe werden normalerweise durchgeführt, nachdem den Weichgeweben eine angemessene Zeit zur Ausreifung gegeben wurde (zwei bis drei Monate nach dem letzten Weichteileingriff). Wenn man das Resurfacing bei vernarbten unebenen Schnittlinien durchführt, erhält man die besten Resultate, wenn die Spitze des Laserhandstückes im Fokus gehalten wird und wiederholt senkrecht über die Inzision geführt wird. Daraufhin wird der Laser parallel zur Inzision um den Schnitt herumgeführt, wobei ein 1 mm bis 2 mm breiter Bereich um die Inzision selber ausgelassen wird. Dies wird wiederholt, bis das Feld des Schnittes flach geworden ist. Als Nächstes wird das Laser-Resurfacing über der benachbarten normalen Gingiva und der normalen Schleimhaut durchgeführt, um einen Anpassungseffekt zwischen dem Operationsbereich und den benachbarten Arealen zu bewirken. Dies trägt hervorragend zu einem unauffälligen Aussehen des Implantatlagers bei. Nach jedem Strich mit dem Laser wird ein Wattestäbchen oder ein kleiner, mit Kochsalzlösung befeuchteter Tupfer genommen, um die Karbonisierung, die durch den Laser erzeugt wird, zu entfernen. Das verhindert Überhitzung und Schäden der Weichgewebe und erlaubt dem Chirurgen, visuell die Tiefe der Gewebeentfernung nach jedem Laserstrich abzuschätzen. Der Chirurg muss vorsichtig sein, nicht zu viel Gewebe zu einem Zeitpunkt zu entfernen. In den meisten Fällen nimmt der Autor zum Resurfacing zwei gründliche Laserdurchgänge über dem gesamten Gebiet vor, nachdem zuvor die Revision unschöner Schnittlinien abgeschlossen wurde. Nach einigen Monaten wird das operierte Gebiet für eine eventuell zusätzliche Laserbehandlung erneut bewertet. Der Chirurg sollte den Patienten darüber informieren, dass in einigen Fällen eine rote Verfärbung, die aus der Laserbehandlung resultiert, für einige Monate postoperativ bestehen bleiben könnte und sollte dem Patienten versichern, dass am Ende das Gewebe ein gesundes und ästhetisch gefälliges Aussehen wiedererlangen wird (siehe Abb. 7-26c bis 7-26l).

Harmonisches Aussehen durch kosmetische parodontale Chirurgie

Trotz der hohen Erfolgswahrscheinlichkeiten der implantatlagerverbessernden Maßnahmen zur Restauration defizienter Hart- und Weichteilanatomie im ästhetischen Implantatlager, gibt es Fälle, in denen eine kosmetische parodontale Operation indiziert ist, um die Implantatrestauration mit der umgebenden natürlichen Bezahnung zu harmonisieren. Wenn diese indiziert sind, können kosmetische parodontalchirurgische Techniken in der Implantologie genutzt werden, um ungleiche Zahnfleischränder zwischen Implantatrestauration und der benachbarten Bezahnung zu korrigieren und damit zu einem hübschen gingivalen Erscheinungsbild und zu harmonischen Zahnproportionen beizutragen. Zu diesem Zweck werden üblicherweise Maßnahmen zur ästhetischen Kronenverlängerung und zur Wurzel- sowie Abutmentbedeckung genutzt. Wie in Kapitel 2 beschrieben, muss der Implantatchirurg ein gutes Verständnis der Ästhetik des Lachens haben und muss in der Lage sein, das gewünschte endgültige ästhetische Resultat zu visualisieren, um die potenziellen Möglichkeiten der kosmetischen parodontalen Chirurgie zu nutzen. Der Patient muss aber auch über bestimmte Limitationen seines eigenen Falles und über die Möglichkeiten, diese Limitationen durch Anwendung zusätzlicher Maßnahmen, wie ästhetischer Kronenverlängerung, Wurzelbeckung und kosmetischer Zahnarbeiten, zu überwinden, informiert sein. Als generelle Regel ist der Zeitpunkt für kosmetische parodontalchirurgische Maßnahmen am günstigsten, wenn die

Ergebnisverbesserung in der ästhetischen Implantatbehandlung: Kosmetische laserassistierte Weichteilformung und Laser-Resurfacing

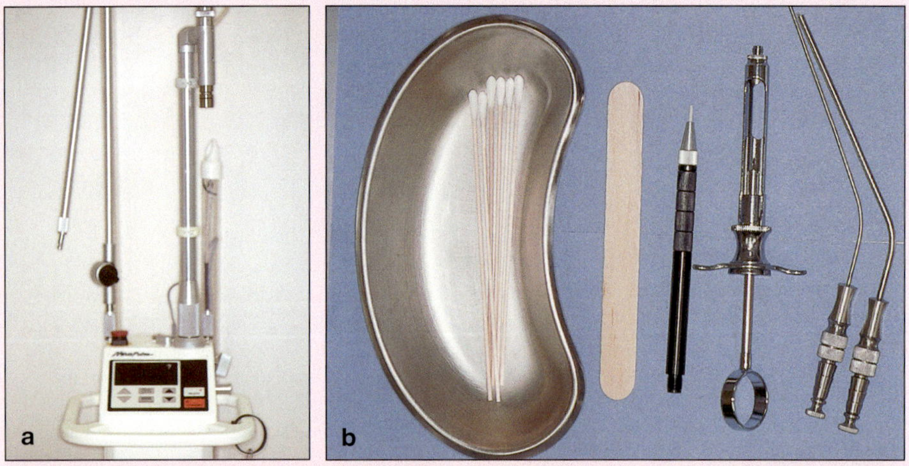

Abb. 7-26a Der CO_2-Laser wird zur Formung des Weichgewebes nach Weichteilaugmentation zur Schaffung einer natürlichen geschwungenen Weichteilarchitektur und zum Resurfacing eingesetzt, um die Kosmetik vernarbter Schnittführungen zu verbessern und um eine gleichmäßige Oberfläche zu schaffen, die sich an die benachbarten Weichgewebe anpasst.

Abb. 7-26b Instrumente für einen Lasereingriff.

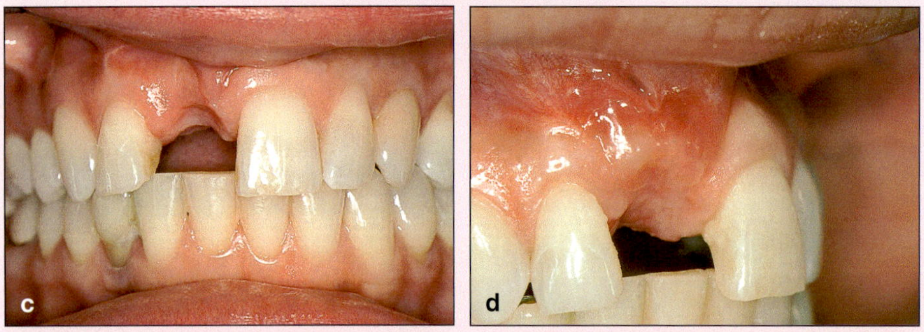

Abb. 7-26c Großvolumiger Kombinationsdefekt mit Hart- und Weichgewebeanteil an der Position eines zentralen Schneidezahns.

Abb. 7-26d Vier Monate nach simultanem hart- und weichgeweblichen Implantatlageraufbau mit Knochenblocktransplantaten und einem VIP-CT-Lappen ist eine mäßige Weichteilvernarbung erkennbar. Es ist eine ungedeckte Implantatinsertion geplant.

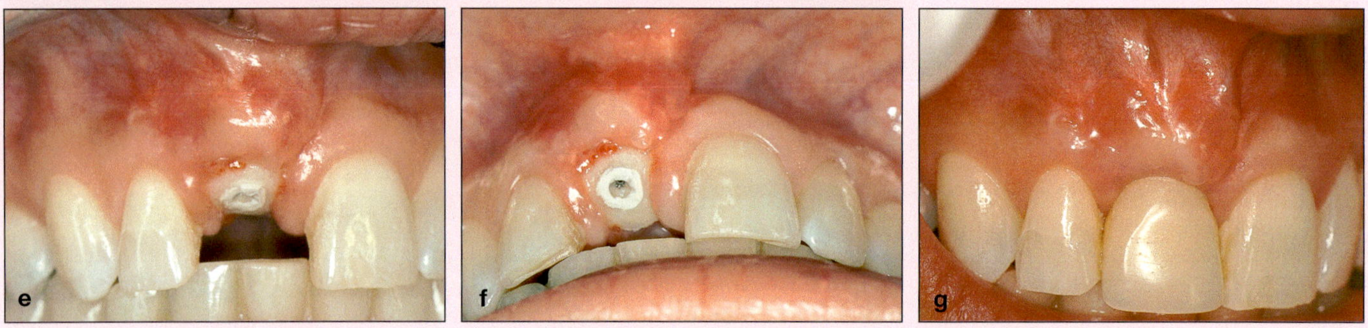

Abb. 7-26e, 7-26f Vier Monate nach Insertion eines ungedeckten Implantats hat sich die Weichteilvernarbung verstärkt. Die lasergestützte Weichteilformung wurde durch multiple Durchgänge in Superpuls-Modus mit 2 Watt mit einer Keramikspitze durchgeführt, um überschüssige Weichgewebe abzutragen, die durch den VIP-CT-Lappen entstanden sind und um die Kosmetik der Schnittlinien vor der Eingliederung des Provisoriums zu verbessern.

Abb. 7-26g Sechs Wochen nach dem Lasereingriff wurde die provisorische Krone eingesetzt und die Weichgewebe wurden für einen zweiten Lasereingriff reevaluiert. Obwohl die Weichgewebekonturen und das Aussehen deutlich verbessert erschienen, war ein Laser-Resurfacing indiziert, um die Weichgewebe im Implantatbereich an die benachbarten Weichgewebe anzupassen.

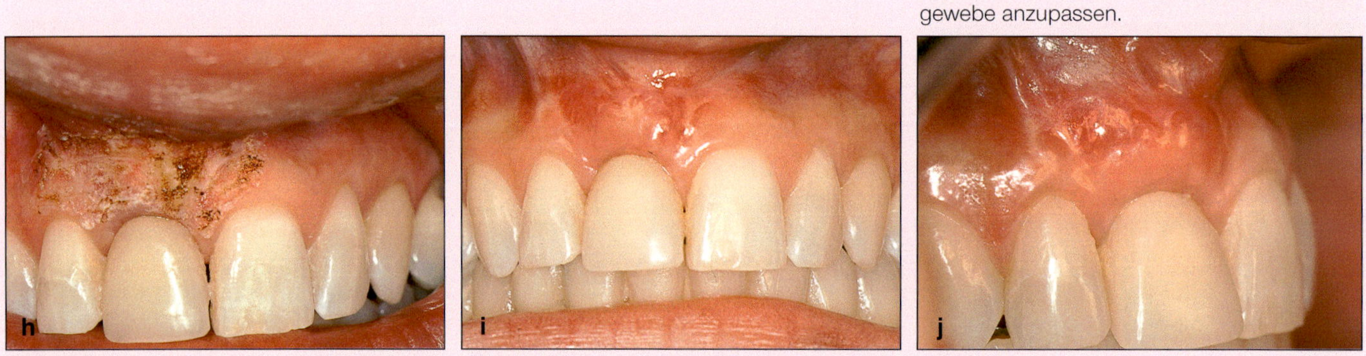

Abb. 26h Mit dem Laser wurde das überschüssige Weichgewebevolumen, das in der Mittellinie persistiert hatte, abgetragen, um eine ästhetische Anpassung an die Gewebe der Nachbarschaft zu erreichen.

Abb. 7-26i, 7-26j Der zweite laserassistierte Weichteileingriff entfernte erfolgreich die oberflächlichen Irregularitäten und bewirkte eine Anpassung der Weichgewebe an die benachbarten Bereiche. Die rote Färbung des behandelten Gebietes hält üblicherweise einige Monate an.

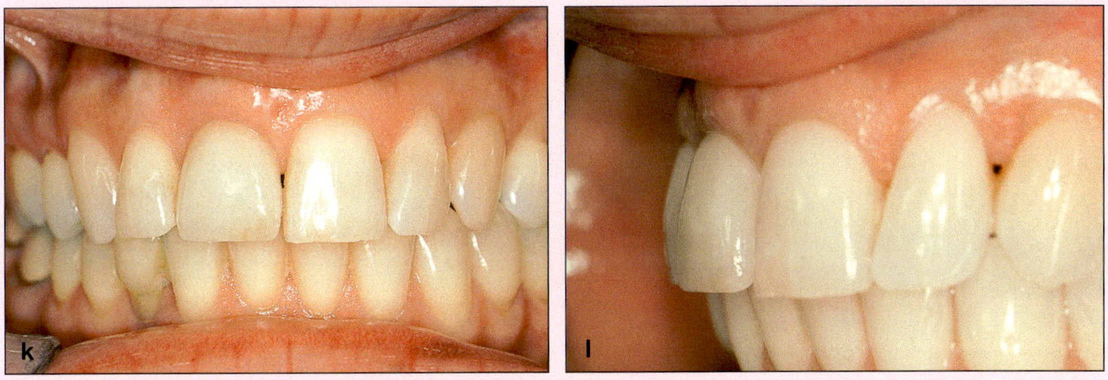

Abb. 7-26k, 7-26l Ein Jahr nach Eingliederung der endgültigen Restauration sind die Implantatrestauration und das Weichgewebe im Implantatbereich unauffällig. Die rote Verfärbung der Gingiva, die nach Weichteiltransplantation und Lasereingriffen anhalten kann, ist abgeblasst (Restauration durch Dr. Iris Cruz, Miami, FL).

Ergebnisverbesserung in der ästhetischen Implantatbehandlung: Harmonisierung durch kosmetische Parodontalchirurgie

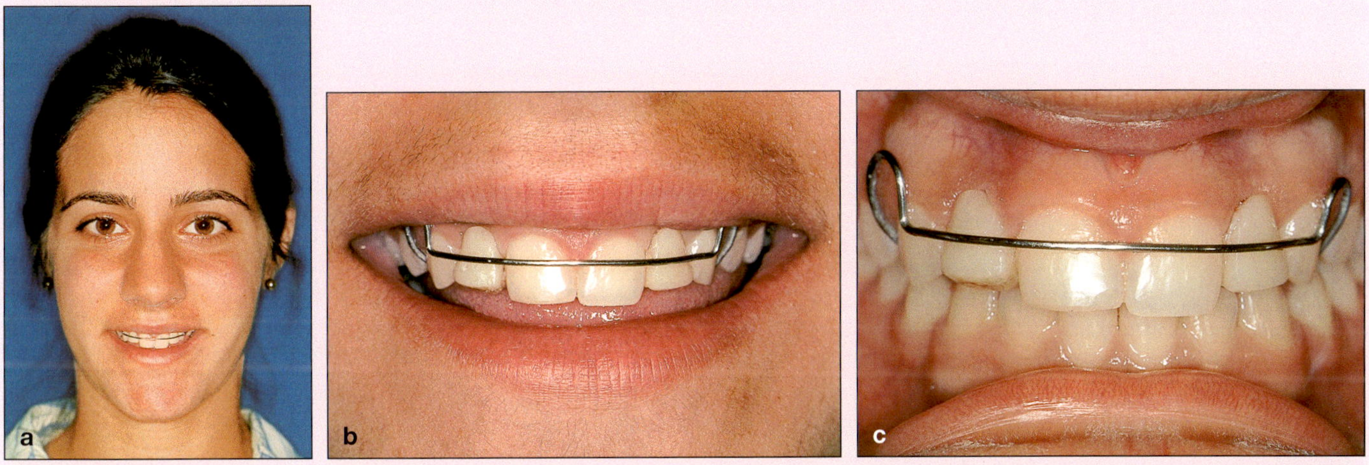

Abb. 7-27a bis 7-27c Porträt vor Behandlungsbeginn, lebhaftes Lachen und intraorale Ansicht einer Patientin mit Nichtanlage der seitlichen Schneidezähne nach Abschluss ihrer kieferorthopädischen Behandlung. Die Form der Inzisalebene, das Gingivamuster, die inneren Proportionen der sichtbaren Oberkieferbezahnung und die Asymmetrie der mittleren Schneidezähne mindern die Ästhetik des Lachens.

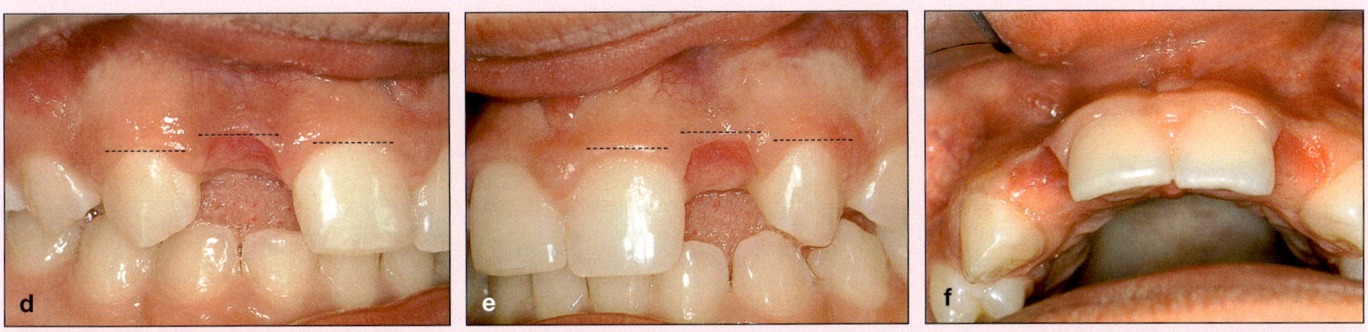

Abb. 7-27d bis 7-27f Frontale und okklusale Ansichten der Implantatlager mit kleinvolumigen ästhetischen Weichgewebedefekten. Zu beachten sind der mangelnde Durchbruch der benachbarten natürlichen Bezahnung und das unästhetische Zahnfleischmuster (*gestrichelte Linie*). Eine Weichteiltransplantation in den Implantatlagern und eine ästhetische Kronenverlängerung sind indiziert, um die implantatgetragenen Restaurationen und die benachbarten natürlichen Zähne zu harmonisieren.

Weichgewebe um die hindurchtretenden Implantate ihre volle Ausreifung erreicht haben. Trotzdem gibt es viele Fälle, in denen der erfahrene Chirurg mit kosmetischen parodontalen Maßnahmen beginnen kann, bevor die endgültige Implantatrestauration vorliegt. Die folgenden Fälle (Abb. 7-27 bis 7-29) zeigen die Anwendung und die zeitliche Abfolge von Maßnahmen zur kosmetischen parodontalen Chirurgie, um Harmonie zwischen der Implantatrestauration und der benachbarten Bezahnung zu schaffen.

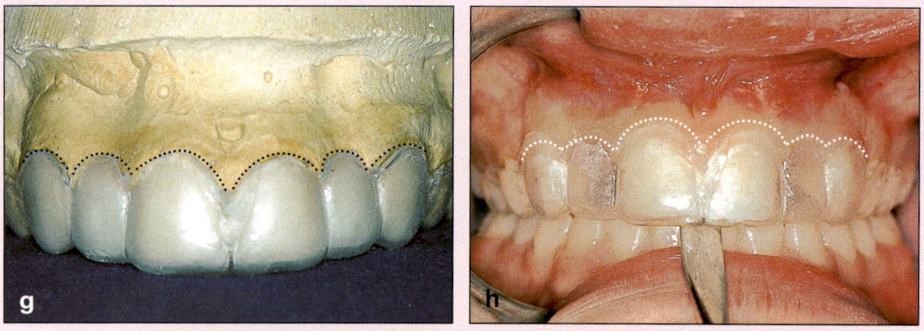

Abb. 7-27g, 7-27h Eine diagnostische Wachsaufstellung des gewünschten ästhetischen Endresultates mit harmonischen Zahnproportionen und einem ästhetischen Gingivamuster wurde durch den Prothetiker erstellt und als Schablone für die Weichteiltransplantation und die ästhetische Kronenverlängerung genutzt. Die gepunkteten Linien zeigen die erforderliche Korrektur zur Schaffung eines ästhetischen Aussehens der Gingiva.

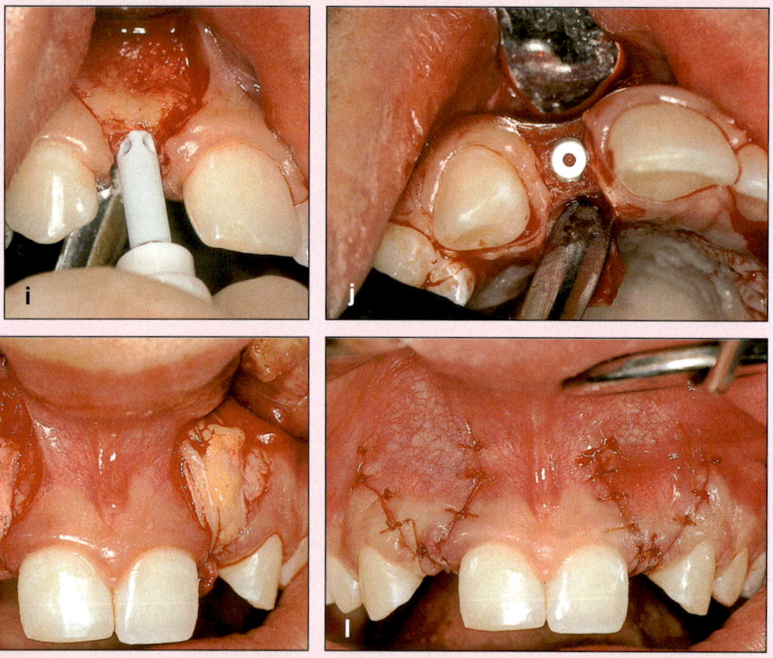

Abb. 7-27i bis 7-27l Ein vollschichtiger/teilschichtiger kurvilinearer, angeschrägt geschnittener Lappen ermöglicht die Insertion von durchmesserreduzierten Spline-Zylinderimplantaten (Centerpulse Dental) und eine simultane Bindegewebetransplantation. Die Transplantate wurden auf den periostalen Empfängerbetten auf der bukkalen und palatinalen Seite des Alveolarfortsatzes befestigt. Eine spannungsfreie plastische Deckung konnte durch koronale Verschiebung erreicht werden.

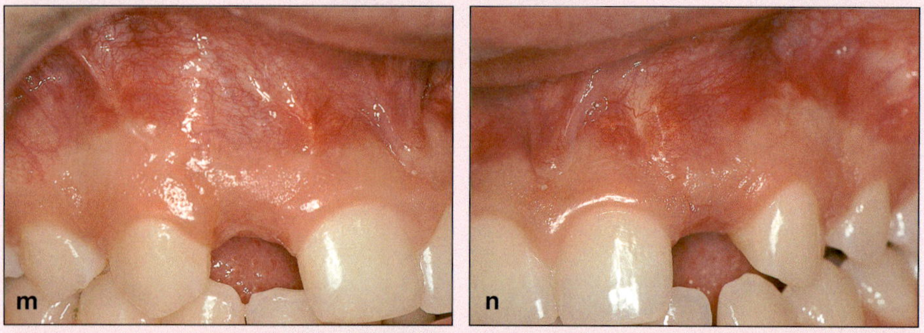

Abb. 7-27m, 7-27n Zwei Monate postoperativ zeigt sich eine unauffällige Kosmetik der Schnittführungen und eine erfolgreiche Rekonstruktion des ästhetischen kleinvolumigen Weichgewebedefektes der simultan mit der Implantatinsertion behandelt worden war.

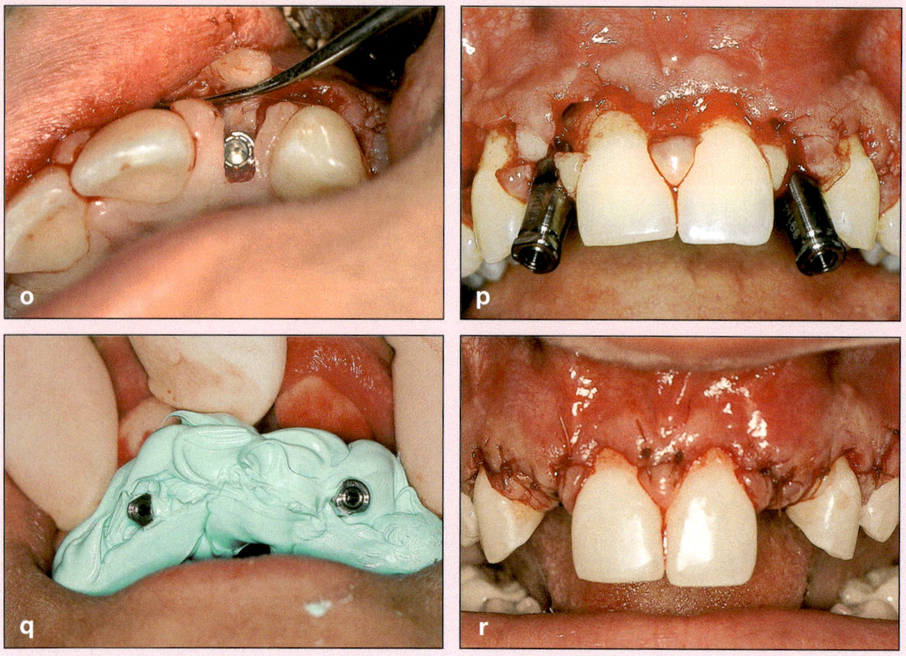

Abb. 7-27o bis 7-27r Ein modifizierter papillenaussparender Lappen mit bukkalen Halbinsellappen zur ästhetischen Kronenverlängerung ermöglichte auch die simultane intraoperative Abformung der Zylinderimplantate. Die Kenntnis der periimplantären und parodontalen Weichteilanatomie ermöglicht Modifikationen der Standardzugänge, wenn ungewöhnliche Fallszenarien auftreten. In diesem Fall wurde die intraoperative Abformung hinter die initiale Stabilisierung der Zylinderimplantate verlegt und wurde synchron mit der ästhetischen Kronenverlängerung, die eine Hart- und Weichgeweberesektion erforderte, durchgeführt.

Abb. 7-27s Ein Gipsmodell mit Laborimplantaten, auf denen individualisierte Aufbaupfosten und provisorische Kronen mit Hilfe der intraoperativen Abformung hergestellt wurden. Die Einbringtiefe der Implantate wurde relativ zu den prospektiven Gingivarändern der Nachbarzähne nach ästhetischer Kronenverlängerung gewählt. Die Aufbaupfosten und provisorischen Restaurationen wurden zwei Monate nach dem Eingriff zur ästhetischen Kronenverlängerung eingegliedert.

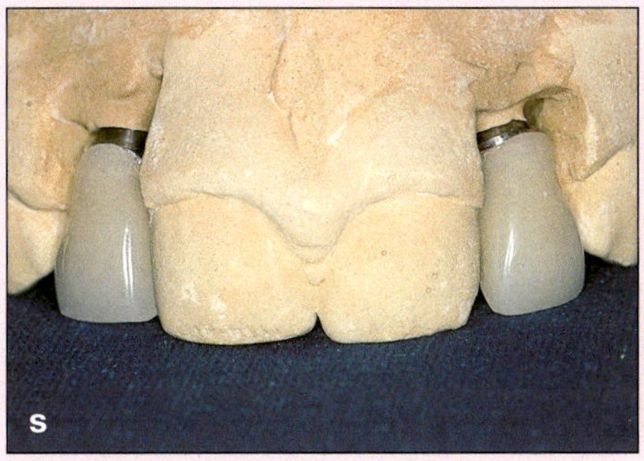

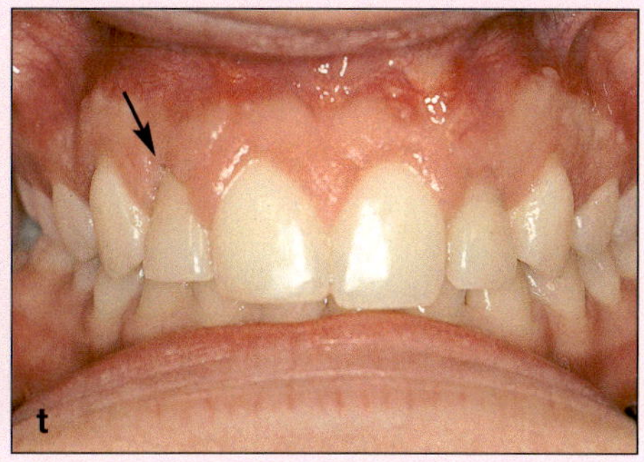

Abb. 7-27t Ansicht sechs Wochen postoperativ nach Eingliederung der individuellen Aufbaupfosten und der provisorischen Kronen. Eine zusätzliche Aufbesserung des Weichgewebes ist zur Korrektur der kleinen Weichteilkerbe am rechten seitlichen Schneidezahn indiziert (*Pfeil*).

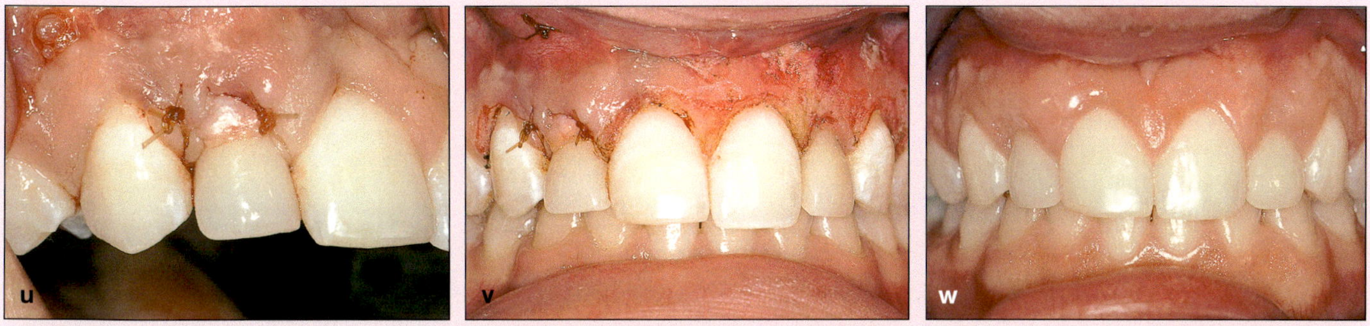

Abb. 7-27u bis 7-27w Ein subepitheliales Bindegewebetransplantat in einem geschlossenen Empfängerbett korrigierte erfolgreich den Gingivadefekt am rechten seitlichen Schneidezahn. Eine zusätzliche Laserkonturierung und ein Resurfacing haben die bauchige Papillenform weiter geglättet.

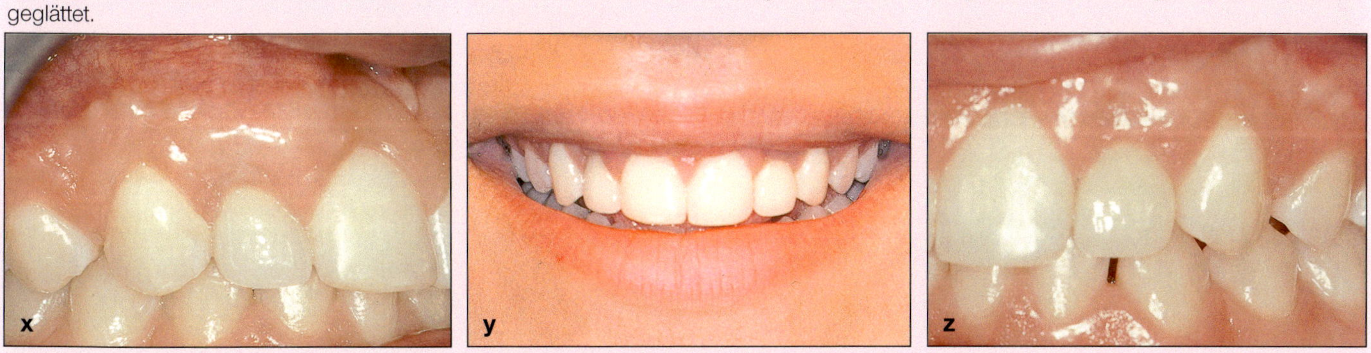

Abb. 7-27x bis 7-27z Die intraorale Ansicht und die Ansicht des lebhaften Lachens nach Eingliederung der endgültigen Restauration und einer kleinen ästhetischen Schmelzkorrektur der benachbarten Zähne. Zu beachten ist die Verbesserung im Aussehen der Gingiva, der Zahnproportionen und der Lachästhetik, verglichen mit den Bedingungen vor Behandlungsbeginn. Obwohl das bauchige Muster des Zahnfleisches auf intraoralen Ansichten immer etwas übertrieben erscheint, zeigt die Lippenposition während des Lachens, dass die Lachästhetik durch ein angemessenes Zahnfleischniveau maximiert wurde.

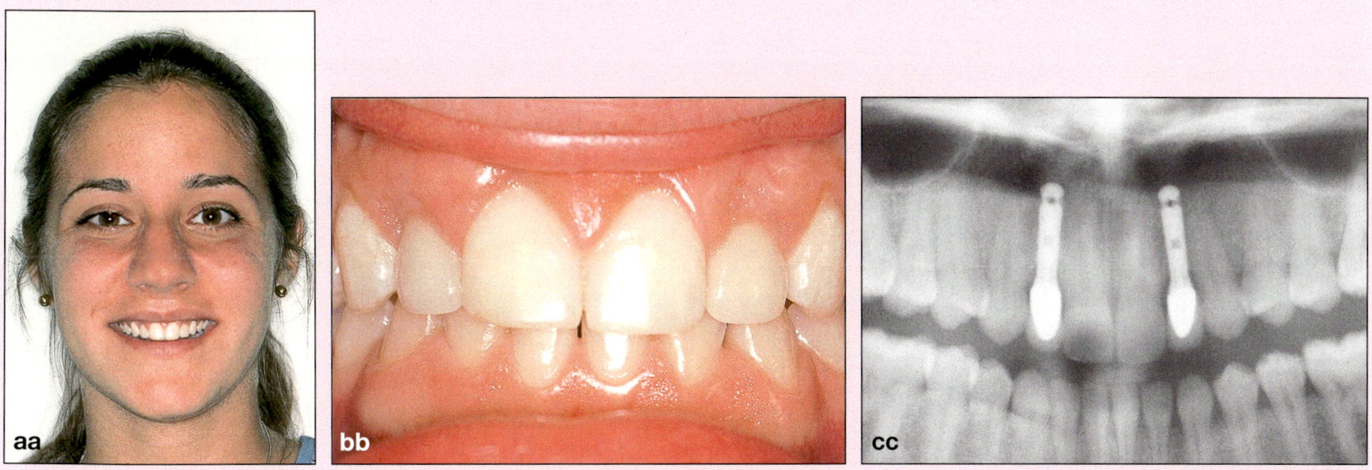

Abb. 7-27aa bis 7-27cc Ansicht ein Jahr nach Eingliederung der Restauration mit entspanntem Lachen und Panoramaschichtaufnahme. Durch Einbindung von Techniken der kosmetischen Parodontalchirurgie und mit Weichteiltransplantation am Ort des seitlichen Schneidezahns konnte eine verbesserte Lachästhetik erreicht werden. Die Implantatrestaurationen harmonieren mit der benachbarten Bezahnung. Die Panoramaschichtaufnahme zeigt harmonische Implantatrestaurationen mit stabilem Knochenniveau (Prothetik durch Dr. José Abadin, Coral Gables, FL).

Ergebnisverbesserung in der ästhetischen Implantologie: Harmonisierung durch kosmetische Parodontalchirurgie

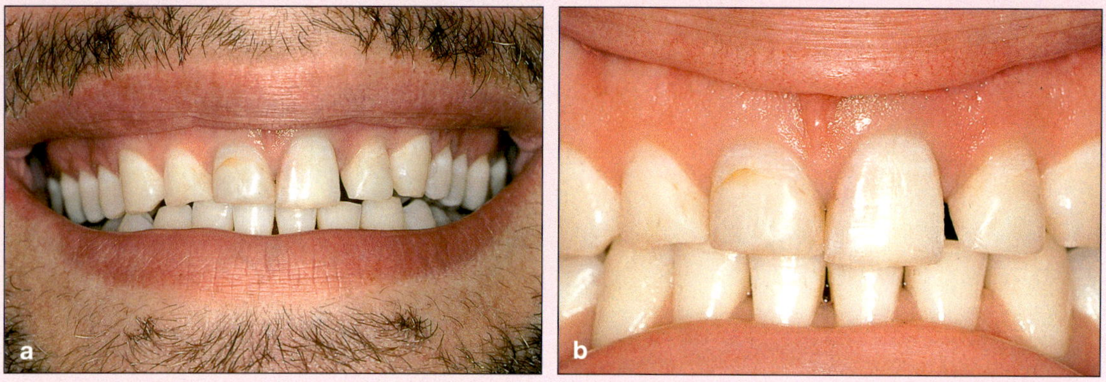

Abb. 7-28a, 7-28b Ansicht des päroperativen vollen Lachens und intraorale Ansicht eines extraktionswürdigen linken mittleren Schneidezahns. Die Elemente, die die Lachästhetik des Patienten mindern, sind eine flache Schneidekantenebene, die Asymmetrie zwischen den mittleren Schneidezähnen, das Diastema zwischen dem linken mittleren und seitlichen Schneidezahn, ein unästhetisches Muster der Gingivagirlande auf der rechten Seite und ein Fehlen der progressiven Achsenneigung der Oberkieferfrontbezahnung.

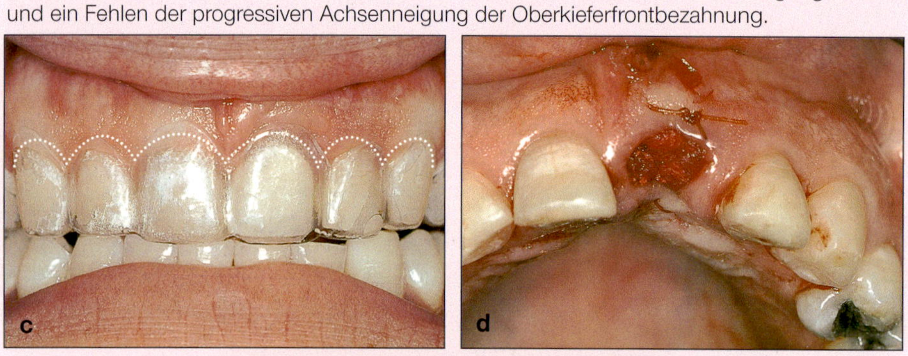

Abb. 7-28c Ein diagnostisches Waxup des gewünschten Endresultates mit harmonischen Zahnproportionen und einem ästhetischen Gingivamuster wurde durch den Prothetiker ausgeführt und als Schablone für die chirurgische Weichteiltransplantation und die ästhetische Kronenverlängerung genutzt. Die gepunktete Linie zeigt die erforderliche Korrektur zur Schaffung eines ästhetischen Aussehens der Gingiva.

Abb. 7-28d Die Bio-Col-Technik wurde ausgeführt, nachdem der mittlere Schneidezahn in Vorbereitung einer verzögerten Implantatinsertion entfernt worden war.

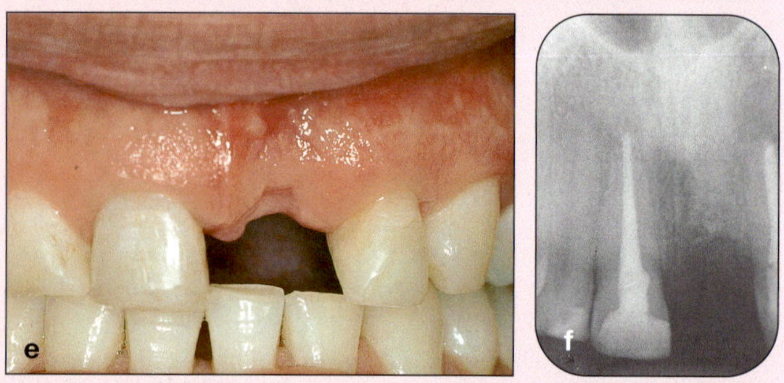

Abb. 7-28e Drei Monate nach Zahnextraktion wurde ein kleinvolumiger ästhetischer Kombinationsdefekt sichtbar.

Abb. 7-28f Das postoperative Röntgenbild nach Zahnentfernung. Zu beachten ist die aufgefüllte Alveole.

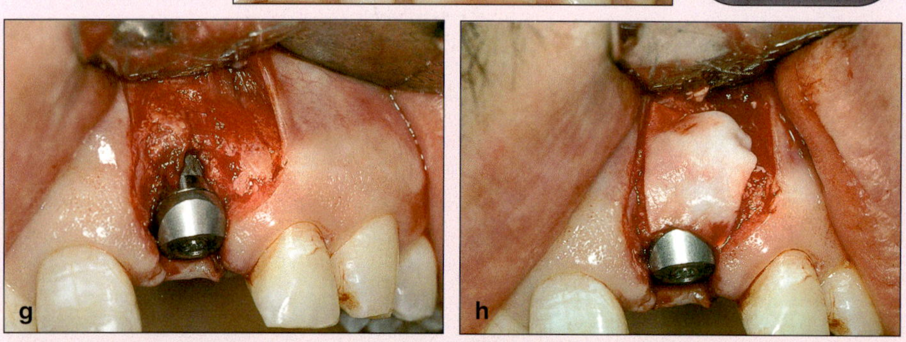

Abb. 7-28g bis 7-28i Ein ungedecktes Implantat (Strauman, USA) wurde auf idealer Einbringtiefe platziert, unter Beachtung der nun folgenden Kronenverlängerung der natürlichen Zähne. Auf dem bukkalen Kieferkamm entstand ein unerwarteter Knochendefekt. Weil der Defekt gut innerhalb des Alveolengerüstes lag, wurde die Entscheidung getroffen, eine gesteuerte Knochenregeneration trotz der damit verbundenen ästhetischen Risiken durchzuführen.

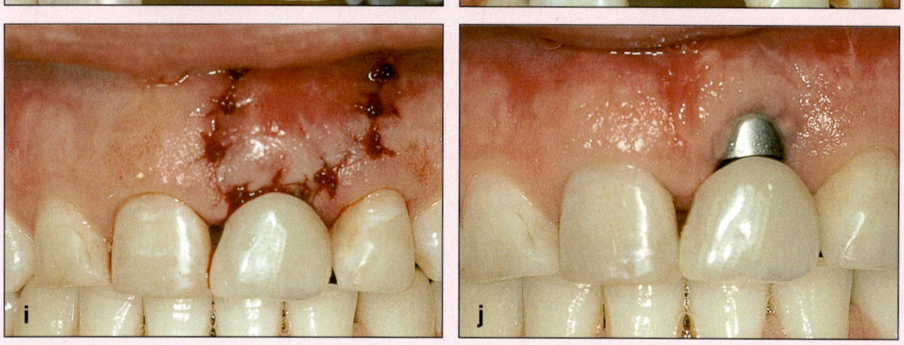

Abb. 7-28j Die Ansicht vier Monate postoperativ zeigt eine Weichteilrezession, die häufig nach gesteuerter Knochenregeneration von Defekten des bukkalen Kieferkamms im Oberkiefer entsteht.

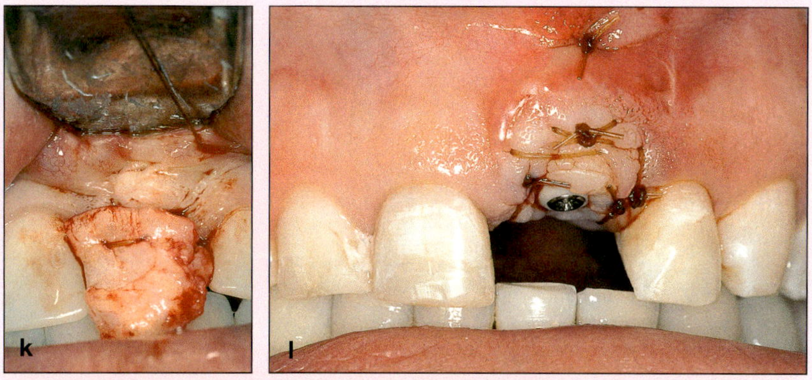

Abb. 7-28k bis 7-28m Der Gingivaformer wurde entfernt und es wurde eine intraoperative Abformung vorgenommen. Ein kleinerer Aufbaupfosten wurde eingebracht und ein subepitheliales Bindegewebetransplantat eingelegt. Drei Monate später wurde eine individualisierte provisorische Restauration eingegliedert. Zu beachten ist das ästhetische Emergenzprofil der provisorischen Krone. Die Gingiva erhielt drei Monate Zeit zur Stabilisierung, bevor mit der geplanten ästhetischen Kronenverlängerung an den Nachbarzähnen fortgefahren wurde.

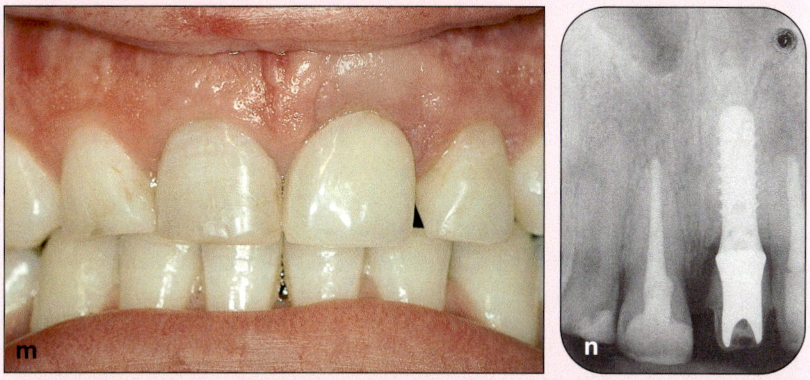

Abb. 7-28n Röntgenbild drei Monate nach Eingliederung der provisorischen Krone.

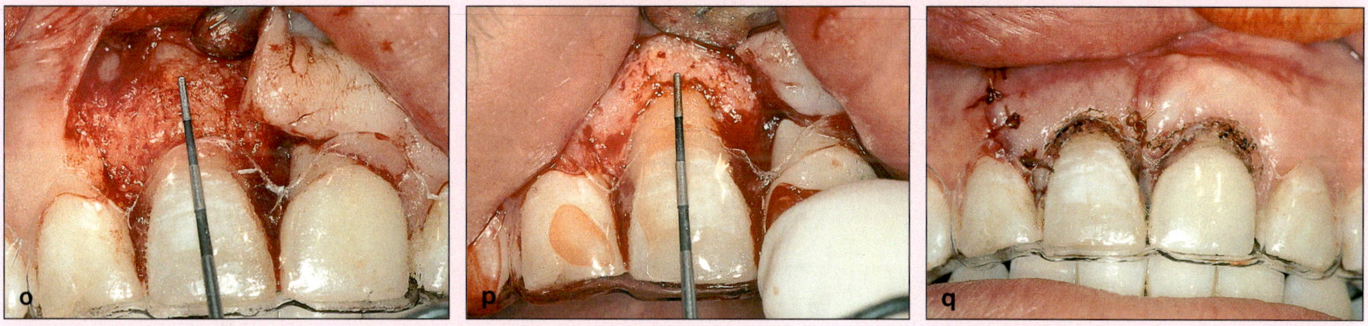

Abb. 7-28o bis 7-28q Eine ästhetische Kronenverlängerung mit Resektion von Knochen und Weichgewebe wurde auf dem rechten mittleren Schneidezahn ausgeführt. Eine Auslösung der Papillen war notwendig, um den mittleren Schneidezahn zu präparieren und um eine angemessene biologische Breite in Vorbereitung einer Vollüberkronung zu etablieren. Mit einem CO_2-Laser wurde eine simultane Weichgewebeformung durchgeführt. Die Gingivahöhen wurden mit der Schablone überprüft.

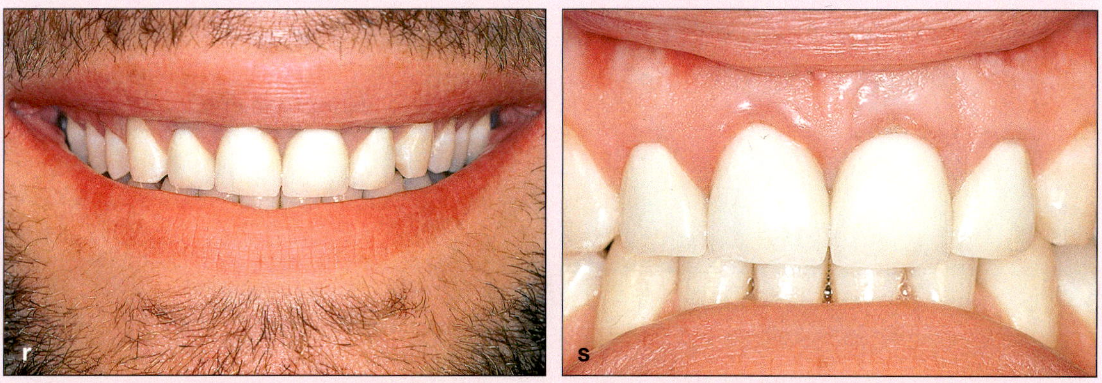

Abb. 7-28r, 7-28s Ein Jahr nach Eingliederung der endgültigen Restaurationen ist eine Korrektur der Schneidekantenebenen sichtbar, eine Symmetrie konnte zwischen beiden mittleren Schneidezähnen erreicht werden und es existieren harmonische Zahnproportionen bei ansprechendem Aussehen der Gingiva. Der Einsatz der kosmetischen Parodontalchirurgie hat die Implantatrestaurationen und die benachbarten natürlichen Zähne harmonisiert und die Elemente, die die Lachästhetik des Patienten gemindert haben, ausgeschaltet. Der unerwartete Knochendefekt, der durch die gesteuerte Knochenregenerationsmaßnahme zum Zeitpunkt der Implantatinsertion ausgeglichen wurde, erforderte ein weiteres Bindegewebetransplantat und eine Ausdehnung der Heilungszeit, um stabile Weichgewebehöhen vor der Restauration zu gewährleisten (kosmetische und restaurative Zahnheilkunde durch Dr. Stephen Parr, Coconut Grove, FL).

Ergebnisverbesserung in der ästhetischen Implantologie: Harmonisierung durch kosmetische Parodontalchirurgie

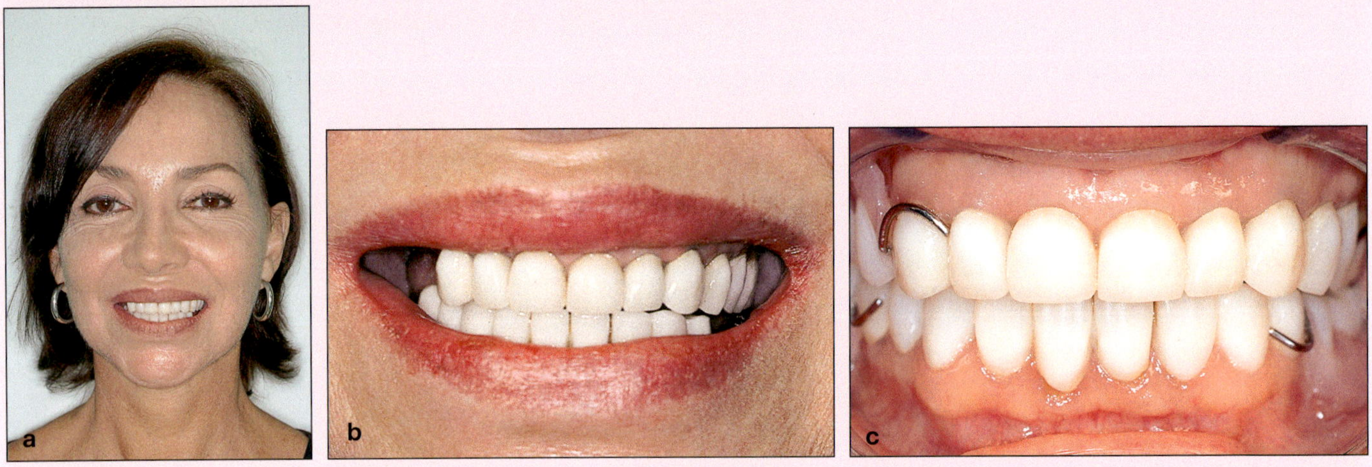

Abb. 7-29a bis 7-29c Das volle Lachen vor Therapiebeginn, das entspannte Lachen und die intraorale Ansicht mit einer herausnehmbaren Teilprothese. Es wurde ein Implantatersatz im rechten Oberkiefer und beidseitig im unteren Seitenzahngebiet in Verbindung mit dem Ersatz der Brückenversorgung auf den natürlichen Zähnen geplant. Die flache Inzisalebene, unästhetische Zahnproportionen und Verhältnisse zueinander, die fehlende Übereinstimmung der Inzisalebene mit der Kauebene mindern die Lachästhetik. An den Unterkieferschneidezähnen bestehen Weichteilrezessionen und eine unzureichende Weichteildicke.

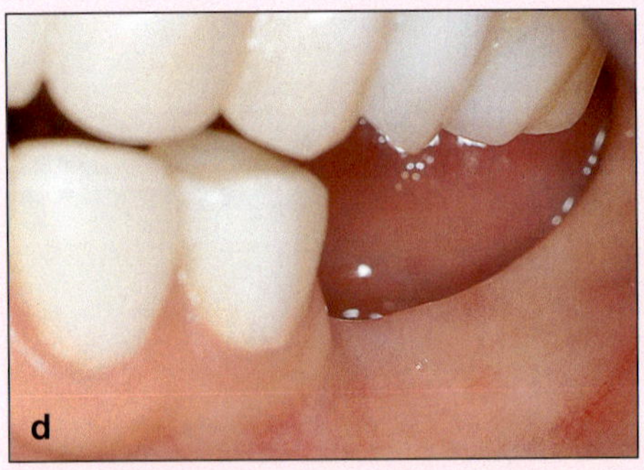

Abb. 7-29d Ansicht des linken Unterkieferquadranten mit kleinvolumigem Hartgewebedefekt zur Restauration mit einem partikulärem Knochentransplantat und gesteuerter Knochenregeneration simultan mit der Implantatinsertion.

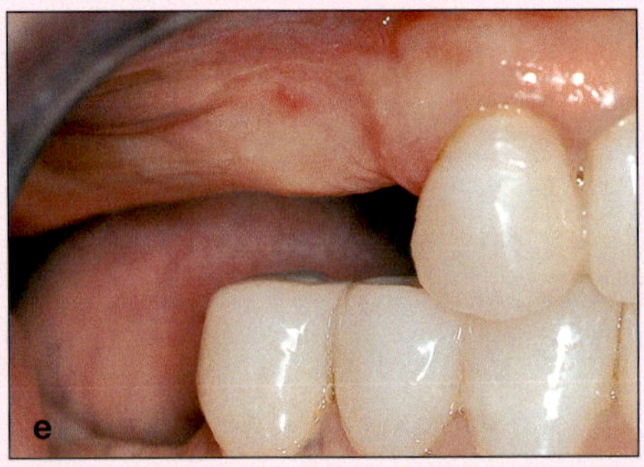

Abb. 7-29e Ansicht des rechten Oberkieferquadranten mit inadäquatem Knochenvolumen aufgrund der Pneumatisierung der Kieferhöhle. Eine Korrektur durch eine Sinuslift-Operation vor Implantatinsertion waren geplant.

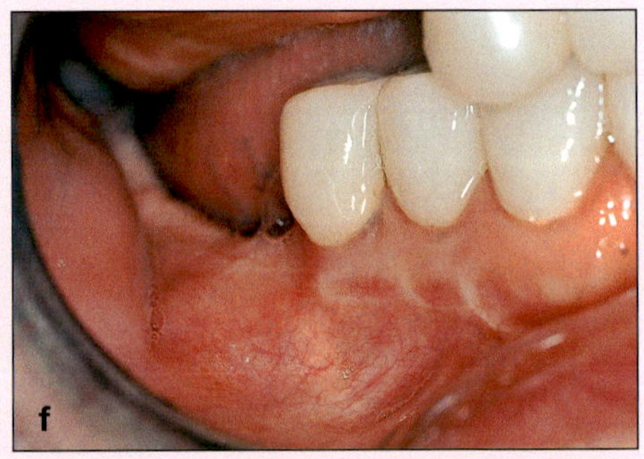

Abb. 7-29f Ansicht des rechten hinteren Quadranten im Unterkiefer mit einem großvolumigen Hartgewebedefekt, der zur Korrektur mit einem Knochenblocktransplantat vor Implantatinsertion vorgesehen war.

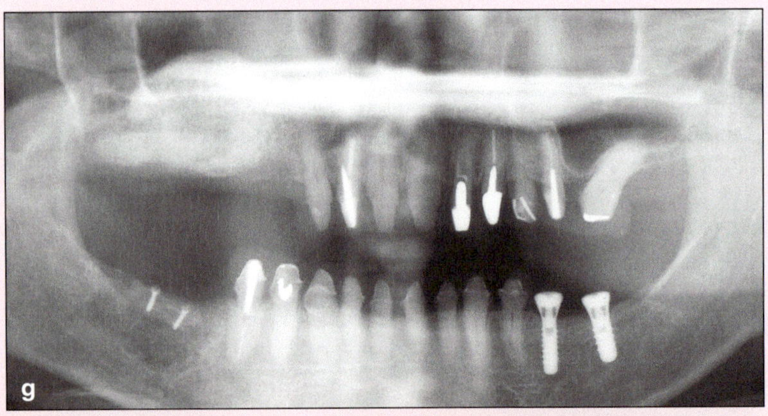

Abb. 7-29g Postoperative Panoramaschichtaufnahme drei Monate nach Sinuslift im rechten Oberkiefer und einer Knochenblocktransplantation im rechten Unterkiefer und einer simultanen gesteuerten Knochenregenerationsmaßnahme mit der Insertion von gedeckten Implantaten (Strauman, USA).

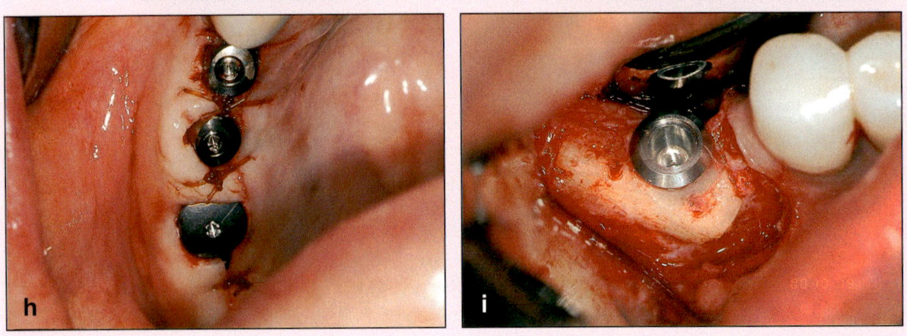

Abb. 7-29h, 7-29i Vier Monate nach Knochentransplantation wurden drei ungedeckte Implantate im rechten Oberkiefer eingebracht und mit Hilfe eines Papillenregenerationsmanövers wurden eine bukkale Weichgewebeaugmentation und positive Gingivaarchitektur um die Oberkieferimplantate erzeugt. Zum selben Zeitpunkt wurde ein Wide-Neck-Implantat im rechten Unterkiefer eingebracht, wo eine exzellente Knochenregeneration vorlag.

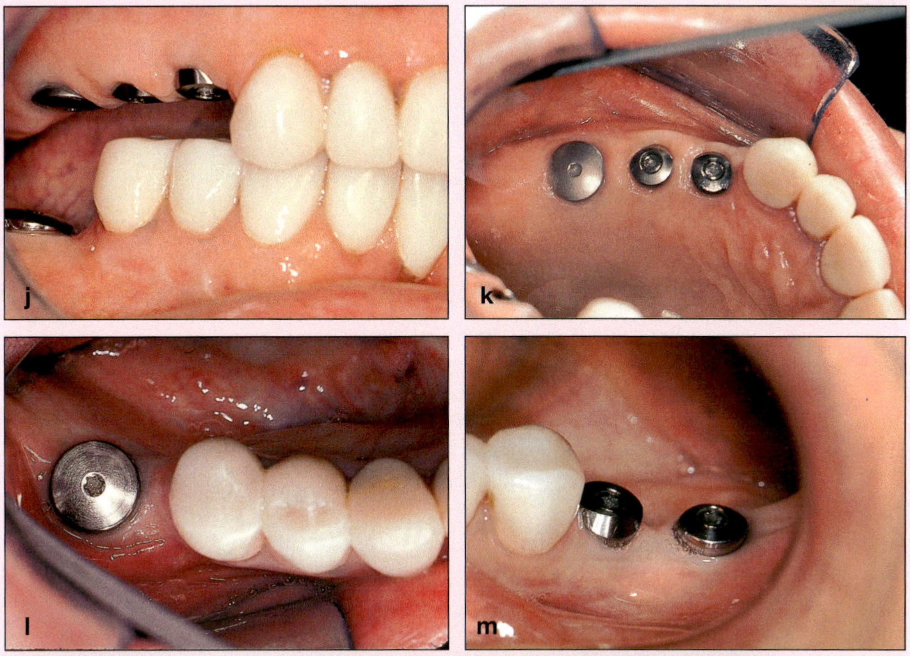

Abb. 7-29j bis 7-29m Vier Monate nach Implantatinsertion im Oberkiefer und im rechten Unterkiefer und acht Monate nach Implantatinsertion im linken Unterkiefer sind stabile Gingivahöhen erreicht worden. Zu beachten sind die positive Architektur der Gingiva um die hindurchtretenden oberen Implantate und das adäquate Band von befestigter Gingiva um die Unterkieferimplantate.

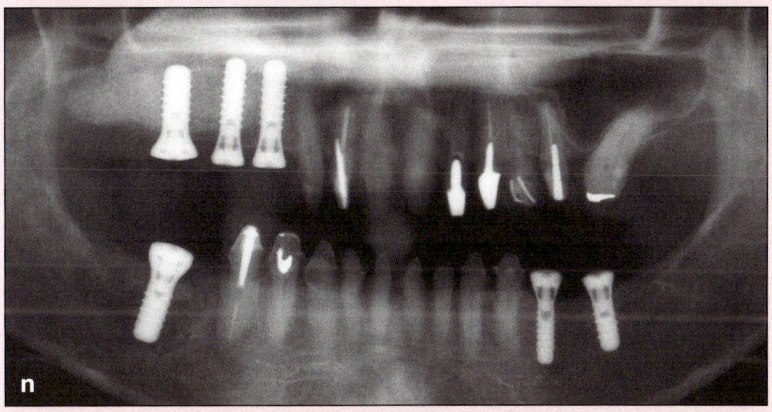

Abb. 7-29n Eine Panoramaschichtaufnahme vor prothetischer Restauration zeigt die stabilen Knochenhöhen und die erfolgreiche Erhaltung des Volumens der Knochentransplantate in jedem Quadranten.

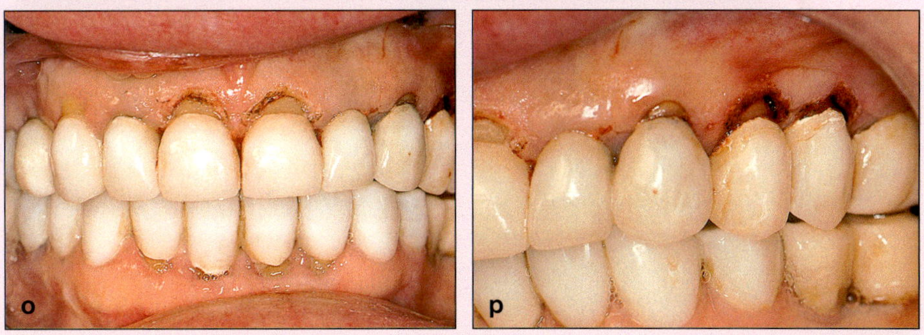

Abb. 7-29o, 7-29p Nachdem die provisorischen Restaurationen eingegliedert waren, wurde eine ästhetische Kronenverlängerung vom rechten oberen Eckzahn bis zum linken Prämolaren ausgeführt. zusätzlich wurde ein subepitheliales Bindegewebetransplantat durchgeführt, um die Breite und Dicke der befestigten Gingiva im anterioren Unterkiefer zu verbessern.

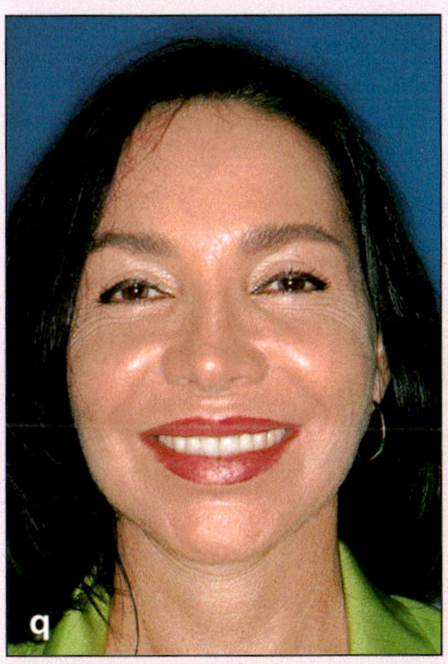

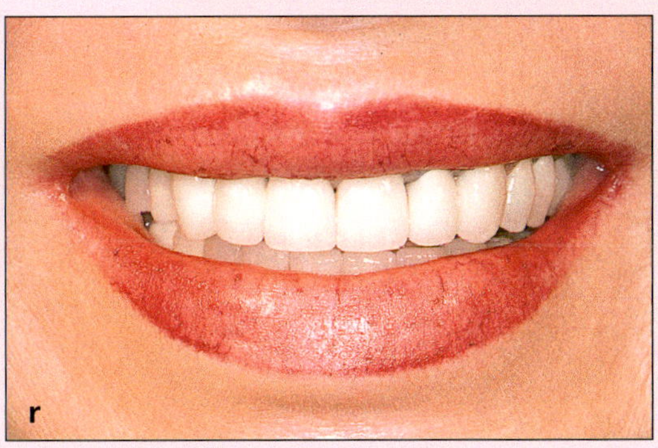

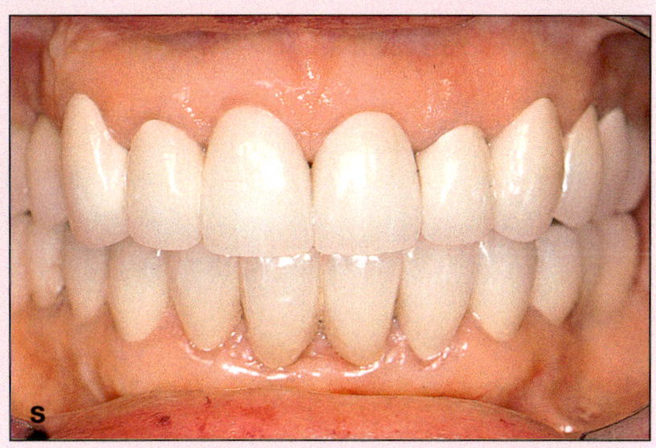

Abb. 7-29q bis 7-29s Die endgültige Restauration ein Jahr nach Eingliederung. Zu beachten sind die verbesserte Inzisalebene, Okklusionsebene, Zahnproportionen und -verhältnisse, die Gingivagesundheit und -ästhetik und das volle Lachen ohne sichtbare Leerräume im bukkalen Korridor bei lebhaftem Lachen, was durch die Maßnahmen zur Implantatlagerverbesserung in Hart- und Weichgewebe, die ästhetischen Maßnahmen zum periimplantären Weichgewebe, durch parodontale kosmetische Chirurgie und kosmetische und rekonstruktive Zahnheilkunde ermöglicht wurde. Alle Maßnahmen wurden durch die initiale Visualisierung des Endresultates durch das Implantatteam und nach der Erörterung aller Möglichkeiten mit dem Patienten geplant. Es ist auch die Wiederkehr der Parodontalgesundheit um die unteren Schneidezähne zu beachten (Prothetik durch Dr. Jack Cohn, Miami, FL).

Die Verwendung von Platelet Rich Plasma (PRP) zur Ergebnisverbesserung in der Implantologie

Allgemeine Betrachtungen

In den vergangenen Jahren ist die Anwendung des PRP ein praktisches und effektives Hilfsmittel zur Verbesserung der Wundheilung in der Implantologie geworden. Die Beschaffung und Herstellung des PRP in der zahnärztlichen Praxis ist jetzt einfach und für Patienten und das Hilfspersonal sicher. FDA-zugelassene Geräte, die die Abtrennung und Konzentrierung von Blutplättchen automatisierten, haben den Prozess rationalisiert und versetzen damit den Implantatchirurgen in die Lage, PRP als Hilfsmittel zur Wundheilung in verschiedenen klinischen Szenarien in der Implantologie bereitzuhalten. Zusätzlich zur Bereitstellung biologisch aktiver Blutkomponenten (Fibrin, Fibronectin, Vitronectin) zur Verbesserung der Zellbeweglichkeit ist PRP eine potenzielle Quelle von Wachstumsfaktoren (PDGF, TGF-Beta), die theoretisch alle Wundheilungsmechanismen beeinflussen.

Aus praktischer Sicht sind die Anschaffung der Geräte in der Praxis, die Herstellung und die Auslieferung des PRP an den Patienten einfache Vorgänge. Mit einer Standardvenenpunktionstechnik werden 20 ml bis 120 ml Blut (abhängig davon, ob einzelne oder multiple Implantatlager behandelt werden) in eine mit definierter Menge von Blutgerinnungshemmstoff (Citratphosphat, Dextrose) und Luft abgenommen (Abb. 7-30a). Daraufhin wird die Luftblase in der Spitze benutzt, um den Gerinnungshemmstoff mit dem Blut sanft zu mischen. Dann wird die Mischung in das Herstellungsmodul injiziert und in einen Automaten gebracht, der die Blutplättchen abtrennt und konzentriert (Abb. 7-30b, 7-30c). Die Herstellung separiert die Blutplättchen vom Plasma, das abdekantiert wird. Mit einer definierten Plasmamenge werden die Plättchen dann resuspendiert. Daraus ergibt sich die nicht aktivierte PRP-Lösung, die immer noch antikoaguliert ist (Abb. 7-30d, 7-30e). Im Allgemeinen sind 3 ml bis 4 ml PRP-Lösung zur Anwendung an multiplen Implantatlagern ausreichend, wenn Hart- oder Weichgewebetransplantationen durchgeführt wurden. Etwa 1 ml nicht aktivierter PRP-Lösung wird gebraucht, um Hart- oder Weichgewebetransplantate während der Lagerung feucht zu halten. Der Rest der Lösung wird in eine 2-Spritzen-Applikationspistole eingebracht (Harvest Technologies) (Abb. 7-30f), die die nicht aktivierte PRP-Lösung in einer Spritze und Thrombin und Kalziumchloridlösung in der anderen Spritze enthält. Wenn der Chirurg den Stempel drückt, wird der Aktivator mit der nicht aktivierten PRP-Lösung gemischt, um die Bildung einer PRP-Blutgerinnsels zu starten. Im Resultat werden die Plättchen aktiviert und Wachstumsfaktoren freigesetzt. Die mittlere Arbeitszeit, bevor sich das Gerinnsel formt, beträgt 60 bis 90 Sekunden. Danach kann die weitere Manipulation des Blutgerinnsels im Operationsgebiet schädlich sein, weil die Fibrinquerverknüpfungen zerrissen werden und damit das natürliche Gerüst für die Zellmigration in der Wunde geschädigt werden kann.

Die Verwendung von PRP in der Implantologie erhält durch die Klebung die Rissfestigkeit der Wunde. Die Wundstabilisierung und der abdichtende Effekt sind von entscheidender Wichtigkeit für die Osseointegration des Implantats. Es ist bekannt, dass die Anheftung und Stabilisierung des Blutgerinnsels auf der Oberfläche eines Titanimplantats die Migration der Knochenzellen auf die Implantatoberfläche erleichtern, was zu einer Kontaktosteogenese führt, einem Prozess, der am Ende den prozentualen Knochenimplantatkontakt festlegt. Zusätzlich ermöglichen die Wachstumsfaktoren des PRP theoretisch eine beschleunigte Reifung des Knochens und der Parodontalgewebe. Diese Information bildet die Basis der klinischen Begründung, PRP zur Beschleunigung der Wundheilung und Verbesserung der klinischen Ergebnisse in der Implantologie einzusetzen. Einige der gebräuchlichen operativen Eingriffe, die von der Verwendung von PRP profitieren könnten, sind die alveolarfortsatzerhaltenden Maßnahmen in Vorbereitung für eine verzögerte Implantatinsertion oder in Verbindung mit einer Sofortimplantation, wie in Kapitel 4 gezeigt, Hart- und Weichgewebetransplantationen und die Sofortbelastung der Implantate. Darüber hinaus ist die Verwendung des PRP als Strategie zur Erhöhung der Reifungsrate und der Volumengewinne aus Hart- und Weichteiltransplantationen ein außerordendlich wichtiger Gesichtspunkt in der ästhetischen Implantologie, wo kleinste Einschränkungen des Volumengewinns im Bereich des Implantatdurchtritts weitere Transplantationsmaßnahmen oder die Akzeptanz von ästhetischen Kompromissen aufgrund von Konturdefekten notwendig machen können.

Wenn PRP in der Implantologie genutzt wird, muss der Kliniker erkennen, dass die Methode technisch sensitiv ist, was einen profunden Effekt auf die beobachteten Ergebnisse haben kann. Die Venenpunktionstechnik und die Blutabnahme müssen schonend erfolgen, so dass die Aktivierung der Plättchen vermieden wird. Dies wird normalerweise durch eine relativ große Punktionsnadel und Minimierung von Unterdruck auf der Spritze erreicht. Die Verwendung eines automatisierten Gerätes vereinfacht die Abtrennung der Plättchen und die vorsichtige Resuspension in einer definierten Plasmamenge und legt damit die Qualität der PRP-Lösung (Plättchenkonzentration) fest (Abb. 7-30e). Im Allgemeinen wird ein 5facher Anstieg der normalen Blutplättchenkonzentration des Patienten gewünscht, um die dokumentierten positiven Effekte, die die Wachstumsfaktoren der Blutplättchen auf die Hart- und Weichgewebeheilung haben, zu realisieren. Eine übermäßige Verdünnung der

Anwendung von Platelet-Rich-Plasma zur Ergebnisverbesserung in der Implantologie

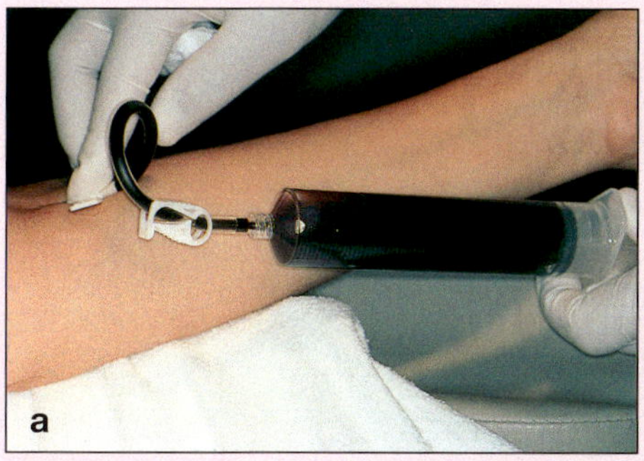

Abb. 7-30a Über eine Standardvenenpunktion werden entweder nur 20 ml oder bis zu 120 ml Blut abgenommen, was zwischen 2,0 ml und 6,0 ml PRP-Lösung ergibt. Im Mittel werden 1,0 ml PRP-Lösung für ein Einzelimplantatlager, das ein Hart- oder Weichgewebetransplantat erfordert, und 3,0 ml für einen mittleren Sinuslift benötigt.

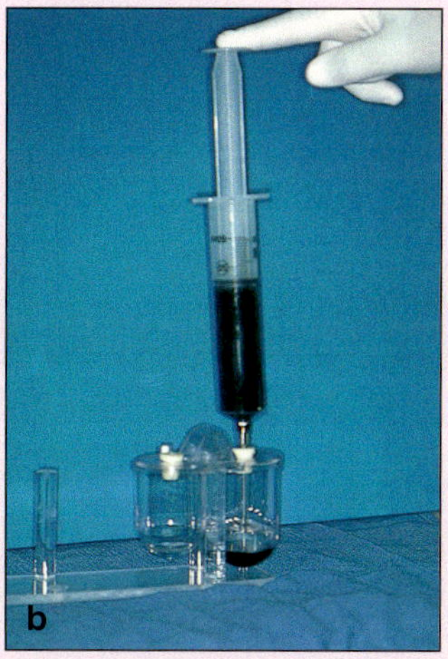

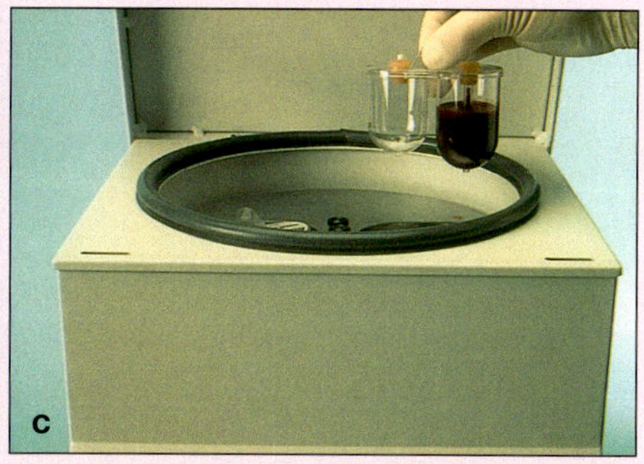

Abb. 7-30b, 7-30c Das Blut wird in das passende Herstellungsmodul injiziert und in einem Automaten für etwa zwölf Minuten verarbeitet (Harvest Technologies, Boston, MA).

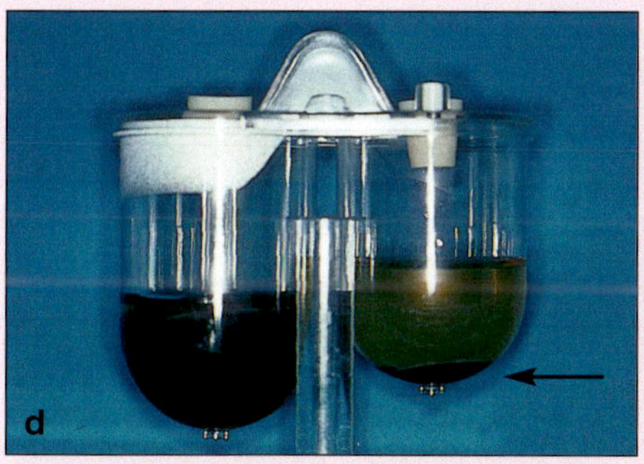

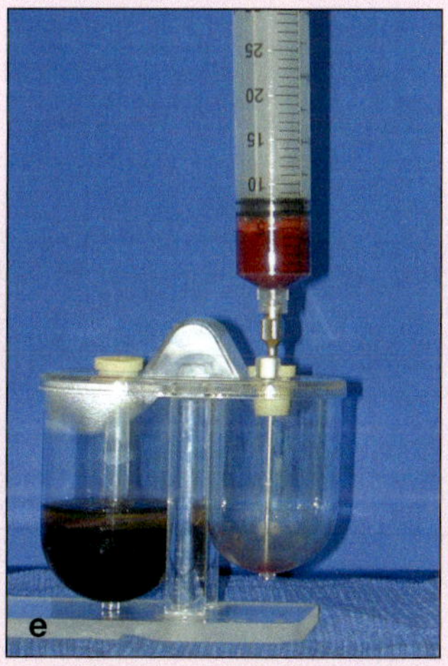

Abb. 7-30d, 7-30e Die abgetrennten Blutplättchen sind am Grund des Herstellungsmoduls erkennbar (*Pfeil*). Sie werden für den klinischen Einsatz durch getrennte Entnahme und Zugabe einer definierten Menge von Platelet-Poor-Plasma vorbereitet (1 ml bis 3 ml, abhängig vom Volumen der anfänglichen Blutabnahme), um eine nicht aktivierte PRP-Lösung herzustellen. Das kleinere Volumen des Platelet-Poor-Plasmas verbessert die Konzentration und Qualität der PRP-Lösung.

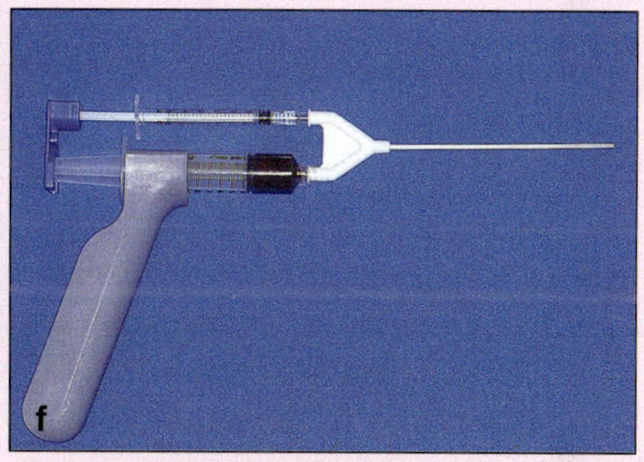

Abb. 7-30f Eine Zwei-Spritzen-Anwendungspistole mischt die PRP-Lösung mit Kalziumchlorid und Thrombin, um die Plättchen direkt vor Applikation in der Wunde zu aktivieren.

Plättchen durch Resuspension in einer übermäßigen Menge von plättchenarmem Plasma kann die Reduktion der theoretischen Wundheilungskapazität auf das Niveau des normalen Blutkoagulums des Patienten zur Folge haben. Der Autor empfiehlt, die Menge des Platelet Poor Plasmas zur Resuspension der abgetrennten Blutplättchen entsprechend der Größe des Operationsfeldes oder des Transplantats individuell zu wählen. Unnötige Verdünnung der Wachstumsfaktoren in der Wunde sollte vermieden werden. Die Betonung liegt auf der Qualität der PRP-Lösung, nicht auf deren Quantität. Nach Einbringung der PRP-Lösung in das Transplantat oder das Operationsfeld kann eine Verdünnung von Wachstumsfaktoren leicht durch die Verwendung von Spülflüssigkeit, zusätzliche Injektionen von Lokalanästhetika oder durch die unkritische Anwendung von Platelet Poor Plasma im Situs eintreten.

Gesichtspunkte zum Hartgewebe

Steigerung der Osseointegration

Wenn PRP benutzt wird, um die Osseointegration eines sofort oder verzögert gesetzten Implantats zu steigern, ist der Vorgang einfach und besteht aus dem Einfüllen der aktivierten PRP-Lösung in die Alveole oder den präparierten Implantatstollen, während das Implantat bis auf die volle Eindringtiefe eingedreht wird. Das Ziel ist, zu gewährleisten, dass das wachstumsfaktorangereicherte Blutgerinnsel und sein Fibrinnetzwerk jegliche Spalträume zwischen Implantat und den Alveolen oder Osteotomiewänden ausfüllen. Das überschüssige PRP-Gerinnsel mit aktivierten Blutplättchen sollte an die Implantatoberfläche und die Knochenwände absorbiert und dort stabilisiert werden, um die Wanderung der osteokompetenten Zellen auf die Implantatoberfläche zu er-

Verwendung von PRP zur Ergebnisverbesserung in der Implantologie: Gesichtspunkte zum Hartgewebe (Transplantation von Blöcken und partikulärem Knochen)

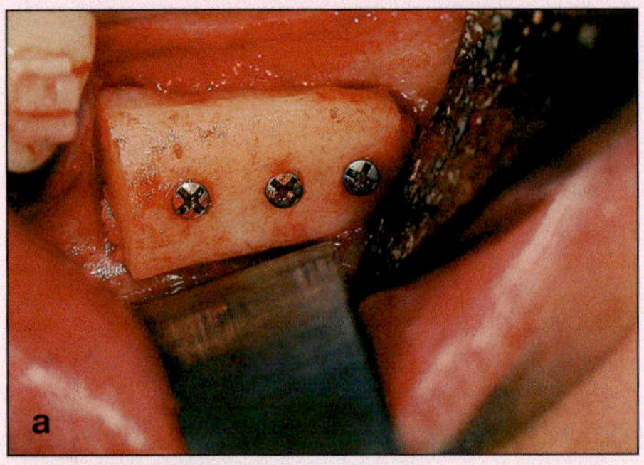

Abb. 7-31a Nach ihrer Gewinnung werden kortikospongiöse Blöcke und partikuläre Spongiosatransplantate in nicht aktivierter PRP-Lösung aufbewahrt. Danach werden Osteosyntheseschrauben benutzt, um den Knochenblock in der vorbereiteten Empfängerregion zu befestigen.

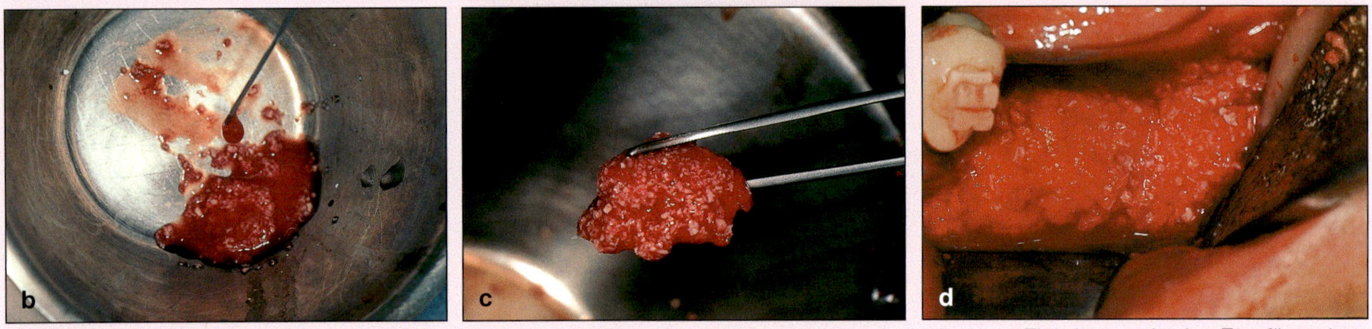

Abb. 7-31b bis 7-31d Ein Xenotransplantat wird zum partikulären Knochentransplantat unmittelbar vor Einbringung in das Empfängerbett zugemischt. Die Mischung wird mit aktivierter PRP-Lösung befeuchtet, um ein formbares Knochentransplantat zu erhalten, das leicht in den Defekt eingebracht und dort verdichtet werden kann.

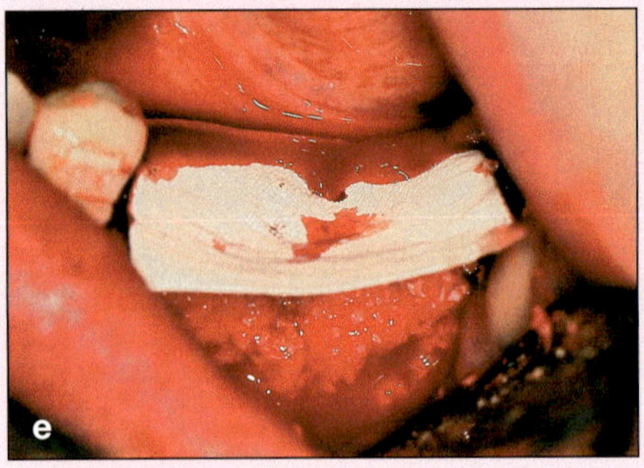

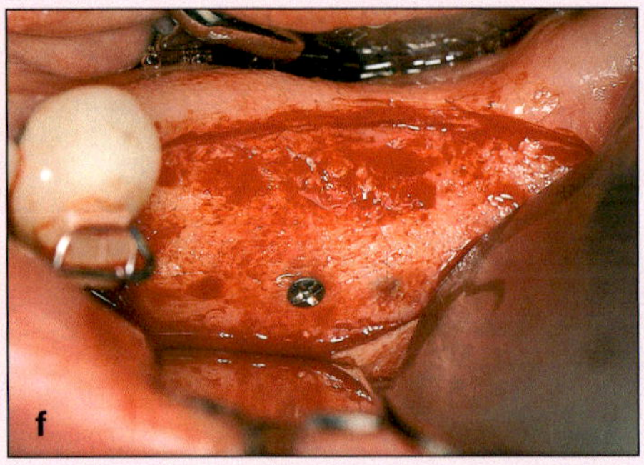

Abb. 7-31e Zusätzlich aktivierte PRP-Lösung wird in der Wunde verwendet, um sicherzustellen, dass im gesamten Transplantat ein intaktes Fibrinnetzwerk für eine optimale Zellkonduktion vorhanden ist. Eine resorbierbare Kollagenmembran (Bio-Gide) wird dann über dem Transplantat appliziert und durch Absorption der PRP-Lösung stabilisiert.

Abb. 7-31f Bei Wiedereröffnung des Situs für die Implantatinsertion vier Monate nach dem Knochentransplantationseingriff wird bereits eine fortgeschrittene Heilung des Knochentransplantats sichtbar. Es ist fast unmöglich, die BioOss®-Partikel von den fast vollständig überwachsenen Fixierungsschrauben zu unterscheiden. Diese klinische Beobachtung wird der verbesserten Zellkonduktion im Knochentransplantat, wie auch den theoretischen Effekten der Wachstumsfaktoren im PRP zugeschrieben.

leichtern. Die Applikation aktivierter PRP-Lösung direkt auf die Implantatoberfläche vor Insertion des Implantats bringt möglicherweise nicht die gewünschten Resultate, denn das PRP-Gerinnsel kann zerrissen oder von der Implantatoberfläche während der Insertion abgestreift werden. Außerdem können keine Anheftung und Stabilisierung des PRP-Gerinnsels auf den Wänden der Knochenpräparation erfolgen, weil die Bildung des PRP-Gerinnsels bereits vorher abgeschlossen ist.

Erhaltung des Alveolarfortsatzes

Wenn partikuläre Knochentransplantate als Teil eines Protokolls zur Sofortimplantation (Bio-Col-Technik) die Hohlräume zwischen dem Implantatkörper und der Alveolenwand füllen, dann erleichtert die vorherige Mischung des xenogenen Knochenminerals (BioOss®) mit PRP die Einbringung des Transplantatmaterials in die Wunde. Wenn einmal die PRP-Transplantatmischung in den Situs eingefüllt und dort verdichtet wurde, können wenige Tropfen zusätzlicher aktivierter PRP-Lösung in das Transplantatareal injiziert werden, um den Implantatkörper, das Transplantatmaterial und die Alveolenwände zu sättigen und um erneut ein Fibrinnetzwerk im Transplantat zu erzeugen, das während der Einbringung und Verdichtung des Transplantats zerrissen sein könnte. Alternativ kann das Transplantatmaterial eingebracht und kondensiert werden, wie in Kapitel 4 beschrieben, und die aktivierte PRP-Lösung danach aufgebracht werden, um den Situs zu sättigen.

Autologe Knochentransplantate

Wenn partikuläre autologe spongiöse Knochentransplantate für den Hartgewebeaufbau in der Implantologie eingesetzt werden, ist es empfehlenswert, dass der autologe Knochen mit nicht aktivierter PRP-Lösung vor Einbringung in den Situs angefeuchtet wird, um die „theoretische Aufnahme" der Wachstumsfaktoren durch vitale Knochenzellen zu ermöglichen. Idealerweise sollte der Knochen in einen Plastikbehälter unmittelbar nach Gewinnung gelagert und mit nicht aktivierter PRP-Lösung versetzt werden, um zu gewährleisten, dass das Transplantat feucht gehalten wird. Obwohl es sich um nicht aktivierte PRP-Lösung handelt, wird eine geringe Aktivierung der Lösung üblicherweise in und um das Transplantat beobachtet. Theoretisch ermöglicht das eine initiale Aufnahme der Wachstumsfaktoren der aktivierten Plättchen durch die vitalen Knochenzellen des Transplantats. Wenn ein Xenotransplantat als Transplantatexpander verwendet wurde, wird die Sättigung des autologen Knochens vor der Mischung mit dem Xenotransplantatmaterial durchgeführtt. Auf alle Fälle kann das Transplantat, wenn es einmal mit nicht aktivierter PRP-Lösung befeuchtet worden ist, direkt in das Empfängerbett gebracht werden und dort durch topische Anwendung der aktivierten PRP-Lösung aktiviert werden. Alternativ kann es in einem separaten Behältnis aktiviert werden und dann sofort zur Empfängerstelle gebracht und dort verdichtet werden, bevor die aktivierte PRP-Lösung endgültig appliziert wird (Abb. 7-31).

Kortikospongiöse Knochentransplantate für Auflagerungsosteoplastiken am Alveolarfortsatz werden in ähnlicher Weise zwischengelagert, nachdem der spongiöse Anteil des Transplantats mit nicht aktivierter PRP-Lösung befeuchtet wurde. Nach der stabilen Osteosynthese der kortikospongiösen Blocktransplantate in den zuvor präparierten Empfängerbetten werden partikuläre Knochentransplantate mit aktivierter PRP-Lösung getränkt und in die Wunde eingebracht und dort in Leerräume zwischen Empfängerbett und dem festgeschraubten Knochenblock eingefüllt, wie zuvor diskutiert. Dann wird die Oberfläche des kombinierten Knochentransplantats mit einigen Tropfen aktivierter PRP-Lösung befeuchtet, bevor eine resorbierbare Kollagenmembran über dem Transplantat ausgebreitet wird. Die Membran stabilisiert sich durch Aufnahme der aktivierten PRP-Lösung in der Wunde. Die Verwendung von aktivierter PRP-Lösung bietet den technischen Vorteil der Erleichterung der Platzierung und Fixierung der resorbierbaren Kollagenmembran während des Eingriffes und trägt so zu einer optimierten gesteuerten Knochenregeneration bei (siehe Abb. 7-32).

Gesichtspunkte zum Weichgewebe

Wenn eine Weichgewebetransplantation zur Augmentation des Weichgewebevolumens, zur Deckung einer Wurzel oder eines Abutments oder zur Verbesserung der Weichgewebequalität am Implantationsort durchgeführt wird, bietet PRP signifikante technische und klinische Vorteile. Das Spendergewebe wird in nicht aktivierter PRP-Lösung vor der Einbringung und Befestigung im Empfängerbett befeuchtet (siehe Abb. 7-33). Die Begründung zur Befeuchtung eines freien Weichgewebetransplantats mit einigen Tropfen nicht aktivierter PRP-Lösung basiert auf der Beobachtung, dass eine Oberflächenaktivierung der Lösung möglicherweise durch Kontakt mit dem Gewebethromboplastin ausgelöst wird. Wenn eine Auflagerungstransplantation von Weichgewebe durchgeführt wird, wird aktivierte PRP-Lösung über die Oberfläche des immobilisierten Transplantats als mit Wachstumsfaktor angereicherter „Wundverband" injiziert. Wenn eine interponierte Transplantation durchgeführt wird, wird aktivierte PRP-Lösung zwischen das Transplantat und den bedeckenden Lappen nach der Ruhigstellung des Transplantats injiziert und überflüssige Lösung wird herausgedrückt, indem vor der Annaht des Decklappens etwas Druck appliziert wird. Wiederum wird die applizierte PRP-Lösung dann topisch auf die Oberfläche als Wundverband appliziert. PRP kann genauso im Spenderdefekt zur Steigerung der Heilung und Minimierung der Komplikationen genutzt werden (siehe Abb. 7-34). Wenn wurzelbedeckende Maßnahmen durchgeführt wurden, lagern sich zelluläre Adhäsionsmoleküle, die im PRP erhalten sind (Fibronectin, Vitronectin), an die Wurzeloberfläche an und helfen damit bei der initialen Adhärenz und Anheftung des Spendergewebes an die freiliegende Wurzeloberfläche. Die Applikation aktivierter PRP-Lösung auf ein Weichgewebetransplantat vor seiner Befestigung am Empfängerort ist kontraindiziert und sollte vermieden werden. Das kann in derselben Weise eine Transplantatnekrose bewirken, wie ein dickes Blutgerinnsel, das zwischen einem Weichgewebetransplantat und seinem Empfängerbett die initiale Plasmadiffusion und letztendlich die Revaskularisation des intraoralen Weichgewebetransplantats einschränkt.

Klinische Beobachtungen von verbesserten Ergebnissen durch die Anwendung von PRP in der Implantologie

Wenn PRP entsprechend der oben beschriebenen spezifischen Prozesse angewendet wurde, hat seine Verwendung die klinischen Resultate in vielen Situationen gesteigert. Die Beobachtungen bei Wiedereröffnung eines zuvor transplantierten Gebietes oder nach Auswertung serieller Röntgenbilder zeigen eine gesteigerte Integration von partikulären Knochentransplantaten aus BioOss® und autologer Spongiosa (siehe Abb. 7-31, 7-32, 7-34) oder BioOss® alleine. Zusätzlich bestätigten histologische Proben aus partikulären Knochentransplantaten den klinischen Eindruck einer gesteigerten Reifungsrate, die sich in einer erhöhten Dichte und größeren Menge von vitalem Knochen zeigte. Diese klinischen Beobachtungen des Autors werden mit einer gesteigerten Osteokonduktion innerhalb des Transplantats und einem

Gesichtspunkte zum Hartgewebe (Transplantation von Blöcken und partikulärem Knochen)

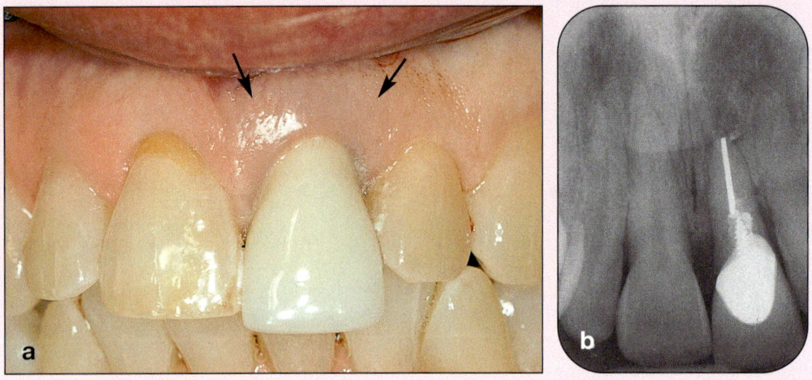

Abb. 7-32a, 7-32b Klinische und röntgenologische Ansicht des nicht erhaltungswürdigen linken mittleren Schneidezahns nach Trauma und endodontischer Behandlung. Es ist zu beachten, dass das Weichteilödem (*Pfeile*) im Zusammenhang mit Zahnbeweglichkeit und einem Dehiszenzdefekt der bukkalen Knochenwand steht. Das führt nach Zahnextraktion trotz Applikation einer kammerhaltenden Technik oder der Anwendung von PRP zu einem ästhetischen Kieferkammdefekt.

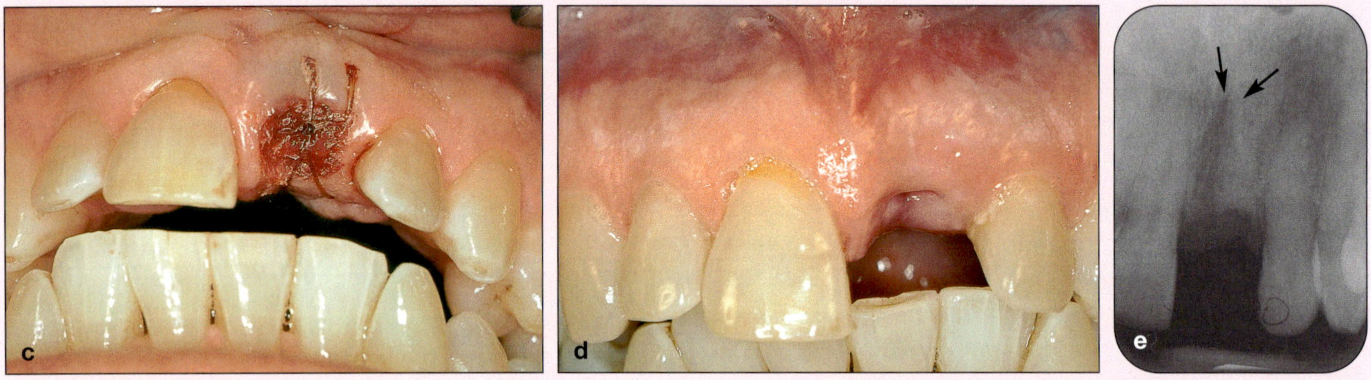

Abb. 7-32c bis 7-32e Nach Zahnentfernung wurde die Bio-Col-Technik angewendet, um den Kollaps der Weichgewebe im Situs zu vermeiden, bevor eine Rekonstruktion dieses Kammdefektes von ungünstiger Gestalt mit Knochenblöcken erfolgte. Eine sehr geringe Blutung lag zum Zeitpunkt der Zahnextraktion vor. Drei Monate später wurde ein großvolumiger Kombinationsdefekt sichtbar. Eine inkomplette Inkorporation des BioOss®-Transplantats war auf den Röntgenbildern drei Monate postoperativ erkennbar (*Pfeile*).

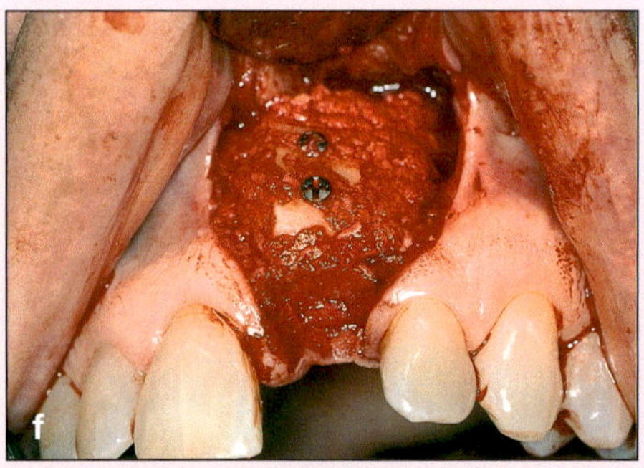

Abb. 7-32f Der Zugang zum Situs wurde durch einen Lappen mit kurvilinearen, angeschrägten Schnitten geschaffen. Das partikuläre Knochentransplantat wurde mit aktivierter PRP-Lösung befeuchtet, eingebracht und um den kortikospongiösen Knochenblock, der zuvor im vorbereiteten Empfängerbett befestigt wurde, verdichtet. Der Block und das partikuläre Transplantat wurden mit nicht aktivierter PRP-Lösung vor der Einbringung befeuchtet.

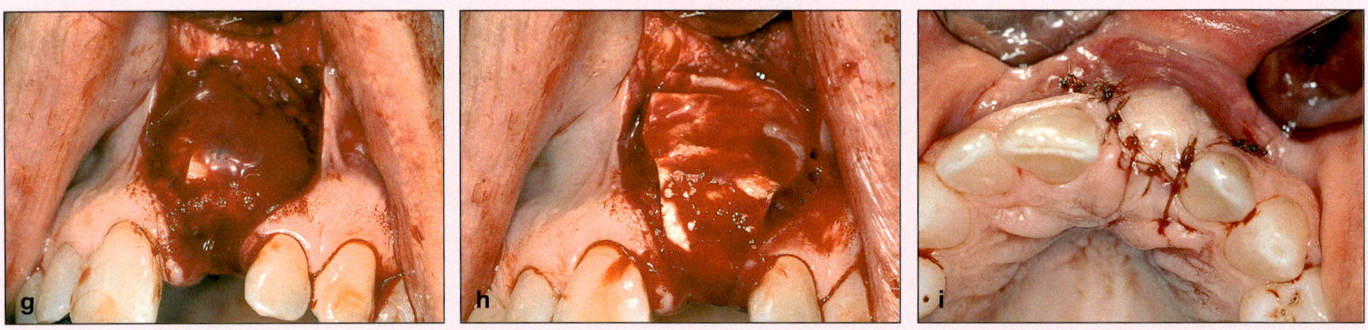

Abb. 7-32g bis 7-32i Zusätzliche aktivierte PRP-Lösung wird aufgetragen und eine resorbierbare Kollagenmembran stabilisiert sich in der Wunde durch Absorption der überschüssigen PRP-Lösung. Danach wird ein spannungsfreier Wundverschluss der Weichgewebe durchgeführt.

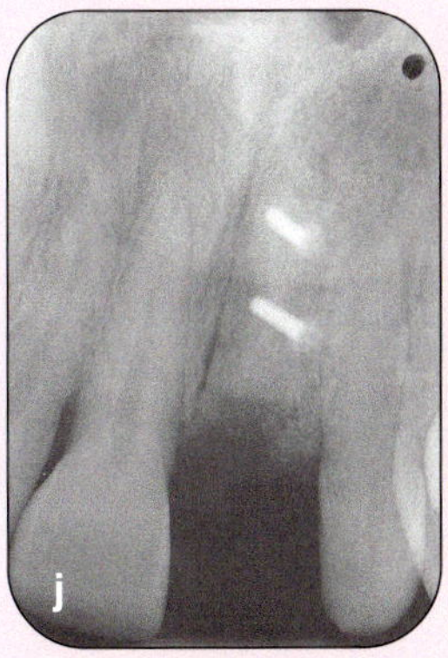

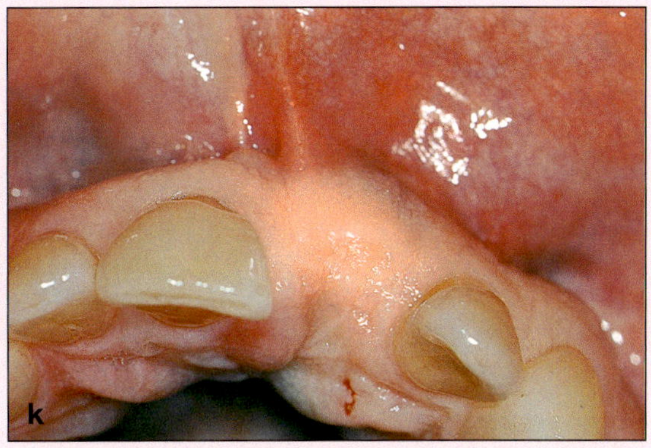

Abb. 7-32j Das postoperative Röntgenbild zeigt die Fixierung des Knochentransplantats im Situs.

Abb. 7-32k Die postoperative Ansicht vier Monate postoperativ zeigt eine exzellente Weichteilheilung. Bei Anwendung von PRP wird eine verbesserte Weichteilheilung beobachtet.

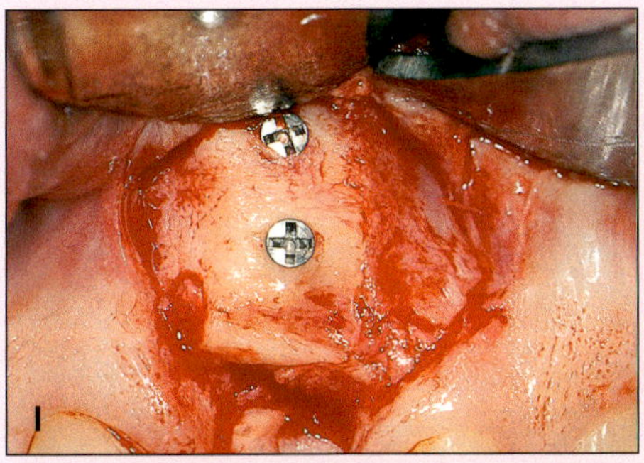

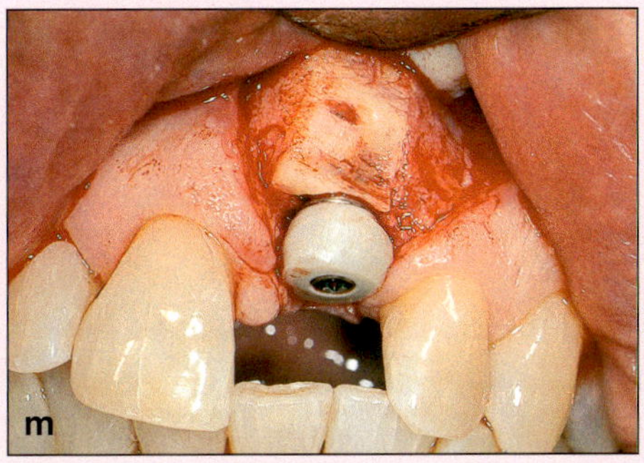

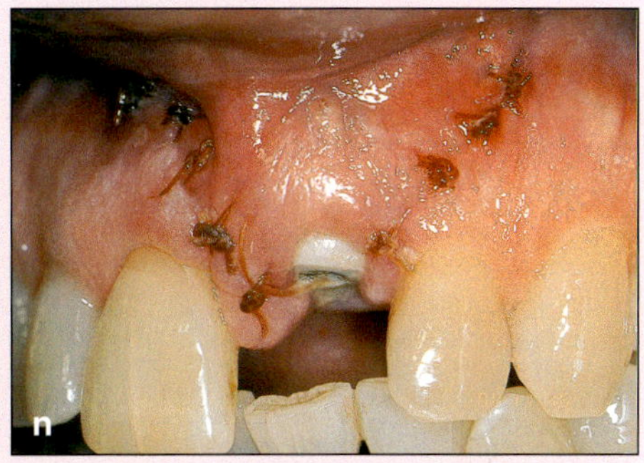

Abb. 7-32l bis 7-32n Nach Wiedereröffnung zur Implantatinsertion vier Monate nach Knochentransplantation wird klinisch eine beschleunigte Heilung des Knochenblocks und der umgebenden partikulären Transplantate beobachtet. Das Blocktransplantat kann nicht vom umgebenden partikulären Transplantat unterschieden werden. Die BioOss®-Partikel sind nicht sofort im partikulären Transplantat erkennbar. Die Revaskularisierung des Blocktransplantats wird durch seine blutende Oberfläche deutlich. Ein nicht gedecktes Implantat mit einem individualisierten zahnförmigen Gingivaformer (Peek) wird eingesetzt und ein spannungsfreier Wundverschluss wird durchgeführt.

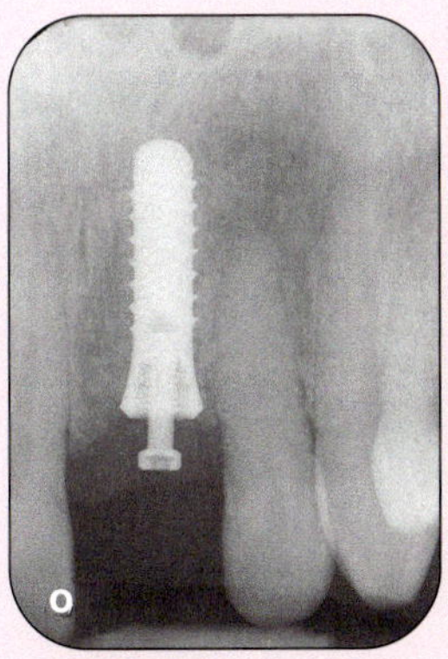

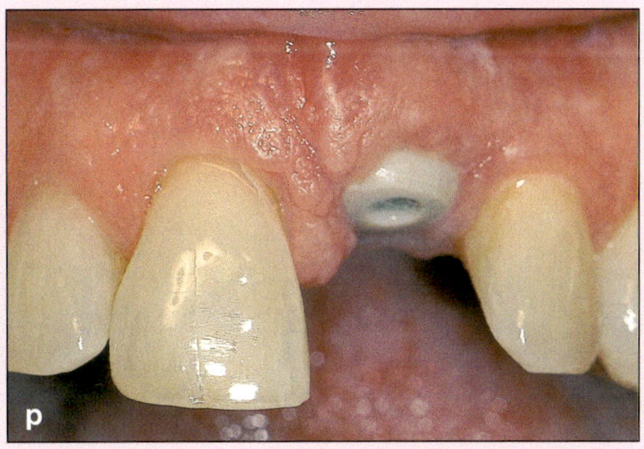

Abb. 7-32o, 7-32p Acht Wochen postoperativ zeigen die klinische und röntgenologische Ansicht stabile Hart- und Weichgewebe im Situs.

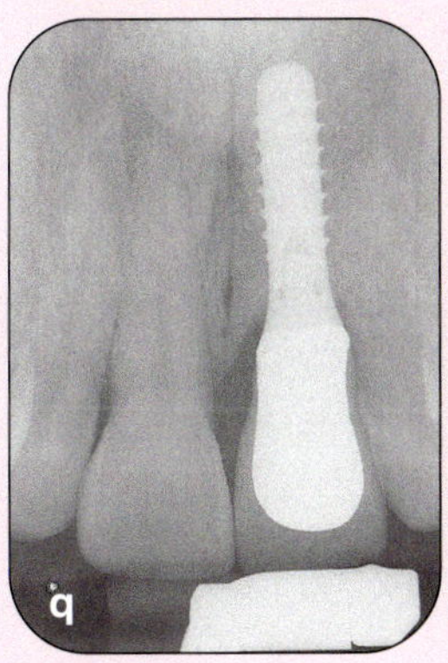

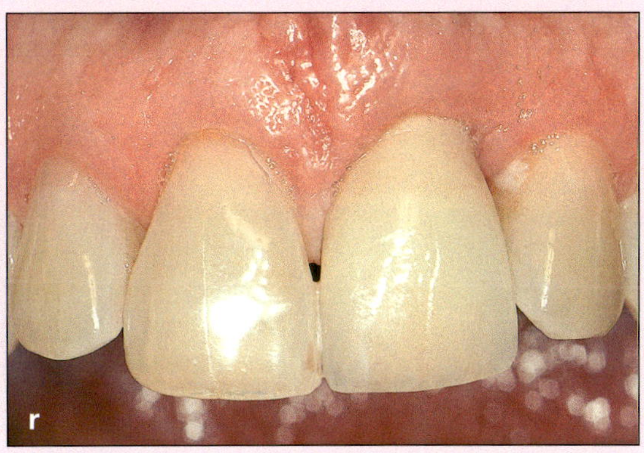

Abb. 7-32q, 7-32r Ein Jahr nach der Restauration zeigen die klinische Ansicht und das Röntgenbild eine stabile und ästhetisch annehmbare Restauration. Der Verlust an Weichteilvolumen um die Implantatrestauration war auf das vorbestehende Weichteilödem bei Zahnmobilität, das vor der Zahnentfernung beobachtet wurde, zurückzuführen. In diesem besonderen Fall lehnte der Patient ein subepitheliales Bindegewebetransplantat, das zur Idealisierung der Zahnfleischhöhe erforderlich gewesen wäre, ab. Das unterstreicht das Faktum, dass die verbesserte Wundheilung bei Anwendung des PRP nicht die Befolgung der chirurgischen Pinzipien und Therapiestandards für den Implantatlageraufbau unnötig macht, welche in diesem Kapitel präsentiert werden (Prothetik durch Dr. Bob Cuckler, Homestead, FL).

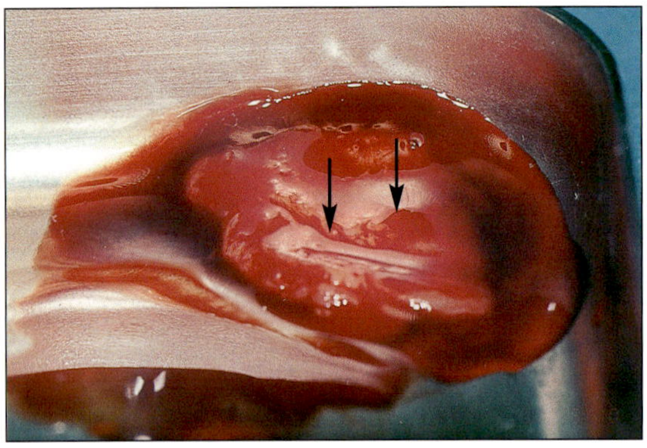

Abb. 7-33 Um den theoretischen Effekt der Wachstumsfaktoren des PRP zu nutzen, werden freie Weichgewebetransplantate in nicht aktivierter PRP-Lösung vor ihrer Befestigung im Empfängerbett gelagert und befeuchtet. Die Oberflächenaktivierung der PRP-Lösung kann normalerweise in Form eines dünnen Mantels von aktiviertem PRP auf der Oberfläche des Transplantats gesehen werden (*Pfeile*). Diese oberflächliche Aktivierung der Plättchen ist möglicherweise das Resultat des Kontaktes mit Gewebethromboplastin, so dass damit Wachstumsfaktoren freigesetzt werden.

Einsatz des PRP zur Ergebnisverbesserung in der Implantologie: Betrachtungen zum Weichgewebe

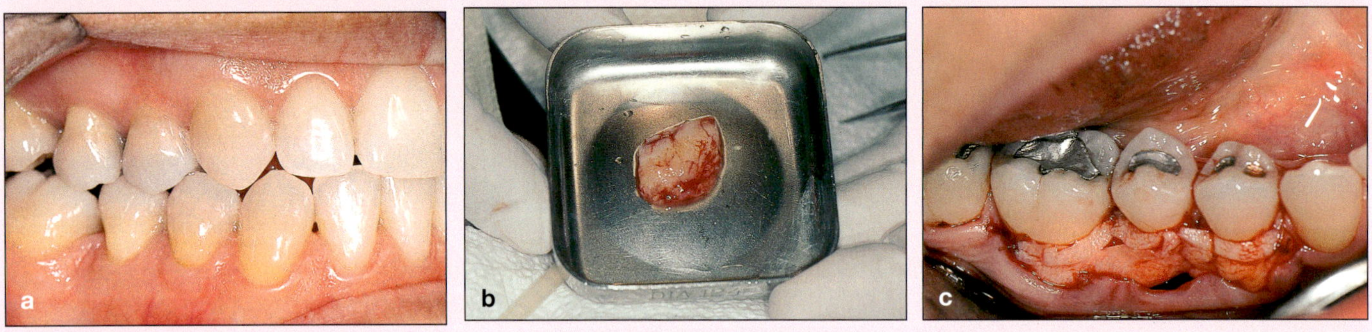

Abb. 7-34a Präoperative Ansicht eines Rezessionsdefektes der Unterkieferprämolaren und des ersten Molaren. Die Prominenz der mesialen Molarenwurzel und der Verlust des interdentalen Hart- und Weichgewebes mesial und distal des zweiten Prämolaren limitieren eine komplette Wurzelbedeckung.

Abb. 7-34b, 7-34c Nach Vorbereitung des Empfängerbettes werden subepitheliale Bindegewebetransplantate in nicht aktivierter PRP-Lösung befeuchtet, bevor sie in den Empfängerdefekt eingebracht und befestigt werden.

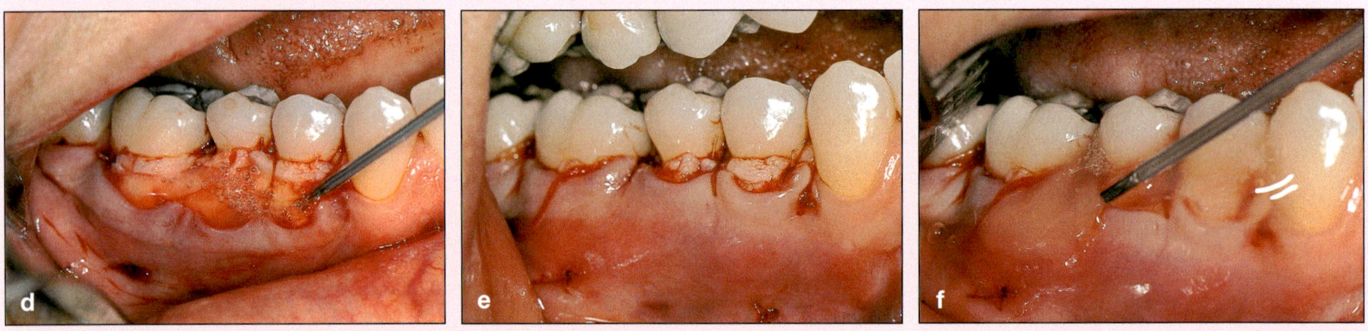

Abb. 7-34d bis 7-34f Als Nächstes werden einige Tropfen aktivierter PRP-Lösung auf die Oberfläche des Transplantats und des Decklappens aufgebracht und es wird Druck appliziert, um überschüssige Lösung hinauszutreiben. Damit wird die Bildung eines dicken Gerinnsels zwischen dem Transplantat und dem Deckgewebe vermieden. Das Deckgewebe wird mit Nähten befestigt und aktivierte PRP-Lösung wird topisch als mit Wachstumsfaktoren angereicherter Wundverband appliziert. Dadurch wird auch ein wundabdichtender Effekt erreicht.

theoretischen Beitrag der Wachstumsfaktoren des PRP erklärt. Die Heilung von Weichgewebelappen (Abb. 7-35, siehe auch Abb. 7-32) und von freien Weichgewebetransplantaten (siehe Abb. 7-36, siehe auch Abb. 7-34) war ebenfalls gesteigert. Verbesserte Volumengewinne aus interponierten Weichteiltransplantaten und regelmäßig weniger Retraktion von koronalen Verschiebelappen wurden im Rahmen von implantatlagerverbessernden Maßnahmen beobachtet. Auf der Grundlage der initialen 42-monatigen klinischen Erfahrung des Autors ist die Verwendung von PRP als Unterstützungsmaßnahme zur Wundheilung in der Implantologie gerechtfertigt. Der Implantatchirurg sollte realisieren, dass die Verwendung des PRP entsprechend der oben präsentierten Prinzipien und Protokolle nicht eine schlechte Operationstechnik kompensieren kann oder dem Chirurgen erlaubt, grundsätzliche chirurgische Prinzipien zu ignorieren. Obwohl erste klinische Beobachtungen positiv sind, müssen zusätzliche Studien durchgeführt werden, um den Nutzen des PRP in der Implantologie wissenschaftlich zu dokumentieren und um den Kliniker in der Fallauswahl zu leiten.

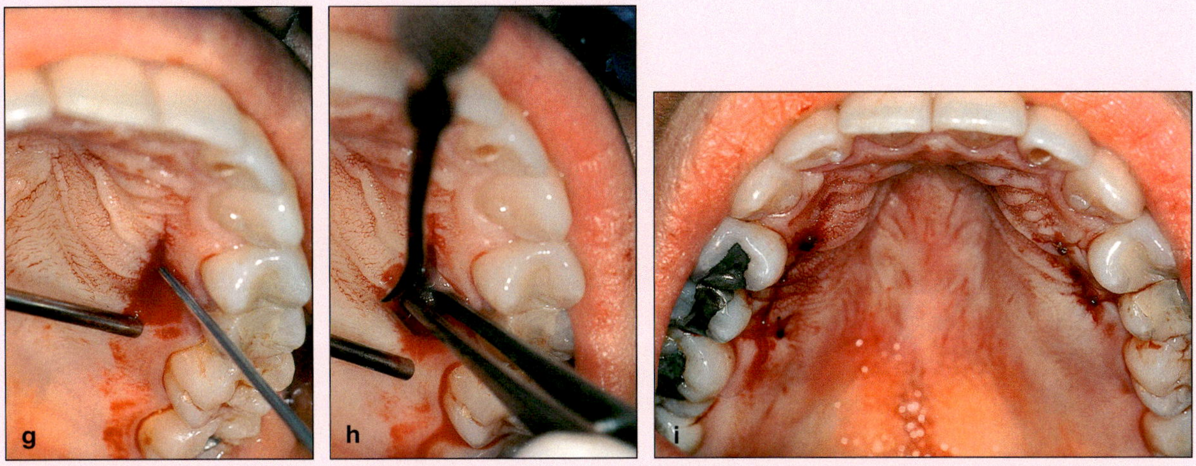

Abb. 7-34g bis 7-34i In diesem Fall wurde die übrig bleibende PRP-Lösung in den linken palatinalen Spenderdefekt eingeträufelt. Danach wurde ein resorbierbares Kollagenvlies eingelegt, Druck wurde appliziert und ein primärer Wundverschluss durchgeführt. Der andere Spenderdefekt wurde mit Ausnahme der PRP-Applikation auf dieselbe Weise behandelt.

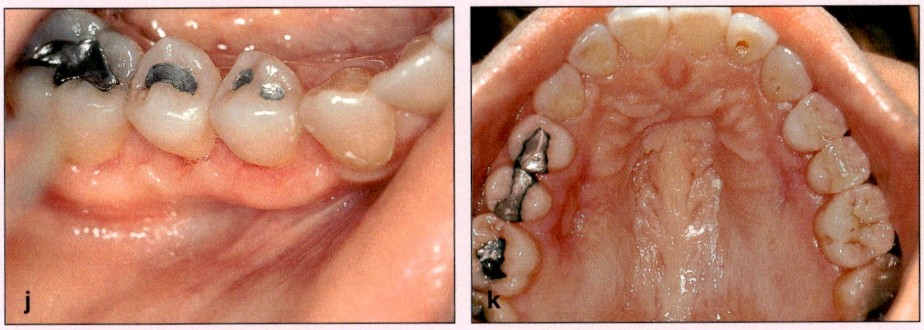

Abb. 7-34j, 7-34k Die Ansicht der Spenderdefekte zehn Tage postoperativ zeigt eine verbesserte Heilung im Spenderdefekt, wo PRP eingesetzt wurde.

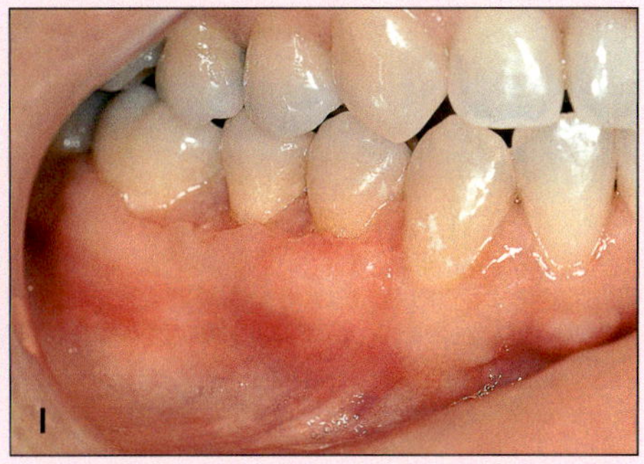

Abb. 7-34l Die Ansicht des Empfängerbettes zehn Tage postoperativ zeigt eine beschleunigte Einheilung des Transplantats und eine verbesserte Heilung der Deckgewebe.

Verwendung von PRP zur Ergebnisverbesserung in der Implantatbehandlung: Betrachtungen zu den Weichteilen

Abb. 7-35a, 7-35b Bei der Freilegung von gedeckten Implantaten (Osseotite; 3i), die vier Monate zuvor mit einer Sinuslift-Operation eingebracht wurden, wurden temporäre Gingivaformer befestigt und eine laterale Lappenverschiebung mit einem Papillenregenerationsmanöver durchgeführt, um das Volumen des Weichgewebes im bukkalen Korridor zu verbessern und um eine positive Gingivaarchitektur um die Implantate zu schaffen. PRP wurde unter den Lappen und um die heraustretenden Gingivaformer injiziert, nachdem die Nähte gesetzt worden waren.

Abb. 7-35c, 7-35d Zwei Monate später zeigt die klinische Beobachtung wenig oder gar keine Schrumpfung der Weichgewebestiele, was der Autor auf die Wirkung des PRP zurückführt.

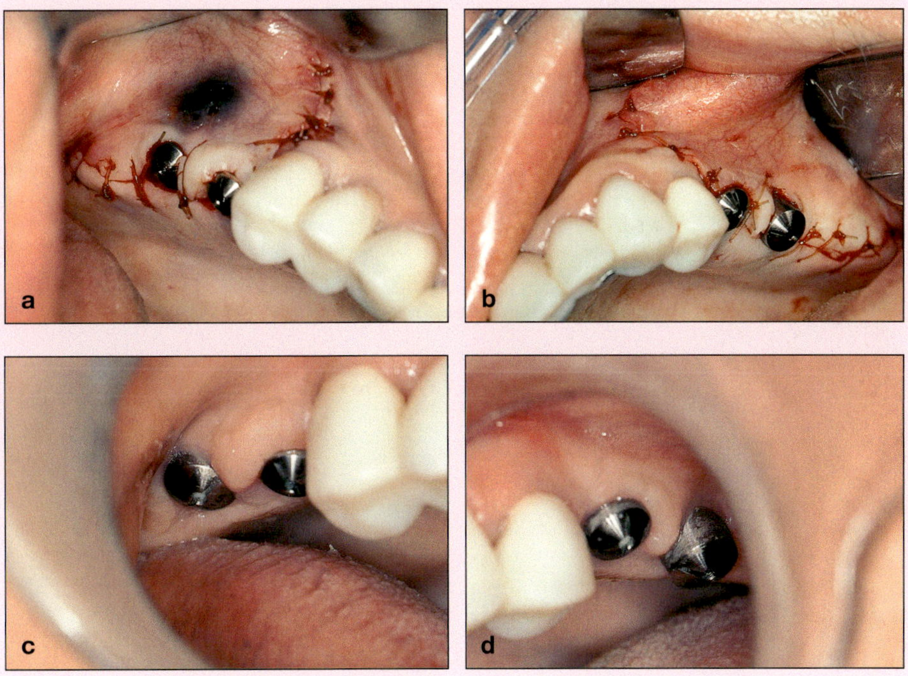

Verwendung von PRP zur Ergebnisverbesserung in der Implantologie: Betrachtungen zu Hart- und Weichgewebe

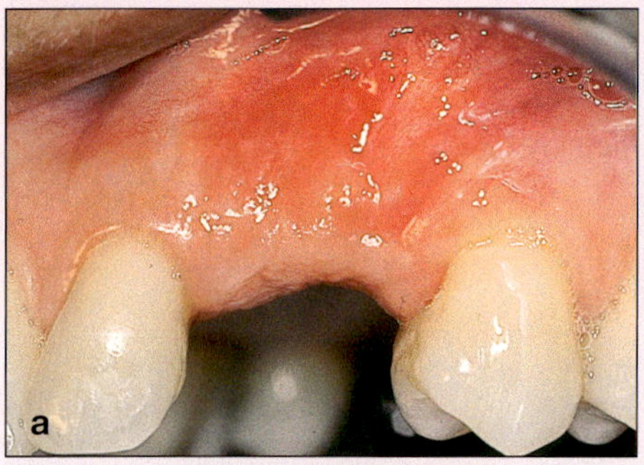
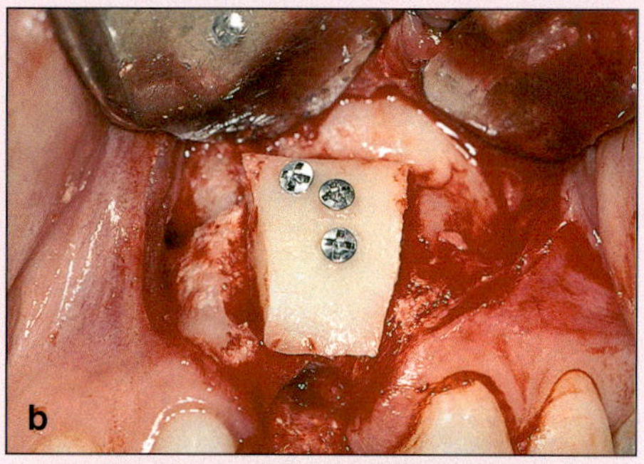

Abb. 7-36a Präoperative Ansicht eines eingeschränkten Implantatlagers für ein oberes Eckzahnimplantat nach zuvor fehlgeschlagener Implantation mit Knochentransplantation. Zu beachten sind der großvolumige ästhetische Kombinationsdefekt mit Hart- und Weichgewebekomponente und die chronische Weichteilentzündung im Situs.

Abb. 7-36b Ein kortikospongiöses Blocktransplantat wurde im vorbereiteten Empfängerbett befestigt.

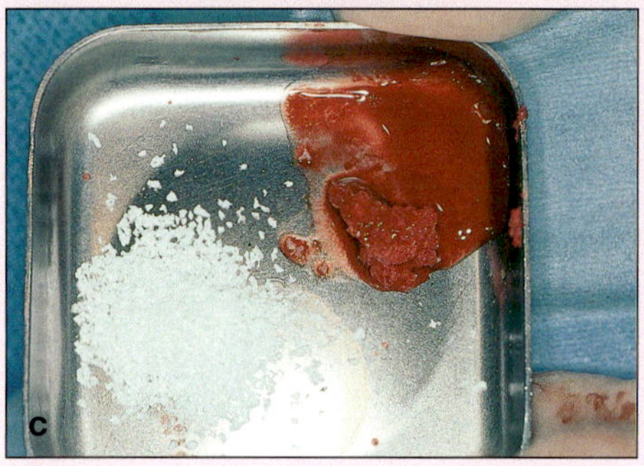
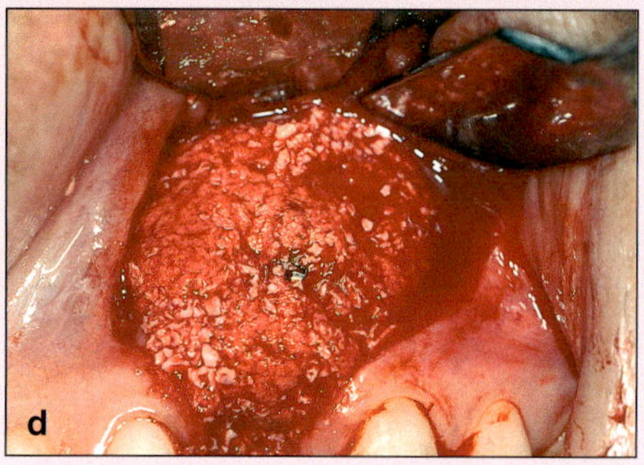
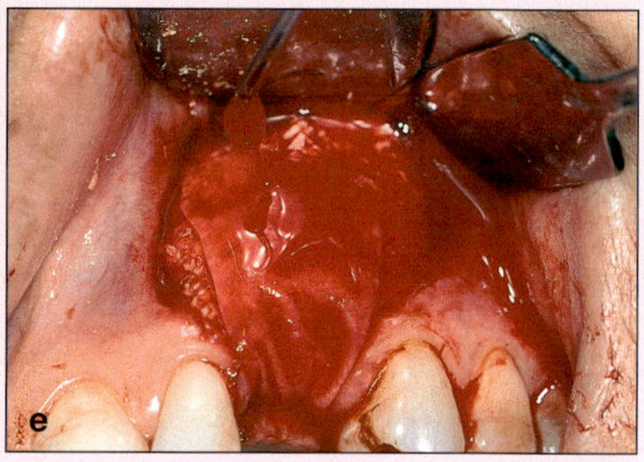

Abb. 7-36c bis 7-36e Eine Mischung von BioOss® und autologer Spongiosa, die zuvor in nicht aktivierter PRP-Lösung gelagert worden war, wurde in aktivierter PRP-Lösung befeuchtet und in die Wunde eingebracht. Eine resorbierbare Kollagenmembran wurde über dem Transplantat befestigt, indem sie zusätzlich über dem Transplantat aufgebrachte aktivierte PRP-Lösung resorbiert hat.

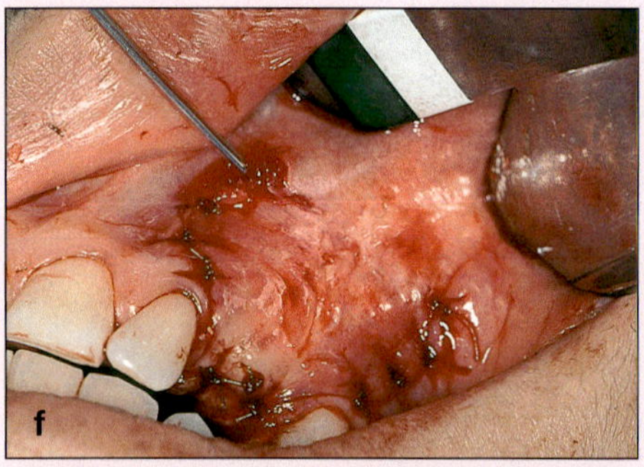
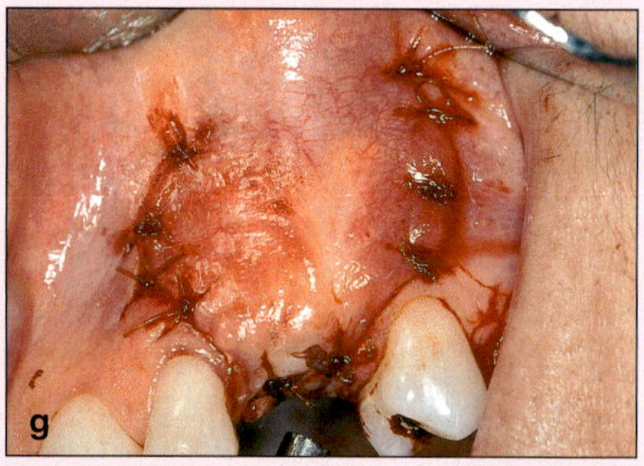

Abb. 7-36f, 7-36g Nach Durchführung eines spannungsfreien Wundverschlusses wurde eine kleine Menge aktivierter PRP-Lösung in die Schnittführungen injiziert. Danach wurde sofort Druck appliziert, um jeglichen Lösungsüberschuss hinauszutreiben und um die Blutstillung zu unterstützen. Es ist zu beachten, dass eine dünne Schicht koagulierter PRP-Lösung die Schnittführung abgedichtet hat. Auf diese Weise kann ein wundabdichtender Effekt bewirkt werden.

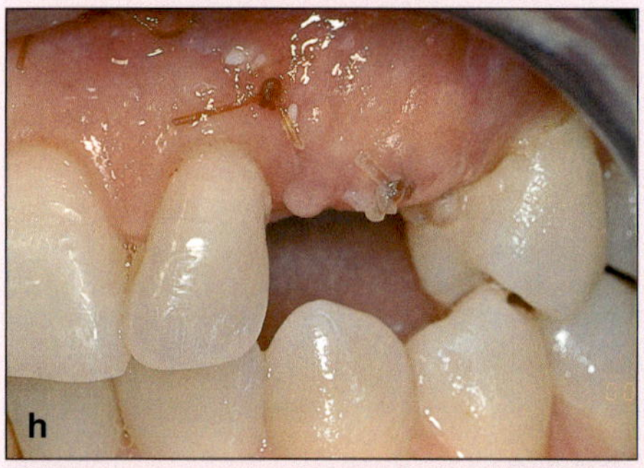
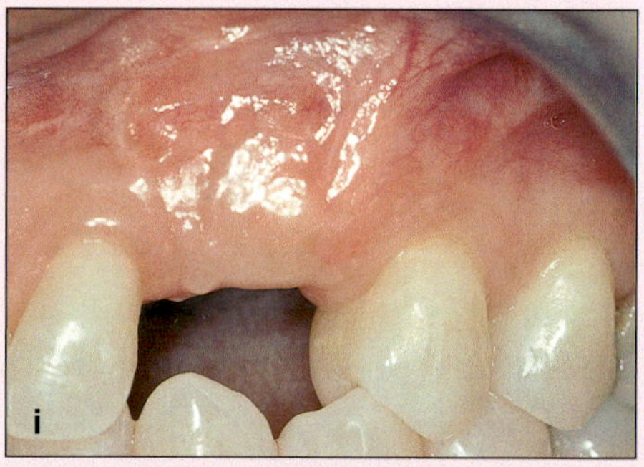

Abb. 7-36h Ansicht eine Woche postoperativ: Die klinische Beobachtung einer beschleunigten Weichteilheilung bei vernachlässigbarer Lappenretraktion ist nachvollziehbar.

Abb. 7-36i Die Ansicht vier Monate postoperativ zeigt eine vernachlässigbare Weichteilschrumpfung und das komplette Verschwinden der Weichteilentzündung.

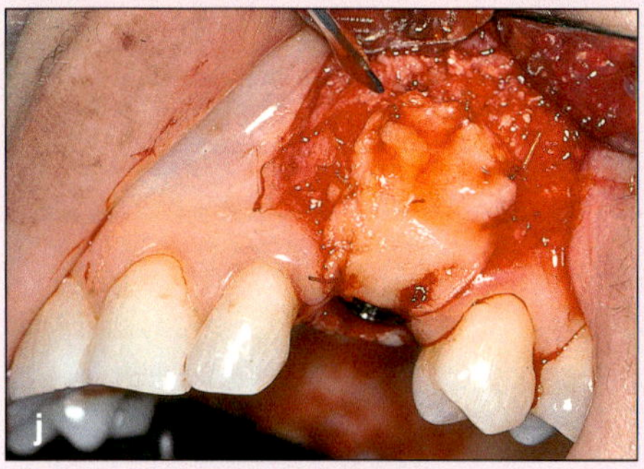
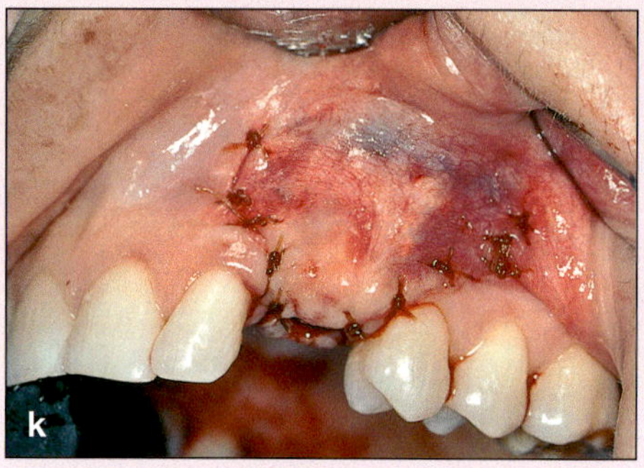

Abb. 7-36j, 7-36k Vier Monate nach Knochentransplantation wurde der Situs für die Implantatinsertion wiedereröffnet und mit einem subepithelialen Bindegewebetransplantat wurde der Verlust an Weichgewebe, der üblicherweise nach hartgeweblichem Implantatlageraufbau eintritt, ausgeglichen. Wiederum wurde PRP eingesetzt, um die Heilung des Weichgewebetransplantats zu fördern.

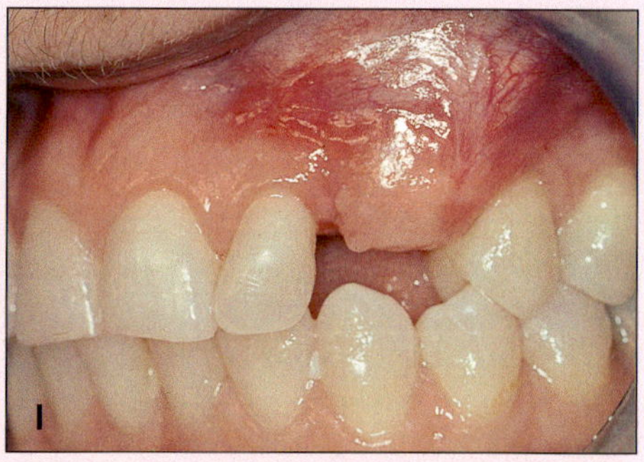

Abb. 7-36l Drei Monate nach Implantatinsertion und subepithelialem Bindegewebetransplantat ist eine vernachlässigbare Schrumpfung des Transplantats und eine vernachlässigbare Schrumpfung des koronal vorverschobenen Decklappens eingetreten. Das führt zu einem Ausmaß an vertikaler Weichgewebeaugmentation, der üblicherweise nicht mit diesen Techniken realisiert wird. Dieses Ergebnis wurde auf die Verwendung von PRP sowohl beim hartgeweblichen als auch beim weichgeweblichen Implantatlager in diesem vorbelasteten Implantatlager zurückgeführt.

Konzeptioneller Rahmen für die Verbesserung des ästhetischen Implantatlagers

Ein konzeptioneller Rahmen für die Verbesserung des ästhetischen Implantatlagers hilft dem Chirurgen in der Auswahl und Abfolge der notwendigen implantatlagerverbessernden Maßnahmen, die in der ästhetischen Implantologie erforderlich sind. Wenn einmal das regenerative Potenzial des Situs festgelegt wurde und das Volumen und die Natur des Defektes und der Bedarf der Rekonstruktion klassifiziert wurden, muss der Chirurg die angemessenen Maßnahmen auswählen und in zeitliche Abfolge bringen und die chirurgische und prothetische Behandlung eng koordinieren, um das gewünschte Ergebnis zu erzielen. Zusätzlich muss der Chirurg in der Lage sein, die Zahl der Eingriffe und die Gesamtbehandlungszeit für diese Prozesse einzuschätzen. Diese Information wird dem Patienten mitgeteilt und damit werden realistische Erwartungen erzeugt. Der Autor findet es sinnvoll, konzeptionell die implantatlagerverbessernden Maßnahmen im ästhetischen Bereich in drei verschiedene Phasen einzuteilen: initiale, intermediäre und endgültige Implantatlagerverbesserung. Der Autor empfindet diese Zeitpunkte als drei unterschiedliche Gelegenheiten zur chirurgischen Intervention, mit dem Ziel der Restauration oder des Erhalts von Hart- und Weichgewebevolumen und Architektur im Situs. Die unten aufgeführten Informationen beschreiben jede dieser konzeptionellen Phasen und diskutieren die am häufigsten in jeder Situation durchgeführten Eingriffe. Wenn man einen komplizierten ästhetischen Fall mit präexistierenden Alveolarfortsatzdefekten therapiert, kann der chirurgische Behandlungsplan durch die organisatorische Zuordnung der indizierten Eingriffe zu den passenden konzeptionellen Phasen der Implantatlagerverbesserung vereinfacht werden.

Gelegenheiten zur ästhetischen Implantatlagerverbesserung

Die initiale Implantatverbesserung

Die initiale Implantatlagerverbesserung repräsentiert die Möglichkeit, das Hart- und Weichgewebevolumen vor der Implantatinsertion zu erhalten oder wiederherzustellen. Die am meisten durchgeführten Eingriffe während der initialen Implantatlagerverbesserung sind die Kieferorthopädie, die Alveolarfortsatzerhaltung mit der Bio-Col-Technik, abgestufte Hart- und Weichgewebestransplantationen, simultane Hart- und Weichgewebetransplantationen und assoziierte prothetische Behandlungen.

Die kieferorthopädische Therapie wird bei der initialen Implantatlagerverbesserung zur Optimierung der Zahnposition, -rotation und axialen Inklination zur Verbesserung der Ästhetik eingesetzt. Zusätzlich wird die forcierte kieferorthopädische Extrusion zur Wiederherstellung von verlorenem Hart- und Weichgewebe um einen Zahn mit eingeschränkter Prognose oder um einen Zahn in Vorbereitung zur Restauration oder eventuellen Entfernung eingesetzt. Mit alveolarfortsatzerhaltenden Techniken wird die verzögerte Implantatinsertion vorbereitet und einem Kollaps der Weichgewebe in die Extraktionswunde vorgebeugt. Auch bei großen Defekten der bukkalen Alveolenwand kann durch die alveolarfortsatzerhaltende Technik und eine verzögerte Implantation ein Kollaps der Weichgewebe in die Extraktionswunde vermieden werden, auch wenn sie eine spätere Knochentransplantation erfordern. Die gebräuchlichste Indikation für die Weichteilaugmentation während der initialen Implantatlagerverbesserung ist, einer Weichteilschrumpfung, die absehbar nach der Korrektur von großvolumigen Knochendefekten auftritt, entgegenzuwirken. Zusätzlich sind manchmal Weichteiltransplantate vor Knochentransplantationen erforderlich, um eine adäquate Weichteilqualität und -menge zur Gewährleistung des Erfolges des Knochentransplantats zu erzeugen. Weichteilaugmentationen sind auch während der initialen Implantatlagerverbesserung indiziert, immer wenn ein großvolumiger Knochendefekt vor Insertion eines ungedeckten Implantats in einem ästhetischen Gebiet entdeckt wird. Schließlich werden großvolumige Kombinationsdefekte entweder in mehreren Schritten oder simultan mit autologen Blocktransplantaten und dem VIP-CT-Lappen während derselben Operationsphase rekonstruiert. Das Ziel der prothetischen Behandlung in der initialen Implantatlagerverbesserung ist, eine Interimsversorgung bereitzustellen, die eine adäquate Weichteilstütze, Funktion und Ästhetik gewährleistet, während sie die Transmission von Mikrobewegungen auf das Operationsgebiet unterbindet.

Intermediäre Implantatverbesserung

Die intermediäre Implantatlagerverbesserung bezeichnet die Gelegenheit zur Implantatlagerverbesserung während der Insertion eines gedeckten Implantats und während der folgenden Osseointegrationsperiode. Die hierbei noralerweise angewendeten Eingriffe umfassen die alveolarfortsatzerhaltende Bio-Col-Technik mit Sofortimplantation, partikuläre Knochentransplantate zur Korrektur kleinvolumiger Hartgewebedefekte, ein oder mehrere subepitheliale Bindegewebetransplantate zur Korrektur klein- und großvolumiger Weichteildefekte und den VIP-CT-Lappen für die Korrektur großvolumiger Weichteildefekte zusammen mit der Insertion eines gedeckten Implantats und kombiniert mit der prothetischen Behandlung. Die intraoperative Abformung (Index) wird durchgeführt, um die Herstellung von individualisierten prothetischen Komponenten zu erleichtern, die durch den Chirurgen zum Zeitpunkt der Implantatfreilegung eingebracht werden. Das Ziel der prothetischen Behandlung während der intermediären Implantatlagerverbesserungsphase ist

Tabelle 7-1 Gelegenheiten zum Implantatlageraufbau: Abfolge, Zeitpunkt, Auswahl und Dauer

Behandlungsperiode	Zeitpunkt der Behandlung	Übliche Eingriffe	Behandlungsdauer
Initialer Implantatlageraufbau	Vor Implantatinsertion	Hartgewebetransplantation Weichgewebetransplantation Management der Extraktionsalveole Prothetisches Weichgewebemanagement	Bis zu 12 Monate
Intermediarer Implantatlageraufbau	Ab der Implantatinsertion während der Osseointegrationsperiode	Hartgewebetransplantation Weichgewebetransplantation Management der Extraktionsalveole Prosthetisches Weichteilmanagement	6 Wochen bis 9 Monate
Endgültiger Implantatlageraufbau	Implantatfreilegung bis zur endgültigen Restauration	Einsetzen des Gingivaformers Prothetisch geführte Weichteilheilung Weichteiltransplantation Ästhetisches Weichgewebe-Resurfacing	Bis zu vier Monate
Recall-Phase	Recall-Periode	Weichteiltransplantation Ästhetisches Weichgewebe-Resurfacing	Variabel

dasselbe wie während der initialen Phase: Weichgewebe durch Bereitstellung von Stützen für das marginale Gewebe und die angrenzenden Interdentalpapillen zu erhalten. Die provisorischen Interimsrestaurationen werden gestaltet, um eine akzeptable Funktion und Ästhetik zu bieten, während sie die Überleitung von Mikrobewegungen auf den Situs, wo Weichteiltransplantationen oder gesteuerte Knochenregenerationen vorher simultan mit der Implantatinsertion durchgeführt wurden, ausschließen. Auf die initiale Osseointegration des in der Tiefe liegenden Implantats oder auf die Reifung der augmentierten Weichgewebe folgt die Modifizierung der provisorischen Restauration und die Ausformung der finalen Weichgewebearchitektur im Situs.

Die endgültige Implantatlagerverbesserung

Die endgültige Implantatlagerverbesserung beginnt mit der Freilegung des Implantats und endet mit der Eingliederung der endgültigen Restauration. Die am meisten während der letzten Phase angewendeten Maßnahmen sind konservative Freilegungstechniken mit Einsetzen des Aufbaupfostens, Weichteiltransplantation für die Korrektur kleinvolumiger Weichgewebedefekte, prothetisch gesteuerte Weichteilheilung und die Laserformungs- und -Resur-Facing-Technik. Aufgrund von Einschränkungen der Empfängerbetten können nur kleinvolumige ästhetische Weichteildefekte oder kleine Weichteilirregularitäten regelmäßig zum Zeitpunkt der Implantatfreilegung korrigiert werden, wie in Kapitel 5 diskutiert. Der Chirurg sollte auch realisieren, dass ein ungedecktes Implantat immer in der Phase der endgültigen Implantatlagerverbesserung durchgeführt wird. Deshalb sollen, wie zuvor diskutiert, alle implantatlagerverbessernden Maßnahmen außer der Korrektur von kleinvolumigen Weichteildefekten vor der Insertion eines ungedeckt einheilenden Implantats im ästhetischen Gebiet abgeschlossen sein. Die chirurgische Freilegung von gedeckten oder halbgedeckten Implantaten in ästhetischen Gebieten sollte über den konservativen, U-förmigen Halbinsellappen oder die Gewebestanzentechnik, wie in Kapitel 3 diskutiert, durchgeführt werden. Die prothetische Behandlung in dieser Phase zielt auf die frühe Eingliederung anatomisch korrekter Komponenten ab, um die gesteuerte Weichteilheilung früh zu beginnen. Individualisierte Aufbaupfosten und provisorische Restaurationen, anatomische Gingivaformer oder individualisierte zahnförmige Gingivaformer werden zu diesem Zweck eingesetzt. Schließlich wird der CO_2-Laser in der Phase der endgültigen Implantatlagerverbesserung eingesetzt, wenn eine präzise Formung und ein Resurfacing der Weichgewebe erforderlich sind, um eine natürliche, geschwungene Weichteilarchitektur auszuformen und Oberflächenirregularitäten zu glätten.

Recall-Phase

Schließlich sind zusätzliche implantatlagerverbessernde Maßnahmen manchmal nach der Eingliederung der endgültigen Restauration zur Korrektur von Hart- oder Weichteildefekten, die während der Recall-Phase auftreten, notwendig. Das häufigste Weichteilproblem, das während dieser Periode auftritt, ist die Weichteilrezession. Die Bedeckung eines freiliegenden Kronenrandes oder einer freiliegenden Abutmentoberfläche und die Maskierung von Verfärbungen, die durch die dünnen bukkalen Gewebe durchscheinen, können im Allgemeinen durch subepitheliale Bindegewebetransplantate in einem geschlossenen taschenförmigen Empfängerdefekt oder in seltenen Fällen unter einem koronalen Verschiebelappen behandelt werden. Die Wahl der Technik für die Präparation des Empfängerbettes hängt von den Kriterien, die in Kapitel 5 diskutiert wurden, ab. Die Korrektur von Weichteilrezessionen sollte so schnell wie möglich nach ihrer Entdeckung durchgeführt werden. Eine Nichtbeachtung kann einen größeren Defekt mit eingeschränktem Heilungspotenzial zur Folge haben. In diesen Fällen kann es notwendig werden, das Implantat wieder unter der Schleimhaut zu versenken. Der VIP-CT-Lappen ist die bevorzugte Methode, ein Implantat erneut zu versenken, um einen großvolumigen Rezessionsdefekt zu korrigieren. Es kann aber auch ein Versuch mit einem subepithelialen Bindegewebetransplantat gemacht werden, um einen solchen Defekt zu decken, vorausgesetzt die Vestibulumtiefe ist groß genug, um eine ausreichende koronale Verschiebung der bedeckenden Lappen zu erzielen.

Fallbericht 1: Ersatz von nicht erhaltungswürdigen Oberkieferschneidezähnen durch ästhetische Implantate

Vorgeschichte

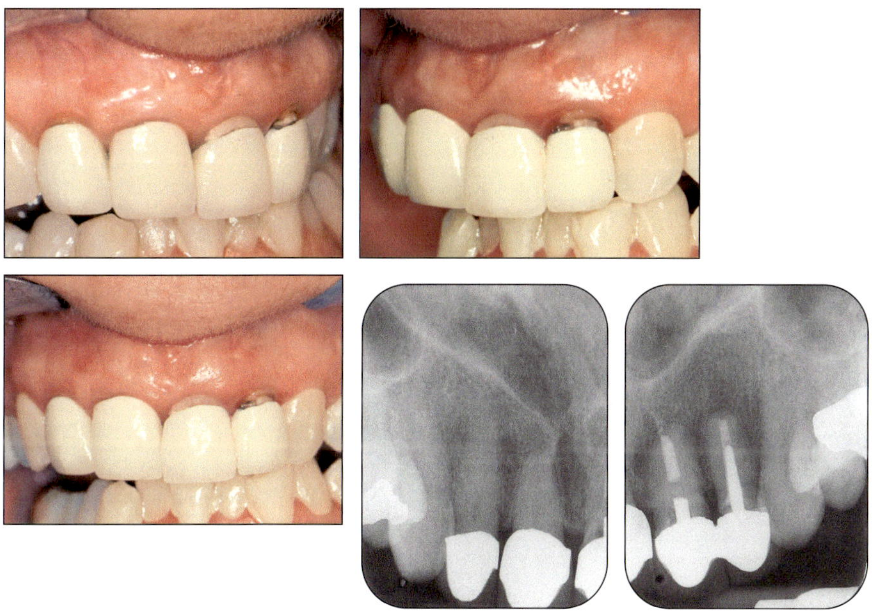

Die 61-jährige Patientin stellte sich mit nicht erhaltungswürdigen mittleren und seitlichen Schneidezähnen im Oberkiefer vor. Die klinische Untersuchung erbrachte Zahnbeweglichkeit, Weichteilödem und multiple Karies. Die Patientin war um ihr Aussehen und ihre Funktion während der Behandlungszeit, wie auch über den gesamten Zeitbedarf der Behandlung, besorgt. Zusätzlich wünschte sie Einzelzahnrestaurationen. Der Behandlungsplan sah die Entfernung der vier Schneidezähne unter Anwendung der Bio-Col-Technik in Vorbereitung einer verzögerten Implantatinsertion oder weiterer implantatlagerverbessernder Maßnahmen vor, falls sich Knochenresorptionen durch Remodeling oder eine Weichteilschrumpfung einstellen sollten. Die Zahnentfernung wurde so koordiniert, dass sie einer Vorstellung beim Prothetiker unmittelbar folgte, der die extraktionsreifen Zähne auf eine subgingivale, aber noch supraossäre Höhe reduzierte und eine provisorische, auf den benachbarten Eckzähnen abgestützte Brücke herstellte, die ovoide Pontics als Schneidezahnersatz aufwies.

Initialer Implantatlageraufbau — 3 Monate

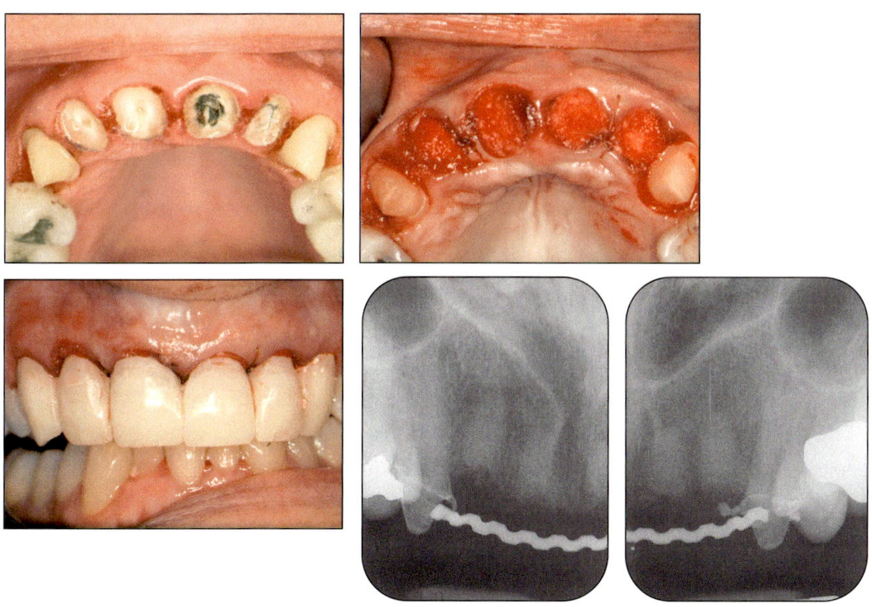

Nach Entfernung der provisorischen Brücke wurden die extraktionsreifen Schneidezähne mit Periotomen minimalinvasiv entfernt. Aus allen Alveolen blutete es lebhaft und knöcherne Defekte lagen nicht vor. Die Bio-Col-Technik wurde durchgeführt, gefolgt von der Zementierung der provisorischen Brücke. Dadurch wurde die Weichteilabstützung sofort erkennbar. Postoperative Röntgenbilder zeigen die dicht mit Knochentransplantaten aufgefüllten Alveolen.

Intermediärer Implantatlageraufbau — 3 Monate

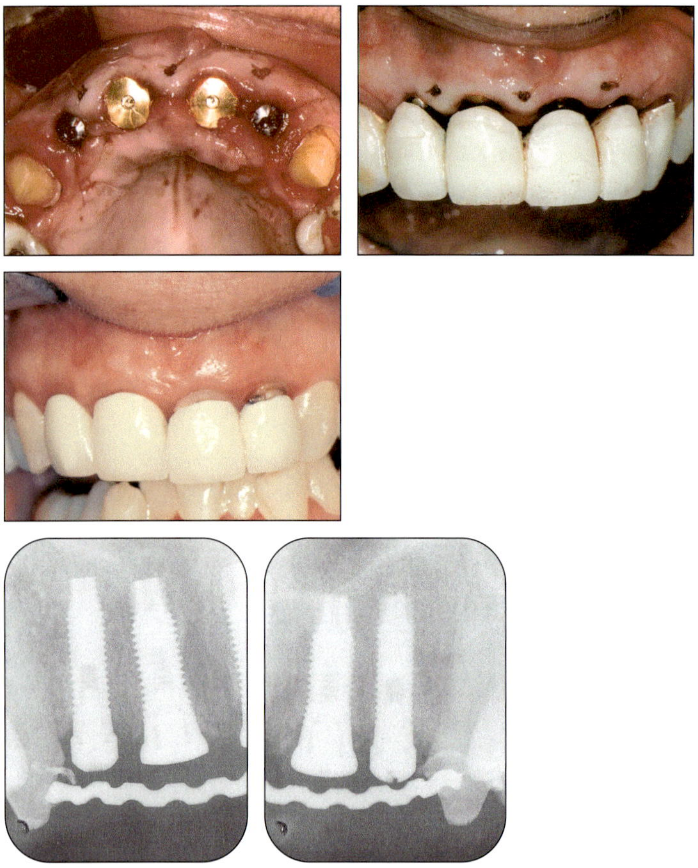

Drei Monate nach Zahnextraktion wurden die mittleren Schneidezähne durch einteilige ungedeckte Implantate und die seitlichen Schneidezähne durch Mikro Mini-Implantate ersetzt. Auf die mit einem externen Hexagon versehenen Implantate mit reduziertem Durchmesser wurden sofort Gingivaformer aufgesetzt, so dass auch sie in ungedeckter Weise eingebracht wurden. Es wurde kein Lappen gebildet und es wurden keine Inzisionen durchgeführt. Durch vertikale Rückstichnähte wurden die interimplantären Weichgewebe gefasst, um die Zahnpapillen vor der Einprobe, Anpassung und Zementierung der provisorischen Brücke aufzurichten. Röntgenbilder 3 Monate nach Implantatinsertion zeigen eine weiteren Einbau der BioOss®-Transplantate, Anzeichen der Osseointegration und Erhalt einer angemessenen interimplantären Knochenbreite, um die darüber liegenden Papillen zu stützen.

Endgültiger Implantatlageraufbau — 4 Monate

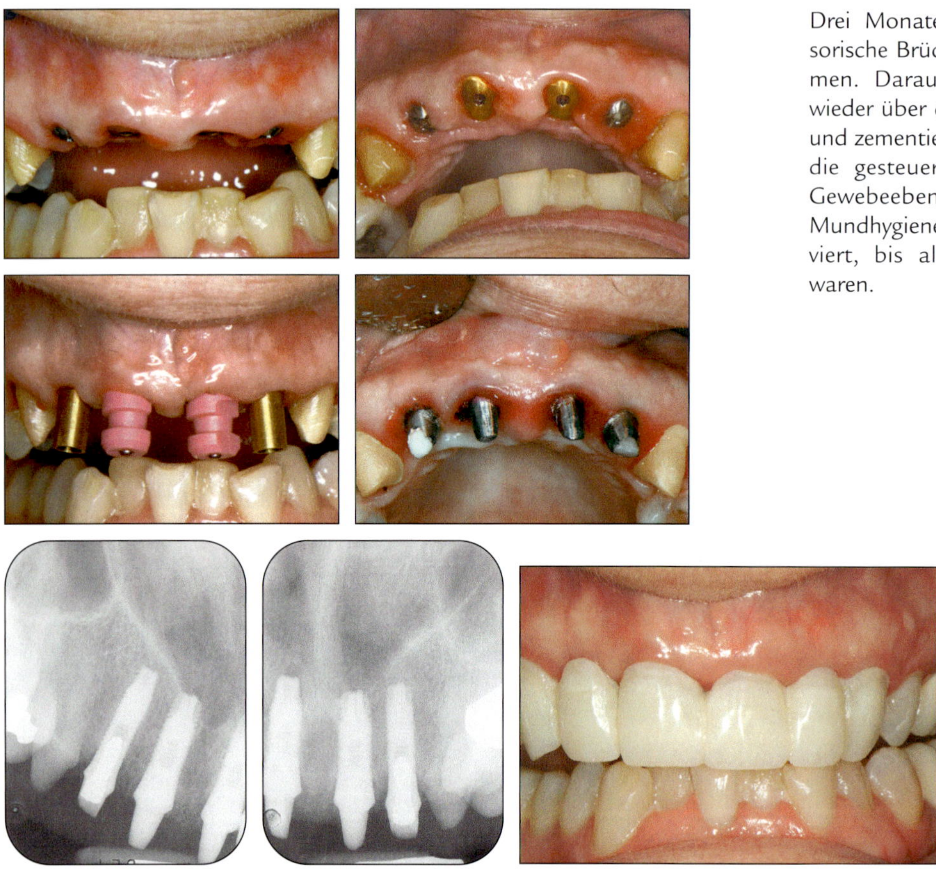

Drei Monate nach Implantatinsertion wurde die provisorische Brücke entfernt und es wurden Abdrücke genommen. Daraufhin wurde die provisorische Restauration wieder über den Implantataufbaupfosten befestigt, poliert und zementiert. In diesem Fall wurden vier Monate Zeit für die gesteuerte Weichteilheilung und Stabilisation der Gewebeebenen gelassen. Währenddessen wurden die Mundhygienemaßnahmen durch den Prothetiker intensiviert, bis alle Weichteilentzündungen zurückgegangen waren.

Endgültiges Resultat — Gesamtbehandlungszeit: 10 Monate

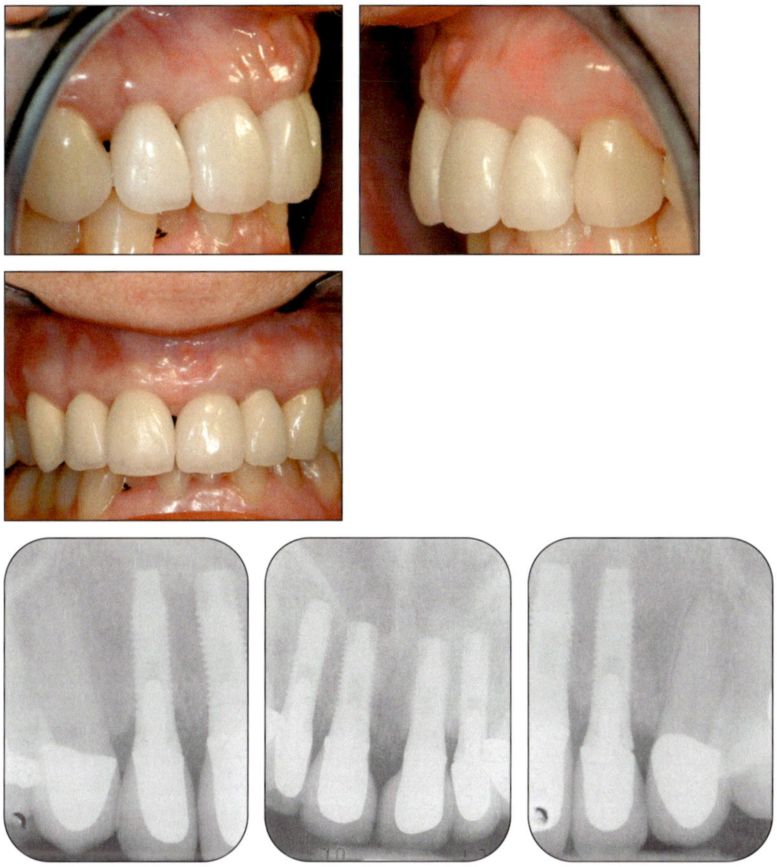

Zwei operative Eingriffe und eine Gesamtbehandlungszeit von zehn Monaten wurden aufgewendet, um die extraktionsreifen Oberkieferschneidezähne durch ästhetische Einzelzahnimplantate zu ersetzen. Dieser Fall betont die Wichtigkeit einer engen Koordinierung zwischen Chirurgen und Prothetiker bei der Eingliederung von ästhetischem implantatgestützten Zahnersatz. Die prothetische Stützung der Weichgewebe wurde vor Zahnentfernung geplant und während der Osseointegrationsperiode aufrechterhalten. Trotz der offenen ungedeckten Implantateinheilung wurden zusätzliche prothetische Verbesserungen nach Einsetzen der Aufbaupfosten erzielt und es wurde eine ausreichende Zeit für die Stabilisierung der Weichteile zugelassen. Eine anhaltende Entzündung durch inadäquate Mundhygiene wurde erst durch Aufklärung der Patientin in der endgültigen Implantatlageraufbauphase beseitigt. Dadurch wurde die Eingliederung der endgültigen Versorgung verzögert. Die klinische Entscheidung, die Implantatinsertion zu verzögern, wurde auf der Grundlage einer Reduzierung des ästhetischen Risikos durch Zahnbeweglichkeit und assoziiertes Ödem der marginalen Gingiva getroffen, obwohl eine Sofortimplantation möglich gewesen wäre und den Patientenwünschen entsprochen hätte. Das endgültige Ergebnis demonstriert die harmonische Zahnästhetik zusammen mit einem gesunden, natürlich aussehenden Zahnfleisch. Die postoperativen Röntgenbilder zeigen die Erhaltung der Hartgewebeanatomie im Implantatlager (Restauration durch Dr. Larry Stein, Miami, FL).

Fallbericht 2: Mehrschrittige Rekonstruktion eines großvolumigen ästhetischen Kombinationsdefekts des Kieferkamms zum Ersatz eines Oberkiefereckzahns

Vorgeschichte

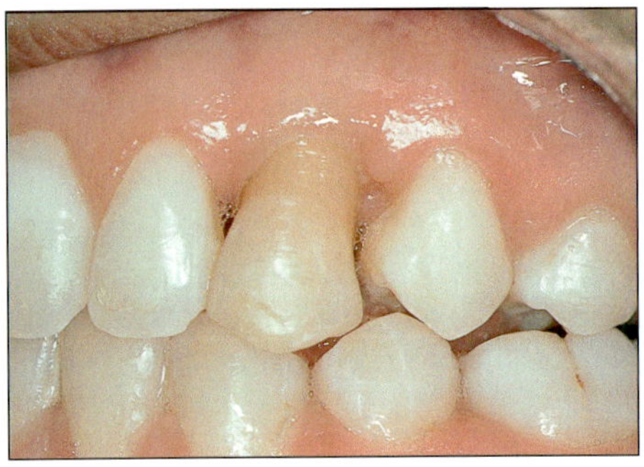

Dieser 19-jährige Patient stellte sich mit einem extraktionsreifen Oberkiefereckzahn und einem vorgeschädigten seitlichen Schneidezahn aufgrund von Alveolarknochenverlust als Komplikation einer zuvor durchgeführten kieferorthopädischen Anschlingung und Extrusion des retinierten Eckzahns vor. Der initiale Behandlungsplan sah eine forcierte kieferorthopädische Extrusion des extraktionsreifen Eckzahns vor seiner Entfernung vor. Die darauf folgende Bewertung des lateralen Schneidezahns sollte festlegen, ob er zu erhalten oder zu entfernen sei, bevor mit den Maßnahmen zu Hart- und Weichgewebeaufbau im Implantatlager sowie mit der Implantatinsertion und der ästhetischen Restauration begonnen wurdet.

Initialer Implantatlageraufbau — 12 Monate

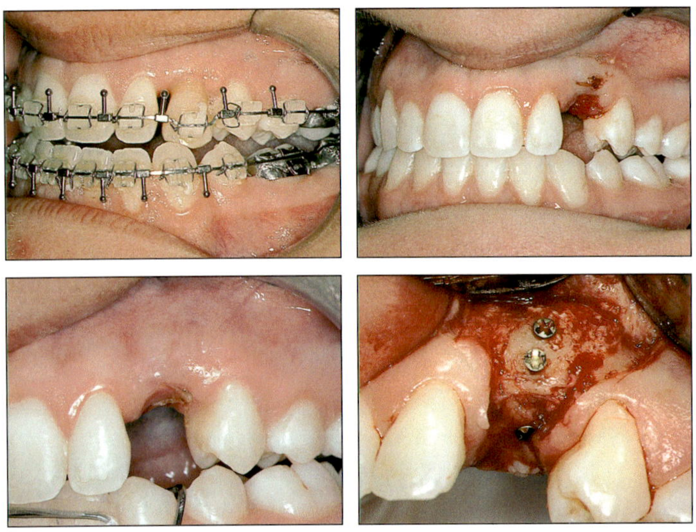

Der initiale Implantatlageraufbau bestand aus einer forcierten kieferorthopädischen Extrusion als Technik zur Entwicklung der Hart- und Weichgewebe. Nach drei Monaten kieferorthopädischer Extrusion wurden weitere zwei Monate zur Stabilisation des Zahns und Reifung des Knochens und der Weichgewebe im Situs vor Zahnextraktion vorgesehen. Die Beweglichkeit des seitlichen Schneidezahns erholte sich und der interdentale Knochen und die Ebene des Weichgewebes verbesserten sich erheblich. Entsprechend wurde entschieden, den lateralen Schneidezahn zu erhalten. Zusammen mit der Entfernung des Eckzahns wurde die Bio-Col-Technik angewendet, um den rekonstruktiven Weichteilmantel in Anwesenheit eines schwer einschätzbaren Knochendefektes der bukkalen Alveolenwand in Vorbereitung der darauf folgenden hart- und weichteilimplantatlagerverbessernden Maßnahmen zu erhalten. Drei Monate Heilungszeit wurden vor der Restauration der fehlenden Hartgewebe mit einem autologen Knochentransplantat und partikulären Knochen geplant. Ein kurvilinearer, angeschrägter Lappen wurde als Zugang für die Transplantation des autologen Knochenblocks und des partikulären Knochentransplantats durchgeführt, um die fehlende Hartgewebeanatomie am Empfängerbett, die schon zuvor durch die kieferorthopädische Extrusion des Eckzahns verbessert worden war, aufzubauen. Ein Zeitraum von vier Monaten wurde für die Transplantatreifung eingeplant.

Intermediärer Implantatlageraufbau — 4 Monate

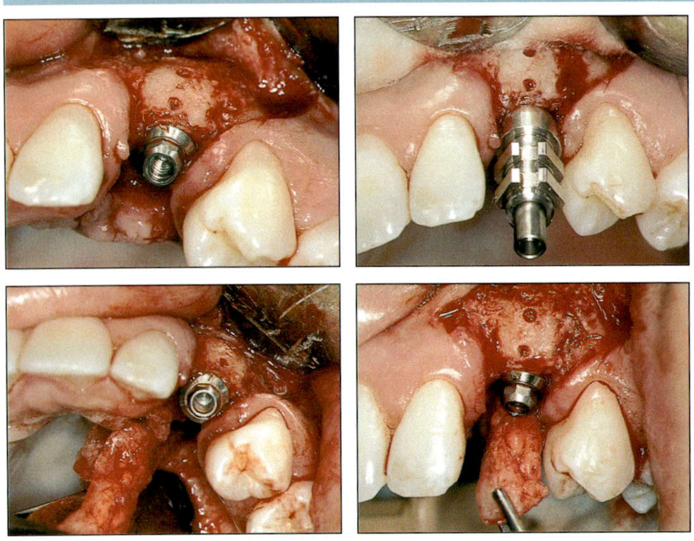

Ein vollschichtiger bzw. teilschichtiger, kurvilinear geschnittener Lappen wurde als Zugang zur Insertion eines einteiligen offen einheilenden Implantats gewählt und es wurde eine intraoperative Abformung durchgeführt. Daraufhin wurde ein VIP-CT-Lappen im benachbarten Gaumenspenderareal gehoben, über den Hals des Implantats rotiert und am Periost in die Peripherie der Empfängerstelle festgenäht.

Intermediärer Implantatlageraufbau *(Fortsetzung)*

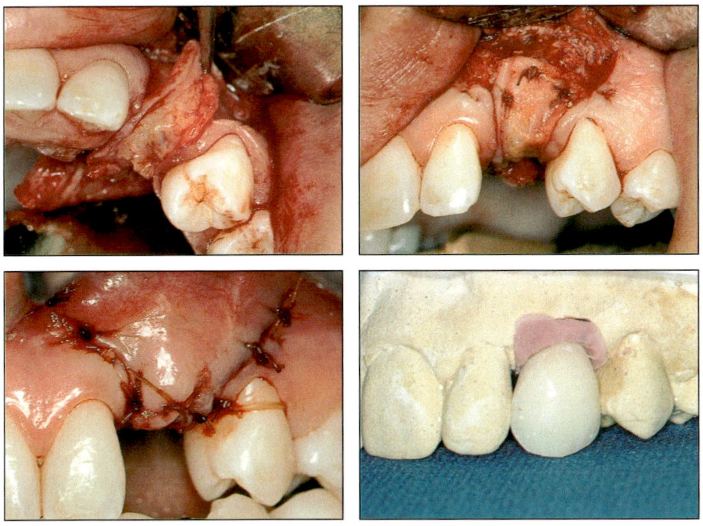

Die koronale Vorverschiebung des Zugangslappens wurde durch spannungsreduzierende Rückschnitte erleichtert und es wurde eine plastische Deckung ermöglicht. Die Deckung eines einteiligen Implantats, das eigentlich in einer offenen Weise einheilen sollte, durch einen VIP-CT-Lappen hat den Weichteilmantel im Situs effektiv expandiert. Nach drei Monaten Heilungszeit wurde ein Abdruck des Situs genommen und eine exakte Weichteilmaske wurde für das Gipsmodell mit dem Modellimplantat hergestellt. Es wurden vier Monate Zeit zur Osseointegration gelassen.

Endgültiger Implantatlageraufbau — 3 Monate

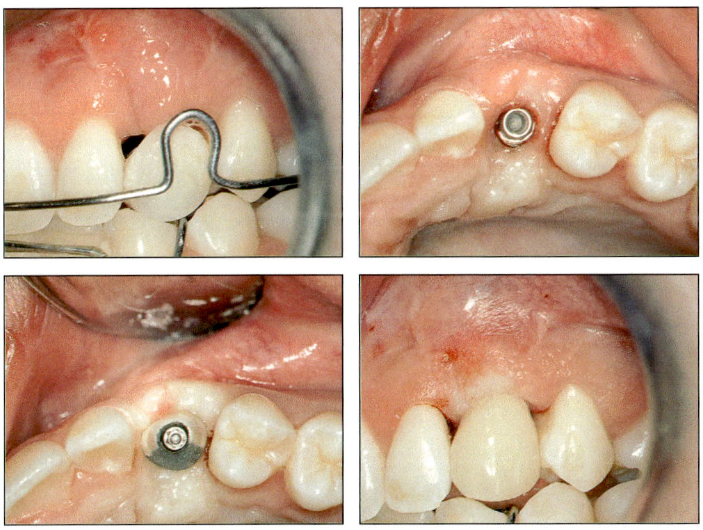

Das Implantat wurde durch einen konservativen Gewebestanzenzugang freigelegt. Ein individualisierter Aufbaupfosten und eine provisorische Krone wurden eingegliedert und es wurde ein Laser-Resurfacing des Weichgewebes durchgeführt, um das Weichgewebe mit an die benachbarten Gebiete anzupassen. Zusätzliche drei Monate wurden zur gesteuerten Weichteilheilung vor der endgültigen Abdrucknahme und Eingliederung der endgültigen Restauration investiert.

Endgültiges Resultat — Gesamtbehandlungszeit: 19 Monate

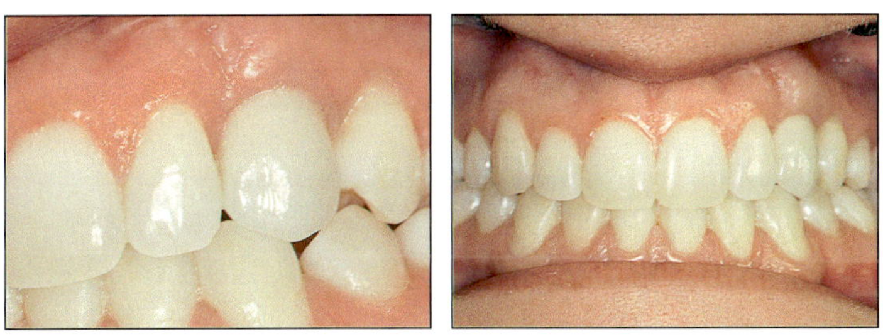

Die Gesamtbehandlung dauerte 19 Monate. Eine enge Koordinierung mit dem Prothetiker und Kieferorthopäden wurde zur Behandlung mit interimsprovisorischen Kronen zur Vermeidung der Übertragung von Mikrobewegungen auf das Operationsgebiet notwendig. Die endgültigen Resultate waren ein unauffälliger Implantatersatz und die unerwartete Rettung des benachbarten beschädigten seitlichen Schneidezahns. Die Verwendung eines VIP-CT-Lappens zur intentionellen Bedeckung des einteiligen Implantats erbrachte eine signifikante vertikale Weichteilaugmentation (Kieferorthopädie durch Dr. Idalia Lastra, Coral Gables, FL, Prothetik durch Dr. Aquiles Mas, Hialeah, FL).

Fallbericht 3: Mehrschrittige Rekonstruktion eines großvolumigen ästhetischen Kombinationsdefektes des Kieferkamms zum Ersatz eines zentralen Schneidezahns

Vorgeschichte

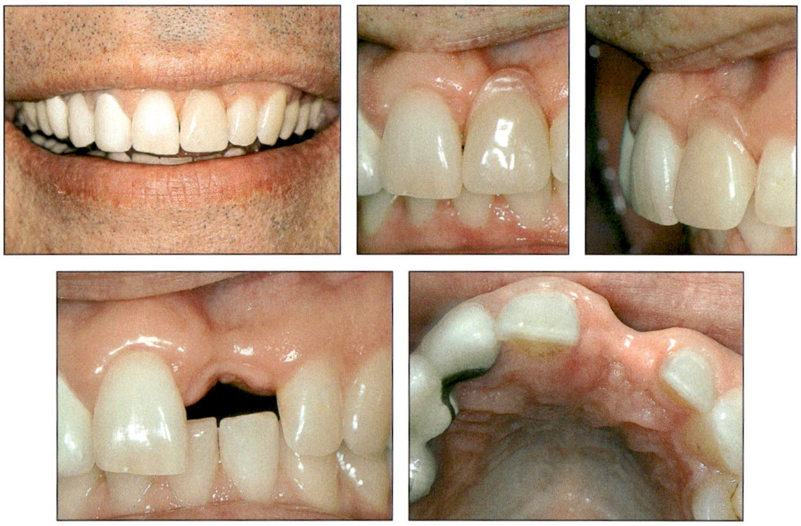

Dieser 47 Jahre alte männliche Patient stellte sich drei Monate nach der Entfernung seines linken seitlichen Schneidezahns nach einer fehlgeschlagenen endodontischen Behandlung vor. Ein großvolumiger ästhetischer Kombinationsdefekt von Hart- und Weichgewebe resultierte im Kieferkamm. Der Patient zeigte eine beachtliche Zahnfleischschau in entspannter Lachposition. Seine primären Bedenken zielten auf die Funktionsfähigkeit und sein Aussehen während der Behandlungsphasen. Die bestehende provisorische Interimsversorgung besaß einen zahnfleischfarbenen Sattel, um den Kieferkammdefekt zu verdecken. Der Patient verlangte auch die Zusicherung, dass die implantatgestützte Restauration eine akzeptable Ästhetik ermöglicht.

Initialer Implantatlageraufbau — 6 Monate

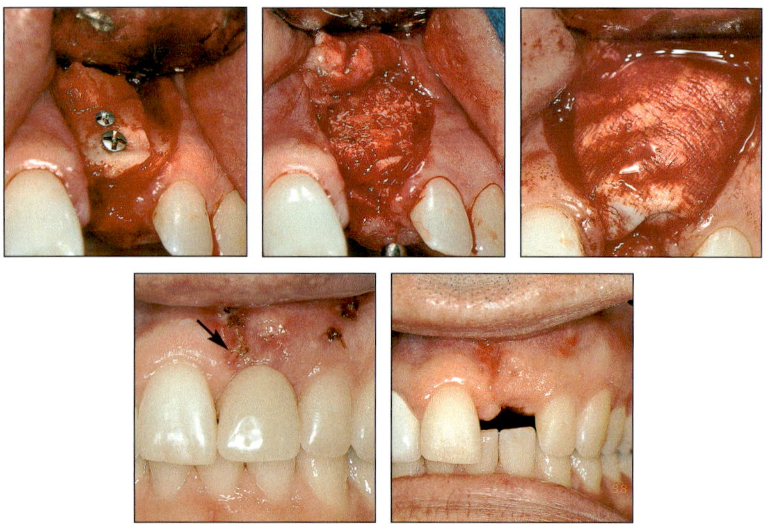

Über einen kurvilinear geschnittenen, angeschrägten Zugangslappen wurde eine Knochentransplantation durch Blöcke und partikuläre Knochentransplantate durchgeführt. Eine resorbierbare Kollegenmembran wurde durch Absorption des Blutes im Situs stabilisiert und die Wunde wurde spannungsfrei verschlossen. Die Dehiszenz des mesialen Wundrandes (*Pfeil*) wurde am 10. postoperativen Tag festgestellt und auf die Übertragung von Mikrobewegungen auf das Areal durch den labialen Sattel der herausnehmbaren provisorischen Interimsrestauration zurückgeführt. Der Sattel wurde komplett entfernt. Danach heilte der Situs unauffällig. Trotzdem verschwand der Volumenzuwachs, der an der mesialen Seite des Defektes zunächst geschaffen worden war, während distal ein exzellenter Volumenzuwachs des Hartgewebes bestand. In diesem Fall wurden wegen der frühen Wunddehiszenz zwei zusätzliche Monate zur Abheilung abgewartet.

Intermediärer Implantatlageraufbau — 6 Monate

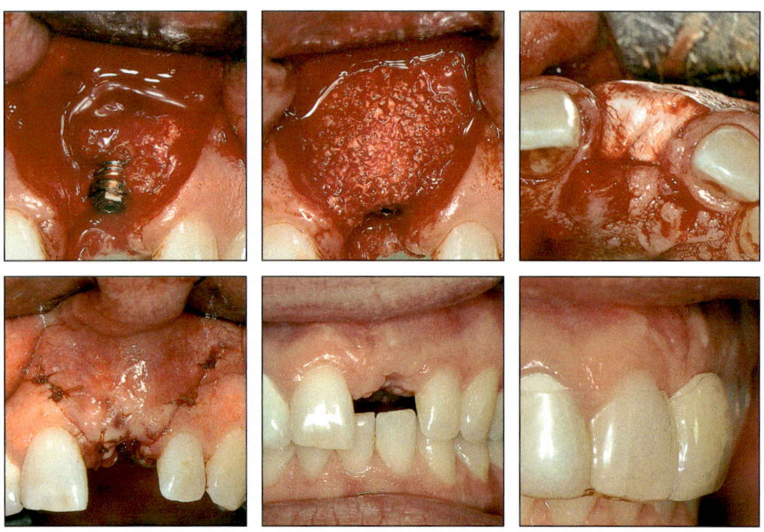

Sechs Monate nach der Transplantation wurde der Situs für eine zusätzliche Transplantation wiedereröffnet, die in diesem Fall zusammen mit einer simultanen Implantatinsertion durchgeführt wurde, weil eine vitale Einheilung des Knochentransplantats in den Bereichen beobachtet wurde, die nicht negativ durch die interimsprovisorische Prothese beeinflusst worden waren und weil eine ideale Implantatpositionierung möglich war. Eine intraoperative Abformung wurde vor der zusätzlichen Knochentransplantation und der gesteuerten Knochenregenerationsmaßnahme angefertigt. Um die Übertragung von Mikrobewegungen auf den Situs auszuschließen, wurde ein Essex-Provisorium gestaltet. Sechs Monate wurden zur kompletten Reifung des Knochentransplantats und Osseointegration des Implantats vorgesehen. Obwohl sich aus dem zweiten Knochentransplantat ein exzellenter Volumengewinn ergab, war eine Weichteilschrumpfung im Situs offensichtlich.

Intermediärer Implantatlageraufbau (*Fortsetzung*) — 3 Monate

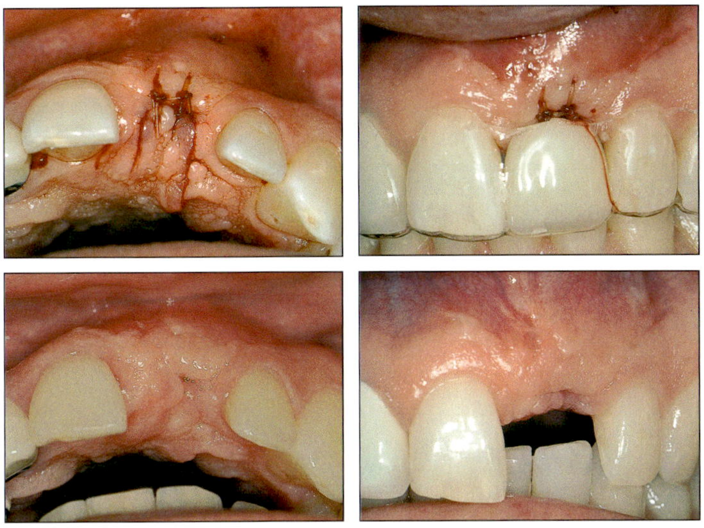

Über einen palatinalen Zugang wurde ein subepitheliales Bindegewebetransplantat in ein geschlossenes Empfängerbett eingebracht und durch die interimsprovisorische Restauration wurde die Region während der 3-monatigen Heilungszeit nach der Weichteiltransplantation vor Mikrobewegung geschützt. Obwohl die natürliche Alveolarfortsatzkontur jetzt komplett wiederhergestellt war, zeigten sich Oberflächenirregularitäten in der Gingiva.

Endgültiger Implantatlageraufbau — 4 Monate

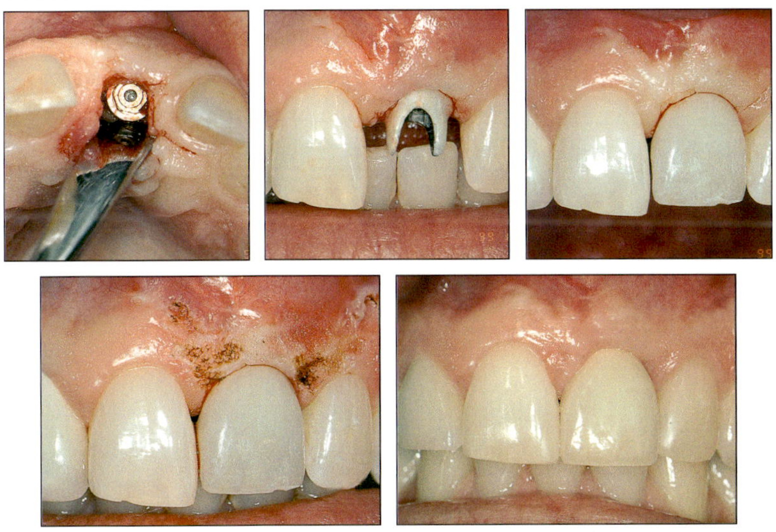

Ein palatinaler Halbinsellappen wurde für einen konservativen Zugang zur Insertion eines individualisierten Aufbaupfostens und einer provisorischen Krone umschnitten, wobei eine weitere Vernarbung des bukkalen Weichgewebe vermieden wurde. Mit einem Laser-Resurfacing des Weichgewebes wurden oberflächliche Irregularitäten der Gingiva beseitigt und das Weichteilaussehen wurde den benachbarten Bereichen angepasst. Der Prothetiker veränderte die Konturen der provisorischen Krone am Beginn der endgültigen Implantatlageraufbauphase, um eine prothetisch gesteuerte Weichteilheilung für eine optimale Zahnfleischästhetik durchzuführen.

Endgültiges Resultat — Gesamtbehandlungszeit: 19 Monate

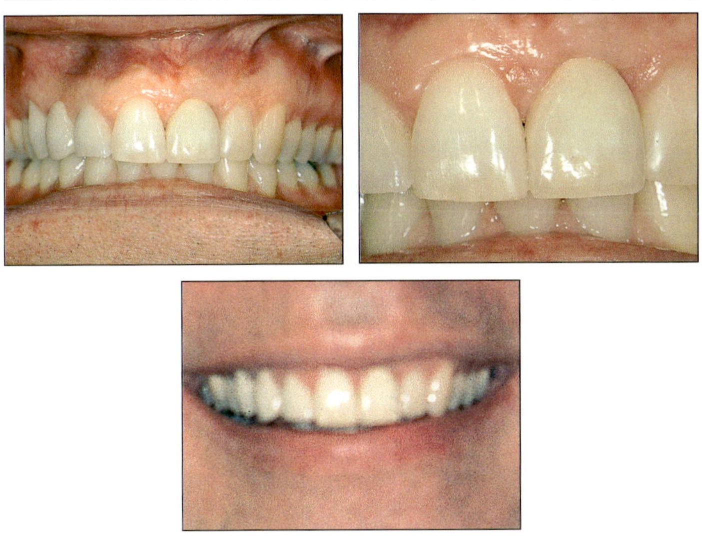

Die Rekonstruktion dieses großvolumigen Kombinationsdefektes des Kieferkamms erforderte fünf operative Eingriffe und eine Gesamtbehandlungszeit von 19 Monaten. Die enge Koordination mit dem Prothetiker gemeinsam mit der Akzeptanz eines temporären ästhetischen Kompromisses durch den Patienten waren erforderlich, weil das Operationsgebiet durch die provisorische Interimsversorgung vor unerwünschter mechanischer Unruhe geschützt werden musste, um damit eine komplette Restauration der fehlenden Kieferkammkonturen zu ermöglichen. Über eine intraoperative Abformung wurden die Herstellung und Eingliederung eines individualisierten Aufbaupfostens und einer provisorischen Krone ermöglicht, die die prothetisch gesteuerte Weichteilheilung ermöglichten. Das Endresultat war eine unauffällige Implantatrestauration in Harmonie mit der benachbarten Bezahnung und einem Patienten, der wieder frei lachen konnte (Restauration durch Dr. Cecil Abraham, Miami, FL).

Fallbericht 4: Mehrschrittige Rekonstruktion eines großvolumigen ästhetischen Hartgewebe-Kieferkammdefektes zum Ersatz eines seitlichen Schneidezahns

Vorgeschichte

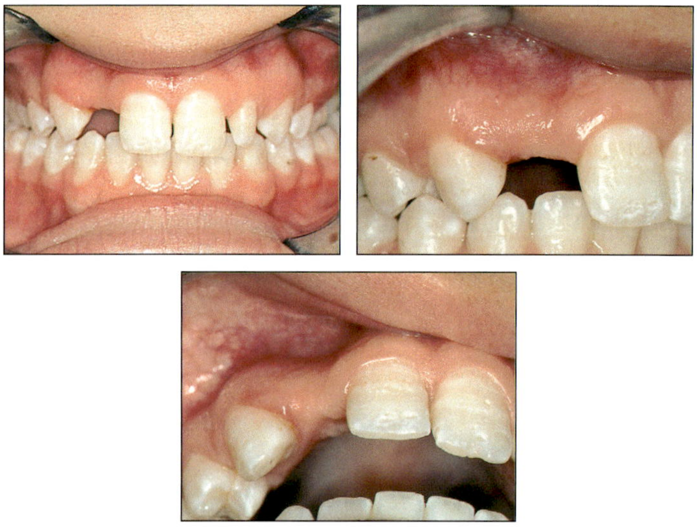

Dieser 18-jährige Patient stellte sich zum Implantatersatz eines fehlenden seitlichen Schneidezahns vor. Die präoperative Untersuchung zeigte einen großvolumigen ästhetischen Hartgewebedefekt im Implantationsbereich, wie auch unästhetische proportionierte Zahnkronen und Zahnbreitenverhältnisse. Der Zahnprothetiker führte ein diagnostisches Waxup durch, das den Bedarf einer ästhetischen Kronenverlängerung der benachbarten Zähne und die Restauration mit einem kosmetischen Veneer zum Erreichen eines befriedigenden ästhetischen Resultates zeigte. Es ist zu beachten, dass der knöcherne Defekt eine ideale Implantatpositionierung ausschließt.

Initialer Implantatlageraufbau — 4 Monate

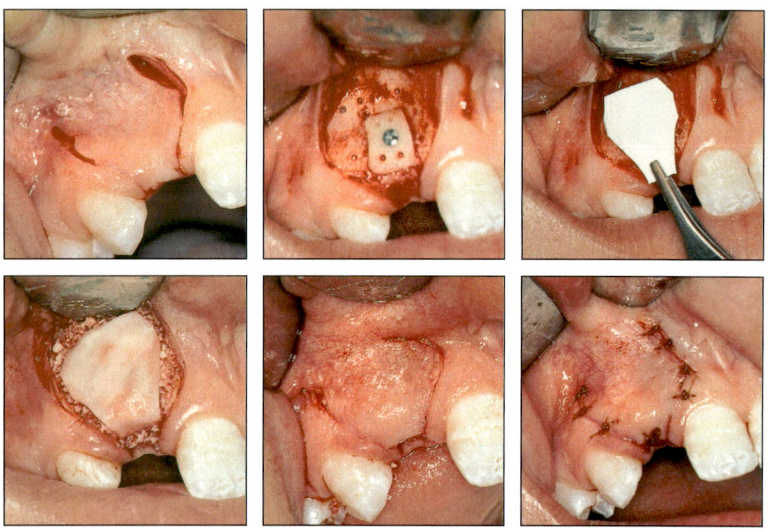

Ein kurvilinear geschnittener, angeschrägter Lappen bot Zugang für eine Block- und partikuläre Knochentransplantation des Situs. Spannungsreduzierende Rückschnitte gewährleisteten eine passive Lappenanlagerung über einem großvolumigen Knochentransplantat ohne Einschränkung der Blutzirkulation in den Lappenrändern. Eine plastische Deckung wurde damit erreicht und die interimsprovisorische Restauration ermöglichte die Vermeidung der Übertragung von Mikrobewegungen in das Operationsgebiet. Eine 4-monatige Heilungszeit wurde dem Knochentransplantat zugestanden.

Endgültige Implantatlageraufbau — 4 Monate

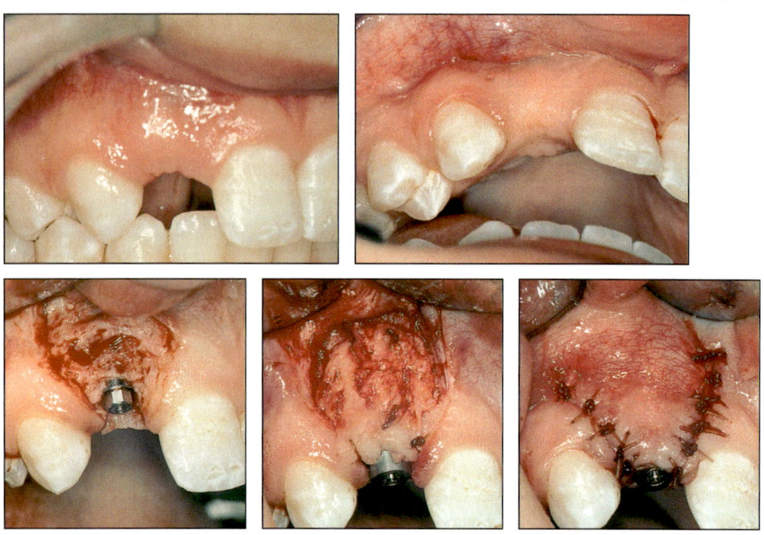

Vier Monate nach der hartgeweblichen Implantatlagerverbesserung wurden ideale Alveolarfortsatzkonturen sichtbar. Trotzdem wurde ein subepitheliales Bindegewebetransplantat simultan mit der ungedeckten Implantatinsertion durchgeführt, um den absehbaren Verlust von Weichgewebe, der nach Wiedereröffnung zur Entfernung von Osteosyntheseschrauben und der Implantatinsertion auftritt, auszugleichen. Ein dünnes Narrow-Neck-Implantat war erforderlich, um eine angemessene Dicke des benachbarten Interdentalknochens zu erhalten, um die darüber liegenden Papillen zu schützen. Ein anatomischer Gingivaformer bot eine Stütze für die umgebenden Weichgewebe und benachbarten Interdentalpapillen, womit ihr Kollaps vermieden wurde. Darüber hinaus verbesserte die zusätzliche Weichgewebedicke das ästhetische Aussehen der Gingiva und ihre Widerstandsfähigkeit gegen Rezessionen nach subgingivalen prothetischen Maßnahmen.

Endgültiger Implantatlageraufbau (*Fortsetzung*) — 7 Monate

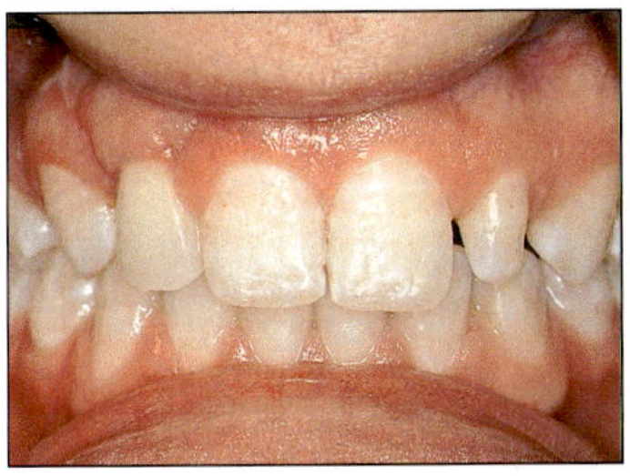

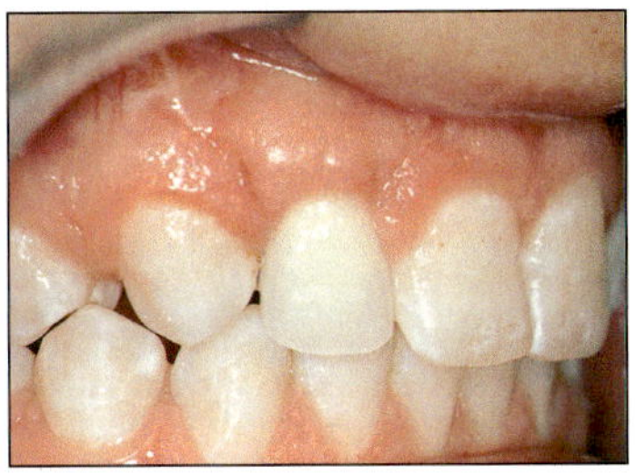

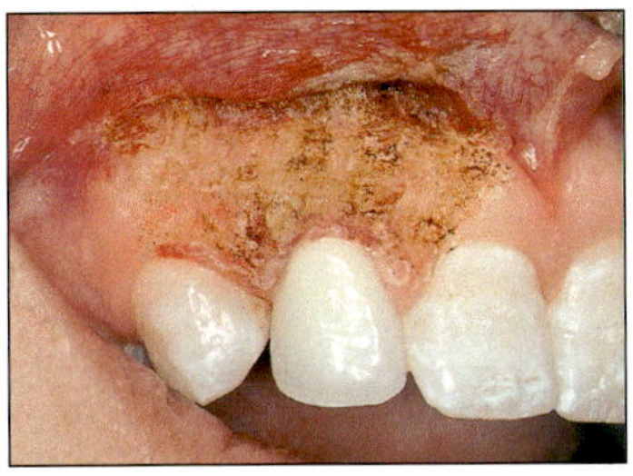

Drei Monate wurden zur Reifung der Weichgewebe und Osseointegration des Implantats im Situs zugestanden. Danach wurde eine provisorische Zahnkrone eingesetzt und ein Laser-Resurfacing des Weichgewebes diente zur Anpassung des Weichgewebeaussehens an die benachbarten Bereiche. Zwei zusätzliche Monate wurden für die Weichteilheilung und die prothetisch gesteuerte Weichteilheilung vorgesehen. Nach Stabilisierung der Weichgewebe um die provisorische Implantatrestauration wurde eine ästhetische Kronenverlängerung durchgeführt und die benachbarten Zähne wurden präpariert und mit provisorischen Kronen versorgt. Zwei Monate später wurden die endgültigen Restaurationen eingegliedert.

Endgültiges Resultat — Gesamtbehandlungszeit: 15 Monate

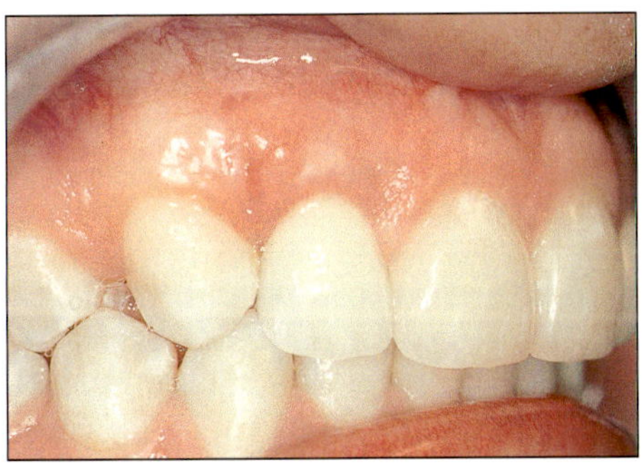

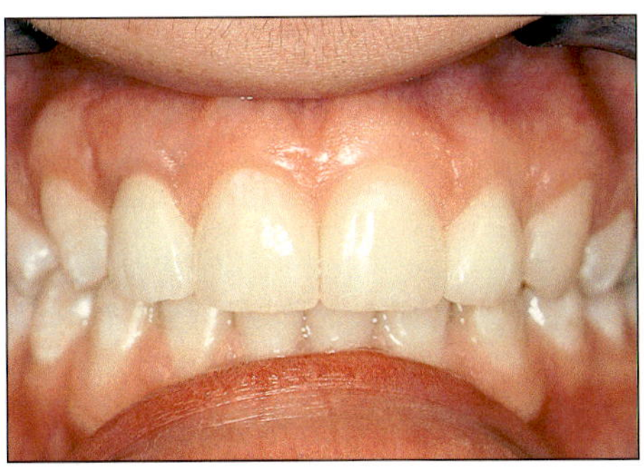

Die Rekonstruktion dieses ästhetischen großvolumigen Hartgewebe-Kieferkammdefektes erforderte zwei Implantatlageraufbaumaßnahmen, eine Verschönerungsmaßnahme des Weichgewebes und eine kosmetische Parodontaloperation der benachbarten Bezahnung. Die Gesamtbehandlungszeit betrug 15 Monate. Die enge Koordinierung mit dem Prothetiker wurde bei der provisorischen Interimsversorgung erforderlich, um die Übertragung von unerwünschten Mikrobewegungen auf den operierten Bereich zu vermeiden. Zusätzlich beeinflussten die Gespräche über die vorgeschlagene Position des Gingivarandes des benachbarten Eckzahns und zentralen Schneidezahns die Implantatinsertion. Durch einen anatomischen Gingivaformer und die darauf folgende provisorische implantatgetragene Zahnkrone wurde eine prothetisch gesteuerte Weichteilheilung durchgeführt. Das Endresultat war eine unauffällige Implantatrestauration und eine großartig verbesserte Ästhetik des Lachens für diesen ästhetisch bewussten Patienten (Prothetik durch Dr. William R. Bronkan, Miami, FL).

Fallbericht 5: Simultane Rekonstruktion eines großvolumigen ästhetischen Kombinationsdefektes des Kieferkamms zum Ersatz von 4 Oberkieferschneidezähnen

Vorgeschichte

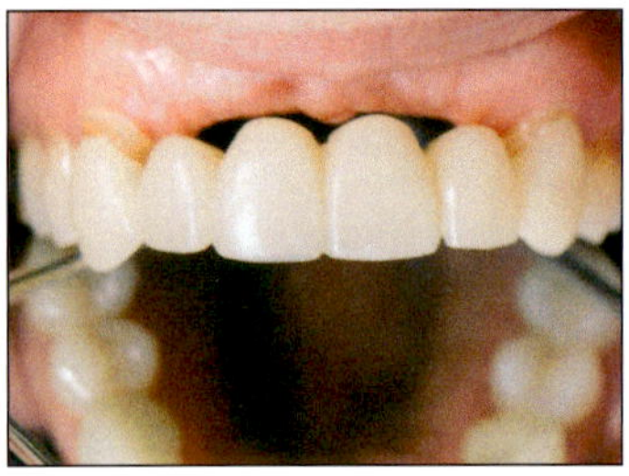
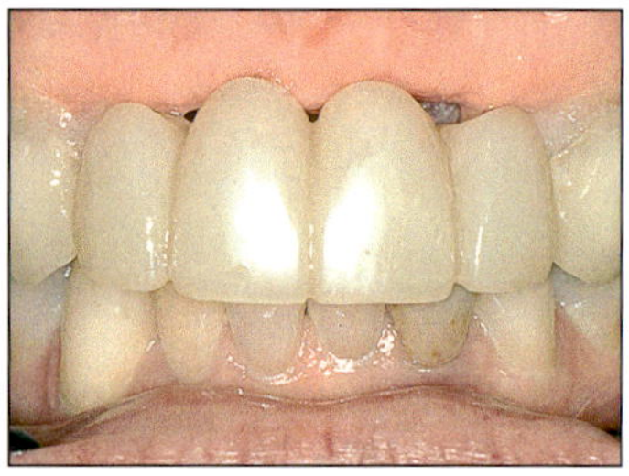
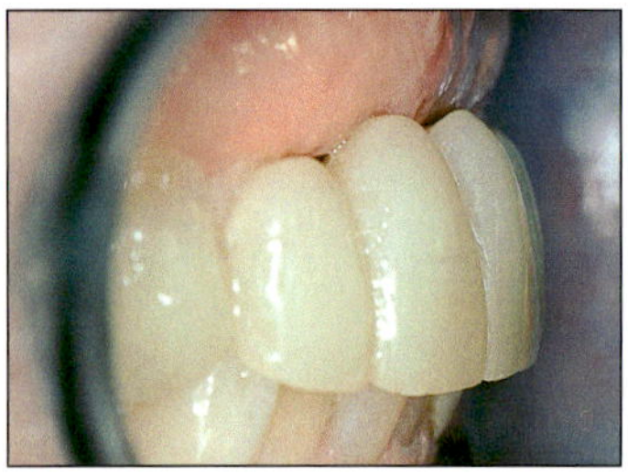

Diese 43 Jahre alte weibliche Patientin mit einer hohen Lachlinie stellte sich mit einem großvolumigen ästhetischen Kombinationsdefekt im Kieferkamm unter Einschluss der seitlichen mittleren Oberkieferschneidezahnregion vor. Diese Implantatlager wurden als regenerationsschwach klassifiziert, nach einer Vorgeschichte mit multiplen Eingriffen, die zum Zahnverlust und zum Verlust einer früheren Knochentransplantationsmaßnahme, die einige Monate zuvor durchgeführt worden war, führte. Die Patientin äußerte Bedenken, ob es möglich wäre, die vier mittleren Schneidezähne mit unauffälligen implantatgetragenen Einzelrestauration zu ersetzen. Sie war auch beunruhigt über die Zahl der Eingriffe und die gesamterforderliche Behandlungszeit. Vor Therapiebeginn wurde ein diagnostisches Waxup durchgeführt und eine neue interimsprovisorische Restauration wurde eingesetzt, um realistische Erwartungen an das Endergebnis herzustellen. Der Behandlungsplan umfasste einen simultanen Hart- und Weichgewebeaufbau, gefolgt von einer ungedeckten Implantatinsertion mit individualisierten zahnförmigen Gingivaformern. Die Gesamtbehandlungszeit wurde mit zwölf Monaten veranschlagt.

Initialer Implantatlageraufbau — 4 Monate

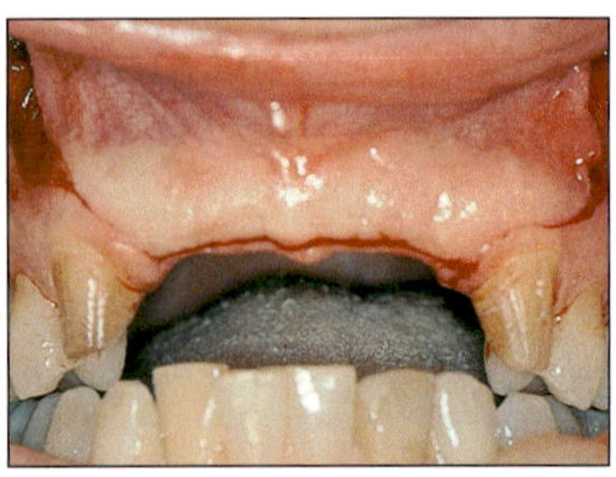
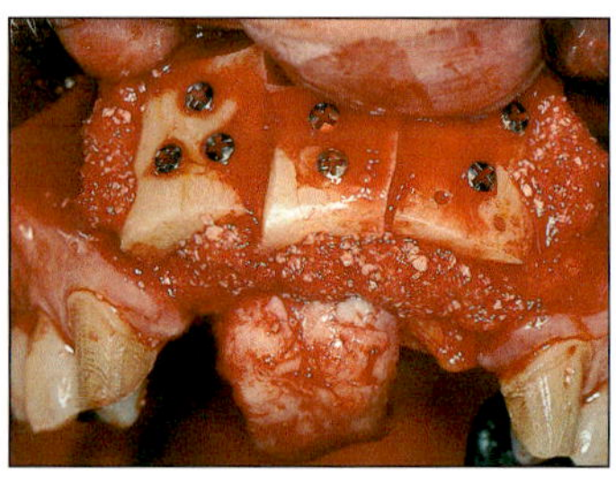
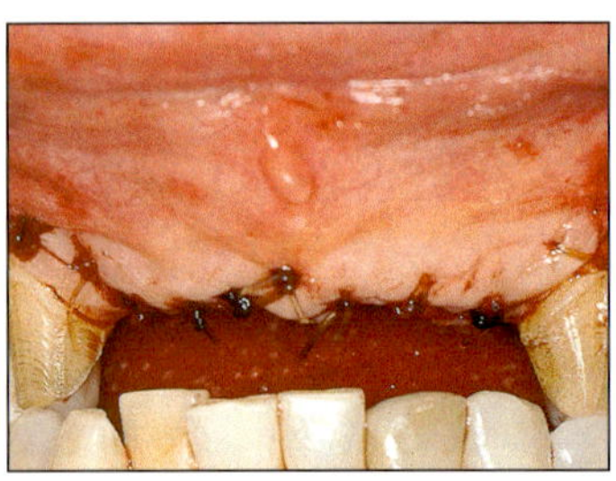
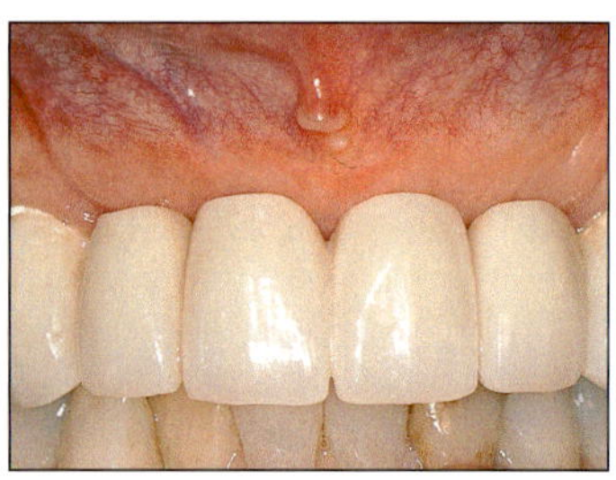
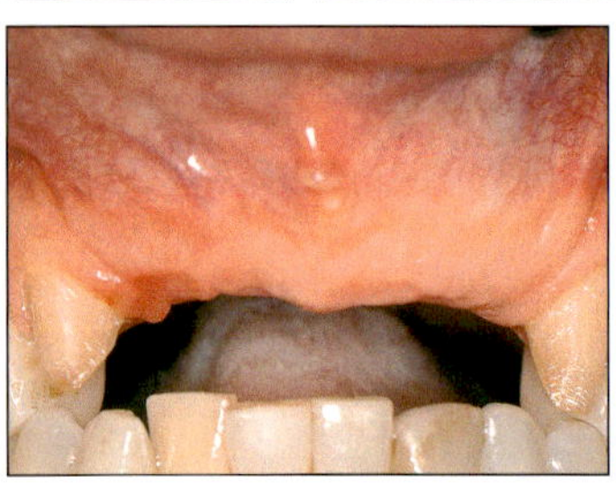

Über eine übertrieben kurvilineare und angeschrägte Schnittführung mit spannungsreduzierenden Rückschnitten wurde der Zugangslappen für einen simultane Hart- und Weichgewebeaufbau im Implantatlager gebildet. Die vertikalen Schenkel der Inzisionen wurden über dem zweiten Interdentalbereich zwischen den beidseitigen Prämolaren platziert. Die Epithelialisierung der benachbarten bukkalen befestigten Gingiva und der Bereich der Papillen und des Cols wurden durchgeführt. Kortikospongiöse Knochentransplantate wurden vom Unterkieferkörper gewonnen und beidseitige VIP-CT-Lappen wurden vom Gaumen beidseits gehoben. Ein partikuläres Knochentransplantat bestehend aus autologer Spongiosa und BioOss® wurde um das Knochenblocktransplantat verdichtet und die VIP-CT-Lappen wurden über den Knochentransplantaten befestigt und unter dem Empfängerlappen interponiert, der koronal vorgeschoben wurde, um eine spannungsfreie Wundheilung zu erreichen. Die provisorische Restauration wurde modifiziert, um die Transmission von Mikrobewegungen in den Situs während der initialen Heilung zu vermeiden. Drei Monte nach dem Eingriff wurde eine zweite provisorische Restauration eingegliedert. Die Entfernung der provisorischen Restauration zeigte eine erfolgreiche Rekonstruktion der verloren gegangenen Alveolarfortsatzkonturen mit einer signifikanten vertikalen Weichteilaugmentation.

Endgültiger Implantatlageraufbau — 4 Monate

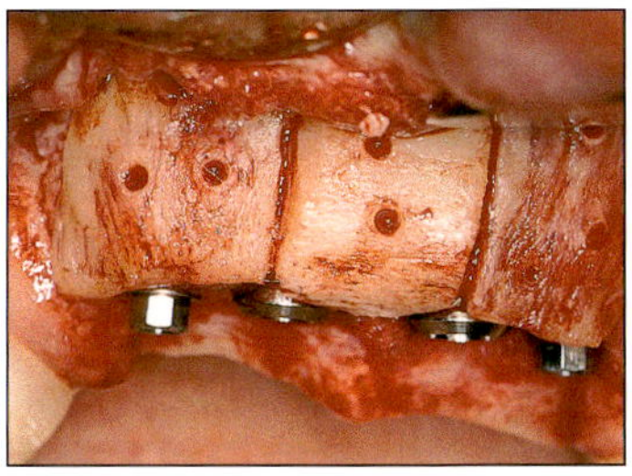

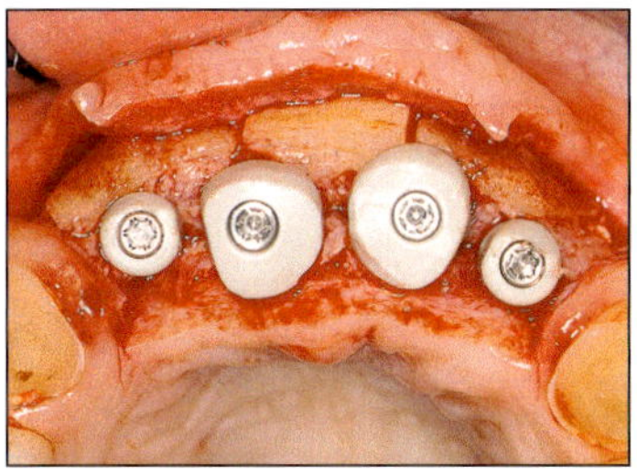

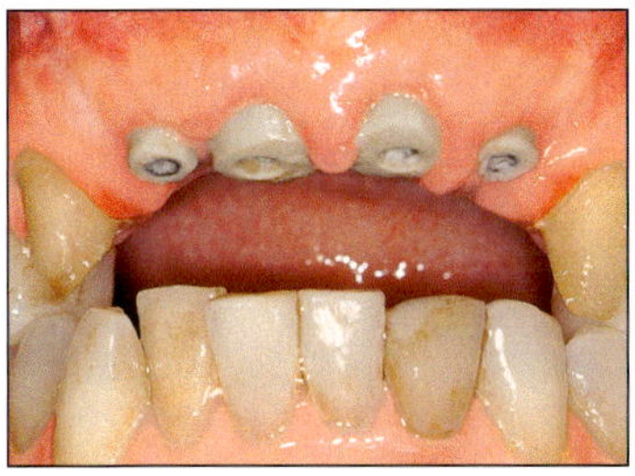

Vier Monate nach der simultanen Hart- und Weichgewebeaufbaumaßnahme wurde der Situs zur Implantatinsertion wiedereröffnet. Der initiale Weichteillappen wurde zurückgeschlagen und die Osteosyntheseschrauben wurden entfernt. Dann wurden vier einteilige offen einheilende Implantate gesetzt. Individualisierte zahnförmige Gingivaformer wurden am Stuhl geformt und poliert, bevor sie eingegliedert wurden. Die dicken Weichteile durch den VIP-CT-Lappen erlaubten die Verwendung eines Papillenregenerationsmanövers, um ein adäquates Volumen der Interdentalpapillen zu gewährleisten. Eine geschwungene Weichgewebearchitektur wurde vier Monate nach Implantatinsertion festgestellt. Die frühe Anwendung der gesteuerten Weichteilheilung durch die individualisierbaren Gingivaformer bot einen synergistischen Effekt mit dem ästhetischen Weichteilmanagement zum Zeitpunkt der ungedeckten Implantatinsertion.

Endgültiger Implantatlageraufbau (*Fortsetzung*) — 2 Monate

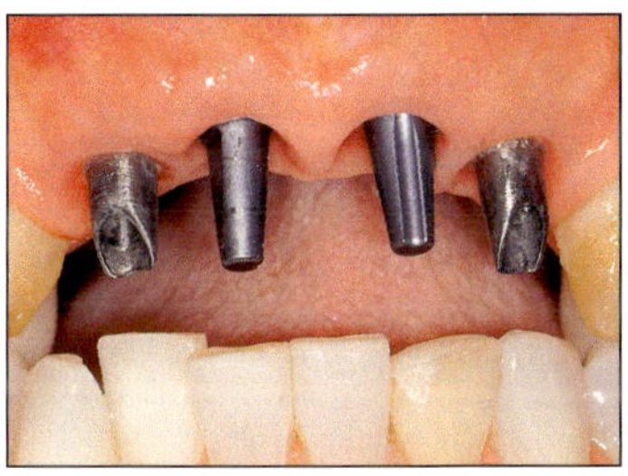

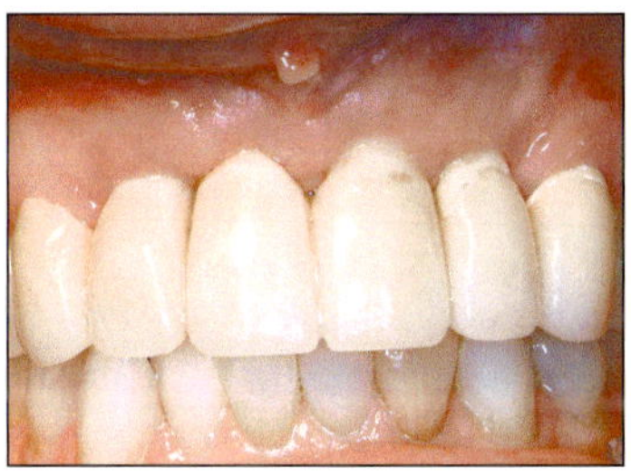

Die Stabilität und Gesundheit der periimplantären Weichgewebe erleichterten die Eingliederung der Implantataufbaupfosten und der implantatgetragenen provisorischen Krone. Die ungedeckte Implantatinsertion erlaubte ausreichend Zeit für die Weichteilintegration und die Entwicklung eines stabilen Sulkus, womit eine prothetikfreundliche Umgebung geschaffen wurde und die Vorhersagbarkeit der Ästhetik der endgültigen Restauration verbessert wurde.

Endgültiges Resultat — Gesamtbehandlungszeit: 10 Monate

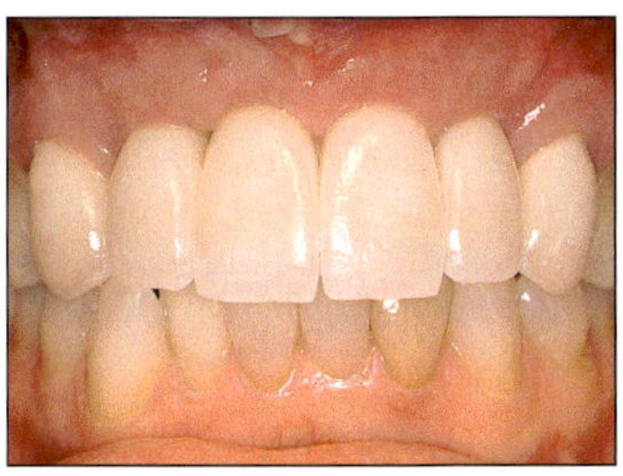

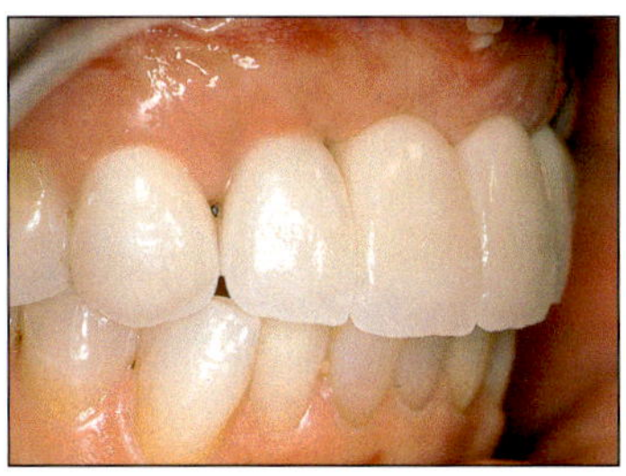

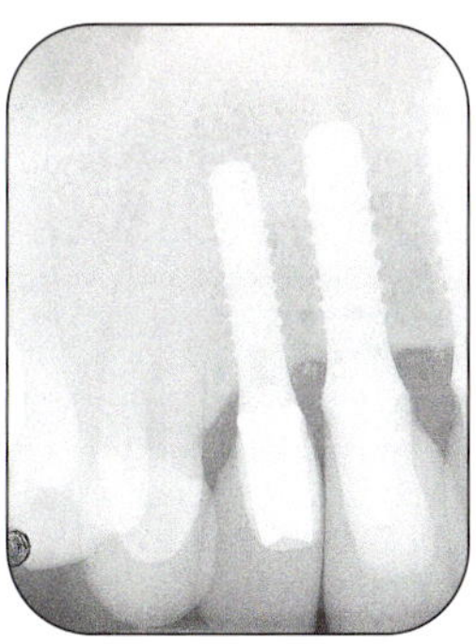

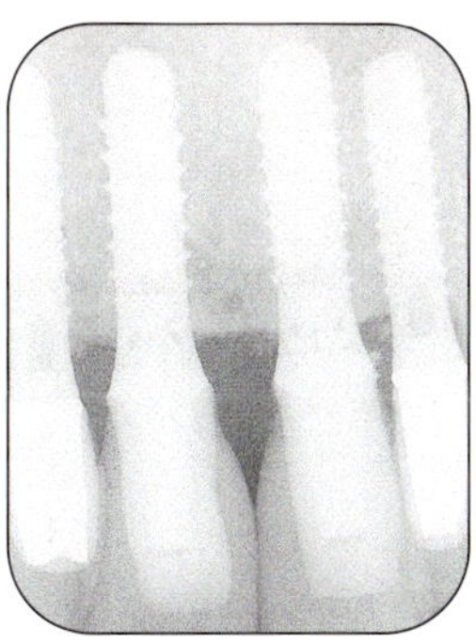

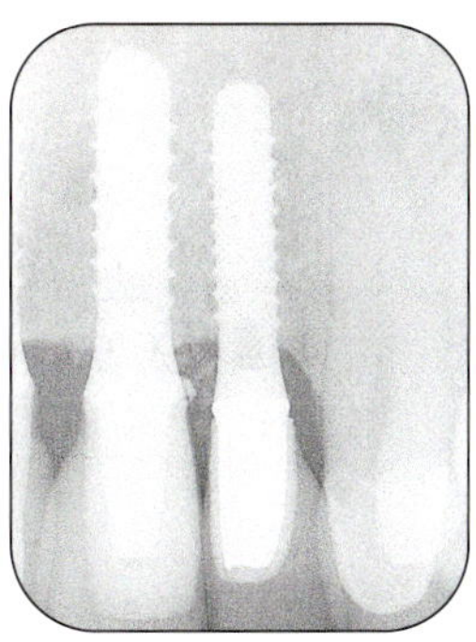

Vier Monate nach Eingliederung sehen die endgültigen Restaurationen harmonisch aus. Die simultane Rekonstruktion des fehlenden Hart- und Weichgewebes der Alveolarfortsatzkontur und die darauf folgende Benutzung offen einheilender Implantate mit individualisierten zahnförmigen Gingivaformern erlaubten ein ästhetisches restauratives Emergenzprofil und ein gefälliges Aussehen der Gingiva mit weniger Maßnahmen und einer reduzierten Gesamtbehandlungszeit (zehn Monate), wenn man das mit konventionellen Techniken und Protokollen vergleicht. Trotz der flachen knöchernen Anatomie auf den posttherapeutischen Röntgenbildern sorgte der VIP-CT-Lappen in diesem Fall für die notwendige vertikale Weichteilaugmentation (Restauration durch Dr. Juan Diego Cardenas, Miami, FL).

Fallbericht 6: Rekonstruktion von kleinvolumigen Weichteildefekten simultan mit der Implantatinsertion und nach der Insertion eines ungedeckten Implantats

Vorgeschichte

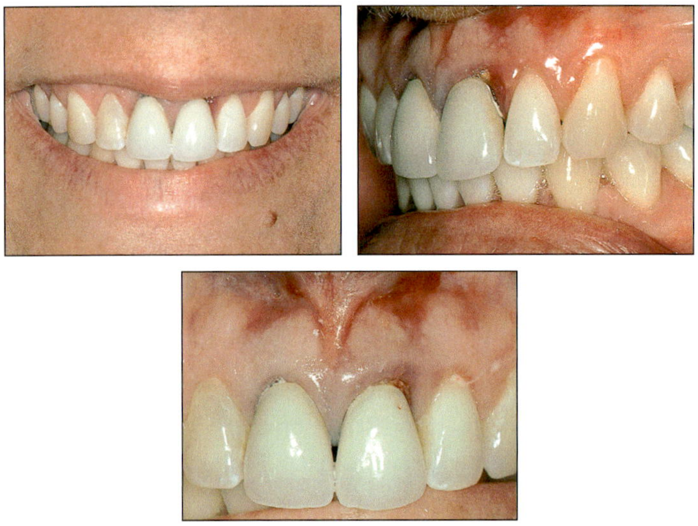

Diese 33-jährige weibliche Patientin mit einer hohen Lachlinie und großzügiger Zahnfleischexposition in der entstandenen Lachposition stellte sich mit extraktionswürdigen mittleren oberen Schneidezähnen vor, einem dünnen, girlandenförmigen Parodontium und Weichteilödemen bei Beweglichkeit des linken mittleren Schneidezahns.

Initialer Implantatlageraufbau — 3 Monate

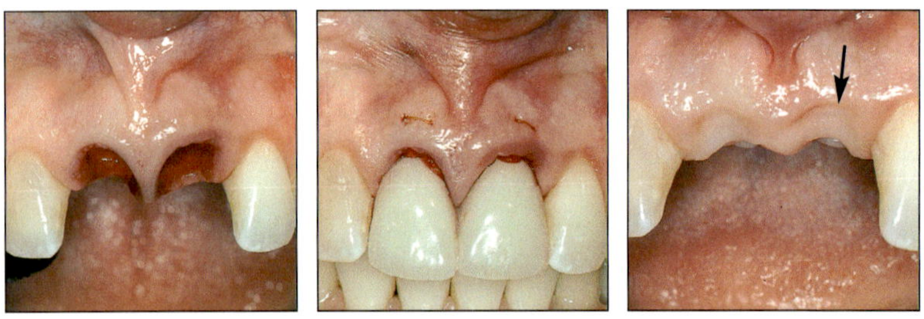

Die Bio-Col-Technik wurde nach der Zahnentfernung angewendet, um Knochenresorptionen zu minimieren und die Weichteilarchitektur im Situs zu erhalten. Ein kleinvolumiger Weichteildefekt im ästhetischen Kieferkammbereich war drei Monate später dort erkennbar, wo vorher ein Weichteilödem um den linken beweglichen oberen Schneidezahn bestanden hatte (*Pfeil*).

Endgültiger Implantatlageraufbau — 3 Monate

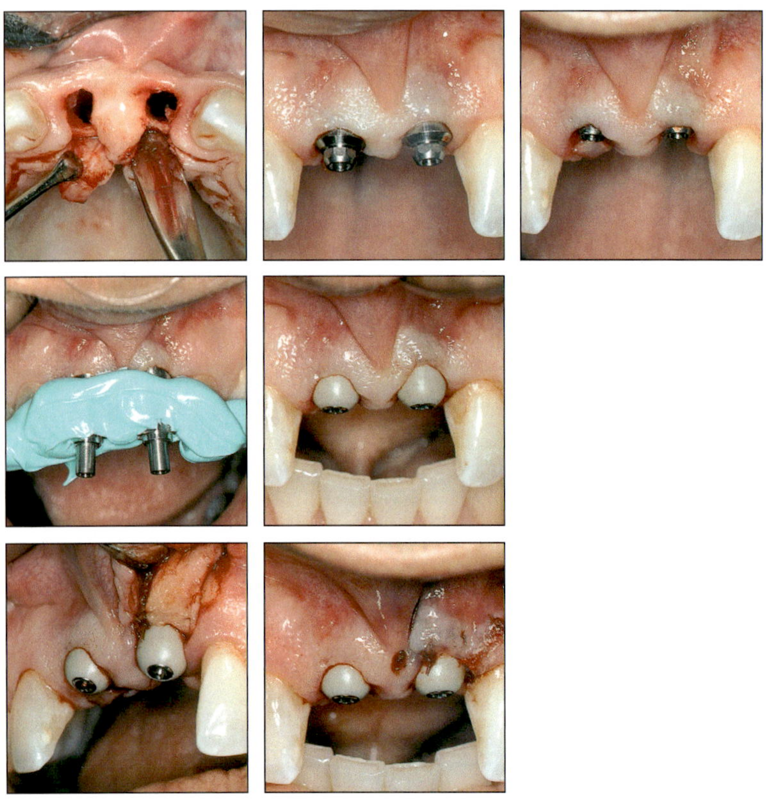

Über zwei palatinale Halbinsellappen wurde Zugang zur Insertion eines ungedeckten Implantats geschaffen. Nach der Durchführung der intraoperativen Abdrucknahme wurden Gingivaformer eingesetzt und ein subepitheliales Bindegewebetransplantat wurde zum gleichen Zeitpunkt zur Korrektur des kleinvolumigen Weichgewebedefektes am linken Schneidezahn angewendet.

Endgültiger Implantatlageraufbau (*Fortsetzung*) — 3 Monate

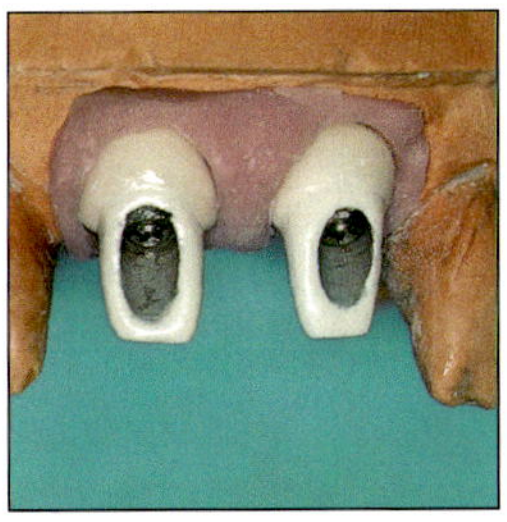
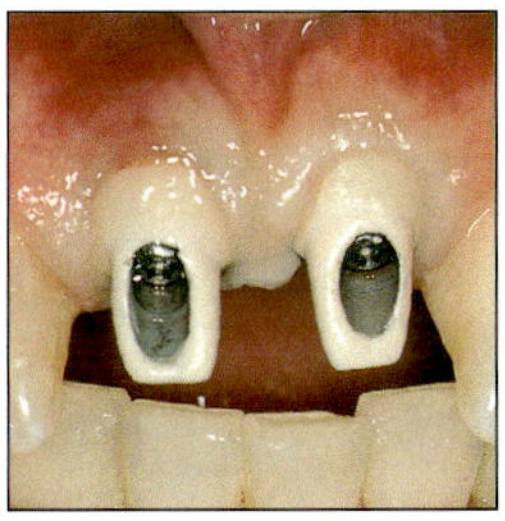
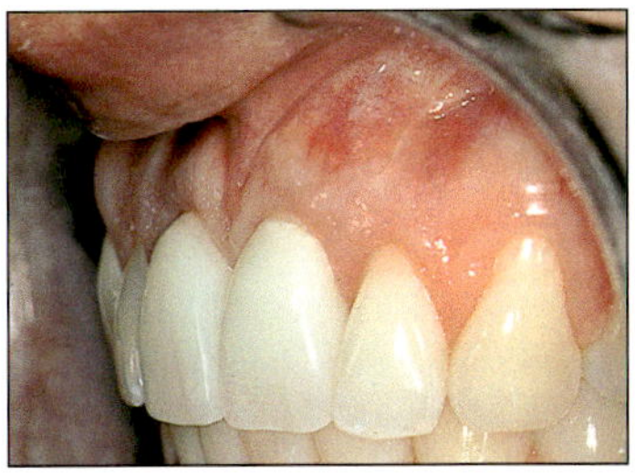
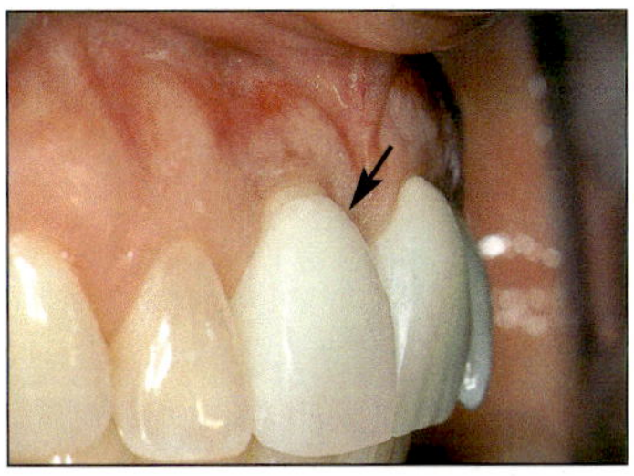
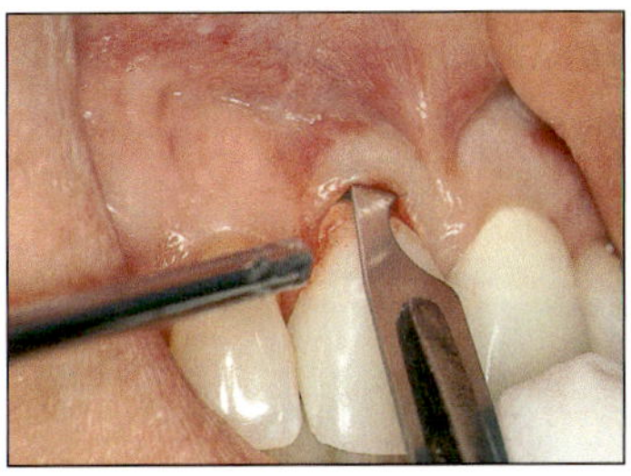
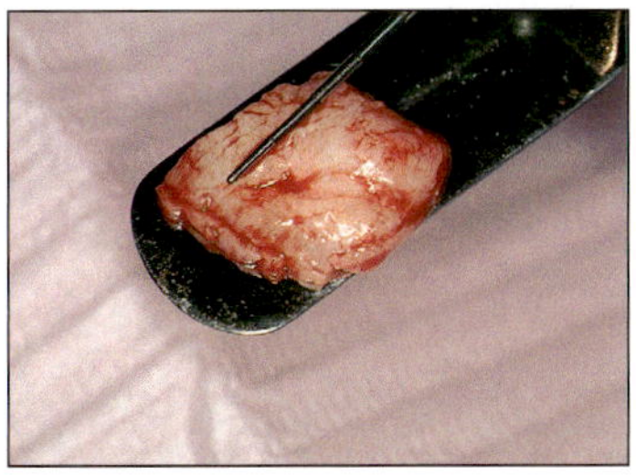
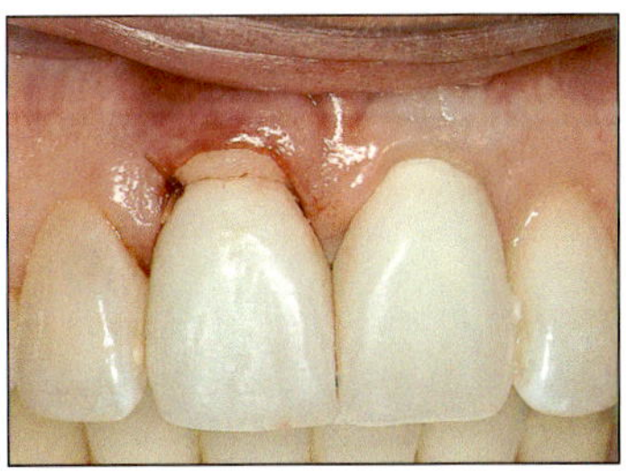
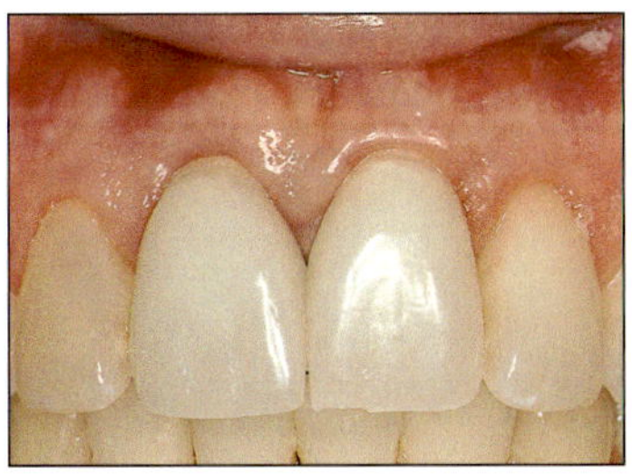

Drei Monate nach der Implantatinsertion und Weichteiltransplantation am linken oberen Schneidezahn wurden individualisierte Aufbaupfosten und eine provisorische Krone durch den Prothetiker eingesetzt, der daraufhin eine Weichteilrezession am rechten mittleren Schneidezahn bemerkte, die kurz nach Einbau des Implantataufbaupfostens auftrat (*Pfeil*). Diese Reaktion auf chirurgische oder prothetische Interventionen ist typisch für den dünnen, girlandenförmigen Parodontaltyp. Ein weiteres subepitheliales Bindegewebetransplantat von derselben Spenderregion brachte ein erhöhtes Volumen von Bindegewebe von guter Qualität, das zur Korrektur des Rezessionsdefektes am rechten oberen Schneidezahn über ein geschlossenes Empfängerbett verwendet wurde. Das führte zu symmetrischen Zahnfleischhöhen auf beiden mittleren Schneidezähnen.

Endgültiges Resultat — Gesamtbehandlungszeit: 9 Monate

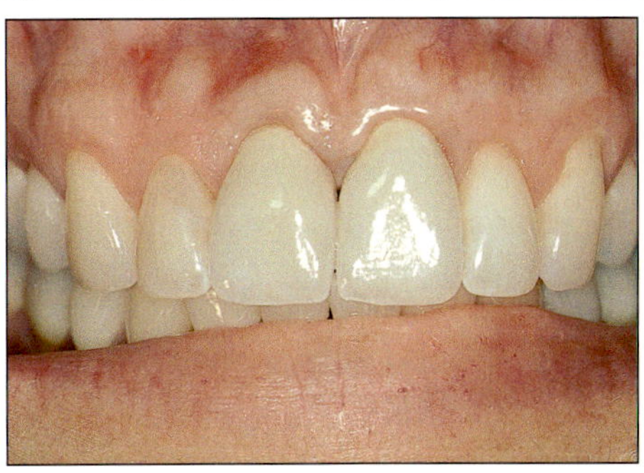

Drei Operationen und eine Gesamtbehandlungszeit von neun Monaten wurden notwendig, um die nicht erhaltungswürdigen zentralen Schneidezähne mit ästhetischen Implantatrestaurationen zu versorgen. Dieser Fall betont die Notwendigkeit einer prophylaktischen Weichteiltransplantation, wenn ästhetische Implantate bei einem Patienten mit dünnem, girlandenförmigen Parodontaltyp geplant werden. Bei einer Durchführung auf beiden Seiten simultan mit der Implantatinsertion, wäre die Gesamtbehandlungszeit um drei Monate reduziert worden. Die Verwendung von individualisierten Aufbaupfosten und provisorischen Kronen sorgte für eine prothetisch gesteuerte Weichteilheilung und erlaubte die Weichgewebeverschönerung vor Eingliederung der endgültigen Krone. Die periimplantäre Weichteilgesundheit und Stabilität ergab sich aus den Weichteiltransplantationen. Die endgültigen Restaurationen sind ästhetisch unauffällig und harmonieren mit der benachbarten Bezahnung (Restauration durch Dr. Larry Grillo, Aventura, FL).

Fallbericht 7: Rekonstruktion eines ästhetischen kleinvolumigen Kieferkammdefektes simultan mit gedeckter Implantatinsertion

Vorgeschichte

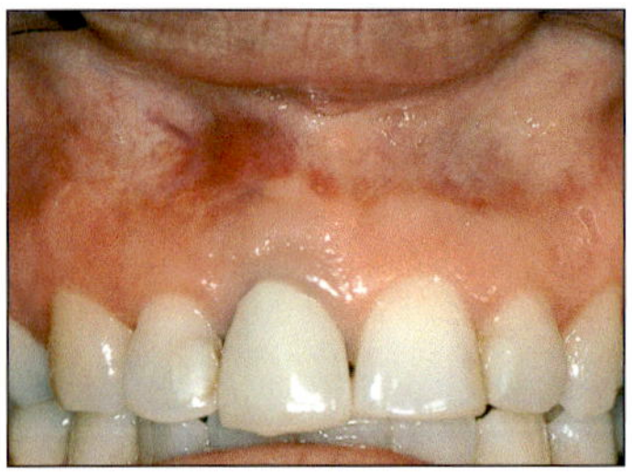
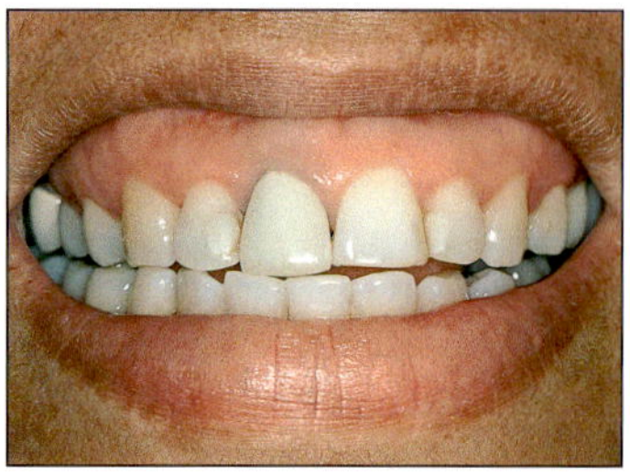

Diese 30-jährige weibliche Patientin stellte sich mit einem nicht erhaltungswürdigen mittleren Schneidezahn vor, nachdem ein chirurgisch-endodontischer Eingriff fehlgeschlagen war. Das Ödem der marginalen Gingiva war mit Zahnbeweglichkeit kombiniert und war klar von den benachbarten gesunden Weichgeweben demarkiert. Wenn dieses klinische Szenario vorgefunden wird, resultiert voraussichtlich ein Weichteildefekt. Ein Fortfahren mit einer Sofortimplantation ist mit einem erheblichen ästhetischen Risiko verbunden.

Initialer Implantatlageraufbau — 2 Monate

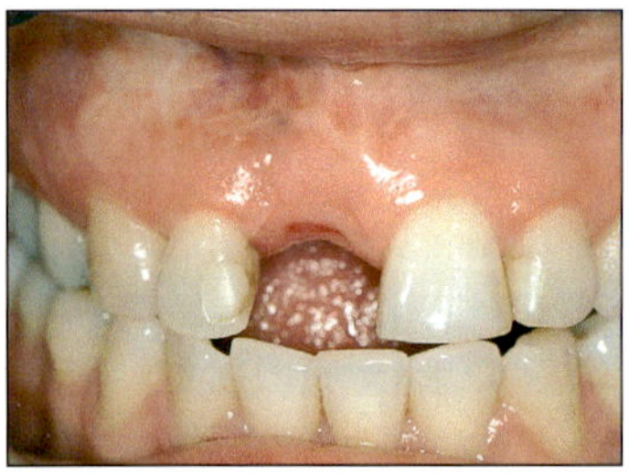
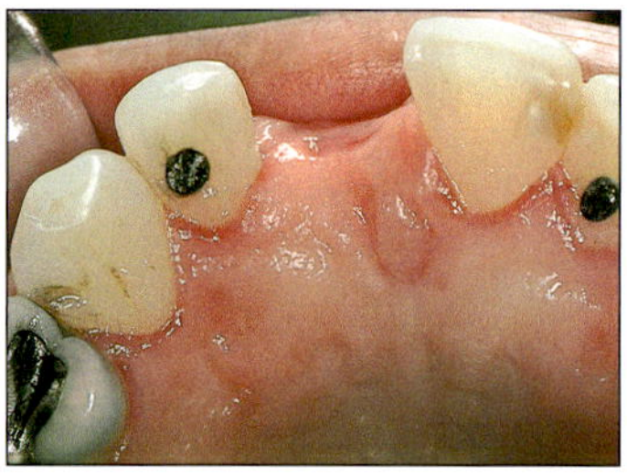

In Verbindung mit der Zahnextraktion wurde die Bio-Col-Technik zur Erhaltung des Alveolarfortsatzes durchgeführt. Trotzdem wurde zwei Monate später ein kleinvolumiger Weichteildefekt, wie erwartet, festgestellt.

Intermediärer Implantatlageraufbau — 3 Monate

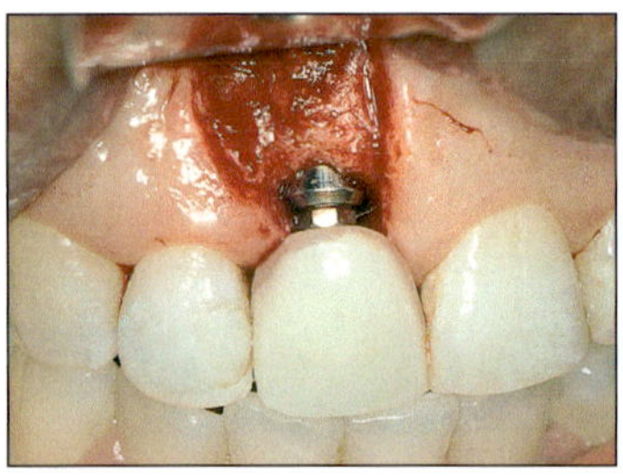
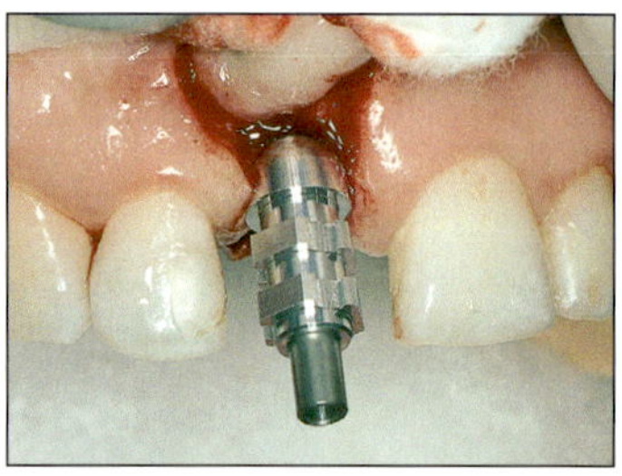
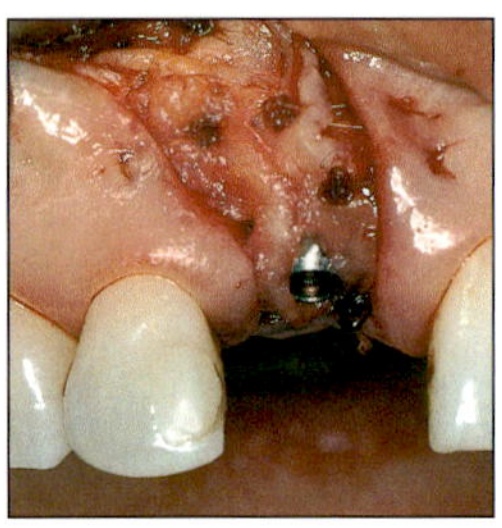
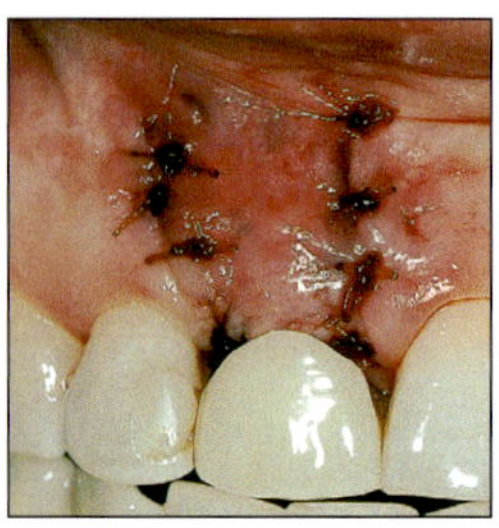
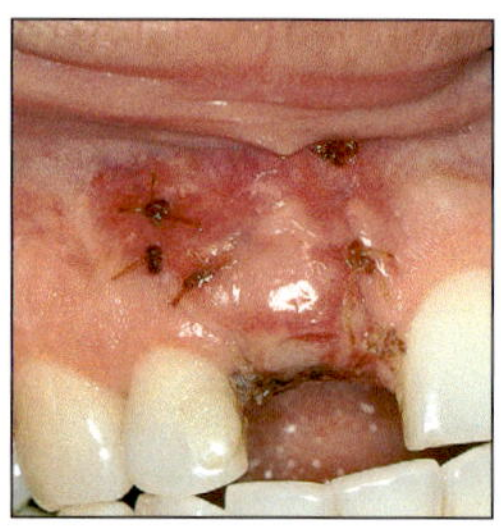

Ein subepitheliales Bindegewebetransplantat wurde zugleich mit der Insertion eines einteiligen ungedeckten Implantats durchgeführt. Die intraoperative Abdrucknahme ging der Weichteiltransplantation voraus. Ein koronaler Vorschub des bedeckten Lappens über dem Weichteiltransplantat und dem Hals des offen einheilenden Implantats hat den Weichteilmantel effektiv ausgedehnt und das Weichteil an der entscheidenden Implantatdurchtrittsstelle augmentiert. Dieses Vorgehen wurde durch eine ausreichende Vestibulumtiefe in dem Bereich begünstigt. Obwohl eine leichte Heilungsstörung am Lappenrand eine Woche postoperativ bemerkt wurde, konnte die Integrität des Weichgewebes erhalten werden.

Endgültiger Implantatlageraufbau — 2 Monate

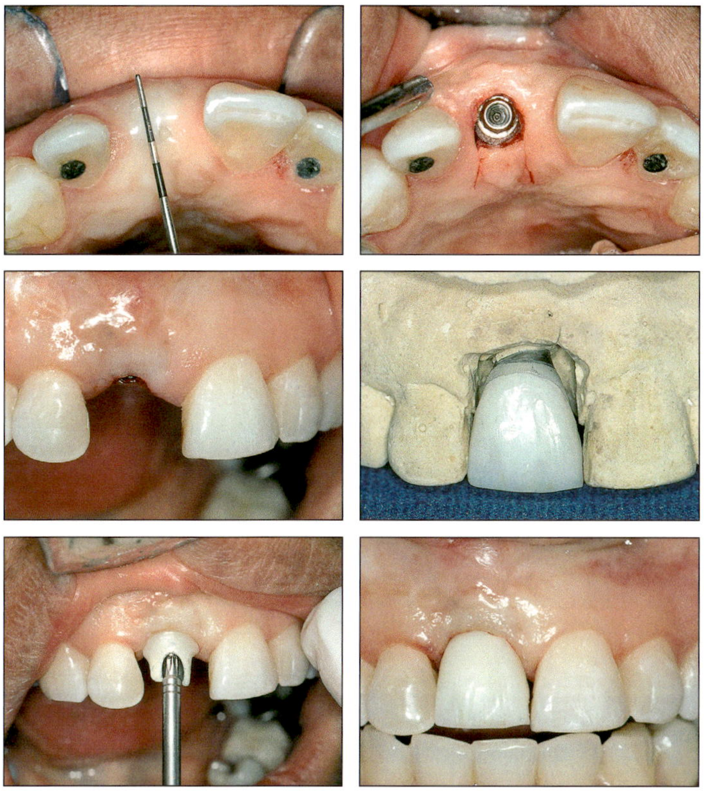

Nach drei Monaten wurde eine komplette Korrektur des kleinvolumigen Weichteildefektes sichtbar und ein konservativer palatinaler Halbinsellappen wurde zur Freilegung des Implantats präpariert. Ein individualisierter Gingivaformer wurde auf einem Gipsmodell mit Laborimplantat angefertigt und eingegliedert. Die provisorische Krone wurde zementiert und hat damit die notwendige prothetisch gesteuerte Weichteilheilung ermöglicht, um die natürliche Weichteilarchitektur im Situs wiederherzustellen. Sechs Wochen wurden zur Weichteilheilung vor Eingliederung der endgültigen Zahnkrone vorgesehen.

Endgültiges Resultat — Gesamtbehandlungszeit: 7 Monate

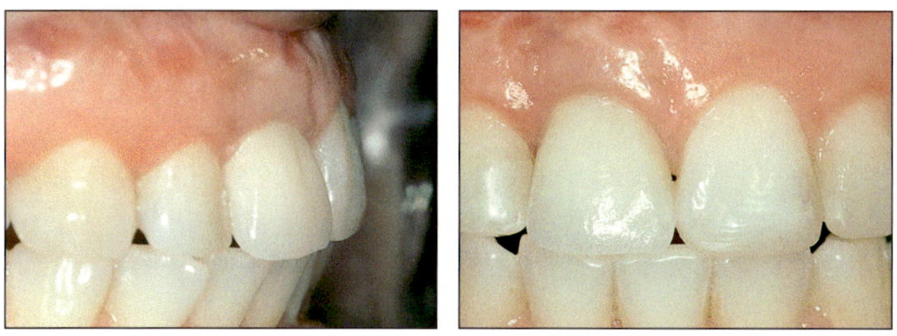

Drei operative Eingriffe und eine Gesamtbehandlungszeit von sieben Monaten wurden zum erfolgreichen Ersatz dieses nicht erhaltungswürdigen zentralen Schneidezahns mit einer ästhetischen Implantatrestauration notwendig. Das Weichteilödem, das bei Zahnbeweglichkeit oder in gewissen Fällen auch durch chronische Irritation durch eine schlecht passende Prothese auftritt, führt voraussehbar zu einem ästhetischen Weichteilkammdefekt trotz der Verwendung der kieferkammerhaltenden Technik zum Zeitpunkt der Zahnextraktion. Die intraoperative Abformung erleichterte die Anfertigung eines individualisierten Aufbaupfostens, um eine prothetisch gesteuerte Weichteilheilung nach der Freilegung des Implantats durchzuführen, das ursprünglich als ungedeckte Implantateinheilung geplant war. Hier war aber dann wegen der Weichteilelastizität durch die reichliche Vestibulumtiefe im Situs eine gedeckte Einheilung möglich. Die endgültige Restauration ist nicht vom benachbarten mittleren Schneidezahn zu unterscheiden und die Gingiva sieht gefällig aus (Restauration durch Dr. Cathy Hamilton, Miami, FL).

Fallbericht 8: Rekonstruktion eines ästhetischen kleinvolumigen Weichteildefektes simultan mit Insertion eines ungedeckten Implantats

Vorgeschichte

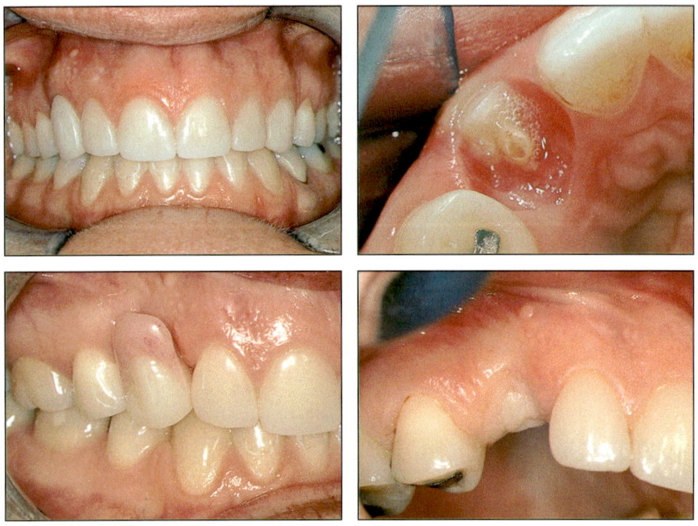

Diese 30 Jahre alte weibliche Patientin wurde frustriert, als ein Sofortimplantat nach Entfernung eines frakturierten Oberkiefereckzahns nicht osseointegrierte. Das nicht erhaltungswürdige Implantat wurde entfernt und die Bio-Col-Technik wurde durchgeführt, um den Situs für die verzögerte Insertion eines zweiten Implantats vorzubereiten. Drei Monate später wurde ein kleinvolumiger Weichteildefekt im ästhetischen Kieferkamm sichtbar. Der chirurgische Plan sah ein simultanes subepitheliales Bindegewebetransplantat zusammen mit einer ungedeckten Implantation vor.

Endgültiger Implantatlageraufbau — 2 Monate

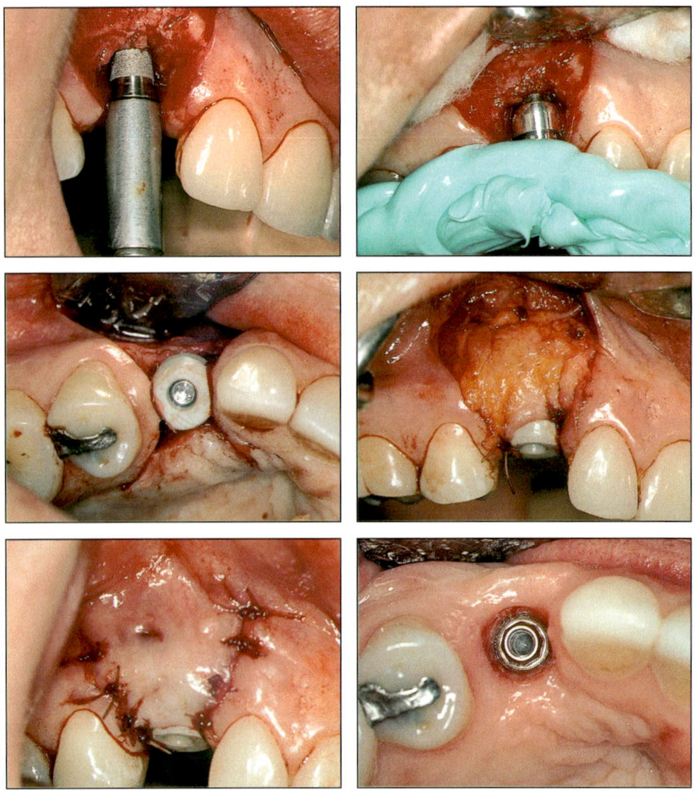

Ein vollschichtig/teilschichtiger kurvilinearer und angeschrägt geschnittener Lappen bot Zugang für die Implantatinsertion und die simultane Weichteilaugmentation. Nach Insertion eines einteiligen ungedeckten Implantats wurde eine intraoperative Abformung durchgeführt und ein individualisierter zahnförmiger Gingivaformer wurde geformt, poliert und eingegliedert. Dieser Aufbau funktionierte für das Bindegewebetransplantat ähnlich wie eine freiliegende Wurzeloberfläche als Gerüststruktur, die das Transplantat mechanisch während einer chirurgischen Wurzeldeckung stützt. Nach Befestigung des Bindegewebetransplantats mit einer Schlingennaht um den Gingivaformer herum wurde das Transplantat am Periost des Empfängerbetts befestigt. Der bedeckende Lappen wurde koronal vorverschoben und damit das Transplantat plastisch gedeckt. Zwei Monate nach Heilung wurde eine Osseointegration festgestellt und die Korrektur des Weichteildefektes wurde erkennbar.

Endgültiger Implantatlageraufbau (*Fortsetzung*) — 2 Monate

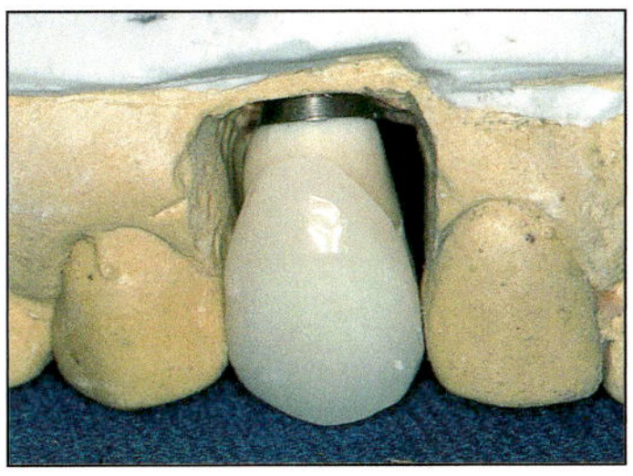

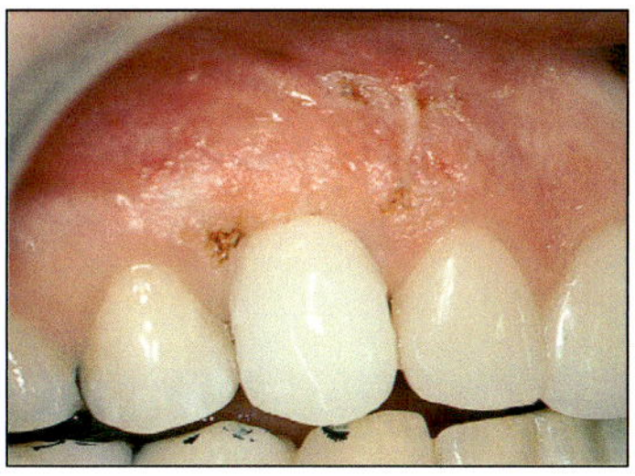

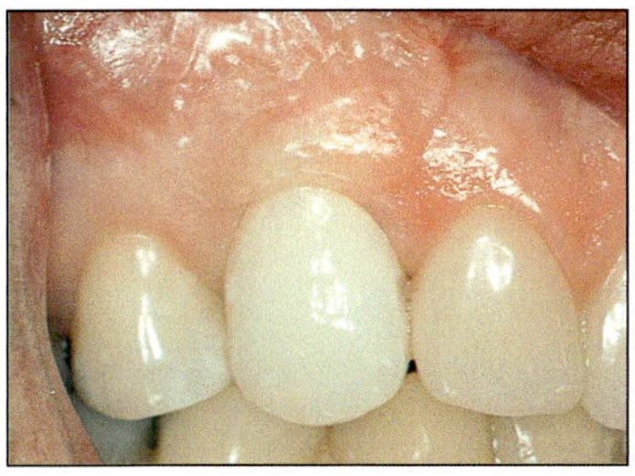

Auf dem Gipsmodell mit Laborimplantaten wurden ein individualisierter Keramikaufbaupfosten und eine provisorische Zahnkrone hergestellt und zwei Monate nach Implantatinsertion und simultaner Weichteiltransplantation eingegliedert. Ein Laser-Resurfacing des Weichgewebes wurde durchgeführt, um das Aussehen der Weichgewebe an die benachbarten Areale anzupassen.

Endgültiges Resultat — Gesamtbehandlungszeit: 4 Monate

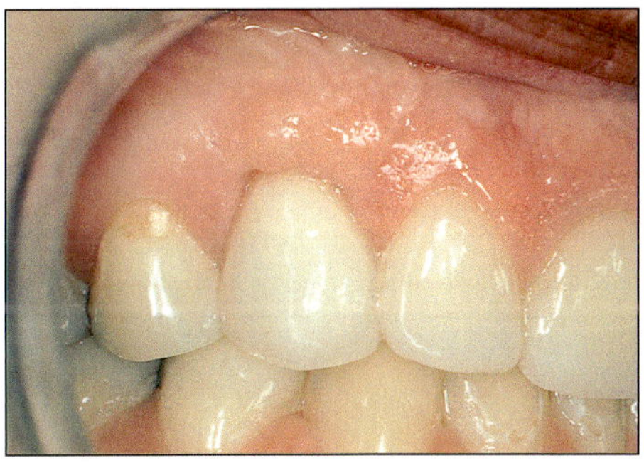

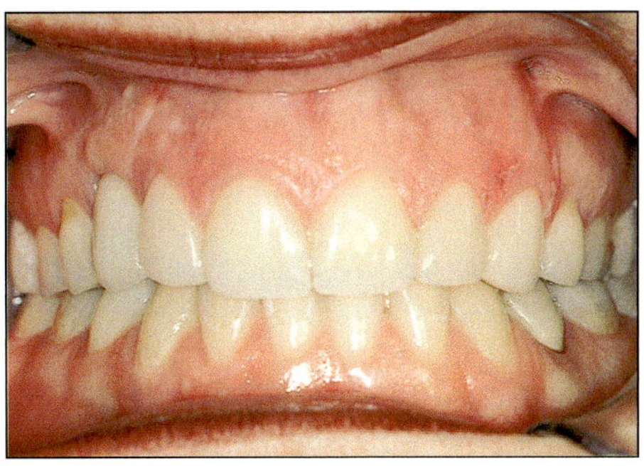

Die Korrektur dieses kleinvolumigen Kieferkammdefektes im ästhetischen Bereich simultan mit der Insertion eines ungedeckten Implantats mit individualisiertem zahnförmigen Gingivaformer begrenzte den Implantatlageraufbau auf einen einzigen Eingriff und eine kleine Laseroperation zur Gewebeverschönerung. In Anbetracht der zuvor erfolglosen Implantation hat die Patientin die auf vier Monate reduzierte Gesamtbehandungszeit, die durch eine simultane Weichgewebetransplantation mit der offenen Implantateinheilung ermöglicht wurde, sehr begrüßt. Dieses Resultat war wegen der reichlichen Vestibulumtiefe im Operationsgebiet technisch möglich, die das koronale Vorverschieben des bedeckenden Lappens und damit eine verbesserte Sicherheit der Weichteiltransplantation ermöglichte. Das Endresultat war unauffällig und verdoppelte die ästhetische Wirkung, die die Patientin vor Fraktur und Verlust ihres Oberkiefereckzahns hatte (Restauration durch Dr. Manuel Seage, Coral Gables, FL).

Anhang: Behandlungsalgorithmen in der ästhetischen Implantologie

Die ästhetische Implantatbehandlung kann so einfach sein, wie die Extraktion eines nicht erhaltungswürdigen Zahns mit Sofortersatz und Implantatlagererhaltung durch die Bio-Col-Technik oder so kompliziert, wie ein multidisziplinärer Ansatz, der multiple Behandlungsmodalitäten einschließt, wie in Kapitel 7 gezeigt. Obwohl ein Algorithmus für eine so komplexe Therapie niemals jedes mögliches klinisches Szenario einschließen kann, wird die Serie von Algorithmen, die in diesem Anhang präsentiert werden, den Implantatchirurgen zu angemessenen Behandlungsoptionen für die überwiegende Mehrheit von Falltypen in der ästhetischen Implantologie führen.

1. Ästhetische Implantatbehandlung: Die Behandlungsplanung für den Implantatchirurgen

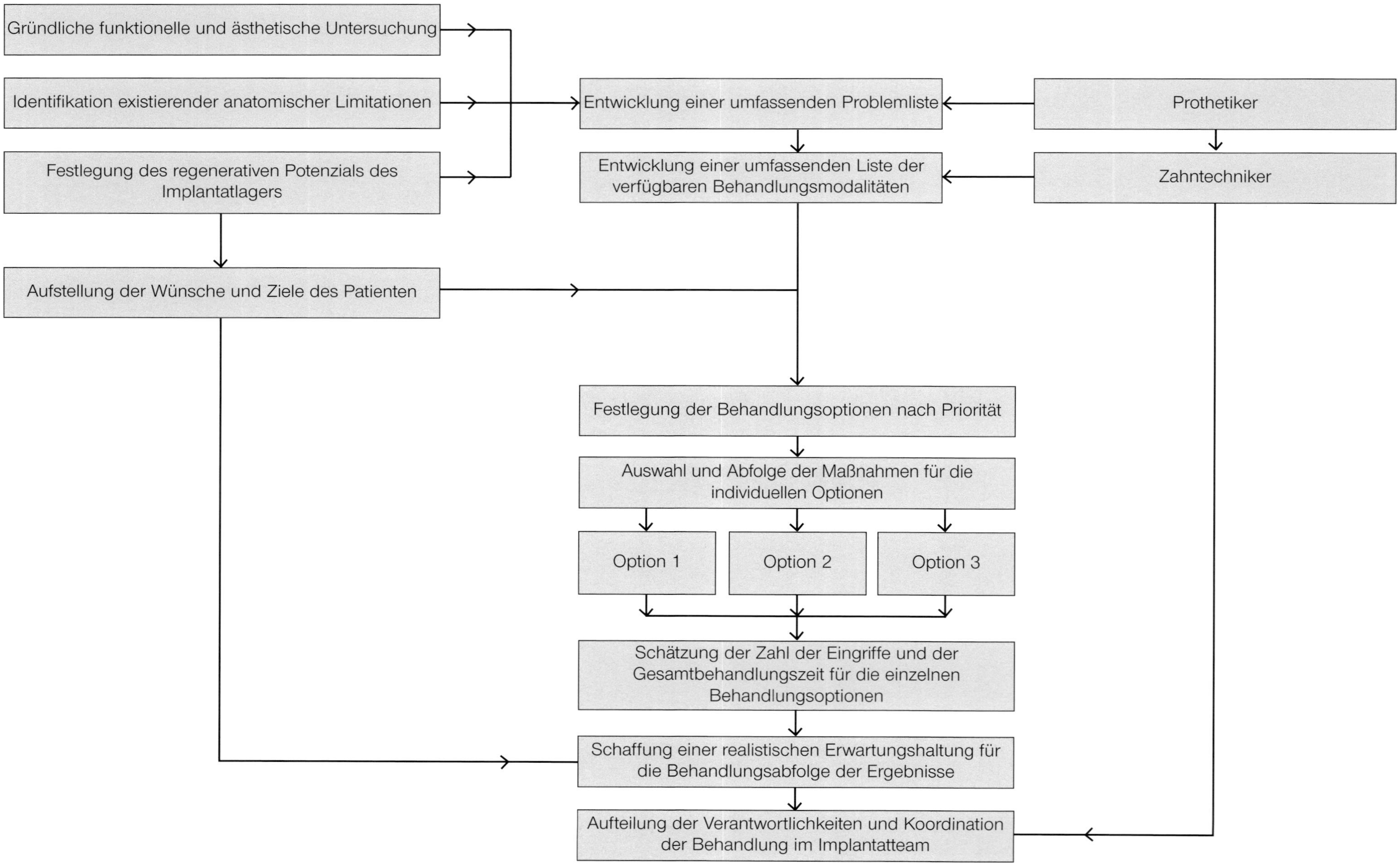

2. Ästhetische Implantatbehandlung: Spezielle Gesichtspunkte zur Behandlungsplanung

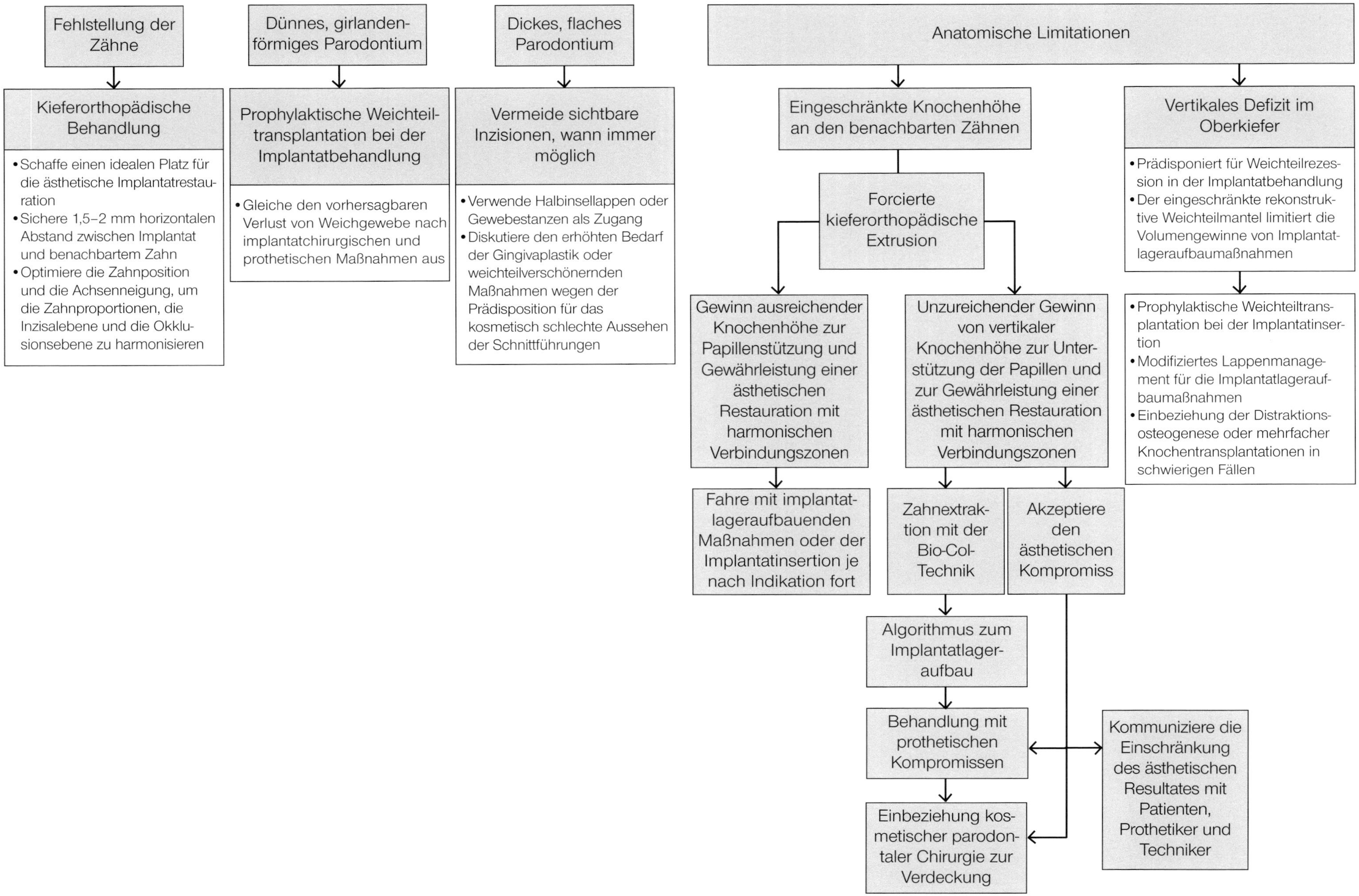

3. Ästhetische Implantatbehandlung: Implantatlagererhaltung

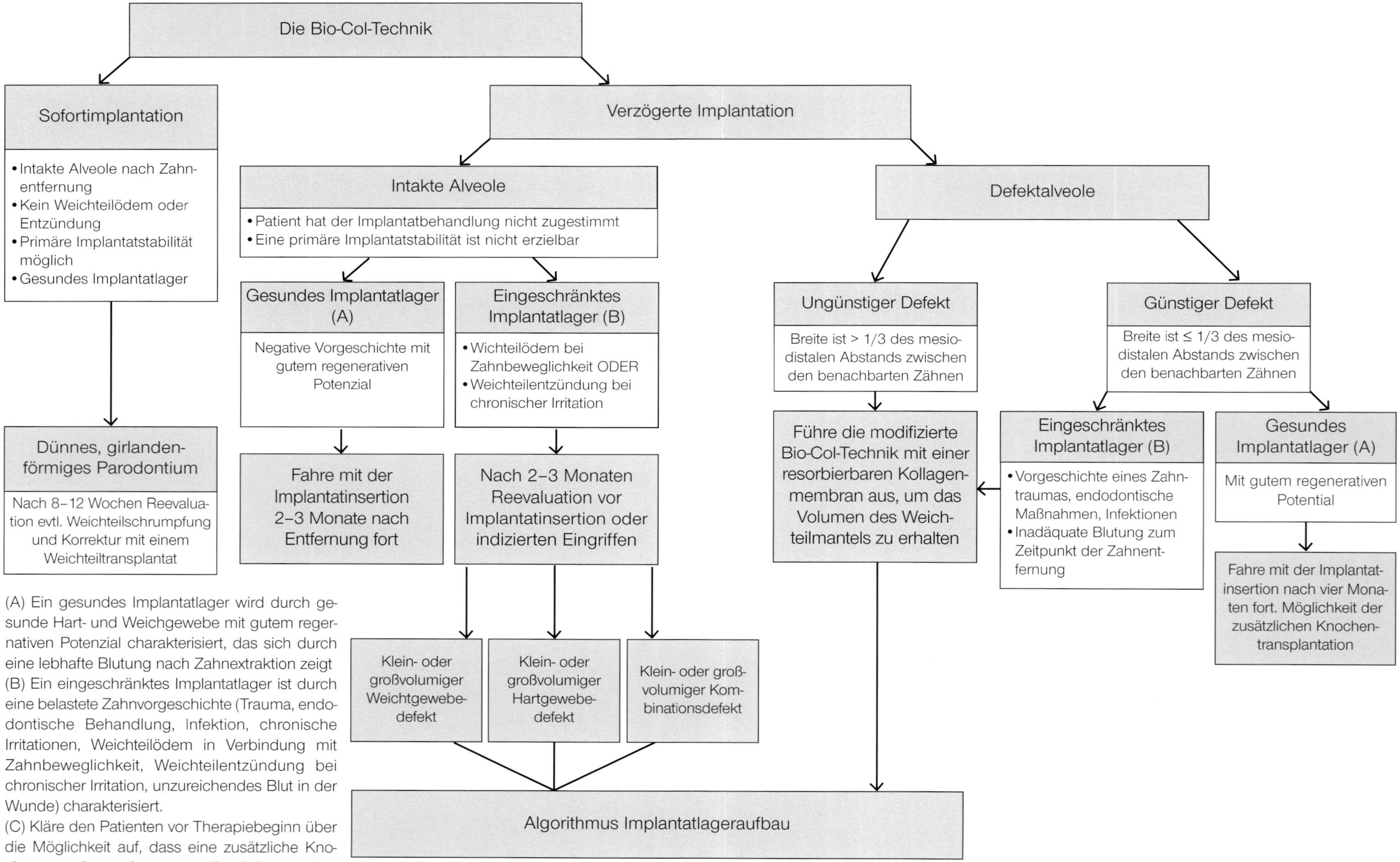

(A) Ein gesundes Implantatlager wird durch gesunde Hart- und Weichgewebe mit gutem regernativen Potenzial charakterisiert, das sich durch eine lebhafte Blutung nach Zahnextraktion zeigt

(B) Ein eingeschränktes Implantatlager ist durch eine belastete Zahnvorgeschichte (Trauma, endodontische Behandlung, Infektion, chronische Irritationen, Weichteilödem in Verbindung mit Zahnbeweglichkeit, Weichteilentzündung bei chronischer Irritation, unzureichendes Blut in der Wunde) charakterisiert.

(C) Kläre den Patienten vor Therapiebeginn über die Möglichkeit auf, dass eine zusätzliche Knochentransplantatation notwendig wird, wenn eine unzureichende Knochenregeneration bei der Aufklappung zur Implantatinsertion festgestellt wird.

4. Kleinvolumiger Hartgewebedefekt am Kieferkamm

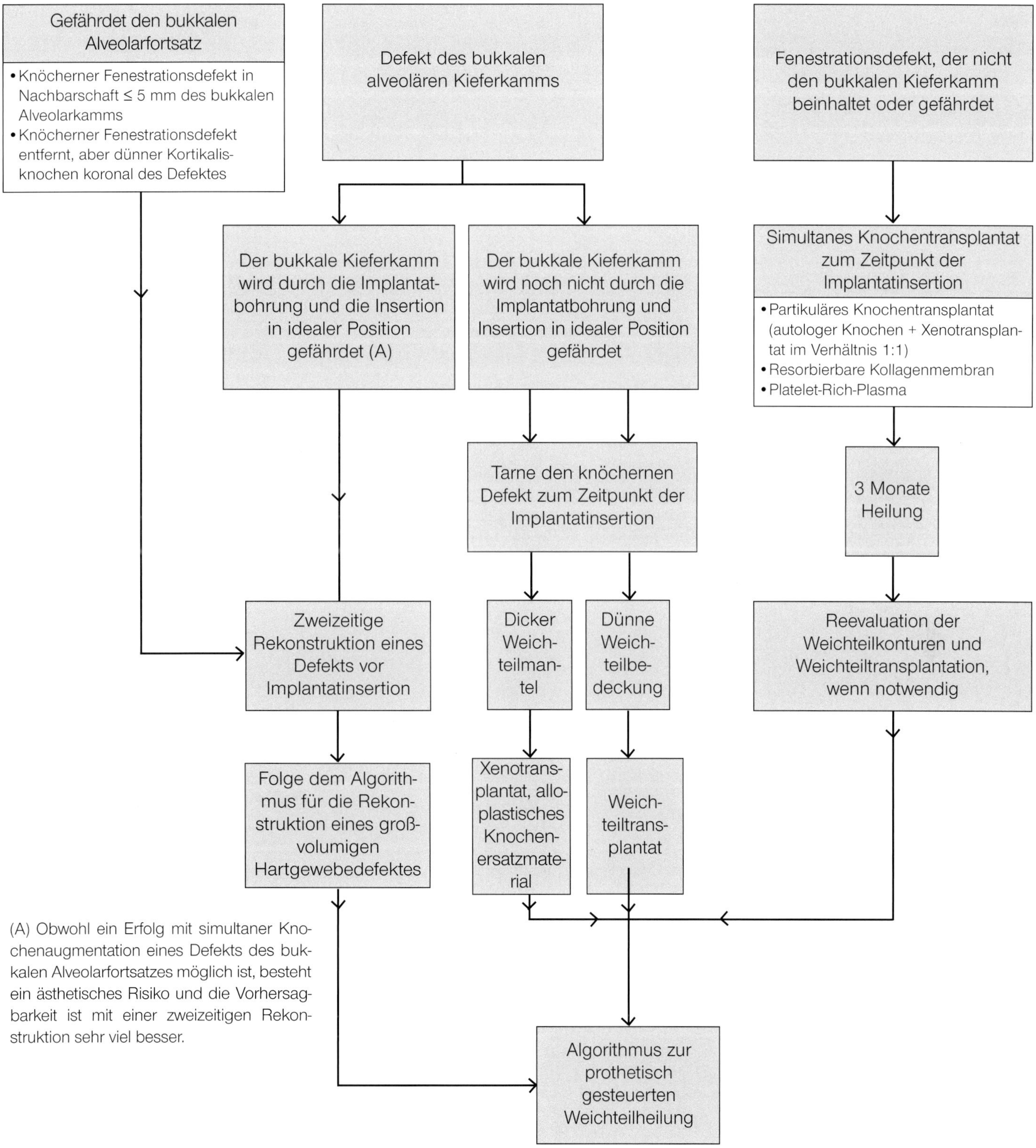

(A) Obwohl ein Erfolg mit simultaner Knochenaugmentation eines Defekts des bukkalen Alveolarfortsatzes möglich ist, besteht ein ästhetisches Risiko und die Vorhersagbarkeit ist mit einer zweizeitigen Rekonstruktion sehr viel besser.

5. Großvolumiger ästhetischer Hartgewebedefekt im Alveolarkamm

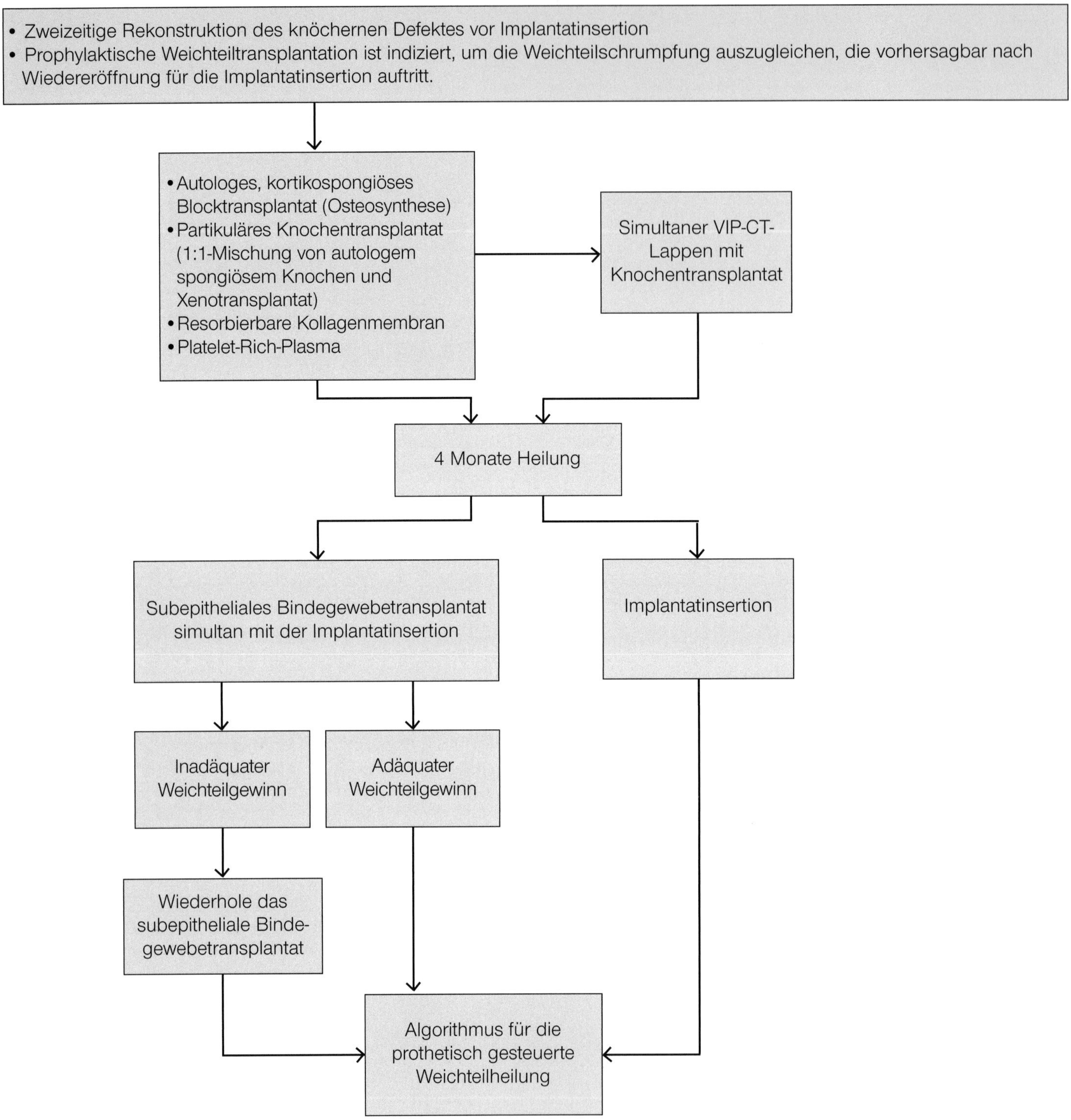

6. Kleinvolumiger Weichteildefekt im ästhetischen Alveolarkamm

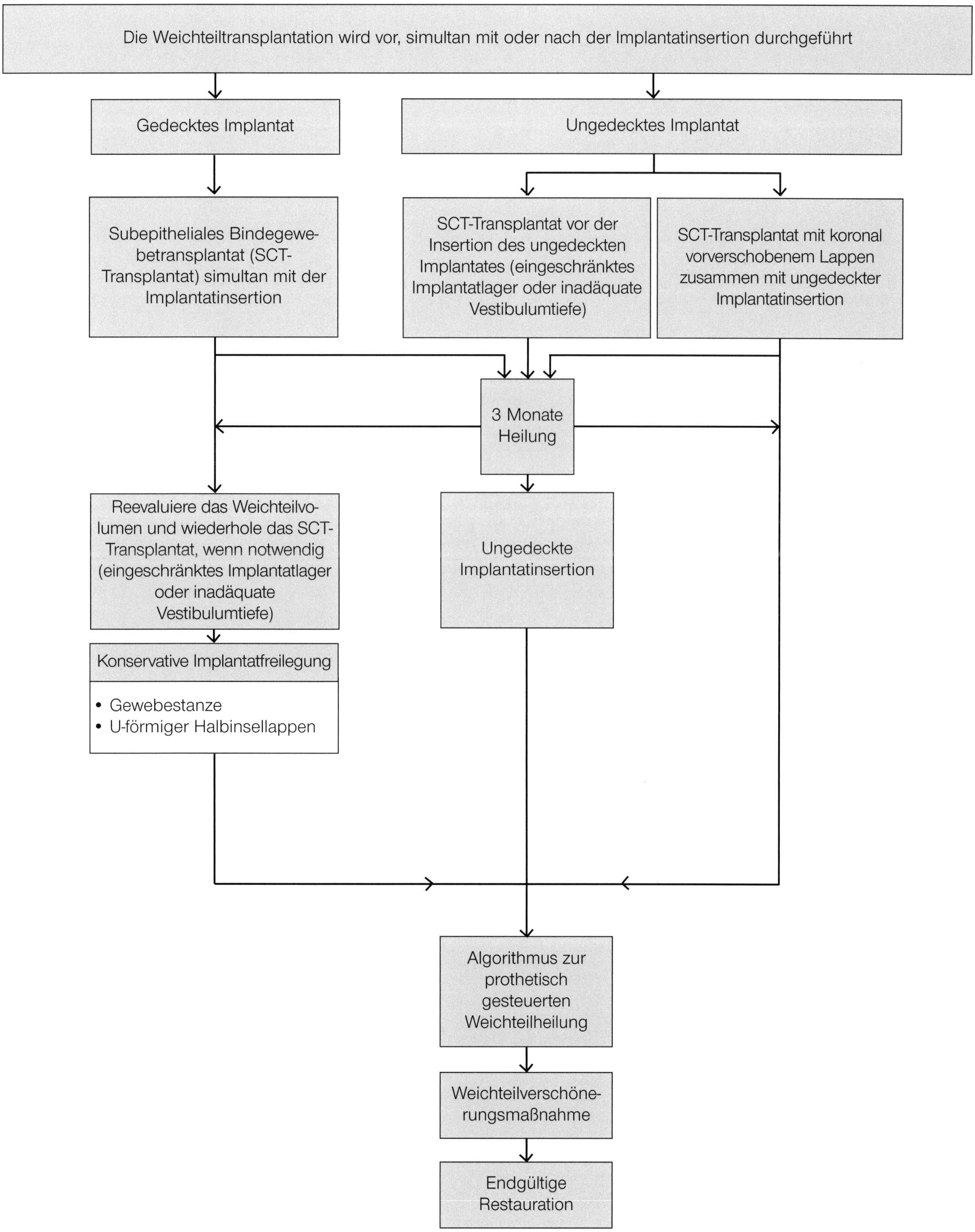

7. Großvolumiger ästhetischer Weichteildefekt im Alveolarfortsatz

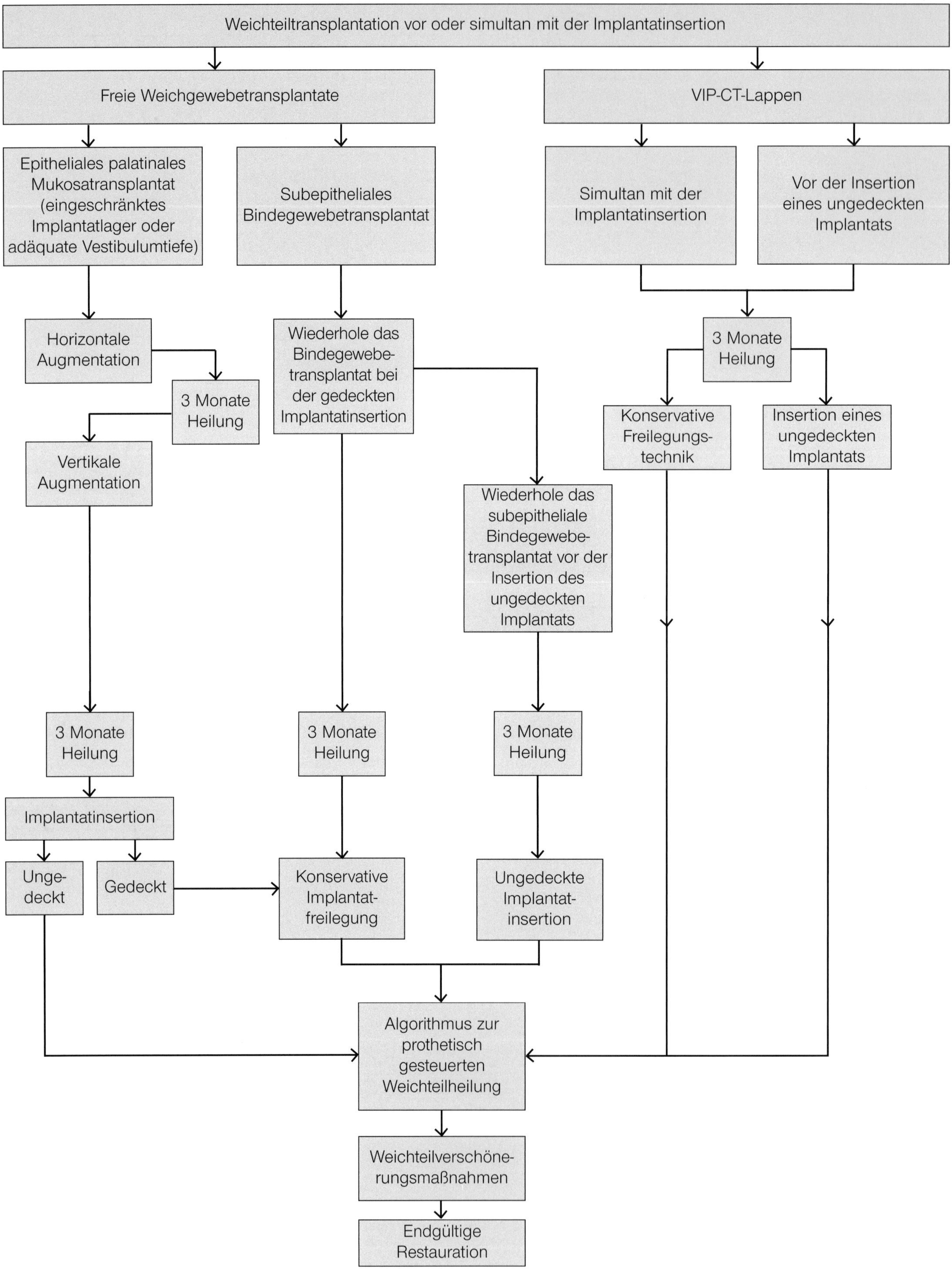

8. Kleinvolumiger ästhetischer Kombinationsdefekt in Hart- und Weichgewebe im Alveolarfortsatz

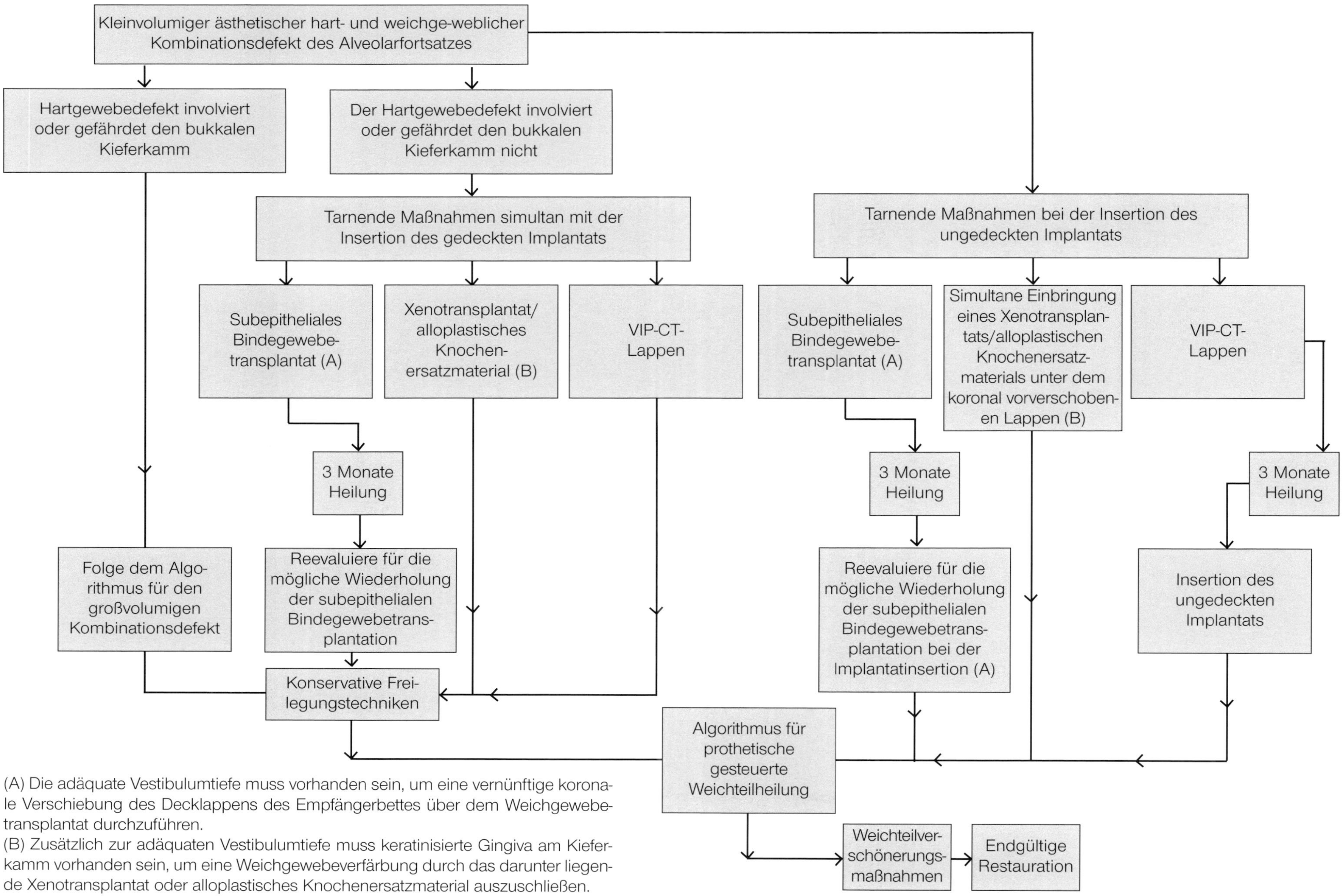

(A) Die adäquate Vestibulumtiefe muss vorhanden sein, um eine vernünftige koronale Verschiebung des Decklappens des Empfängerbettes über dem Weichgewebetransplantat durchzuführen.

(B) Zusätzlich zur adäquaten Vestibulumtiefe muss keratinisierte Gingiva am Kieferkamm vorhanden sein, um eine Weichgewebeverfärbung durch das darunter liegende Xenotransplantat oder alloplastisches Knochenersatzmaterial auszuschließen.

9. Großvolumiger ästhetischer hart- und weichgeweblicher Kombinationsdefekt des Alveolarfortsatzes

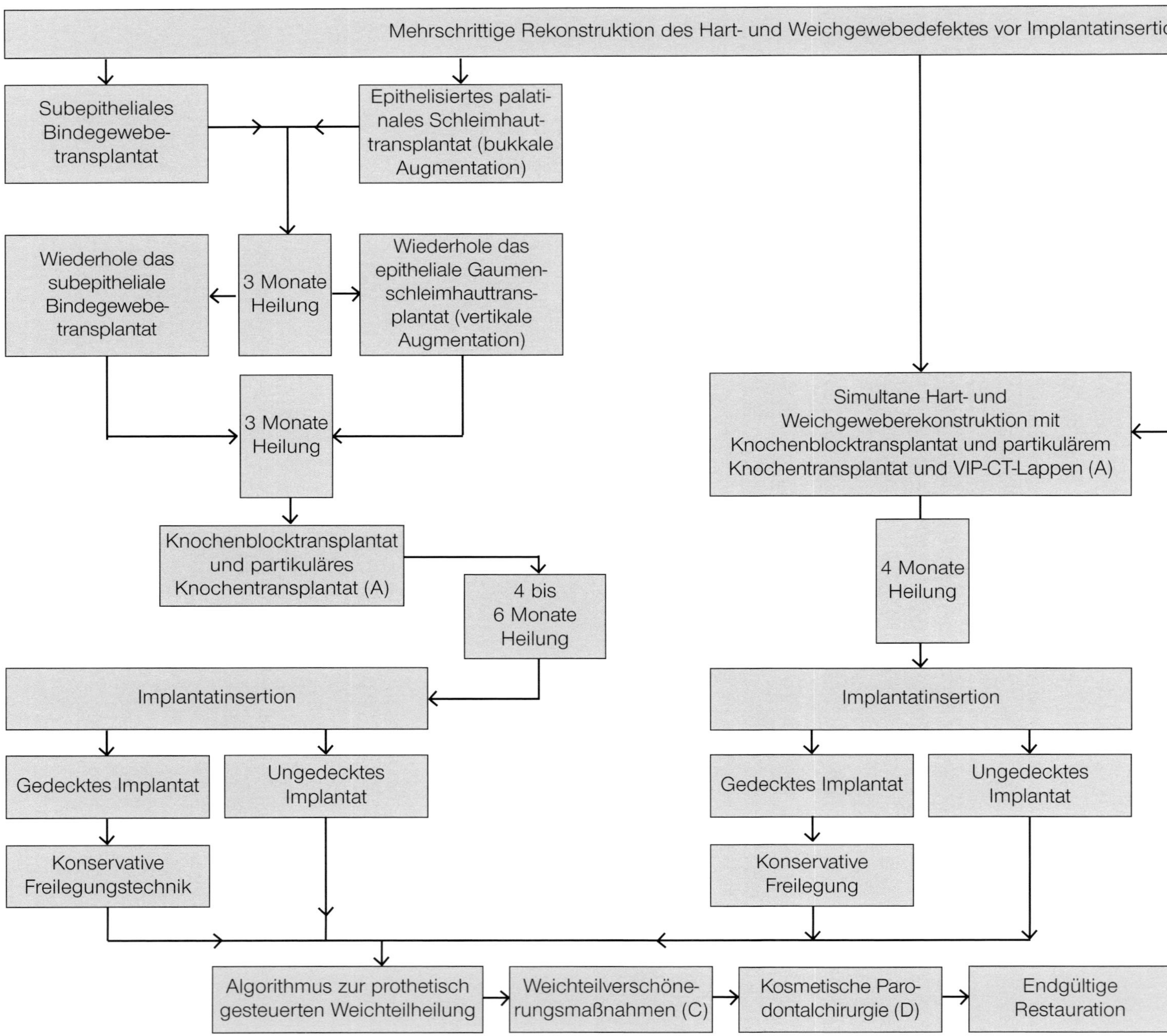

(A) Mehrschrittige Knochentransplantation mit einer horizontalen Augmentation vor einer vertikalen Augmentation kann indiziert sein, wenn ein signifikanter vertikaler Knochendefekt vorhanden ist. Die Distraktionsosteogenese ist vor der Knochentransplantation in diesen Situationen einzubeziehen.
(B) Schwere Weichgewebevernarbung oder schwere Traumata des Alveolarfortsatzes oder des Weichgewebes.
(C) Die Weichteilverschönerungsmaßnahmen beinhalten das Laser-Resurfacing und die Laserweichteilgestaltung.
(D) Die kosmetische Parodontalchirurgie, wie die ästhetische Kronenverlängerung an den benachbarten Zähnen, kann zur Harmonisierung eingesetzt werden.

10. Prothetisch gesteuerte Weichteilheilung

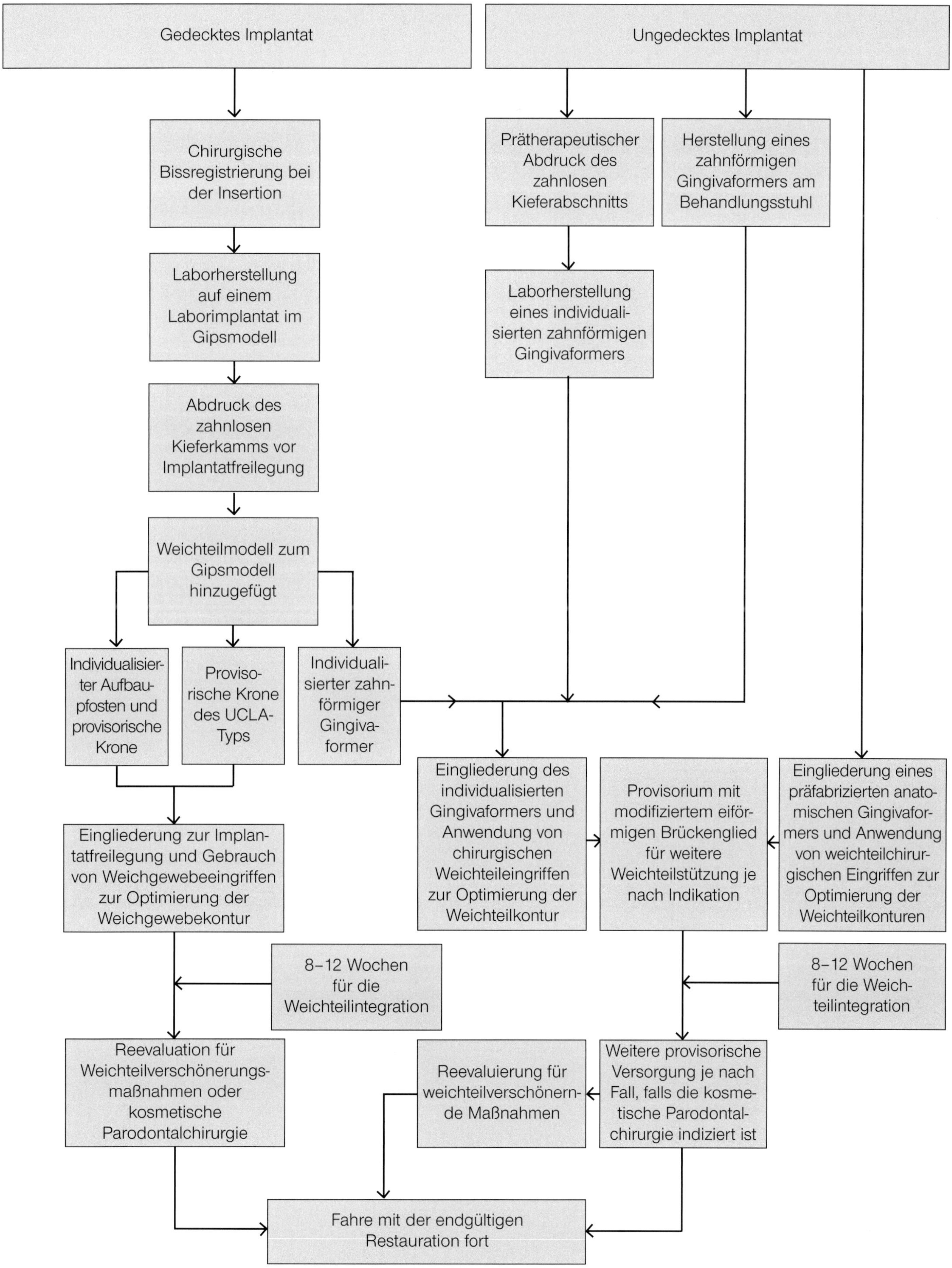

Literatur

Kapitel 1

1. Schroeder A, van der Zypen E, Stich H, Sutter F. The reaction of bone, connective tissue, and epithelium to endosteal implants with titanium-sprayed surfaces. J Maxillofac Surg 1981;9:15–25.
2. James RA, Kelln E. A histopathological report on the nature of the epithelium and underlying connective tissue which surround oral implants. J Biomed Mater Res 1974; 8:373–382.
3. Berglundh T, Lindhe J, Ericsson I, Marinello CP, Liljenberg B, Thomsen P. The soft tissue barrier at implants and teeth. Clin Oral Implants Res 1991;2:81–90.
4. Buser D, Weber HP, Donath K, Fiorellini JP, Paquette DW, Williams RC. Soft tissue reactions to non-submerged unloaded titanium implants in beagle dogs. J Periodontol 1992;63:225–235.
5. Berglundh T, Lindhe J, Jonsson K, Ericsson I. The topography of the vascular systems in the periodontal and periimplant tissues dog. J Clin Periodontol 1994;21:189–193.
6. Berglundh T, Lindhe J. Dimension of the periimplant mucosa. Biological width revisited. J Clin Periodontol 1996; 23:971–973.
7. Abrahamsson I, Berglundh T, Wennström J, Lindhe J. The peri-implant hard and soft tissue characteristics at different implant systems. A comparative study in dogs. Clin Oral Implants Res 1996;7:212–220.
8. Ainamo J, Löe H. Anatomical characteristics of gingiva. A clinical and microscopic study of free and attached gingiva. J Periodontol 1966;37:5–13.
9. Carranza FA Jr, Itoiz ME, Cabrini RL, Dotto CA. A study of periodontal vascularization in different laboratory animals. J Periodontal Res 1966;1:120–128.
10. Kindlova M. The blood supply of the marginal periodontium in Macassus Rhesus. Arch Oral Biol 1965;10:869.
11. Karring T, Löe H. Blood supply of the periodontium. J Periodontal Res 1967;2:74.
12. Hansson BO, Lindhe J, Brånemark PI. Microvascualr topography and function in clinically healthy and chronically inflamed dentogingival tissues—A vital microscopic study in dogs. Periodontics 1968;6:264–271.
13. Carranza FA Jr (ed). Glickman's Clinical Periodontology, ed 5. Philadelphia: Saunders, 1979.
14. Kaplan GB, Pameijer CH, Ruben MP. Scanning electron microscopy of sulcular and junctional epithelia correlated with histology (Part 1). J Periodontol 1977;48:446–451.
15. Kobayashi K, Rose G, Mahan CJ. Ultrastructual histochemistry of the dentoepithelial junction. I. Phosphotungstic acid periodic acid–silver methenamine and periodic acid–thiosemicarbazide–silver proteinate. J Periodontal Res 1977;12:351–367.
16. Lindhe J, Karring T. Anatomy of the periodontium. In: Lindhe J, Karring T, Lang NR (eds). Clinical Periodontology and Implant Dentistry, ed 3. Copenhagen: Munksgaard, 1998.
17. Bauman GR, Rapley JW, Hallmon WW, Mills M. The peri-implant sulcus. Int J Oral Maxillofac Implants 1993;8: 273–280.
18. Meffert R. The soft tissue interface in the dental implantology. Implantologist 1986;5:55.
19. Zarb G, Schmill A. The longitudinal clinical effectiveness of osseointegrated dental implants: The Toronto study. Part 3: Problems and complications encountered. J Prosthet Dent 1990;64:185–194.
20. Mericske-Stern R. Clinical evaluation of overdenture restorations supported by osseointegrated titanium implants: A retrospective study. Int J Oral Maxillofac Implants 1990;5: 375–383.
21. Wennstrom J, Bengazi F, Lekholm U. The influence of the masticatory mucosa on the peri-implant soft tissue condition. Clin Oral Implants Res 1994;5:1–8.
22. Silverstein LH, Lefkove MD, Garnick JJ. The use of free gingival soft tissue to improve the implant/soft tissue interface. J Oral Implantol 1994;20:36–40.
23. Silverstein LH, Lefkove MD. The use of the subepithelial connective tissue graft to enhance both the aesthetics and periodontal contours surrounding dental implants. J Oral Implantol 1994;20:135–138.
24. Alpert A. A rationale for attached tissue at the soft tissue/implant interface: Esthetic and functional dictates. Compend Contin Educ Dent 1994:15:356–366.

25. Artzi Z, Tal H, Moses O, Kozlovsky A. Muscosal considerations for osseointegrated implants. J Prosthet Dent 1993; 70:427-432.
26. Sclar AG. Use of the epithelialized palatal graft with dental implants in soft tissue esthetic procedures for teeth and implants. Oral Maxillofac Surg Clin North Am 1999;7:79-94.
27. Orban B, Kohler J. The physiologic gingival sulcus. Z Stomatol 1924;2:353.
28. Gottlieb B. Der Epithelansatz am Zahne. Dtsch Monatsschr Zahnhk 1921;39:142.
29. Waerhaug J. The gingival pocket. Odontol Tidskr 1952;60 (Suppl 1).
30. Orban B, et al. The epithelial attachment (the attached epithelial cuff). J Periodontol 1956;27:167.
31. Sicher H. Changing concepts of the supporting dental structure. Oral Surg Oral Med Oral Pathol 1959;12:31-35.
32. Stallard RE, Diab MA, Zandewr HA. The attaching substance between enamel and epithelium—A product of the epithelial cells. J Periodontol 1965;36:40.
33. Ussing MJ. The development of the epithelial attachment. Acta Odontol Scand 1956;13:123.
34. Waerhaug J. Current views on the epithelial cuff. Periodontics 1966;4:278.
35. Gargiulo AW, Wentz FM, Orban B. Dimensions and relations of the dentogingival junction in humans. J Periodontol 1961; 32:261.
36. Vacek JS, Gher ME, Assas DA, Richardson AC, Giambiaressi LI. The dimensions of the human dentogingival junction. Int J Periodontics Restorative Dent 1994;14:155-165.
37. Ingber JS, Rose LF, Coslet JG. The "biologic width"—A concept in periodontics and restorative dentistry. Alpha Omegan 1977;10:62-65.
38. Block PL. Restorative margins and periodontal health: A new look at an old perspective. J Prosthet Dent 1987;57:683-689.
39. Nevins M, Skurow HM. The intracrevicular restorative margin, the biologic width, and the maintenance of the gingival margin. Int J Periodontics Restorative Dent 1984;4:30-49.
40. Maynard JG, Wilson RD. Physiological dimensions of the periodontium significant to the restorative dentist. J Periodontol 1979;50:170-174.
41. Fugazzotto PA. Periodontal restorative interrelationships: The isolated restoration. J Am Dent Assoc 1985;110:915-917.
42. Sivers JE, Johnson GK. Periodontal and restorative considerations for crown lengthening. Quintessence Int 1985;16: 833-836.
43. Berglundh T, Lindhe J, Ericsson I, Marinello CP, Liljenberg B. Experimental breakdown of the peri-implant and periodontal tissues. A study in the beagle dog. Clin Oral Implants Res 1992;3:9-16.
44. Weber HP, Buser D, Donath K, et al. Comparison of healed tissues adjacent to submerged and non-submerged unloaded titanium dental implants. A histometric study in beagle dogs. Clin Oral Implants Res 1996;7:11-19.
45. Hürzeler MB, Quiñones CR, Schüpbach P, Vlassis JM, Strub JR, Caffesse RG. Influence of the superstructure of the periimplant tissues in beagle dogs. Clin Oral Implants Res 1995; 6:139-148.
46. Chehroudi B, Gould TR, Brunette DM. The role of connective tissue in inhibiting epithelial downgrowth on titanium-coated percutaneous implants. J Biomed Mater Res 1992;26: 493-515.
47. Abrahamsson I, Berglundh T, Glantz PO, Lindhe J. The mucosal attachment at different abutments. An experimental study in dogs. J Clin Periodontol 1998;25:721-727.
48. Cochran DL, Hernman JS, Schenk RK, Higginbottom FL, Buder D. Biologic width around titanium implants. A histometric analysis of the implanto-gingival junction around unloaded and loaded non-submerged implants in the canine mandible. J Periodontol 1997;68:186-198.

Kapitel 2

1. Chiche G, Pinault A. Artistic and scientific principles applied to esthetic dentistry. In: Chiche G, Pinault A (eds). Esthetics of Anterior Fixed Prosthodontics. Chicago: Quintessence, 1994:13-32.
2. Chiche G, Pinault A. Replacement of deficient crowns. In: Chiche G, Pinault A (eds). Esthetics of Anterior Fixed Prosthodontics. Chicago: Quintessence, 1994:53-74.
3. Levin EI. Dental esthetics and the golden proportion. J Prosthet Dent 1978;40:244-252.
4. Morley J. Smile design—Specific considerations. J Calif Dent Assoc 1997;25:633-637.
5. Olsson M, Lindhe J. Periodontal characteristics in individuals with varying form of the upper central incisors. J Clin Periodontol 1991;18:78-82.
6. Tarnow DP, Magner AW, Fletcher P. The effect of the distance from the contact point to the crest of bone on the presence or absence of the interproximal dental papilla. J Periodontol 1992;63:995-996.
7. Sullivan HC, Atkins JH. Free autogenous gingival grafts. III. Utilization of grafts in the treatment of gingival recession. Periodontics 1968;6:152-160.
8. Miller PD Jr. A classification of marginal tissue recession. Int J Periodontics Restorative Dent 1985;5(2):8-13.
9. Pasquinelli KL. The histology of new attachment utilizing a thick autogenous soft tissue graft in an area of deep recession: A case report. Int J Periodontics Restorative Dent 1995; 15:248-257.
10. Allen EP, Gainza CS, Farthing GC, Newbold DA. Improved technique for localized ridge augmentation: A report of 21 cases. J Periodontol 1985;56:195-199.

Kapitel 3

1. Brånemark P-I, Zarb GA, Albrektsson T. Tissue-Integrated Prostheses: Osseointegration in Clinical Dentistry. Chicago: Quintessence, 1985:211-240.
2. Buser D, Dahlin C, Schenk RK. Guided-Bone Regeneration in Implant Dentistry. Chicago: Quintessence, 1984:207-233.
3. Palacci P, Ericsson I, Engstrand P, Rangert B. Optimal Implant Positioning & Soft Tissue Management for the Brånemark System. Chicago: Quintessence, 1995:59-70.

Kapitel 4

1. Lekovic V, Kenney EB, Weinlaender M, et al. A bone regeneration approach to alveolar ridge maintenance following tooth extraction: Report of 10 cases. J Periodontol 1997;68:563–570.
2. Lang N, Becker W, Karring T. Alveolar bone formation. In: Lindhe J (ed). Textbook of Clinical Periodontology and Implant Dentistry, ed 3. Copenhagen: Munksgaard, 1998:906–932.
3. Clokie C. Material presented at the scientific sessions of the Canadian Association of Oral and Maxillofacial Surgery, Vancouver, 16 July 1998.
4. Lekovic V, Camargo PM, Klokkevold PR, et al. Preservation of alveolar bone in extraction sockets using bioabsorbable membranes. J Periodontol 1998;69:1044–1049.
5. Warrer K, Gotfredsen K, Hjorting-Hansen E, Karring T. Guided tissue regeneration ensures osseointegration of dental implants placed into extraction sockets. An experimental study in monkeys. Clin Oral Implants Res 1991;2:166–171.
6. Becker W, Becker B, Handelsman M, Oshsenbein C, Albrektsson T. Guided tissue regeneration for implants placed into extraction sockets: A study in dogs. J Periodontol 1991;62:703–709.
7. Klinge B, Alberius P, Isaksson S, et al. Osseous response to implanted natural bone mineral and synthetic hydroxylapatite ceramic in the repair of experimental skull bone defects. J Oral Maxillofac Surg 1992;50:241–249.
8. Wetzel AC, Stich H, Caffese RG. Bone apposition onto oral implants in the sinus area filled with different grafting materials: A histological study in beagle dogs. Clin Oral Implants Res 1995;6:155–163.
9. Valentini P, Abensur D. Maxillary sinus floor elevation for implant placement with demineralized freeze-dried bone and bovine bone (Bio-Oss): A clinical study of 20 patients. Int J Periodontics Restorative Dent 1997;17:232–241.
10. Valentini P, Abensur D, Densari D, et al. Histological evaluation of Bio-Oss in a 2-stage sinus floor elevation and implantation procedure: A human case report. Clin Oral Implants Res 1998;9:59–64.
11. Haas R, Mailath G, Dortbudak O, Watzek G. Bovine hydroxyapatite for maxillary sinus augmentation: Analysis of interfacial bond strength of dental implants using pull-out tests. Clin Oral Implants Res 1998;9:117–122.
12. Berglundh T, Lindhe J. Healing around implants placed in bone defects treated with Bio-Oss: An experimental study in the dog. Clin Oral Implants Res 1997;8:117–124.
13. Boyne PA. The use of particulate bone grafts as barriers, eliminating the use of membranes in guided tissue regeneration. Atlas Oral Maxillofac Surg Clin North Am 2001:9;485–491.

Kapitel 5

1. Friedman N. Mucogingival surgery. Tex Dent J 1959;75: 358–362.
2. Miller PD Jr. Regenerative and reconstructive periodontal plastic surgery. Mucogingival surgery. Dent Clin North Am 1988;32:287–306.
3. Wennström JL. Mucogingival surgery. In: Lang NP, Karring T (eds). Proceedings of the 1st European Workshop on Periodontology. London: Quintessence, 1994:193–209.
4. Maynard JG Jr, Wilson RD. Physiologic dimensions of the periodontium significant to the restorative dentist. J Periodontol 1979;50:170–174.
5. Bauman GR, Rapley JW, Hallmon WW, et al. The peri-implant sulcus. Int J Oral Maxillofac Implants 1993;8: 273–280.
6. Meffert R. The soft tissue interface in dental implantology. Implantologist 1986;5:55–58.
7. Lang NP, Löe H. The relationship between the width of keratinized gingiva and gingival health. J Periodontol 1972;43: 623–627.
8. Karring T, Ostergaard E, Löe H. Conservation of tissue specificity after heterotopic transplantation of gingiva and alveolar mucosa. J Periodontal Res 1971;6:282–293.
9. Abrams L. Augmentation of the deformed residual edentulous ridge for fixed prosthesis. Compend Contin Educ Dent 1980;1:205–214.
10. Scharf DR, Tarnow DP. Modified roll technique for localized alveolar ridge augmentation. Int J Periodontics Restorative Dent 1992;12:415–425.
11. Reikie DF. Restoring gingival harmony around single tooth implants. J Prosthet Dent 1995;74:47–50.
12. Sullivan HC, Atkins JH. Free autogenous gingival grafts, I. Principles of successful grafting. Periodontics 1968;6(3): 121–129.
13. Gordon HP, Sullivan HC, Atkins JH. Free autogenous gingival grafts, II. Supplemental findings—histology of the graft site. Periodontics 1968;6(3):130–133.
14. Sullivan HC, Atkins JH. Free autogenous gingival grafts, III. Utilization of grafts in the treatment of gingival recession. Periodontics 1968;6(4):152–160.
15. Langer B, Calagna L. The subepithelial connective tissue graft: A new approach to the enhancement of anterior cosmetics. Int J Periodontics Restorative Dent 1982;2(2):23–34.
16. Reiser C, Bruno JF, Mahan PE, Larkin LH. The subepithelial connective tissue graft palatal donor site: Anatomic considerations for surgeons. Int J Periodontics Restorative Dent 1996;16:131–137.

Kapitel 6

1. Axhausen W. The osteogenic phases of regeneration of bone. A historical and experiemental study. J Bone Joint Surg Am 1956;38:593.

Register

S

T

X

Z